编委会

主　　编　丁士刚

副 主 编　田新霞　刘占兵　郭　鹏　张　静　王行雁

编　　委　（按姓名汉语拼音排序）

常　虹（北京大学第三医院）	李智飞（北京大学第三医院）
陈朝文（北京大学第三医院）	刘建湘（北京大学第一医院）
陈国栋（北京大学人民医院）	刘彦国（北京大学人民医院）
陈国卫（北京大学第一医院）	刘占兵（北京大学第一医院）
陈　宁（北京大学人民医院）	申占龙（北京大学人民医院）
崔丽艳（北京大学第三医院）	史继荣（北京大学第一医院）
戴　芸（北京大学第一医院）	宋世兵（北京大学第三医院）
丁士刚（北京大学第三医院）	宋志强（北京大学第三医院）
冯桂建（北京大学人民医院）	田孝东（北京大学第一医院）
高红桥（北京大学第一医院）	田新霞（北京大学医学部）
郭丽梅（北京大学医学部）	王蔚虹（北京大学第一医院）
郭　鹏（北京大学人民医院）	王行雁（北京大学第三医院）
何晋德（北京大学人民医院）	王雪梅（北京大学人民医院）
李　慧（北京大学医学部）	王　屹（北京大学人民医院）
李　军（北京大学第三医院）	吴　涛（北京大学第一医院）
李俊霞（北京大学第一医院）	夏志伟（北京大学第三医院）
李　渊（北京大学国际医院）	谢学海（北京大学第一医院）

修典荣（北京大学第三医院）	张　隽（北京大学第一医院）
徐　健（北京大学医学部）	张炜真（北京大学医学部）
薛　艳（北京大学第三医院）	张卫光（北京大学医学部）
姚　炜（北京大学第三医院）	张媛媛（北京大学人民医院）
叶颖江（北京大学人民医院）	周足力（北京大学人民医院）
张　静（北京大学第三医院）	

编写及审校人员（按姓名汉语拼音排序）

方　璇（北京大学医学部）	田雪丽（北京大学第三医院）
何　为（北京大学第三医院）	王冰炎（北京大学第三医院）
李　飞（北京大学第三医院）	王　畅（北京大学人民医院）
李明程（北京大学第三医院）	叶菊香（北京大学医学部）
屈晨雪（北京大学第一医院）	张　利（北京大学第三医院）

秘　书　田雪丽

北大医学"新时代"器官系统整合教材

供本科临床医学及相关专业用

消化系统

主　编　丁士刚

副主编　田新霞　刘占兵　郭　鹏
　　　　张　静　王行雁

北京大学医学出版社

XIAOHUA XITONG

图书在版编目（CIP）数据

消化系统 / 丁士刚主编． -- 北京 : 北京大学医学出版社，2024.8. -- ISBN 978-7-5659-3199-4

Ⅰ．R322.4

中国国家版本馆CIP数据核字第2024MN7555号

消化系统

主　　编：丁士刚
出版发行：北京大学医学出版社
地　　址：（100191）北京市海淀区学院路38号　北京大学医学部院内
电　　话：发行部 010-82802230；图书邮购 010-82802495
网　　址：http://www.pumpress.com.cn
E-mail：booksale@bjmu.edu.cn
印　　刷：北京信彩瑞禾印刷厂
经　　销：新华书店
责任编辑：孙敬怡　责任校对：靳新强　责任印制：李　啸
开　　本：850 mm×1168 mm　1/16　印张：34.5　字数：992千字
版　　次：2024年8月第1版　2024年8月第1次印刷
书　　号：ISBN 978-7-5659-3199-4
定　　价：128.00元

版权所有，违者必究

（凡属质量问题请与本社发行部联系退换）

北大医学"新时代"器官系统整合教材评审委员会

主任委员　乔　杰　陈宝剑

副主任委员　徐善东　王维民

委　员　（按姓名汉语拼音排序）

常英军　丁士刚　樊东升　付　瑶
高　炜　韩江莉　纪立农　姜冠潮
李海潮　栗占国　刘　虹　齐建光
沈　宁　司天梅　唐　妮　田　华
王建六　王　颖　杨　莉

序

没有全民健康就没有全面小康。身处我国医学教育和健康事业发展的最佳历史机遇期，医学教育承担起培养高水平医疗人才的历史使命。人民群众对医疗健康的更高需求以及健康中国战略的全面推行、全球的新技术发展、生命科学进步，对全球疫情防治的反思和新医科建设都对医学人才培养提出了更高要求。

纵观全球医学教育发展，自1910年的Flexner报告发表以来，医学教育沿着以学科为基础、以问题为基础、以卫生系统为基础和以健康为基础的脉络发展。在健康需求和医学教育的新时代交汇点，以器官系统为中心的整合式教学模式，较传统的学科模式在结果导向的医学人才培养中更具适用性，更加符合胜任力导向目标。

整合课程通过打破学科之间的界限，实现基础医学知识、临床医学、公共卫生和医学人文知识与技能的有机整合，从而为医学生合理知识结构及能力素养的建立奠定基础，并通过对知识学习总量的合理控制，减少不必要的学时数，为胜任力导向医学教育的实施预留出时间和空间。

2019年，北京大学医学部全面启动新时代医学教育改革，以问题为导向，抓住促进学科交叉、完善信息化建设、提高创新能力培养等关键词迎难而上，确定了"引领中国医学教学的发展方向、创造中国医学教学的美好未来"的改革愿景；提出了"革新传统的教学理念和模式、提高教师队伍的教学水平、培养拔尖医学创新人才"的改革目标。通过创新教学模式，打破基础医学、临床医学、公共卫生、医学人文等学科内部和学科之间的界限，创建以"医学基础综合＋器官系统课程"为主的课程模式，将原来以学科、教师为主的知识呈现方式的教学转变为以器官系统、学生为中心的知识建构过程，引导学生主动构建螺旋式上升的知识体系。同时，通过早期接触临床、高度融合的课程体系和系统的临床思维培养，增强临床医学专业学生的职业认同感，激发学生的学习热情和潜力，培养学生自主学习、终身学习的能力，树立"大卫生""大健康"的观念。

整合课程系列教材与课程体系保持一致的整合内涵和编排逻辑，围绕肌肉骨骼血管、呼吸、消化、神经、血液、精神、内分泌、风湿病、泌尿、生殖系统和儿童健康与疾病共12个模块，并以临床诊断学基础贯穿全程，突破学科界限组织教学内容，将传统以学科为单位的知识传授，转换成以人体系统为单元的知识和能力要求。

教材是学生学习的直接依据，是实现立德树人和学科育人的重要途径。本套教材旨在探索多维度整合，包括基础与基础间、临床与临床间的横向整合，基础与临床间的纵向整合，以及跨学科整合，实现基础与临床的相互观照。以内容整合为外在抓手，以思维培养为贯穿主线，将整合的内涵和思维外显化、具象化。在内容选择上，始终以本科生培养目标和未来临床所需为标准，体现核心知识，帮助学生构建知识图谱，为学生的未来发展搭建"脚手架"。希冀通过以上努力，使这套教材由老师教授所用的"教材"向学生自主学习所需的"学材"转变，将学生培养成爱学、善学、精学且具有人文情怀的未来医者。

琢之磨之，玉汝于成。"北大医学"在时代进步的浪潮中，坚定自信，扎实践行，提质增效，将谱写出医学教育内涵式发展的新篇章。

乔 杰

前言

为适应新时代教育教学的需求，2020年5月，北京大学临床医学专业进行了以器官系统为中心的教学方式的改革，改变了既往以学科、教师授课为主的模式，实现了以器官系统为模块，从基础医学到内外科临床，包含医学影像、医学检验等的融合，突出了以学生为中心的教学。消化系统是所含人体器官较多的系统之一，它是由食管、胃、肠道、肝、胆道、胰腺、脾及腹膜等组成。临床教学中包含了基础医学、消化内科、普通外科、胸外科、放射科、核医学科以及检验科等内容。在我国，消化系统疾病多为常见病、多发病，尤其是消化道恶性肿瘤的发病率及死亡率均居各种恶性肿瘤的前列。在既往的内外科独立授课教学模式中，消化系统教学内容中除了总论以外，80%内外科知识有融合需求，35类疾病中内外科相互交叉的内容占60%。在本次教育教学改革中，我们遵循"大融合、重理论、强实践、同质化、不重复"的理念，发挥北京大学临床医学三家附属医院各自优势，联合北京大学基础医学院组成强大的教师授课团队，理论大课施行统一集体授课，CBL/PBL/见习实施三家医院分别进行的模式。经过三轮的实践，课程设置得到完善、课程内容得到充实。同时，我们的整合课程也积累了丰富的经验、取得丰硕成果，得到课程督导老师及同学们的高度称赞和认可。

教材作为教师授课的重要工具，学生课程预习、复习巩固的重要载体，在教师教学和学生学习过程中必不可少。与新时代教学改革相适应的《消化系统》教材是由所有授课老师根据授课内容，结合当今专业进展撰写完成。本教材内容覆盖消化系统从基础到临床，以及疾病预防全过程。为了使同学们构建螺旋式上升的新学习体系及适应提前两年进入临床学习的新特点，消化系统基础与临床重要的知识点在绪论部分进行了必要的概括，其他各章摒弃了既往内科、外科教师单独撰写教材的模式，真正实现了消化系统基础、内科、外科、消化影像及检验等学科的整合，为全面学习和掌握消化系统常见疾病的诊断治疗等提供了理想工具。

本《消化系统》教材的编写方式是新探索，难免存在不足，希望老师和同学们在使用过程中提出宝贵意见，以便修订时更改，更好地为新时代教学改革发挥应有的作用、做出应有的贡献。

丁士刚

目录

绪论 ………………………………………………………… 001

 一、消化系统特点 ………………………………………… 001

 二、常见疾病相关的消化生理、生化功能 ……………… 005

 三、消化系统研究发展史 ………………………………… 006

第一章　总论 ……………………………………………… 015

 第一节　消化系统和腹膜的解剖概述 …………………… 015

  一、消化管 ……………………………………………… 017

  二、消化腺 ……………………………………………… 024

  三、腹膜 ………………………………………………… 027

 第二节　消化系统胚胎发生 ……………………………… 033

  一、概述 ………………………………………………… 033

  二、咽囊的演变 ………………………………………… 034

  三、食管和胃的发生 …………………………………… 035

  四、肠的发生 …………………………………………… 035

  五、肝和胆的发生 ……………………………………… 038

  六、胰腺的发生 ………………………………………… 039

  七、消化系统的常见先天畸形 ………………………… 039

 第三节　消化管和消化腺的组织结构 …………………… 041

  一、消化管 ……………………………………………… 042

  二、消化腺 ……………………………………………… 050

 第四节　消化管和消化腺的生理功能 …………………… 060

  一、消化系统生理功能概述 …………………………… 060

  二、胃内消化 …………………………………………… 069

  三、肠道内消化与吸收 ………………………………… 078

 第五节　消化系统疾病的常用药物 ……………………… 091

一、抗消化性溃疡药 ………………………………………… 091
二、止吐药和促胃肠动力药 ………………………………… 095
三、泻药 ……………………………………………………… 097
四、止泻药 …………………………………………………… 098
五、利胆药 …………………………………………………… 099
六、保肝药 …………………………………………………… 099
七、治疗门静脉高压的药物 ………………………………… 100

第二章 消化系统物理诊断学 …………………… 102

第一节 症状学 ……………………………………… 102
一、恶心与呕吐 ……………………………………………… 102
二、吞咽困难 ………………………………………………… 104
三、消化不良 ………………………………………………… 106
四、呕血 ……………………………………………………… 107
五、便血 ……………………………………………………… 109
六、腹痛 ……………………………………………………… 111
七、腹泻 ……………………………………………………… 114
八、便秘 ……………………………………………………… 117
九、黄疸 ……………………………………………………… 119

第二节 腹部查体 …………………………………… 123
一、腹部的体表标志与分区 ………………………………… 123
二、视诊 ……………………………………………………… 125
三、听诊 ……………………………………………………… 129
四、叩诊 ……………………………………………………… 129
五、触诊 ……………………………………………………… 132

第三节 腹部常见异常体征分析 …………………… 139
一、腹水 ……………………………………………………… 139
二、脾大 ……………………………………………………… 140
三、肝大 ……………………………………………………… 140
四、腹部肿物 ………………………………………………… 141

第三章 消化系统常用实验室检查 ……………… 144

第一节 肝和胆道疾病实验诊断学 ………………… 144

一、肝的主要生物学功能 ………………………… 145
二、蛋白质代谢功能检测及在肝胆疾病中的临床意义 …… 146
三、胆红素代谢和胆红素检测 …………………… 148
四、胆汁酸代谢和胆汁酸检测 …………………… 150
五、血清酶学检测及在肝胆疾病中的临床意义 ………… 151
六、肝纤维化相关标志物检测 …………………… 156
七、常见肝胆疾病的实验诊断 …………………… 157
第二节 胰腺及其他消化系统疾病实验诊断学 ………… 166
一、胰腺、胃、肠的主要生物学功能 …………… 167
二、胰腺、胃肠疾病的主要实验室指标及临床意义 …… 168
三、常见胰腺和胃肠疾病的实验室诊断 ………… 170

第四章 消化系统影像诊断及常见影像学表现 … 174

第五章 食管疾病 ………………………………… 186

第一节 胃食管反流病 ……………………………… 186
第二节 食管癌 ……………………………………… 198
第三节 食管其他疾病 ……………………………… 206
　一、食管平滑肌瘤 ……………………………… 206
　二、食管囊肿 …………………………………… 208

第六章 胃和十二指肠疾病 …………………… 210

第一节 胃炎 ………………………………………… 210
　一、急性胃炎 …………………………………… 212
　二、慢性胃炎 …………………………………… 215
第二节 消化性溃疡 ………………………………… 222
第三节 胃癌 ………………………………………… 235
第四节 十二指肠肿瘤性疾病 ……………………… 255
　一、十二指肠癌 ………………………………… 255
　二、其他十二指肠肿瘤 ………………………… 257

第七章 肠道和肛门疾病 ……………………… 259

第一节 炎症性肠病 …………………………………… 259
　一、溃疡性结肠炎 ………………………………… 261
　二、克罗恩病 ……………………………………… 269
第二节 肠结核 ………………………………………… 278
第三节 结直肠息肉及息肉病 ………………………… 284
　一、结直肠息肉 …………………………………… 284
　二、结直肠息肉病 ………………………………… 288
第四节 结直肠癌 ……………………………………… 291
第五节 直肠肛管疾病 ………………………………… 301
　一、肛裂 …………………………………………… 306
　二、直肠肛管周围脓肿 …………………………… 307
　三、肛瘘 …………………………………………… 309
　四、痔 ……………………………………………… 311
　五、直肠脱垂 ……………………………………… 314
　六、肛管及肛周恶性肿瘤 ………………………… 315

第八章 结核性腹膜炎 …………………………… 318

第九章 功能性胃肠病 …………………………… 323

第一节 功能性消化不良 ……………………………… 323
第二节 肠易激综合征 ………………………………… 330

第十章 肝脏疾病 ………………………………… 336

第一节 脂肪性肝病 …………………………………… 336
　一、非酒精性脂肪性肝病 ………………………… 336
　二、酒精性肝病 …………………………………… 340
第二节 肝硬化 ………………………………………… 343
第三节 肝性脑病 ……………………………………… 353
第四节 门静脉高压症 ………………………………… 363
第五节 肝脓肿及肝部肿瘤 …………………………… 370
　一、肝脓肿 ………………………………………… 371
　二、肝良性肿瘤 …………………………………… 373
　三、原发性肝癌 …………………………………… 378

第十一章 胆系疾病 386

第一节 胆石症 386
一、胆囊结石 387
二、肝外胆管结石 388
三、肝内胆管结石 390

第二节 胆道蛔虫病 391

第三节 先天性胆管扩张症 392

第四节 胆道肿瘤 399
一、胆囊息肉 399
二、胆囊癌 400
三、胆管癌 402

第十二章 胰腺疾病 407

第一节 胰腺炎 407
一、急性胰腺炎 408
二、慢性胰腺炎 418

第二节 胰腺肿瘤性疾病 428
一、胰腺神经内分泌肿瘤 429
二、胰腺癌及壶腹周围癌 435

第十三章 腹部外伤 445

第一节 腹部外伤概论 446

第二节 常见内脏损伤的特征和处理 450
一、脾损伤 450
二、肝损伤 451
三、胰腺损伤 453
四、胃损伤 454
五、十二指肠损伤 454
六、小肠损伤 454
七、结肠损伤 455
八、直肠损伤 455
九、腹膜后血肿 455
十、腹部大血管损伤 456

第十四章　腹外疝 ………………………… 458

第十五章　急腹症 ………………………… 473

第一节　急腹症概论 ………………………… 473
第二节　急性化脓性腹膜炎 ………………… 482
第三节　阑尾炎 ……………………………… 487
第四节　急性胆道感染 ……………………… 496
　一、急性胆囊炎 …………………………… 496
　二、急性胆管炎 …………………………… 501
第五节　肠梗阻 ……………………………… 505
第六节　腹腔脓肿 …………………………… 515
　一、膈下脓肿 ……………………………… 515
　二、盆腔脓肿 ……………………………… 516
　三、肠间脓肿 ……………………………… 516

第十六章　梗阻性黄疸 …………………… 518

第十七章　消化道出血 …………………… 526

中英文专业词汇索引 ……………………… 534

绪 论

一、消化系统特点

消化系统是人体内最大的系统。也是人体内脏器官最多的系统。包括消化道（消化管）和消化腺。

消化道分为上消化道、下消化道。其中上消化道包括：口腔、咽、食管、胃、十二指肠；下消化道包括：空肠、回肠、盲肠、阑尾、结肠、直肠、肛管。消化腺分为大消化腺（大唾液腺、胰腺、肝）和小消化腺（胃腺、肠腺）。

1．消化系统的组成及功能

（1）消化道功能：在口腔中牙齿咀嚼食物，舌搅拌食物；食管通过蠕动，将食物推入胃中；胃通过蠕动搅磨食物，使食物与胃液充分混合；小肠包括十二指肠、空肠、回肠，胆汁、胰液在十二指肠与食物混合，然后通过空肠、回肠蠕动，促进消化，吸收营养物质，并将剩余物推入大肠；大肠包括结肠、直肠，通过蠕动，将食物残渣推向肛门，经肛门排出体外。

（2）腺体功能：唾液腺分泌唾液淀粉酶初步消化淀粉。胃内的蛋白酶初步消化蛋白质。肝分泌的胆汁乳化脂肪，并激活胰脂肪酶；胰腺分泌胰液，胰液包含多种消化酶（淀粉酶、脂肪酶、蛋白酶），消化糖类、脂肪、蛋白质，分解蛋白质为多肽和氨基酸，分解淀粉和麦芽糖为葡萄糖，在胆汁的协同下，分解脂肪为脂肪酸和甘油。小肠分泌肠液，肠液包含多种消化酶，进一步分解糖类、蛋白质和脂肪成为可以吸收的物质。

（3）各种消化液的组成及特点如表 0-1 所示。

消化系统的组成及生理功能的如图 0-1 所示。

表 0-1 各种消化液的组成及特点

名称	酸碱性	pH	日分泌量（L）	组成	作用
唾液	近于中性	6.6～7.1	1～1.5	水、唾液淀粉酶、溶菌酶、少量无机盐（钠、钾、钙）	湿润口腔和食物，便于吞咽 唾液淀粉酶：能促使一部分淀粉分解为麦芽糖 溶菌酶：有一定的杀菌作用
胃液	酸性	0.9～1.5	1.5～2.5	胃蛋白酶原、胃酸（即盐酸）、黏液、钠盐、钾盐等无机物	胃蛋白酶：分解蛋白质为氨基酸以及少量的多肽 盐酸：①激活胃蛋白酶原；②提供酸性环境促进胃蛋白酶分解蛋白质；③抑制或杀死胃内的细菌；④盐酸进入小肠，能促进胰液、胆汁和小肠液的分泌 黏液：①润滑，使食物容易通过；②保护胃黏膜避免食物中坚硬物质的机械损伤；③黏液为中性或偏碱性，中和盐酸，减弱胃蛋白酶的活性，防止盐酸和胃蛋白酶对胃黏膜的消化

续表

名称	酸碱性	pH	日分泌量（L）	组成	作用
胰液	碱性	7.8～8.4	1～2	碳酸氢钠、胰淀粉酶、胰麦芽糖酶、胰脂肪酶、胰蛋白酶原和糜蛋白酶原等	碳酸氢钠：中和胃酸，为小肠内消化酶提供弱碱性环境 胰蛋白酶原：在小肠液中被激活为胰蛋白酶，胰蛋白酶激活糜蛋白酶原为糜蛋白酶 胰蛋白酶和糜蛋白酶：分解蛋白质为多肽和少量氨基酸 胰淀粉酶和胰麦芽糖酶：促使淀粉和麦芽糖分解为葡萄糖 胰脂肪酶：在胆汁的协同作用下，促使脂肪分解为脂肪酸和甘油
胆汁			0.8～1.0	胆盐	激活胰脂肪酶；乳化脂肪成极细小的微粒，增加脂肪与胰脂肪酶的接触面积，有利于脂肪的消化和吸收；与脂肪酸和脂溶性维生素等结合，促进人体吸收
小肠液	弱碱性	7.6	1～3	含有多种消化酶，如淀粉酶、麦芽糖酶、蔗糖酶、乳糖酶、肽酶、脂肪酶等	进一步分解糖类、蛋白质和脂肪成为可以吸收的物质

2．食物的消化和吸收（图 0-2） 淀粉在口腔通过唾液淀粉酶被分解成麦芽糖，在小肠被胰液、肠液分解成葡萄糖被身体吸收利用；蛋白质在胃内被胃蛋白酶分解为多肽，在小肠被胰液、肠液分解成氨基酸被身体吸收利用；脂肪在小肠内经胆汁分解为脂肪颗粒，随后被胰液、肠液分解成甘油和脂肪酸被身体吸收利用。

人体每天要产生 6～8 L 的消化液，饮水 1～2 L，胃吸收水和乙醇，小肠每日吸收体内的液体达 8 L 以上，大肠可以吸收内容物中 80% 的水和 90% 的 Na^+ 和 Cl^-，粪便排水 150 ml/d。

3．胃肠的神经支配及其作用 消化道本身具有肠神经系统（enteric nervous system，ENS），可不依赖中枢神经系统而独立行使功能，称"肠之脑"。中枢神经系统、自主神经系统、ENS 可通过神经 - 体液免疫机制联系在一起，称"脑 - 肠轴""脑 - 肠互动"，维持胃肠道运动功能的协调。副交感神经兴奋通常引起胃肠道运动增强，腺体分泌增加。交感神经兴奋抑制胃肠道运动，抑制腺体分泌。

4．消化系统的运动

（1）食管的运动：食管上连咽部，下接贲门，其主要生理功能是传输作用，主要是由其蠕动功能来完成的，食管舒张收缩交替进行，呈现波形蠕动将食团送入胃中。

吞咽运动分三期：口咽部期、食管期及贲门胃期。口咽部期——由口腔到咽。在来自大脑皮质冲动的影响下随意开始的。开始时舌尖上举至硬腭，然后主要由下颌舌骨肌的收缩，把食团推向软腭后方而至咽部。舌的运动对于这一期的吞咽动作是非常重要的。食管期——由咽到食管上端。通过一系列急速的反射动作实现。此时呼吸暂时停止，喉头前移，食管上口张开，食团进入食管。通常约需 0.1 s。贲门胃期——沿食管下行至胃。由食管肌肉的顺序收缩而实现。食管肌肉顺序收缩又称蠕动，是一种向前推进的波形运动。在食团的下端为一舒张波，上端为一收缩波，推动食团前进。吞咽开始至食物到达贲门所需时间，与食物性状及体位有关，液体

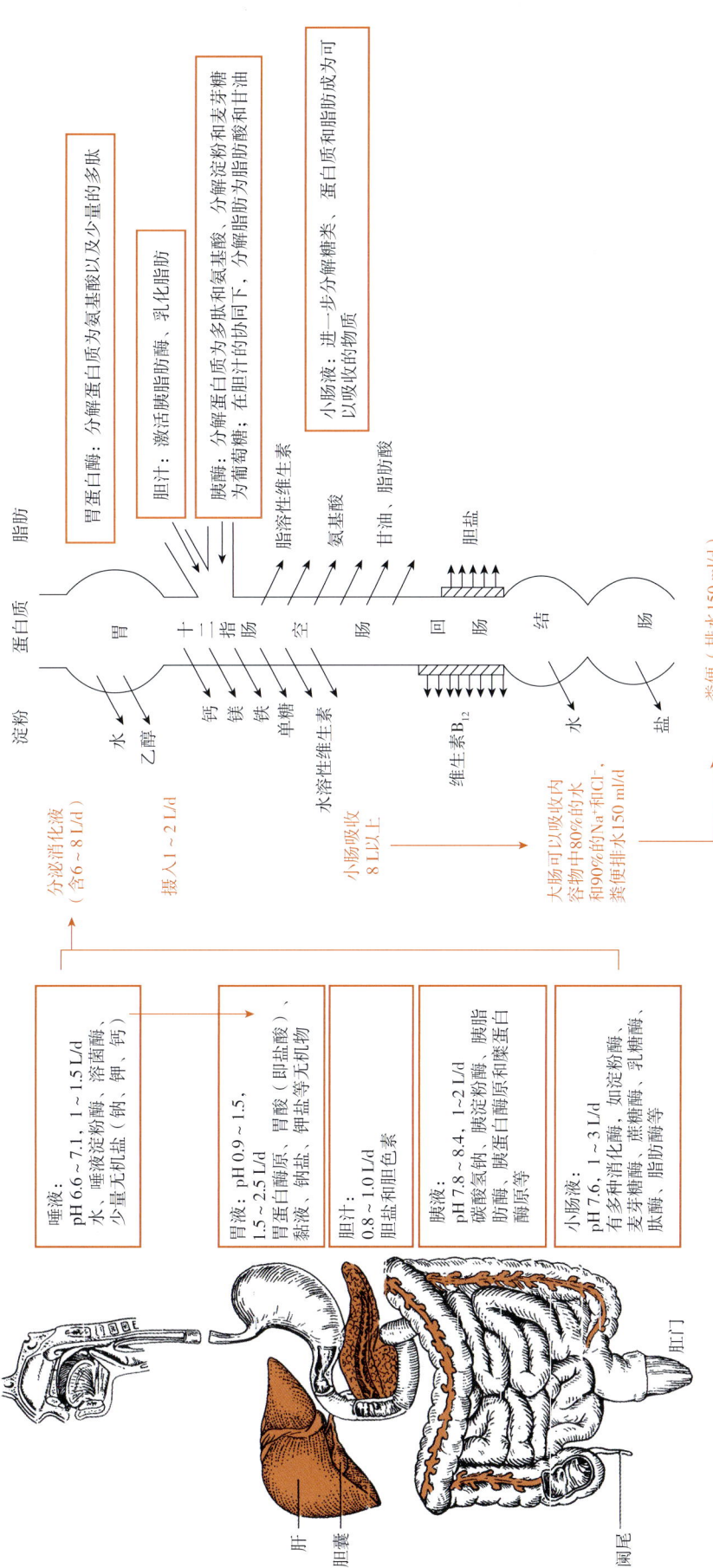

图 0-1 消化系统的组成及生理功能

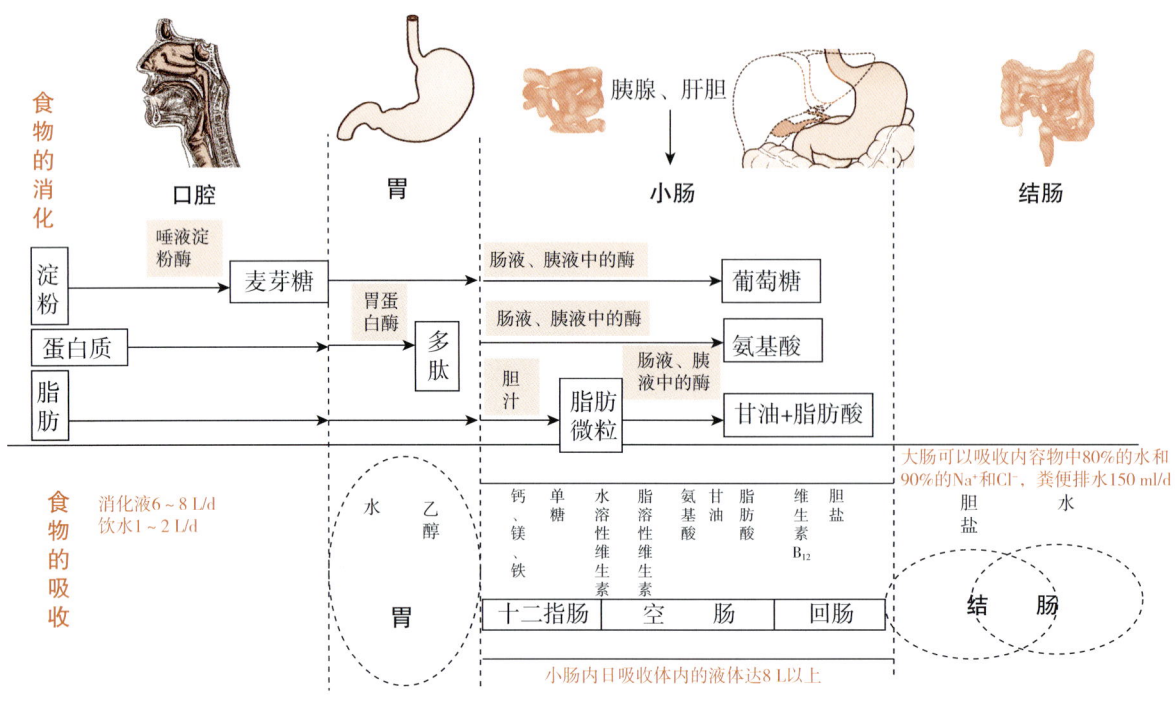

图 0-2 食物的消化和吸收

食物需 3～4 s，糊状食物约 5 s，固体食物较慢，需 6～8 s，一般不超过 15 s。

（2）胃的运动（表 0-2）

表 0-2 胃的运动形式及生理意义

运动形式	生理意义
紧张性收缩	胃壁平滑肌经常保持着一定程度的收缩状态，称紧张性收缩。维持胃内一定的压力和胃的形状、位置。当胃内充满食物时，紧张性收缩加强，所产生的压力有助于胃液渗入食物和促进食糜向十二指肠移行
容受性舒张	当咀嚼和吞咽食物时，反射性引起胃底和胃体部肌紧张，可以使胃的容积由空腹时的 50 ml 增加到 1000 ml，以利食物的储存，称为容受性舒张
蠕动	食物进入胃后约 5 分钟，胃即开始蠕动，蠕动波从胃体的中部开始，逐渐推向幽门。蠕动开始时不明显，越近幽门，收缩越强，速度越快。反复蠕动可使胃液与食物充分混合，利于消化，并推送胃内容物（1～2 ml）分批通过幽门和十二指肠

胃的排空：是指胃的内容物（食糜）经幽门被排放到十二指肠的过程，在食物入胃后 5 分钟就开始有部分排入十二指肠。流体食物排空快，颗粒小的食物排空快。排空速度：液体>固体，糖类>蛋白质>脂肪，一次用餐完全排空一般需 4～6 小时。脂肪和蛋白质的分解产物对胃的运动有较强的抑制作用，如完全食脂类食物，可以使胃的排空速度大幅减慢，饱腹感持续很长时间。胃的排空主要取决于胃和十二指肠之间的压力差。胃的运动是产生胃内压的根源，因而也是胃排空的原动力。

呕吐：是指胃和肠内容物被强力从口腔逆向驱出的动作。呕吐是复杂的反射活动。呕吐中枢位于延髓外侧网状结构的背外侧缘，脑水肿、脑积水和脑瘤等引起颅内压增高，可直接刺激该中枢而引起呕吐。呕吐是一种正常生理功能，可将胃内有害物排出，是具有保护意义的防御反射。但长期剧烈的呕吐，不仅影响正常进食和消化活动，而且使大量消化液丢失，造成体内水、电解质和酸碱平衡的紊乱；循环血量减少，血压下降。

（3）小肠的运动：分节运动是小肠特有的运动形式。它是一种以环行肌的节律性收缩和舒张为主的运动，主要发生在食糜所在的一段肠管上。小肠分节运动的意义在于使食糜与消化液充分混合，并增加食糜与肠壁的接触，为消化和吸收创造有利条件。此外，分节运动还能挤压肠壁，促进血液和淋巴的回流，有利于吸收。

小肠的紧张性收缩和蠕动：小肠的蠕动通常重叠在节律性分节运动上，两者经常并存。蠕动使分节运动作用后的食糜向前推进，到达一个新肠段，再开始分节运动。小肠蠕动的速度很慢，为 1～2 cm/s。小肠还有一种传播速度很快、传播距离较远的蠕动，称为蠕动冲，可把食糜从小肠始端一直推送到小肠末端。

（4）大肠的运动：大肠主要功能是吸收水分和盐类，以及储存食物残渣。结肠运动的主要形式如下。

1）袋状往返运动：主要由分节收缩完成，这种收缩在不同部位交替反复发生。

2）集团运动：是一种进行很快且移行很远的强烈蠕动。每日发生 3～4 次。通常发生于饭后。集团运动常自横结肠开始，可将一部分大肠内容物一直推送到结肠下端，甚至直肠，引起便意。

3）排便：是一种反射活动。当排便中枢损伤后会出现粪便潴留或便失禁。

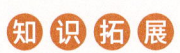

便秘和里急后重的产生原因

产生便秘的最常见原因：排便反射经常被抑制，直肠对粪便的压力刺激会失去正常的敏感性。粪便在大肠中停留过久，水分过多被吸收而变得干硬、不易排出。

当直肠黏膜由于炎症而敏感性增高时，肠内只有少量粪便或黏液就可以引起便意和排便反射，在排便后总有未尽的感觉，临床上称这种现象为"里急后重"，常见于痢疾和肠炎时。

二、常见疾病相关的消化生理、生化功能

1．生理性抗反流防御机制　食管抗反流防御机制包括：抗反流屏障——食管下括约肌、膈肌脚、膈食管韧带、食管与胃底的锐角；食管清除作用——食管蠕动、唾液的冲洗；食管黏膜屏障——黏液、HCO_3^-、复层鳞状上皮、血管网。回盲瓣（括约肌）的抗反流功能：回肠末端与盲肠交界处的环行肌增厚，起括约肌的作用，称为回盲瓣（括约肌）。防止回肠内容物过快地进入大肠，阻止大肠内容物向回肠倒流。

2．肝的代谢与解毒作用　肝是体内以代谢与解毒功能为主的一个重要器官。承担了营养物质合成功能，胆汁形成、排泄功能，物质代谢功能和免疫功能。肝的血液供应为双重血供，其中入肝血流的肝动脉提供 25%，富含氧气；门静脉提供 75%，富含营养成分。

肝代谢的四种生化反应包括氧化、还原、水解、结合。其中，结合为最重要方式，药物和毒物与肝细胞内的葡糖醛酸、乙酰辅酶 A、甘氨酸、3′- 磷酸腺苷 -5′- 磷酰硫酸、谷胱甘肽等结合，便于从胆汁和尿中排出。

3．消化系统的免疫　消化系统免疫具有双重结果：对微生物产生局部和全身性的免疫应答（体液免疫和细胞免疫），起到抗感染作用；同时对食物抗原进行免疫排除，防止出现过敏反应。

（1）胃肠道免疫：包括胃黏膜相关淋巴组织（MALT）和肠道相关淋巴组织（GALT）。

GALT 包含集合淋巴组织，即扁桃体、增殖体、派尔集合淋巴结（小肠黏膜下的集合淋巴结）、阑尾，以及黏膜固有层的淋巴结、上皮内淋巴结和肠腔内淋巴细胞。

（2）肝免疫：高血流灌注（> 1500 ml/min）和体循环、门脉循环双重供血，使其暴露于病原体和外来抗原，存在大量巨噬细胞（库普弗细胞），含有特殊淋巴细胞群。

三、消化系统研究发展史

（一）黏膜屏障

1. 胃黏膜屏障　包括胃液和腺体。胃液 pH 为 0.9～1.5，正常分泌量达 1.5～2.5 L/d。胃部腺体包括：贲门附近的贲门腺、分布在胃底和胃体部的胃底腺，以及胃窦和幽门区域的幽门腺。

胃黏膜屏障的发现：18 世纪，法国的 Reaumur 发现胃液能消化肉类，其中氢离子浓度较血液高 300～400 万倍；19 世纪，同是法国的 Claude Bernard 提出胃如此耐腐蚀，好像瓷做的胃黏膜，提出胃黏膜防御修复概念。到 20 世纪 70 年代，加拿大 Robert 提出了细胞保护作用（cytoprotection）以及适应性细胞保护作用（adaptive cytoprotection）机制。1996 年，美国的 Wallace 提出胃黏膜防御的 5 层网络结构；2008 年，美国 Laine 发现胃黏膜防御修复系统；2009 年，美国 Soll 提出瀑布式黏膜防御与修复机制。

巴甫洛夫因在消化生理学上的贡献，获得 1904 年的诺贝尔生理学或医学奖。巴甫洛夫"假饲"实验：巴甫洛夫把狗的食管切断，将切断的食管缝在狗的脖子上，然后在 24 小时内停止喂食。随后，巴甫洛夫把饥饿的狗牵到一盘鲜肉前，狗一见有肉便贪婪地吃起来。但由于狗的食管已被切断，咽下去的肉不能进入胃里，而是掉在地上。狗徒劳地吃了几分钟后，通向胃里的一根小管却流出了大量的胃液。这就是著名的"假饲"实验，它可以使人观察到狗的消化腺的分泌情况，阐明了神经系统在调节整个消化过程中的主导作用，胃液的不断分泌是由于第 10 对脑神经 - 迷走神经的冲动引起的。这种反射活动是狗和其他一切动物生来就有的，巴甫洛夫称它为非条件反射。

1975 年，美国密西根 Robert 发现前列腺素可以明显防止和减轻皮质类固醇、非甾体抗炎药（NSAID）、应激、结扎幽门（Shay 大鼠）等对胃黏膜的损伤，其效果呈剂量依赖性，与胃酸分泌无关。据此提出细胞保护作用概念，它是指某些物质如前列腺素，具有防止或明显地减轻有害物质对胃、肠细胞损伤和致坏死作用的能力，也包括拮抗溃疡的作用。

我国生理学奠基人王志均院士（1910—2000 年），在 20 世纪 80 年代初期开始进行细胞保护作用的研究，研究涉及脑 - 肠肽的细胞保护、胰多肽——胰腺保护作用、生长抑素——胃肠道保护、上皮生长因子——肝细胞保护、以及内源性前列腺素——胃肠道适应性保护。并在 1995 年发表专著《细胞保护》。

1996 年，美国科学家 Wallace 全面阐述胃黏膜防御修复系统，根据解剖和功能将胃黏膜的防御修复分为五个级别。第一级：胃腔内的各种具有防御功能的物质，如 HCO_3^-、黏液、免疫球蛋白、抗菌物质（乳铁蛋白等）、表面活性磷脂。第二级：黏膜上皮细胞、细胞间紧密连接，细胞快速重建或整复。第三级：黏膜的微循环，包括体液、内分泌激素（前列腺素 E、表皮生长因子、生长抑素、三叶因子）、神经介质及其调节。第四级：黏膜的免疫系统，即"警戒细胞"如肥大细胞、巨噬细胞、T 细胞。第五级：黏膜损伤时，上皮和腺体的修复和生长。他强调胃黏膜防御修复系统是立体、多层次、相互联系的胃黏膜保护网络体系。

2. 肠道屏障　包括机械屏障、化学屏障、免疫屏障、生物屏障和肠蠕动。其中机械屏障是最重要的屏障，包括肠黏膜上皮细胞、细胞间紧密连接、菌膜。化学屏障由肠黏膜上皮分泌的黏液、消化酶、正常菌产生的抑菌物质构成。免疫屏障由肠道淋巴组织等构成。生物屏障即对外来菌株有抵抗作用的肠道正常菌群。

(二)胃肠道菌群

1980年以前,因为胃酸、胆汁、黏液层、NO的存在,人们认为胃内是无菌的。1981年,发现了胃内存在链球菌、奈瑟菌、乳杆菌(来自口腔吞咽或十二指肠反流)。幽门螺杆菌的发现历程:1960—1970年,Lykoudis关于抗生素治疗消化性溃疡的文章被杂志拒稿;1970—1980年,Howard Steer在溃疡病患者的活检组织中发现"弯曲菌";1982年,Warren首次在胃活检组织中发现幽门弯曲菌;1984年,Marshall自己感染了幽门螺杆菌以证明其致病性。1989年,世界卫生组织细菌命名委员会将该菌命名为幽门螺杆菌。2005年,Warren和Marshall因为发现了幽门螺杆菌和其在胃炎和消化性溃疡疾病中的作用而共同获得诺贝尔生理学或医学奖。2001年胃肠道微生态概念被提出,直到2006年以前微生态的研究采用的都是传统的方法,2006年以后因技术的发展,胃肠道微生态的研究进入到了RNA领域(图0-3)。

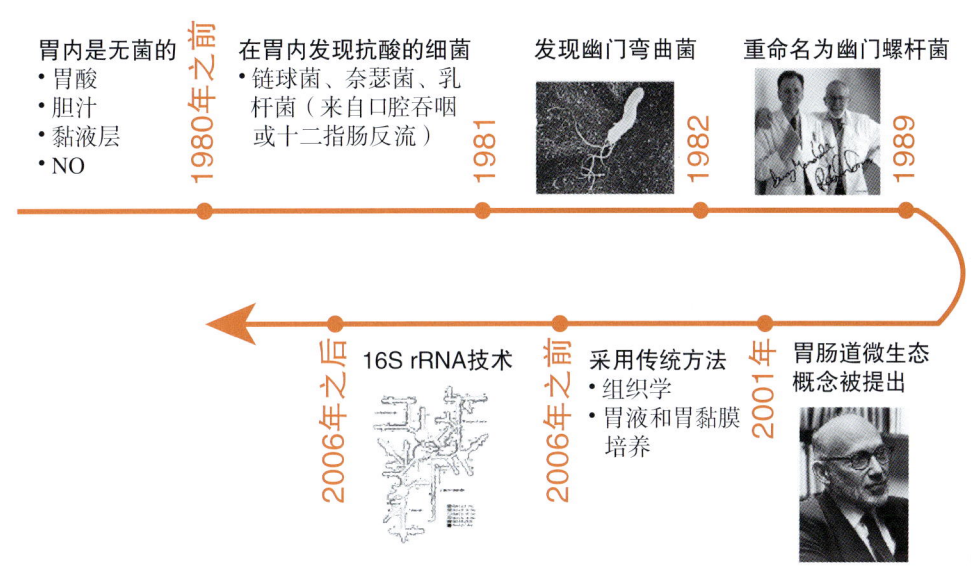

图0-3 幽门螺杆菌发现历程

1. 胃微生态的构成 胃内微生物共13个门,130~260种,最常见的依次为变形菌门、厚壁菌门、拟杆菌门、放线菌门、梭杆菌门。变形菌门主要为螺旋杆菌属、嗜血杆菌属、放线杆菌属、奈瑟菌属;厚壁菌门主要为链球菌属和芽孢杆菌属;拟杆菌门主要为普氏菌属;放线菌门主要为罗氏菌属、微球菌属。

2. 胃肠道微生态的构成 人类肠道微生态受饮食与生活方式、生长环境、免疫系统、基因等因素的影响,有超过百万亿种微生物,其中包括1000余种已知细菌。从食管到结肠,环境从有氧到无氧,抗微生物肽越来越少,pH也在不断变化,胃肠道主要微生态的分布也从需氧菌到兼性厌氧菌,最后到专性厌氧菌不断变化。其中需氧菌如链球菌、乳酸菌、普氏菌、放线菌、变形菌、梭杆菌主要存在于胃;兼性厌氧菌如乳酸菌、链球菌、范永菌、双歧杆菌主要分布小肠;专性厌氧菌如拟杆菌、厚壁菌(梭状芽孢杆菌、消化链菌)、变形菌(肠杆菌)主要分布于结肠。从食管、胃、小肠到结肠,细菌负荷增加,从10^2~10^{12} cfu/g。

(三)机制研究与新药研发

1. 消化性溃疡治疗变迁 抑制胃酸分泌的药物在消化性溃疡治疗的历史中起到了举足轻重的作用,主要包括H_2受体拮抗剂、质子泵抑制剂和钾离子竞争性酸拮抗剂(图0-4)。

```
┌─────────────────────┐   ·竞争性拮抗$H_2$受体，抑制组胺、五肽促胃液素、M胆碱受体激动剂引起的
│ $H_2$受体拮抗剂：$H_2$RA │    胃酸分泌
└─────────────────────┘   ·西咪替丁、雷尼替丁、法莫替丁、尼扎替丁和罗尼替丁等

┌─────────────────────┐   ·作用于胃壁细胞胃酸分泌终末步骤中的关键酶$H^+$-$K^+$-ATP酶，使其不可逆
│   质子泵抑制剂：PPI    │    性失活，从而抑制胃酸分泌，抑酸作用强而持久，疗效优于$H_2$RA
└─────────────────────┘   ·奥美拉唑、艾司奥美拉唑、兰索拉唑、泮托拉唑、雷贝拉唑、右兰索拉唑等

┌─────────────────────┐   ·吸收入血到达胃壁细胞后，立刻离子化，然后竞争性抑制静息态和活性态
│ 钾离子竞争性酸阻滞剂：  │    质子泵与钾离子（$K^+$）的结合，抑制$H^+$与$K^+$的交换，发挥可逆的抑酸作用
│        P-CAB         │   ·伏诺拉生
└─────────────────────┘
```

图 0-4　抑制胃酸分泌药物

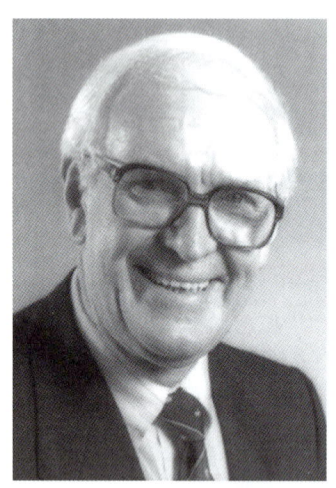

图 0-5　James Black(1924—2010)

（1）H_2受体拮抗剂：早在20世纪初，药理学家就认为，药物必须通过细胞上接受器的作用，才能发挥其功能，为设计新的药物提供了一个理论基础。20世纪60年代，James Black就意识到受体拮抗剂在治疗方面的巨大潜力，之后，他花了大量时间进行这类药物的研究（图0-5）。

James Black因在治疗心脏病、胃溃疡、痛风、白血病等疾病的药物方面所作的贡献，共同获得1988年诺贝尔生理学或医学奖。

1972年，他发明治疗胃溃疡的药物——接受器阻断剂西咪替丁（甲氰咪胍）。组胺接受器在胃酸过多而形成胃溃疡的过程中，扮演相当重要的角色；正常生理情况下，胃酸主要受到促胃酸激素的刺激才分泌，而组胺和迷走神经分泌的乙酰胆碱也会刺激胃酸分泌。基于以上机制，Black研制出西咪替丁作为抑制胃酸分泌、治疗胃溃疡的药物。50年后的今天，西咪替丁仍在胃溃疡的药物治疗领域发挥着的作用。

（2）质子泵抑制剂（图0-6）：随着人们对胃酸分泌机制和胃壁细胞H^+-K^+-ATP酶结构的掌握和研究，通过药理学家、生物学家和化学家等多学科学者合作，人们发明了质子泵抑制剂，为消化性溃疡病的治疗开启了新的篇章。胃壁细胞中的质子泵（H^+-K^+-ATP酶）有两种状态，静息态和活化态。质子泵抑制剂（PPI）吸收入血到达胃壁细胞后，首先在酸性环境下被活化，然后与活化态的质子泵共价结合，使质子泵失去活性，发挥不可逆的抑酸作用。

（3）钾离子竞争性酸拮抗剂：与PPI不同，钾离子竞争性酸拮抗剂（P-CAB）吸收入血到达胃壁细胞后，立刻离子化，然后竞争性抑制静息态和活化态质子泵与钾离子（K^+）的结合，抑制H^+与K^+的交换，发挥可逆的抑酸作用（表0-3）。

根除幽门螺杆菌的治疗：消化性溃疡的发病及复发与幽门螺杆菌感染密切相关。在胃溃疡中，幽门螺杆菌的感染率为70%～90%，十二指肠球溃疡幽门螺杆菌感染率达90%以上，根除幽门螺杆菌可以明显减少消化性溃疡的复发。

绪 论

```
质子泵抑制剂
胃酸相关疾病的药物治疗（临床问题）
           ↓
壁细胞H⁺-K⁺-ATP酶结构的掌握和研究
           ↓
      质子泵抑制剂的发明
（药理学家、生物学家、化学家等多学科学者合作）
           ↓
    不同类型质子泵抑制剂的研发
（Ⅰ～Ⅲ期临床试验对药物安全有效性的验证，企业的新药研发）
```

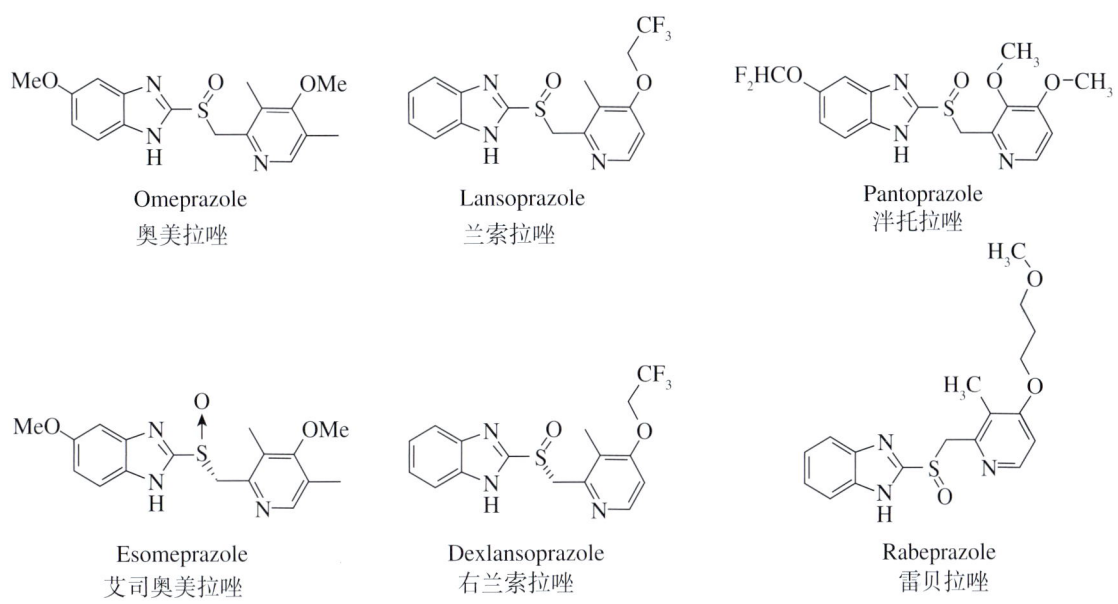

图 0-6　不同类型 PPI 的结构

表 0-3　钾离子竞争性酸拮抗剂（P-CAB）与质子泵抑制剂（PPI）的药理特点比较

	P-CAB	PPI
碱性	强	弱
前体药	否	是
作用机制	通过离子形式，与 K⁺ 竞争 H⁺-K⁺-ATP 酶上的结合位点，结合过程可逆	活化产物，与 H⁺-K⁺-ATP 酶中的半胱氨酸残基上的巯基共价结合，结合过程不可逆
起效速度	不需要活化，可直接与质子泵结合	需要转化为活性产物，才能与质子泵结合
	对静息态和活化态的质子泵均有抑制作用	只对活化态的质子泵有抑制作用
抑酸强度	离子化程度高，膜通透性低，在壁细胞分泌小管中浓度约为血浆中浓度的 10^8 倍	离子化程度低，在壁细胞分泌小管中浓度约为血浆中浓度的 10^3 倍
持续时间	半衰期长（约 7 h）	半衰期短（0.5～2.1 h）

2．炎症性肠病生物制剂　炎症性肠病存在免疫异常，通过炎症性肠病免疫病生理机制研究，免疫学家、病理学家、细胞学家、生物化学家等多学科合作针对不同靶点进行生物制剂的研发（Ⅰ～Ⅲ期临床试验对药物安全有效性的验证，企业的新药研发），目前获批的药物如下。

（1）TNF-α 单抗：英夫利昔单抗（infliximab）、阿达木单抗（adalimumab）、培化舍珠单抗

（certulizumab pegol）、戈利木单抗（golimumab）。

（2）α4β7整合素拮抗剂：维多珠单抗（vedolizumab）。

（3）JAK抑制剂：托法替尼（tofacitinib）。

（4）IL-12/23 p40亚基拮抗剂：乌司奴单抗（ustekinumab）。

（四）消化内镜等新技术

1. 内镜技术的发展进程　1868年，德国Kussmaul受到艺人吞剑表演的启发，将一根直的金属管放入人的胃内来观察胃腔，试制出第一台硬质管式内镜；1932年，Wolf和Schindler合作研制成功真正意义上的第一个半曲式胃镜，定名为Wolf-Schindler式胃镜，它的创制开辟了胃镜检查术的新纪元；1983年，美国研制并应用微型图像传感器代替了内镜的光导纤维导像术，宣告电子内镜的诞生，实现了内镜发展史上又一次飞跃（图0-7）。

2. 特殊内镜

（1）电子染色内镜：窄带成像技术（narrow-band imaging，NBI）是一种利用窄波光的成像技术（图0-8）。联动成像技术（linked color imaging，LCI）与蓝激光成像技术（blue laser imaging，BLI），图像增强技术结合放大功能，有助于胃肠道黏膜微小病变的精细观察（图0-9）。

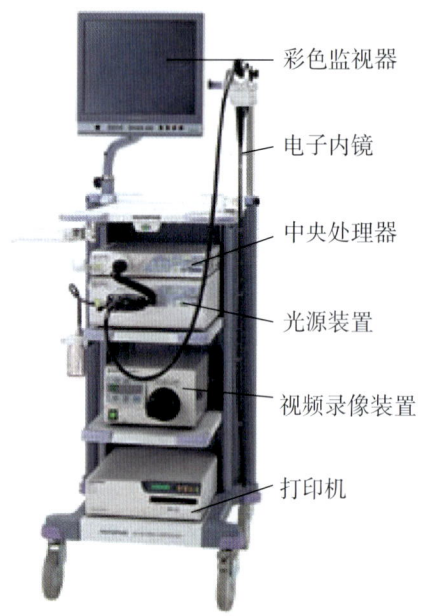

图0-7　消化电子内镜系统

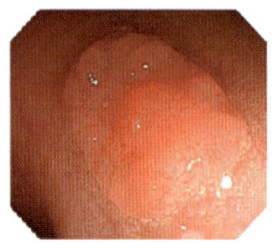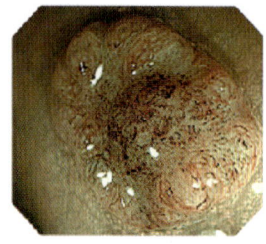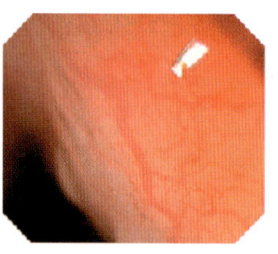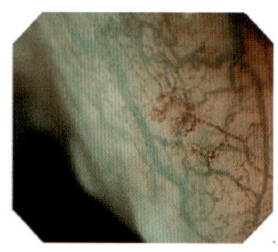

图0-8　NBI下黏膜表面微结构、微血管形态

（2）共聚焦内镜和细胞镜：基于共聚焦显微镜、光学显微镜原理的新型内镜技术，拥有500倍以上的放大倍数，有助于内镜医生对观察的黏膜进行光学电子病理诊断。

（3）超声内镜：在内镜前端安装发射超声波振子的"超声内镜"，这样就不仅是对消化道的黏膜表面，对黏膜表层以下的状态也可以做出准确的诊断（图0-10）。

3. 内镜下治疗

（1）内镜黏膜下剥离术（endoscopic submucosal disection，ESD）：是一种在内镜下将病变黏膜剥离的微创技术，20世纪90年代末由日本首创，应用于临床。主要针对早期消化道肿瘤进行治疗，在适应证内这种技术可以获得与外科手术相同的治疗效果，同时还有具有操作时间短、患者创伤小、恢复快、住院时间短和降低医疗费用的优点。ESD的基本流程包括：标记病变部位、黏膜下层注射、黏膜层切开、黏膜下层剥离等（图0-11）。

（2）经皮内镜下胃造瘘术：经皮内镜引导下胃造瘘适用于胃肠道功能正常、长期存在吞咽障碍不能经口进食的患者。是通过内镜将胃造瘘管从胃内经腹壁穿出，固定于体外的操作。通

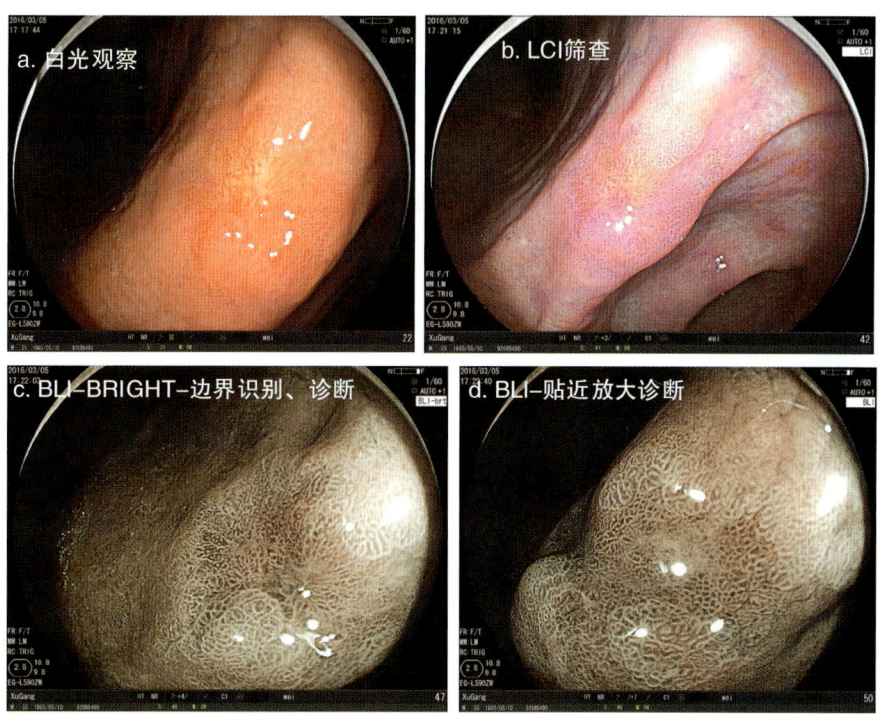

图 0-9 LCI、BLI 下的黏膜病变

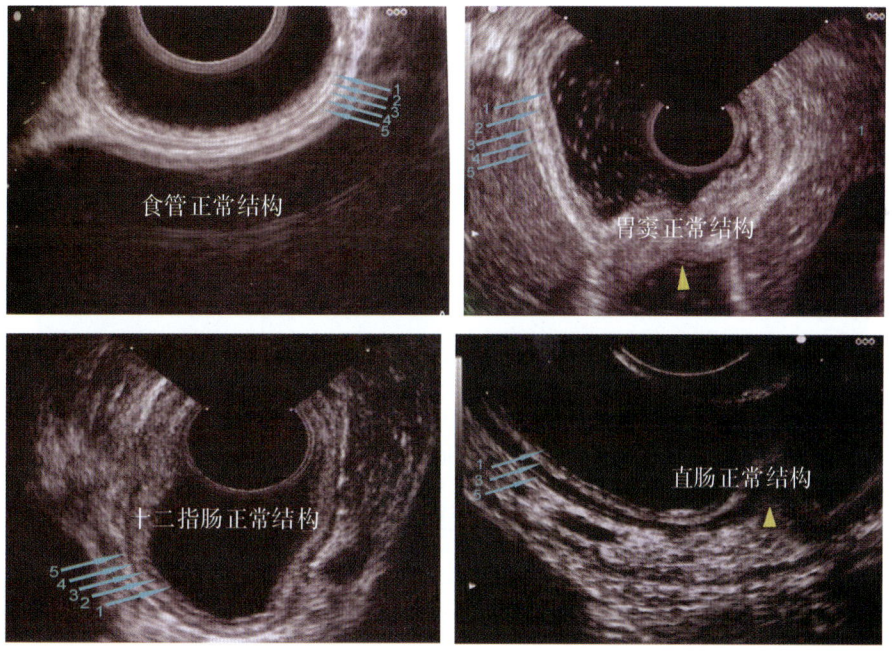

图 0-10 超声内镜下食管胃十二指肠直肠正常结构

过胃镜光源在胃内确定体外的穿刺点,用带有套管的穿刺针垂直刺入胃内,拔出针芯,从体外送导丝进入胃内;在胃内通过胃镜将导丝从胃内经口拉出,将导丝与造瘘管末端套牢,然后在腹壁外侧牵拉导丝,将造瘘管经口腔牵引至胃内,再经腹壁的穿刺孔拉出,最后通过胃镜调整造瘘管的位置(图 0-12)。

4. 胶囊内镜 胶囊装配有一个一次性的微小摄像机,能够对标准内镜无法到达的小肠部分进行检查,以诊断不明原因消化道出血或者其他异常。视频资料被传输和储存在一个数据记录仪内,该记录仪佩戴在腰带上。之后,资料被下载到工作站的计算机中,供医师分析。

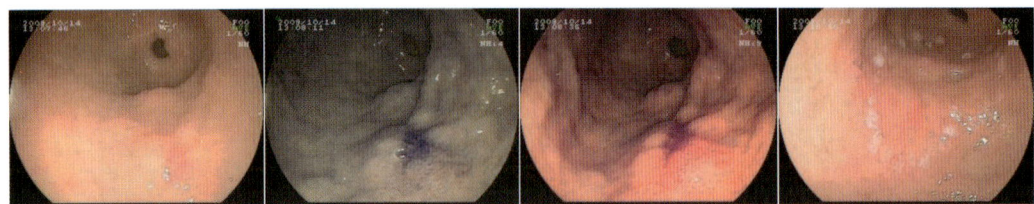

标记病变部位

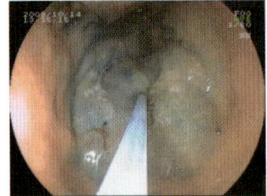

黏膜下层注射

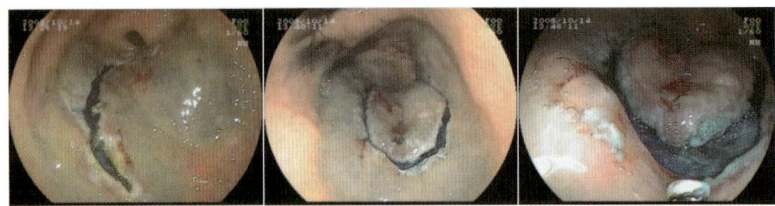

黏膜层切开

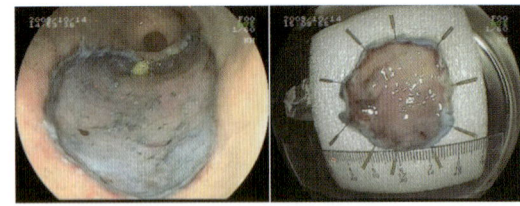

剥离病变

图 0-11　黏膜内癌，低分化管状腺癌，脂肪瘤的 ESD 过程

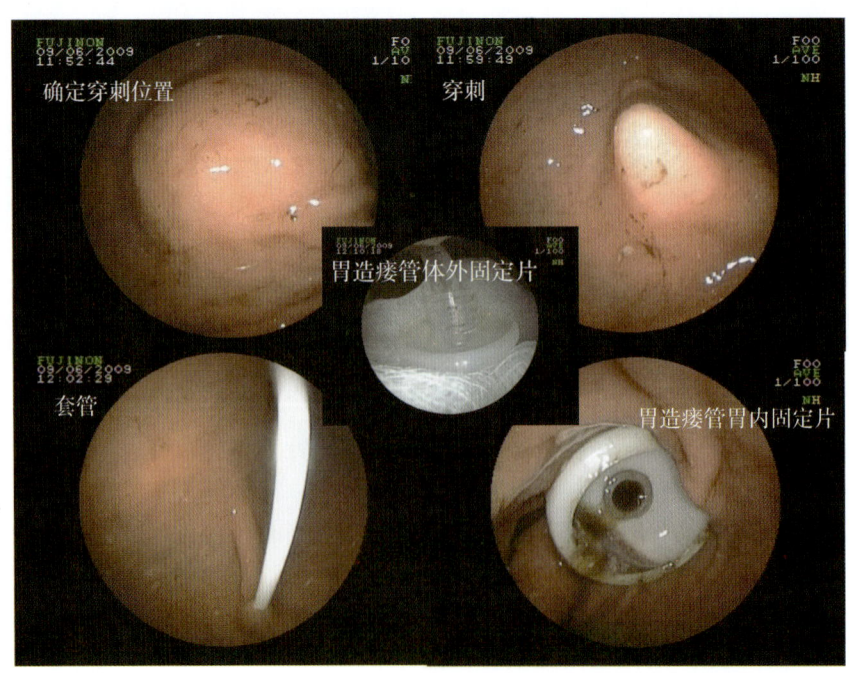

图 0-12　经皮内镜下胃造瘘术

5．小肠镜（图0-13）　用于检查和诊断病因不明的消化道出血及各种小肠病变，包括主机、电子小肠镜、外套管、气囊控制器等部分。

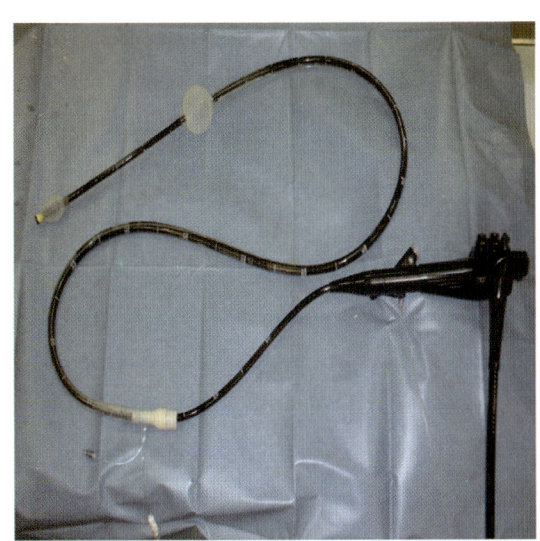
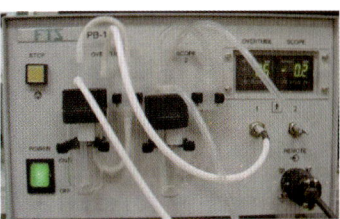
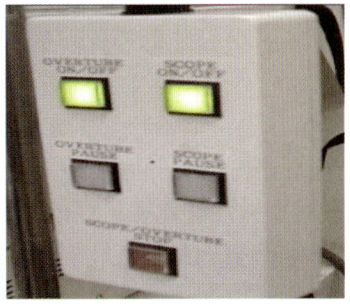

图0-13　小肠镜

（五）外科理论技术的更新以及在消化系统疾病中的应用

1．多学科诊疗（multi-disciplinary treatment，MDT）　最初在英国的一些医院开展，并且通过立法的形式，在该国强制推行。MDT的内涵主要包括：来自两个以上不同学科的一组相对固定的专家；在固定的时间、固定的地方聚在一起；针对患有某器官或系统疾病的患者进行讨论；形成该患者诊断治疗的决议；并由相应学科MDT成员执行。可见，MDT的目的是做出合理的临床决策（clinical decision）。MDT最初用于实体肿瘤的诊疗，在2000年前后被国内的医学专家接受并实施，我国卫生行政部门也开展了MDT推广的一系列活动，目前成为公立医院绩效考核的核心指标之一。当然不限于外科实体肿瘤的诊疗决策的制定，还包括疑难复杂的内科疾病诊治，对于患者疗效的提升、医生水平的提高均有明显的助益。医学生参加MDT的效果尚在探索，理论上讲，可以起到开阔视野、深化对复杂病例的理解，以及迅速掌握临床诊疗常规的作用。

2．手术的微创化　外科手术已经全面进入微创化时代。大概在20世纪80年代，腹腔镜开始逐步用于腹腔内手术，1992年报道了第一例腹腔镜结肠切除术，1994年报道了第一例胃切除术。1993年，国内开展了第一台腹腔镜手术，从那时算起，腹腔镜技术进入中国已经30年了，经过最初的质疑与停滞、尝试与争议，近10余年来，取得了快速的发展。特别是随着4K超高清腹腔镜、3D腹腔镜、机器人等的出现与逐步普及，中国已经成为世界上开展腹腔镜技术最为普遍的国家。伴随着腹腔镜硬件与医生技术的发展，手术室的面貌也发生了巨大的变化。最初的手术室仅满足麻醉和开腹手术的需要，功能比较单一，仅由麻醉机和手术床构成。目前比较先进的手术室，则整合了麻醉、手术机器人、远程通讯、术中影像、术中介入、术中放疗等多个功能模块，连接方式为电路集成，甚至部分可以是无线方式。基于上述特点的各种"一体化"手术室陆续实现，给外科手术和外科技术带来革命性的变化。

3．减重及代谢外科的发展　近20年，手术治疗的适应证从传统的外伤、肿瘤、结石、畸形等领域，逐步向功能性疾病迈进，目前应用最成功的范例是代谢与减重手术。糖尿病是对人类健康影响最大的代谢性疾病，而我国糖尿病患者总数全球第一。根据研究发现，11.6%的中国成年人罹患糖尿病，总病例数约为1.14亿人。传统的内科治疗手段对于胰岛素抵抗的病例效果极差，使得这部分患者的预期寿命和生存质量显著降低。另外，严重病态肥胖的患者，也会因为较高的并发症率,健康受到严重损害。对于上述疾病人群,国外有医生尝试通过外科手术的方式进行治疗。我国较国外开展稍晚,但近10年进步迅速。

4．联合脏器切除　外科微创化并不是外科唯一的发展方向,对于一些复杂的肿瘤、严重创伤、反复发作的疾病,手术范围扩大化可能是患者唯一的治愈方式。例如,胃癌的根治性手术,经常面对的问题是患者合并胰腺的侵犯或者脾(或脾血管)的侵犯,目前的理论认为,唯有做到联合脏器切除,才有可能达到根治性手术的效果。所以,胃癌的扩大根治手术中,联合脾切除或者联合胰腺切除成为了标准的根治手术方式之一。

直肠癌的扩大切除也属于联合脏器切除的范例。对于部分局部进展的直肠癌,或者局部复发的直肠癌,经常需要做联合脏器切除。切除范围可能包含：病灶及全部直肠、膀胱、前列腺、子宫及阴道,甚至包含骶骨等骨盆结构。联合脏器切除要求医生必须具备过硬的技术能力和成熟的心理,是衡量外科医师水平的重要标志。

5．肝移植　是目前治疗终末期肝病唯一有效的手段。肝癌肝移植是成年人肝移植主要类型。肝细胞癌肝癌占所有肝癌类型的75%～85%,是最常见的原发性肝恶性肿瘤,同时也是中国60岁以下成年男性病死率最高的恶性肿瘤。据统计,中国每年超过30万人死于肝癌,占全球肝癌死亡人数的一半左右。肝移植是全世界公认的治疗终末期肝病最有效的手段之一。我国自20世纪90年代掀起第二次肝移植热潮以来,特别是2015年全面开展公民逝世后器官捐献后,肝移植事业发展迅猛,呈专业化和规模化发展态势,在移植数量和质量方面均已达到西方发达国家水平。中国肝移植注册中心(China Liver Transplant Registry,CLTR)数据显示,2018年至2020年国内肝移植年平均约6000例,其中肝癌肝移植占比为35.0%。

知识拓展：消化病学前辈

（丁士刚　郭　鹏）

第一章

总 论

第一节 消化系统和腹膜的解剖概述

导学目标

- **基本目标**
  1. 总结三大唾液腺的名称、位置、形态特点和腺管开口部位。
  2. 分析食管的狭窄部位及临床意义。概括胃的形态、位置和主要毗邻结构。总结小肠的分部及分析对比各部之间的形态差异。概括阑尾的位置、形态结构和根部体表投影，了解其临床意义。
  3. 概括肝和胆囊的形态、位置和胆囊底的体表投影，分析胆汁的排出路径。总结胰的形态、位置和主要毗邻结构。
  4. 总结腹膜的位置及结构特点。概括腹膜形成的结构，包括网膜、系膜、韧带和陷凹。
- **发展目标**
  1. 根据消化管的组成，综合分析胃镜检查经过的结构。
  2. 理解胆汁的排泄途径，分析胆结石嵌顿在不同部位时临床表现的差异。
  3. 结合腹膜形成的陷凹，理解不同病理情况体液聚积及临床表现之间的联系。

案例1-1

男性，45岁。因上腹部突发剧烈疼痛，伴有恶心、呕吐4小时急诊入院。患者3年前开始有嗳气、反酸，伴周期性上腹部疼痛。疼痛多在饭后1小时出现，持续1~2小时后可自行缓解。本次发病为饱餐后不久突感上腹部剧痛，呈刀割样，伴有恶心、呕吐，很快感到全腹疼痛。检查：患者平卧状态，表情痛苦，身体不敢翻动，面色苍白，出冷汗，四肢冰冷，脉搏细速，腹式呼吸减弱，不敢深吸气。腹肌紧张，呈"板状腹"，有压痛及反跳痛，以上腹部明显。X线检查显示膈下见半月形游离气体。诊断：胃溃疡并急性胃穿孔。

案例1-1解析

案例1-1（续）

问题：
1. 患者为什么出现"板状腹"、压痛、反跳痛和腹式呼吸减弱？
2. 患者为什么出现膈下游离气体？

消化系统（alimentary system, digestive system）由消化管和消化腺两大部分组成（图1-1），从摄入的食物中吸取营养物质，并将食物的残渣形成粪便排出体外。**消化管**（alimentary canal）是指从口腔到肛门的形态各异的管道，依次为口腔、咽、食管、胃、小肠（十二指肠、空肠、回肠）和大肠（盲肠、阑尾、结肠、直肠、肛管）。通常临床上将口腔至十二指肠称上消化道，空肠及其以下的部分称下消化道。**消化腺**又分为大消化腺和小消化腺两种。

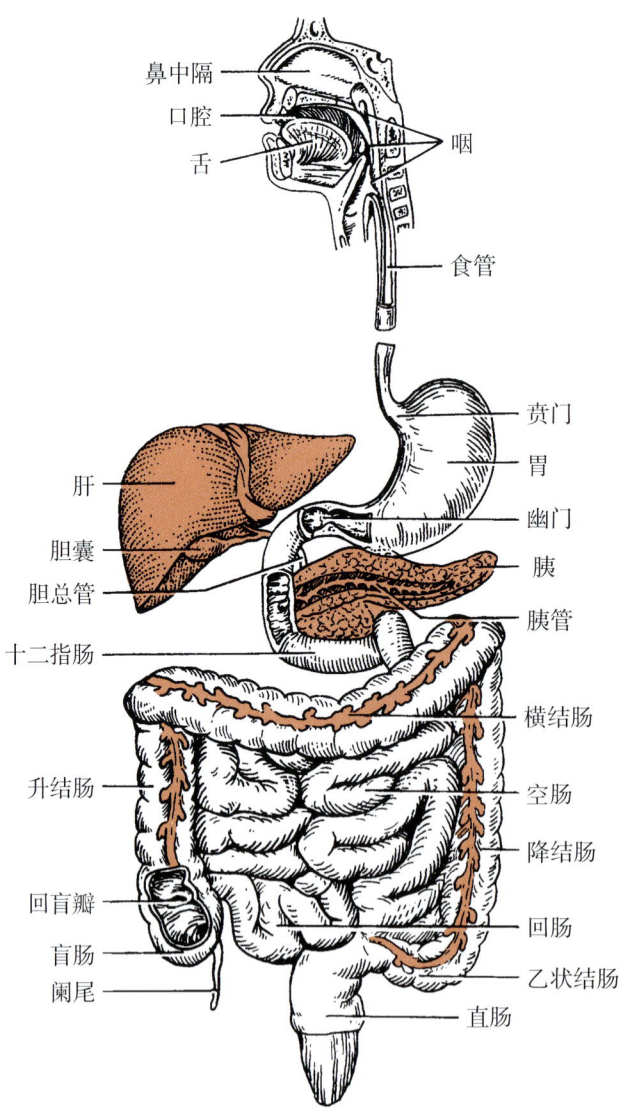

图1-1 消化系统组成

一、消化管

(一) 口腔

口腔（oral cavity）是消化管的起始部，向前经口裂通向外界，向后经咽峡与咽相通（图1-2）。口腔的前方有口唇，两侧壁是颊，口腔顶是腭。口腔内的牙嵌于上、下颌骨的牙槽内，呈弓形排列，有咀嚼和辅助发音等重要作用。人类先后萌出乳牙和恒牙，根据形态和功能，牙可分为切牙、尖牙和磨牙。舌（tongue）邻近口腔底，分为前部的舌体和后部的舌根，舌的上面为舌背。舌背的黏膜呈淡红色，表面有许多小突起，统称**舌乳头**（papilla of tongue）（图1-3），一般分为4种。**丝状乳头**（filiform papilla）遍布于舌背的前2/3，呈白色；**菌状乳头**（fungiform papilla）呈红色小点状，散在于丝状乳头之间；**叶状乳头**（foliate papilla）位于舌侧缘的后部，该类乳头在人类不发达；**轮廓乳头**（vallate papilla）的体积最大。轮廓乳头、菌状乳头、叶状乳头含有味觉感受器，而丝状乳头中无味蕾，故无味觉功能。

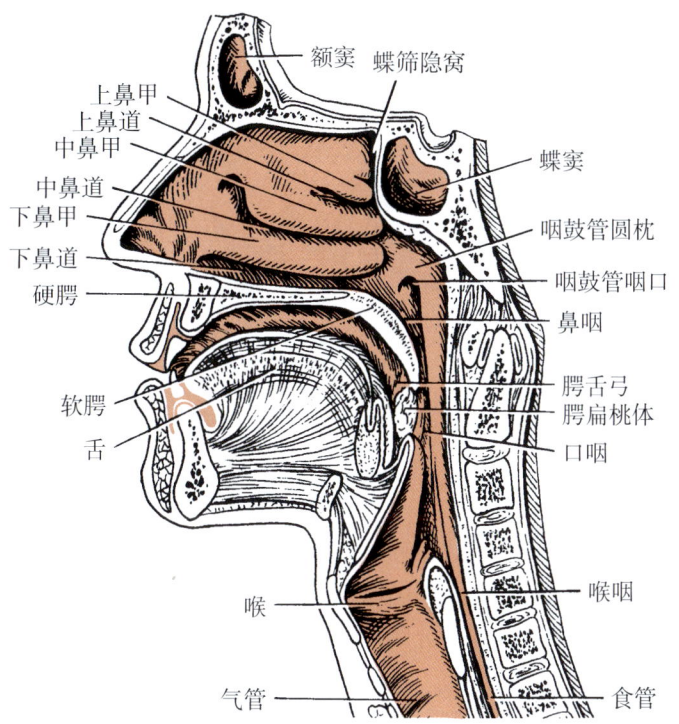

图 1-2 头颈部正中矢状

舌系带根部两侧的一对小圆形隆起，称**舌下阜**（sublingual caruncle），下颌下腺管和舌下腺大管开口于此处。自舌下阜向口底后外侧延续的带状黏膜皱襞称**舌下襞**（sublingual fold），其深面有舌下腺，该腺的小管直接开口于舌下襞表面。

(二) 唾液腺

唾液腺（salivary gland）分泌唾液，根据腺体的大小和位置分为大唾液腺和小唾液腺两类。大唾液腺有下列3对（图1-4）。

1. **腮腺**（parotid gland） 体积最大，形状不规则，可分为浅、深两部分。浅部略呈三角形，上达颧弓，下抵下颌角，前至咬肌后1/3的浅面，

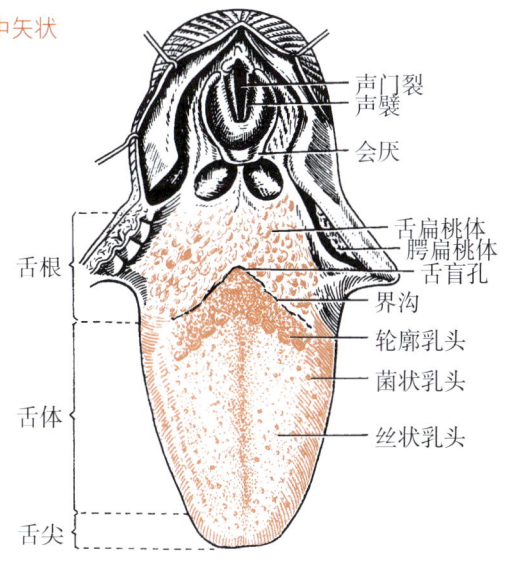

图 1-3 舌背

知识拓展：舌肌

后续腮腺的深部。深部伸入下颌支与胸锁乳突肌之间的下颌后窝内,其顶端可深达咽侧壁。腮腺管自腮腺浅部的前缘发出,在颧弓下一横指处向前,横过咬肌浅面,至咬肌前缘处急转向内,穿颊肌,在黏膜下潜行一段,开口于平对上颌第 2 磨牙牙冠颊黏膜上的腮腺管乳头。

2．**下颌下腺**（submandibular gland） 位于下颌体下缘与二腹肌前、后腹所围成的下颌下三角内,其导管自腺体的深部发出,沿口腔底黏膜深面前行,开口于舌下阜。

3．**舌下腺**（sublingual gland） 呈扁长圆形,较小,位于口腔底舌下襞的深面。其导管有大、小管两种,大管仅有 1 条,与下颌下腺管共同开口于舌下阜；小管约 10 条,直接开口于舌下襞表面。

临床联系：腮腺炎

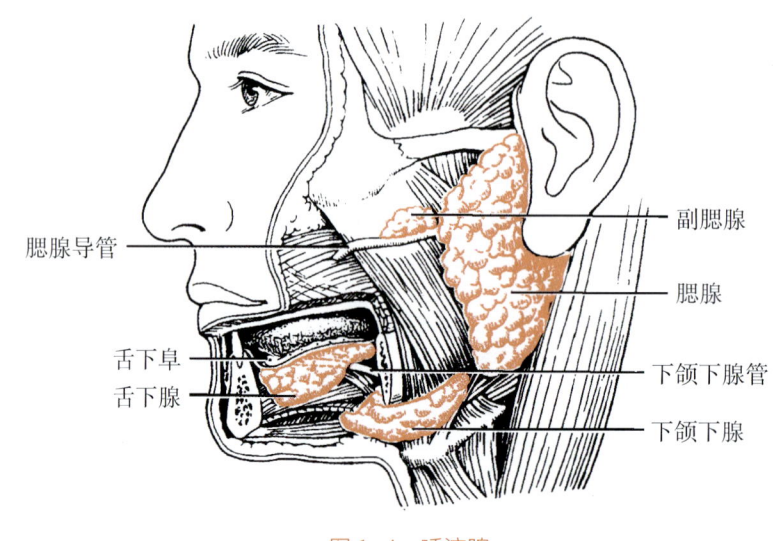

图 1-4　唾液腺

（三）咽

咽（pharynx）位于第 1～6 颈椎体的前方,为上宽下窄、前后略扁的漏斗形肌性管道,长约 12 cm,其内腔称**咽腔**（cavity of pharynx）。咽有前、后壁和侧壁,根据咽前方的毗邻,以腭帆游离缘和会厌上缘平面为界,将咽腔分为鼻咽、口咽、喉咽 3 部分,其中后两部分是消化道和呼吸道的共同通道（图 1-4）。

1．**鼻咽** 是咽的上部,位于鼻腔后方,上达颅底,下至腭帆游离缘平面续于口咽部,向前经鼻后孔通鼻腔。鼻咽部的两侧壁距下鼻甲后端约 1 cm 处,有呈三角形或镰状的**咽鼓管咽口**（pharyngeal opening of auditory tube）,咽腔经此口通过咽鼓管与中耳鼓室相通。

2．**口咽** 是咽腔的中部,介于腭帆游离缘与会厌上缘平面之间,上续鼻咽,下通喉咽,向前经咽峡与口腔相通。口咽的侧壁有**腭扁桃体**（palatine tonsil）。腭扁桃体位于扁桃体窝内,是淋巴组织与上皮紧密结合构成的淋巴上皮器官。咽后上方的咽扁桃体、两侧的咽鼓管扁桃体、腭扁桃体和前下方的舌扁桃体,共同构成咽淋巴环,具有防御和保护作用。

3．**喉咽** 是咽的最下部,介于会厌上缘平面与第 6 颈椎体下缘平面之间,其向下与食管相续,向前经喉口与喉腔相通。在喉口的两侧与甲状软骨内面之间,各有一深窝称**梨状隐窝**（piriform recess）,为异物常易停留处。

（四）食管

食管（esophagus）是消化管中最狭窄的部分,为一前后扁平的肌性器官。食管上端在第 6 颈椎体下缘平面与咽相续,下端约在第 11 胸椎体平面与胃的贲门相连接,全长约 25 cm。根据食管的行程可分为颈部、胸部和腹部 3 部分（图 1-5）。

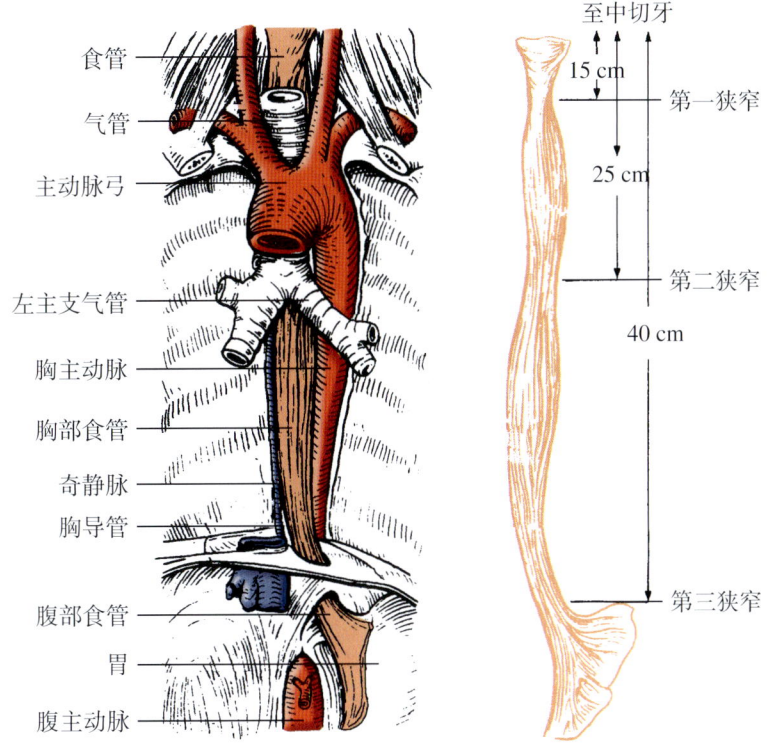

知识拓展：咽肌

图1-5 食管的位置及3个狭窄

食管全长除随脊柱的颈、胸曲相应形成前后方向上的弯曲外，在左右方向上亦有轻度弯曲。但无论从形态学上还是临床应用角度，食管最重要的特点是有3个生理性狭窄。第一狭窄位于食管的起始处，相当于第6颈椎体下缘水平，距中切牙约15 cm；第二狭窄位于食管与其前方的左主支气管交叉处，相当于第4、5胸椎体之间水平，距中切牙约25 cm；第三狭窄为食管通过膈的食管裂孔处，相当于第10胸椎体水平，距中切牙约40 cm。各狭窄处常是食管内异物易滞留及食管癌的好发部位（图1-5）。

（五）胃

胃（stomach）是消化管最膨大的部分，上连食管，下续十二指肠。成年人胃的容量约1500 ml。胃除有分泌胃液、容纳和消化食物的作用外，还具有内分泌功能。

胃的形态根据其充盈程度、体位、体型、年龄等因素而不同。胃在完全空虚时呈管状，而高度充盈时可呈球囊形。

胃分为前、后两壁，大、小两弯和出、入两口（图1-6）。胃前壁朝向前上方，后壁朝向后下方。**胃大弯**（greater curvature of stomach）大部分凸向左下方。**胃小弯**（lesser curvature of stomach）凹向右上方，其最低点的明显转折处，称**角切迹**（angular incisure）。胃的入口为与食管连接处，称**贲门**（cardia），在其左侧，食管末端左缘与胃大弯起始处所形成的锐角，称贲门切迹（cardiac incisure）。胃的出口称**幽门**（pylorus），接续十二指肠。

胃通常分为贲门部、胃底、胃体和幽门部4部分。贲门部（cardiac part）指贲门周围的部分，其界域不明显。**胃底**（fundus of stomach）是贲门切迹平面以上，向左上方膨出的部分，临床上亦称**胃穹窿**（fornix of stomach）。胃底内含吞咽时进入的空气约50 ml，X线片上可见此处，放射学中称胃泡。**胃体**（body of stomach）为自胃底向下至角切迹处的中间大部分，在胃大弯侧无明显界标。**幽门部**（pyloric part）为胃体下界与幽门之间的部分。幽门部的胃大弯侧有一不甚明显的浅沟——中间沟，将幽门部分为右侧的**幽门管**（pyloric canal）和左侧的**幽门窦**（pyloric antrum）。幽门管呈长管状，长2~3 cm；幽门窦较为宽大，通常位于胃的最低部。临床所称的

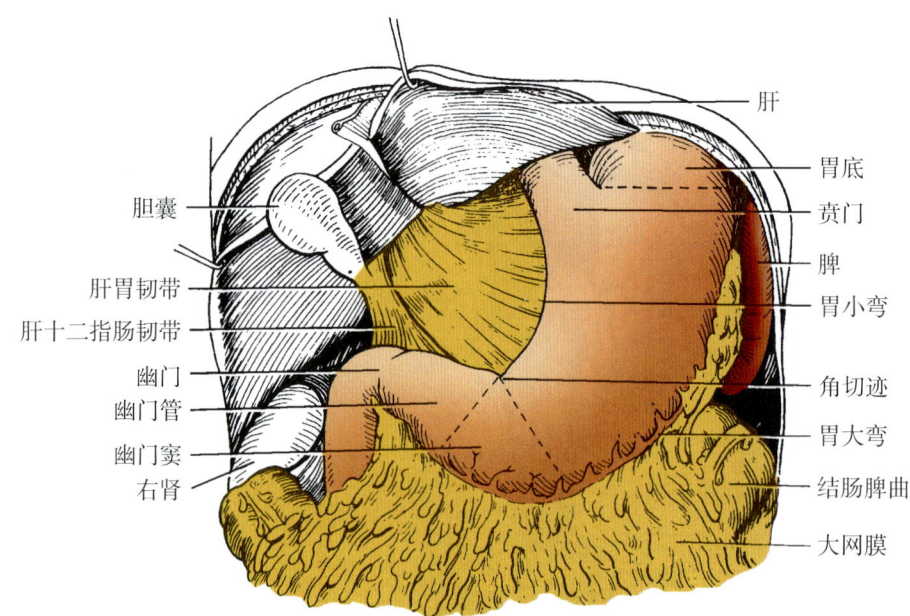

图 1-6　胃的位置、形态、分部及毗邻

"胃窦"为幽门窦或是包括幽门窦在内的幽门部（图 1-6）。胃溃疡和胃癌多发生于胃幽门窦近胃小弯处。

胃在中等程度充盈时，大部分位于左季肋区，小部分位于腹上区（图 1-6）。胃的前壁在右侧与肝左叶贴近；在左侧与膈相邻，被左肋弓所掩盖；其中间部分位于剑突下方，直接与腹前壁相贴，为临床上的胃触诊部位。胃的后壁与胰、横结肠、左肾和左肾上腺相邻，这些器官结构临床上统称为"胃床"；胃底与脾和膈邻接。

胃的动脉均为**腹腔干**的分支，先沿胃大、小弯形成 2 个动脉弓。再由弓上发出许多小支至胃前、后壁。主要的分支包括胃左、右动脉，胃网膜左、右动脉，胃后动脉和胃短动脉等。胃的静脉与同名动脉伴行，最终注入肝门静脉系统。胃的淋巴流向很多，最终归入腹腔淋巴结（腹腔干周围）。胃的淋巴管与邻近器官亦有广泛联系，故胃癌细胞可向邻近器官转移。另外，还可通过食管的淋巴管和胸导管末段逆流至左锁骨上淋巴结。支配胃的神经有交感神经和副交感神经，还有内脏传入神经。胃的副交感神经来自迷走神经。

（六）小肠

小肠（small intestine）是消化管中最长的部分，成人长 5～7 m。小肠上起幽门，下接盲肠，可分为十二指肠、空肠和回肠 3 部分。小肠是进行消化和吸收的重要器官，另外还有某些内分泌功能。

1. 十二指肠（duodenum）　介于胃与空肠之间，长约 25 cm，管径 4～5 cm。十二指肠大部分紧贴腹后壁，是小肠中长度最短、管径最大、位置最深且最为固定的部分。

十二指肠整体呈"C"形包绕胰头（图 1-7），可分为上部、降部、水平部和升部 4 部分。①**上部**（superior part）：约 5 cm，起自胃的幽门，水平行向右后方，至胆囊颈的后下方和肝的下方附近，急转向下，移行为降部，其转折处形成的弯曲称**十二指肠上曲**（superior duodenal flexure）。十二指肠上部接近幽门的一段长约 2.5 cm 的肠管，其肠壁薄，管径大，黏膜面光滑，无环状襞，临床称此段为**十二指肠球部**（duodenal bulb），是十二指肠溃疡的好发部位。②**降部**（descending part）：长 7～8 cm，自十二指肠上曲，沿第 1～3 腰椎体和胰头的右侧垂直下行，在第 3 腰椎体水平弯向左行，移行为水平部，其转折处的弯曲称**十二指肠下曲**（inferior duodenal flexure）。降部的黏膜有许多环状襞，在其中份后内侧壁上有一纵行皱襞称**十二指肠纵襞**

知识拓展：胃的分型

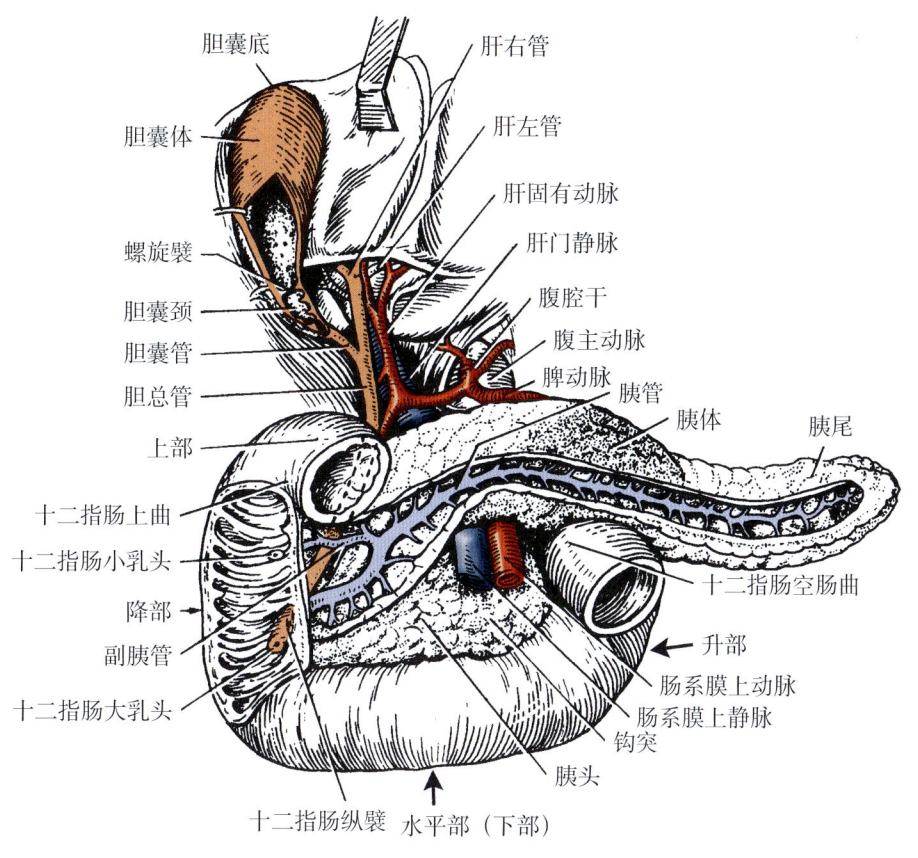

图 1-7　胆道、十二指肠和胰的前面观

(longitudinal fold of duodenum)，其下端的圆形隆起称**十二指肠大乳头**（major duodenal papilla），距中切牙约 75 cm，为胆总管和胰管的共同开口处。在十二指肠大乳头的稍上方 1～2 cm 处，有时可见**十二指肠小乳头**（minor duodenal papilla），为副胰管的开口处。③**水平部**（horizontal part）：又称下部，长约 10 cm，自十二指肠下曲始，向左横过下腔静脉和第 3 腰椎体的前方，移行于升部。④**升部**（ascending part）：最短，长 2～3 cm，自水平部末端始，斜向左上方，达第 2 腰椎体左侧急转向前下，移行为空肠。其转折处的弯曲形成**十二指肠空肠曲**（duodenojejunal flexure）。十二指肠空肠曲的后上壁借十二指肠悬肌固定于右膈脚上，该肌及包绕其下段表面的腹膜皱襞共同构成**十二指肠悬韧带**（suspensory ligament of duodenum），亦称 **Treitz 韧带**，是手术时确定空肠起始部的重要标志。

2. **空肠**（jejunum）和**回肠**（ileum）　空肠始于十二指肠空肠曲，占空肠、回肠全长的近侧 2/5。回肠在右髂窝接续盲肠，占空肠、回肠全长的远侧 3/5。二者均由肠系膜悬系于腹后壁，有较大的活动度。

尽管空肠和回肠的形态结构不尽相同，但变化是逐渐发生的，故二者之间无明显界限。就位置而言，空肠多位于左腰区和脐区；回肠常位于脐区、右髂区和盆腔内。从外观上看，与回肠相比，空肠管径较大，管壁较厚，颜色较红。肠系膜内血管的分布也有区别，空肠的动脉弓级数仅 1～2 级，直血管较长；而回肠的动脉弓级数可达 4～5 级，直血管较短。

此外，在距回肠末端 0.3～1 m 范围的回肠壁上，成人约 2% 有长 2～5 cm 的囊状突起，自对系膜缘肠壁向外突出，称 **Meckel 憩室**，此为胚胎时期卵黄囊管未完全消失所致。Meckel 憩室易发炎或合并溃疡穿孔，因其位置靠近阑尾，故症状与阑尾炎相似。

（七）大肠

大肠（large intestine）是消化管的下段，围绕在空肠、回肠周围，全长约 1.5 m，根据其位置和特点，可分为盲肠、阑尾、结肠、直肠和肛管（图1-1）。大肠的主要功能是吸收水分、无机盐和维生素，将食物残渣形成粪便排出体外。

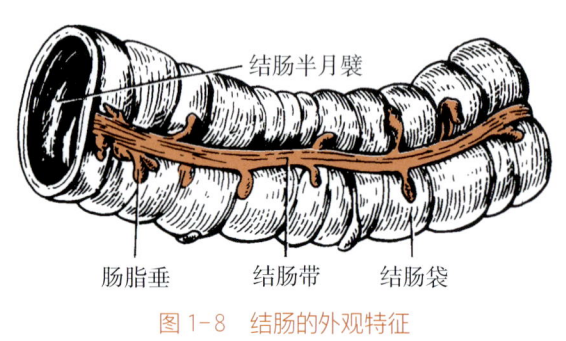

图1-8　结肠的外观特征

除阑尾、直肠和肛管外，盲肠和结肠具有3种特征性结构，即结肠带、结肠袋和肠脂垂（图1-8）。**结肠带**（colic band）为肠壁的纵行肌增厚而成，有3条，沿肠的纵轴平行排列，3条结肠带在盲肠底部汇集于阑尾根部。**结肠袋**（haustrum of colon）为横向隔开向外膨出的囊袋状突起，是由于结肠带较肠管短，使后者皱缩而成。**肠脂垂**（epiploic appendice）为沿结肠带两侧分布的众多小突起，由浆膜及其所包含的脂肪组织构成。临床腹部手术时，鉴别结肠与小肠的主要依据是上述的3个特征性结构。

1. **盲肠**（cecum）　是大肠的起始部，长6～8 cm，其下端为盲端，上续升结肠，左侧与回肠末端相连接。盲肠常位于右髂窝。

回肠末端突向盲肠的开口称**回盲口**（ileocecal orifice）。此处肠壁内的环行肌增厚，并覆以黏膜，形成上、下两片半月形的皱襞称**回盲瓣**（ileocecal valve）。此瓣不但作为盲肠与升结肠及回肠分界的标志，还具有阻止小肠内容物过快地流入大肠和防止盲肠内容物逆流回小肠的重要作用。在回盲口下方约2 cm处，有阑尾的开口（图1-9）。

2. **阑尾**（vermiform appendix）　是自盲肠下端向外延伸的一条细管状器官，形似蚯蚓，又称蚓突。其根部较固定，连于盲肠后内侧壁，尖端为游离的盲端。阑尾系膜呈三角形，较阑尾短，内含血管、淋巴管和神经，致使阑尾缩曲呈袢状或半圆弧形。

通常阑尾与盲肠共同位于右髂窝内，其位置变化因人而异。阑尾本身也有多种位置变化，可在回肠末端的前方或后方，盲肠后方或下方及向内下至骨盆腔入口处等（图1-9）。若手术中寻找阑尾有困难，可沿结肠带向下追踪，至3条结肠带集中处即为阑尾的根部。

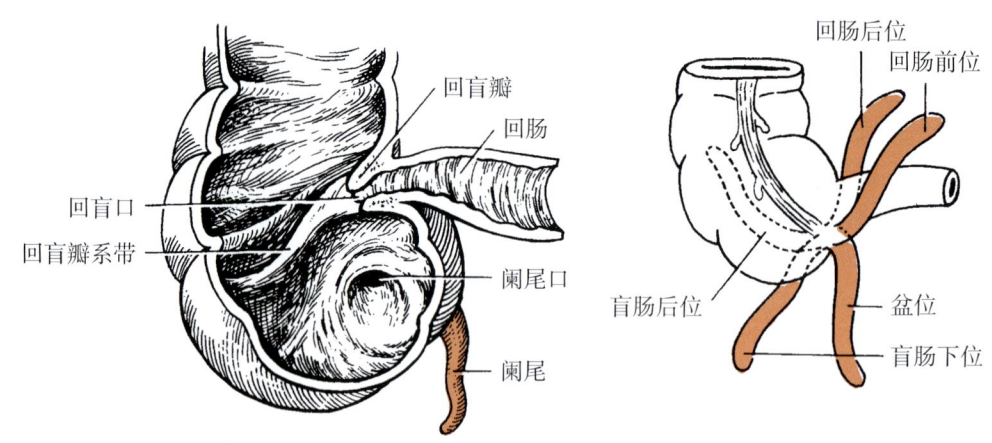

图1-9　盲肠和阑尾

阑尾根部的体表投影，通常以脐与右髂前上棘连线的中、外1/3交点（即**McBurney点**）为标志，有时也以左、右髂前上棘连线的右、中1/3交点（即**Lanz点**）表示。

案例1-2

女性，30岁。初期脐周疼痛，数小时后因右下腹剧烈疼痛来医院急诊。

问题：

试从解剖学角度分析该患者腹痛发生的部位。手术时该如何寻找及切除病变部位？

3. **结肠**（colon） 为介于盲肠与直肠之间的大肠，整体呈"M"形，包绕于空肠、回肠周围。按其所处位置和形态，可分为升结肠、横结肠、降结肠和乙状结肠 4 部分（图 1-1）。①**升结肠**（ascending colon）：长 15～17 cm，在右髂窝内由盲肠延续而成，沿腰方肌和右肾前面上升至肝右叶下方，转折向左前下方移行于横结肠，此处的弯曲称**结肠右曲**（right colic flexure）或**肝曲**（hepatic flexure）。②**横结肠**（transverse colon）：长约 50 cm，起自结肠右曲，先行向左前下方，再稍转向左后上方，形成一略向下垂的弓形弯曲。在左季肋区转折向下续于降结肠，此处的弯曲称**结肠左曲**（left colic flexure）或**脾曲**（splenic flexure）。③**降结肠**（descending colon）：长约 20 cm，自结肠左曲起，沿左肾外侧缘和腰方肌前面下降，到左髂嵴水平续于乙状结肠。④**乙状结肠**（sigmoid colon）：长约 45 cm，自左髂嵴水平起自降结肠，沿左髂窝转入盆腔内，全长呈"乙"字形弯曲，至第 3 骶椎平面续于直肠。乙状结肠借乙状结肠系膜连于左髂窝和小骨盆后壁，故活动度较大。

4. **直肠**（rectum） 位于小骨盆腔下份的后部，全长 10～14 cm。直肠在第 3 骶椎前方续于乙状结肠，沿骶骨、尾骨前面下行，穿盆膈移行于肛管。直肠并不直，在矢状面上有两个弯曲：**骶曲**（sacral flexure）凸向后，与骶骨的弯曲一致，距肛门 7～9 cm；**会阴曲**（perineal flexure）绕过尾骨尖凸向前，距肛门 3～5 cm（图 1-10）。在冠状面上也有 3 个不甚恒定的侧曲，一般中间的较大，凸向左侧，而上、下两个凸向右侧。

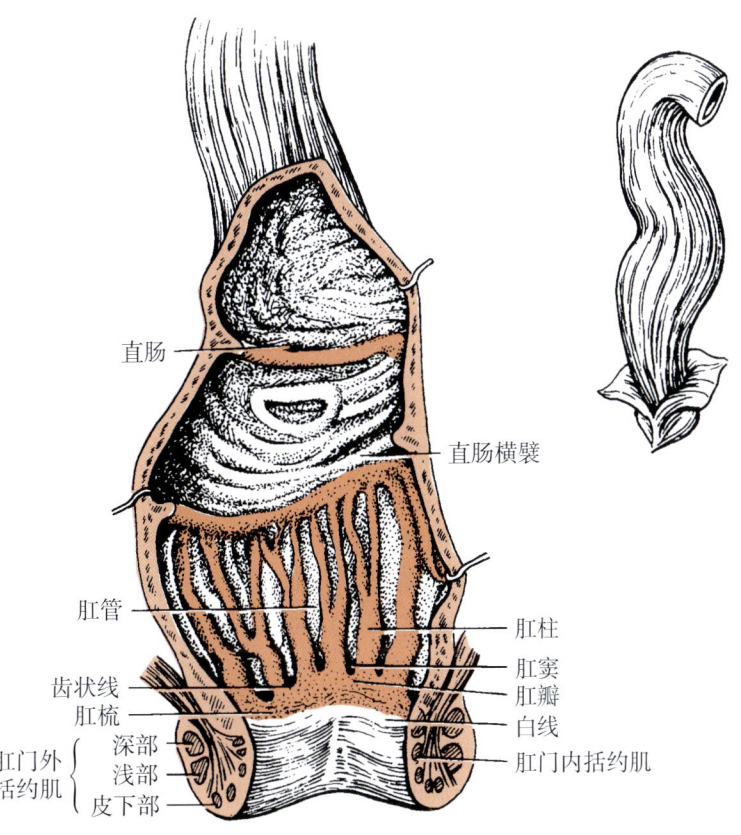

图 1-10 直肠和肛管

5. **肛管**（anal canal） 是消化管的末段，长 3～4 cm，上端在盆膈平面接续直肠，下端止于肛门。肛管被肛门括约肌包绕，平时处于收缩状态，有控制排便的作用。

肛管内面有 6～10 条纵行的黏膜皱襞称**肛柱**（anal column），其内有纵行肌和血管。各肛柱下端彼此借半月形黏膜皱襞相连，此襞称**肛瓣**（anal valve）。每个肛瓣与两侧相邻的肛柱下端之间所形成的隐窝称**肛窦**（anal sinus），窦口开向上，其底部有肛腺的开口，窦深 0.3～0.5 cm。窦内往往积存粪屑，易于感染而引起肛窦炎。

将各肛柱下端与各肛瓣边缘所连接成的锯齿状环行线称**齿状线**（dentate line）或**肛皮线**（anocutaneous line）（图 1-10）。肛柱的黏膜下层和肛梳的皮下组织内含丰富的静脉丛，有时可因某种病理因素形成静脉曲张，向腔内突出，称为痔，其发生在齿状线以上者称内痔，发生在齿状线以下者称外痔。

齿状线上、下方所覆盖的上皮组织、动脉来源、静脉回流、淋巴引流及神经支配等方面均不尽相同，在临床上有一定的实际意义。

在齿状线下方有宽约 1 cm 的环状光滑区域称**肛梳**（anal pecten）或称**痔环**（hemorrhoidal ring）。肛梳下缘有一不甚明显的环行线称**白线**（white line）或称 **Hilton 线**，其位置相当于肛门内、外括约肌的分界处，肛门指诊时可触知此处为一环行浅沟。**肛门**（anus）是肛管的出口，为一前后纵行的裂孔，前后径 2～3 cm。肛门周围富有色素，呈暗褐色，并有汗腺和皮脂腺。

肛管周围有肛门内、外括约肌和肛提肌等。**肛门内括约肌**（sphincter ani internus）为平滑肌，由肠壁环行肌增厚而成，有协助排便的作用，但几乎无括约肛门的功能。**肛门外括约肌**（sphincter ani externus）为骨骼肌，围绕在肛门内括约肌的外下方，有较强的控制排便作用。

直肠和肛管由直肠上动脉、直肠下动脉（临床上也称直肠中动脉）和肛动脉（临床上也称直肠下动脉）供应，彼此间有丰富的吻合。直肠的静脉来自直肠静脉丛，汇成直肠上静脉、直肠下静脉和肛静脉，分别流入肝门静脉系和髂内静脉。当肝门静脉系受阻时，直肠丛的静脉就容易曲张扩大形成痔。直肠的淋巴回流以齿状线为界，分别注入肠系膜下淋巴结、髂内淋巴结、骶淋巴结和腹股沟浅淋巴结。肛管齿状线以上部分有自主神经分布，齿状线以下部分由阴部神经的分支肛神经支配。

知识拓展：肛管齿状线上、下部的比较

二、消化腺

消化腺（alimentary gland）根据其体积大小和位置不同，分为大消化腺和小消化腺两种。大消化腺位于消化管壁外，为单个或成对存在的独立器官，所分泌的消化液经导管流入消化管腔内，如大唾液腺、肝和胰。小消化腺分布于消化管壁内的黏膜层或黏膜下层，如唇腺、舌腺、胃腺和肠腺等。

（一）肝

肝（liver）是人体最大的消化腺，是机体新陈代谢最活跃的器官，其功能极为重要、复杂。肝不仅参与蛋白质、脂类、糖类和维生素等物质的合成、转化与分解，而且还与激素、药物等物质的转化和解毒以及抗体的产生有关。肝所分泌的消化液是胆汁，可促进脂肪的消化和吸收。此外，肝还具有吞噬、防御及胚胎时期造血等重要功能。

肝呈不规则的楔形，可分为上、下两面和前、后、左、右四缘。肝的上面隆凸，与膈相接触，又称膈面（diaphragmatic surface），肝膈面的前部有矢状位的**镰状韧带**（falciform ligament），借此将肝分为大而厚的**肝右叶**（right lobe of liver）和小而薄的**肝左叶**（left lobe of liver）。膈面后部没有腹膜被覆的部分称**肝裸区**（bare area）。

肝的下面朝向下后方，邻接许多腹腔脏器，又称脏面（visceral surface）（图 1-11）。脏面中部有呈似"H"形的沟，其中位于中间的横沟称**肝门**（porta hepatis），有肝左、右管，肝固有动脉左、右支，肝门静脉左、右支和肝的神经、淋巴管等经此出入，上述结构被结缔组织包绕，构成肝蒂。肝脏面的左侧纵沟较窄而深，沟的前部称肝圆韧带裂，有**肝圆韧带**（ligamentum teres hepatis）通过，其由胎儿时期的脐静脉闭锁而成；沟的后部称静脉韧带裂，容纳**静脉韧带**（ligamentum venosum），其由胎儿时期的静脉导管闭锁而成。肝脏面右侧纵沟较宽而浅，沟的前部称**胆囊窝**（fossa for gallbladder），容纳胆囊；沟的后部为**腔静脉沟**（sulcus for vena cava），容纳下腔静脉。在腔静脉沟的上端处，肝左、中、右静脉出肝后立即注入下腔静脉，故此处常有**第二肝门**（secondary porta of liver）之称。

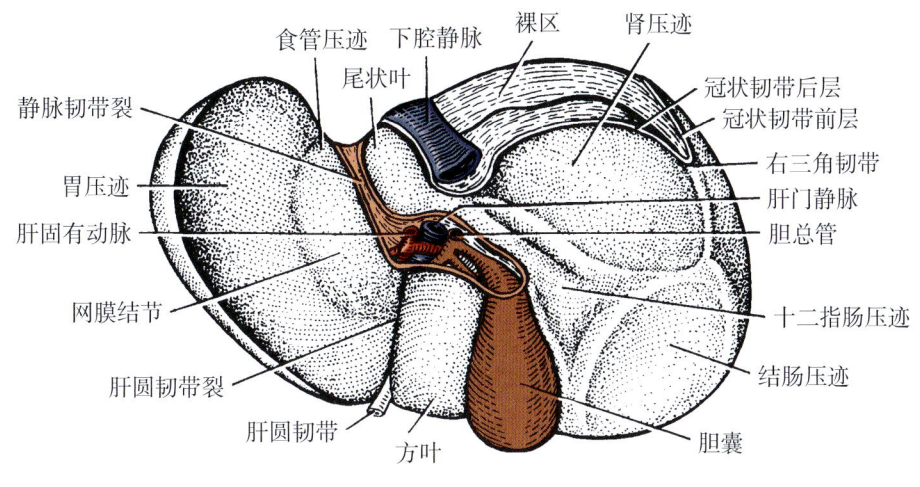

图 1-11　肝的脏面

在肝的脏面，借"H"形的沟将肝分为 4 个叶（图 1-11）：左叶位于左纵沟的左侧；右叶位于右纵沟的右侧；**方叶**（quadrate lobe）位于肝门之前，肝圆韧带裂与胆囊窝之间；**尾状叶**（caudate lobe）位于肝门之后，静脉韧带裂与腔静脉沟之间。脏面的肝左叶与膈面的肝左叶一致，脏面的肝右叶、方叶与尾状叶一起，相当于膈面的肝右叶。

肝的前缘亦称下缘，是肝的脏面与膈面间的分界，薄而较锐利。在胆囊窝处，肝前缘上可见胆囊切迹，胆囊底常在此处露出；在肝圆韧带通过处，肝前缘上有较明显的肝圆韧带切迹，或称脐切迹。肝的后缘钝圆，朝向脊柱。肝的左缘是肝左叶的左缘，薄而锐利。肝的右缘即肝右叶的右下缘，较钝圆。

肝大部分位于右季肋区和腹上区，小部分位于左季肋区。肝的前部大部分被肋所掩盖，仅在腹上区的左、右肋弓之间，小部分显露于剑突之下而直接接触腹前壁。

肝的上界与膈穹隆一致，常用以下 3 点的连线表示：右锁骨中线与第 5 肋的交点；前正中线与剑胸结合的交点；左锁骨中线与第 5 肋间隙的交点。肝的下界即肝下缘，右侧与右肋弓一致；中部超出剑突下约 3 cm；左侧亦被肋弓掩盖。

进入肝的血管有肝固有动脉和肝门静脉，出肝的血管为肝静脉。肝的淋巴管注入位于肝门处沿肝的动脉排列的肝淋巴结，而后再入腹腔淋巴结。肝的神经来自腹腔丛的肝丛内的交感和迷走神经纤维，并有迷走前干发出的肝支直接入肝。

（二）胆囊和肝外胆道

1. **肝外胆道**　胆汁由肝细胞产生，经过一系列管道排泄至十二指肠腔内。一般可将这些管道分为肝内和肝外两部分。肝外胆道系统为出肝门之外的胆道系统，由肝左、右管，以及肝总管、胆囊管、胆囊和胆总管组成（图 1-12）。

左、右半肝内的毛细胆管逐渐汇合成肝左、右管，它们出肝门后汇合成肝总管，其下端以锐角与胆囊管汇合成胆总管。

知识拓展：肝的分叶和分段

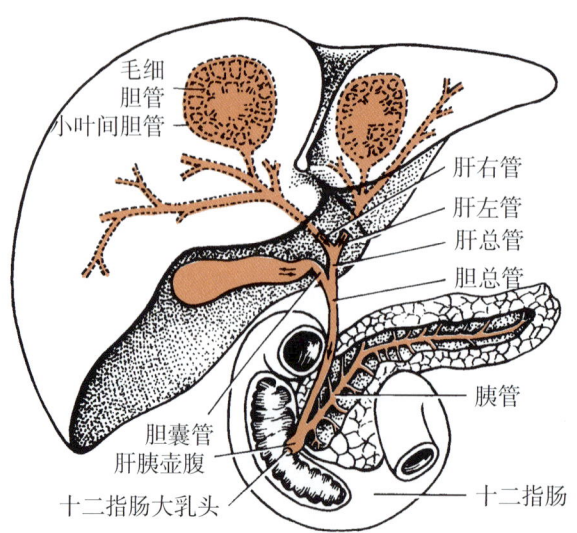

图 1-12 输胆管道模式图

2. **胆囊**（gallbladder） 是储存和浓缩胆汁的器官，呈长梨形，长 8～12 cm，宽 3～5 cm，容量 40～60 ml。胆囊位于肝下面的胆囊窝内，借结缔组织与肝相连。

胆囊可分为胆囊底、体、颈、管 4 部分（图 1-7）。**胆囊底**（fundus of gallbladder）是胆囊略呈膨大的盲端，突向前下方，多在肝前缘的胆囊切迹处露出。胆囊底的体表投影在右锁骨中线与右肋弓相交处，胆囊炎时此处常有压痛。**胆囊体**（body of gallbladder）与底无明显分界，其向后下逐渐变细，延续为胆囊颈。**胆囊颈**（neck of gallbladder）细而弯曲，常以直角急转向左下方，移行于胆囊管。**胆囊管**（cystic duct）稍细于胆囊颈，长 3～4 cm，直径约 0.3 cm，在肝十二指肠韧带内与肝总管汇合成胆总管。

胆囊管、肝总管和肝的脏面所围成的三角形区域称**胆囊三角**（Calot 三角），该三角内常有胆囊动脉经过（约 61.67%），是胆囊手术中寻找胆囊动脉的标志。胆囊动脉多发自肝固有动脉的右支，但起点、走行和分支也常有变异。

3. **胆总管**（common bile duct） 长 4～8 cm，管径 0.6～0.8 cm，由肝总管和胆囊管在十二指肠上部的上方汇合而成。胆总管在肝十二指肠韧带内下行于肝固有动脉的右侧、肝门静脉的前方，继经十二指肠上部的后方，降至胰头的后方，最后斜穿十二指肠降部后内侧壁，在此处与胰管汇合，形成略膨大的**肝胰壶腹**（hepatopancreatic ampulla），开口于十二指肠大乳头。在肝胰壶腹周围有**肝胰壶腹括约肌**（sphincter of hepatopancreatic ampulla，或称 Oddi 括约肌）包绕。

案例1-3

女性，47岁。因右上腹阵发性绞痛，伴恶心、呕吐 4 小时入院。患者有胆囊结石史 3 年，常有右上腹不适，上腹饱胀感。4 小时前突感右上腹疼痛，呈剧烈刀割样，阵发性加重，向右肩部放射，自服镇痛药无效，急诊入院。患者呈痛苦状，体温 39.2℃，寒战，脉搏 104 次/分，右上腹及剑突下有压痛，腹肌紧张，肝区有叩击痛，在右锁骨中线与肋弓交点处可触及胆囊底，有轻压痛。B 超可见胆总管扩张，胆囊内及胆总管下段有结石影。WBC 21×10^9/L，中性粒细胞比例 88%。住院后患者出现黄疸。

案例1-3（续）

问题：
1. 该患者的诊断是什么？为什么疼痛可向右肩部放射？
2. 如需手术治疗，术中如何寻找胆总管和胆囊动脉？应注意勿损伤哪些结构？

案例1-3解析

（三）胰

胰（pancreas）是仅次于肝的大消化腺，由外分泌部和内分泌部组成。胰的外分泌部即腺细胞，能分泌胰液，内含多种消化酶，有分解消化蛋白质、脂肪组织和糖类的作用。内分泌部即胰岛，散在于胰实质内，以胰尾居多，主要分泌胰岛素，参与调节糖代谢。

胰横位于腹后壁，平对第1～2腰椎体的前方，属腹膜外位器官，其前面大部分被腹膜遮盖。胰的质地柔软而致密，呈灰红色，长17～20 cm，宽3～5 cm，厚1.5～2.5 cm，重82～117 g。胰的前面隔网膜囊与胃后壁相邻，后方有胆总管、下腔静脉、肝门静脉和腹主动脉等重要结构。胰的右侧被十二指肠环抱，左端抵达脾门。由于胰的位置较深，其前方又有胃、横结肠和大网膜等结构，故胰病变早期往往不易被发现。

胰可分为胰头、颈、体、尾4部分，各部分之间无明显的界限（图1-7）。①**胰头**（head of pancreas）为胰右侧的膨大部分，位于第2腰椎体的右前方，其上、下方和右侧被十二指肠所包绕。在胰头后面的沟内或胰头与十二指肠降部之间有胆总管经过，故当胰头肿瘤时可压迫胆总管，影响胆汁的排出而发生阻塞性黄疸。胰头下部有向左侧突出的**钩突**（uncinate process），肠系膜上动脉、静脉夹在胰头与钩突之间。②**胰颈**（neck of pancreas）为胰头与胰体之间的狭窄部分，其后面紧邻肝门静脉，长2～2.5 cm，胃幽门位于其前上方。③**胰体**（body of pancreas）占胰的大部分，位于胰颈与胰尾之间，其横于第1腰椎体的前方，略呈三棱形，胰体的前面隔网膜囊与胃相邻，胃后壁的病变和溃疡穿孔时常可累及胰体或与之粘连。④**胰尾**（tail of pancreas）较细，行向左上方，其末端抵达脾门。

胰管（pancreatic duct）位于胰实质内，偏向胰的背侧，其走行与胰的长轴一致，即从胰尾经胰体、胰颈走向胰头，沿途收集许多小叶间导管，故使其管径自左向右逐渐增粗。胰管最后在十二指肠降部的壁内与胆总管汇合成肝胰壶腹，开口于十二指肠大乳头。在胰头上部常有一小管，行于胰管上方，称**副胰管**（accessory pancreatic duct），开口于十二指肠小乳头。

三、腹膜

腹膜（peritoneum）为衬覆于腹、盆壁内表面和被覆于腹、盆腔各器官外表面的一层薄而光滑的半透明浆膜。前者称**壁腹膜**（parietal peritoneum）或腹膜壁层，后者称为**脏腹膜**（visceral peritoneum）或腹膜脏层。脏、壁两层腹膜相互延续、移行，共同围成不规则的潜在性腔隙，称为**腹膜腔**（peritoneal cavity）。男性腹膜腔是完全封闭的；女性腹膜腔借输卵管腹腔口经输卵管、子宫、阴道与外界相通。

正常情况下，这一通道被黏液完全封闭，在子宫颈管和输卵管形成了黏液栓，感染时可使黏液栓溶解，并经这一通道扩散至腹膜腔。脏腹膜较薄，紧贴脏器表面，不易剥离，从组织结构或功能上将其视为该脏器的组成部分，如胃、肠壁最外层的浆膜即为脏腹膜。

腹膜具有分泌、吸收、保护、修复、支持等功能：①生理状态下，腹膜可分泌少量浆液（100～200 ml），起润滑和保护作用，减少脏器间的摩擦。浆液中含有大量巨噬细胞，吞噬病原微生物和有害物质，起防御作用。②腹膜有较强的吸收功能，能吸收腹腔内的液体和空气等。

知识拓展：腹腔与腹膜腔

一般认为，上腹部腹膜的吸收能力强于下腹部，腹腔炎症或手术后的患者应采取半坐卧位，使有害液体流至下腹部，以减缓腹膜对有害液体的吸收。③腹膜有较强的再生和修复能力，分泌的浆液中含有纤维素，可促进炎症的局限和伤口愈合。也可因手术操作粗暴或腹膜在空气中暴露时间过久而导致腹膜损伤，造成肠袢纤维性粘连等手术后遗症。④腹膜形成的韧带、系膜等结构对脏器有固定和支持的作用。

根据脏器被腹膜覆盖情况，可将腹、盆腔脏器分为 3 种类型，即腹膜内位、腹膜间位和腹膜外位器官。①**腹膜内位器官**：表面几乎均被腹膜包裹，往往形成系膜，器官活动度较大，如胃、十二指肠上部、空肠、回肠、盲肠、阑尾、横结肠、乙状结肠、输卵管、卵巢和脾。②**腹膜间位器官**：表面大部分或三面被腹膜包裹，如肝、胆囊、升结肠、降结肠、直肠上段、子宫和充盈的膀胱。③**腹膜外位器官**：仅一面被腹膜覆盖，如肾、肾上腺、输尿管、空虚的膀胱、十二指肠降部、直肠中下段和胰。大多位于腹膜后间隙，又称腹膜后位器官。

了解器官与腹膜的关系有重要的临床意义。腹膜内位器官的手术，必须通过腹膜腔才能进行；腹膜外位器官（如肾、输尿管等）的手术，可不经腹膜腔而在腹膜外进行，避免腹膜腔感染和减少术后脏器间粘连。

壁腹膜与脏腹膜之间，或脏腹膜与脏腹膜之间相互返折移行，形成各种腹膜结构，如网膜、系膜、韧带和皱襞等。这些结构不仅对脏器起连接和固定作用，也是神经、血管走行的部位。

（一）网膜

网膜（omentum）是与胃小弯和胃大弯相连的双层腹膜结构，两层间有血管、神经、淋巴管和结缔组织等（图 1-13）。

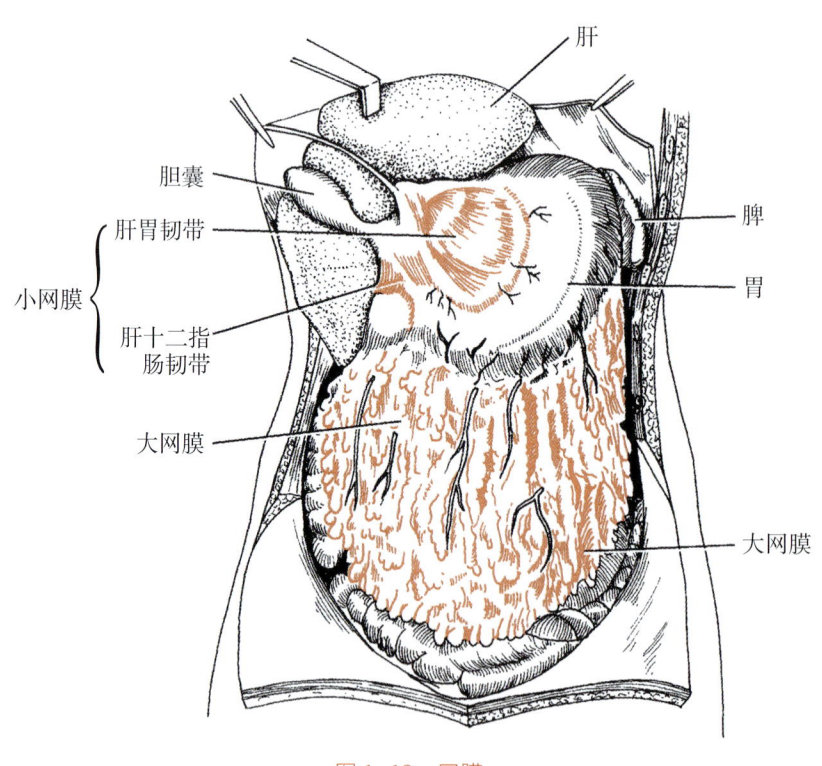

图 1-13　网膜

1. **小网膜**（lesser omentum）　是由肝门移行至胃小弯和十二指肠上部的双层腹膜结构。其左侧部由肝门连于胃小弯，称**肝胃韧带**（hepatogastric ligament），内有胃左、右血管和胃上淋巴结、胃的神经等。小网膜右侧部由肝门连于十二指肠上部，称**肝十二指肠韧带**（hepatoduodenal

ligament），构成小网膜的游离右缘，内有三个重要结构，即胆总管（右前方）、肝固有动脉（左前方）和肝门静脉（二者后方），并伴有淋巴管、淋巴结和神经丛等。游离右缘后方有一**网膜孔**（omental foramen），又称 **Winslow 孔**（图 1-14），经此孔可进入网膜囊。

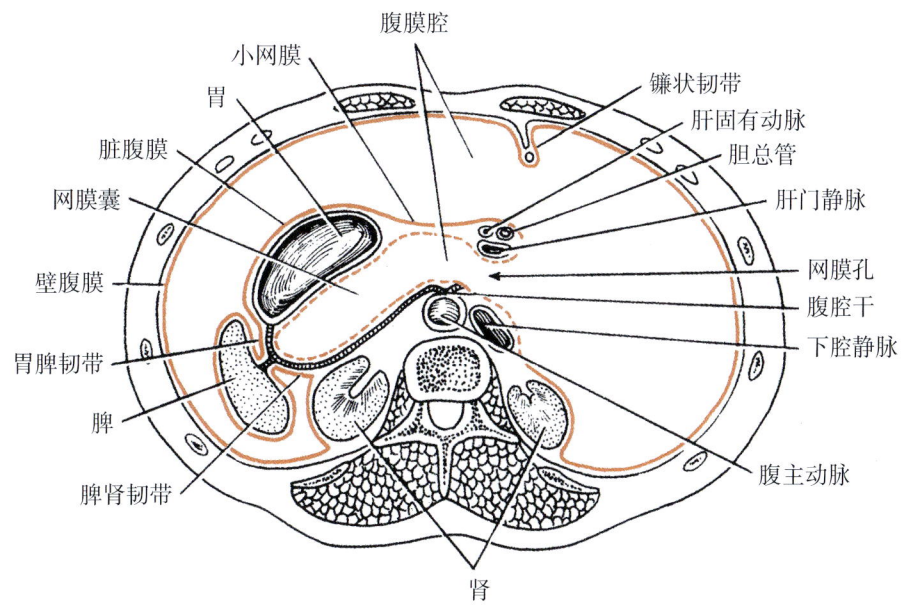

图 1-14　腹膜（经网膜孔横断面，上面观）

2．**大网膜**（greater omentum）　是连于胃大弯和横结肠之间的腹膜结构，形似围裙，覆盖于横结肠和空、回肠的前面。大网膜由 4 层腹膜构成。构成小网膜的两层脏腹膜，分别包被胃和十二指肠上部的前、后两面，向下至胃大弯处互相融合，形成大网膜的前两层，并下垂至脐平面下方，然后向后返折向上，形成大网膜的后两层，继而包绕横结肠，并与横结肠系膜相延续。在儿童时期，大网膜的下部 4 层往往已经愈合，上部二、三层间仍有潜在性腔隙，构成网膜囊的下部，称网膜囊下隐窝；随着年龄的增长，大网膜的 4 层腹膜逐渐粘连愈着，最终网膜囊下隐窝消失，使胃大弯下延的两层腹膜直接与横结肠愈着，形成胃结肠韧带（gastrocolic ligament）。

3．**网膜囊**（omental bursa）　位于小网膜、胃后壁与腹后壁腹膜之间的一个扁窄而不规则的潜在性腔隙（图 1-14），属于腹膜腔的一部分，又称小腹膜腔或腹膜小囊。网膜囊的前壁为小网膜、胃后壁的腹膜和胃结肠韧带；后壁为大网膜后二层、横结肠及其系膜，以及覆盖在胰、左肾、左肾上腺等处的腹膜；上壁为肝尾状叶和膈下方的腹膜；下壁为大网膜前、后两层的愈着处。网膜囊的左侧为脾、胃脾韧带和脾肾韧带；右侧借网膜孔通腹膜腔的肝肾隐窝。

网膜孔是网膜囊与腹膜腔之间的唯一通道，可容 1～2 指通过，其高度约在第 12 胸椎至第 2 腰椎体前方。孔的上界为肝尾状叶，下界为十二指肠上部，前界为肝十二指肠韧带，后界为覆盖于下腔静脉表面的腹膜。

外伤性肝破裂或肝门附近血管出血，手术时可将示指探入网膜孔内，拇指在小网膜游离右缘前方加压，进行临时性止血。肠袢若经网膜孔突入网膜囊，则可形成网膜囊疝。网膜囊是腹膜腔的一个盲囊，位置较深，毗邻关系复杂，器官的病变常相互影响。胃后壁穿孔或某些炎症导致网膜囊内积液时，早期常局限于网膜囊内，而后可因积液量增加或体位变化等使积液经网膜孔流至腹膜腔，引起炎症扩散，如弥漫性腹膜炎等。

(二) 系膜

由脏、壁腹膜相互延续移行形成，将器官系连固定于腹、盆壁的双层腹膜结构称为系膜，其内含有出入器官的血管、神经、淋巴管及淋巴结等。主要的系膜有肠系膜、阑尾系膜、横结肠系膜和乙状结肠系膜等。

1. 肠系膜（mesentery） 是将空、回肠系连固定于腹后壁的双层腹膜结构。其附着于腹后壁的部分称**肠系膜根**（root of mesentery），长约15 cm，起自第2腰椎左侧，斜向右下跨过脊柱及其前方结构，止于右骶髂关节前方。系膜的肠缘系连空肠、回肠，长达5～7 m，由于肠系膜根与肠缘的长度相差悬殊，故肠系膜形成了许多皱褶，整体呈折扇形。肠系膜长而宽阔，有利于空肠、回肠的运动，对消化和吸收有促进作用，但活动异常时可偶发系膜和肠袢的扭转或肠套叠等。肠系膜内含有肠系膜上动脉、静脉及其分支和属支，以及丰富的淋巴管、淋巴结、神经丛和脂肪等。

2. 阑尾系膜（mesoappendix） 呈三角形，将阑尾系连于肠系膜下端。阑尾的血管、淋巴管、神经行于系膜的游离缘内，故阑尾切除时，应同时结扎阑尾系膜游离缘内的血管。

3. 横结肠系膜（transverse mesocolon） 是将横结肠系连于腹后壁的横位双层腹膜结构，与大网膜的后两层相延续。其根部起自结肠右曲，向左跨过右肾中部、十二指肠降部、胰头等器官的前方，沿胰前缘达左肾前方，直至结肠左曲。横结肠系膜内含有中结肠血管及其分支、淋巴管、淋巴结和神经丛等。通常以横结肠系膜为界将腹膜腔分为结肠上区和结肠下区。

4. 乙状结肠系膜（sigmoid mesocolon） 是将乙状结肠固定于左下腹的双层腹膜结构，其根部附着于左髂窝和骨盆左后壁。该系膜较长，故乙状结肠活动度较大，易发生肠扭转。系膜内含有乙状结肠血管、直肠上血管、淋巴管、淋巴结和神经丛等。

(三) 韧带

腹膜所形成的韧带不同于骨连接中的韧带，它是连接腹、盆壁与脏器之间或连接相邻脏器之间的腹膜结构，多数为双层腹膜，少数由单层腹膜构成，对脏器有固定作用。有的韧带内含有血管和神经等。

1. 肝的韧带 肝的上方有镰状韧带、冠状韧带和左、右三角韧带，前方有肝圆韧带，下方有肝胃韧带和肝十二指肠韧带。

（1）**镰状韧带**（falciform ligament）：为上腹前壁和膈穹隆下面连于肝上面的双层腹膜结构，呈矢状位，居前正中线的右侧，侧面观呈镰刀状，其前部沿腹前壁上份向下连于脐。该韧带下缘游离且肥厚，内含由脐连至肝门的脐静脉索，又称**肝圆韧带**（ligamentum teres hepatis, round ligament of the liver），是胚胎时脐静脉闭锁后的遗迹。

因脐静脉出生后常未完全闭塞，临床上可用器械使之复通，借以进行肝门静脉造影或注射药物治疗肝癌等。由于镰状韧带偏中线右侧，故脐以上腹壁正中切口需向脐方向延长时，应偏向中线左侧，以免伤及肝圆韧带及伴行的附脐静脉。

（2）**冠状韧带**（coronary ligament）：呈冠状位，为膈下面的壁腹膜返折至肝上面所形成的双层腹膜结构，分为前、后两层。前层向前与镰状韧带相延续，前、后两层间无腹膜被覆的肝表面称**肝裸区**（bare area of liver）。冠状韧带左、右两端的前、后两层彼此黏合增厚形成左、右三角韧带（left and right triangular ligament）。

2. 脾的韧带 包括胃脾韧带、脾肾韧带和膈脾韧带。

（1）**胃脾韧带**（gastrosplenic ligament）：是连于胃底和胃大弯上份与脾门之间的双层腹膜结构，向下与大网膜左侧部相延续。内含胃短血管、胃网膜左血管起始段和脾、胰的淋巴管、淋巴结等。

（2）**脾肾韧带**（splenorenal ligament, lienorenal ligament）：为脾门至左肾前面的双层腹膜结构，内含胰尾、脾血管、淋巴管及神经丛等。

(3) **膈脾韧带**（phrenicosplenic ligament）：由膈与脾之间的腹膜构成，为脾肾韧带向上连于膈下面的结构。向上由膈延至贲门与食管腹段的移行部，称胃膈韧带（gastrophrenic ligament）；向下由膈连至结肠左曲的腹膜结构称膈结肠韧带（phrenicocolic ligament），此韧带可固定结肠左曲并从下方承托脾。偶尔在脾下极与结肠左曲之间，有脾结肠韧带（splenocolic ligament）。

3. **胃的韧带** 包括肝胃韧带、胃脾韧带、胃结肠韧带和胃膈韧带。

（四）腹膜皱襞、隐窝和陷凹

腹膜皱襞（peritoneal fold）为腹、盆壁与脏器之间或脏器与脏器之间的腹膜所形成的隆起，其深部常有血管走行。在皱襞之间或皱襞与腹、盆壁之间形成的腹膜凹陷称腹膜隐窝，较大的隐窝称陷凹。

1. **腹后壁的皱襞和隐窝** 在胃后方、十二指肠、盲肠和乙状结肠周围有较多的皱襞和隐窝。隐窝的大小、深浅和形态，可随年龄不同和腹膜外脂肪的多少而变化。

常见的腹膜皱襞和隐窝包括：**十二指肠上襞**（superior duodenal fold）位于十二指肠升部左侧，相当第2腰椎平面，呈半月形，下缘游离。皱襞深面为口向下方的十二指肠上隐窝（superior duodenal recess，国人出现率约50%），其左侧有肠系膜下静脉通行于壁腹膜深面。该隐窝的下方为三角形的**十二指肠下襞**（inferior duodenal fold），其上缘游离。此皱襞深面为口向上的十二指肠下隐窝（inferior duodenal recess，国人出现率约75%）。回盲上隐窝（superior ileocecal recess，国人出现率约33%）位于回肠末端的上方和前方。回盲下隐窝（inferior ileocecal recess，国人出现率约85%）位于回肠末端的下方，阑尾系膜与回盲下皱襞之间，阑尾可藏于此隐窝内。盲肠后隐窝（retrocecal recess）位于盲肠后方，盲肠后位的阑尾常于其内。乙状结肠间隐窝（intersigmoid recess）位于乙状结肠左后方，乙状结肠系膜与腹后壁之间，其后壁内有左输尿管经过。

肝肾隐窝（hepatorenal recess）位于肝右叶与右肾之间，其左界为网膜孔和十二指肠降部，右界为右结肠旁沟。仰卧位时，该处为腹膜腔的最低部位，易积存液体。

2. **腹前壁的皱襞和隐窝** 腹前壁的内面有5条腹膜皱襞，均位于脐下。

正中为**脐正中襞**（median umbilical fold），位于脐与膀胱尖之间，内含脐尿管闭锁后形成的脐正中韧带。一对**脐内侧襞**（medial umbilical fold）位于脐正中襞的两侧，内含脐动脉闭锁后形成的脐内侧韧带。一对**脐外侧襞**（lateral umbilical fold）分别位于脐内侧襞的外侧，内含腹壁下血管，故又称**腹壁下动脉襞**。在腹股沟韧带上方，上述5条皱襞之间形成3对浅凹，由中线向外依次为膀胱上窝（supravesical fossa）、腹股沟内侧窝（medial inguinal fossa）和腹股沟外侧窝（lateral inguinal fossa）。后两者分别与腹股沟管浅（皮下）环和深（腹）环的位置相对应。

与腹股沟内侧窝相对应的腹股沟韧带之下方，有一浅凹称**股凹**（femoral fossa），是易发生股疝的部位。

3. **腹膜陷凹** 主要位于盆腔内，由腹膜在盆腔脏器之间移行返折形成。男性的直肠与膀胱之间有**直肠膀胱陷凹**（rectovesical pouch），凹底距肛门约7.5 cm。女性的膀胱与子宫之间有**膀胱子宫陷凹**（vesicouterine pouch），在直肠与子宫之间有**直肠子宫陷凹**（rectouterine pouch），又称Douglas腔，较深，凹底距肛门约3.5 cm，与阴道后穹之间仅隔以阴道后壁和腹膜。站立位、坐位或半坐卧位时，男性的直肠膀胱陷凹和女性的直肠子宫陷凹是腹膜腔的最低部位。腹膜腔积液多聚存于此，临床上可进行直肠穿刺和阴道后穹穿刺以进行诊断和治疗。

（五）腹膜腔的分区和间隙

腹膜腔以横结肠及其系膜为界，分为结肠上区和结肠下区。

1. **结肠上区** 为膈与横结肠及其系膜之间的区域，又称**膈下间隙**（subphrenic space），内含肝、胆囊、脾、胃、十二指肠上部等器官。此区又以肝为界分为肝上间隙和肝下间隙。

（1）**肝上间隙**：位于膈与肝上面之间，借镰状韧带分为左肝上间隙和右肝上间隙。左肝上间隙以冠状韧带为界分为左肝上前间隙和左肝上后间隙；右肝上间隙也以冠状韧带为界分为右肝上前间隙、右肝上后间隙和冠状韧带前、后层间的肝裸区（膈下腹膜外间隙）。

(2) **肝下间隙**：位于肝下面与横结肠及其系膜之间，借肝圆韧带分为左肝下间隙和右肝下间隙，后者又称肝肾隐窝。左肝下间隙借小网膜和胃分为前方的左肝下前间隙和后方的左肝下后间隙，后者即网膜囊。

2. **结肠下区** 为横结肠及其系膜与盆底上面之间的区域，内有空肠、回肠、盲肠、阑尾、结肠以及盆腔脏器。该区借肠系膜根和升、降结肠分为 4 个间隙。

(1) **右结肠旁沟**（right paracolic sulcus）：位于升结肠与右腹侧壁之间，向上直通肝肾隐窝，向下经右髂窝通盆腔。胃后壁穿孔时，胃内容物可经网膜孔、肝肾隐窝和右结肠旁沟到达右髂窝；阑尾炎的穿孔和脓肿，脓液亦可沿右结肠旁沟逆行至肝肾隐窝，甚至形成膈下脓肿。

(2) **左结肠旁沟**（left paracolic sulcus）：位于降结肠与左腹侧壁之间，因膈结肠韧带的限制，向上不与结肠上区相通，向下可通左髂窝及盆腔。

(3) **右肠系膜窦**（right mesenteric sinus）：为肠系膜根与升结肠之间的三角形间隙，其下方有回肠末端相隔，故间隙内的积液常积存于局部。

(4) **左肠系膜窦**（left mesenteric sinus）：为肠系膜根与降结肠之间的斜方形间隙，向下通盆腔，因此积液可沿此窦流入盆腔。

小结

消化系统分为消化管和消化腺两部分。消化管包括口腔、咽、食管、胃、小肠、大肠和肛门，临床上将口腔至十二指肠称上消化道，空肠及其以下的部分称下消化道，均为空腔性器官，各个器官根据其不同功能有不同的形态结构，临床胃肠镜检查时需关注消化管互相延续过渡的特点，避免操作时损伤。消化腺包括肝、胰、大唾液腺，以及位于管壁内的小腺体，为实质性器官。肝细胞分泌胆汁，通过肝外胆道系统排入小肠，肝外胆结石嵌顿在不同部位时临床表现会有差异；胰腺分泌的胰液通过胰管与胆总管汇合后排入小肠；三对大唾液腺直接开口于口腔。

腹膜分为壁腹膜和脏腹膜，脏、壁两层腹膜相互延续、移行，共同围成腹膜腔。根据脏器被腹膜覆盖情况，将腹、盆腔脏器分为腹膜内位、腹膜间位和腹膜外位器官。壁腹膜与脏腹膜之间或脏腹膜与脏腹膜之间相互返折移行，形成了网膜、系膜、韧带和陷凹等腹膜结构。

整合思考题

1. 简述大唾液腺的名称、位置及其导管的开口部位。
2. 描述食管狭窄的准确位置并分析其临床意义。
3. 描述胆汁的产生及排泄途径。
4. 结合解剖结构和临床应用分析大网膜的位置、形成及临床意义。
5. 分析女性盆腔内的腹膜陷凹及其临床意义。

整合思考题解析

（张卫光　方　璇）

第二节　消化系统胚胎发生

学习目标

- **基本目标**
  1. 总结原始消化管各段的分化。
  2. 概括咽囊的演变。
  3. 描述中肠的演变过程。
  4. 比较肝、胆、胰的发生过程。

- **发展目标**

  从消化系统胚胎发育过程理解相关先天畸形的形成。

一、概述

人胚发育第 3～4 周，三胚层胚盘的头、尾和周边向腹侧卷折，形成圆柱状的胚体。内胚层被卷入胚体内，形成一条纵行的封闭管道，即原始消化管（primitive gut）。原始消化管与卵黄囊相连的一段称为中肠（midgut），其头段称为前肠（foregut），尾段称为后肠（hindgut）。前肠的头端被口咽膜封闭，后肠的尾端被泄殖腔膜封闭。口咽膜和泄殖腔膜分别于人胚发育第 4 周和第 8 周破裂，使原始消化管与外界相通。随着胚体和原始消化管的增长，卵黄囊相对变小，与中肠的连接部逐渐变细，形成卵黄蒂（yolk stalk），并于人胚发育第 6 周闭锁，之后退化消失（图 1-15）。

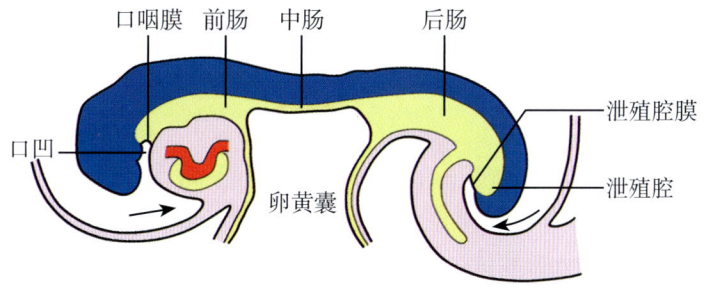

图 1-15　原始消化管示意图

随着人胚的发育，前肠分化为部分口腔底、舌、咽、胃和十二指肠上段、肝、胆、胰、下颌下腺、舌下腺以及呼吸系统的原基；中肠分化为十二指肠下段至横结肠右 2/3 部；后肠分化为横结肠的左 1/3 至肛管上段的消化管以及膀胱和尿道的大部分（图 1-16、图 1-17）。

消化管与呼吸道的上皮及腺的实质大多来自原始消化管的内胚层，而结缔组织和肌组织等则来自脏壁中胚层。

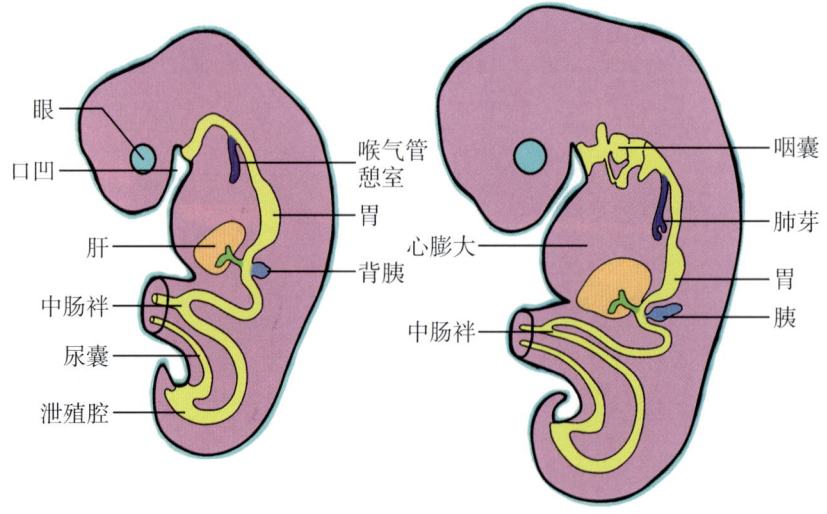

图 1-16　原始消化管早期演变示意图

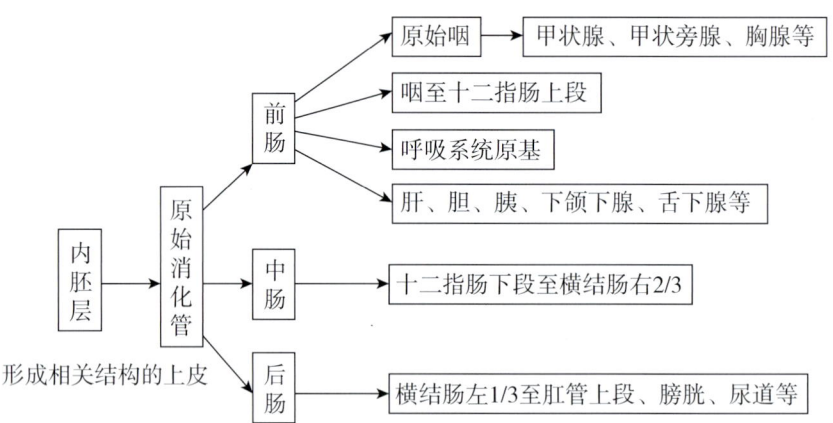

图 1-17　原始消化管发生简图

二、咽囊的演变

前肠头端膨大的部分称为原始咽（primitive pharynx），起自口咽膜，止于喉气管憩室起始部；呈左右宽、腹背窄、头端粗、尾端细的扁漏斗形。原始咽两侧壁内胚层向外膨出，形成 5 对囊状突起，称为咽囊（pharyngeal pouch），分别与其外侧的 5 对鳃沟相对。咽囊由头端向尾侧依次先后出现，演化为机体一些重要器官（图 1-18）。

第 1 对咽囊：内侧份伸长，形成咽鼓管；外侧份膨大，形成中耳鼓室，其外侧的鳃膜形成鼓膜，第 1 鳃沟形成外耳道。

第 2 对咽囊：外侧份退化；内侧份形成腭扁桃体隐窝，其内胚层上皮分化为扁桃体表面上皮。上皮下的间充质分化为网状组织，淋巴细胞之后迁移过来。

第 3 对咽囊：腹侧份上皮增生，形成一对向尾侧生长的细胞索，其尾段在胸骨柄后方合并，形成胸腺原基；背侧份上皮增生，下移至甲状腺原基背侧，形成下一对甲状旁腺。

第 4 对咽囊：腹侧份退化；背侧份增生并迁移至甲状腺背侧，形成上一对甲状旁腺。

第 5 对咽囊：形成一个小细胞团，称为后鳃体（ultimobranchial body）。后鳃体的部分细胞迁入甲状腺原基，分化为滤泡旁细胞。

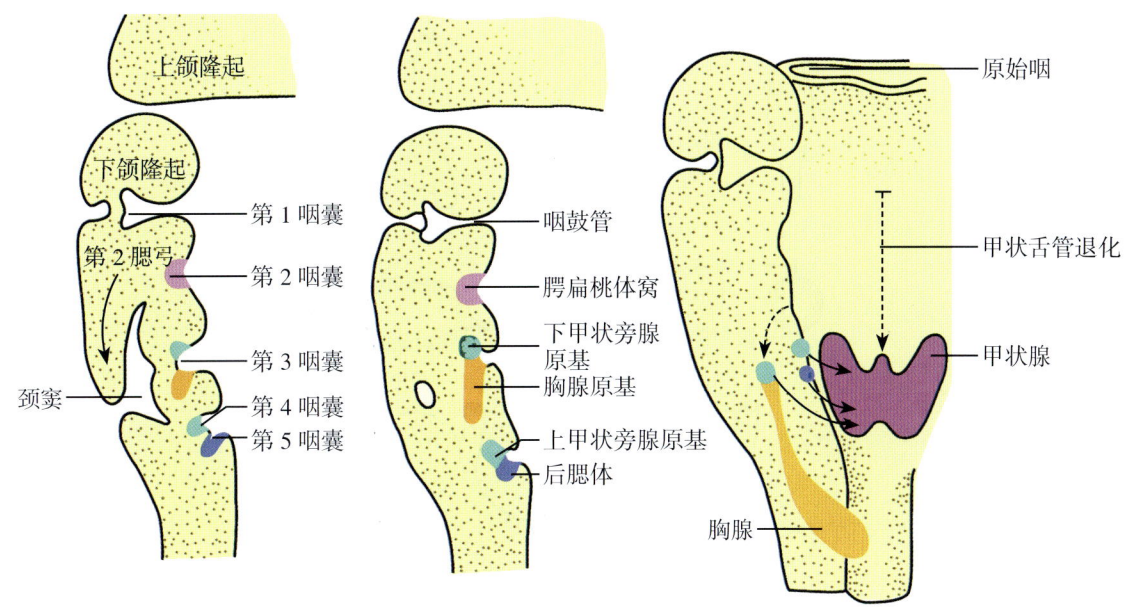

图 1-18　咽囊演变示意图

三、食管和胃的发生

1. **食管的发生**　原始咽尾侧的一段原始消化管为食管发生的原基。人胚发育第 4～5 周，食管短而腔小，之后随着颈和胸部器官的发育而迅速延长。食管上皮细胞快速增殖，管腔曾一度狭窄甚至闭锁，至人胚发育第 8 周时，食管腔重现。9～13 周的胎儿，食管黏膜上皮多样，有单层和复层柱状上皮，也有复层扁平上皮，21 周后，复层扁平上皮增多，并逐步取代柱状上皮。

2. **胃的发生**　胃原基出现于人胚发育第 4 周，是前肠尾段形成的梭形膨大，以背系膜和腹系膜与体壁相连。因胃壁各部分生长速度不同，及受周围器官发育的影响，胃在发育过程中形态和位置均有变化。人胚发育第 5 周，其背侧缘生长较快，膨出形成胃大弯；腹侧缘生长缓慢，形成胃小弯。人胚发育第 7～8 周，胃大弯的头端向上膨出，形成胃底。由于胃背系膜生长迅速，形成突向左侧的网膜囊，使胃大弯由背侧转向左侧，胃小弯由腹侧转向右侧，胃沿头尾轴顺时针旋转了 90°。由于肝的发育，胃的头端被推向左侧；胃的尾端因十二指肠贴于腹后壁而被固定。结果，胃由原来的垂直位变成由左上至右下的斜行位（图 1-19）。

胚胎发育第 4～7 周时，胃上皮为复层柱状上皮，上皮外是间充质层；8～9 周，黏膜表面出现胃小凹；9～12 周，开始出现芽状胃腺；12～13 周，上皮转变为单层柱状；14～15 周，间充质层出现黏膜肌，黏膜与黏膜下层开始分隔，胃壁初具消化管的四层结构。而胃腺从芽状腺到原始胃腺，再到单管状腺及 20 周左右分支，其中胃底腺壁细胞分化较早，原始胃腺阶段即可观察到，而主细胞在 20 周后才见于分化已较完善的胃腺底部。

四、肠的发生

肠由前肠的尾段、中肠和后肠分化发育而来。肠最初为一条纵行的直管，以背系膜连于腹后壁。人胚发育第 4 周，在胃的尾侧形成十二指肠。十二指肠生长迅速，很快形成一个凸向腹侧的"C"形十二指肠袢（duodenum loop）。当胃发生旋转时，十二指肠袢转向右侧，并通过背系膜固定于右侧腹后壁。

1. **中肠袢的旋转**　人胚发育第 5 周，由于中肠生长迅速，使肠管向腹侧弯曲而形成"U"形肠袢，称为中肠袢（midgut loop），其顶端连于卵黄蒂。肠系膜上动脉行于肠袢系膜的中轴部

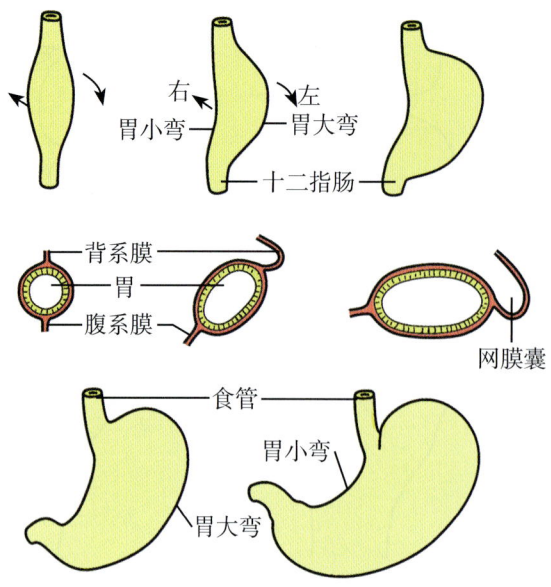

图 1-19　胃发生示意图

位。中肠袢以卵黄蒂为界，分为头支和尾支，尾支近卵黄蒂处有一个突起，称为盲肠突（caecal bud），为大肠和小肠的分界线，是盲肠和阑尾的原基（图 1-20）。

人胚发育第 6 周，中肠袢生长迅速，此时肝和中肾增大，腹腔容积相对变小，导致中肠袢突入脐带内的胚外体腔，即脐腔（umbilical coelom），形成生理性脐疝。人胚发育第 6～8 周，中肠袢在脐腔中继续增长，同时以肠系膜上动脉为轴逆时针旋转 90°（从胚腹侧观），使中肠袢由矢状位转为水平位，即头支从上方转到右侧，尾支从下方转到左侧（图 1-20）。

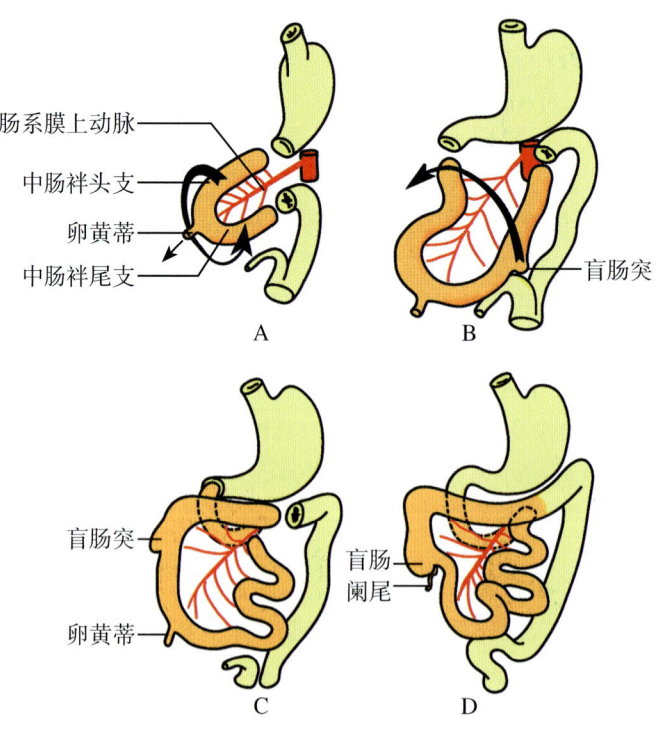

图 1-20　肠发生示意图

人胚胎发育第 10 周，由于中肾萎缩、肝生长减缓，腹腔容积增大，中肠襻从脐腔返回腹腔，脐腔随之闭锁。中肠襻在退回腹腔时，头支在先，尾支继后，继续逆时针旋转 180°，使头支转至左侧，尾支转至右侧。头支形成空肠和回肠的大部分，位居腹腔中部；尾支形成回肠末端和横结肠的右 2/3。盲肠突最初位于肝下，后降至右髂窝，升结肠随之形成。盲肠突的近段形成盲肠，远段形成阑尾（图 1-20）。

2．泄殖腔的分隔　当中肠退回到腹腔时，后肠被推向左侧，形成横结肠的左 1/3、降结肠和乙状结肠。后肠末段的膨大部分为泄殖腔（cloaca），其腹侧与尿囊相连，末端以泄殖腔膜封闭。人胚发育第 6～7 周，尿囊与后肠之间的间充质增生，形成一个突入泄殖腔的镰状隔膜，称为尿直肠隔（urorectal septum）。当其与泄殖腔膜相连后，泄殖腔即被分隔为腹侧的尿生殖窦（urogenital sinus）与背侧的原始直肠。尿生殖窦将发育成膀胱和尿道；原始直肠则分化为直肠和肛管上段。泄殖腔膜也被分为腹侧的尿生殖膜（urogenital membrane）和背侧的肛膜（anal membrane）（图 1-21、图 1-22）。肛膜的外方为外胚层向内凹陷形成的肛凹。人胚发育第 8 周末，肛膜破裂，肛凹加深并演变为肛管的下段。肛管上段的上皮来源于内胚层，下段的上皮来源于外胚层，两者之间以齿状线分界。

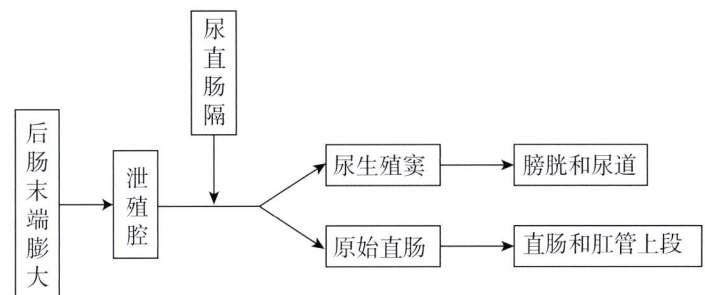

图 1-21　泄殖腔分隔简图

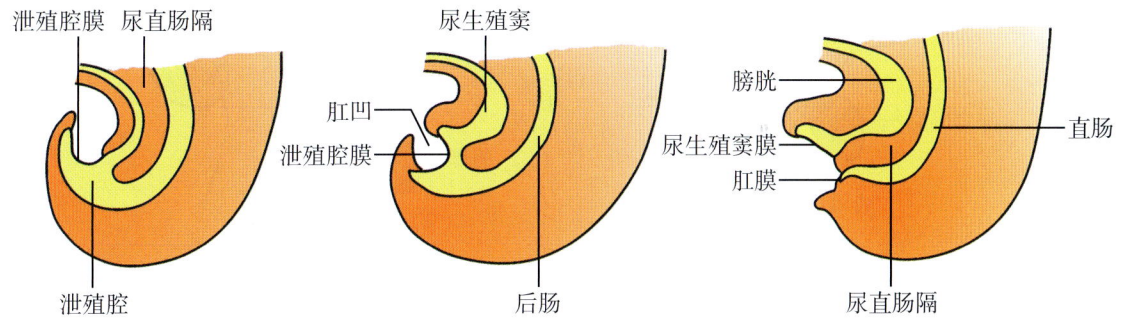

图 1-22　泄殖腔分隔示意图

3．肠壁的分化　胚胎早期，大小肠结构不易区分。肠的分化如绒毛和肠腺的形成，以及肠上皮细胞的分化，都是从头部往尾端逐步进行的。第 6～7 周的胚，肠腔小，上皮为复层柱状，均为未分化细胞。外层为间充质。之后上皮细胞快速增殖，肠腔一度出现狭窄甚至闭锁，通过重建后肠腔复现。胚胎发育第 8～9 周，十二指肠和空肠出现绒毛，回肠则要晚 1 周左右，随之绒毛上皮开始转变为单层柱状上皮。结肠和阑尾开始时都有发达的绒毛，之后退化，20～24 周消失。肠上皮在胚胎发育第 9 周左右可见杯状细胞和肠腺原基，小肠近端在 9～11 周吸收细胞开始形成，12 周肠腺分化，出现帕内特细胞（潘氏细胞）和内分泌细胞等。肠的肌层出现较早，胚胎发育第 9 周的肠已出现环行肌，12 周左右出现纵行肌。黏膜肌层则发育较晚，约在胚胎发育第 21 周形成，此时，肠壁具有消化管的四层结构。

肠壁中的淋巴小结（如回肠和阑尾中的集合淋巴小结），在胚胎发育第 14～20 周时出现，以B淋巴细胞为主,是B淋巴细胞进一步分化的场所;而在固有层和上皮细胞之间,以T淋巴细胞为主的弥散淋巴组织则在胚胎发育8周左右已开始出现。

五、肝和胆的发生

人胚发育第4周初,前肠末端近卵黄囊处的腹侧壁内胚层上皮增生,形成一个囊状突起,称为肝憩室(hepatic diverticulum),为肝和胆的原基。肝憩室生长迅速并伸入到原始横膈内,末端膨大,并分为头、尾两支。头支较大,是肝的原基;尾支较小,是胆囊及胆道的原基。头支生长迅速,形成许多树枝状分支,近端分化为肝管及小叶间胆管,末端分支吻合成网,形成肝索。肝索上下叠加,形成肝板。卵黄静脉和脐静脉在肝索间反复分支,形成肝血窦。人胚胎发育8周左右,早期门管区出现,但此时间充质内仅含门静脉分支;人胚胎发育第9周,中央静脉逐渐形成,肝板与肝血窦围绕中央静脉,形成肝小叶。此时的门管区中出现了小叶间动脉和小叶间胆管。人胚胎发育第2个月,肝细胞之间形成胆小管,内胚层上皮也相继形成肝内胆管。随胎龄增长肝小叶逐渐增多。

肝憩室尾支发育成胆囊和胆囊管。胆囊腔面衬以由内胚层分化来的单层柱状上皮,其结缔组织和肌层由胃腹系膜内的间充质分化而成。肝憩室的基部发育为胆总管,最初开口于十二指肠腹侧壁,随着十二指肠的转位,胆总管的开口逐渐移至十二指肠的背内侧,并与胰腺导管合并共同开口于十二指肠。胆囊、胆总管及肝管最初无腔,之后重建,至人胚发育第7周才出现管腔(图1-23)。

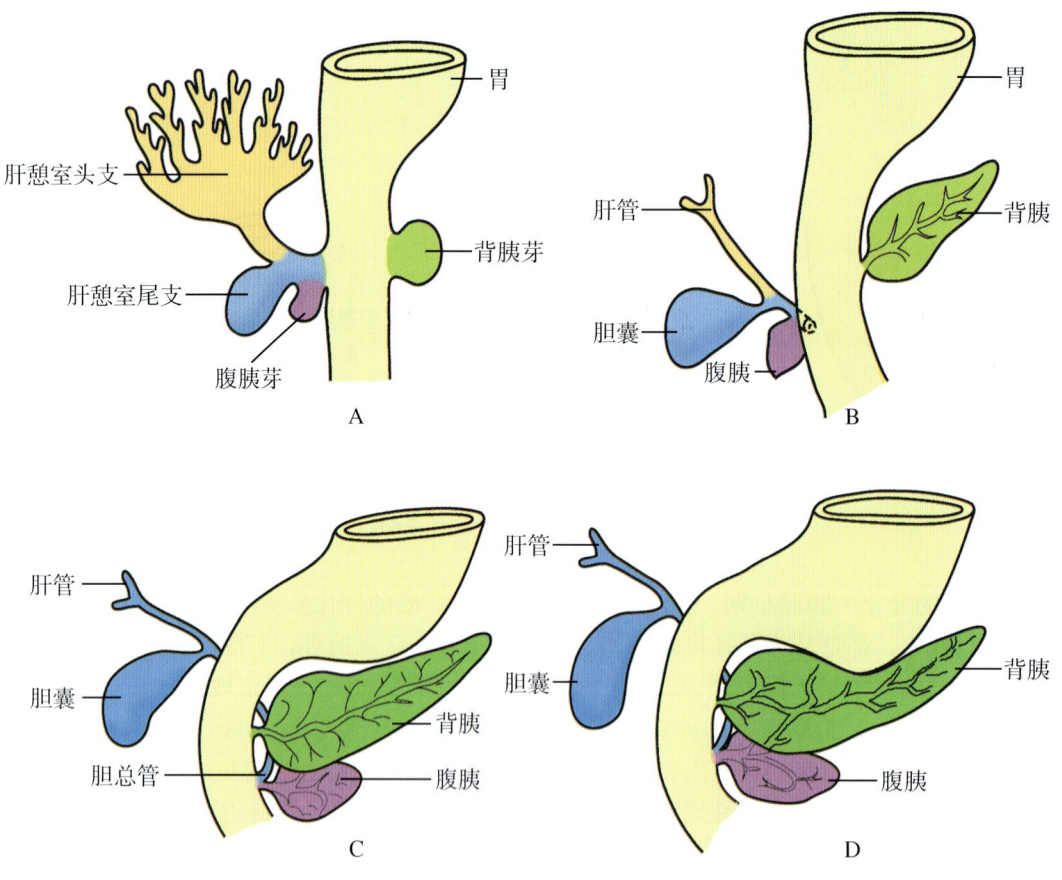

图1-23 肝胰发生示意图
A、B:早期;C、D:晚期

胎儿期，肝细胞功能活跃。胚胎发育第 8～12 周，肝细胞已能合成和储存糖原。胚胎早期肝细胞就能合成多种血浆蛋白和甲胎蛋白。胚胎发育第 16～24 周，几乎所有肝细胞均可合成甲胎蛋白，之后减少，出生后不久停止，而白蛋白的合成则增多。人胚发育第 6 周，造血干细胞从卵黄囊迁移至肝内开始造血，胚胎早期肝的造血功能非常旺盛，造血灶内除大量的红细胞之外，还有少量的粒细胞系和巨核细胞系的细胞。肝造血功能在人胚胎第 6 个月之后逐渐减弱，至出生时基本停止。人胚发育第 9 周左右，肝细胞开始具有分泌胆汁的功能，约第 3 个月，肝细胞内滑面内质网增多，开始有解毒功能。

六、胰腺的发生

人胚发育第 4 周末，前肠尾端内胚层细胞增生，形成两个憩室：先出现的一个位于背侧，与肝憩室相对，称为背胰芽（dorsal pancreas bud）；后出现的一个位于腹侧，紧靠肝憩室的尾侧缘，称为腹胰芽（ventral pancreas bud）。两者的上皮细胞增生并反复分支，形成腺泡和各级导管，随之背、腹胰芽分别分化成为背胰和腹胰，它们各有一条贯穿腺体全长的总导管，分别称为背胰管和腹胰管。人胚发育第 5 周，当肝憩室基部伸长，形成胆总管时，腹胰管便成了胆总管上的一个分支。由于胃和十二指肠方位的变化和肠壁的不均等生长，使腹胰经右侧转向背侧并与背胰融合，形成一个胰腺。腹胰形成胰头的下份；背胰形成胰头上份、胰体和胰尾。背胰管的近侧段退化，远侧段与腹胰管通连，形成主胰导管，与胆总管汇合后，共同开口于十二指肠乳头（图 1-23）。

胰腺的实质来源于原始消化管的内胚层。人胚胎发育第 2～3 个月，胰腺导管内的干细胞进入间充质并分化成上皮细胞索，之后逐渐分化为各级导管和腺泡。人胚胎发育第 3 个月末，胰腺小导管的部分上皮细胞增殖并向管腔外突出、聚集成团，最终脱离管壁形成独立的胰岛。人胚胎发育第 4 个月，胰岛内出现 A 细胞和 B 细胞，并具有内分泌功能。

七、消化系统的常见先天畸形

1. 消化管闭锁或狭窄　在消化管的发生过程中，管壁上皮细胞曾一度过度增生，导致管腔狭窄或堵塞。当重建受阻时，致消化管某段出现管腔闭锁或狭窄的先天畸形，常见于食管和十二指肠（图 1-24）。

2. 回肠憩室　又称为梅克尔憩室（Meckel diverticulum），是由于卵黄蒂退化不全所致，为

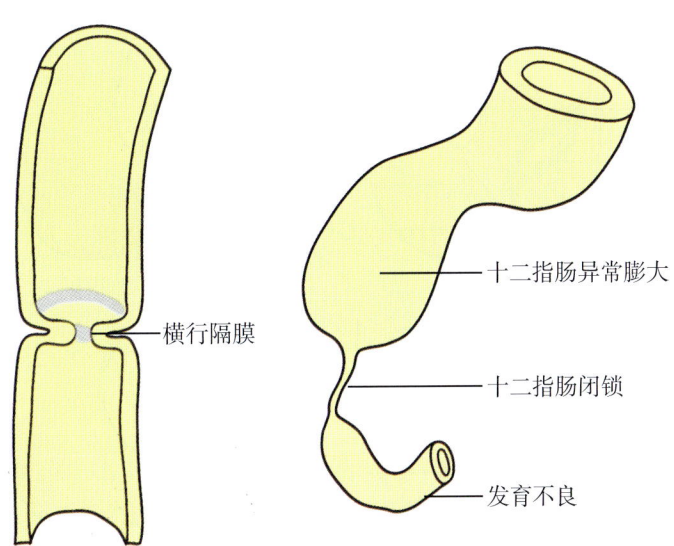

图 1-24　消化管狭窄或闭锁示意图

回肠壁上距回盲部 40～50 cm 处的囊状突起，其顶端可有纤维索连于脐。一般无临床症状，有时可发生肠扭转或肠梗阻（图 1-25）。

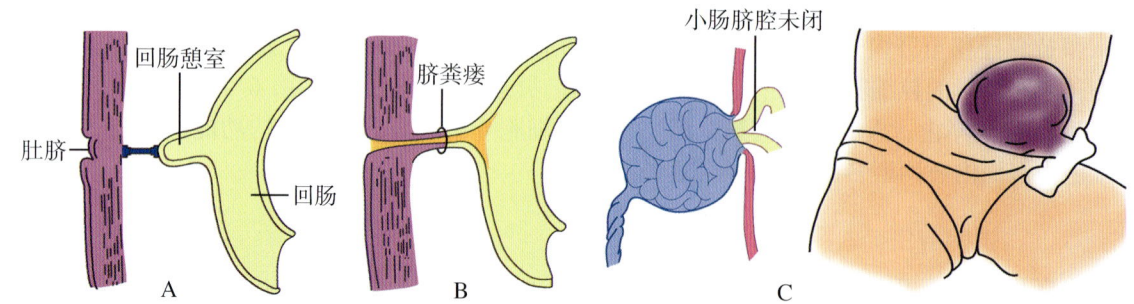

图 1-25 回肠憩室、脐粪瘘、先天性脐疝示意图
A. 回肠憩室；B. 脐粪瘘；C. 先天性脐疝

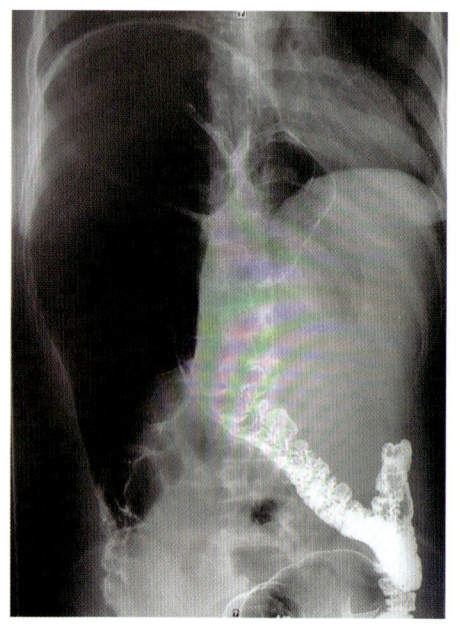

图 1-26 先天性巨结肠（钡灌肠）

3．脐粪瘘（umbilical fistula） 又称为脐瘘。由于卵黄蒂未退化，在脐和肠之间残留瘘管所致，粪便可通过瘘管溢出（图 1-25）。

4．先天性脐疝（congenital umbilical hernia） 由于脐腔未闭锁，导致脐部残留一个孔与腹腔相通，称为先天性脐疝。腹内压增高时，肠管可从脐部膨出（图 1-25）。

5．先天性巨结肠（congenital megacolon） 多见于乙状结肠，由于神经嵴细胞未能迁移至该段肠壁中，壁内副交感神经节细胞缺如，肠壁收缩乏力，肠腔内容物淤积而致肠管扩张（图 1-26）。

6．肛门闭锁（imperforate anus） 又称为不通肛，由于肛膜未破或肛凹未能与直肠末端相通引起，并常因尿直肠隔发育不全而伴有直肠尿道瘘（图 1-27）。

7．肠袢转位异常 由于肠袢从脐腔退回腹腔时，未发生旋转，或转位不全，或反向转位，而形成各种

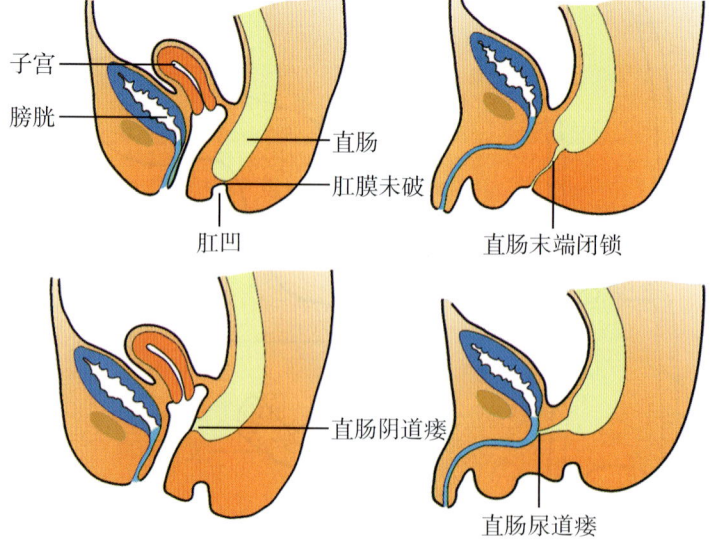

图 1-27 肛门闭锁示意图

各样的消化管异位,常伴有肝、脾、胰,甚至心、肺的异位。

8．胆管闭锁（biliary atresia） 肝内、外胆管在发生过程中也会出现管腔暂时闭塞,之后再重新管腔化的过程。如果管腔重建过程受阻,就可能出现胆管闭锁,从而导致先天性新生儿阻塞性黄疸。

9．环状胰腺（annular pancreas） 由于腹胰分为两叶,并分别向左右不同方向绕至十二指肠背侧,融合形成环绕十二指肠的胰腺,称为环状胰腺。环状胰腺大多无症状,但有时会压迫十二指肠和胆总管,甚至引起十二指肠梗阻。

10．肝分叶异常 肝分叶异常有肝左叶发育不全、肝异常分叶等,也可出现肝异常增生,如肝右叶向下伸出一舌状叶,可粘连于结肠肝曲,也可伸达脐部或右髂嵴,临床上易被误诊为肿瘤或肾下垂,一般不影响肝功能。

小结

原始消化管的前肠分化为胃和十二指肠上段、肝、胆、胰腺等；中肠分化为十二指肠下段至横结肠右2/3部；后肠分化为横结肠的左1/3至肛管上段的消化管。

整合思考题

1. 简述原始消化管各段的分化。
2. 描述中肠的发生。
3. 简述泄殖腔的分隔和发育。

整合思考题解析

（徐 健）

第三节 消化管和消化腺的组织结构

学习目标

- **基本目标**
  1. 比较各段消化管的不同组织结构。
  2. 根据各段消化管的结构特征,分析与其对应的功能。
  3. 描述胰腺外分泌部的组织结构和功能。
  4. 比较三大唾液腺的不同组织结构特点。
  5. 总结肝小叶的组织结构。

- **发展目标**
  1. 从肝细胞的电镜结构理解肝的功能。
  2. 从小肠的组织结构理解小肠是消化吸收的主要部位。
  3. 从胃黏膜的特征分析其耐受胃酸的机制。

一、消化管

消化管指从口腔到肛门的连续性管道，包括口腔、咽、食管、胃、小肠、大肠和肛门，各段具有与其不同消化吸收功能相适应的特定组织结构，也有相似的共同结构特征。

（一）消化管壁的一般组织结构

除口腔和咽之外，消化管是典型的中空性器官，其管壁组织结构分层明显，由内向外依次分为黏膜、黏膜下层、肌层和外膜4层（图1-28）。

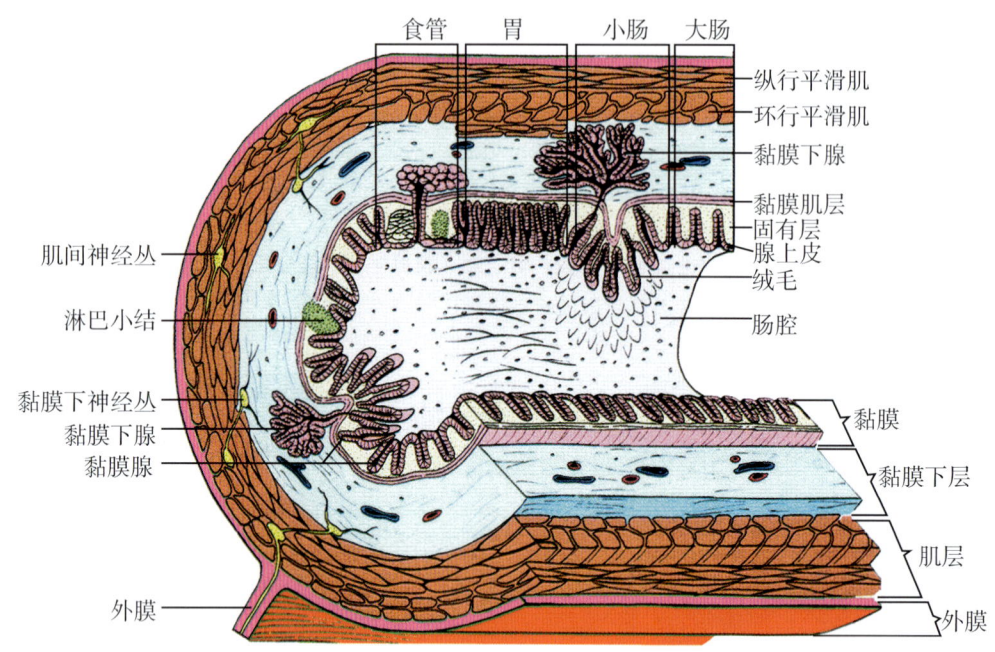

图1-28　消化管壁一般结构模式图

1．**黏膜**（mucosa）　由内向外，由上皮、固有层和黏膜肌层组成，是各段消化管组织结构差异最大的部分。

（1）上皮：消化管不同部位上皮细胞的类型各异。消化管两端，即口腔、咽、食管和肛门为复层扁平上皮，主要以保护功能为主，其余各段为单层柱状上皮，以消化、吸收功能为主。

（2）固有层（lamina propria）：为疏松结缔组织，富含血管及淋巴组织，其中胃、肠固有层内富含上皮，向内凹陷生长分化形成的小消化腺。

（3）黏膜肌层（muscularis mucosae）：为薄层平滑肌，其收缩可促进固有层内腺体分泌及血液运行，有利于食物的消化和吸收。

2．**黏膜下层**（submucosa）　为结缔组织，内含血管、淋巴管和黏膜下神经丛。其中食管和十二指肠的黏膜下层内分别含有食管腺和十二指肠腺。黏膜下神经丛由副交感神经元和无髓神经纤维组成，可调节黏膜肌层的收缩和黏膜腺的分泌。

3．**肌层**　口腔、咽、食管上段和肛管的肌层为骨骼肌，其余消化管壁肌层为平滑肌。肌层一般可分为内环行肌和外纵行肌两层，可见肌间神经丛，调节肌层的收缩。

4．**外膜**（adventitia）　消化管外膜分为纤维膜和浆膜。食管和大肠末段为薄层结缔组织构成的纤维膜（fibrosa）；胃、小肠和大肠的大部分外膜则为浆膜（serosa），即薄层结缔组织表面覆盖间皮，表面光滑，可减少器官运动的摩擦。

（二）食管

食管连接口腔和胃，管壁厚，肌层发达，黏膜与部分黏膜下层突向管腔，形成纵行皱襞，食物通过时皱襞可消失（图1-29、图1-30）。

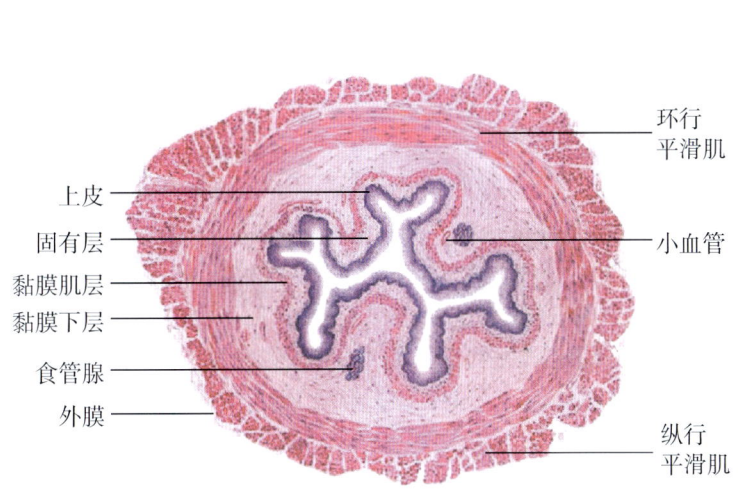

图1-29 食管横切面光镜结构模式图

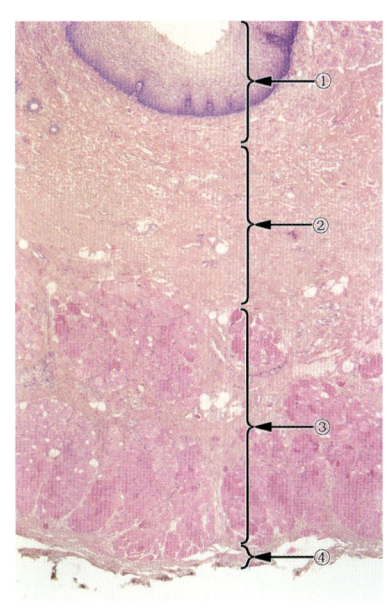

图1-30 食管（HE染色）
①黏膜；②黏膜下层；③肌层；④外膜

1. **黏膜** 上皮为未角化复层扁平上皮，与胃贲门连接处骤然变为单层柱状上皮（图1-31），该处是食管肿瘤的好发部位之一。食管两端的固有层内可见少量黏液腺。黏膜肌层主要由纵行的平滑肌束和其间的弹性纤维组成。

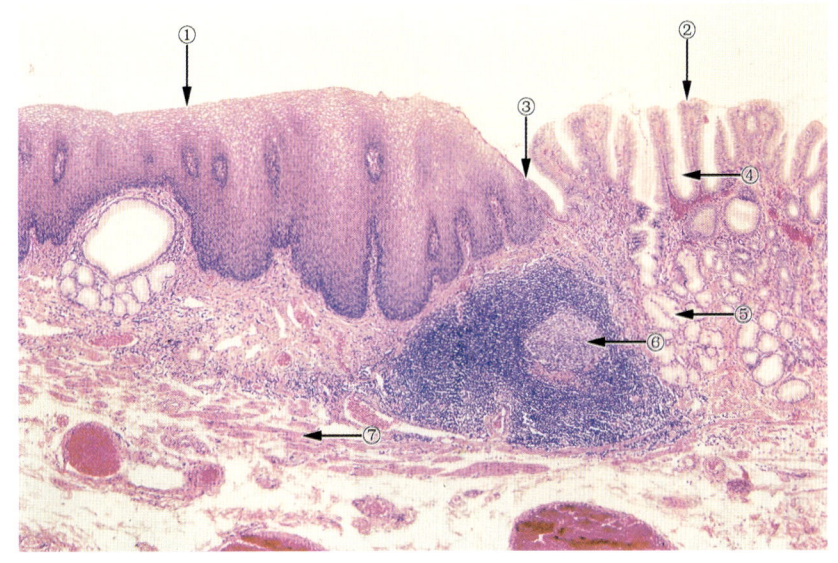

图1-31 食管-胃贲门连接处（HE染色）
①复层扁平上皮；②单层柱状上皮；③上皮交界处；④胃小凹；⑤贲门腺；⑥淋巴小结；⑦黏膜肌

2. **黏膜下层** 含有黏液性的食管腺，其导管穿过黏膜层，开口于食管腔。
3. **肌层** 分内环行和外纵行两层。上段为骨骼肌，中段骨骼肌和平滑肌混杂存在，下段为平滑肌。食管上、下两端的环行肌增厚，形成食管上、下括约肌，具有防止气体进入食管和阻止食物反流的功能。

4. 外膜 为纤维膜。

（三）胃

胃呈囊袋状，是消化管最膨大的部分。空虚时腔面可见许多纵行皱襞，进食后皱襞消失。胃的主要功能是暂时贮存和初步消化食物，并可吸收部分水、无机盐和醇类等。胃黏膜中还有多种内分泌细胞，分泌激素参与调节机体功能。

1. 黏膜 胃黏膜表面有纵横交错的浅沟，将黏膜分成许多直径为 2～6 mm 的胃小区（gastric area）。黏膜表面上皮下陷，形成大约 350 万个不规则的小孔，称为胃小凹（gastric pit），其底部有胃腺开口（图 1-32）。

（1）上皮：主要由表面黏液细胞（surface mucous cell）构成，含少量内分泌细胞。表面黏液细胞呈单层柱状，细胞核椭圆形，位于细胞基底部；顶部细胞质内充满黏原颗粒，在 HE 染色切片中，黏原颗粒着色浅淡，呈空泡状（图 1-33、图 1-34）。表面黏液细胞的分泌物在胃黏膜表面形成不易被胃液溶解的黏液层，可以润滑胃黏膜，使其免受食物中坚硬物质的机械损伤，黏液中的 HCO_3^- 等对胃黏膜有重要的保护作用（见后文）。表面黏液细胞由胃小凹底部的干细胞增殖更新，周期为 3～5 天。

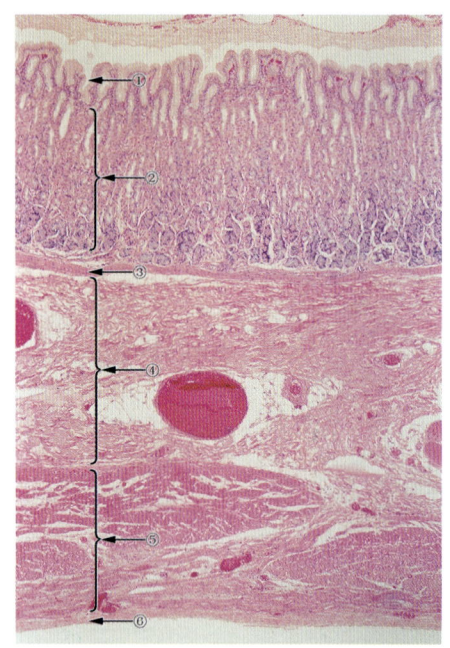

图 1-32　胃底光镜像（HE 染色）
①胃小凹；②胃底腺；③黏膜肌层；④黏膜下层；
⑤肌层；⑥浆膜

（2）固有层：含有大量胃腺。根据部位不同可分为胃底腺、贲门腺和幽门腺。

1）胃底腺（fundic gland）：分布于胃底和胃体，为单管状或分支管状腺。胃底腺由主细胞、壁细胞、颈黏液细胞、干细胞和内分泌细胞组成，依部位不同可分为颈部、体部和底部 3 部分（图 1-33）。

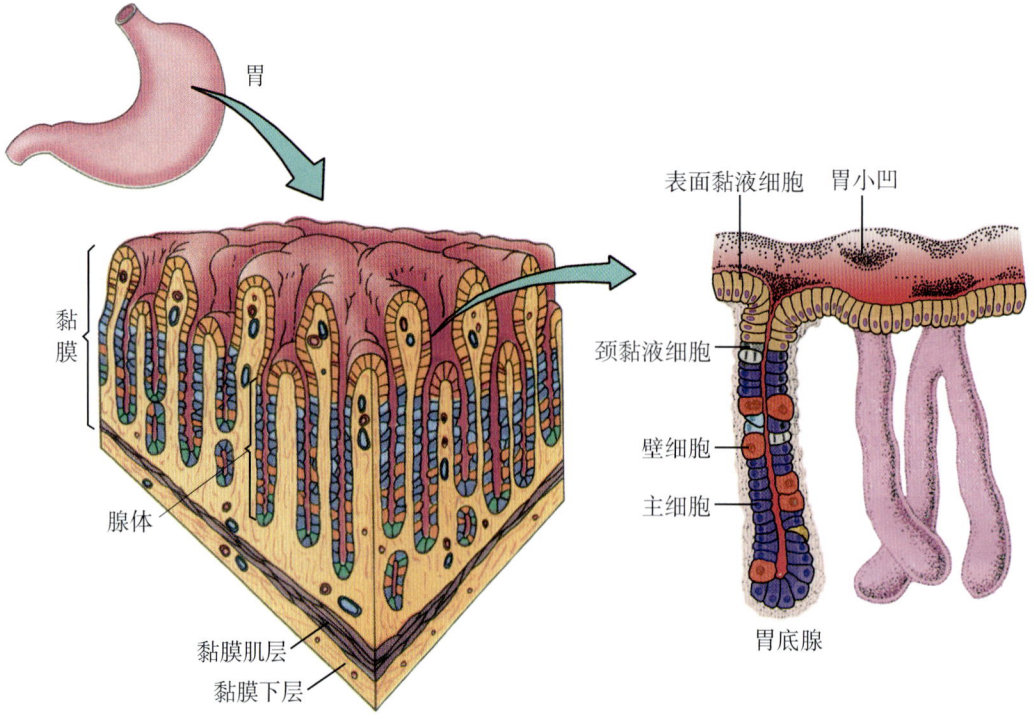

图 1-33　胃立体结构和胃腺细胞结构模式图

a．主细胞（chief cell）：亦称为胃酶细胞（zymogenic cell），数量多，主要分布于腺体的体部和底部。细胞体积较小，呈锥形或柱状，细胞核圆形，位于细胞基底部（图1-33、图1-34）。细胞质内含有丰富的粗面内质网，在HE染色切片上呈嗜碱性。顶部细胞质内充满含胃蛋白酶原的颗粒，以胞吐方式释放后，被盐酸激活为有活性的胃蛋白酶，对蛋白质进行初步消化。

b．壁细胞（parietal cell）：亦称为泌酸细胞（oxyntic cell）或盐酸细胞，主要分布在腺体的颈部和体部。壁细胞的体积较大，多呈圆形或锥体形；细胞核圆形，居中，可见双核；细胞质呈强嗜酸性（图1-33、图1-34）。电镜下，壁细胞游离面的细胞膜内陷形成迂曲分支的小管，称为细胞内分泌小管（intracellular secretory canaliculus）。细胞内分泌小管的腔面有许多微绒毛，其周围的细胞质内分布有许多表面光滑的小管与小泡，称为微管泡系统（tubulovesicular system）。细胞内分泌小管和微管泡系统随细胞的功能状态不同而表现出明显差异。在静止期，细胞内分泌小管多不与腺腔相通，微绒毛短而稀疏，微管泡系统却很发达。而在分泌期，细胞内分泌小管开放，长而迂曲，微绒毛增长增多，使细胞表面积增大，微管泡系统数量却明显减少。所以一般认为微管泡系统是细胞内分泌小管的储备形式，二者的膜结构可通过膜循环而相互转换（图1-35）。

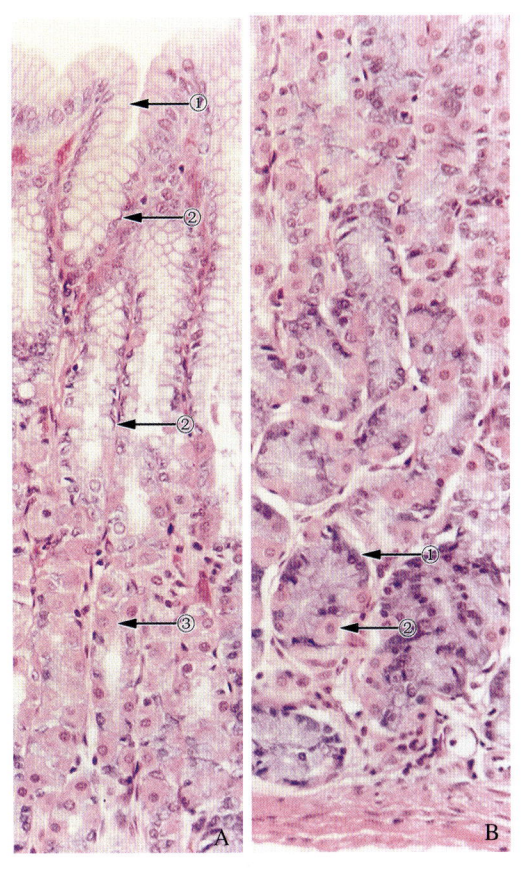

图1-34　胃上皮和胃底腺
A：①表面黏液细胞；②颈黏液细胞；③壁细胞
B：①主细胞；②壁细胞

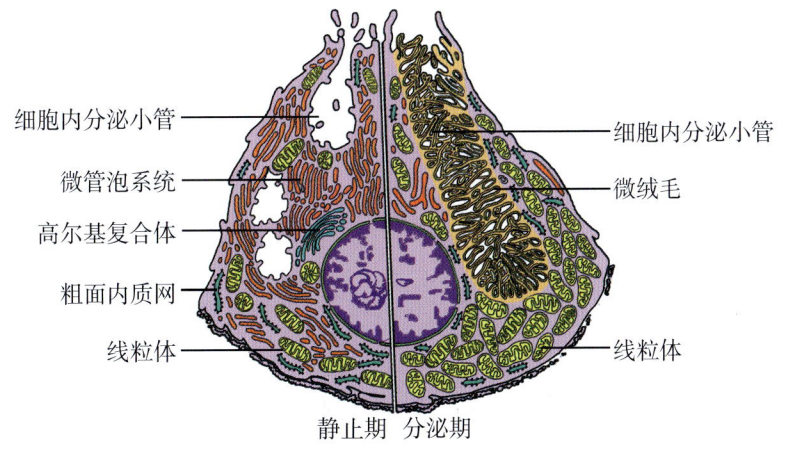

图1-35　壁细胞电镜结构模式图

壁细胞能合成分泌盐酸。其胞质中含大量碳酸酐酶，将H_2CO_3解离为H^+和HCO_3^-，H^+被主动运输至分泌小管，HCO_3^-与来自血液的Cl^-交换，Cl^-也被运输到分泌小管，与H^+结合形成盐酸。盐酸有杀菌作用，还能激活胃蛋白酶原转化为胃蛋白酶。人的壁细胞还可分泌内因子（intrinsic factor），这是一种糖蛋白，可与食物中的维生素B_{12}形成复合物，防止维生素B_{12}在小肠内被酶分解，有利于维生素 B_{12} 的吸收，以供给红细胞生成所需。如果内因子缺乏，维生素 B_{12} 吸收障碍，将导致恶性贫血。

c．颈黏液细胞（mucous neck cell）：数量少，位于胃底腺颈部，常呈楔形夹在其他细胞之间。细胞核扁平，位于细胞基底部，细胞核上方含有丰富的黏原颗粒，HE 染色浅淡（图 1-34）。该细胞分泌可溶性的酸性黏液，参与形成胃黏膜表面的黏液层。

d．干细胞（stem cell）：数量少，主要分布于胃底腺颈部至底部，在 HE 染色标本上不易辨认，可用放射自显影等方法显示。干细胞具有多向分化潜能，可分化为表面黏液细胞或其他胃底腺细胞。

e．内分泌细胞（endocrine cell）：种类较多，散在分布于胃黏膜上皮及腺体内。HE 染色切片不易辨认，可用银染或免疫组织化学方法显示。

2）贲门腺（cardiac gland）：分布于近贲门 1～3 cm 的区域，为分支管状的黏液腺，含有少量壁细胞。

3）幽门腺（pyloric gland）：分布于胃幽门 4～5 cm 的区域，为分支较多而弯曲的管状黏液腺，含有较多的内分泌细胞。

胃底腺、贲门腺和幽门腺的分泌物共同组成胃液，成人每日分泌 1.5～2.5 L，胃液 pH 0.9～1.5，呈强酸性，含有盐酸、胃蛋白酶、内因子、黏蛋白、水和电解质等成分。

胃幽门与十二指肠连接处上皮细胞从表面黏液细胞骤然转变为吸收细胞和杯状细胞等，固有层的幽门腺转为小肠腺，十二指肠的黏膜下层还有特征性的十二指肠腺（图 1-36）。此连接处为病变好发部位。

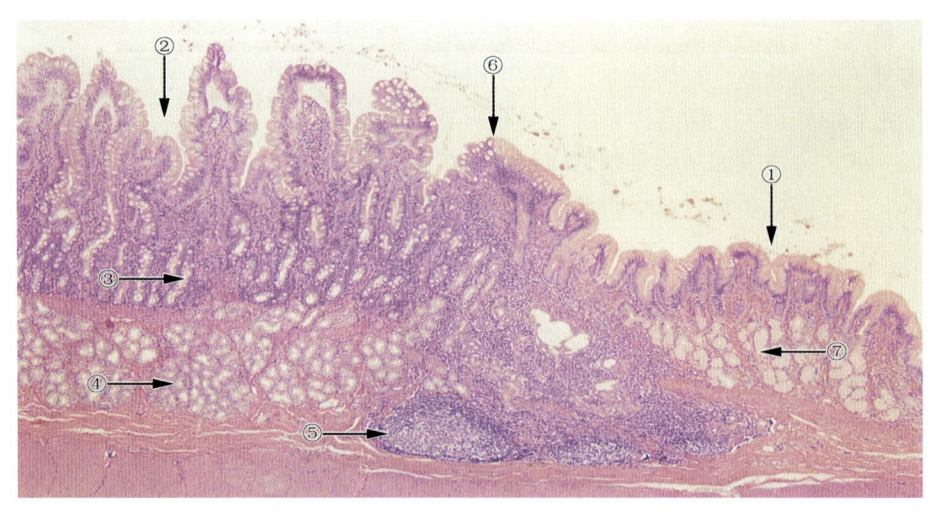

图 1-36　幽门 - 十二指肠连接处（HE 染色）
①幽门；②十二指肠；③小肠腺；④十二指肠腺；⑤淋巴小结；⑥上皮移行处；⑦幽门腺

(3) 黏膜肌层：由内环行和外纵行两薄层平滑肌组成。

(4) 胃黏膜的自我保护机制：胃液内含有腐蚀性极强的盐酸和分解蛋白质的胃蛋白酶，但正常情况下却不会侵蚀和破坏胃黏膜，主要是由于胃黏膜表面存在着胃黏液 - 碳酸氢盐屏障。在胃黏膜上皮表面覆盖着一层厚 0.25～0.5 mm 的不溶性凝胶状黏液，其中含有大量 HCO_3^-。凝胶黏液层可阻断胃蛋白酶与上皮的接触，高浓度的 HCO_3^- 与渗入的 H^+ 结合形成 H_2CO_3，再分解为 H_2O 和 CO_2，使近上皮侧的 pH 约为 7.0，这样既中和了盐酸，防止高浓度盐酸对上皮的侵蚀，又抑制了胃蛋白酶的活性。此外，胃上皮细胞之间的紧密连接、充足的胃黏膜血流及胃上皮细胞的快速更新，也是构成胃黏膜自我保护的因素。黏液 - 碳酸氢盐屏障的破坏（如胃酸分泌过多或黏液分泌减少、阿司匹林及一些有害物质的破坏等），可导致胃液中盐酸和胃蛋白酶对黏膜的自身腐蚀和消化，形成胃溃疡。

2．黏膜下层　由疏松结缔组织构成，含有较大的血管、淋巴管和神经，可见淋巴细胞、肥大细胞和成群的脂肪细胞。

3．肌层　由内斜行、中环行和外纵行3层平滑肌组成，较厚。环行肌在贲门和幽门部增厚，分别形成贲门括约肌和幽门括约肌。

4．外膜　外膜为浆膜。

（四）小肠

小肠是消化管中最长的一段，分为十二指肠、空肠和回肠。小肠腔面有环行皱襞，黏膜表面有肠绒毛，黏膜上皮中吸收细胞的游离面有发达的微绒毛。环行皱襞、肠绒毛及微绒毛可使小肠腔表面积扩大约600倍。小肠腔内有胆汁、胰液和小肠液，含各种消化酶。小肠是消化系统消化、吸收的主要部位。

1．黏膜　小肠腔面有许多环行皱襞（circular folds，plicae circulares），由黏膜和部分黏膜下层共同突向肠腔形成，使肠腔表面积扩大约3倍。皱襞从距幽门约5 cm处开始出现，在十二指肠末段和空肠头段最发达，往下逐渐减少、变低，至回肠中段以下消失。黏膜的上皮和固有层共同突向肠腔形成肠绒毛（intestinal villus）。肠绒毛长0.5～1.5 mm，在十二指肠和空肠最发达，呈宽大的叶状和指状，至回肠逐渐变短。肠绒毛进一步扩大肠腔表面积约10倍（图1-37）。

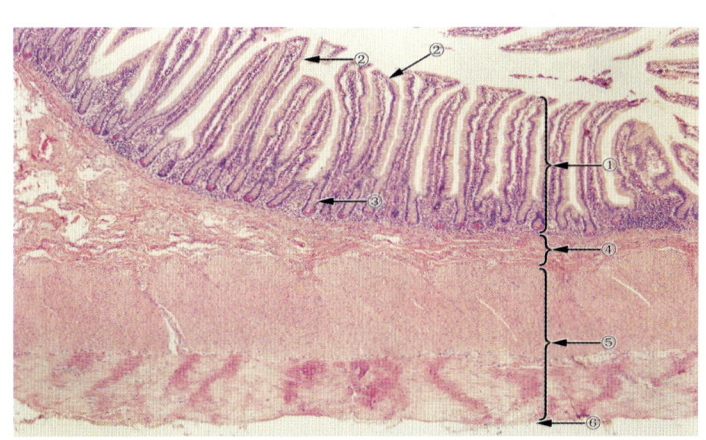

图1-37　小肠壁纵切面（HE染色）
①黏膜；②小肠绒毛；③小肠腺；④黏膜下层；⑤肌层；⑥浆膜

（1）上皮：为单层柱状，主要由吸收细胞、杯状细胞和少量内分泌细胞等组成。

吸收细胞：数量最多，呈高柱状，细胞核椭圆形，位于细胞基底部。光镜下，HE染色切片中，吸收细胞游离面可见明显的嗜酸性较强的纹状缘（图1-38），其在电镜下为密集而排列规则的微绒毛。每个吸收细胞游离面有2000～3000根微绒毛，使细胞游离面面积扩大约20倍。

吸收细胞分泌产生糖蛋白，在微绒毛表面形成一层细胞衣，厚0.1～0.5 μm，内含消化糖类和蛋白质的双糖酶和肽酶，同时还吸附有胰蛋白酶和胰淀粉酶等，故细胞衣是消化、吸收的重要部位。微绒毛内有纵行的微丝束，向下汇入细胞顶部的终末网。吸收细胞的细胞质内含有丰富的线粒体和滑面内质网，滑面内质网膜含有多种酶类，可合成三酰甘油，再与胆固醇、磷脂和载脂蛋白结合，经高尔基复合体加工，形成乳糜微粒，进行脂肪的吸收和转运。相邻细胞顶部之间有紧密连接、中间连接等结构，可阻止肠腔内物质经细胞间隙进入深部组织，保证选择性吸收的进行。吸收细胞还参与分泌性免疫球蛋白A的释放过程，十二指肠和空肠上段的吸收细胞还能分泌肠激酶，激活胰腺分泌的胰蛋白酶原，使之转化为具有活性的胰蛋白酶。

杯状细胞（goblet cell）：散在分布于吸收细胞之间，分泌黏液，主要起润滑和保护作用。从十二指肠至回肠，杯状细胞的数量逐渐增多。

（2）固有层：由细密结缔组织组成，含丰富的淋巴细胞、浆细胞、巨噬细胞、嗜酸性粒细胞、肥大细胞和大量的小肠腺（small intestinal gland）。

小肠腺为单管状腺，由上皮向固有层下陷形成，直接开口于肠腔。构成小肠腺的细胞除上皮细胞外，还有帕内特细胞（Paneth cell，又称潘氏细胞）和干细胞。帕内特细胞是小肠腺的特征性细胞，常三五成群分布在小肠腺底部，尤以回肠为多。细胞呈锥体形，细胞核上方的细胞质内充满粗大的嗜酸性分泌颗粒（图1-39），内含肠防御素、溶菌酶等与防御功能相关的蛋白，参与黏膜免疫功能，在调节肠道菌群平衡中发挥重要作用。干细胞位于小肠腺下半部，散在于其他细胞间。干细胞可增殖分化为小肠上皮的各种细胞。肠绒毛上皮的更新周期通常为3～6天。

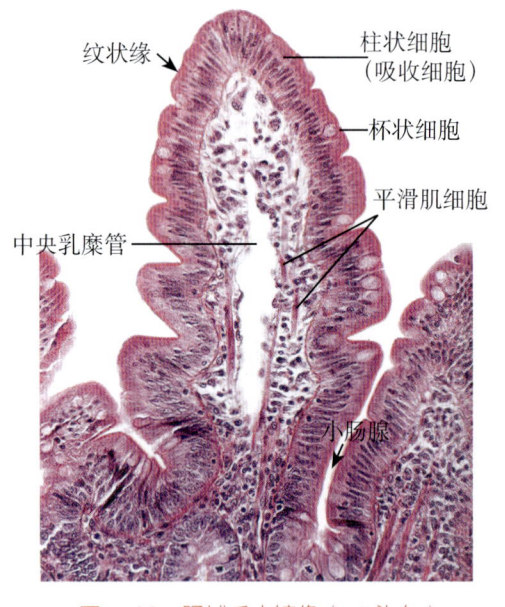

图1-38　肠绒毛光镜像（HE染色）

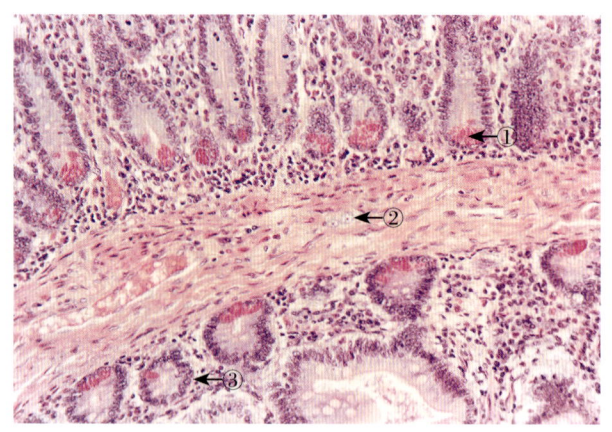

图1-39　人小肠光镜像（HE染色）
①帕内特细胞；②黏膜下神经丛；③小肠腺

固有层淋巴组织丰富，在十二指肠和空肠多为弥散淋巴组织或孤立淋巴小结，在回肠则为众多淋巴小结聚集而成的集合淋巴小结，又称为派尔集合淋巴结（Peyer's patch），可穿越黏膜肌层，到达黏膜下层。肠绒毛是小肠的特征性结构，其表面为上皮，中轴为固有层结缔组织，内有1～2条纵行毛细淋巴管，称为中央乳糜管（central lacteal），腔大，内皮细胞间隙宽，无基膜，利于吸收细胞释放出的乳糜微粒进入管腔（图1-36）。中央乳糜管的周围有丰富的有孔毛细血管网，肠上皮吸收的氨基酸、葡萄糖等水溶性物质经此入血。肠绒毛内还有少量纵行平滑肌纤维，其收缩有利于物质吸收和血液运行。

（3）黏膜肌层：由内环行和外纵行两薄层平滑肌组成。

2. 黏膜下层　小肠黏膜下层结缔组织中有较大的血管和淋巴管。十二指肠黏膜下层含有复管泡状的十二指肠腺（duodenal gland）（图1-36），又称为布伦纳腺（Brunner's gland），开口于小肠腺底部，分泌碱性黏液（pH 8.2～9.3），可保护十二指肠黏膜免受酸性胃液的侵蚀。十二指肠腺还可分泌表皮生长因子，促进小肠上皮细胞增殖。小肠上皮和腺体的分泌物统称为小肠液，成人每日分泌1～3 L，pH约为7.6。

3. 肌层　由内环行和外纵行两层平滑肌组成。

4. 外膜　除十二指肠后壁为纤维膜外，小肠其余部分均为浆膜。

（五）大肠

大肠由盲肠、阑尾、结肠、直肠和肛管组成，具有吸收水分与电解质、形成粪便的功能。

1. 盲肠与结肠（图 1-40）

（1）黏膜：表面光滑，无肠绒毛。上皮为单层柱状，由柱状细胞和大量杯状细胞组成。固有层内含有大量单管状的大肠腺，由柱状细胞、杯状细胞、少量干细胞和内分泌细胞组成。固有层内可见孤立淋巴小结。黏膜肌由内环行和外纵行两层薄层平滑肌组成。

（2）黏膜下层：结缔组织内含有小动脉、小静脉和淋巴管，可见成群分布的脂肪细胞。

（3）肌层：由内环行和外纵行两层平滑肌组成。内环行肌节段性增厚形成结肠袋，外纵行肌局部增厚形成 3 条结肠带，结肠带之间纵行肌减少甚至缺如。

（4）外膜：除升结肠与降结肠后壁和直肠下段大部分为纤维膜外，其余各部为浆膜。外膜结缔组织内可见大量脂肪细胞积聚，形成肠脂垂。

小肠与结肠组织结构比较见表 1-1。

2. 阑尾　管腔小、不规则，肠腺短而少。其特点是固有层内含有非常丰富的淋巴组织，形成许多淋巴小结，并突入到黏膜下层，使黏膜肌层不完整，黏膜和黏膜下层结构不明显（图 1-41）。

3. 直肠　直肠黏膜在齿状线以上的结构与结肠相似，在齿状线处，单层柱状上皮骤变为未角化的复层扁平上皮，肠腺与黏膜肌消失。痔环以下则为角化的复层扁平上皮，含有较多色素。黏膜下层的结缔组织中含有丰富的静脉丛，若静脉淤血扩张则形成痔。肌层为内环行、外纵行两层平滑肌，环行肌在肛管处增厚形成肛门内括约肌。近肛门处，纵行肌周围有骨盆底部骨骼肌形成的肛门外括约肌（图 1-42）。

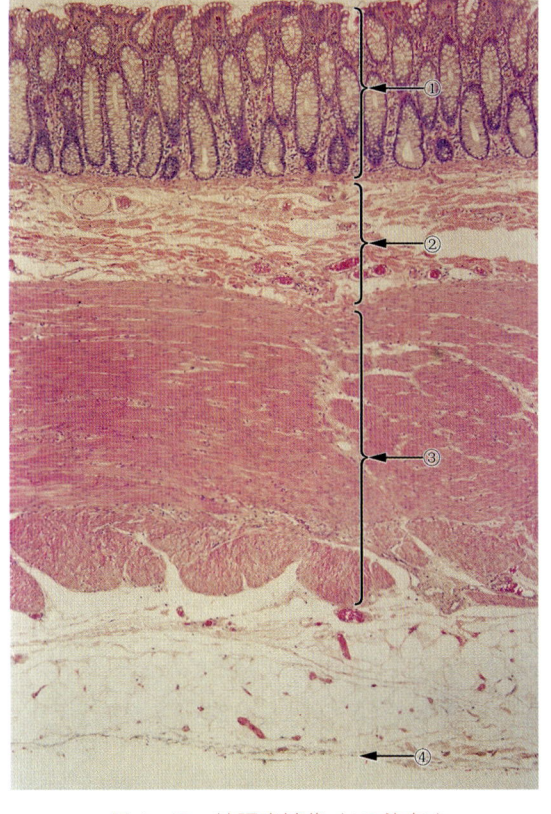

图 1-40　结肠光镜像（HE 染色）
①黏膜；②黏膜下层；③肌层；④浆膜

表 1-1　小肠和结肠组织结构比较

	小肠	结肠
黏膜	上皮：单层柱状上皮，上皮细胞表面光镜下可见纹状缘，电镜下为微绒毛 固有层：大量小肠腺，含帕内特细胞；上皮和固有层突向肠腔形成小肠绒毛，中央有乳糜管 黏膜肌：内环、外纵行两薄层平滑肌	上皮：单层柱状上皮 固有层：单管状大肠腺；无肠绒毛结构 黏膜肌：内环、外纵行两薄层平滑肌
黏膜下层	部分黏膜下层和黏膜一起突向肠腔形成小肠环行皱襞；十二指肠的黏膜下层有大量十二指肠腺	富含血管和淋巴组织
肌层	内环、外纵行两层平滑肌	内环、外纵行两层平滑肌 内环行肌节段性局部增厚形成结肠袋；外纵行肌局部增厚形成 3 条结肠带
外膜	部分十二指肠为纤维膜，其余为浆膜	除了升结肠和降结肠后壁为纤维膜外，其余各部为浆膜

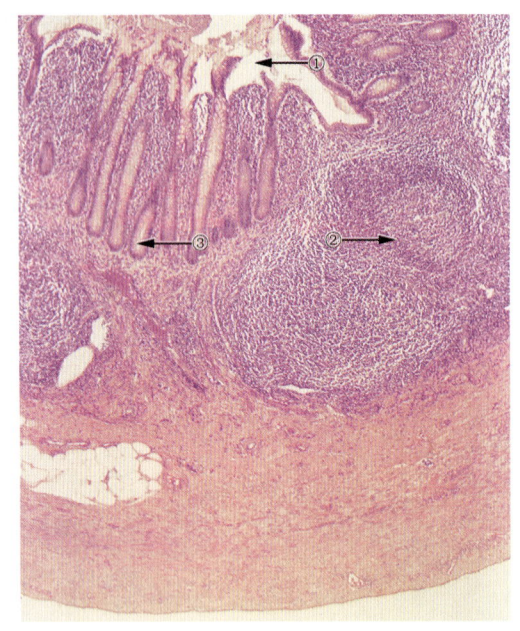

图 1-41　阑尾光镜像（HE 染色）
①阑尾腔；②淋巴小结；③肠腺

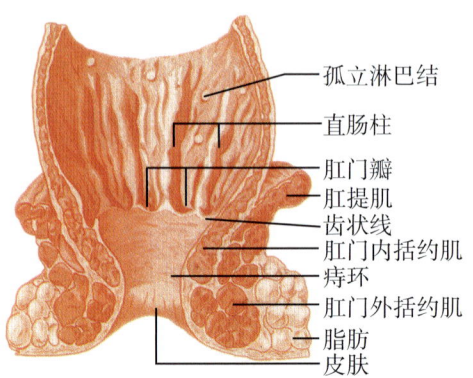

图 1-42　直肠解剖结构模式图

（六）肠相关淋巴组织

消化管与外环境相通，各种细菌、病毒、寄生虫卵等病原体不可避免地随饮食进入。其中大部分被胃酸、消化酶以及帕内特细胞分泌的防御素和溶菌酶等破坏，其余有的以原形排出体外，有的则受到消化管淋巴组织的免疫性抵御。消化管淋巴组织又称为肠相关淋巴组织，包括黏膜淋巴小结，固有层中弥散分布的淋巴细胞、浆细胞、巨噬细胞，上皮内的淋巴细胞等成分以及肠系膜淋巴结。肠相关淋巴组织可以接受消化管内的抗原刺激，并通过向消化管内分泌免疫球蛋白进行免疫应答，它们与肠黏膜共同构成机体的一道重要防线。

在肠集合淋巴小结处，局部黏膜向肠腔呈圆顶状隆起，无小肠绒毛和肠腺。此处上皮内有散在的微皱褶细胞（microfold cell），又称为 M 细胞。M 细胞游离面有一些微皱褶与短小的微绒毛，基底面的质膜内陷形成一穹隆状凹腔，凹腔内含有一至多个淋巴细胞。M 细胞下方的基膜多不完整，有利于淋巴细胞通过。电镜下，M 细胞的细胞质很少，有较多线粒体和丰富的囊泡，后者是细胞转运抗原物质的一种形式。M 细胞可将摄取的抗原物质传递给凹腔内的 B 细胞，后者进入黏膜淋巴小结和肠系膜淋巴结内分化增殖，经淋巴细胞再循环途径大部分返回肠黏膜，并转变为浆细胞。浆细胞合成和分泌免疫球蛋白 A（IgA），与吸收细胞产生的分泌片结合，形成分泌性 IgA（sIgA）。sIgA 再被吸收细胞内吞进入细胞质，继而释入肠腔。sIgA 能特异性地与肠腔内抗原结合，中和病毒，抑制细菌增殖，减少抗原物质与上皮细胞的黏着与进入，保护肠黏膜。此外，部分增殖的淋巴细胞还可经血流至其他器官（如呼吸道黏膜、女性生殖道黏膜和乳腺等），发挥相似的免疫作用，使消化管免疫成为全身免疫的一部分。

二、消化腺

（一）唾液腺

唾液腺（salivary gland）是经导管开口于口腔的外分泌腺的总称，因其分泌物排入口腔内混合成唾液而得名。小唾液腺位于口腔黏膜的固有层、黏膜下层或肌层内，如颊腺、腭腺等。大唾液腺主要包括腮腺、下颌下腺和舌下腺 3 对，为复管泡状腺。唾液由大、小唾液腺的分泌物混合组成，95% 来自 3 对大唾液腺。每天唾液腺分泌的唾液大约有 1500 ml。唾液中的水分（占

99%)和黏液起润滑口腔的作用，唾液淀粉酶可使食物中的淀粉初步分解为麦芽糖。唾液中还含有溶菌酶和干扰素，具有抵抗细菌和病毒入侵的作用；唾液腺间质中的浆细胞能分泌 IgA，与腺上皮产生的蛋白质分泌片结合形成分泌性 IgA（sIgA），随唾液排入口腔，具有免疫保护功能。

1. 唾液腺的一般结构　大唾液腺由反复分支的导管和末端的腺泡构成腺的实质。腺体表面被覆薄层结缔组织被膜，其伸入腺体内，形成小叶间隔，将实质分隔成许多小叶，血管、淋巴管和神经走行于小叶间隔内（图 1-43）。

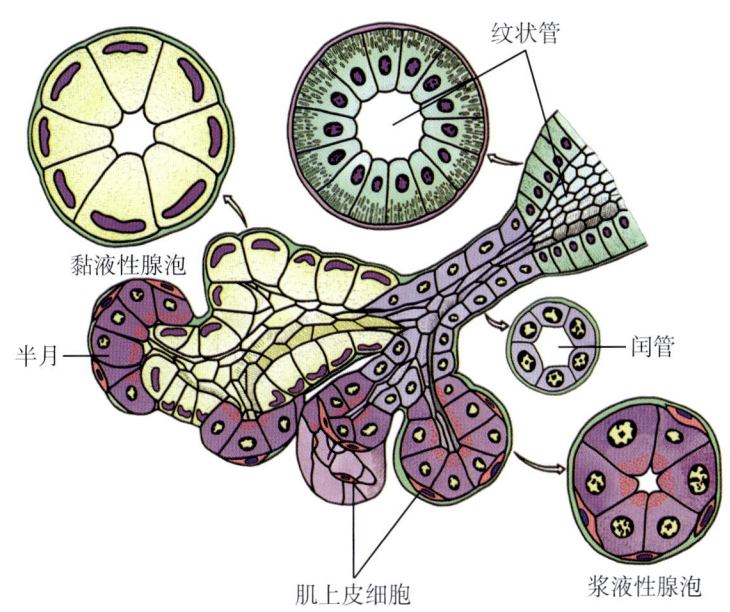

图 1-43　唾液腺腺泡和导管结构模式图

（1）腺泡：腺体的分泌部，呈泡状或管泡状，由单层立方或锥体状腺细胞组成。腺细胞与基膜之间有扁平的肌上皮细胞，细胞质内含有肌动蛋白丝，肌上皮的收缩有助于腺泡分泌物的排出。

根据腺细胞的形态和分泌物的性质，将腺泡分为浆液性腺泡、黏液性腺泡和混合性腺泡 3 种类型。

浆液性腺泡（serous acinus）：由浆液性细胞围成。HE 染色切片上，浆液性细胞的基底部细胞质呈强嗜碱性，细胞核圆形，靠近细胞基底部。电镜下，细胞质内含大量的粗面内质网和核糖体，顶部细胞质内含有嗜酸性分泌颗粒。腺泡分泌物较稀薄，含唾液淀粉酶。

黏液性腺泡（mucous acinus）：由黏液性细胞围成。HE 染色切片上，细胞质染色浅，细胞核扁圆形，贴近细胞基底部。电镜下，顶部细胞质内含有粗大的黏原颗粒。腺泡分泌物黏稠，主要含糖蛋白，与水结合成为黏液，故又称为黏蛋白。

混合性腺泡（mixed acinus）：由浆液性细胞和黏液性细胞共同组成。HE 染色切片上，常见数个浆液性细胞排成半月形，附着在黏液性腺泡的底部或末端，此结构称为半月（demilune）。

（2）导管：根据导管的结构和分布部位可分为以下几段。

闰管（intercalated duct）：直接与腺泡相连，管径细，管壁为单层扁平或单层立方上皮。

纹状管（striated duct）：又称为分泌管（secretory duct），与闰管相连接，管径较粗，管壁为单层柱状上皮。细胞核圆形，位于细胞顶部。HE 染色标本上，细胞质呈嗜酸性，细胞基部有明显的纵纹样结构，电镜下为质膜内褶和褶间的纵行线粒体。纹状管能主动吸收分泌物中的 Na^+ 并排出 K^+，从而调节唾液的电解质含量和唾液量，还可分泌一些杀菌性的保护蛋白，如免疫球蛋白 IgA、溶菌酶和乳铁蛋白等。

小叶间导管和总导管：位于小叶间结缔组织内的小叶间导管，由纹状管汇合而成，管径较粗，管壁为单层柱状上皮或假复层柱状上皮。其逐级汇合，最终形成一条或几条总导管，开口于口腔，近开口处逐渐移行为与口腔黏膜上皮一致的复层扁平上皮。

唾液腺的分泌受交感神经和副交感神经支配。交感神经兴奋时，分泌少量黏稠的液体，副交感神经兴奋时，分泌大量的稀薄液体。

2.3对大唾液腺的特点

（1）腮腺（parotid gland）（图1-44）：机体最大的唾液腺，为纯浆液性腺，位于耳前方，闰管较长，纹状管较短。间质中有较多的脂肪细胞。分泌物稀薄，含唾液淀粉酶。

（2）下颌下腺（submandibular gland）（图1-45）：以浆液性腺泡为主的混合腺。闰管短，纹状管长。分泌物除含唾液淀粉酶外，还含生物活性多肽。这些多肽可直接入血或随唾液进入消化道，对多种组织和细胞的生理功能起调节作用。

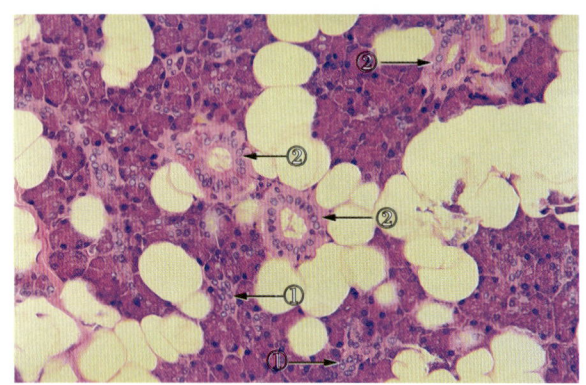

图1-44　腮腺光镜像（HE染色）
①闰管；②分泌管

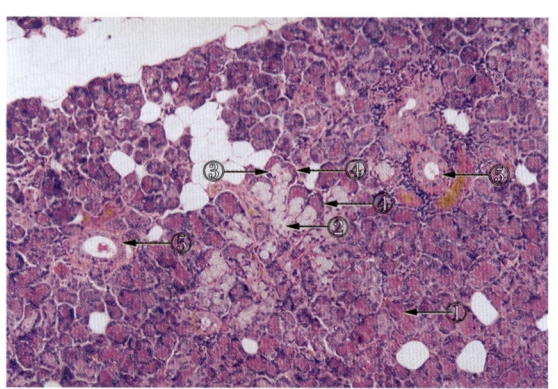

图1-45　下颌下腺光镜像（HE染色）
①浆液性腺泡；②黏液性腺泡；③混合性腺泡；④半月；⑤分泌管

（3）舌下腺（sublingual gland）（图1-46）：以黏液性腺泡为主的混合腺，位于腭舌骨肌上方。无闰管，纹状管也较短。分泌物以黏液为主。

（二）胰

胰（pancreas）表面覆盖薄层结缔组织被膜，结缔组织伸入胰实质将其分隔成许多小叶。胰的实质由外分泌部与内分泌部组成。外分泌部占腺体的绝大部分，分泌的胰液含多种消化酶，经胰管排入十二指肠，有重要的消化作用。内分泌部是散在分布于外分泌部之间的细胞团，称为胰岛，分泌的激素进入血液或淋巴，主要参与糖代谢的调节。

1．外分泌部　为纯浆液性腺，由腺泡和导管组成（图1-47）。

（1）腺泡：腺泡基膜与腺细胞之间无肌上皮细胞。腺细胞顶部的分泌颗粒数量，因功能状态不同而有差异，如饥饿时分泌颗粒增多，进食后分泌颗粒减少。腺细胞具有合成和分泌蛋白质细胞的超微结构特点，合成并分泌胰蛋白酶、胰脂肪酶和胰淀粉酶等组成胰液排入小肠，参与食物的消化，有些酶是以酶原的形式分泌，到小肠后再激活。胰腺细胞还分泌胰蛋白酶抑制物，可防止胰蛋白酶对胰组织的自身消化。腺泡腔内可见一些小的扁平或立方形细胞，称为泡心细胞（centroacinar cell），细胞质染色浅，细胞核圆形或卵圆形。泡心细胞是延伸入腺泡腔内的闰管上皮细胞（图1-47）。

（2）导管：胰闰管较长，伸入腺泡腔的部分形成泡心细胞，其余为单层扁平或立方上皮。闰管汇合形成小叶内导管，无纹状管。小叶内导管在小叶间结缔组织内再汇合形成小叶间导管，后者最终汇合成一条主导管，贯穿胰全长，在胰头部与胆总管汇合，开口于十二指肠乳头。从

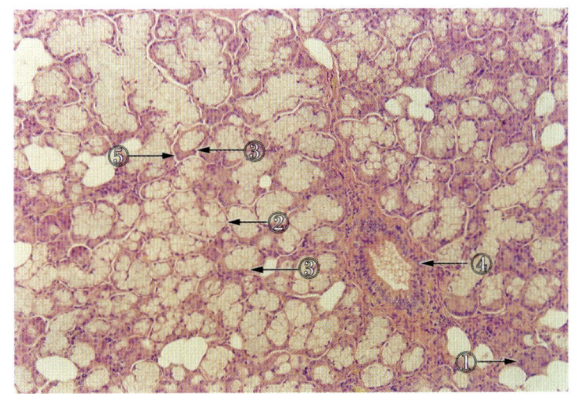

图1-46　舌下腺光镜像（HE染色）
①浆液性腺泡；②黏液性腺泡；③混合性腺泡；④小叶间导管；⑤半月

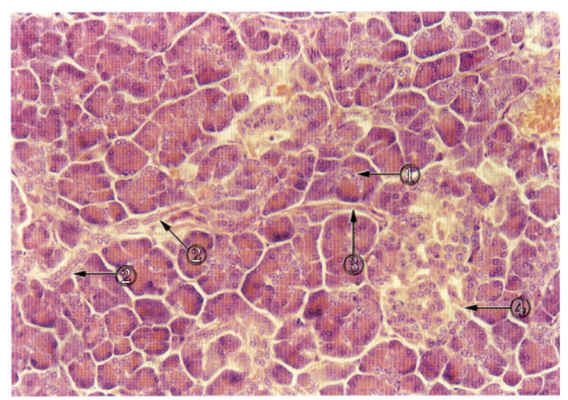

图1-47　胰光镜像（HE染色）
①泡心细胞；②闰管；③毛细血管；④胰岛

小叶内导管到主导管，管腔逐渐增大，上皮由单层立方逐渐变为单层柱状，主导管为单层高柱状上皮，其中可见杯状细胞和散在的内分泌细胞。胰导管上皮细胞可以分泌水和电解质。

（3）胰液：为无色无味的碱性液体，其中的水和电解质主要由导管上皮细胞分泌，电解质成分中 HCO_3^- 的含量最高，能中和进入十二指肠的胃酸。成人每日分泌胰液 1～2 L。胰液中含有多种消化酶，可分为两类：一类是具有生物活性的酶，如脂肪酶、淀粉酶等，分别分解三酰甘油为脂肪酸、分解淀粉为麦芽糖等；另一类是以酶原形式存在的不具活性的酶，如胰蛋白酶原、糜蛋白酶原、弹性蛋白酶原等。排入小肠后被肠激酶或胰蛋白酶激活，成为有活性的酶，分解蛋白质为小分子的肽和氨基酸。胰细胞还分泌一种胰蛋白酶抑制物，可防止胰蛋白酶对胰组织的自身消化，并阻止胰蛋白酶对其他蛋白水解酶的激活作用。若这种内在的机制失调或某些致病因素使胰蛋白酶原在胰内激活，可引起胰组织的分解破坏，导致胰腺炎。

2. 内分泌部——胰岛（pancreas islet）　胰岛是散在分布于胰外分泌部的内分泌细胞团，大小不一，HE染色切片中染色浅（图1-47），易与外分泌部区分。成人约有100万个胰岛，约占胰体积的1.5%，胰尾的胰岛较多。胰岛细胞间有丰富的有孔毛细血管。人的胰岛有A、B、D、PP、D1等多种细胞。

（1）A细胞：又称为α细胞，约占胰岛细胞总数的20%，细胞呈大的多边形。电镜下，A细胞内含由单位膜包被的较大的分泌颗粒，呈圆形或卵圆形。A细胞的主要功能是分泌胰高血糖素（glucagon），促进糖原分解为葡萄糖，抑制糖原的合成，使血糖升高。

（2）B细胞：又称为β细胞，数量最多，约占胰岛细胞总数的70%，细胞较小。其分泌颗粒大小不等，分泌的激素称为胰岛素（insulin），促进细胞吸收血中的葡萄糖合成糖原或转化为脂肪，降低血糖。胰岛素和胰高血糖素联合作用，保持血糖的稳定。若胰岛素分泌不足或胰岛素受体减少，可致血糖升高并从尿排出，即为糖尿病。若胰岛素过多，可导致低血糖。

（3）D细胞：又称为δ细胞，数量较少，约占胰岛细胞总数的5%。D细胞散在分布于胰岛的A、B细胞之间。电镜下，D细胞的分泌颗粒较大，内容物呈均质状。D细胞分泌生长抑素（somatostatin），可通过旁分泌方式或直接经缝隙连接作用于邻近的A、B、PP等细胞，抑制这些细胞的分泌活动。生长抑素也可进入血液循环调节其他靶细胞的功能。

（4）PP细胞：数量很少，除主要存在于胰岛外，也见于外分泌部的导管上皮内或腺泡细胞间。电镜下，PP细胞的分泌颗粒较小，内含胰多肽（pancreatic polypeptide）。人胰多肽是一种抑制性激素，能抑制胰液分泌、胃肠运动及胆囊收缩。

（5）D1细胞：数量较少，主要分布在胰岛周边。可分泌血管活性肠肽（vasoactive intestinal peptide，VIP），刺激胰岛素和胰高血糖素的分泌，还能抑制胃酶的分泌。在胰外分泌部和血管周围也有 D1 细胞。

3. 胰内分泌部和外分泌部的关系　胰的内分泌部和外分泌部是功能不同的两个部分，但二者关系密切。电镜下，外分泌部的腺泡细胞与胰岛细胞之间并没有明显的结缔组织分隔，而胰岛-腺泡门静脉系统（图 1-48）的发现，更是二者密切关联的重要佐证。胰岛周边的外分泌部腺泡的毛细血管中胰岛激素的含量比外周血高出许多，胰岛素、胰高血糖素及胰多肽等都对外分泌部腺泡细胞的分泌有重要调节作用，而原发性糖尿病常伴随着胰腺外分泌部功能下降。

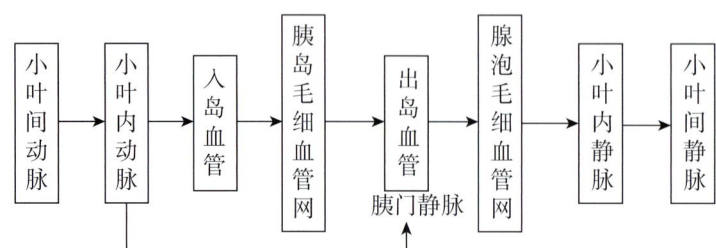

图 1-48　胰腺微循环简图

（三）肝

肝（liver）约占体重的 2%，分泌胆汁参与脂类物质的消化和吸收。肝的功能复杂多样，除了是人体最大的消化腺外，还有合成、分解、转化、贮存、解毒、参与免疫等多种重要的生理功能；胚胎时期的肝还具有造血功能。

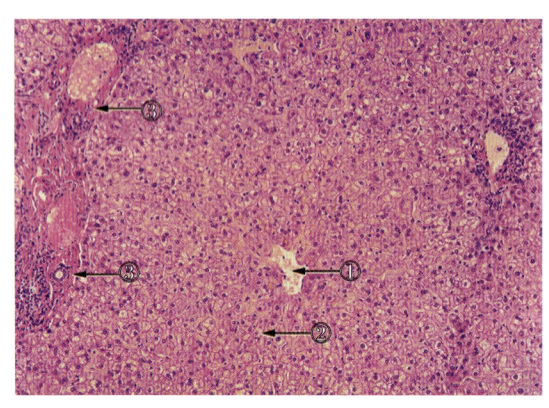

图 1-49　人肝光镜像（HE 染色）
①中央静脉；②肝细胞索；③门管区

肝的表面大部分由浆膜覆盖，小部分是纤维膜，肝门处的结缔组织随门静脉、肝动脉和肝管的分支深入肝实质，将实质分隔成许多肝小叶，小叶间各种管道聚集的部位是肝门管区。

1. 肝小叶（hepatic lobule）　是肝的基本结构和功能单位。肝小叶呈多角棱柱体，长约 2 mm，宽约 1 mm，成人肝有 50 万～100 万个肝小叶。肝小叶之间为结缔组织，构成小叶间隔。人的肝小叶间结缔组织很少，肝小叶之间分界不明显（图 1-49）；但有些动物，如猪的肝小叶间结缔组织较多，肝小叶分界非常明显。肝小叶中央有一条沿其长轴走行的中央静脉（central vein），围绕中央静脉向周围呈放射状排列的是肝板和肝血窦。肝细胞以中央静脉为中心单行排列成凹凸不平的板状结构，称为肝板（hepatic plate），其切面观呈索状，称为肝索（hepatic cord）。相邻肝板互相吻合连接成网。肝板之间为肝血窦，血窦经肝板上的孔互相连通，形成血窦网。相邻肝细胞的质膜局部凹陷，形成微细的胆小管，在肝板内也相互连接成网（图 1-50）。

（1）中央静脉：位于肝小叶中央，内皮细胞外有少量结缔组织，管壁有肝血窦的开口。肝血窦的血流流入中央静脉，然后汇入小叶下静脉。

（2）肝细胞：是组成肝最基本的细胞，体积较大，呈多面体形。在 HE 染色切片中，肝细胞的细胞质多呈嗜酸性，当蛋白质合成功能旺盛时，出现散在的嗜碱性颗粒。此外，细胞质内还含有较多的糖原颗粒和少量的脂滴。细胞核大而圆，居中，着色浅，有一至数个核仁。部分肝细胞为双核细胞，多倍体核肝细胞数量很多，这是肝细胞的特点之一，可能与肝细胞活跃的功能及物质更新有关，而且与肝的强大再生能力密切相关。肝细胞有 3 种不同的功能面：血窦

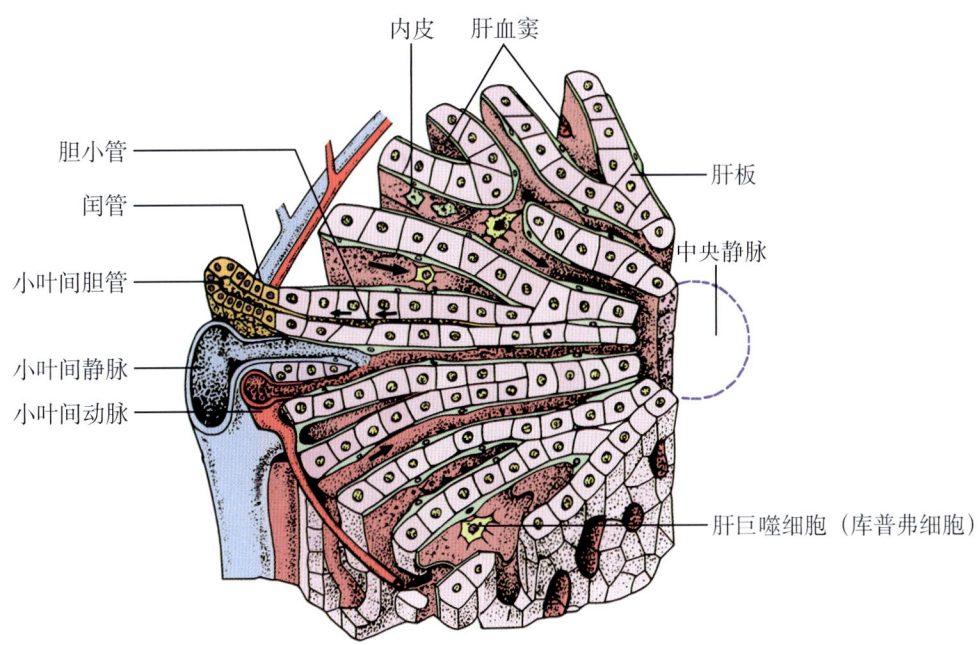

图 1-50 肝板、肝血窦和胆小管结构模式图

面、胆小管面和肝细胞连接面（图 1-51）。电镜下，血窦面和胆小管面有发达的微绒毛，相邻肝细胞连接面上有紧密连接、桥粒和缝隙连接等结构。肝细胞细胞质内可见到丰富而发达的各种细胞器和包涵物。

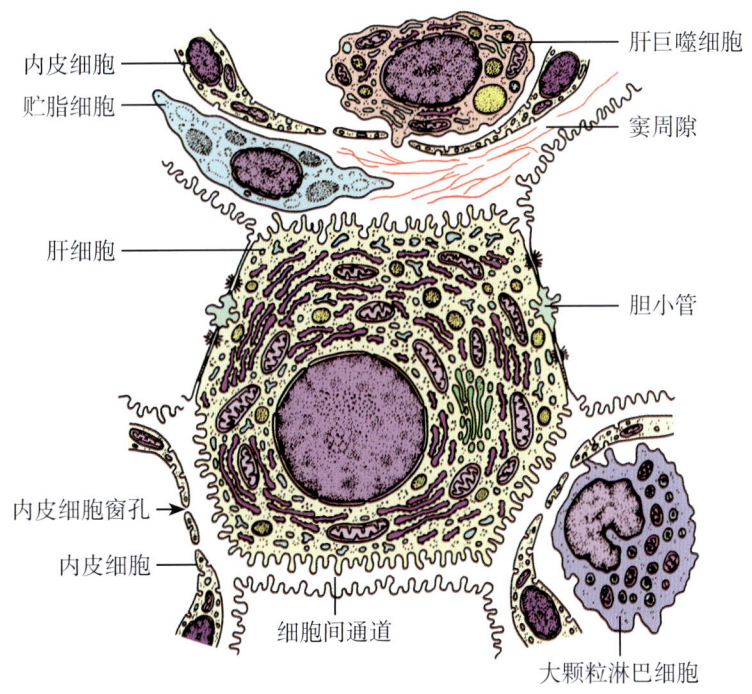

图 1-51 肝细胞、肝血窦、窦周隙及胆小管关系模式图

1）线粒体：数量很多，每个肝细胞有 1000～2000 个，遍布于细胞质，常移向能量需求较多的部位，为肝细胞的功能活动提供能量。

2）粗面内质网：成群分布于肝细胞质内，即光镜下散在的嗜碱性颗粒。肝细胞可合成分泌血浆中的白蛋白、大部分凝血酶原、纤维蛋白原、脂蛋白、补体蛋白及许多载体蛋白等。

3）滑面内质网：广泛分布于肝细胞质中，其膜上分布着氧化还原酶、水解酶、转移酶、合成酶系等多种酶系。其主要功能是合成胆汁，进行脂肪和激素代谢，及解毒等。如肝硬化时，其对雌激素的灭活能力下降，在过量的雌激素的作用下患者出现肝掌和蜘蛛痣。

4）高尔基复合体：数量甚多，主要分布在胆小管周围及细胞核附近，参与肝细胞的胆汁分泌，蛋白质的加工、浓缩和贮存。

5）溶酶体：数量和大小不一，功能活跃，参与肝细胞内的分解代谢，胆色素的代谢、转运和铁的贮存过程等。此外，溶酶体在肝细胞结构更新及正常功能的维持中起着重要的作用。

6）过氧化物酶体：又称为微体，多为大小不一的圆形小体，主要含过氧化氢酶和过氧化物酶。过氧化氢酶可将细胞代谢产生的过氧化氢还原成氧和水，以消除过氧化氢对细胞的毒性作用；肝细胞的过氧化物酶体内含特有的黄嘌呤氧化酶，它能将核酸代谢产物黄嘌呤氧化为尿酸，经尿排出；此外，肝细胞的过氧化物酶体内还含有与脂质、乙醇类代谢有关的酶。

7）包涵物：包括糖原、脂滴、色素等物质，其含量随机体不同功能状况而变化，进食后糖原增多，饥饿时糖原减少；正常肝细胞内脂滴较少，但在某些病理情况下脂滴含量可增加。细胞质内的脂褐素的含量可随机体年龄的增长而增多。

肝具有强大的再生潜能。正常成体的肝细胞是一种长寿细胞，分裂象少见。但在肝受损尤其在肝部分切除后，残余肝细胞迅速出现快速活跃的分裂增殖，常可在半年内恢复正常肝体积。

（3）肝血窦（hepatic sinusoid）：是位于肝板之间的血流通路，腔大、不规则，通过肝板上的孔互相吻合成肝血窦网，血流由小叶周边汇入中央静脉。窦壁由一层内皮细胞围成，窦腔内可见肝巨噬细胞和大颗粒淋巴细胞。肝细胞与窦壁内皮细胞之间存在一狭小的间隙，称为窦周隙。

1）血窦内皮细胞：有孔，细胞扁而薄，细胞质内还有较多的吞饮小泡。细胞连接较松散，间隙较大，宽 0.1～0.5 μm。内皮外无基膜，仅见散在的网状纤维，对内皮起支持作用。肝血窦有较大的通透性，血浆中除乳糜微粒外，其他大分子物质均可自由出入，有利于肝细胞与血液进行物质交换。

2）肝血窦内巨噬细胞：又称为库普弗细胞（Kupffer cell）（图 1-52）。细胞形态不规则，常以其板状或丝状伪足附着在内皮细胞表面或伸出伪足穿过内皮细胞窗孔或内皮细胞间隙伸至窦周隙内。肝巨噬细胞具有活跃的变形运动和较强的吞噬、吞饮能力，在清除由肠道经门静脉进入肝内的病原微生物及异物等方面发挥着重要作用，而且能杀伤肿瘤细胞，处理、传递抗原，参与机体的免疫应答，并吞噬、清除衰老和损伤的血细胞。肝血窦内还有较多的大颗粒淋巴细胞，此种细胞是具有 NK 细胞活性和表面标志的淋巴细胞，在抵御病毒感染及防止肝肿瘤发生方面起着重要的作用。

3）窦周隙与贮脂细胞：窦周隙（perisinusoidal space）又常称为 Disse 间隙（图 1-51），是肝细胞与血窦内皮细胞之间的狭窄间隙，宽约 0.4 μm，窦腔内充满来自血窦的血浆，肝细胞血窦面上的微绒毛浸于其中，是肝细胞与血液之间进行物质交换的场所。电镜下，有的相邻肝细胞间有细胞间通道与窦周隙相连，表面也有微绒毛，从而使肝细胞与血液之间有更大的交换面积。

窦周隙内有贮脂细胞（fat-storing cell），又称为肝星形细胞（hepatic stellate cell，HSC），细胞形态不甚规则，有突起（图 1-51），在 HE 染色标本中不易辨认，而应用氯化金或硝酸银浸染法，或免疫细胞化学技术均可清楚显示。电镜下，贮脂细胞的主要特征是细胞质内含有许多大脂滴。贮脂细胞的功能是摄取和贮存维生素 A，以及合成细胞外基质和纤维。在慢性肝病时，贮脂细胞异常增生，逐渐向成纤维细胞转化，与肝纤维增生性病变的发生有关。

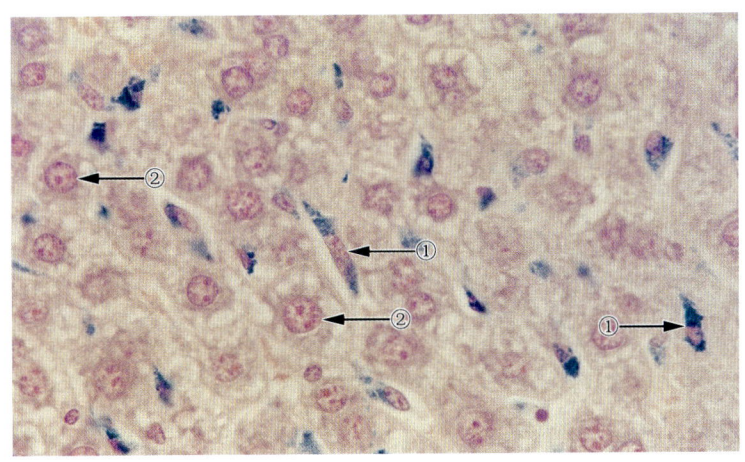

图 1-52　大鼠肝内肝巨噬细胞（台盼蓝腹腔注射，偶氮卡红染色）
①肝巨噬细胞；②肝细胞

4）胆小管（bile canaliculus）：是相邻肝细胞连接面的局部质膜凹陷并对接而成的微细小管，管腔狭小，直径为 0.5～1.0 μm，HE 染色切片中不易看到，用硝酸银浸染法或组织化学染色可清晰显示它们在肝板内连接成网状管道（图 1-53）。电镜下，构成胆小管壁的肝细胞形成许多微绒毛突入管腔；胆小管周围的相邻肝细胞膜之间形成紧密连接和桥粒，以封闭胆小管周围的细胞间隙，防止胆汁通过肝细胞间通道进入窦周隙内。当肝细胞发生变性、坏死或胆道堵塞管内压增大时，胆小管正常结构遭到破坏，胆汁可溢入窦周隙，从而进入血液，形成黄疸。

2. 肝门管区　门静脉、肝动脉和肝静脉在肝内反复分支，伴行于肝小叶周边的结缔组织。小叶间静脉是门静脉的分支，管壁薄，腔大而不规则，内皮外仅有极少量平滑肌；小叶间动脉是肝动脉的分支，管径较细，腔小，管壁相对较厚，内皮外有环行平滑肌。小叶间胆管是肝管的分支，管壁由单层立方或低柱状上皮构成。在肝切片中，相邻肝小叶结缔组织内，可见小叶间静脉、小叶间动脉和小叶间胆管的断面，该区域称为门管区（portal area）（图 1-54）。在非门管区的小叶间结缔组织内含有中央静脉汇合形成的小叶下静脉，管壁较厚。小叶下静脉在肝门汇合成肝静脉出肝。

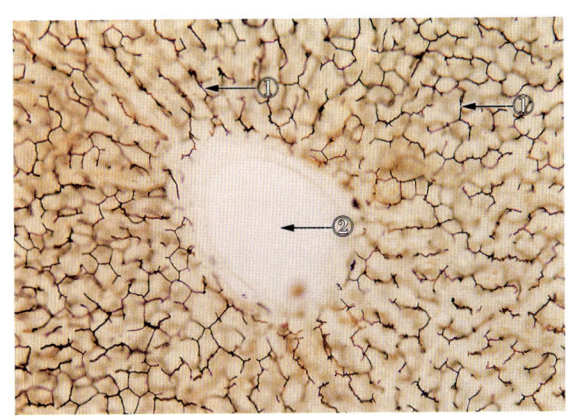

图 1-53　兔肝胆小管光镜像（硝酸银浸染）
①胆小管；②中央静脉

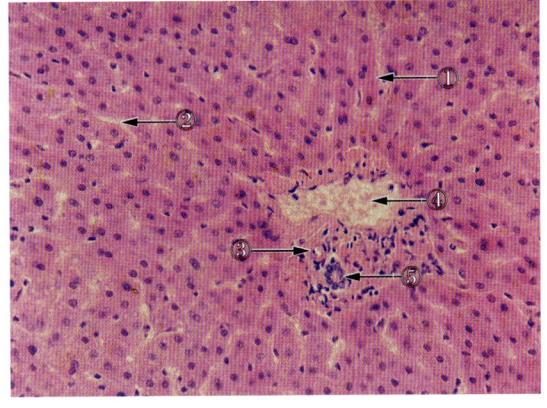

图 1-54　肝门管区（HE 染色）
①肝板；②肝血窦；③小叶间动脉；④小叶间静脉；⑤小叶间胆管

3. 肝的血液循环　肝的血供非常丰富，由肝门静脉和肝动脉双重供血（图 1-55）。门静脉是肝的功能血管，其血量占肝总血量的 80%，主要汇集来自胃肠道等处的静脉血，含丰富的营养物质。肝门静脉在肝门分左右两支进入左右肝叶，继续分支形成小叶间静脉，再分支成终末门微静脉（terminal portal venule）入肝血窦。肝动脉血含氧量高，是肝的营养血管，其血量占肝总血量的 20%。肝动脉入肝后与门静脉伴行分支，形成小叶间动脉，继续分支形成终末肝微动脉（terminal hepatic arteriole），最终也注入肝血窦。此外，小叶间动脉还分支供应肝被膜、间质和胆管等。因此，肝血窦内含有动、静脉混合血，其血流方向由小叶周边流向中央，最后汇入中央静脉。若干中央静脉汇合成小叶下静脉，单独走行于小叶间结缔组织内，然后再汇集成肝静脉，汇入下腔静脉。

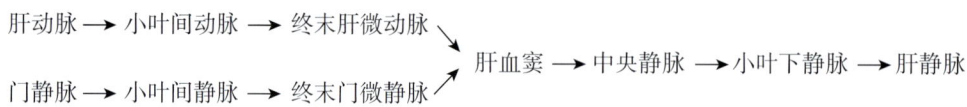

图 1-55　肝血液循环流程

4. 肝内胆汁排出途径　胆小管以盲端起自中央静脉周围的肝板内，分泌的胆汁经胆小管从肝小叶的中央流向周边，在小叶边缘处汇集成若干短小的闰管（Hering 管）。闰管较细，出肝小叶后，汇入小叶间胆管，小叶间胆管再汇合成左右肝管，于肝门处出肝，形成肝总管，肝总管再与胆囊管汇合形成胆总管，与胰管汇合开口于十二指肠（图 1-56）。

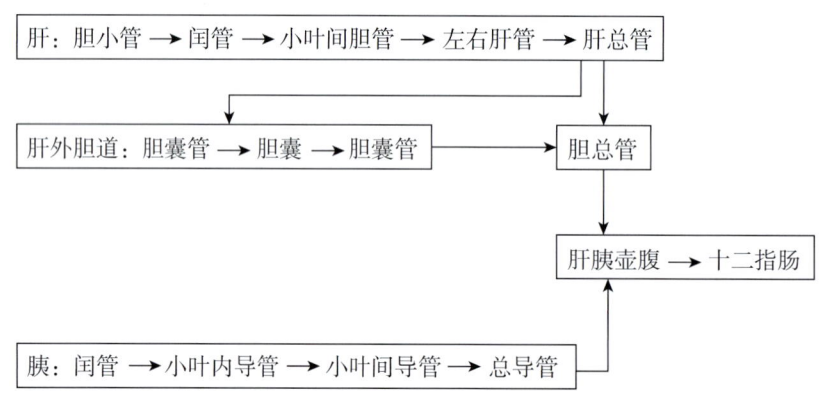

图 1-56　胆汁和胰液排泄途径

（四）胆囊和胆管

胆囊壁由黏膜、肌层和外膜组成（图 1-57）。

1. 黏膜　黏膜形成许多高而分支的皱襞，皱襞表面为单层柱状上皮，皱襞间的上皮向固有层凹陷，形成黏膜窦，窦内易有细菌或异物残留，引起炎症。当胆囊扩张时，黏膜窦消失。固有层较薄，无腺体，有较多的血管和淋巴管。上皮细胞具有分泌黏液、吸收胆汁中的水和无机盐的功能。

2. 肌层　较薄，为平滑肌，排列不规则，大致呈纵行和螺旋形排列。

3. 外膜　大部分为浆膜，少部分为纤维膜。

胆囊管是近胆囊颈的一段，黏膜形成许多螺旋形皱襞，上皮为含少量杯状细胞的单层柱状上皮。固有层有黏液性腺。肌层较厚，以环行肌为主。

胆囊的功能是贮存和浓缩胆汁。脂肪性食物可刺激小肠内分泌细胞分泌缩胆囊素，刺激肌层收缩，排出胆汁。

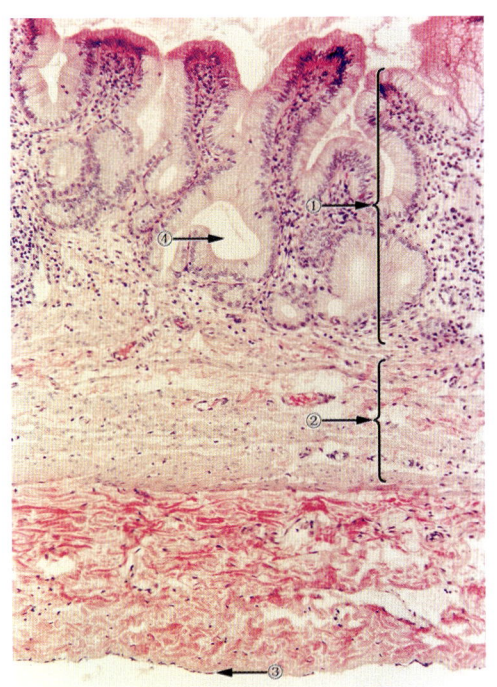

图 1-57 胆囊光镜像（HE 染色）
①黏膜；②肌层；③浆膜；④黏膜窦

知识拓展

肝巨噬细胞

肝巨噬细胞（亦称为库普弗细胞，Kupffer cell、Browicz-Kupffer cell、stellate macrophages），是位于肝中的特殊巨噬细胞，是单核吞噬细胞系统（mononuclear phagocyte system）的一部分，是人体内定居于组织中的最大的巨噬细胞群体。由血液单核细胞黏附于肝窦壁上分化而成，可通过吞噬作用清除血循环中异物颗粒或红细胞，以及来自肠道的病毒、细菌及其毒素，在抗原提呈、T 细胞增生等免疫应答过程中均有重要作用，是肝抵御细菌、病毒感染的主要屏障。肝巨噬细胞与血液直接接触，表面存在多种特异性受体，与其功能密切相关。肝巨噬细胞的结构和功能也因其在肝小叶内分布的位置不同而有差异，如肝小叶周边肝巨噬细胞较大，吞噬能力较强，而肝小叶中间的肝巨噬细胞体积较小，分泌细胞因子的功能更活跃。

小结

消化管指从口腔到肛门的连续性管道，包括口腔、咽、食管、胃、小肠、大肠和肛门。从食管到大肠，各段有相似的共同结构特征，其管壁组织结构由内向外依次分为黏膜、黏膜下层、肌层和外膜 4 层，更具有与其不同消化吸收功能相适应的特定组织结构，其中黏膜是各段消化管组织结构差异最大的部分。

唾液腺是经导管开口于口腔的外分泌腺的总称，大唾液腺主要包括腮腺、下颌下腺和舌下腺，为复管泡状腺，由反复分支的导管和末端的腺泡构成。胰腺由外分泌部和内分泌部组成，外分泌部为纯浆液性腺，分泌的胰液含多种消化酶，经导管入消化道；内分泌部即胰岛，由分泌胰岛素、胰高血糖素等的内分泌细胞组成。肝分泌胆汁参与脂类物质的消化和吸收，是人体最大的消化腺，肝功能复杂多样，在机体的新陈代谢中具有合成、分解、转化、贮存、解毒、参与免疫等多种重要作用；肝小叶是肝的基本结构和功能单位，肝细胞有 3 种不同的功能面：血窦面、胆小管面和肝细胞连接面。

整合思考题解析

> **整合思考题**
>
> 1. 分析小肠组织结构与其是机体消化吸收主要部位的关系。
> 2. 简述胃黏膜耐受胃酸的机制。
> 3. 比较消化管各段黏膜组织结构。
> 4. 比较三大唾液腺的结构特点。
> 5. 描述肝小叶的组织结构。
> 6. 简述胰腺外分泌部的组织结构和功能。

（徐　健）

第四节　消化管和消化腺的生理功能

学习目标

- **基本目标**
  1. 了解消化管平滑肌电生理特性。
  2. 明确消化系统的神经支配。
  3. 理解胃肠激素与脑-肠肽的概念。
  4. 解释胃的运动形式和作用，胃排空及其调控，小肠的运动形式。
  5. 了解胃液的性质、成分和作用，熟悉内因子。掌握胃液分泌的时相及各时相分泌的特点和意义。
  6. 说明胰液的成分、作用、分泌方式及其调节。
  7. 了解胆汁的分泌、排出与调节，了解胆汁肝肠循环的概念。
  8. 明确主要营养物质的吸收部位和吸收机制。

- **发展目标**
  综合分析胃肠道在机体能量代谢稳态中的作用。

一、消化系统生理功能概述

消化系统（digestive system）主要由消化管和消化腺两大部分组成。消化管是一个肌性管道，自口腔至肛门长为 8～10 m。在整个消化管中，口、咽、食管上端和肛门外括约肌是骨骼肌，其余部分均由平滑肌组成。消化管平滑肌在功能上属于单位平滑肌，这种平滑肌之间通过紧密连接进行同步性活动。消化管通过这些肌肉的舒缩活动完成对食物的机械性消化，并将食物向前推进，直至将剩余残渣排出体外。消化管的运动是促进食物的消化和吸收的重要因素。

消化腺分大消化腺和小消化腺两种，大消化腺包括三对唾液腺、肝和胰腺，小消化腺散在分布于消化道各部的管壁内。消化系统通过运动、分泌、消化、吸收和免疫五方面功能来消化食物、吸收营养物质和排出粪便，从而为机体新陈代谢提供必要的物质和能量来源（表1-2）。

表1-2 消化系统的基本功能

功能	概念	作用及生理意义
运动	以肌肉收缩为基础的消化道规律性活动过程，发挥机械性消化作用	摄取、研磨食物并与消化液充分混合；推送食物，排出残渣（排便）
分泌	外分泌：消化腺将其所分泌的消化液释放到消化道内的过程，发挥化学性消化作用	分解食物中的大分子，维持消化道内适宜的酸碱度
	内分泌：腺体分泌高效能的有机化学物质，通过血液循环的运输而传递化学信息到其靶细胞产生作用	机体最大的内分泌系统，调节多种生理功能如消化液分泌、肠道稳态、摄食、糖脂代谢稳态
消化	将摄入消化管的食物分解为可吸收的小分子物质的过程，包括机械性消化和化学性消化	加工处理食物，分解提取其中的营养成分
吸收	通过消化管黏膜上皮细胞将食物中的营养成分转运到血液或淋巴循环的过程	不断补充并维持血液中新陈代谢所需的原料
免疫	胃肠道黏膜免疫系统吞噬和清除侵入胃肠道的病毒、细菌、毒素和抗原物质的过程	在吸收肠道营养物质的同时，防止机体对食物抗原产生过敏反应和阻止病原微生物侵入

消化系统的基本功能是消化食物和吸收营养物质。食物中的营养物质除维生素、水和无机盐可以被机体直接吸收利用外，糖类、脂肪和蛋白质等物质均需在消化道内被分解为结构简单的小分子物质后，才能被吸收利用。食物在消化道内被分解为可吸收的小分子物质的过程，称为消化（digestion），包括机械性消化和化学性消化。机械性消化（mechanical digestion）是指消化系统经过消化道的运动，将食物磨碎并与消化液充分混合，并将食物向消化道远端推送的过程。化学性消化（chemical digestion）是指消化系统通过消化腺分泌的消化酶，将食物中的大分子物质分解为可吸收的小分子物质的过程。在整个消化过程中，两种消化方式同时进行，密切配合。经过消化分解后的营养物质，通过消化道黏膜上皮细胞进入血液或淋巴循环的过程称为吸收（absorption）。不能被消化和吸收的食物残渣，最后以粪便的形式排出体外。消化和吸收是两个紧密联系的过程，受神经和体液等多种因素的调节。

此外，消化系统还具有内分泌、免疫和独立神经活动等其他功能。消化道存在多种内分泌细胞，具有重要的内分泌功能，能通过分泌多种胃肠激素调节消化道的活动。机体大约70%的免疫细胞分布在消化道，消化道的免疫稳态是疾病防御的重要组成部分。而肠神经系统（enteric nervous system，ENS）与中枢神经系统既相互联系，又拥有固有的神经环路，具有独立于大脑的感觉、运动，甚至记忆和情绪等功能，因此被称为"第二大脑"。

（一）消化管平滑肌的特性

1. 消化管平滑肌的一般生理特性 消化管平滑肌具有肌肉组织的共同特性，如具有兴奋性、节律性、传导性和紧张收缩性等，这些特性的表现均有其自身的特点（表1-3）。

表 1-3　消化管平滑肌的一般生理特性

生理特性	特点	生理意义
兴奋性 excitability	兴奋性较低，收缩速度缓慢，且变异较大	适应整体消化活动的需要，与消化过程相协调
节律性 automaticity	具有良好的节律性运动，但其收缩频率慢，节律性远不如心肌规则	反复进行充分的消化活动
紧张性 tensity	微弱的持续收缩状态	保持消化道各部分一定的位置和形状；保持消化道的基础压力，有助于消化液向食物中渗透
伸展性 extensibility	具有良好的伸展性	使消化道有可能容纳几倍于原始体积的内容物，而消化道内压力却不明显升高
敏感性 sensitivity	对电刺激不敏感，但对于机械牵张、温度和化学刺激敏感，轻微的刺激常可引起强烈的收缩	构成引起内容物推进或排空的自然刺激因素

2. 消化管平滑肌的电生理特性　同神经组织和骨骼肌组织一样，消化管平滑肌细胞具有电生理特征。其电活动变化可分为三类，即静息电位、慢波电位和动作电位。

（1）静息电位（resting potential）：消化管平滑肌的静息电位主要由 K^+ 的平衡电位形成，电位不稳定，波动性较大。将微电极插入胃肠平滑肌细胞内可记录到消化道平滑肌的静息电位，其实测值为 $-60 \sim -50$ mV。此外，Na^+、Cl^-、Ca^{2+} 也参与了静息电位的产生。

（2）慢波电位（slow wave）：消化管平滑肌细胞在静息电位的基础上，自发产生去极化和复极化节律性电位波动，因其频率较慢而被称为慢波电位；由于慢波频率对平滑肌的收缩节律起决定性作用，也称为基本电节律（basal electric rhythm，BER）。慢波电位的频率因物种和消化道不同部位而异，人胃的慢波频率为 3 次 / 分、十二指肠为 12 次 / 分、回肠末端为 $8 \sim 9$ 次 / 分。慢波的波幅为 $10 \sim 15$ mV，持续时间由数秒至十几秒。

胃肠道平滑肌中的慢波是在没有神经、激素或旁分泌物质输入的情况下发生的，因此其产生的原因是肌源性的。实验证明，在体外，慢波会出现数小时；在器官培养中，慢波会在离体肌肉中持续数天。慢波起源于消化道纵行肌和环行肌之间的 Cajal 间质细胞（interstitial cell of Cajal，ICC），ICC 被认为是胃肠运动的起搏细胞，具有特殊的结构，包括 Ca^{2+} 激活的 Cl^- 通道（calcium-activated chloride channel，CaCC）、T 型 Ca^{2+} 通道和细胞内的 Ca^{2+} 储备。目前认为，ICC 细胞内 Ca^{2+} 浓度升高是慢波产生的基础。内质网释放 Ca^{2+} 激活 CaCC，Cl^- 外流，产生内向电流，膜电位去极化，这是启动慢波的起搏机制。ICC 彼此电耦合，可以主动再生和传播后续的慢波。慢波电位通过 ICC 与平滑肌细胞之间的缝隙连接扩布到平滑肌细胞，引起平滑肌细胞电压门控 Ca^{2+} 通道开放，Ca^{2+} 内流，从而使平滑肌细胞去极化并引起兴奋 - 收缩耦联。

平滑肌细胞存在机械阈（mechanical threshold）和电阈（electrical threshold）两个临界膜电位值。当慢波去极化达到或超过机械阈时，细胞内 Ca^{2+} 浓度增加到足以激活肌细胞收缩水平，平滑肌细胞出现小幅度收缩，收缩幅度与慢波幅度呈正相关；当慢波去极化达到或超过电阈时，可引发动作电位，平滑肌细胞收缩增强，慢波上出现的动作电位数目越多，平滑肌细胞收缩越强。

（3）动作电位（action potential）：消化管平滑肌动作电位时程很短，为 $10 \sim 20$ ms，故又称快波（fast wave）。当消化管平滑肌受到各种理化因素刺激，或当慢波电位自动去极化达到阈电位时，会在慢波电位基础上产生一个至数个动作电位。动作电位的产生机制与平滑肌细胞膜上的 Ca^{2+} 通道开放有关，大量 Ca^{2+} 内流和少量 Na^+ 内流产生去极化；K^+ 外流形成复极化。

因此，消化管平滑肌电活动与肌肉收缩的关系为，动作电位在慢波去极化的基础上产生，收缩主要发生在动作电位之后，慢波是平滑肌的起步电位，决定蠕动的方向、节律和速度（图1-58）。

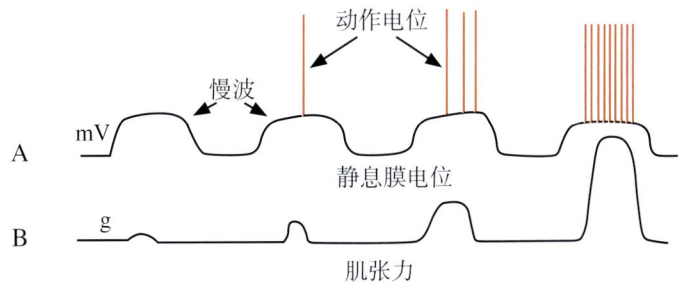

图 1-58 消化管平滑肌的电活动与肌肉收缩的关系
A．细胞内电位变化曲线；B．肌肉收缩曲线

（二）消化腺的分泌功能

人体每日由各种消化腺分泌的消化液总量达 6～8 L（表1-4）。消化液主要由有机物（含多种消化酶、黏液、抗体等）、离子和水组成。消化液的功能主要有：①分解食物中的各种成分；②为各种消化酶提供适宜的 pH 环境；③稀释消化道内的食物消化产物，使其渗透压与血浆的渗透压相等，以利于吸收；④通过分泌黏液、抗体和大量液体，保护消化道黏膜免受物理性、化学性损伤和抵御病原微生物侵害。

表 1-4 人体产生的各种消化液

消化液	分泌量（L/d）	pH	主要成分	酶底物	生理功能
唾液	1.0～1.5	6.6～7.1	黏液 唾液淀粉酶	淀粉	水解直链淀粉为麦芽糖和少量葡萄糖、支链淀粉为极限糊精
胃液	1.5～2.5	0.9～2.0	盐酸 胃蛋白酶（原） 内因子 黏液和碳酸氢盐	蛋白质	激活胃蛋白酶等 水解蛋白质为䏡和胨 促进维生素 B_{12} 吸收 保护胃黏膜
胰液	1.0～2.0	7.8～8.4	HCO_3^- 胰蛋白酶（原） 糜蛋白酶（原） 羧基肽酶（原） 胰脂肪酶 辅脂酶 胆固醇酯酶 磷脂酶 A2 胰淀粉酶 核糖核酸酶 脱氧核糖核酸酶	蛋白质 蛋白质 多肽 脂肪酶 磷脂 淀粉 RNA DNA	中和胃酸 分解蛋白质为小肽、氨基酸 分解蛋白质为小肽、氨基酸 水解多肽为氨基酸 水解三酰甘油为脂肪酸、甘油、一酰甘油 稳定脂肪酶 分解胆固醇酯为脂肪酸、胆固醇 分解磷脂为溶血磷脂 分解淀粉为麦芽糖、寡糖 分解 RNA 为单核苷酸 分解 DNA 为单核苷酸
胆汁	0.8～1.0	6.8～7.4	胆盐 胆固醇 胆色素		促进脂肪消化 促进脂肪和脂溶性维生素吸收 中和胃酸、促进胆汁分泌、调节代谢

续表

消化液	分泌量（L/d）	pH	主要成分	酶底物	生理功能
小肠液	1.0～3.0	7.6	黏液和碳酸氢盐 肠致活酶	胰蛋白 酶原	保护肠黏膜 激活胰蛋白酶原
大肠液	0.5	8.3～8.4	黏液 HCO_3^-		保护肠黏膜

消化腺分泌消化液是腺细胞主动活动的过程（图1-59），受神经、体液因素的调节：①形成分泌物所需的营养物质首先扩散或被毛细血管中的血液主动运输到腺细胞的底部；②腺细胞内靠近基底部的线粒体产生三磷酸腺苷（adenosine triphosphate，ATP）；③腺细胞的内质网和高尔基复合体利用营养物质提供适当底物和ATP提供的能量，合成有机分泌物质；④分泌物质通过内质网的小管运输到达高尔基复合体的囊泡；⑤在高尔基复合体中，物质被修饰、添加、浓缩，并以分泌囊泡的形式排入细胞质，分泌囊泡储存在分泌细胞的顶端；⑥分泌囊泡保持储存，直到神经或激素控制信号增加细胞膜对Ca^{2+}的通透性，Ca^{2+}进入细胞，导致许多囊泡与顶端细胞膜融合，使细胞将囊泡内容物排出细胞表面，完成胞吐过程。

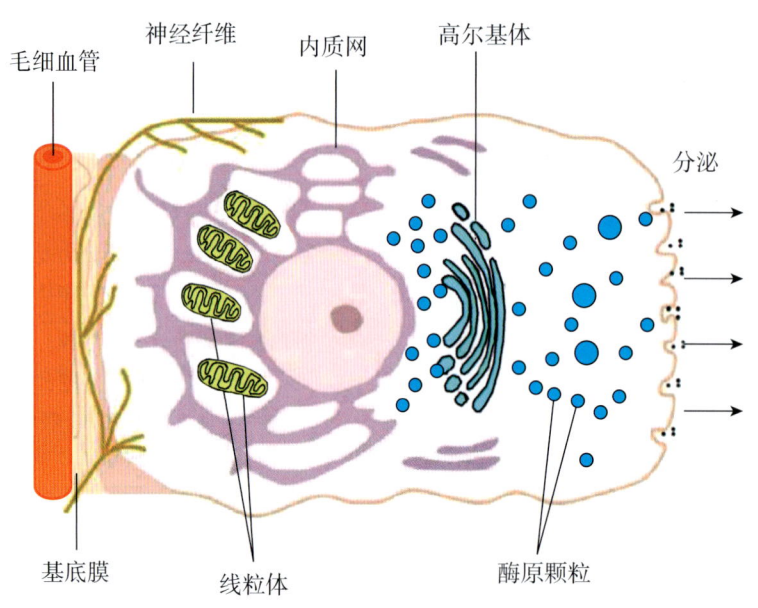

图1-59 消化腺细胞形成和分泌酶及其他物质
（修改自 Textbook of Medical Physiology，2005）

（三）消化系统的神经支配

在体内，胃肠活动受外来自主神经系统和胃肠道内在神经系统的双重调节（图1-60）。

1. 自主神经系统（副交感神经和交感神经系统） 胃肠道壁受自主神经系统的副交感和交感分支支配。副交感神经和交感神经轴突与胃肠道壁的平滑肌和腺体相连接直接控制这些结构，以及与ENS内的神经元形成突触间接调节消化道的平滑肌和腺体。通常，副交感神经兴奋会促进胃肠道活动，刺激胃肠道运动并放松胃肠道括约肌。相反，交感神经兴奋抑制胃肠道运动，收缩胃肠道括约肌，并收缩胃肠道壁内的血管。因此，任何激活交感神经的条件（例如运动、愤怒、压力）都可能减慢或干扰消化。

（1）交感神经：支配胃肠道的交感神经从脊髓胸5～腰2段侧角发出，在腹腔神经节、肠

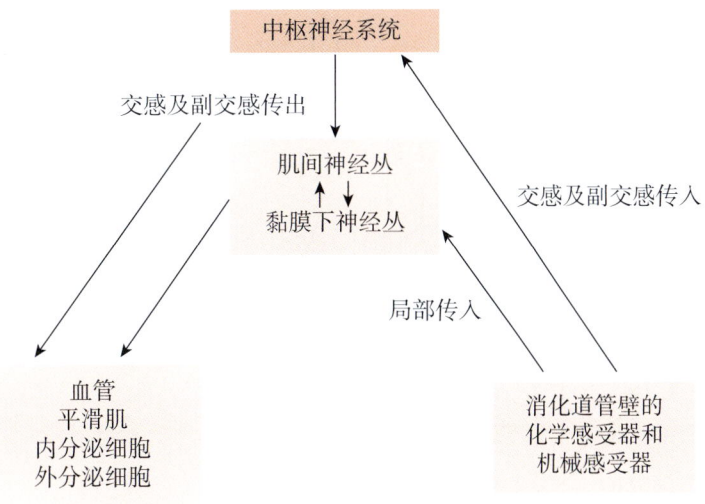

图 1-60 消化系统的局部和中枢性调节通路

系膜神经节或腹下神经节中交换神经元后发出节后纤维，主要终止于壁内神经丛内的胆碱能神经元，抑制其兴奋性；少数交感节后纤维直接支配胃肠平滑肌、血管平滑肌和消化道腺细胞（图1-61）。交感神经节后纤维末梢释放去甲肾上腺素（noradrenaline or norepinephrine，NA or NE），对胃肠道的运动、腺体分泌和血流量通常起抑制作用，而对消化道括约肌起兴奋作用。

（2）副交感神经：支配胃肠道的副交感神经主要来自迷走神经和盆神经，迷走神经支配食管、胃、胰腺和大肠上部，骨盆神经支配下大肠、直肠和肛门。其节前纤维到达胃肠道并终止于胃肠壁内的神经元，发出的节后纤维主要支配胃肠道的腺细胞、上皮细胞、血管和平滑肌细胞（图1-61）。副交感神经大部分节后纤维释放的递质是乙酰胆碱（acetylcholine，ACh），通过激活毒蕈碱样（M）受体，对胃肠道运动和腺体分泌起兴奋作用，而对消化道括约肌却相反，起抑制作用。但也有少数副交感神经的节后纤维释放的递质既不是 NA 也不是 ACh，而是某些肽类物质，如血管活性肠肽（vasoactive intestinal peptide，VIP）、P 物质、脑啡肽和生长抑素等，因而被称为肽能神经，在胃的容受性舒张、机械刺激引起的小肠充血等过程中起作用。

在交感和副交感神经中，除上述的传出神经外，还存在有大量的传入神经，它们可将消化道感受器的各种信息传入中枢，以调节消化系统的活动（图1-61）。在迷走神经中同时包含传入和传出途径的反射被称为迷走-迷走反射（vago-vagal reflex）（图1-62）。

2．内在神经系统　肠神经系统（ENS）由感觉神经元和运动神经元组成，从食管延伸到肛门。这个神经元网络包括黏膜下神经丛和肌间神经丛两类（图1-63）。它支配胃肠道的平滑肌和腺体，并介导复杂的协调反射，以促进食物通过胃肠道的混合和推进。

ENS 的功能包括：①协调并把副交感神经和交感神经系统的信息传递到胃肠道；②从胃肠道的化学感受器和机械感受器接收感觉信息；③使用局部反射来传递胃肠道内的信息。即使没有外在神经支配，也能控制胃肠道的大多数功能，尤其是运动和分泌。其中肌间神经丛（又称 Auerbach plexus）主要控制胃肠道平滑肌的运动。黏膜下神经丛（又称 Meissner plexus）主要控制分泌和血流。

新的研究表明，ENS 是一个完全独立的神经系统，这不仅是因为 ENS 的神经元数量很大，而且因为它可以独立于中枢神经系统起作用。内在神经系统具有复杂多样的化学递质和调质，几乎所有中枢神经系统中的递质和调质均存在于内在神经元中。通过神经纤维联系，内在神经系统将胃肠壁内的各种感受器和效应器连接在一起，形成一个完整的、相对独立的神经网络，可独立完成局部反射活动，从而调节胃肠运动、分泌、血流及水和电解质的转运，此外，ENS

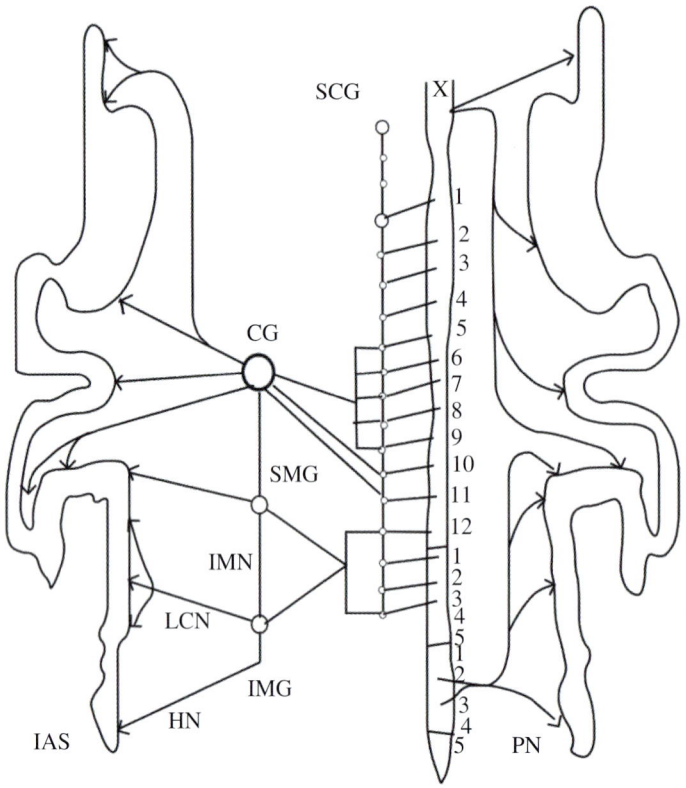

图 1-61 自主神经支配消化器官图
左侧为交感神经支配；右侧为副交感神经支配；CG：腹腔神经节；SCG：颈上神经节；LCN：结肠神经；X：迷走神经运动背核；SMG：肠系膜上神经节；PN：盆神经；IAS：肛门内括约肌；HN：腹下神经；IMN：肠系膜间神经；IMG：肠系膜下神经节

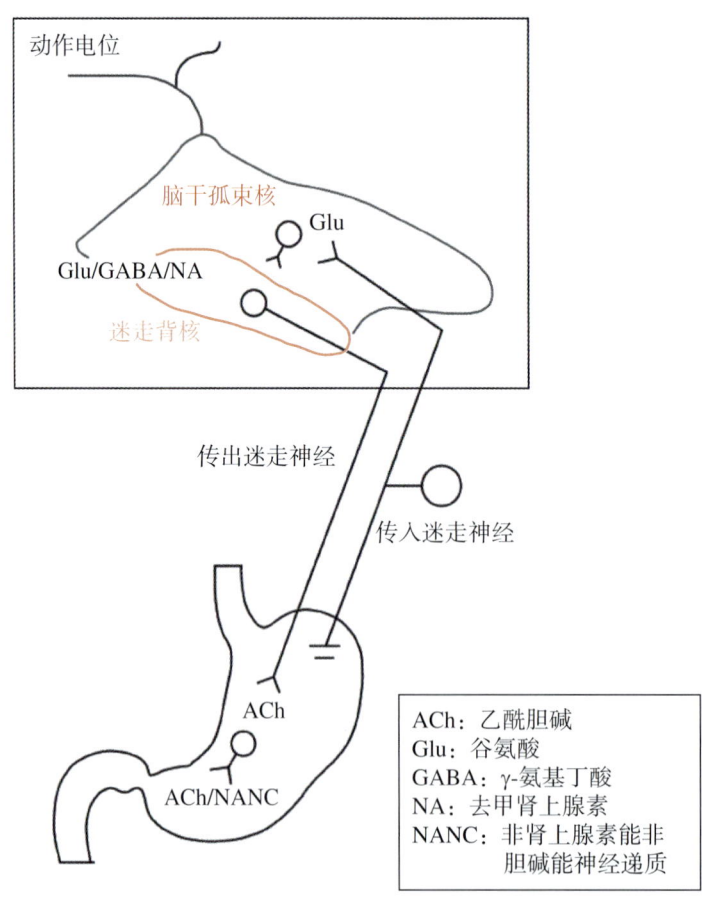

ACh：乙酰胆碱
Glu：谷氨酸
GABA：γ-氨基丁酸
NA：去甲肾上腺素
NANC：非肾上腺素能非胆碱能神经递质

图 1-62 迷走 - 迷走反射

具有类似于大脑的记忆和情绪功能，因而有"肠脑"（brain of the gut）或"第二大脑"之称。但从机体整体而言，胃肠道内在神经系统的活动也受交感神经和副交感神经的调节。

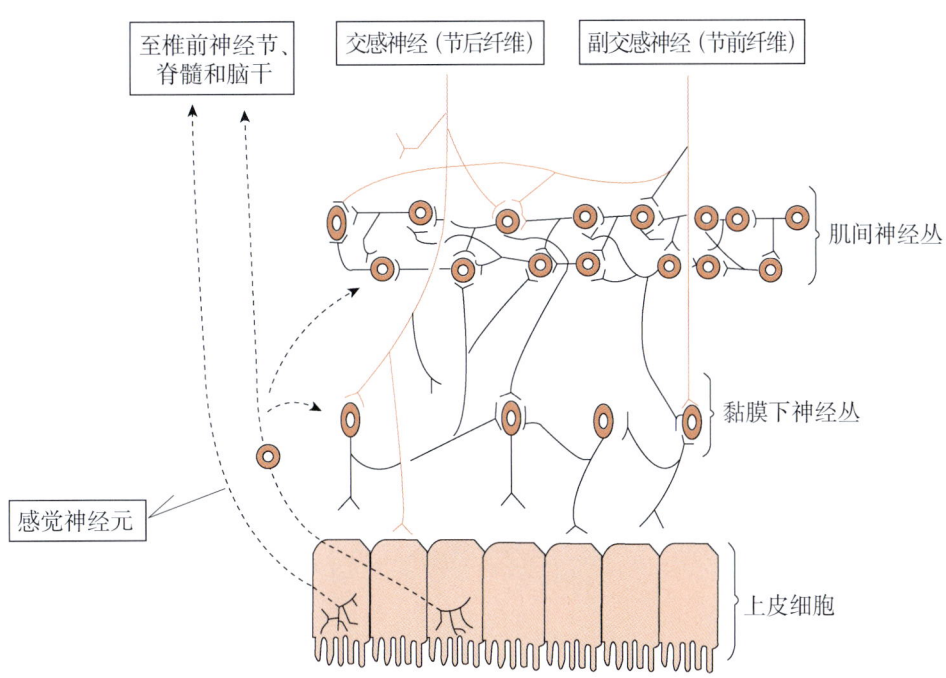

图1-63 消化道内在神经与自主神经的关系模式图

（四）消化道的内分泌功能

胃肠道黏膜中分布着四十多种内分泌细胞，它们能合成和释放具有生物活性的化学物质，统称为胃肠激素（gastrointestinal hormone，gut hormone）。

1. 胃肠内分泌细胞　根据细胞的形态、结构和所在位置，可将胃肠内分泌细胞分为开放型细胞和闭合型细胞两类（图1-64）。胃肠道的内分泌细胞大多为开放型细胞，其细胞呈锥形，顶端有微绒毛突起伸入胃肠腔内，直接感受胃肠内食物成分和pH的刺激而引起细胞的分泌活动。闭合型细胞无微绒毛，与胃肠腔无直接接触，它们的分泌受神经兴奋和周围环境变化的调节。闭合型细胞较少，主要分布在胃底、胃体泌酸区和胰腺。

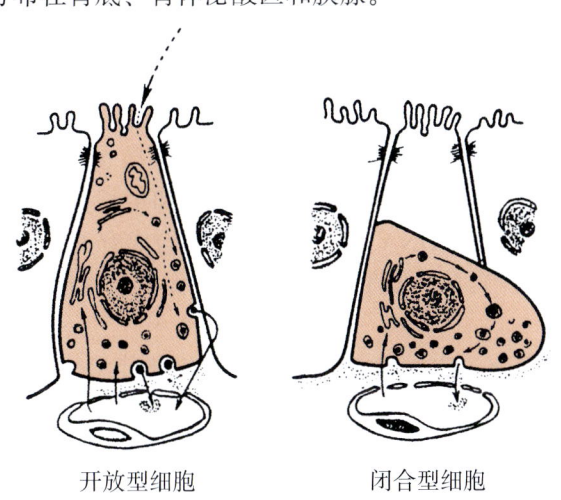

图1-64 消化道内分泌细胞形态模式图

2. 胃肠激素的分泌方式 胃肠激素分泌后，大多数（如促胃液素、促胰液素、缩胆囊素、抑胃肽等）经血液循环途径发挥作用，即远距分泌，也称内分泌（endocrine）；有些则局部释放作用于其附近的细胞（如生长抑素），称为旁分泌（paracrine）；有些胃肠激素作为神经递质或神经调质（如 VIP、P 物质等）起作用的，属于神经分泌（neurocrine）；也有一些胃肠激素（如促胃液素、胰多肽）可直接分泌入胃肠腔内发挥作用，称为腔分泌（solinocrine）；还有些胃肠激素分泌到细胞外，扩散到组织间隙，再反过来作用于分泌该激素的细胞本身，称为自分泌（autocrine）。消化道内还存在有大量的分泌单胺类物质的内分泌细胞，如肠嗜铬细胞（enterochromaffin cell）释放 5-羟色胺（5-HT）等，肠嗜铬样细胞（enterochromaffin-like cell, ECL cell）释放组织胺等。它们往往表现为多种分泌方式（图 1-65）。

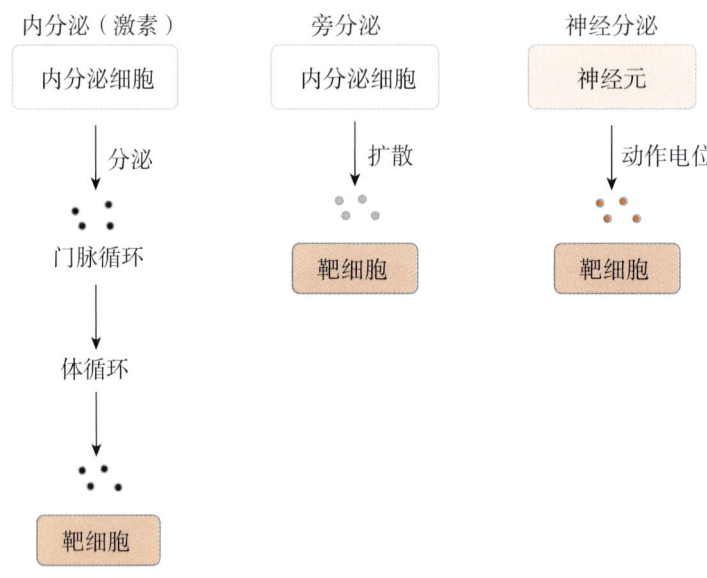

图 1-65　胃肠激素、旁分泌、神经分泌

3. 胃肠激素的主要作用

（1）调节消化腺的分泌和消化道的运动：不同胃肠激素对不同的消化腺、平滑肌和括约肌产生不同的调节作用。一种激素可调节多种消化功能，而一种消化功能又往往接受多种激素的调节。

（2）调节其他激素的释放：胃肠激素如促胃液素（gastrin）、促胰液素（secretin）、缩胆囊素（cholecystokinin，CCK）在大剂量时都有促进胰岛素分泌的作用，而抑胃肽（gastric inhibitory polypeptide，GIP）在生理条件下即可刺激胰岛素的分泌。胰高血糖素（glucagon）可通过升高血糖浓度而间接刺激胰岛素分泌，也可直接刺激胰岛 β 细胞分泌胰岛素。

（3）营养作用：某些胃肠激素对消化道组织的代谢和生长具有促进作用，称为营养作用。这种作用可能与促进胃肠道黏膜的 DNA、RNA 和蛋白质合成有关。临床观察到，切除胃窦的患者，由于血清促胃液素减少，胃黏膜发生萎缩；而患有促胃液素瘤的患者则多伴有胃黏膜增生肥厚。

（4）调节代谢功能：消化道内分泌激素广泛参与机体能量代谢的调节，包括摄食、糖脂稳态等（表 1-5）。这些内分泌激素大多数具有抑制摄食的作用，而胃 X/A 样细胞分泌的饥饿素（ghrelin）是目前已知的唯一一种刺激摄食的消化道激素。L 细胞分泌的胰高血糖素样肽 1（glucogan-like peptide 1，GLP1）除了具有改善糖代谢功能之外，还能抑制摄食、减轻体重，因此临床上已经作为糖尿病和肥胖治疗的重要靶点。此外，传统胃肠道激素如促胰液素最近也被发现具有抑制摄食、刺激脂肪产热的作用。

（5）影响免疫功能：胃肠激素对免疫细胞增生及细胞因子的释放、免疫球蛋白的生成、白细胞的趋化与吞噬作用等有广泛的影响。此外，很多免疫细胞也能产生胃肠激素，如巨噬细胞可分泌 P 物质、生长抑素、铃蟾素（蛙皮素）等。

表 1-5　消化道主要内分泌激素及其生理功能

激素名称	来源细胞	引起释放的刺激物	主要生理作用
促胃液素	胃窦、十二指肠 G 细胞	蛋白质消化产物、迷走神经兴奋、胃扩张	↑胃中 H^+ 的分泌 刺激胃黏膜的生长
饥饿素	胃 X/A 样细胞	饥饿、血糖或血脂降低、必需氨基酸	↑摄食量、胃动力 ↓胰岛素分泌
缩胆囊素	十二指肠、空肠 I 细胞	蛋白质消化产物、脂肪酸	刺激胆囊收缩和 Oddi 括约肌松弛 ↑胰酶分泌 ↑胰腺外分泌腺的生长 抑制胃排空
促胰液素	十二指肠 S 细胞	H^+、脂肪酸	↑胰腺 HCO_3^- 分泌 ↑胆汁 HCO_3^- 分泌物 ↓胃 H^+ 分泌
抑胃肽	十二指肠、空肠	葡萄糖、脂肪酸和氨基酸	↑胰岛素分泌 ↓胃 H^+ 分泌
胰高血糖素样肽 1	小肠 L 细胞	葡萄糖、脂肪酸和氨基酸	↑胰岛素分泌 ↓摄食量、胃动力、胃 H^+ 分泌

4．APUD 细胞和脑 - 肠肽（brain-gut peptide）　消化道的内分泌细胞都具有摄取胺前体、进行脱羧而产生肽类或活性胺的能力，这类细胞统称为 APUD（amine precursor uptake and decarboxylation）细胞。研究发现，具有这种能力的细胞颇多，神经系统、甲状腺、肾上腺髓质、腺垂体等组织中均含有 APUD 细胞。一些被认为是胃肠激素的多肽也存在于中枢神经系统，而原来认为只存在于中枢神经系统的神经肽也在消化道中发现。这些双重分布的多肽被统称为脑 - 肠肽。目前已发现的脑 - 肠肽有促胃液素、缩胆囊素、促胃动素（motilin）、生长抑素、神经降压素等二十多种，其中部分脑 - 肠肽的特性和功能已经得到了较为充分的研究，例如，促胃动素能够增强胃肠动力，胃饥饿素能够促进食欲。

二、胃内消化

消化过程从食物进入口腔开始。食物在口腔内停留的时间仅为 15 ~ 20 s，但却能引起整个消化系统功能状态的改变，为依次进行食物的消化和吸收做好准备。在口腔内，食物经过牙齿咀嚼、唾液湿润之后吞咽，到达胃部。

唾液（saliva）分泌的调节为神经调节，包括非条件反射性分泌和条件反射性分泌。人的口腔有三对大唾液腺，包括腮腺、下颌下腺和舌下腺。在正常情况下，成人每天唾液分泌量为 800 ~ 1500 ml。唾液主要起到润湿和初步消化食物的作用。

咀嚼（mastication）是由咀嚼肌按一定的顺序收缩而实现的复杂的节律性动作。咀嚼的主要作用是对食物进行机械性加工，将食物切割或磨碎。咀嚼后的食物与唾液混合形成食团（bolus），经过唾液的湿润后便于吞咽。

吞咽（swallowing）是指食团依次由舌背经咽部和食管进入胃的过程，吞咽动作由一系列高

知识拓展：唾液

度协调的反射活动组成。按照食团依次经过的部位，可将吞咽动作分为以下三个时期：口腔期（oral phase）、咽期（pharyngeal phase）和食管期（esophageal phase）。

在本节，我们重点介绍食物在胃内消化的过程及机制。

胃是消化道中最膨大的部分。成人的容量一般为 1～2 L，因而具有暂时贮存食物的功能。食物入胃后，先受到胃液的化学性消化和胃壁肌肉运动的机械性消化，形成食糜（chyme），再逐次少量地通过幽门排入十二指肠。

（一）胃液的分泌

1. 胃外分泌腺和内分泌细胞　胃的分泌功能主要由胃黏膜内 3 种管状外分泌腺和多种内分泌细胞共同完成。胃液由外分泌细胞的分泌物构成。

胃的外分泌腺包括贲门腺（cardiac gland）、泌酸腺（oxyntic gland）和幽门腺（pyloric gland）。泌酸腺由 3 种细胞组成：壁细胞（parietal cell）、主细胞（chief cell）和颈黏液细胞（neck mucous cell），它们分别分泌盐酸、胃蛋白酶原和黏液。胃黏膜内含有多种内分泌细胞，如分泌促胃液素的 G 细胞、分泌生长抑素的 D 细胞和分泌组胺的肠嗜铬样（ECL）细胞等。

2. 胃液（gastric juice）的性质、成分和作用　胃液是由胃多种细胞分泌的混合液，pH 为 0.9～1.5，含水量为 91%～97%。正常人每日分泌的胃液量为 1.5～2.5 L。胃液成分主要包括盐酸、胃蛋白酶原、黏液、碳酸氢盐（HCO_3^-）、内因子、Na^+、K^+ 和水等。

（1）盐酸（hydrochloric acid，HCl）：胃分泌的盐酸主要来自泌酸腺的壁细胞，也称胃酸（gastric acid）。胃酸有游离酸和结合酸两种形式，两者在胃液中的总浓度称为胃液总酸度。结合酸为与蛋白质结合的盐酸蛋白酸，在纯胃液中绝大部分是游离酸。胃酸含量通常以单位时间内分泌盐酸的毫摩尔量表示，称为胃酸排出量（acid output）。正常人空腹时的基础胃酸排出量（basal acid output）为 0～5 mmol/h。在食物或某些药物刺激下，胃酸排出量可明显增加，正常人的胃酸最大排出量（maximal acid output）可达 20～25 mmol/h。一般认为最大胃酸排出量与壁细胞的数量和功能状态有关。

胃液中 H^+ 浓度为 150～170 mmol/L，Cl^- 浓度为 170 mmol/L；血浆中 H^+ 浓度为 0.0005 mmol/L，Cl^- 浓度为 104 mmol/L。胃液中的 H^+ 浓度比血浆高约 300 万倍，Cl^- 浓度也比血浆高。因此，壁细胞分泌 H^+ 是逆巨大浓度梯度进行的主动运输过程。研究表明这种逆浓度差分泌的能量来源与壁细胞膜上质子泵（proton pump）的活动有关。质子泵是一种转运蛋白，镶嵌于壁细胞顶端膜内陷形成的分泌小管膜上，具有转运 H^+、K^+ 和催化 ATP 水解的功能，故也称 H^+-K^+ATP 酶。

壁细胞分泌盐酸的转运过程：壁细胞分泌的 H^+ 是由胞质中的 H_2O 解离生成的（$H_2O \rightarrow H^+ + OH^-$），质子泵分泌 H^+ 的前提是分泌小管内 K^+ 的存在，而分泌小管内的 K^+ 是壁细胞受刺激时，经细胞顶端膜上的 K^+ 通道由胞质进入分泌小管的，细胞基底侧膜上的 Na^+-K^+-ATP 酶可使细胞外的 K^+ 通过与细胞内的 Na^+ 交换而进入细胞内，以补充由顶端膜丢失的部分 K^+。质子泵每分解 1 分子 ATP 所释放的能量，可驱动一个 H^+ 从胞质进入分泌小管腔，同时驱动一个 K^+ 从分泌小管腔进入胞质。H^+ 与 K^+ 的交换是一对一的，因而是电中性交换；H^+ 被质子泵泵出后，留在胞质中的 OH^- 在碳酸酐酶（carbonic anhydrase，CA）的催化下迅速与氧化代谢产生的 CO_2 结合，形成 HCO_3^-（$OH^- + CO_2 \rightarrow HCO_3^-$）；生成的 HCO_3^- 在细胞的基底侧膜与 Cl^- 进行交换，HCO_3^- 进入血液，而 Cl^- 进入胞质并通过细胞顶端膜特异的 Cl^- 通道进入分泌小管腔，与 H^+ 形成 HCl。

消化期胃酸大量分泌的同时，有大量的 HCO_3^- 进入血液，形成餐后碱潮（postprandial alkaline tide）现象。壁细胞分泌小管上的质子泵可被其选择性抑制剂奥美拉唑（omeprazole）所阻断，目前该药已在临床上用来有效地抑制胃酸分泌。与 HCO_3^- 交换而进入壁细胞内的 Cl^- 则通过分泌小管膜上特异性的 Cl^- 信道进入小管腔，与 H^+ 形成 HCl（图 1-66）。

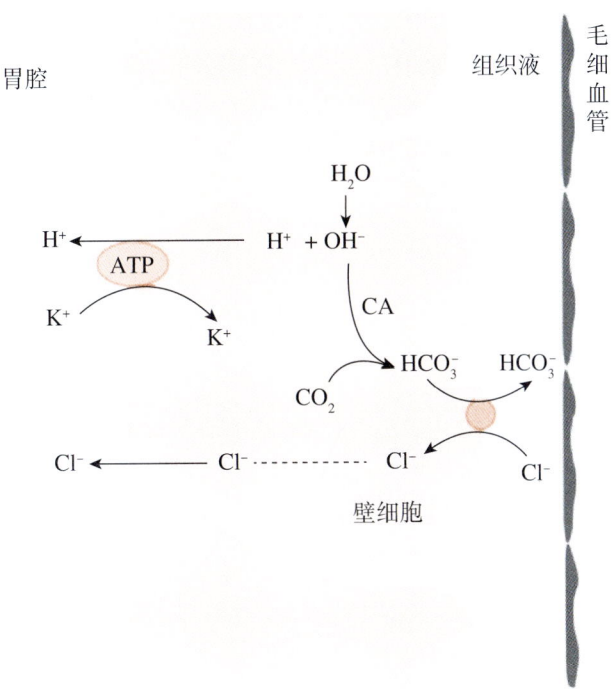

图 1-66　壁细胞分泌盐酸

胃酸的功能：①盐酸可杀死随食物进入胃内的细菌，对维持胃和小肠内的无菌状态具有重要意义；②盐酸还能激活胃蛋白酶原，使之转变为有活性的胃蛋白酶，并且盐酸为胃蛋白酶作用提供了必要的酸性环境；③盐酸可使食物中的蛋白质变性而易于水解；④盐酸进入小肠后，可以引起促胰液素的释放，从而促进胰液、胆汁和小肠液的分泌；⑤盐酸所造成的酸性环境，有助于小肠对铁和钙的吸收。值得注意的是，盐酸分泌过多会对人体产生不利的影响。过高的胃酸对胃和十二指肠黏膜有侵蚀作用，因而是溃疡病发病的重要原因之一。胃酸分泌过少，常可产生腹胀、腹泻等消化不良的症状。

（2）胃蛋白酶原（pepsinogen）：是胃液中最重要的消化酶，主要由泌酸腺的主细胞合成与分泌。颈黏液细胞、贲门腺和幽门腺的黏液细胞以及十二指肠近端的腺体也能分泌。胃蛋白酶原以不具有活性的酶原颗粒形式贮存在主细胞内。迷走神经兴奋、进食及促胃液素等刺激引起其释放增多。

分泌入胃腔内的胃蛋白酶原在胃酸作用下或在已激活的胃蛋白酶作用下，脱去 1 个小分子的多肽，转变为具有活性的胃蛋白酶（pepsin），其分子量也由 4.35×10^4 减小到 3.5×10^4。

胃蛋白酶的功能是水解食物中的蛋白质，它主要作用于蛋白质及多肽分子中含苯丙氨酸或酪氨酸的肽键上，其主要分解产物是大分子多肽。胃蛋白酶只有在酸性较强的环境中才能发挥作用，其最适 pH 为 1.8～3.5。

（3）黏液和碳酸氢盐（mucus and bicarbonate）：胃的黏液由胃黏膜表面的上皮细胞、泌酸腺的颈黏液细胞以及贲门腺和幽门腺共同分泌，其主要成分为糖蛋白。糖蛋白具有较高的黏滞性和形成凝胶的特性。在正常人体内，黏液覆盖在胃黏膜的表面，形成一个厚约 500 μm 的凝胶层，它具有润滑作用，可减少粗糙的食物对胃黏膜的机械性损伤。

胃内 HCO_3^- 主要由胃黏膜的非泌酸细胞分泌，仅有少量的 HCO_3^- 是从组织间液渗入胃内。由于胃黏膜表面存在 500 μm 的黏液凝胶层，其黏稠度为水的 30～260 倍，可显著减慢离子在其中的扩散速度，所以，对于细胞分泌的 HCO_3^- 向胃腔移动和胃腔中的 H^+ 向黏膜上皮细胞扩散来说，经过凝胶层时速度均明显减慢，两者在凝胶层内可以不断发生中和反应，从而形成一个跨黏液层的 pH 梯度（图 1-67）。黏液层近胃腔侧呈酸性，pH 在 2.0 左右，而靠近上皮细胞侧呈中性，pH 在 7.0 左右，因此可有效地防止胃内 H^+ 对胃黏膜的直接侵蚀作用，以及胃蛋白酶对胃黏膜的消化作用。由胃黏膜表面的黏液联合 HCO_3^- 组成的抗胃黏膜损伤的屏障称为"黏液-碳酸氢盐屏障（mucus-bicarbonate barrier）"。

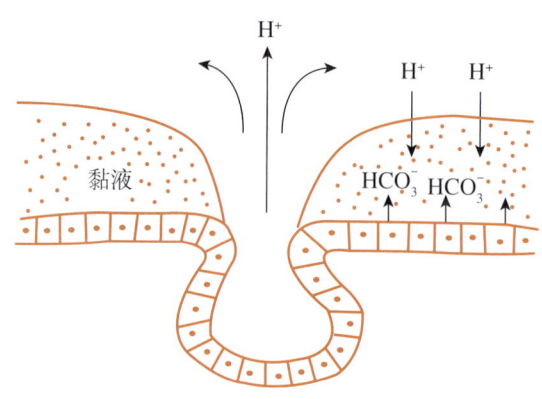

图 1-67　黏液-碳酸氢盐屏障

此外，机体还有多重胃黏膜保护机制，例如胃上皮细胞的顶端膜和相邻细胞侧膜之间存在的紧密连接构成了胃黏膜屏障（gastric mucosal barrier），可防止胃腔内的 H^+ 向黏膜内扩散。胃黏膜和肌层还能合成和释放某些前列腺素（PGE_2、PGI_2）和表皮生长因子（EGF），有抑制胃酸和胃蛋白酶原的分泌、刺激黏液和碳酸氢盐的分泌、促使胃黏膜的微血管扩张、增加黏膜血流量等作用，从而有助于胃黏膜的修复和维持其完整性。有害因素如大量饮酒或大量服用阿司匹林等非甾体抗炎药，可抑制黏液和 HCO_3^- 的分泌，还能抑制胃黏膜合成前列腺素，降低细胞保护作用，从而损伤胃黏膜。

（4）内因子（intrinsic factor）：是由壁细胞分泌的一种分子量约为 60×10^3 Da 的糖蛋白，它有两个活性部位，一个部位与进入胃内的维生素 B_{12} 结合成复合物，保护维生素 B_{12} 在肠道内不被破坏；另一个部位可与远端回肠黏膜上的受体结合，促进维生素 B_{12} 在远端回肠吸收。各种引起胃液分泌的刺激，如迷走神经兴奋、组胺和促胃液素等都可导致内因子分泌增多。而胃大部切除、广泛性萎缩性胃炎和胃酸缺乏的患者，内因子分泌减少，进而引起恶性贫血。

3. 胃和十二指肠的细胞保护作用　人们摄入胃内的食物，温度和酸碱度的变化很大，还可能含有乙醇等刺激性物质。即使在饥饿状态下，胃内也常含有酸性液体、胃蛋白酶，而且还经常有损伤胃黏膜的胆汁倒流入胃。因此，胃肠道的细胞保护十分重要。胃肠道的细胞保护主要有直接细胞保护作用和适应性细胞保护作用。

4. 胃液分泌的调节　进食是胃液分泌的自然刺激物，进食可通过神经（交感和副交感）和体液因素（乙酰胆碱、胃泌素、组胺）调节胃液的分泌。而空腹时胃液分泌很少。许多体内外因素均可影响胃液的分泌。

（1）促进胃酸分泌的因素

1）乙酰胆碱（ACh）：支配胃的大部分迷走神经节后纤维末梢及部分肠壁内在神经末梢释放 ACh。ACh 作用于壁细胞膜上的胆碱能（M3 型）受体，引起胃酸分泌，该作用可被 M 受体拮抗剂阿托品阻断。此外，ACh 可直接兴奋胃泌酸区黏膜内的 ECL 细胞，引起组胺（histamine）的分泌。组胺可促进胃酸的分泌。

2)促胃液素(gastrin):是由胃窦及十二指肠和空肠上段黏膜中 G 细胞分泌的一种多肽类激素,释放后主要通过血液循环运送到靶细胞发挥作用。促胃液素作用广泛,可以直接刺激胃酸和胃蛋白酶原的分泌;也可以通过刺激 ECL 细胞分泌组胺,间接促进壁细胞分泌胃酸;还可加强胃肠和胆囊的运动,促进胰液和胆汁的分泌;对胃肠黏膜组织具有营养作用。

3)组胺(histamine):主要是由胃泌酸区黏膜中的 ECL 细胞分泌,可通过局部扩散作用于邻近的壁细胞,与壁细胞上的 H_2 受体结合引起胃酸分泌。西咪替丁及其类似物可阻断组胺与 H_2 受体结合而抑制胃酸分泌,有助于十二指肠溃疡的愈合。ECL 细胞上存在促胃液素受体和胆碱能受体,促胃液素和 ACh 可通过作用于各自的受体引起 ECL 细胞释放组胺而促进胃酸分泌(图 1-68)。

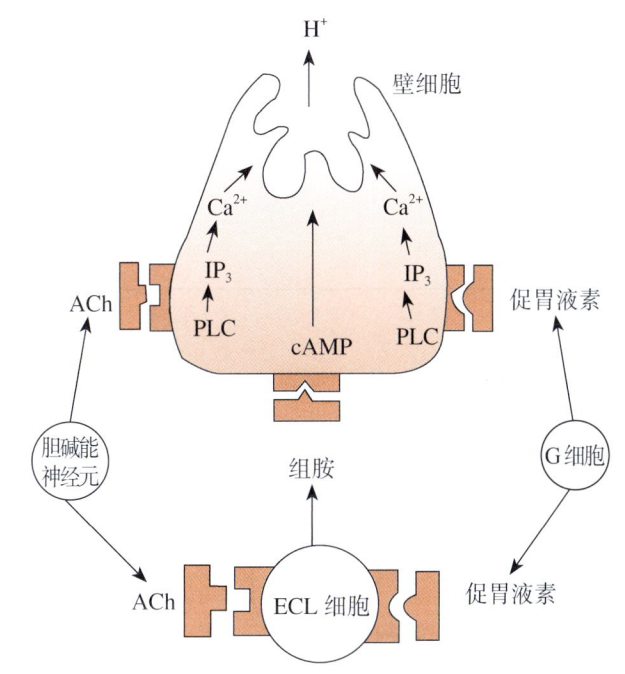

图 1-68　组胺、促胃液素和乙酰胆碱对壁细胞的作用及相互关系
cAMP:环磷酸腺苷;IP_3:肌醇三磷酸;PLC:磷脂酶 C

ACh、促胃液素和组胺三者都是较强的胃酸分泌促进剂。三种促进剂刺激壁细胞泌酸的作用可相互影响(图 1-68),表现为当以上三个因素中的两个因素同时作用时,胃酸的分泌反应往往比这两个因素单独作用的总和要大,这种现象在生理学上称为加强作用(potentiation)。ECL 细胞上还存在 M 受体和促胃液素受体,因此 ACh 和促胃液素也可以通过 ECL 细胞间接刺激胃酸分泌,H_2 受体阻断剂除有能阻断组胺的作用外,也能部分阻断 ACh 和促胃液素的作用(图 1-68)。

此外,Ca^{2+}、低血糖、咖啡因和乙醇等也可刺激胃酸的分泌。

(2)胃液分泌的抑制性调节:正常消化期的胃液分泌还受到各种抑制性因素的调节,因此实际的胃液分泌是兴奋性和抑制性两类因素共同作用的结果。在消化期内,抑制胃液分泌的因素除精神、情绪因素外,主要有盐酸、脂肪和高张溶液。

1)盐酸:盐酸本身对胃腺的活动具有抑制作用,因此胃酸分泌的调节是一种负反馈的调节。胃腺分泌盐酸使胃内 pH 降低,当胃窦的 pH 降到 1.2~1.5 时,便可对胃液分泌产生抑制作用(图 1-69)。这种抑制作用的机制可能是盐酸直接抑制了胃窦黏膜中的 G 细胞,减少胃泌素释放的结果。

2)脂肪:脂肪及其消化产物抑制胃分泌的作用发生在脂肪进入十二指肠后,而不是在胃中。

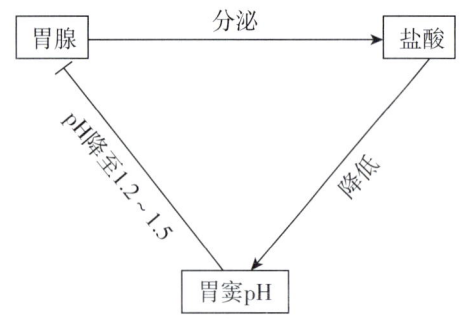

图1-69 盐酸对胃液分泌的抑制性调节

早在20世纪30年代,生理学家林可胜就发现,从小肠黏膜中可提取出一种物质,当由静脉注射后,可使胃液分泌的量、酸度和消化力减低,并抑制胃运动。这个物质被认为是脂肪在小肠内抑制胃分泌的体液因素,因此命名为肠抑胃素。

3)高张溶液:十二指肠内高张溶液对胃分泌有抑制作用,其抑制途径可有两条。一是激活小肠内渗透压感受器,通过肠-胃反射引起胃酸分泌的抑制;二是通过刺激小肠黏膜释放一种或几种抑制性激素进而抑制胃液分泌。

(3)消化期胃液分泌的调节:空腹时,胃液的分泌量很少。进食可刺激胃液大量分泌,称为消化期的胃液分泌。进食后胃液分泌的机制,一般按接受食物刺激的部位,分成三个时期,即头期、胃期和肠期(图1-70)。

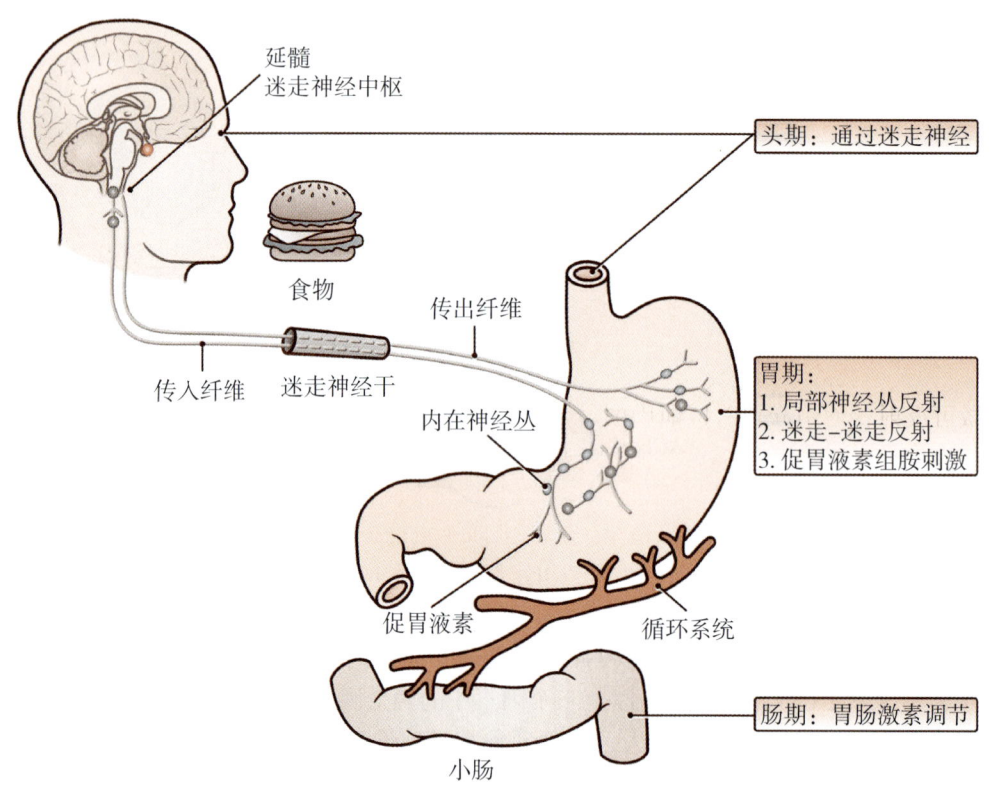

图1-70 消化期胃液分泌的调节

1)头期胃液分泌:是由进食动作引起的,进食时,食物的颜色、形状、气味、声音以及咀嚼、吞咽动作,可刺激眼、耳、鼻、口腔、咽、食管等来自头部的感受器,通过传入冲动反射性地引起胃液分泌,称为头期胃液分泌。

头期胃液分泌的机制曾用慢性实验方法做了较详细的分析,即用事先施行过食管切断术并具有胃瘘的狗进行假饲(sham feeding),食物经口腔进入食管后,并未进入胃内,而是从食管的切口流出体外,但这时却有胃液从胃瘘流出。头期胃液分泌的特点:持续时间长(可持续2~4小时),分泌量多(约占消化期分泌总量的30%),酸度及胃蛋白酶原的含量均很高。在人体观察的资料表明,头期胃液分泌量的大小与食欲有很大关系。

2）胃期胃液分泌：指食物入胃后引起的胃液分泌。将食糜、肉的提取液、蛋白胨液等通过瘘管直接注入胃内，可直接刺激胃壁上的机械感受器和化学感受器，促进胃液大量分泌。

胃期分泌的特点：胃期分泌的胃液量约占进食后总分泌量的60%，胃液酸度也很高，但胃蛋白酶含量却比头期分泌的胃液弱。

3）肠期胃液分泌：将食糜、肉的提取液、蛋白胨液等通过瘘管直接注入十二指肠内也可引起胃液分泌轻度增加，说明当食物离开胃后，还有继续刺激胃液分泌的作用，称为肠期胃液分泌。直接机械扩张游离的空肠袢，也具有引起胃液分泌作用。

肠期胃液分泌的特点：分泌量少，大约占进食后胃液分泌总量的10%，酸度不高，消化力（指酶的含量）也没有很强。这可能与食物在小肠内同时还产生许多对胃液分泌起抑制性作用的调节机制有关。

（二）胃的运动

胃的运动功能：①储存大量的食物，直到食物在胃、十二指肠、下消化道被加工为止；②使食物与胃分泌物混合，直到形成一种被称为食糜的半流体混合物；③食糜以适合小肠消化吸收的速度从胃缓慢排空进入小肠。

胃在消化期和非消化期具有不同的运动功能。消化期胃运动的主要功能是接纳和储存食物，对食物进行机械性消化，使食物与胃液充分混合成为糊状的食糜，然后以适当的速率排入十二指肠。非消化期的胃运动则主要是清除胃内的残留物。

根据胃壁肌层结构和胃运动功能的特点，可将胃分为头区和尾区两部分：头区指胃底和胃体上1/3部分，其运动较弱，主要功能是接纳和储存食物，调节胃内压以及促进液体的排空；尾区指胃体其余的2/3和胃窦，其运动较强，主要功能是混合、磨碎食物，使之与胃液充分混合，形成食糜，并加快固体食物的排空。

1．胃运动的主要形式

（1）容受性舒张（receptive relaxation）：当咀嚼和吞咽时，食物对口腔、咽、食管等处感受器的刺激可反射性地引起胃头区肌肉的舒张，胃容量由空腹时约50 ml可增加到1.5 L，以适应大量食物入胃，而胃内压却无显著升高，称之为容受性舒张。它的主要作用是接纳和储存食物。这一机制可以防止胃内压力突然升高所致的胃内容物迅速排空到十二指肠，或下段食管括约肌功能不全导致胃内容物反流入食管。胃的容受性舒张可由吞咽、扩张食管或刺激迷走神经中枢端引起，是通过迷走神经实现的反射活动，迷走神经传出纤维末梢释放抑制性递质，可能是某种肽类物质（如VIP）或NO，从而使胃壁肌肉舒张。切断双侧迷走神经后，容受性舒张消失。

（2）紧张性收缩（tonic contraction）：是消化道平滑肌共有的运动形式。胃紧张性收缩是指胃壁平滑肌经常处于一定程度的缓慢持续收缩状态，这对于形成一定的胃内压和维持胃的形状和位置具有重要意义。胃紧张性收缩在空腹时即已存在，胃充盈后加强，使胃内压升高，一方面促使胃液渗入食物内部，有利于化学性消化；另一方面由于胃内压增加，有利于食糜向十二指肠推送。

（3）蠕动（peristalsis）：在空腹时基本不出现，食物入胃后约5 min即出现胃的蠕动。胃蠕动的生理意义在于研磨、搅拌胃内的固体食物，并促使胃内容物与胃液混合，促进化学性消化；胃蠕动还可将胃腔内的食糜从胃体通过胃窦向幽门推进。胃的蠕动从胃的中部开始，蠕动波初起时较小，在向幽门传播过程中，波幅和传播速度逐渐增加，当接近幽门时明显增强，形成一个很深的收缩环，可将少量食糜（1～2 ml）推入十二指肠，故称为"幽门泵"。胃蠕动的收缩力逐渐增强，主要与胃壁结构特点有关。胃体的肌层薄，收缩力较弱；胃窦方向肌层逐渐增厚，收缩力也随之增强。胃的蠕动波频率约为每分钟3次，每个蠕动波约需1 min到达幽门。因此，进食后胃的蠕动通常是一波未平，一波又起。当蠕动波接近终末胃窦时，幽门开放，但内腔很窄，幽门肌肉本身也收缩，进一步阻碍食糜通过幽门，仅少量液状食糜克服幽门阻力排入十二指肠。其后终末胃窦持续收缩，幽门关闭，幽门腔中央的食糜不能前行，而被反向推回到近侧胃窦或胃体（图 1-71）。因此，大部分胃窦内容物是通过蠕动环向上挤压向胃体，而不是通过幽门。移动的蠕动收缩环，与这种上游挤压作用相结合，称为"反推"，这是胃中极其重要的混合机制。食糜的这种后退有利于块状食物在胃内进一步被磨碎。

胃的蠕动受胃平滑肌的慢波控制。胃的慢波起源于胃大弯上部，沿纵行肌向幽门方向传播，约 3 次/分。迷走神经兴奋、促胃液素和促胃动素均可使胃的慢波和动作电位的频率增加，从而使胃的收缩频率和强度增加；交感神经兴奋、促胰液素和抑胃肽则起抑制作用。

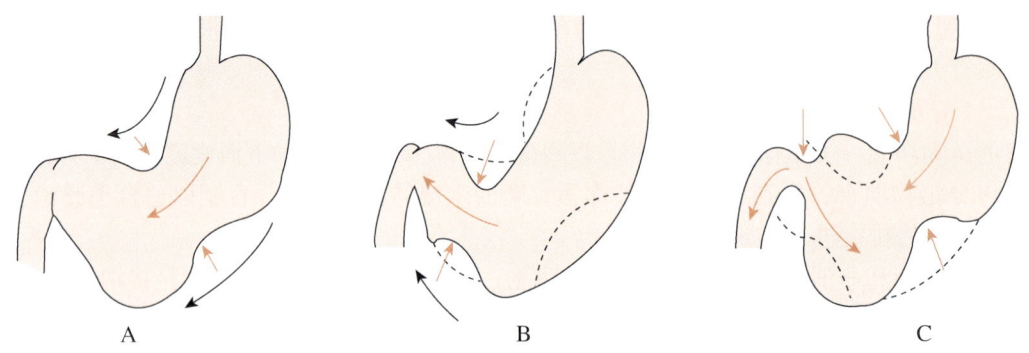

图 1-71　胃的蠕动

A：胃蠕动起始于胃中部，向幽门方向推动。B：将部分食糜推入十二指肠。C：强的收缩环还可将大部分食糜反推回胃窦和胃体

2. 胃排空（gastric emptying）及其控制（图 1-72）　胃内食糜由胃排入十二指肠的过程称为胃排空。影响胃排空速度的因素主要如下。

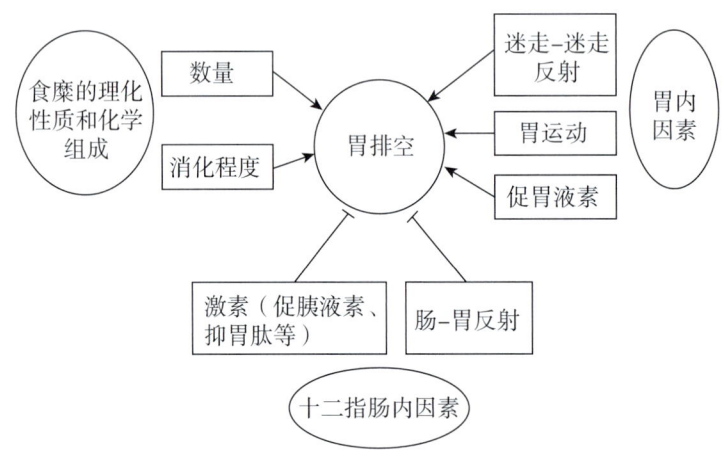

图 1-72　胃排空及其控制

（1）食糜的理化性质和化学组成：食糜离开胃的流动性程度取决于食物、水和胃分泌物的相对数量以及已经发生的消化程度。一般来说，稀的流体食物比稠的固体食物排空快，颗粒小的食物比大块的食物排空快，等渗溶液比非等渗溶液排空快。在三种主要营养物质中，排空最慢的是脂肪，其次是蛋白质，排空最快的是糖类。混合食物由胃完全排空通常需 4～6 小时。

（2）胃内因素促进胃排空：胃运动是胃排空的动力。胃内容物体积增大使胃壁扩张，刺激胃壁内的机械感受器，冲动通过壁内神经丛的局部反射，以及迷走-迷走反射，使胃运动加强。一般来说，胃排空的速率与胃内食物量的平方根呈正比。食物的扩张刺激和化学成分还可引起促胃液素的释放。促胃液素除促进胃液分泌外，还能加强胃运动，促进胃排空。此外，多种胃肠激素如 motilin、ghrelin 等均具有促进胃运动、促进胃排空的作用。

(3) 十二指肠内因素抑制胃排空：在十二指肠壁上存在着多种感受器，当食物进入十二指肠时，酸、脂肪、渗透压及机械扩张都可刺激这些感受器，如果十二指肠的食糜量过多，则由十二指肠壁发起多次神经反射，返回胃，减缓甚至阻止胃排空，这种反射称为肠-胃反射 (enterogastric reflex)，其传出冲动可通过迷走神经、壁内神经丛等途径到达胃。肠-胃反射对十二指肠食糜中刺激物和胃酸的存在特别敏感，它们经常在 30 秒内被强烈激活。例如，当十二指肠食糜的 pH 降到 3.5 ~ 4.0 时，即可引起肠-胃反射，抑制胃运动和胃排空，延缓胃酸和食物进一步进入十二指肠，直到十二指肠食糜被胰腺和其他分泌物中和为止，使十二指肠黏膜免受强酸的侵蚀。酸性食糜和脂肪进入十二指肠后，还可引起小肠黏膜释放多种激素，如促胰液素、胆囊收缩素、抑胃肽等，抑制胃运动和胃排空。

胃内因素与十二指肠因素互相配合、共同作用。随着盐酸在肠内被中和以及食物消化产物被吸收，对胃的抑制性影响便逐渐消失，胃运动又逐渐增强，再推送少量食糜进入十二指肠。可见，胃排空是在神经和体液因素的控制下间断进行，这是由促进和抑制胃运动的两种机制相互作用，使胃内食糜的排空能很好地适应十二指肠内消化和吸收的速度。

3．非消化期的胃运动（图 1-73）　移行性复合运动 (migrating motor complex, MMC) 是指在清醒、空腹状态下胃肠出现的以间歇性强力收缩伴有较长静息期为特征的周期性运动，这种运动开始于胃体上部，并向肠道方向扩布。MMC 的每一周期为 90 ~ 120 分钟，它可将胃肠内上次进食后遗留的残渣、脱落的细胞碎片、细菌以及空腹时吞下的唾液等清除干净，因而起着"清道夫"的作用。MMC 的发生和移行受肠道神经系统和胃肠激素的调节，MMC 活动减弱可引起功能性消化不良和肠道内细菌过度繁殖等疾病。

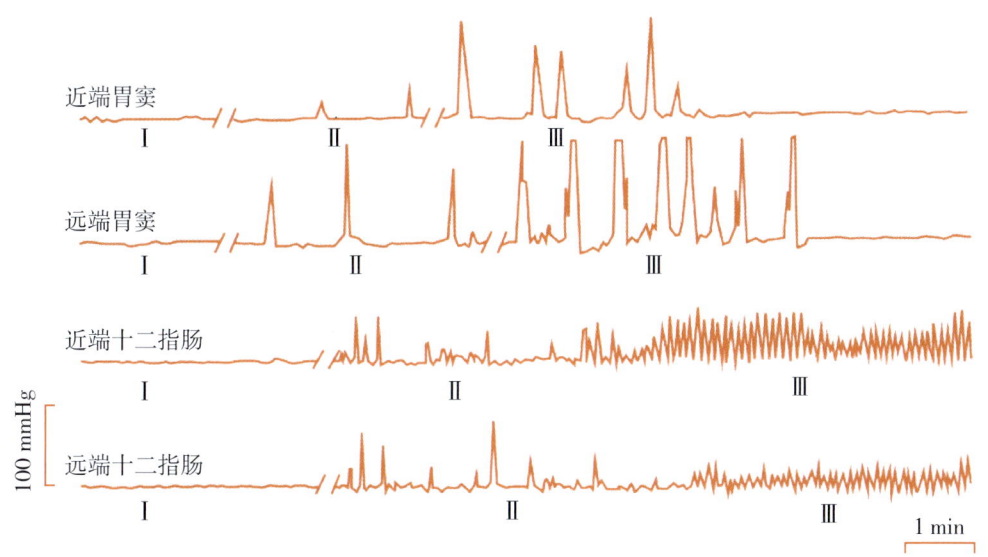

图 1-73　从胃窦和十二指肠记录到的消化间期移行性复合运动（MMC）的时相变化

4．呕吐（vomiting）　是经过一系列复杂的反射活动，将胃及肠内容物从口腔强力排出的过程。呕吐时，胃和食管下端舒张，膈肌和腹肌强烈收缩，从而挤压胃内容物通过食管而进入口腔。同时，十二指肠和空肠上端的蠕动增快并可转为痉挛。由于胃舒张而十二指肠收缩，压力差倒转，十二指肠内容物流入胃内，故呕吐物中常混有胆汁和小肠液。呕吐是一种具有保护意义的防御性反射，可把胃内有害的物质排出。但长期剧烈的呕吐影响进食和正常消化活动，使大量的消化液丢失，造成体内水、电解质和酸碱平衡的紊乱。

5. 胃运动功能障碍——胃瘫（gastroparesis） 是腹部手术，尤其是胃癌根治术和胰十二指肠切除术后常见并发症之一，是指腹部手术后继发的非机械性梗阻因素引起的以胃排空障碍为主要征象的胃动力紊乱综合征。术后残胃和远端空肠正常的运动功能破坏是发生功能性排空障碍的主要原因。胃瘫常伴有胃窦动力减退、胃流出道阻力增加，而无机械性梗阻。胃瘫的主要症状有恶心、呕吐、早饱、餐后腹胀及体重下降等。这一系列慢性症状对患者的生理、心理及生活质量带来诸多不利影响。胃瘫一旦发生，常持续数周甚至更长时间，目前尚缺乏有效治疗方法。胃瘫治疗的一般原则为首先纠正脱水、电解质紊乱与营养不良等；然后根据病情进行药物治疗；对部分经过营养及药物治疗效果不佳或症状加重的难治性胃瘫患者，选择合适的外科手术治疗方案；此外，心理干预也是胃瘫治疗中不可忽视的重要组成部分。

三、肠道内消化与吸收

案例1-4解析

案例1-4

男性，6个月。出生后1个半月开始腹泻，日达10余次。稀水样便，量多，有恶臭。服用多黏菌素E、庆大霉素、新霉素等药物不见好转。入院查体：营养不良貌，精神萎靡，面色㿠白，哭声体弱，皮肤无弹性，四肢不温，排尿清长，心音低钝，腹胀满。便常规以脂肪球为主，便培养阴性。消化道钡餐试验见钡剂不整齐凝集、黏膜皱襞变粗，肠曲呈分节现象，X线诊断为肠吸收不良综合征。

问题：

1. 什么是肠吸收不良综合征？
2. 小肠吸收糖类的过程是什么？
3. 小肠吸收蛋白质的过程是什么？

（一）小肠内消化

1. 胰液的分泌　胰腺是整个消化道内最重要的分泌腺，由内分泌部和外分泌部两部分组成。内分泌部即胰岛，能分泌多种激素如胰岛素、胰高血糖素和生长抑素等，参与机体代谢活动的调节。外分泌部由腺泡和导管组成，分泌由消化酶、无机盐和水组成的胰液。胰液排入十二指肠后参与小肠内化学消化。

（1）胰液的成分和作用：胰液是无色、无味的碱性液体，pH为7.8～8.4，渗透压与血浆相等。正常成人每天分泌1～2 L胰液。胰液中的主要成分是水、电解质以及各种消化酶。

1）电解质：胰液中主要阳离子有Na^+、K^+、Ca^{2+}、Mg^{2+}，主要阴离子有HCO_3^-、Cl^-。HCO_3^-主要由胰腺的小导管上皮细胞分泌。胰液的酸碱度取决于HCO_3^-的浓度，其最高浓度可以达到140 mmol/L，这也是胰液呈碱性的原因。HCO_3^-的作用是中和进入十二指肠的胃酸，保护肠黏膜不受胃酸侵蚀，同时保证消化酶在适宜的pH环境下发挥功能。

2）消化酶

a. 胰淀粉酶：属于α-淀粉酶，能将食物中的淀粉分解为糊精、麦芽糖和麦芽寡糖，但不能水解纤维素。胰淀粉酶的催化效率高，不需要激活即具有活性，最适pH为6.0～7.0。

b. 胰脂肪酶和辅脂酶：胰脂肪酶以活性形式分泌，可以水解三酰甘油为一酰甘油、脂肪酸和甘油，该酶需要在胰腺分泌的辅脂酶和肝分泌的胆盐的帮助下发挥作用。辅脂酶以酶原形式分泌，在胰蛋白酶的作用下激活。辅脂酶与胆盐微胶粒有较强的亲和性，并且可以与胰脂肪酶结合，从而在三酰甘油的表面形成脂肪酶-辅脂酶-胆盐三元络合物，牢固地附着在脂肪颗粒表面，从而使胰脂肪酶能在油-水界面上发挥催化作用。

此外，胰液中还有胆固醇酯酶和磷脂酶 A2，分别水解胆固醇酯和卵磷脂。

c．胰蛋白酶原和糜蛋白酶原：均以无活性的酶原形式分泌，在小肠中，小肠液中的肠致活酶（又称肠激酶）激活胰蛋白酶原为有活性的胰蛋白酶，胃酸以及组织液也能激活胰蛋白酶原。胰蛋白酶一旦形成，可以自身激活形成正反馈，同时可以激活糜蛋白酶原。胰蛋白酶和糜蛋白酶的作用相似，均能将蛋白质分解为胨和䏡。它们的协同作用可以将蛋白质分解为多肽和氨基酸，多肽进一步被羧基肽酶分解为氨基酸。

（2）胰液分泌的调节（图 1-74）

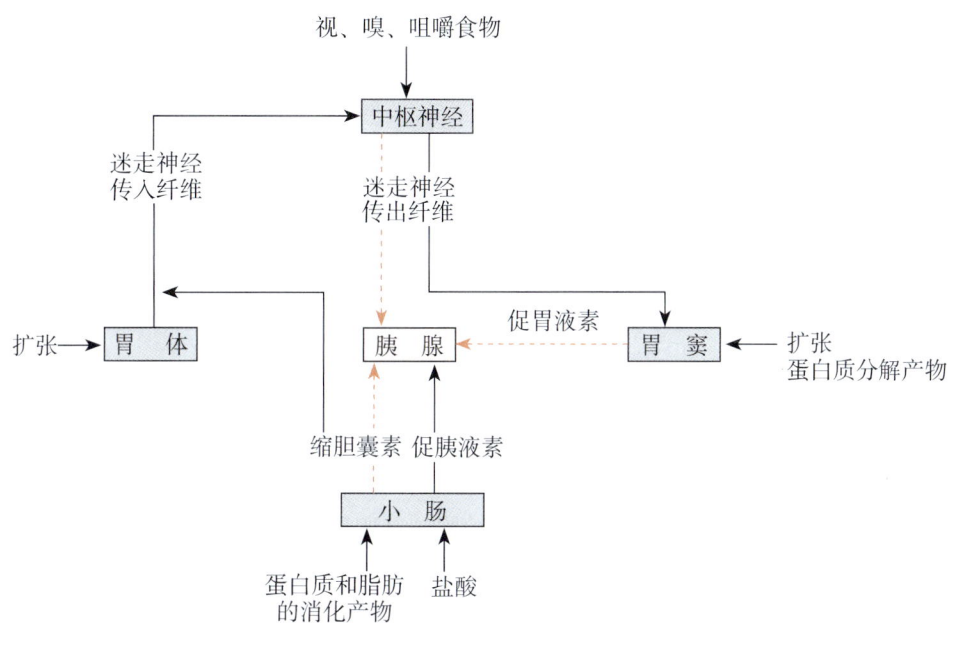

图 1-74　胰液分泌的神经-体液调节示意图
──▶ 表示引起水样分泌；╌╌▶ 表示引起酶的分泌

1）消化间期胰液分泌的调节：在消化间期，胰液分泌量很少，仅占最大分泌量的 10%～20%，但每 60～120 min 有短暂的周期性分泌。

2）消化期胰液分泌的调节

a．头期：食物的色、香、味等刺激可引起胰液的分泌，约占消化期胰液分泌量的 20%。视觉、嗅觉感受器接受食物的颜色、气味等刺激，通过条件反射引起胰液的分泌；食物也可直接刺激口、咽部的感受器，通过非条件反射引起胰液的分泌。反射的传出神经是迷走神经，神经递质为乙酰胆碱（ACh）。ACh 作用的靶细胞主要是胰腺的腺泡细胞，而对导管上皮细胞的作用较弱，因此头期分泌的胰液酶含量高而水和电解质含量少。

b．胃期：食物进入胃之后，对胃产生机械、化学刺激，通过迷走-迷走反射引起胰液分泌，占消化期胰液分泌量的 5%～10%。该期分泌的胰液同样是含酶多但液体量少。此外，机械、化学刺激还可以刺激胃黏膜释放促胃液素，间接引起胰液分泌。

c．肠期：是胰液分泌的主要时期，该期胰液分泌量最多，占 70%，并且酶与碳酸氢盐的含量都很高。进入十二指肠的食糜成分对胰液的分泌有很强的刺激作用。该期胰液分泌主要受体液调节，调节因素为促胰液素和缩胆囊素。神经调节也部分参与，消化产物可以刺激小肠黏膜并通过迷走-迷走反射，引起胰液分泌。

知识拓展：胰液分泌的反馈性调节

促胰液素（secretin）：由小肠上段黏膜的 S 细胞分泌，主要作用于导管上皮细胞，引起水和碳酸氢盐分泌，使胰液量增加，但酶含量很低。此外，促胰液素还可以刺激胆汁分泌，抑制胃酸分泌和胃排空。盐酸是引起促胰液素分泌的最强刺激物，蛋白质、脂肪的水解产物也能刺激其分泌，而糖类几乎没有作用。

缩胆囊素（CCK）：由小肠黏膜 I 细胞分泌。引起 CCK 释放的因素由强到弱依次为蛋白质分解产物、脂肪酸、盐酸和脂肪，糖类一般没有作用。在胃肠道，CCK 的主要作用为刺激胰腺腺泡细胞分泌胰酶，促进胆囊平滑肌收缩，刺激奥狄（Oddi）括约肌舒张，促进胰液的分泌和胆汁的排放。

2. 胆汁的分泌与排出　胆汁由肝细胞产生，在消化间期储存于胆囊，消化期从胆囊排出，进入十二指肠参与消化。

（1）胆汁的性质和成分：胆汁是一种有苦味的有色液体。刚从肝细胞分泌出来的胆汁称为肝胆汁，呈金黄色或橘黄色，pH 约 7.4。储存于胆囊内的胆汁称为胆囊胆汁，因浓缩而颜色加深，呈深棕色或墨绿色，因碳酸氢盐被胆囊吸收而呈弱酸性，pH 约 6.8。胆汁的成分复杂，除水、Na^+、K^+、Ca^{2+}、HCO_3^- 等无机成分外，还有胆盐、胆色素、胆固醇、卵磷脂和黏蛋白等有机成分，胆汁中没有消化酶。

胆盐是胆汁酸与甘氨酸或牛磺酸结合形成的钠盐或钾盐，是胆汁参与脂肪消化和吸收的主要成分。胆色素是血红蛋白的降解产物，人胆汁中主要为胆红素，其氧化产物胆绿素、还原产物尿胆色素原和粪胆色素原很少。胆固醇在肝细胞中约一半转化为胆汁酸，另外一半则随胆汁排入小肠。胆汁中的磷脂主要为卵磷脂，具有乳化脂肪的作用。

在正常情况下，胆汁中的胆盐、胆固醇和卵磷脂保持适当的比例，这是维持胆固醇呈溶解状态的必要条件。若比例失调，胆固醇过多时易形成结晶，可能导致胆结石。

（2）胆汁的作用

1）乳化脂肪，促进脂肪消化分解：胆汁中的胆盐、胆固醇和卵磷脂等都可作为乳化剂。胆盐分子具有羧基与多个羟基形成的亲水极性侧，以及亲脂的非极性侧，是胆汁中主要的脂肪乳化剂。乳化剂降低了脂肪的表面张力，使脂肪乳化成微滴，分散在肠腔内，从而增加胰脂肪酶的作用面积，促进脂肪的消化分解。

2）促进脂肪的吸收：胆盐分子一侧亲水、一侧亲脂的特性，可以聚合形成疏水侧朝内、亲水侧朝外的微胶粒。在肠腔中，脂肪的消化产物如脂肪酸、一酰甘油，以及胆固醇、脂溶性维生素等可以渗入到微胶粒内部，形成混合微胶粒。混合微胶粒可以携带不溶于水的脂肪消化产物通过覆盖在小肠刷状缘表面的水层到达肠上皮细胞，从而促进脂肪消化产物的吸收（图 1-75）。

3）促进脂溶性维生素的吸收：胆汁在促进脂肪分解产物吸收的同时，也促进脂溶性维生素 A、D、E、K 的吸收。

4）利胆作用：胆盐大部分在回肠末端被吸收入血，经过门静脉运送到肝，再由肝细胞分泌入胆汁，被排入小肠内，此过程称为胆盐的肠肝循环（图 1-76）。通过肠肝循环到达肝细胞的胆盐还可刺激肝细胞合成和分泌胆汁，此作用称为胆盐的利胆作用。

（3）胆汁分泌和排出的调节：肝细胞持续不断地分泌胆汁，在消化间期，胆汁储存于胆囊内。胆囊吸收了肝胆汁的水和无机盐，使其浓缩 4～10 倍。在消化期，胆囊收缩，Oddi 括约肌舒张，胆汁排入十二指肠。

胆汁的分泌与排出受到神经和体液因素的调节，以体液调节更为重要。

1）神经调节：进食动作以及食物对胃、小肠等的机械和化学刺激，可以通过迷走神经引起胆汁分泌增加和胆囊收缩。迷走神经还可以通过引起促胃液素的释放而间接促进胆汁分泌和胆囊收缩。此外，胆囊平滑肌还受交感神经支配，其表达 α 与 β 肾上腺素能受体，α 受体激动使

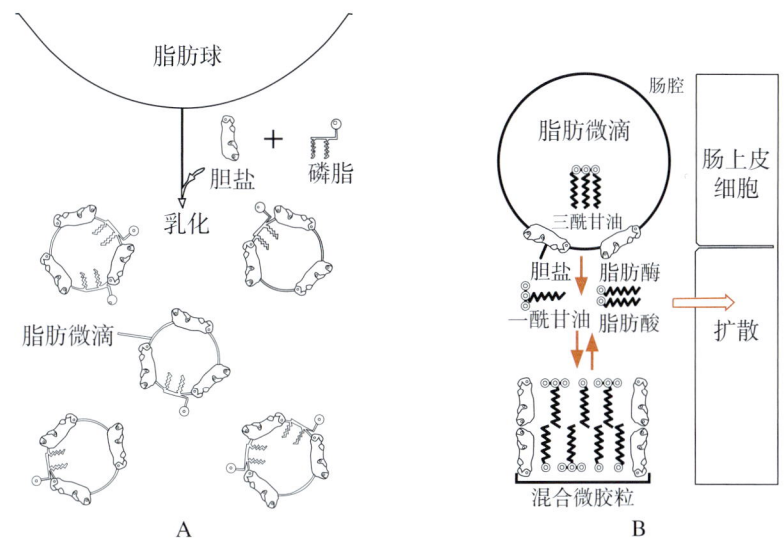

图 1-75 胆盐对脂肪消化和吸收的促进作用
（A）乳化作用，促进消化；（B）形成混合微胶粒，促进脂肪分解产物吸收

其收缩，β 受体激动使其舒张，由于 β 受体占优势，交感神经激活引起胆囊舒张。

2）体液调节

促胃液素：作用于肝细胞和胆囊，促进肝细胞分泌胆汁和胆囊收缩。

促胰液素：除了作用于胰腺以外，还可作用于胆管系统，而对肝细胞无作用。因此，促胰液素促进胆汁中水和碳酸氢盐的分泌，而对胆盐的分泌无作用。

缩胆囊素：是引起胆囊收缩作用最强的激素，并且使 Oddi 括约肌舒张，从而使胆汁大量排出。缩胆囊素对胆管上皮细胞也有一定的刺激作用，使胆汁中的水和碳酸氢盐轻度增加。

生长抑素：可以拮抗 CCK 对胆囊和 Oddi 括约肌的作用，抑制肝细胞胆汁的分泌，参与对胆汁分泌的调节。

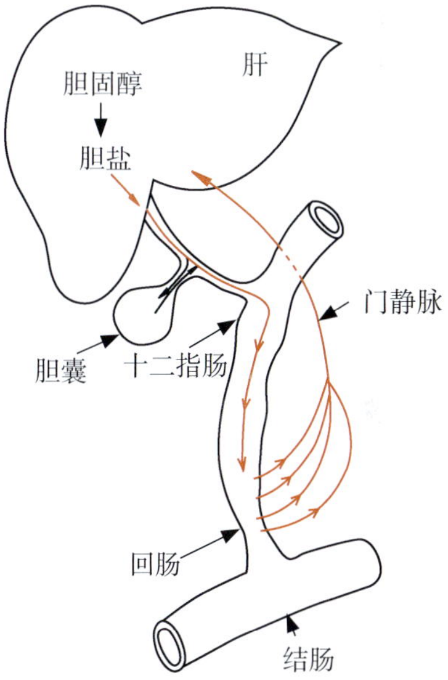

图 1-76 胆盐的肠肝循环示意图

3．小肠液的分泌

（1）小肠液的性质、成分和作用：小肠内有两种腺体，即十二指肠腺和小肠腺。十二指肠腺又称布伦纳腺，分布于十二指肠黏膜下层，分泌碱性黏稠液体。该液体 pH 为 8.2～9.3，内含黏蛋白。其作用为中和进入十二指肠的胃酸，保护十二指肠不受胃酸的侵蚀；同时具有润滑作用，可以保护肠黏膜不受食糜的机械损伤。小肠腺又称李氏腺，分布于全部小肠的黏膜下层内。该液体同样是一种弱碱性液体，pH 为 7.6，渗透压与血浆渗透压相近。正常成年人分泌量为每日 1～3 L，构成了小肠液的主要部分。小肠液有助于稀释肠腔内容物，降低肠腔渗透压，有助于食糜的消化和吸收。

小肠液中含有一种重要的酶——肠致活酶（肠激酶），它是一种丝氨酸蛋白酶，可以水解蛋白质内肽键，靶点是赖氨酸残基。肠激酶的作用是激活胰液中的胰蛋白酶。在肠上皮细胞刷状缘内含有多种寡肽酶和寡糖酶，对进入上皮细胞的营养物质进一步消化，将寡肽分解为氨基酸，将蔗糖、乳糖等二糖分解为单糖。这些酶可以随脱落的肠上皮细胞进入肠腔，但对小肠内的消化不起作用。

（2）小肠液分泌的调节：小肠液的分泌受神经和体液因素的双重调节。交感神经、迷走神经对小肠液分泌的作用不明显。食糜对肠黏膜的机械刺激和化学刺激通过壁内神经丛的局部神经反射在小肠液分泌的调节中发挥作用。其中，小肠黏膜对扩张刺激最为敏感，小肠内食糜量越多，小肠液的分泌越多。

体液因素如促胃液素、促胰液素、缩胆囊素等都具有刺激小肠液分泌的作用。

4．小肠的运动与消化　食糜由胃进入十二指肠后，即开始小肠内消化的过程。小肠是消化管中最长的部分，分为十二指肠、空肠和回肠三部分。小肠是完成消化作用的主要部位，在胰液、胆汁和小肠液的化学性消化以及小肠运动的机械性消化作用下，食物中的营养物质被分解为可以被小肠上皮细胞吸收的小分子物质，从而被吸收入血液或者淋巴液。

（1）小肠的运动形式

1）紧张性收缩：是指小肠平滑肌始终处于一种微弱但持续的收缩状态，这是小肠其他运动形式有效进行的基础。紧张性收缩使小肠肠腔内维持一定的基础压力，保持肠道一定的形状，并且使食糜与肠黏膜密切接触，有利于吸收的进行。

2）分节运动：是以小肠壁环行肌分节段，交替收缩和舒张为主的节律性运动，是小肠特有的运动形式。其表现为食糜所在的肠管上相隔一定间距的环行肌同时收缩，间隔部分的环行肌舒张，把肠腔内的食糜分成许多的节段；随后，原来收缩的部位舒张，而舒张的部位收缩，如此反复进行，使食糜不断地分开、混合。

分节运动对小肠的消化和吸收具有重要意义，可使食糜与消化液充分混合，有利于消化。分节运动还使食糜与肠壁紧密接触，有助于吸收。此外，分节运动挤压肠壁，促进血液与淋巴液回流，促进营养物质的吸收。

小肠分节运动的频率和基本电节律的频率相同，在小肠上部频率较高、下部较低，呈阶梯式递减（图1-77）。这种活动梯度有助于食糜从小肠上段向下段推进。

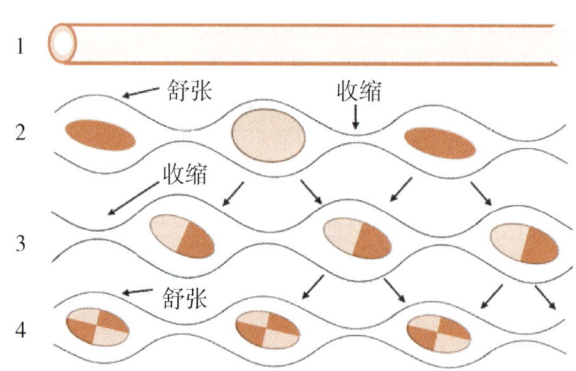

图1-77　小肠分节运动模式图
1：肠管表面观；2～4：肠管纵切面观，表示不同阶段的食糜节段分割与合拢的组合情况

3）蠕动：是指小肠肠壁自近端向远端一次发生的推进性的波形运动。蠕动是由肠道食团前部环行肌舒张与纵行肌收缩和食团后部的环行肌收缩与纵行肌舒张所引起的。小肠蠕动波行进速度很慢，为0.5～2.0 cm/s，近端小肠的蠕动速度快于远端。每个蠕动波将食糜向前推进3～5 cm后便自行消失。蠕动的意义在于将经过分节运动的食糜向前推进一部，到达新的肠段后再进行分节运动。

此外，小肠还有一种进行速度快、传播距离较远的蠕动，称为蠕动冲。可以在几分钟内将食糜从小肠的始端一直推到末端。蠕动冲可能是一种由吞咽动作或食糜对十二指肠的刺激引起的反射活动,可以排除有害刺激,防止食物停留过久。在回肠末端也可出现逆蠕动,意义在于防止食糜过早通过回盲瓣进入大肠,使食物在小肠能充分地消化吸收。

4）移行性复合运动：小肠在消化间期也存在与胃相似的周期性移行性复合运动（MMC）。小肠 MMC 起源于胃或小肠上端,向远端移行,移行过程中传播速度逐渐减慢。MMC 的每个周期持续时间为 90～120 分钟。其作用是将胃肠道内残留物清除干净,并且阻止结肠内的细菌迁移至回肠末端。

（2）小肠运动的调节

1）神经调节：小肠平滑肌受内在神经系统和自主神经的双重控制。肠内容物的机械和化学刺激可以通过内在神经丛局部反射引起小肠蠕动加强。副交感神经兴奋可以加强小肠运动,而交感神经兴奋则抑制小肠运动。切断支配小肠的外来神经后,蠕动仍可进行,说明内在神经系统对小肠运动起主要调节作用。

2）体液调节：胃肠激素可以调节小肠运动。促胃液素、缩胆囊素可以增强小肠运动,而促胰液素、胰高血糖素、生长抑素和 VIP 等可抑制小肠运动。

（二）大肠的功能

1．大肠液的分泌及大肠内细菌的活动

（1）大肠液的分泌：结肠的黏膜有许多含分泌腺的隐窝（crypt）,其表面的柱状上皮细胞及杯状细胞的分泌物富含黏液。肠液中所含电解质成分主要是 Na^+、K^+ 和 HCO_3^-,呈碱性。浓稠的大肠黏液能润滑粪便,使其易于下行,并可保护肠壁免受机械损伤,免遭细菌侵蚀；大肠液中的溶菌酶与大肠内菌群调节有关；大肠黏膜内分泌细胞可分泌 5-羟色胺、VIP、P 物质、生长抑素、铃蟾素、胰高血糖素和脑啡肽等。

知识拓展：回盲括约肌的功能

影响大肠液分泌的因素：食物残渣对肠壁的机械性刺激通过壁内神经丛的局部反射促进大肠液分泌；副交感神经兴奋可使其分泌增加,而交感神经兴奋则使其减少；中枢神经的影响,在情绪极度紊乱时,大肠液分泌增加,致使人们频频产生便意、排便次数增加；胃肠激素、肾上腺皮质激素等都可影响大肠液的分泌。

（2）大肠内细菌的活动：大肠内的细菌来自空气和食物。细菌由口腔进入胃时,大部分被胃酸杀灭。而由于大肠肠腔内容物呈弱碱性,且移动缓慢,有利于细菌的大量繁殖。

大肠内的细菌可达 400 多种,微生物在肠道内组成复杂而庞大的微生态环境。其主要是厌氧菌,含有能分解食物残渣的酶。细菌对糖及脂肪的分解称为发酵（fermentation）,能产生乳酸、醋酸、CO_2、沼气等；对蛋白质的分解称为腐败（decompose）,能产生胺、硫化氢、组胺、吲哚等。在正常情况下,胺类等有毒物质可由肠壁吸收入血后,在肝内转化、解毒,但在某些肝病患者,肝功能受损时,就可能发生自身中毒。大肠内细菌还能利用肠内某些简单物质合成少量 B 族维生素和维生素 K 等,对人体有营养作用。大肠内细菌还参与宿主的胆汁酸、外源性复合物及药物的代谢。

适当增加纤维素的摄取有增进健康、预防便秘、痔疮、结肠癌等疾病的作用。其对胃肠功能的影响如下：①大部分多糖纤维能与水结合形成凝胶,限制水的吸收,使肠内容物容积膨胀加大；②纤维素多能刺激肠运动,缩短粪便在肠内停留时间和增加粪便容积；③纤维素可降低食物中热量的比例,减少能量的摄取,从而有助于纠正不正常的肥胖。

2．大肠（large intestine）的运动与排便　大肠全长约 1.5 m,包括阑尾、盲肠、结肠和直肠,通过肛管开口于肛门,没有重要的消化功能。

（1）大肠的运动：大肠有多种运动形式,但运动少且缓慢,对刺激的反应也较迟缓,有利于水分的充分吸收,与大肠作为粪便的贮存场所相适应。

1）袋状往返运动（haustral shuttling）：空腹时最多见。是由结肠环行肌交替发生节段性收缩所引起的非推进性结肠运动,使结肠袋中的内容物向上下两个方向做短距离往返位移,主要作用是对肠内容物缓慢搓揉,促进水分的吸收。

2)分节推进(segmental propulsion)或多袋推进运动:是一个结肠袋或一段结肠收缩,其内容物被推移到下一段结肠的运动形式,多在餐后或副交感神经兴奋时出现。

3)蠕动:由一些稳定向前的收缩波组成,收缩波前面的肠壁舒张,该段肠腔内常充有气体;收缩波后面的肠壁则保持在收缩状态,使这段肠管闭合并排空。

4)集团蠕动(mass peristalsis):进食后数小时,大肠有一种传播速度很快且传播距离很远的蠕动,称为集团蠕动。通常从横结肠开始,表现为一系列的多袋运动或蠕动,可以较快的速度将一部分大肠内容物推送至降结肠或乙状结肠,常见于进食后,当胃内食糜进入十二指肠时,刺激肠黏膜通过壁内神经丛反射引起十二指肠-结肠反射。

表 1-6 总结了消化道的运动形式及其生理意义。

表 1-6 消化道器官的运动形式及生理意义

	运动形式	生理意义
口腔	咀嚼	切割、粉碎食物,与唾液混合形成食团
	吞咽	将食团推送入胃
胃	容受性舒张	容纳和储存食物
	紧张性收缩	形成一定的胃内压,保持胃的形状和位置
	蠕动	搅拌和研磨食物,使食物与胃液混合,实现胃排空
小肠	紧张性收缩	小肠其他运动形式的基础
	分节运动	将食糜与消化液充分混合;促进血液和淋巴回流,以利吸收
	蠕动	缓慢推进肠内容物
	蠕动冲	快速推进肠内容物
大肠	袋状往返运动	使结肠袋内容物双向短距离位移
	多袋推进运动	推进肠内容物
	蠕动	推进肠内容物
	集团蠕动	快速推进肠内容物

(2)排便反射:食物残渣在大肠内经过细菌的发酵和腐败作用,并由于结肠的袋状运动和黏膜对水分的吸收而形成粪便(feces)。粪便中还包括脱落的肠上皮细胞、大量细菌、肝排出的胆色素衍生物,以及由肠壁排出的某些重金属如钙、镁、汞等盐类。

大肠内的粪便通常存留在乙状结肠,正常人的直肠内通常没有粪便。当结肠发生强烈的推进性运动时,粪便即被送入直肠,当直肠内容物的总量达 150~200 ml,压力达 55 mmHg(7.33 kPa)时,就会引起排便反射(defecation reflex),它是一个复杂的反射活动,初级中枢在骶髓,且受大脑皮质控制,主观意识可以加强或抑制排便。当粪便充盈直肠使肠壁感受器兴奋时,冲动沿盆神经和腹下神经传入腰骶部脊髓内的低级排便中枢,同时上传至大脑皮质引起便意。如果条件允许,大脑皮质即发出冲动使脊髓初级排便中枢活动,此时,传出冲动沿盆神经下传,使降结肠、乙状结肠和直肠收缩,肛门内括约肌舒张;同时,阴部神经的传出冲动减少,引起肛门外括约肌舒张,使粪便排出体外。此外,由于支配腹肌和膈肌的神经兴奋,腹肌和膈肌也发生收缩,腹内压增加,进一步促进粪便的排出。如果条件不允许,大脑皮质发出冲动抑制脊髓初级排便中枢的活动,抑制排便反射(图 1-78)。

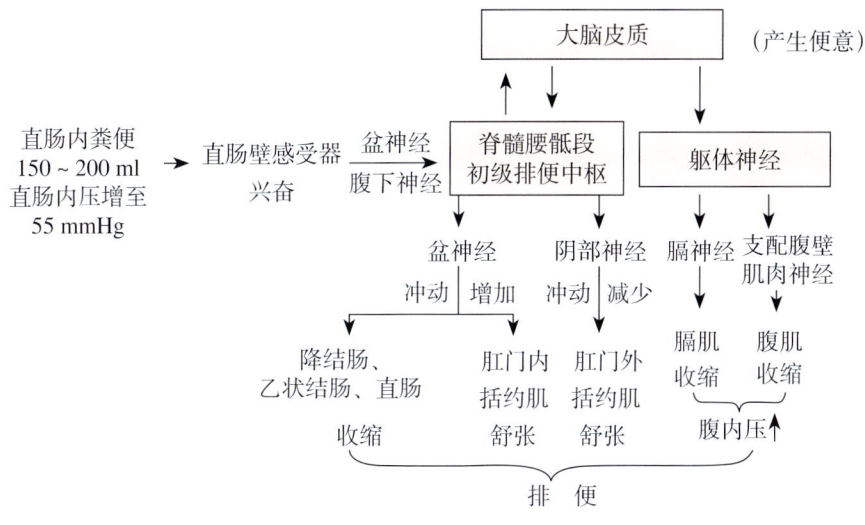

图 1-78　排便反射过程示意图

(三) 食物吸收的部位及途径

吸收 (absorption) 是指消化道内的物质或者消化后的产物，通过消化道黏膜的上皮细胞进入血液和淋巴液的过程。人体每天完成各种活动，消耗许多能量，食物中的糖类、脂肪和蛋白质是人体能量的主要来源，但是这些大分子营养物质必须先经过消化、分解才能被吸收，所以吸收是在消化的基础上进行的。

由于消化道不同部位的组织结构不同，食物在消化道各部位内被消化的程度以及停留的时间也不同，所以消化道的不同部位具有不同的吸收能力和吸收速度。食物在口腔和食管几乎不被吸收，胃仅能吸收少量的水分和一些高脂溶性的物质（如乙醇等），大肠主要吸收水分和无机盐，大量消化后的营养物质、水和电解质都是在小肠吸收的（图 1-79）。因此，吸收营养物质的主要部位是小肠。

1. **吸收的部位和途径**　小肠具有的强大吸收能力，与其巨大的吸收面积密切相关。正常成年人的小肠长 4~5 m，肉眼可见的黏膜面积为 1.9~2.7 m²，小肠黏膜有许多环状襞 (circular fold) 向肠腔突出，可使吸收面积增加约 3 倍。此外，小肠黏膜的表面有大量绒毛 (villi)，向肠腔突出达 1 mm，又使小肠吸收面积增大约 10 倍。在电镜下可以看到，绒毛上

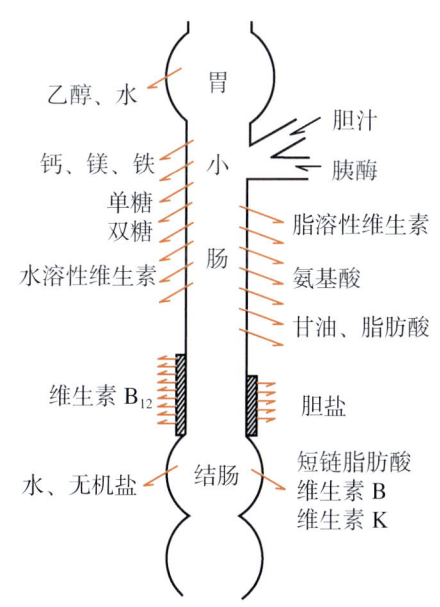

图 1-79　各物质在小肠吸收概况

皮的细胞顶端又伸出许多突起，形成微绒毛 (microvilli)，每一柱状上皮细胞约有 1700 条微绒毛，它们又使小肠黏膜的表面积增加约 600 倍，达 200~250 m²（图 1-80）。与小肠相比，胃和大肠的皱襞和绒毛等结构远不如小肠发达，微绒毛也短而稀少，因此吸收能力较差。

小肠绒毛内部有平滑肌纤维、神经丛、毛细血管、毛细淋巴管等结构。平滑肌纤维的舒缩，可使绒毛产生节律性的伸缩和摆动，促进毛细血管内血液和毛细淋巴管内淋巴液的回流，有利于吸收。小肠绒毛上皮细胞顶端膜的微绒毛还具有许多与吸收功能有关的转运蛋白质，作为载体参与 Na^+、葡萄糖或氨基酸的转运。上皮细胞内的许多细胞器也参与对被吸收物质的加工、储

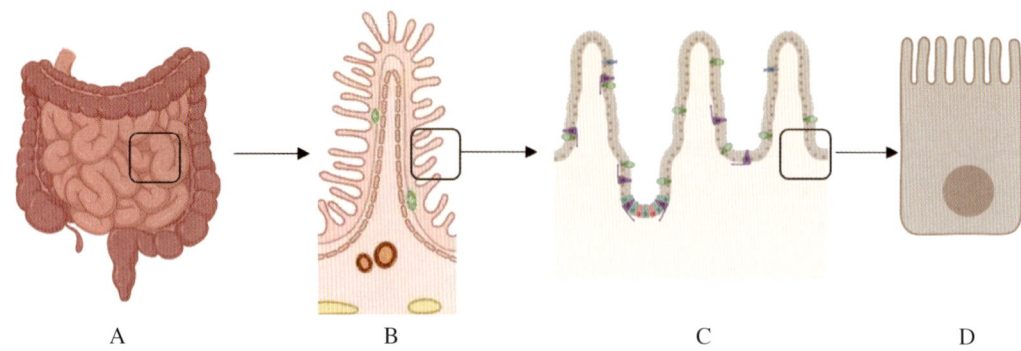

图 1-80 增加小肠黏膜表面积的基本结构
A. 肠袢；B. 环状襞；C. 绒毛；D. 微绒毛

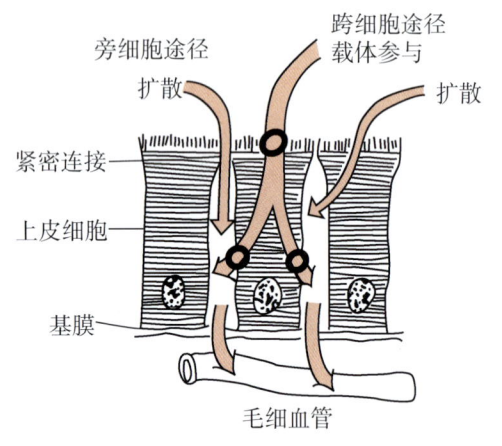

图 1-81 小肠黏膜吸收和小分子溶质的两条途径示意图

存、代谢和转运。例如，粗面内质网、滑面内质网和高尔基复合体共同参与脂肪吸收后的转运过程。

在消化道，营养物质和水可通过跨细胞途径（通过肠上皮细胞的腔面膜进入细胞内，再经细胞基底侧膜进入血液或者淋巴液）和旁细胞途径（通过小肠上皮细胞的紧密连接进入细胞间隙，再进入血液和淋巴液）两条途径进入血液或淋巴（图 1-81）。通常营养物质的吸收需要经过几种方式的配合才能完成。营养物质通过细胞膜的吸收机制包括被动转运（如扩散、渗透和滤过）、主动转运以及入胞和出胞。

2. 主要营养物质在小肠内的吸收

（1）水的吸收（图 1-82）：人体每日摄入的水约 1.5 L，消化腺分泌约 7 L 液体，而随粪便排出的水分只有 150 ml，由此可知，胃肠道每日吸收约 8 L 水。水在小肠的吸收属于被动转运，各种溶质的吸收（特别是 NaCl 的主动吸收）所产生黏膜两侧的渗透压梯度，是小肠对水分子吸收的主要驱动力。跨黏膜渗透的渗透压梯度一般只有 3～5 mOsm/L，但由于小肠黏膜上皮细胞及细胞之间的紧密连接对水具有很高的通透性，所以水很容易被吸收。

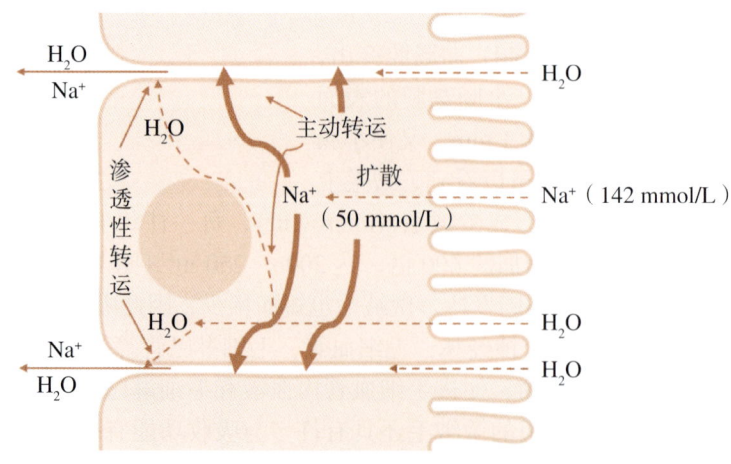

图 1-82 小肠黏膜对钠和水的吸收过程示意图

(2) 无机盐的吸收

钠的吸收（图 1-82）：正常成人每天摄入 5～8 g 钠，同时每天有 20～30 g 钠被分泌到小肠液。因此，小肠每天必须吸收 25～35 g 钠，约相当于体内总钠量的 0.5%。小肠黏膜上皮细胞通过主动转运方式吸收钠，需要消耗能量。小肠上皮细胞内 Na^+ 浓度远低于周围液体，而且细胞内的电压也比其顶端膜外负 40 mV 左右。肠上皮细胞的基底侧膜存在钠泵，钠泵的活动将细胞内的 Na^+ 主动转运入血浆，使胞内 Na^+ 浓度降低。肠腔内的 Na^+ 借助于刷状缘上的载体，通过易化扩散的形式进入细胞内。

铁的吸收（图 1-83）：人体每日摄取的铁约 10 mg，其中 1/10 被小肠吸收。吸收铁的主要部位是小肠上部。吸收的过程包括上皮细胞对肠腔中铁的摄取和向血浆的转运，这两个过程都需要消耗能量。上皮细胞顶端膜上存在铁的载体，称为二价金属转运体 1（divalent metal transporter 1，DMT1），它对 Fe^{2+} 的转运效率比 Fe^{3+} 高 2～15 倍，因此 Fe^{2+} 更容易被吸收。维生素 C 能将 Fe^{3+} 还原为 Fe^{2+}，可以促进铁的吸收。胃酸有利于铁的溶解并使之维持于可被吸收的离子状态，故也对铁的吸收有促进作用。当机体铁需要量增加时，铁的载体表达增多，小肠吸收铁的能力增高。Fe^{2+} 进入细胞后，只有小部分通过基底侧膜通过铁转运蛋白 1（ferroportin 1，FP1）被主动转运出细胞，并进入血液。而大部分 Fe^{2+} 被氧化为 Fe^{3+}，并与细胞内的脱铁蛋白（apoferritin）结合成铁蛋白（ferritin，Fe-BP）被贮存，以后再慢慢向血液中释放。当细胞内贮存的铁过多时，上皮细胞内铁蛋白含量增多。

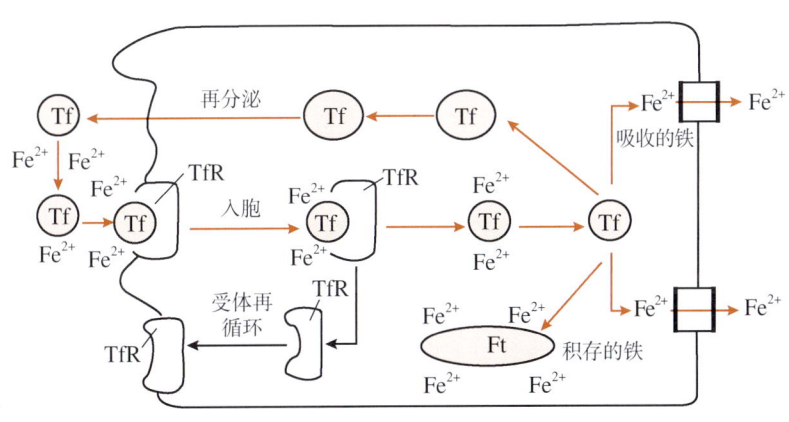

图 1-83　小肠黏膜对铁的吸收过程
Tf：转铁蛋白；TfR：转铁蛋白受体；Ft：铁蛋白

钙的吸收：食物中的结合钙需要转变为钙离子才能被吸收。肠腔内的钙除了来自食物，还可以通过胃肠道的分泌进入肠腔。肠上皮细胞对 Ca^{2+} 的吸收通过两种不同形式进行：跨上皮细胞和细胞旁途径。十二指肠是跨上皮主动吸收 Ca^{2+} 的主要部位，而小肠各段都可通过细胞旁途径吸收 Ca^{2+}，从 Ca^{2+} 的吸收量来看，细胞旁途径可能更多，部位以空肠、回肠更为主要。钙吸收的跨上皮细胞途径是主动过程，分三步：①肠腔内 Ca^{2+} 经吸收上皮细胞顶端膜中特异的钙离子通道顺电 - 化学梯度进入细胞内。②进入细胞质的 Ca^{2+} 迅速与钙结合蛋白（calcium-binding protein，CaBP）结合，以维持胞浆内低水平游离 Ca^{2+} 浓度。钙结合蛋白与钙有很强的亲和力。每一分子的 CaBP 每次可运载 4 个 Ca^{2+} 进入胞质。③与钙结合蛋白结合的 Ca^{2+} 被运送到基底侧膜处，与钙结合蛋白解离，通过基底侧膜的钙泵和 Na^+-Ca^{2+} 交换体转运出肠吸收上皮细胞。此外，胞浆内的 Ca^{2+} 也可储存在线粒体内，并可随时转运出细胞，或由细胞旁途径被吸收。

以上参与 Ca^{2+} 吸收的特异钙通道、钙结合蛋白、钙泵和 Na^+-Ca^{2+} 交换体均受 Vit D_3 调控，通过 Vit D_3 受体调节这些基因的表达和翻译。

(3) 糖类的吸收：食物中的糖类必须水解为单糖后才能被机体吸收利用，吸收的部位主要在小肠的上部。不同的单糖吸收的速率有很大的差别，己糖的吸收很快，而戊糖则很慢。在己糖中，又以半乳糖和葡萄糖的吸收速率最快，果糖次之，甘露糖最慢。

肠道吸收的单糖主要是葡萄糖，约占总量的 80%。小肠对单糖的吸收是由 Na^+ 泵间接提供能量的继发性主动转运过程。小肠黏膜上皮细胞的基底侧膜上的 Na^+ 泵将胞内的 Na^+ 主动转运出胞，导致胞内 Na^+ 浓度较低，然后使肠腔内的 Na^+ 以易化扩散的方式通过肠上皮细胞的刷状缘进入细胞内。黏膜上皮细胞的刷状缘上有一种依赖 Na^+ 的葡萄糖载体，即 Na^+- 葡萄糖同向转运体 -1（sodium-glucose cotransporter-1，SGLT-1），能选择性地将葡萄糖或半乳糖从刷状缘的肠腔面转运进入细胞内，通常 1 个 SGLT-1 可与 2 个 Na^+ 和 1 分子葡萄糖或半乳糖结合形成复合体；细胞基底侧膜上的非 Na^+ 依赖性葡萄糖转运体（glucose transporter，GLUT）可将胞质中的葡萄糖以易化扩散方式转运入血（图 1-84）。

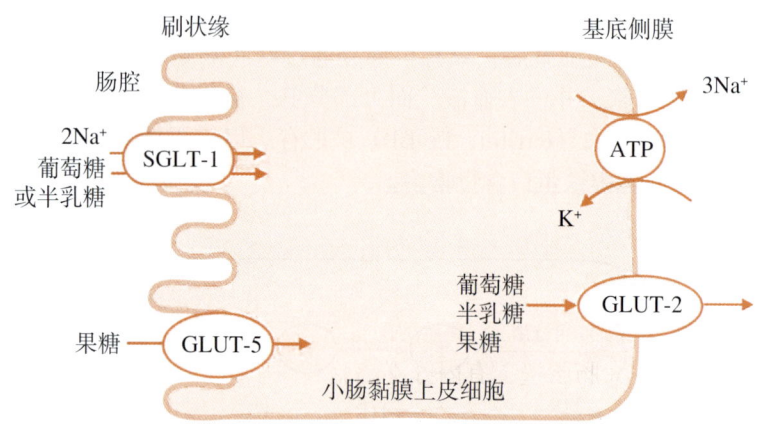

图 1-84　单糖的吸收机制示意图

(4) 蛋白质的吸收（图 1-85）：食物的蛋白质经过胃蛋白酶和胰蛋白酶的消化分解作用后，其产物包括自由氨基酸和寡肽。小肠黏膜上皮细胞刷状缘的膜上存在着继续水解寡肽的两组酶：膜肽酶及胞浆肽酶，可将寡肽水解为自由氨基酸和一些二肽和三肽。肠腔内的氨基酸吸收机制与葡萄糖相同，也是通过钠依赖性转运系统以继发性主动转运的方式进入小肠上皮细胞内。在小肠黏膜内存在着选择性地转运中性、碱性、酸性氨基酸以及亚氨基酸和甘氨酸的转运系统，其中中性氨基酸转运系统的转运速度比酸性和碱性氨基酸转运系统快。

(5) 脂肪的吸收（图 1-86）：人类膳食中的脂肪主要是三酰甘油。在肠腔内，三酰甘油被胰脂肪酶水解为甘油脂肪酸和一酰甘油等，并与胆盐结合形成水溶性混合微胶粒，然后透过小肠绒毛膜面的非流动水层到达微绒毛。在该处，脂肪酸和一酰甘油从混合微胶粒中释出，透过微绒毛的脂蛋白膜进入黏膜细胞，而胆盐因不能透过细胞膜，一部分留在肠腔内被再利用，另一部分在回肠经主动转运入血液，经门静脉回到肝（肝肠循环）。

进入上皮细胞内的长链脂肪酸和一酰甘油被重新合成为三酰甘油，并与载脂蛋白和磷脂结合，形成乳糜微粒（chylomicron），以出胞的形式释放到组织间隙，再进入淋巴液，这就是脂肪吸收的淋巴途径。少于 10～12 个碳原子的中、短链脂肪酸及一酰甘油水溶性较强，在十二指肠和空肠可通过扩散直接进入血液。

3. 大肠的吸收功能　大肠没有重要的消化功能。其主要生理作用是：①吸收来自小肠食糜残液中的水和电解质，参与机体对水、电解质平衡的调节；②吸收由结肠内微生物产生的短链脂肪酸、B 族维生素和维生素 K；③完成对食物残渣的加工，形成并暂时储存粪便，并控制

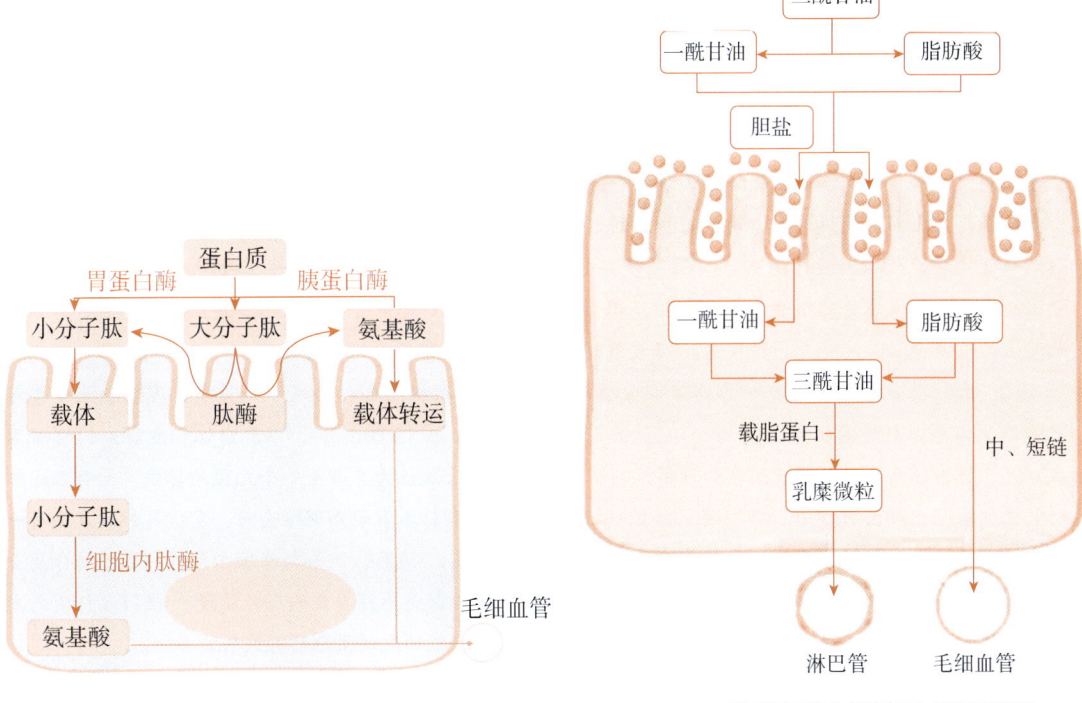

图 1-85　蛋白质的消化吸收过程示意图　　图 1-86　脂肪的消化和吸收过程示意图

排便。大肠各段的功能有所不同，右半结肠的主要功能是吸收，左半结肠则是形成和储存粪便，直肠起排便作用。此外，大肠肠壁上有内分泌细胞，可分泌数种激素。大肠还有较强的免疫功能，如大肠的免疫组织接受肠道抗原刺激后可产生局部的免疫应答，其抗体主要有分泌性 IgA（sIgA）、IgM 和 IgG 等。

知识拓展

消化系统的发展历史

人类对生理学和医学的认识随着生产发展和医疗实践而逐渐积累。

（1）实验消化学的兴起——从解剖形态到生理功能的发展：以实验为特征的近代医学始于 17 世纪。1642 年胰导管的发现则被视为现代消化学的开端。1644 年，荷兰解剖学家格拉夫（Regnier de Graaf）与医学家西尔维斯（Franciscus Sylvius）用野鸭的羽轴插入狗的胰腺主导管制成人工瘘管，获取了胰腺的外分泌液，从而发现了胰液。

1752 年，法国的博物学家若慕尔（R.A.F.de Renumur）研究了雕的胃液，他把海绵塞入管壁有小孔的小管中让雕吞下，一昼夜后取出发现海绵中增加了可以消化肉沫的黄色液体，这是研究消化化学机制的真正开端。

1822 年，美国军医博蒙特（William Beaumont）率先利用著名的"马丁胃瘘实验"分析了胃的消化过程。博蒙特的患者阿列克西·马丁（Alexis St. Martin）因霰弹枪走火近距离击中左上腹部的伤口不愈合，胃壁伤口边缘跟腹壁伤口边缘对接形成胃瘘。博蒙特利用这一胃瘘直接观察胃内部的消化活动，证明了胃中存在胃酸，还测定了各种食物的消化和排空速率。1838 年，博蒙特将所有内容写成历史上第一册详细描述了胃的运动、分泌和消化的科学著作。因这些革命性的成就，博蒙特被尊称为"胃生理学之父"。

俄国生理学家巴甫洛夫（Ivan Petrovich Pavlov）设计了大量实验和手术，使消化生理学得到了极大的发展。1904年，巴甫洛夫因在消化生理学方面取得的开拓性成就，成为世界上因消化系统研究荣获诺贝尔生理学与医学奖第一人。巴甫洛夫在消化生理方面的贡献主要在三个方面，一是发现消化腺新的调节方式——神经调节。首先，巴甫洛夫从狗的颈部分离出迷走神经干，发现刺激迷走神经干可以使胃和胰腺的分泌明显增加，说明迷走神经能够调节消化腺的分泌功能。随后，他将狗的食管在颈部切开造瘘，喂食后食物从瘘流出而不能进入胃，这就是著名的"假饲"实验。巴甫洛夫发现，"假饲"后消化腺分泌增加，而切断迷走神经使这一现象消失。二是发现消化腺的"心理性兴奋"——条件反射。铃声本来不会使狗分泌唾液，但如果在每次喂食物之前打铃，若干次之后，狗听到铃声就会分泌出唾液，这种狗因铃声刺激而发生的唾液分泌反应就是条件反射。三是发现肠激酶，阐明酶在消化中的作用。

（2）幽门螺杆菌的发现——形态学、生理学和药理学的有机结合：2005年诺贝尔生理学和医学奖颁发给了澳大利亚科学家沃伦（J.Robin Warren）和马歇尔（Barry J.Marshall），以表彰他们发现幽门螺杆菌在胃炎、胃溃疡与十二指肠溃疡中的作用机制。过去，人们普遍认为胃部是一个无菌的环境，没有人去考虑消化性溃疡中细菌的作用。1979年，沃伦在进行胃黏膜活检标本常规病理检查时，发现胃黏膜表面有一条奇怪的蓝线，高倍镜下观察，发现是无数杆菌紧黏着胃上皮。随后，沃伦与马歇尔合作，成功地分离并体外培养这种细菌，并提出胃炎是由这种细菌引起的，根治细菌是治疗胃炎的有效手段。幽门螺杆菌的发现充分体现了形态学、生理学和药理学的有机结合，是消化系统研究的里程碑式发现。

（3）中国近代消化生理学研究：中国近代生理学的研究始于20世纪20年代。在生理学家林可胜的倡导下，1926年，中国生理学会成立，翌年《中国生理学杂志》创刊，新中国成立后，改称为《生理学报》，发挥了学术中心的作用。1920—1936年间，林可胜在消化生理方面，共发表论文近50篇。其中，他发现进食脂肪可抑制狗移植小胃的胃液分泌，他认为这是通过血液传递的某种物质实现的，并将这种物质命名为肠抑胃素（enterogastrone）。

著名生理学家王志均在胃腺、胰腺分泌的调节机制，消化器官活动对物质代谢的影响以及脑-肠肽的细胞保护作用等方面进行了系统深入的研究，阐明了胃肠激素释放的天然刺激物。他创造性地设计了一种胃肠四通瘘管，用以研究胃肠消化液分泌的神经-体液调节，同时，提出细胞保护可能是胃-肠肽或脑-肠肽生理功能之一的设想。另外，王志均还培养了众多生理研究人才，为我国近现代生理学的发展做出了突出贡献。

整合思考题

1. 简述胃泌素、促胰液素、胆囊收缩素的主要生理作用。
2. 消化液的哪些成分参与了脂肪消化？分别发挥了什么作用？
3. 人体是一个共生微生物的载体，在肠道中有上千种微生物的定植，请结合课本以及文献讨论肠道微生物与营养物质吸收的关系。

整合思考题解析

（张炜真）

第五节 消化系统疾病的常用药物

学习目标

- **基本目标**
  1. 理解质子泵抑制药的药理作用。
  2. 分析质子泵抑制药的临床应用和不良反应。
  3. 理解 H_2 受体阻断药的药理作用。
  4. 分析 H_2 受体阻断药的临床应用和不良反应。
  5. 理解多巴胺受体阻断药多潘立酮的药理作用。
  6. 分析多潘立酮的临床应用和不良反应。

- **发展目标**
  综合各类胃酸分泌抑制药的作用，分析胃酸分泌的调节机制。

案例1-5

男性，55岁，长期反酸、嗳气，饱餐后加重，服铝碳酸镁片好转。近因疼痛加剧就诊。检查：血生化正常，血红蛋白 90 g/L，粪便潜血阳性，胃镜检查诊断为胃角切迹溃疡、幽门螺杆菌阳性。给予雷贝拉唑、枸橼酸铋钾、阿莫西林和克拉霉素的四联疗法治疗 14 天。治疗后，疼痛消失，复查粪便潜血阴性，复查胃镜溃疡愈合、幽门螺杆菌阴性。

问题：
1. 雷贝拉唑在本案例中的药理作用是什么？
2. 该患者为什么要使用阿莫西林和克拉霉素？
3. 该患者服铝碳酸镁片疼痛好转的作用机制是什么？

案例 1-5 解析

治疗消化系统疾病的药物是目前临床的常用药物，本章介绍的药物主要包括：抗消化性溃疡药、止吐药、泻药、止泻药及利胆药等。

一、抗消化性溃疡药

抗消化性溃疡药（antipeptic ulcer drug）是指能缓解消化性溃疡的症状，促进溃疡愈合，防止复发，减少并发症的药物。胃酸分泌过多、幽门螺杆菌感染和胃黏膜保护作用减弱等因素是引起消化性溃疡的主要环节。胃排空延缓和胆汁反流、胃肠肽的作用、遗传因素、药物因素、环境因素和精神因素等，都和消化性溃疡的发生有关。

抗消化性溃疡药的主要作用是：①降低胃黏膜酸度，减少胃蛋白酶活性，减少"攻击因子"

的作用；② 保护胃黏膜功能及修复或增强胃的"防御因子"。抗消化性溃疡常用药物有胃酸分泌抑制药（包括质子泵抑制剂、H_2 受体阻断药、M_1 受体阻断药）、黏膜保护药、抗酸药和抗幽门螺杆菌药等。

（一）胃酸分泌抑制药

胃酸是由胃腺的壁细胞分泌的，受多种体内外因素的调节，其中促胃液素（gastrin）、组胺（histamine）、乙酰胆碱（acetylcholine）是刺激胃液分泌的主要的内源物质，分别通过与胃壁细胞基底侧的促胃泌素受体（gastrin receptor，GR）、组胺 H_2 受体、胆碱能 M_3 受体结合刺激胃液分泌。当促胃泌素受体和 M_3 受体被相应配体激活后通过胃壁细胞内钙离子的介导，或者 H_2 受体激活后通过 cAMP 的介导，激活位于胃壁细胞分泌小管膜腔侧 H^+-K^+-ATP 酶（质子泵，H^+泵），将 H^+ 主动转运入小管腔内，与 Cl^- 形成 HCl，维持胃液的低 pH。

促胃液素、组胺、乙酰胆碱均能通过激活胃壁细胞膜上的相应受体独立发挥刺激胃酸的分泌的作用，同时又存在相互加强作用。因此，阻断任何一种促分泌物的作用，会使壁细胞对其余两种的反应下降。

胃酸分泌抑制药可以通过阻断胆碱能 M_3 受体或组胺 H_2 受体或促胃泌素受体，或直接抑制 H^+-K^+-ATP 酶减少胃酸的分泌。目前使用的抑制胃酸分泌的药物包括 M_3 受体阻断药、组胺 H_2 受体阻断药、促胃泌素受体阻断药、质子泵抑制剂和钾离子竞争性酸阻滞剂四类。胃酸分泌的调节及药物的作用环节见图 1-87。

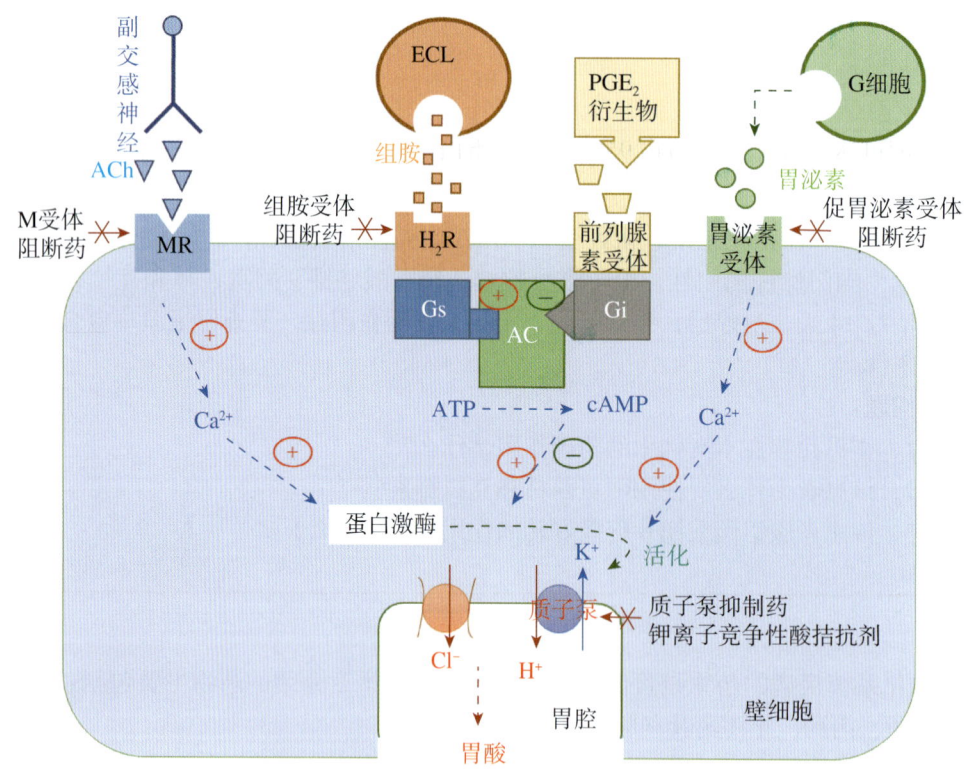

图 1-87　胃酸分泌的调节及药物的作用环节

1. 质子泵抑制剂（proton pump inhibitor，PPI）　临床常用的有奥美拉唑（omeprazole）、兰索拉唑（lansoprazole）、泮托拉唑（pantoprazol）、雷贝拉唑（rabeprazol）和艾司奥美拉唑（esomeprazole）。它们的作用机制和治疗作用相似。

（1）奥美拉唑：属于苯并咪唑类药物，是第一代质子泵抑制剂。分子结构有 3 个组成部分，即吡啶环与苯并咪唑，二者之间有一亚砜键相连。这3个组成部分对于保持其药理活性都是必要的。其主要药理作用如下。

1）抑制胃酸的分泌：胃壁细胞的小管囊泡内存有H^+-K^+-ATP酶，称为质子泵（proton pump），其功能是促使H^+从壁细胞内分泌到细胞外，与细胞外的K^+以1∶1的比例进行交换。奥美拉唑可分布于壁细胞内分泌小管周围，并转变为有活性的次磺酸和亚磺酰胺，后者与H^+-K^+-ATP酶的巯基以共价键结合而形成复合物，从而不可逆地抑制了H^+-K^+-ATP酶的功能，抑制胃酸的分泌，对基础胃酸与最大胃酸分泌均有抑制作用。奥美拉唑对胃酸分泌的抑制作用强大而持久，其作用维持时间取决于H^+-K^+-ATP酶的再生时间。奥美拉唑30 mg/d，连续7天，每日胃酸分泌量减少95%以上，停药后4~5天才逐渐恢复至治疗前水平。单一剂量口服能持续抑制胃酸分泌达3天以上。

2）抑制胃蛋白酶：胃蛋白酶是以无活性的酶原形式分泌到胃腔内，在胃酸和激活的胃蛋白酶的作用下活化，而且只有在酸性较强的环境下才能发挥作用。奥美拉唑在抑制胃酸分泌的同时，也减少了胃蛋白酶的分泌。而且，由于胃内pH的提高，也影响了胃蛋白酶的活化和作用的发挥。

3）抗幽门螺杆菌：体内外实验均表明奥美拉唑有抑制幽门螺杆菌（*H.pylori*，Hp）的作用。体外的研究证明，质子泵抑制剂具有直接杀菌作用，可抑制幽门螺杆菌的生长，并能选择性抑制Hp表面尿素酶的活性，使幽门螺杆菌丧失功能；同时，还能暂时性抑制Hp在胃窦部的生长，使Hp向胃体转移，并发生形态改变。此外，质子泵抑制剂抑制胃酸分泌，升高胃内pH，提高一些不耐酸的抗生素的生物利用度。由一种质子泵抑制剂、两种抗生素（如呋喃唑酮、克拉霉素等）和铋剂组成的三联疗法是目前指南推荐的根除Hp的方法。

奥美拉唑口服给药，迅速从小肠吸收，在酸性环境很快失活，因此常用肠溶胶囊。重复给药生物利用度可达70%。吸收药物95%与血浆蛋白结合，$t_{1/2}$为30~90分钟，大部分代谢物由肾排出。

奥美拉唑临床主要应用于：①消化性溃疡。能促进胃、十二指肠和食管溃疡愈合。治疗消化性溃疡的疗效，在溃疡愈合率和复发率上均优于H_2受体阻断药。②反流性食管炎。治疗反流性食管炎疗效优于H_2受体阻断剂，严重的高胃酸分泌患者常用量20~40 mg/d。③幽门螺杆菌感染。作为幽门螺杆菌感染的辅助用药，常规与两种抗生素（如呋喃唑酮、克拉霉素等）组成三联疗法，约有90%以上的幽门螺杆菌感染转阴。④其他：治疗胃泌素瘤（佐林格-埃利森综合征，Zollinger-Ellison syndrome），H_2受体阻断剂抗药者，应用奥美拉唑30~360 mg/d，可完全抑制胃酸分泌，使症状迅速消失，溃疡愈合。

奥美拉唑的不良反应主要有：约3%患者有胃肠道症状，如恶心、腹泻和腹痛。长期使用，因持久抑制胃酸分泌降低了胃酸的抑菌作用，可能引发感染；也可使胃内亚硝酸类物质浓度增高，可能会引起胃类癌，长期大量用药期间注意检查胃内有无肿物。少见中枢神经系统反应，如头痛、头晕、困倦。偶见皮疹、白细胞减少和血浆转氨酶活性升高。

奥美拉唑抑制细胞色素P450药物氧化系统，抑制华法林、地西泮、苯妥英钠等药物的代谢，延长作用时间。

(2) 其他常用质子泵抑制剂

兰索拉唑：第二代PPI，抑制胃酸分泌和抗幽门螺杆菌的作用较奥美拉唑强。能够抑制肝药酶，口服易吸收，对胃酸不稳定。

泮托拉唑、雷贝拉唑：第三代PPI，抑制胃酸分泌作用强、持续时间长，对肝药酶影响小，不良反应轻。

艾司奥美拉唑：奥美拉唑的S异构体，是第一个纯左旋的光学异构体PPI，抑制胃酸分泌作用更强，生物利用度高，半衰期长。

2. H_2 受体阻断药（H_2 receptor blocking drug） 有西咪替丁（cimetidine）、雷尼替丁（ranitidine）、法莫替丁（famotidine）和尼扎替丁（nizatidine）。它们通过竞争性阻断胃壁细胞的 H_2 受体，抑制胃酸分泌。主要是抑制基础和夜间的胃酸分泌，是治疗消化性溃疡的重要药物，不良反应较小。

本类药物口服吸收良好，尼扎替丁生物利用度 90%，但西咪替丁、雷尼替丁和法莫替丁因存在首关消除，生物利用度仅为 50%～60%。大部分药物以原形经肾排出，但肝功能不良者雷尼替丁半衰期明显延长。

本类药物竞争性拮抗 H_2 受体，能抑制组胺、五肽胃泌素、M 胆碱受体激动剂所引起的胃酸分泌，胃液分泌量和胃蛋白酶分泌量也平行下降。能明显抑制基础胃酸及食物和其他因素所引起的夜间胃酸分泌。用药后胃液量及 H^+ 浓度下降。雷尼替丁、尼扎替丁抑制胃酸分泌的作用强度比西咪替丁强 4～10 倍，法莫替丁为雷尼替丁的 20～50 倍，作用维持时间也较长。

该类药主要用于上消化道出血、消化性溃疡、反流性食管炎等。用于 Zollinger-Ellison 综合征治疗需增大剂量。

不良反应发生较少，尤其是雷尼替丁、法莫替丁和尼扎替丁，长期服用耐受良好。偶有便秘、腹泻、腹胀等。静脉滴注速度过快，可使心率减慢、心收缩力减弱、头痛。长期服用西咪替丁的男性青年，可引起阳痿、性欲消失及乳房发育。可能与其抑制二氢睾丸素与雄性素受体相结合及增加血液雌二醇浓度有关。

西咪替丁能抑制细胞色素 P450 肝药酶活性，抑制华法林、苯妥英钠、茶碱、苯巴比妥、地西泮、普萘洛尔等代谢，合用时，应调整这些药物剂量。

3. M_1 受体阻断药（M_1 receptor blocking drug） 通过胃壁细胞上的 M_3 受体和（或）肠嗜铬样细胞的 M_1 受体抑制胃酸分泌。M_1 胆碱受体阻断药有哌仑西平（pirenzepine）、替仑西平（telenzepine）、唑仑西平（zolenzepine）。药物通过选择性阻断肠嗜铬样细胞的 M_1 受体，抑制迷走神经介导的组胺释放诱发的胃酸分泌。由于本类药对 M_1 受体有选择性阻断作用，其抑制胃酸分泌的作用强于非选择性 M 受体阻断药，而不良反应轻。

(二) 黏膜保护药

胃黏膜屏障包括细胞屏障和黏液 HCO_3^- 屏障，这两种屏障能防止胃酸、胃蛋白酶渗入胃黏膜层损伤胃黏膜。胃黏膜屏障受损与胃溃疡的发生有密切关系。

1. 米索前列醇（misoprostol） 该药的主要药理作用如下所述。

1) 保护胃黏膜：米索前列醇是前列腺素 E_1（PGE_1）的甲基酯，能与胃黏膜上皮细胞基底侧的前列腺素 E_2 受体结合，促进胃、十二指肠黏膜黏液和 HCO_3^- 的分泌，黏液和碳酸氢盐覆盖于胃黏膜表层，形成胃黏膜屏障，从而阻碍胃酸和消化酶反向渗入胃黏膜，产生细胞保护作用。增加胃黏膜血流量，提高黏膜血氧供给，亦可促进上皮细胞增生，从而加速溃疡愈合。

2) 抑制胃酸、胃蛋白酶分泌：米索前列醇能抑制腺苷酸环化酶，减少 cAMP 合成，从而抑制胃酸、胃蛋白酶分泌。既能抑制基础胃酸分泌，亦抑制由食物、组胺、胃泌素及利血平等刺激引起的胃酸分泌。抑制胃蛋白酶分泌，给动物应用小于抑制胃酸分泌的剂量，也能防止因服用大剂量阿司匹林（乙酰水杨酸）或吲哚美辛（消炎痛）引起的胃出血、溃疡或坏死。

米索前列醇是脂溶性药物，性质稳定，口服吸收良好，达峰时间为 30 min，$t_{1/2}$ 为 1.6～1.8 小时。米索前列醇在体内转化为有活性的米索前列醇酸，进一步在体内代谢转化成无活性产物，主要由尿排出。

临床用于预防、治疗胃和十二指肠溃疡，并预防两者复发。在需要非甾体抗炎药治疗的关节炎患者和有高度并发胃溃疡危险的患者，它作为黏膜保护药有特殊的价值。因能引起子宫收缩，尚可用于产后止血。

不良反应包括腹痛、腹泻、恶心等。可促进子宫收缩，故孕妇禁用。

2. **硫糖铝（sucralfate）** 是蔗糖的碱性铝盐代入 8 个硫酸盐基。口服后在胃酸中解离为氢氧化铝和硫酸蔗糖复合物。前者以凝胶形式发挥抗酸作用，后者为一种黏稠多聚体，与黏膜创伤病灶表面带正电荷蛋白质结合形成保护膜，覆盖于溃疡或糜烂面。

该药的药理作用主要如下。

1）结合胃酸和胆汁酸，防止胃酸和消化酶的侵蚀，促进胃、十二指肠黏膜合成前列腺素 E_2，从而增强胃、十二指肠黏膜的细胞屏障和黏液 HCO_3^- 屏障的保护作用。

2）增强表皮生长因子和成纤维细胞生长因子的作用，促进其聚集于溃疡区，有助于黏膜上皮再生和溃疡愈合。

3）硫糖铝作为黏膜保护剂具有影响幽门螺杆菌定植，抑制其生长，通过黏液稳定、上皮细胞相互作用和清除氨等作用防止黏膜损伤。硫糖铝无直接杀灭 Hp 作用，单一用药不能根除 Hp，硫糖铝可增强抗菌药的抑菌作用。

临床用于治疗消化性溃疡、反流性食管炎、慢性胃炎。能预防各种有害因子对胃黏膜的损害。药物不被胃肠道吸收，不良反应较轻，约有 2% 患者可有便秘。偶有口干、恶心、胃部不适、腹泻、皮疹、瘙痒及头晕。

3. **其他药物**

（1）蒙脱石散（montmorillonite powder）：具有双八面体蒙脱石结构及非均匀性电荷分布，对消化道黏膜具有很强覆盖能力，因而可修复消化道黏膜，有固定、清除多种病原体和毒素的作用。适用于胃炎、胃及十二指肠溃疡、食管炎、结肠炎、急慢性腹泻、肠易激综合征等。

（2）枸橼酸铋钾（bismuth potassium citrate）：又称三钾二枸橼酸铋，为铋螯合物，是胶体铋的一种，有促进消化性溃疡愈合作用。本品通过吸附胃蛋白酶，抑制其活性，增加黏液分泌，与溃疡面坏死蛋白相互作用，覆盖在溃疡面上形成保护膜而抵御胃酸、胃蛋白酶、酸性食物对溃疡面的刺激。胶体铋引起幽门螺杆菌与胃上皮分离，随后细菌溶解。其液体剂型可使舌、牙和粪染黑，片剂的此作用少，易为患者接受。口服胶体铋吸收较少，但肾功能不良者禁用，以免引起血铋过高出现脑病和骨营养不良。

（三）抗酸药

抗酸药（antacid）是一类弱碱性化合物，能中和胃酸，从而解除胃酸对胃、十二指肠黏膜的侵蚀及对溃疡面的刺激。由于酸度下降，从而降低胃蛋白酶活性。常用的抗酸药有铝碳酸镁（aluminium magnesium carbonate）、氢氧化镁（magnesium hydroxide）、三硅酸镁（magnesium trisilicate）、氢氧化铝（aluminum hydroxide）、碳酸钙（calcium carbonate）和碳酸氢钠（sodium bicarbonate）。

抗酸药主要用于治疗消化性溃疡和反流性食管炎。抗酸药与 H_2 受体阻断药合用于治疗消化性溃疡可降低胃内氢离子浓度，较单用 H_2 受体阻断药更有效。抗酸药用于治疗反流性食管炎，其作用是中和胃酸，降低逆流胃酸的侵蚀活性，并提高食管下部括约肌的反应能力和增加食管内酸的清除。抗酸药还可用于预防吸入性肺炎、应激性溃疡等，还常用于急性胰腺炎以减少胃酸进入十二指肠，但对病程无影响。

（四）抗幽门螺杆菌药

目前，临床上常用于抗幽门螺杆菌的药物主要包括抗菌药和非抗菌药两大类。指南建议在 Hp 感染初次和再次根除治疗中使用铋剂四联方案，一般采用一种质子泵抑制剂加两种抗生素，再加一种铋剂。

二、止吐药和促胃肠动力药

临床上应用的许多药物，特别是恶性肿瘤的化疗药可引起恶心、呕吐。此外，胃肠道疾病、内耳眩晕症、晕动病、外科手术后、妊娠早期以及胃排空延迟均可造成恶心、呕吐。呕吐是一个复杂的反射过程。主要来自延脑催吐化学感受器触发区（chemoreceptor trigger zone，CTZ）、前庭器官、内脏等传入冲动，作用于延脑呕吐中枢而引起呕吐。止吐药影响反射的不同环节而发挥止吐作用。已知CTZ含有丰富的多巴胺、毒蕈碱和H_1受体，其阻断剂具有不同程度的抗吐特性。近来证明，5-羟色胺（5-HT）是一个重要的催吐信号和递质，5-HT受体拮抗剂已用于临床。促胃肠动力药是指能够增强协调的胃肠动力和胃肠物质转运的药物。因能加速胃排空，对胃肠运动减弱的患者有重要作用，一些促胃肠动力药可作为止吐药。常用的止吐药分述如下。

（一）H_1受体阻断药

H_1受体阻断药（H_1 receptor blocking drug）如苯海拉明（diphenhydramine）、茶苯海明（dimenhydrinate）、异丙嗪（promethazine）等对前庭功能有抑制作用，对晕动病、内耳眩晕症有效。

（二）M胆碱受体阻断药

M胆碱受体阻断药东莨菪碱，是广泛用于预防晕动病的药物，能有效对抗迷路起源的恶心和呕吐。对阿扑吗啡引起的呕吐无效。

（三）多巴胺受体阻断药

多巴胺受体阻断药（dopamine receptor blocking drug）通过阻断中枢化学感受器触发区（CTZ）的多巴胺受体，降低呕吐中枢的神经活动，有些药物还能阻断外周胃肠道的多巴胺受体，促进胃肠排空。

多巴胺受体阻断药有吩噻嗪类药物，如氯丙嗪（chlorpromazine）、奋乃静（pěr-phenazine）等，都是有效的止吐药。主要用于尿毒症、放射病、恶性肿瘤、妊娠中毒、病毒性胃肠炎等引起的呕吐。苯甲酰胺类用于止吐的有甲氧氯普胺，用于化疗药物引起的轻度或中度恶心、呕吐。多潘立酮结构不同，作用类似甲氧氯普胺。

1. 甲氧氯普胺（metoclopramide） 该药的药理作用主要如下。

（1）对中枢神经系统的作用：甲氧氯普胺主要作用于CTZ，阻断多巴胺D_2受体，较高剂量也作用于5-HT_3受体发挥止吐作用。也可阻断下丘脑多巴胺受体，抑制泌乳素抑制因子，促进泌乳素释放，产生高泌乳素血症。

（2）对胃肠道的作用：①甲氧氯普胺提高静止状态胃肠道括约肌的张力。②增加下端食管括约肌的张力和收缩幅度，防止胃内容物反流至食管。③增加胃蠕动，松弛幽门，加速胃排空。④增强十二指肠、空肠和回肠的蠕动，加速肠内容物从十二指肠向回盲瓣移动。

口服后药物迅速吸收，1～2小时达峰，肝首关代谢降低生物利用度约75%。药物分布进入大多数组织，容易透过血-脑屏障和胎盘，乳汁内药物浓度高于血液，30%药物原形自尿排出，其余与硫酸盐和葡萄糖醛酸结合，自尿和胆汁排泄，半衰期约4小时，肾功能损害者可达24小时。

临床用于治疗胃肠功能失调所致的恶心、呕吐。口服给药可预防各种原因引起的呕吐。中等剂量10～15 mg饭前和睡前服用对糖尿病的胃轻瘫和食管反流有益。由于静脉注射高剂量药物能很好耐受，故广泛用于化疗时呕吐，特别用在高致吐的化疗药如顺铂和环磷酰胺，可分别或联合与苯海拉明、劳拉西泮、地塞米松和苯扎托品（苄托品）等药合用。

大剂量静脉注射或长期应用可引起锥体外系反应，如帕金森病、静坐不能等。也可出现疲劳、冷漠、甚至精神抑郁。偶见溢乳、便秘或腹泻、荨麻疹等。甲氧氯普胺虽能促进许多药物的吸收，但它缩短药物移动时间，可降低一些药物如地高辛的生物利用度，故合并用药时须注意。

2. 多潘立酮（domperidone） 又称吗丁啉（motilium），苯咪唑类衍生物。可阻断CTZ和上消化道的D_2受体，药理作用类似甲氧氯普胺，对胃肠具有促动力作用和止吐作用。因不易通过血-脑屏障，对脑内多巴胺受体无抑制作用，故锥体外系反应罕见。口服多潘立酮后，迅速吸收，但它的生物利用度仅 15%，15～30 分钟血药浓度达峰值，它的血浆消除半衰期为 7～8 小时，药物全部在肝内代谢，主要由粪便排泄。临床应用同甲氧氯普胺。左旋多巴、溴隐亭治疗帕金森病引起的恶心、呕吐为特效适应证。不良反应较轻，但可引起男子乳房发育和溢乳。

3．西沙必利（cisapride） 促进胃肠道运动药，它作用于肠壁肌神经丛突触后膜 5-HT_4 受体，增加腺苷酸环化酶的活性，加速食管、胃、小肠直至结肠的运动，增加胃窦、十二指肠的协调收缩，加速胃排空。$t_{1/2}$ 为 10 小时，用于治疗胃肠运动障碍性疾病，包括胃食管反流、慢性功能性和非溃疡性消化不良、胃轻瘫及便秘等，对其有良好效果。不良反应少，偶见腹泻、胃肠痉挛和心动过速。

（四）5-HT_3 受体阻断药

化疗药物刺激胃黏膜或作用于肠嗜铬细胞，使嗜铬细胞释放神经递质 5-羟色胺，通过与广泛分布在脑内孤束核、CTZ 和外周组织中 5-HT_3 受体结合，产生神经冲动，传入呕吐中枢引起呕吐。5-HT_3 受体阻断药是新型止吐药，能有效对抗抗肿瘤药和放射治疗刺激肠嗜铬细胞释放 5-HT 导致的恶心、呕吐。临床应用的有昂丹司琼（ondansetron）、格拉司琼（granisetron）等。

昂丹司琼竞争性与中枢神经系统和胃肠道 5-HT_3 受体结合。抗肿瘤药等致吐药和放射治疗可刺激 5-HT 从胃肠黏膜内的肠嗜铬细胞和含 5-HT 的外周及中枢部位神经元释放，释放的 5-HT 兴奋胃肠道迷走神经到 CTZ 的冲动传递通道；并兴奋 CTZ 和呕吐中枢的 5-HT_3 受体而致恶心、呕吐。昂丹司琼可阻断这些受体，阻断 5-HT 的作用，抑制呕吐。

口服后迅速被吸收，生物利用度约 60%，用药后 30～60 分钟达有效血浓度，血浆蛋白结合率为 70%～75%，血浆 $t_{1/2}$ 约 3.5 小时（儿童缩短，老人可增至 8 小时）。广泛被肝羟化代谢，原药在尿中排泄少于 10%。

对顺铂、环磷酰胺、阿霉素等抗癌药引起的呕吐反应有明显抑制作用，疗效优于甲氧氯普胺。口服或静脉注射可预防高剂量顺铂和放射治疗引起的呕吐，多次抗癌药治疗引起的恶心、呕吐等。昂丹司琼与地塞米松合用可显著增加昂丹司琼的效力，还可用于其他类型如外科术后恶心、呕吐。对晕动病及多巴胺受体激动药阿扑吗啡（去水吗啡）引起的呕吐无效。昂丹司琼无显著不良反应，尤其是锥体外系反应少。仅有暂时和轻度头痛、便秘、腹泻、头晕等。

（五）神经激肽 1 受体阻断剂

P 物质是一种神经肽，神经细胞或胃肠道内分泌细胞产生的 P 物质通过与神经激肽 1（neurokinin1，NK1）受体结合介导呕吐，也是化疗引起呕吐的原因之一。化疗引起的恶心、呕吐分成两个时期。化疗后 24 小时发生的急性期呕吐，一般化疗患者都会发生。化疗后 2～5 天发生的延迟性呕吐，只影响一部分患者。NK1 受体阻断剂通过阻断 P 物质与 NK1 受体的结合抑制呕吐，对迟发性呕吐有止吐作用。临床应用的有阿瑞匹坦（aprepitant）、罗拉匹坦（rolapitant）。罗拉匹坦半衰期长达 180 小时，可以用于预防化疗引起的迟发性呕吐。

阿瑞匹坦、糖皮质激素和 5-HT_3 受体阻断药三药联合应用，用于预防高度致吐性抗肿瘤化疗初次和重复治疗过程中出现的急性和迟发性恶心、呕吐。

三、泻药

泻药是刺激肠蠕动、增加肠内容积、软化粪便、润滑肠道而使排便通畅的药物。临床主要用于治疗功能性便秘。按作用机制分为四类：①容积性泻药；②渗透性泻药；③刺激性泻药；④润滑性泻药。

（一）容积性泻药

容积性泻药包括天然的和来自谷物、种子外皮或海草的纤维素和纤维素衍生物，如甲基纤维素、羧甲基纤维素以及亲水性胶质如琼脂（agar）等。口服后不易被肠壁吸收，而使水分保留在肠道内，引起肠内容积增大、肠道扩张而刺激肠壁，增强推进性蠕动引起排便。1～3 天自然排便，无严重不良反应，可用于防治功能性便秘。

（二）渗透性泻药

渗透性泻药包括多种镁盐、钠盐和钾盐、乳果糖（lactulose）、甘油（glycerin）和山梨醇（sorbitol）均属于渗透性泻药。

硫酸镁、柠檬酸镁和磷酸钠均为盐类泻药。在肠道难吸收，大量口服形成高渗压而阻止肠内水分吸收，扩张肠道，刺激肠壁，促进肠道蠕动。

乳果糖为果糖和半乳糖的半合成双糖。它在小肠内不被吸收，在结肠被细菌代谢成乳酸和乙酸，使肠内形成高渗而发生轻泻。乳果糖还降低结肠内容物的 pH，减少肠内氨的生成，H^+ 可与氨形成铵离子（NH_4^+）而不被吸收，从而降低血氨。可用于慢性门静脉高压及肝性脑病。

（三）刺激性泻药

刺激性泻药又称接触性泻药。这些药物或其代谢产物直接刺激肠壁，使肠道蠕动加强。降低电解质和水的净吸收，增加黏膜渗透性，刺激水和电解质在结肠蓄积。许多刺激性泻药可以抑制肠的 Na^+-K^+-ATPase，增加前列腺素和 cAMP 的合成，有助于水和电解质的分泌，是泻下的部分原因。包括酚酞、比沙可啶、蒽醌类和多库酯钠等。

（四）润滑性泻药

润滑性泻药包括液状石蜡、甘油等，通过肠壁的直接润滑作用，软化粪便而产生泻下作用。该类物质泻下作用温和，适用于老人、儿童及有高血压、动脉瘤或痔疮的患者。

知识拓展

泻药的临床应用及注意事项

（1）治疗便秘，尤其是习惯性便秘最简单有效的办法是多食富含纤维素的食物如蔬菜、水果及粗面粉等。注意肠的训练，养成定时排便习惯，适当摄取液体，保持合理的生理活动及克服情绪因素等。

（2）根据不同情况选择不同类型泻药。如排除毒物，应选硫酸镁等盐类泻药。一般便秘以渗透性泻药如乳果糖为宜。老人、动脉瘤和肛门手术等以润滑性泻药较好。

（3）泻药禁用于绞痛、急性腹痛、恶心、呕吐或任何诊断未明的腹痛。有电解质不平衡或肾功能损害征候的患者慎用。妊娠及月经期妇女一般禁用剧烈泻药，哺乳期妇女服用泻药应考虑药物是否通过乳汁分泌影响婴儿。

四、止泻药

腹泻是多种疾病的症状，临床腹泻类型按主要的病理生理学范围可区分为感染或炎症性腹泻；渗透性或不吸收性腹泻及分泌性腹泻。治疗感染性腹泻应首选抗生素。治疗慢性炎性腹泻应先用抗炎药，之后可应用一般常用的止泻药。常用药物有蒙脱石（见黏膜保护药）、鞣酸蛋白、地芬诺酯等。

鞣酸蛋白（tannalbin）是收敛药，能与肠黏膜表面的蛋白质形成沉淀，附着在黏膜上，形成保护膜，减少炎性渗出物，起收敛止泻作用。主要用于急性胃肠炎及各种非细菌性腹泻、小儿消化不良等。

碱式碳酸铋（bismuth subcarbonate，次碳酸铋）具有结合肠道中毒素，保护肠道免受刺激而达到收敛止泻之效。常用于腹泻、慢性胃炎。近年来多用于治疗合并幽门螺杆菌感染的胃、十二指肠溃疡。

复方樟脑酊为含阿片制剂。能增强肠平滑肌张力，减低胃肠推进性蠕动，使粪便干燥而止泻。用于较严重非细菌感染性腹泻。

地芬诺酯（diphenoxylate）为哌替啶同类物，具收敛及减少肠蠕动作用。可用于急慢性功能性腹泻。不良反应有厌食、恶心、呕吐及皮肤变态反应等。长期应用可成瘾。本品有增强巴比妥类药物的作用，故不宜合用。

洛哌丁胺（loperamide）的化学结构与地芬诺酯相似。除直接抑制肠道蠕动外，也减少肠壁神经末梢释放乙酰胆碱，还可作用在肠黏膜阿片受体降低胃肠分泌。用于治疗非细菌感染的急性腹泻、炎性肠疾患的慢性腹泻和控制回肠造瘘术过量损耗。不良反应常见肠绞痛，其他有胃肠扰乱、口干、皮疹等。

五、利胆药

利胆药分为促胆汁分泌药物（如去氢胆酸）、溶胆石药（如鹅去氧胆酸和熊去氧胆酸）及促进胆囊排空的药物（如硫酸镁）等。人的胆汁中重要的胆酸是胆酸和鹅脱氧胆酸。胆汁酸具有多项生理功能：反馈抑制胆汁酸合成，刺激胆汁流动，调节胆固醇合成和消除，促进脂质和脂溶性维生素的吸收等。

1. 去氢胆酸（dehydrocholic acid） 为半合成的胆酸盐，能有效地增加低比重胆汁的分泌（只增加水分泌，而不增加胆色素分泌），称为稀胆液排泄增多的药物。用于胆囊术后引流管清洗，亦可作泻药。

2. 熊去氧胆酸（ursodeoxycholic acid） 是鹅去氧胆酸异构体。有降低胆固醇含量、引起胆汁内饱和胆固醇去饱和作用，其作用机制是双重的：①减少小肠吸收胆固醇；②抑制羟甲戊二酸单酰辅酶A还原酶，降低胆固醇的合成。胆汁内胆固醇浓度下降不仅阻止胆固醇结石形成，长期治疗还可促进结石的溶解，适用于胆囊及胆道失调，胆汁淤滞的胆结石患者。

不良反应有腹泻和瘙痒及暂时肝功能异常。熊去氧胆酸很少引起腹泻及肝损伤。原发性胆汁性胆管炎患者长期口服熊去氧胆酸能明显改进症状及肝功能。近年用熊去氧胆酸配合干扰素（interferon）治疗乙肝和丙肝有一定疗效。

3. 硫酸镁（magnesium sulfate） 口服或将硫酸镁灌入十二指肠，药物刺激十二指肠黏膜，反射性引起胆总管括约肌松弛，胆囊收缩，促进胆囊排空，有利胆作用，故可治疗胆囊炎和胆石症。

六、保肝药

能够改善受损肝细胞功能、促进肝细胞再生、抑制肝纤维增生，能够达到改善肝病理结构和功能的药物称为保肝药。常用药物包括：促进代谢类药物及维生素、必需磷脂类、解毒类药、抗炎类药、降酶药和利胆药。其中必需磷脂类中的多烯磷脂酰胆碱是目前疗效较为肯定的一类药物。

多烯磷脂酰胆碱（polyene phosphatidylcholine）由植物中提取，含有亚油酸、亚麻酸和油酸等大量不饱和脂肪酸。其化学结构与内源性磷脂一致，能够进入肝细胞，通过特异性与肝细胞膜结合，促进肝细胞膜再生，协调磷脂和细胞膜功能，降低脂肪浸润，增强细胞膜的防御能力，起到稳定、保护和修复细胞膜的作用。此外，磷脂分子还可分泌入胆汁，将中性脂肪和胆固醇转化成容易代谢的形式，稳定胆汁。

多烯磷脂酰胆碱可以口服给药，90%以上在小肠被吸收。大部分被磷脂酶A分解，50%在肠黏膜再次酰化为多聚不饱和磷脂酰胆碱，通过淋巴循环进入血液，与高密度脂蛋白结合到达肝。临床用于以肝细胞膜损害为主的急慢性肝炎、药物性肝炎、酒精性肝炎、中毒性肝炎等。

七、治疗门静脉高压的药物

门静脉高压症最常见于慢性肝病，是门静脉系统内血流增加和肝内门静脉血流阻力增加引起的。收缩内脏血管的药物通过减少门静脉血流量、降低门静脉压力发挥止血作用。临床用药有生长抑素（somatostatin）和奥曲肽（octreotide）。

生长抑素也称为生长激素释放抑制激素，是由14个氨基酸组成的具有多种生理作用的调节肽，胃肠道、胰腺和下丘脑释放。生长抑素可以抑制生长激素、甲状腺刺激激素、胰岛素、胰高血糖素的分泌；减少胃肠道腺体分泌和胰腺分泌，保护胰腺细胞；减少内脏血流，降低门静脉压力，降低侧支循环的血流和压力，减少肝血流量。生长抑素可以通过静脉注射给药，半衰期仅有3分钟，限制了其临床应用。

奥曲肽是一种合成八肽，其作用类似于生长抑素。静脉注射给药，半衰期为1.5小时。皮下注射给药，作用时间达6~12小时，长效制剂还可每月一次肌内注射。在肝硬化和门静脉高压患者中，静脉注射生长抑素或奥曲肽可降低门脉血流量和静脉曲张压力，其作用机制尚不清楚，可能通过直接收缩血管平滑肌和抑制导致门静脉高压的肽的释放来收缩内脏小动脉。奥曲肽能够有效制止食管静脉曲张出血，可以短期用于治疗活动性静脉曲张出血，也可以长期用于降低出血风险。

生长抑素和奥曲肽对全身血流动力学影响小，不良反应少，是治疗门静脉高压的常用药物。其不良反应有：抑制胃肠运动引起的恶心、腹痛、肠胃气胀和腹泻；抑制胆囊收缩和脂肪吸收，长期使用奥曲肽可导致50%以上的患者出现胆泥或胆结石；改变胰岛素、胰高血糖素和生长激素之间的平衡，可能发生高血糖或低血糖；长期服用可能导致甲状腺功能减退。

小结

消化性溃疡是一种临床常见病，胃酸分泌过多、幽门螺杆菌感染和胃黏膜保护作用减弱等因素是引起消化性溃疡的主要环节。抗消化性溃疡常用药物有胃酸分泌抑制药（包括质子泵抑制剂、H_2受体阻断药、M_1受体阻断药）、黏膜保护药、抗酸药和抗幽门螺杆菌药等。H_1受体阻断药、M胆碱受体阻断药、多巴胺受体阻断药和$5-HT_3$受体拮抗药通过影响呕吐反射的不同环节而发挥止吐作用。泻药包括容积性泻药、渗透性泻药、刺激性泻药和润滑性泻药。止泻药常用药物有蒙脱石、鞣酸蛋白、地芬诺酯等。利胆药分为促胆汁分泌药物（如去氢胆酸）、溶胆石药（如鹅去氧胆酸和熊去氧胆酸）及促进胆囊排空的药物（如硫酸镁）等。能够达到改善肝病理结构和功能的药物称为保肝药，其中必需磷脂类中的多烯磷脂酰胆碱是目前疗效较为肯定的一类药物。收缩内脏血管的药物通过减少门静脉血流量、降低门静脉压力发挥止血作用。临床用药有生长抑素和奥曲肽。

整合思考题

根据胃酸分泌的调节，分析抑制胃酸分泌的药物有哪几类。

整合思考题解析

（李 慧）

参考文献

[1] 张卫光，张雅芳，武艳. 系统解剖学. 4版. 北京：北京大学医学出版社，2018.

[2] 张朝佑．人体解剖学．3版．北京：人民卫生出版社，2013．
[3] 崔慧先，李瑞锡．局部解剖学．9版．北京：人民卫生出版社，2018．
[4] Frank H. Netter．奈特人体解剖学彩色图谱：第7版．张卫光，译．北京：人民卫生出版社，2019．
[5] Beniamin A. Rifkin．人体解剖学．周长满，译．北京：科学文献技术出版社，2013．
[6] David L F．NETTER'S Atlas of Neuroscience．3th ed．Louis：ELSEVIER，2018．
[7] Susan S．GRAY Anatomy．41th ed．Louis：ELSEVIER，2016．
[8] Aray L B．Developmental Anatomy．St Louis：SAUNDERS，1947．
[9] 唐军民，张雷．组织学与胚胎学．4版．北京：北京大学医学出版社，2018．
[10] 刘斌，高英茂．人体胚胎学．北京：人民卫生出版社，1996．
[11] 唐军民，张雷．组织学与胚胎学．4版．北京：北京大学医学出版社，2018．
[12] 成令忠，钟翠平，蔡文琴．现代组织学．上海：上海科学技术文献出版社，2003．
[13] William K. Ovalle，Patrick C.Nahirney．Netter's Essential Histology．3rd ed．Louis：ELSEVIER，2020．
[14] 管又飞．医学生理学．4版．北京：北京大学医学出版社，2018.
[15] 朱大年．生理学．8版．北京：人民卫生出版社，2013.
[16] 吕毅．消化系统与疾病．2版．北京：人民卫生出版社，2020.
[17] 李学军，杨宝学．药理学．2版．北京：北京大学医学出版社，2016．
[18] 杨宝峰，陈建国．药理学．9版．北京：人民卫生出版社，2018．
[19] Laurence Brunton，Bjorn Kuollmann，Randa Hilal-Dandem．Goodman and Gilman's The Pharmacological Basis of Therapeutics. 13th ed．New York：Mc Graw Hill，2017．
[20] Bertram G. Katzung．Basic and Clinical Pharmacology. 14th ed. New York：Mc Graw Hill，2017．

第二章 消化系统物理诊断学

第一节 症 状 学

> **学习目标**
>
> - **基本目标**
>   1. 解释消化系统常见症状的概念及发生机制。
>   2. 总结消化系统常见症状的病因和临床表现。
>   3. 概括消化系统常见症状的问诊和体格检查要点。
> - **发展目标**
>   1. 运用消化系统常见症状的发生机制和疾病特点，进行问诊和病史采集。
>   2. 总结消化系统常见症状的鉴别诊断思路。

症状是患者对机体生理功能异常的自身感觉，同一症状可见于不同疾病，而不同疾病可有相同的症状，通过问诊可全面了解患者的症状，为疾病的诊断和鉴别诊断提供重要依据。本节主要介绍消化系统常见症状的病因、发生机制、临床表现及问诊和体格检查要点。

一、恶心与呕吐

恶心（nausea）、呕吐（vomiting）是临床常见症状。恶心为上腹部一种特殊不适和紧迫欲吐的感觉，常伴有迷走神经兴奋的症状，如面色苍白、出汗、头晕、流涎、血压降低及心动过缓等。恶心常为呕吐的前驱感觉，但也可单独存在，仅有恶心而无呕吐。呕吐是一个复杂的反射动作，通过胃的强烈收缩使胃或部分小肠内容物极速地经食管、口腔排出体外。呕吐是一种保护性反射，可将有害物质排出体外，具有一定保护意义；但频繁剧烈的呕吐可导致电解质紊乱及营养障碍，甚至出现贲门撕裂（马洛里-魏斯综合征，Mallory-Weiss syndrome）。

（一）病因

引起恶心与呕吐的病因很多，按发病机制可分为反射性呕吐和中枢性呕吐两大类。

1. **反射性呕吐** 由内脏末梢神经传入冲动引起呕吐中枢兴奋而发生的呕吐。

   （1）咽部受刺激：如吸烟、鼻咽部炎症等。

   （2）胃、十二指肠疾病：急、慢性胃炎，消化性溃疡、功能性消化不良、急性胃扩张、胃扭转、幽门梗阻、十二指肠壅滞症等。

   （3）肠道疾病：急性肠炎、急性阑尾炎、肠梗阻、急性出血坏死性肠炎、腹型过敏性紫癜等。

   （4）肝、胆、胰腺疾病：急性肝炎、慢性活动性肝炎、肝硬化、肝脓肿、肝淤血、急性与慢性胆囊炎、急性胰腺炎等。

（5）腹膜及肠系膜疾病：急性腹膜炎、膈下脓肿、大网膜扭转、肠系膜动脉栓塞、急性肠系膜淋巴结炎。

（6）其他疾病：肾输尿管结石、急性肾盂肾炎、急性盆腔炎、卵巢囊肿扭转、异位妊娠破裂、急性心肌梗死早期、心力衰竭、青光眼、屈光不正等亦可出现恶心、呕吐。

2．中枢性呕吐　由中枢神经系统和化学感受器触发带传来的刺激引起呕吐中枢兴奋而发生的呕吐。

（1）神经系统疾病

1）颅内压增高：颅内感染（各种病原体引起的脑炎、脑膜炎、脑脓肿）、脑水肿、颅内占位性病变、颅内血管性疾病（脑出血、脑栓塞、脑血栓形成、高血压脑病、蛛网膜下腔出血）、颅脑损伤（脑挫裂伤、颅内血肿、脑震荡）等，均可引起颅内压增高而发生呕吐。

2）脑血管运动障碍：偏头痛。

3）癫痫，特别是持续状态。

4）第Ⅷ对脑神经病变导致前庭功能障碍，见于迷路炎、梅尼埃病、晕动病等。

（2）内分泌及代谢紊乱：尿毒症、糖尿病酮症酸中毒、甲状腺危象、甲状旁腺危象、肾上腺皮质功能不全、低血糖、低钠血症及早孕均可引起呕吐。

（3）药物：某些抗生素、抗肿瘤化疗药、洋地黄、吗啡等可因兴奋呕吐中枢而致呕吐。

（4）中毒：乙醇、重金属、一氧化碳、有机磷农药、鼠药等中毒均可引起呕吐。

（5）精神因素：功能性消化不良、神经性厌食等。

（二）发生机制

呕吐是一个复杂的反射动作，其过程可分三个阶段，即恶心 - 干呕 - 呕吐。恶心时胃张力和蠕动减弱，十二指肠张力增强，可伴或不伴有十二指肠液反流；干呕时胃上部放松，胃窦部短暂收缩；呕吐时胃窦部持续收缩，贲门开放，腹肌收缩，腹压增加，迫使胃内容物急速而猛烈地向上反流，经食管、口腔而排出体外。

呕吐与反流（regurgitation）及反刍（rumination）不同。反流是指无恶心、呕吐的协调动作而胃内容物反至口腔，常发生于餐后。反刍是指主动地将胃内容物反流到口腔，不伴有恶心，再次咀嚼后重新下咽，多发生在餐后 15～30 分钟内。

呕吐中枢位于延髓，包括两个功能区，一是神经反射中枢，即呕吐中枢（vomiting center），位于延髓外侧网状结构的背部，接受来自消化道、大脑皮质、内耳前庭、冠状动脉以及化学感受器触发区的传入冲动，直接支配呕吐动作；二是化学感受器触发区（chemoreceptor trigger zone），位于延髓第四脑室的底面，接受各种外来的化学物质或药物（如阿扑吗啡、洋地黄等）及内生代谢产物（如感染、酮中毒、尿毒症等）的刺激，并由此引发出神经冲动，传至呕吐中枢引起呕吐。

（三）临床表现

1．呕吐的时间　晨起呕吐见于早孕、尿毒症、慢性酒精中毒、功能性消化不良、鼻窦炎；幽门梗阻的呕吐常于晚上或夜间发生。

2．呕吐与进食的关系　进食过程中或餐后即刻呕吐，可能为精神性呕吐；餐后较久或数餐后呕吐，见于幽门梗阻，呕吐物可有隔夜宿食。

3．呕吐的方式　进食后立刻呕吐，恶心很轻或缺如，吐后又可进食，长期反复发作而营养状态不受影响，多为精神性呕吐。喷射状呕吐多为颅内高压性疾病。反射性呕吐常伴恶心，非喷射状。

4．呕吐物的性质　呕吐物带发酵、腐败气味或宿食提示胃潴留；带粪臭味提示低位小肠梗阻；不含胆汁说明梗阻部位多在十二指肠乳头以上，含多量胆汁提示在十二指肠乳头以下；含有大量酸性液体者多见于胃泌素瘤或十二指肠溃疡，无酸味者可能为贲门狭窄或贲门失弛缓症。合并上消化道出血呕吐物常呈咖啡样。

（四）伴随症状

1．伴腹痛、腹泻多见于急性胃肠炎、霍乱、副霍乱、细菌性食物中毒及其他原因引起的急性食物中毒。

2．伴上腹痛及发热、黄疸应考虑急性胆囊炎或胆石症、急性胰腺炎。

3．伴黄疸、食欲缺乏、乏力见于急慢性肝炎、肝硬化等肝病。

4．伴腰痛、血尿见于尿路感染或结石。

5．伴有胸闷、胸痛、心悸、呼吸困难见于急性心肌梗死。

6．伴头痛及喷射性呕吐常见于颅内高压或青光眼。

7．伴眩晕、眼球震颤见于前庭器官疾病。

（五）恶心、呕吐的问诊要点

1．起病急缓，可能的诱因或病因；如餐后近期出现呕吐，且集体发病，应首先考虑食物中毒。恶心、呕吐与进食及精神情绪的关系。

2．呕吐发生的时间，晨起或夜间，间歇或持续，与饮食、活动、体位等有无关系。

3．呕吐的方式，是否喷射性。

4．呕吐物的颜色、性状、量及气味，是否含食物、胃酸、胆汁，有无血块、咖啡渣样物。

5．伴随症状：是否伴有腹痛、发热、黄疸、腰痛、头痛、胸痛、眩晕、血尿等。

6．营养状态：有无脱水、消瘦、体重下降、营养不良。

7．既往史，如有无肝炎、肾炎、糖尿病；了解患者的用药史；了解手术史，特别是腹部手术史。

9．女性患者的月经史，如异位妊娠破裂、卵巢囊肿扭转等。

10．发病以来的诊治情况：有无做过检查及检查的结果，服用何种药物治疗以及效果。

（六）恶心、呕吐的体格检查要点

1．血压、营养及精神状态，有无脱水征。

2．有无皮肤、巩膜黄染，浅表淋巴结是否肿大。

3．有无口咽部炎症、溃疡、肿物。

4．腹部检查：有无胃肠型、蠕动波，有无肌紧张、压痛及反跳痛，有无包块，有无振水音、移动性浊音，肠鸣音是否正常。

5．有无颈强直、眼震、脑膜刺激征等，是否存在病理征。

二、吞咽困难

吞咽困难（dysphagia）是食物从口腔至胃、贲门运送过程中受阻而产生咽部、胸骨后或剑突部位的停滞感觉，表现为吞咽费力、哽噎、食物不能咽下，可伴有胸骨后疼痛。吞咽困难可由中枢神经系统疾病、食管、口咽部疾病引起，亦可因颈部、纵隔、心脏及胸腔等邻近器官病变压迫所致，还可由全身疾病和神经肌肉疾病导致的吞咽运动障碍所致。

（一）病因与分类

1．按病因分类

（1）炎症性病变：咽炎、扁桃体脓肿、腐蚀性食管炎等。

（2）梗阻性疾病：咽部肿瘤、食管癌、食管良性狭窄、食管外压性狭窄等。

（3）神经肌肉疾病：延髓麻痹、重症肌无力、肌营养不良症、脑血管病等。

（4）精神性疾病：癔症。

2．按病变部分分类

(1) 口咽性吞咽困难：口咽部炎症（咽炎、扁桃体炎）、口咽损伤、咽部真菌感染、咽肿瘤、咽后壁脓肿等。

(2) 食管性吞咽困难：食管狭窄（食管癌，食管良性肿瘤如平滑肌瘤、脂肪瘤、血管瘤、息肉等）；食管炎症如反流性食管炎、放射性食管炎、腐蚀性食管炎、食管结核及真菌性感染等。

(3) 食管外压性狭窄：咽后壁肿块或脓肿、甲状腺极度肿大、纵隔占位病变如纵隔肿瘤及脓肿、左心房肥大、主动脉瘤、大量心包积液等。

(4) 神经肌肉疾病

吞咽启动困难：口咽肌麻痹、口腔咽部炎症、干燥综合征。

咽与食管横纹肌功能障碍：延髓麻痹、运动神经元疾病、重症肌无力、肉毒杆菌食物中毒、有机磷农药中毒、多发性肌炎、皮肌炎、甲亢性肌病等。

食管平滑肌功能障碍：系统性硬化症、代谢性神经肌病（糖尿病或酒精中毒）、弥漫性食管痉挛、胡桃夹食管、贲门失弛缓症等。

其他：狂犬病、破伤风、缺铁性吞咽困难等。某些精神心理疾病如抑郁症、焦虑症等。

（二）发生机制

按照发病机制吞咽困难可分为机械性与动力性两类。

1．机械性吞咽困难　食管狭窄引起的吞咽困难。正常食管壁具有弹性，管腔直径可扩张至4 cm以上。各种原因使管腔扩张受限，< 2.5 cm可出现吞咽困难，小于1.3 cm必然出现咽下困难。临床常见原因有食管壁病变引起管腔狭窄，如食管癌、食管良性肿瘤；食管外压性病变也可导致食管偏心性狭窄，出现吞咽困难，但症状一般较轻，出现较晚。

2．动力性吞咽困难　随意控制的吞咽动作发生困难，伴随一系列吞咽反射性运动障碍，食物不能从口腔顺利运送到胃。最常见的原因是各原因导致的延髓麻痹，也可由肌痉挛（如狂犬病）或肠肌丛内神经节细胞减弱（如环咽失弛缓症及贲门失弛缓症）引起。此外，系统性硬化症等全身疾病也可引起食管平滑肌收缩无力，弥漫性食管痉挛可导致食管异常收缩，均属动力性吞咽困难。

以上两种吞咽困难的机制有时可存在于同一疾病中，但以其中某一机制为主。如食管癌，主要是管腔狭窄所致机械性吞咽困难，但可因癌肿浸润食管壁导致该处食管蠕动减弱或消失。反流性食管炎主要是动力性吞咽困难，但长期的食管下段炎症可致弥漫性食管痉挛和管腔狭窄，加重吞咽困难症状。

（三）临床表现

口咽性吞咽困难：食物由口腔进入食管过程受阻，食物阻滞于口腔及咽喉部，定位较准确，常伴呛咳，偶有液体反流至鼻腔，可并发吸入性肺炎。常见于脑血管病变、帕金森病、脑干肿瘤、脊髓灰质炎等。

食管性吞咽困难：患者很难明确指出梗阻部位，食物在食管停滞或通过缓慢感，吞咽时常感胸骨后胀满、哽咽感，伴胸骨后疼痛，可呕吐无酸味的食物，由于进食障碍，患者可伴有营养不良。主要见于食管肿瘤、狭窄或痉挛性疾病。食管癌的吞咽困难病程较短，呈进行性，一般在半年内从进干食发噎到进流质饮食也难以下咽。食管良性肿瘤的吞咽困难症状较轻；反流性食管炎的吞咽困难症状不重，多伴有反酸、胃灼热等胃食管反流症状；贲门失弛缓症的吞咽困难病程长，反复发作，发病多与精神因素有关。

动力性吞咽困难无液体、固体之分；吞咽反射障碍者吞咽液体比固体食物更加困难；延髓麻痹者常伴呛咳及呼吸困难。

（四）伴随症状

1．伴吞咽时咽部疼痛见于急性扁桃体炎、咽后壁脓肿、急性咽炎、口腔溃疡等。

2. 伴吞咽时胸骨后疼痛见于食管炎、食管溃疡、食管异物、食管癌晚期、纵隔炎等。如进食过冷、过热食物诱发胸骨后疼痛，则常为弥漫性食管痉挛。

3. 伴反酸、胃灼热，持续较长时间而后发生吞咽困难，提示胃食管反流病。

4. 伴呃逆可知病变部位多位于食管下端，如贲门失弛缓症、膈疝等。

5. 伴声嘶多见于食管癌纵隔浸润、主动脉瘤、淋巴结肿大及肿瘤压迫喉返神经。

6. 伴呛咳见于脑神经疾病、食管憩室和贲门失弛缓症致潴留食物反流；食管癌致食管支气管瘘；重症肌无力致咀嚼肌、咽喉肌和舌肌无力，导致咀嚼及吞咽困难可出现呛咳及构音困难。

7. 伴哮喘和呼吸困难见于纵隔肿物、大量心包积液压迫食管及大气管。

8. 伴口眼干燥，见于干燥综合征。

9. 自觉咽部阻塞感或异物感，不进食时感到咽部或胸骨上凹部位有上下移动的物体堵塞，常提示癔球症，多见于年轻女性。

（五）吞咽困难的问诊要点

1. 起病 有无病因或诱因，如误服腐蚀剂、化学药物、咽下异物；吞咽困难的发生与精神情绪及不良刺激的关系。

2. 梗阻的部位 患者陈述的梗阻部位一般与食管病变的解剖部位基本吻合，有定位诊断的参考价值。

3. 病程及症状演变 病程长且无进行性加重多为良性病变；病程短且进行性加重多为恶性病变。间歇性吞咽困难多见于贲门失弛缓症、弥漫性食管痉挛；持续性吞咽困难多见于食管癌、腐蚀性食管炎。

4. 症状与进食的食物性状的关系 进食液体食物时发生吞咽困难提示食管运动障碍；而吞咽困难发生在进食固体食物时，见于食管器质性阻塞或食管动力异常。

5. 反流物的性质 食管癌晚期反流物为黏液或黏液血性；贲门失弛缓症反流物量大，可有几天前咽下的食物，不呈酸性。

6. 伴随症状及全身情况 胸痛、恶心、呕吐、反酸、胃灼热、发音异常、发音含糊、声嘶、呛咳、贫血、消瘦、咳嗽、呼吸困难等。

7. 既往史及手术史 有无口咽部、食管、胃手术史。

8. 发病以来的诊治情况 做过的检查及结果，服用过何种药物及效果。

三、消化不良

消化不良（dyspepsia）是一组以上腹部慢性疼痛或不适为主的上消化道症候群，包括餐后饱胀、早饱、上腹灼热、腹胀、恶心、呕吐、嗳气等。消化不良症状可能源于器质性疾病，但更常见的病因是功能性的，即常规临床检查不能发现可解释症状的器质性疾病。消化不良症状临床常见，对患者的工作及生活质量可造成明显影响。

（一）病因

1. 器质性疾病

（1）上消化道疾病：胃食管反流，消化性溃疡，胃食管肿瘤，胃轻瘫，炎症性疾病（克罗恩病、嗜酸细胞性胃肠炎、结节病、淀粉样变）。

（2）肝胆胰腺疾病，慢性肝炎、肝硬化、肝内胆汁淤积、慢性胆囊炎、胆石症，Oddi 括约肌功能障碍，慢性胰腺炎，肝胆胰肿瘤。

（3）全身性疾病：糖尿病、甲状腺疾病、甲状旁腺功能亢进、肾上腺皮质功能不全、慢性阻塞性肺疾病。

（4）药物：化疗药、乙醇、铁剂、氯化钾、非甾体抗炎药、抗生素、抗结核药、洋地黄制剂、茶碱、硝酸盐类药、钙通道阻滞剂等。

2．功能性消化不良　在过去的6个月内，有3个月出现症状，且无器质性疾病的原因。包括上腹痛综合征和餐后不适综合征。

（二）消化不良症状定义

1．餐后饱胀（postprandial fullness）　持续不适的胃内食物滞留感。

2．早饱（early satiation）　进食不多、不久即有饱感，致使放弃欲进食的食物。

3．上腹痛（epigastric pain）　位于肋弓下至脐上、两侧锁骨中线区域内的腹痛，疼痛的主观因素较多，其难受的感觉可有多种描述方式。

4．上腹灼热（epigastric burning）　位于剑突至脐周、两侧锁骨中线区域内的灼热感。

5．上腹胀（bloating in the upper abdomen）　上腹区域内的胀满感，但没有腹部膨隆。

6．恶心（nausea）　一种难受的、欲吐的主观感受。

7．呕吐（vomiting）　用力将胃和（或）小肠内容物经食管、口腔逼出体外。

8．嗳气（belching）　气体经口、鼻排出胃、食管。

对新近发病、年龄＞45岁、症状明显或进行性加重者，应仔细甄别各种器质性病因。此外，患者服药史及生活事件对症状的影响亦不应忽略。若发现患者同时有下列警示症状，如贫血、黄疸、吞咽梗阻、吞咽疼痛、呕血、黑便、上腹肿块及明显的食欲缺乏与体重下降，应首先考虑器质性疾病引起的消化不良，及时进行相关检查，明确病因，以免漏误诊。

（三）问诊要点

1．询问患者的确切症状及症状群　不同地区、不同民族、不同文化程度患者对症状的描述有不同的表达方式，应仔细询问患者的确切感受，分析归纳其消化不良症状。

2．症状起始与持续时间　消化不良症状多呈慢性经过，可以持续或间断发生，了解症状的起始与持续时间有助于判断器质性抑或是功能性、良性还是恶性疾病。

3．症状发生的诱因及缓解方式　消化不良症状可有或无诱因。询问症状与进食的关系有助于疾病的鉴别诊断。如进食后疼痛缓解，提示存在高酸分泌，常见于消化性溃疡或上腹痛综合征；进食后疼痛加重，提示消化分泌功能不足或动力减退，可见于萎缩性胃炎、胃癌或餐后不适综合征。进食油腻饮食后疼痛加重，提示肝胆胰腺疾病。询问症状与服用抑酸药和制酸剂的关系，亦有助于分析疾病与胃酸分泌的关系。精神、心理、工作压力、生活事件等常与功能性消化不良症状的发生相关。

4．是否有报警症状　询问是否有贫血、黄疸、吞咽梗阻、吞咽疼痛、呕血、黑便、上腹肿块、食欲缺乏、体重下降。

5．既往史　过去有无胃肠、肝胆胰腺疾病及手术史；症状与相关疾病时间先后的关系。有无吸烟、饮酒史。

6．发病以来的诊治情况　做过的检查及结果（血、尿、便常规，肝肾功能、血糖、血脂、病毒性肝炎标志物、甲状腺功能；胃镜、腹部超声）；服用过何种药物及效果。

四、呕血

呕血（hematemesis）是上消化道疾病（指屈氏韧带以上的消化道，包括食管、胃、十二指肠、肝、胆、胰腺疾病及胃空肠吻合术后的空肠上段疾病）或全身性疾病所致的上消化道出血，血液经口腔呕出。常伴有黑便，严重时可有急性周围循环衰竭的表现。呕血多来自上消化道疾病，但小肠上段等下消化道疾病出血量较大或急时，也可表现为呕血。口腔、鼻、咽喉等部位的出血或呼吸道疾病引起的咯血不属于呕血。

（一）病因

1．消化系统疾病

（1）食管疾病：反流性食管炎、食管癌、食管憩室、食管异物、Mallory-Weiss综合征、食管损伤等。

(2) 胃及十二指肠疾病：消化性溃疡、急性糜烂出血性胃炎、胃癌、胃泌素瘤、恒径动脉综合征（Dieulafoy病）等。其他少见疾病有平滑肌瘤、间质瘤、淋巴瘤、息肉、胃黏膜脱垂、胃扭转等。

(3) 胃肠吻合术后空肠疾病，如溃疡。

2．门静脉高压引起的食管胃底静脉曲张破裂或门静脉高压性胃病出血。

3．上消化道邻近器官疾病　胆道结石、胆道蛔虫、胆囊癌、胆管癌及壶腹癌出血均可引起大量血液流入十二指肠导致呕血。此外，还见于急、慢性胰腺炎，胰腺癌脓肿破溃；主动脉瘤破入食管、胃或十二指肠，纵隔肿瘤破入食管等。

4．全身性疾病

(1) 血液系统疾病：免疫性血小板减少症、过敏性紫癜、白血病、血友病、淋巴瘤、弥散性血管内凝血等。

(2) 感染性疾病：流行性出血热、钩端螺旋体病、登革热、暴发型肝炎、败血症等。

(3) 其他：尿毒症、抗凝药过量、红斑狼疮、结节性多动脉炎累及上消化道等。

呕血的原因众多，消化性溃疡、食管或胃底静脉曲张破裂、急性糜烂性出血性胃炎和胃癌是临床最常见的病因。对于呕血患者应首先考虑上述四种疾病，当病因未明时，应考虑少见疾病引起的呕血。

（二）临床表现

1．呕血与黑便　呕血前常有上腹部不适和恶心，随后呕吐血性胃内容物。其颜色视出血量的多少、血液在胃内停留时间的长短以及出血部位不同而异。出血量多、在胃内停留时间短、出血位于食管则血色鲜红或为暗红色，可混有凝血块；当出血量较少或在胃内停留时间长，则因血红蛋白与胃酸作用形成酸化正铁血红蛋白，呕吐物可呈棕褐色或咖啡渣样。发生呕血时，因部分血液经肠道排出体外，可出现黑便（melena）。

2．周围循环功能不足或衰竭　出血量占循环血容量10%以下时，患者一般无明显临床表现；出血量占循环血容量10%～20%时，患者可有头晕、乏力等症状；出血量达循环血容量的20%以上时，则伴有冷汗、四肢厥冷、心悸、脉搏增快等急性周围循环不足的症状；若出血量在循环血容量的30%以上，则出现神志不清、面色苍白、心率加快、脉搏细弱、血压下降、呼吸急促等急性周围循环衰竭的表现。

3．贫血及血象变化　出血早期可无明显血象改变，出血3～4小时以后由于组织液的渗出及输液等情况，血液被稀释，血红蛋白及血细胞比容逐渐降低。

4．大量呕血可出现氮质血症、发热等表现。

（三）伴随症状

1．伴上腹痛　慢性反复发作的上腹痛，有周期性、节律性，多为消化性溃疡；中老年人，慢性上腹痛，疼痛无规律性并伴有厌食、消瘦、贫血，应警惕胃癌。

2．伴肝脾大　脾大、腹壁静脉曲张或腹水，提示肝硬化；肝区疼痛、肝大、质地坚硬、表面凹凸不平或有结节者多为肝癌。

3．伴黄疸　黄疸、寒战、发热伴右上腹绞痛并呕血，提示胆道疾病；黄疸、发热及全身皮肤黏膜出血者，见于某些感染性疾病，如败血症及钩端螺旋体病等。

4．伴皮肤黏膜出血，需考虑血液疾病及凝血功能障碍性疾病。

5．伴头晕、冷汗、心悸、气促、乏力、晕厥提示出血量较大，血容量不足。

6．近期有服用非甾体抗炎药史、酗酒史、大面积烧伤、颅脑手术、脑血管疾病和严重外伤伴呕血者，应考虑急性胃黏膜病变。

7．先有剧烈呕吐，而后呕血者，应考虑Mallory-Weiss综合征。

（四）出血量及活动性出血的判断

1. 出血量的判断　呕血时准确判断出血量对指导治疗和判断病因至关重要。呕血、黑便及胃管引流的血量对出血量的判断有一定作用。出现呕咖啡样液体时，提示胃内积血量达250～300 ml。但由于部分血液积存在胃肠道内，且呕血与黑便中混有胃肠内容物，因此难以准确估计出血量。最有价值的是观察周围循环障碍的表现，并结合输液、输血后血压、脉搏恢复情况综合判断。一般出血量小于400～500 ml时，不引起循环功能不全的全身症状。当患者出现明显的头晕、出汗、烦躁不安、皮肤苍白、低血压及脉搏细速、晕厥等症状时，提示出血量大，血容量减少超过循环血量的20%。

2. 活动性出血的判断　以下表现提示活动性出血未停止。
（1）反复呕血，胃管抽吸持续为血性，呕血由咖啡样物转为鲜红色。
（2）黑便持续存在，次数增多，变稀，粪便颜色呈暗红色，伴肠鸣音活跃或亢进。
（3）循环衰竭无改善或恶化；中心静脉压波动或稳定后又下降。

（五）呕血的问诊要点

1. 确定是否呕血　仔细询问出血时的具体情况、呕血的颜色、性状及混合物、伴随症状及既往病史，排除口鼻咽部出血及咯血（表2-1）。

表 2-1　呕血与咯血的鉴别

	咯血	呕血
既往史	肺结核、支气管扩张、心脏病	溃疡病、肝硬化
出血方式	咳出	呕出
出血前症状	喉痒、咳嗽、胸闷	恶心、呕吐、上腹不适或痛
血内混有物	气泡及痰	食物及胃液
颜色	鲜红	暗红或咖啡色
血液反应	碱性	酸性
黑便	无（咽下后有）	有

2. 诱因　有无饮食不洁、大量饮酒、误吞异物及药物、毒物摄入史。剧烈呕吐可导致Mallory-Weiss综合征。
3. 呕血的颜色、呕血量和性状　有助于推测出血量、出血的部位及速度。
4. 有无循环血量功能障碍的表现，如口渴、头晕、黑矇、心悸、出冷汗、晕厥等。
5. 排便情况　粪便的颜色、性状、次数、量等，有助于判断出血的部位和出血量。
6. 伴随症状　有无上腹痛、反酸、嗳气、消化不良、贫血、厌食、肝脾大、黄疸、皮肤黏膜出血等。
7. 既往慢性病及手术史　溃疡病、肝病、有无长期药物使用史（如阿司匹林等非甾体抗炎药、糖皮质激素等）。
8. 发病以来的诊治情况。

五、便血

便血（hematochezia）是指消化道出血，血液由肛门排出。便血颜色取决于血液在肠腔内停留的时间，可呈鲜红、暗红或黑色。便血的性状多样，可表现为便后滴血、粪便表面带血、或鲜血与粪便混合。少量出血粪便颜色无改变，需经隐血试验才能确定者，称为隐血（occult blood）。便血常为下消化道，特别是结肠、直肠、远端小肠疾病的症状，但如果上消化道出血量特别多，也可表现为便血。根据便血的颜色、性状及伴随情况可初步判断出血的来源部位。

（一）病因

1．下消化道疾病

（1）小肠疾病：肠结核、肠伤寒、急性出血性坏死性肠炎、钩虫病、Crohn 病、小肠肿瘤、小肠血管瘤、小肠憩室炎、小肠溃疡、肠套叠等。

（2）结肠疾病：急性细菌性疾病、阿米巴痢疾、血吸虫病、溃疡性结肠炎、结肠憩室炎、结肠癌、结肠息肉等。

（3）直肠肛管疾病：直肠肛管损伤、非特异性直肠炎、放射性直肠炎、直肠息肉、直肠癌、痔疮、肛裂、肛瘘等。

（4）血管病变：血管瘤、毛细血管扩张症、血管畸形、血管退行性变、缺血性肠炎、结肠溃疡等。

2．上消化道疾病　视出血量与速度的不同，可表现为便血或黑便，同时伴有呕血，病因详见本节呕血病因。

3．全身性疾病　白血病、血小板减少性紫癜、血友病、遗传性毛细血管扩张症、维生素 C 及维生素 K 缺乏症、严重肝病、尿毒症、流行性出血热、败血症等。

（二）临床表现

便血多为下消化道出血，可表现为急性大出血、慢性少量出血及间歇性出血。便血颜色可因出血部位不同、出血量的多少以及血液在肠腔内停留时间的长短而异。如出血量多、速度快则呈鲜红色；若出血量小、速度慢，血在肠道内停留时间较长，可为暗红色。便血同时伴呕血，提示出血部位在上消化道。粪便呈柏油样，多为上消化道或小肠出血。下消化道出血时，若出血量较多则呈现为红色血便，若出血在右半结肠，则多为暗红色（表 2-2）。鲜血被覆于粪便表面或排便后肛门滴血，提示直肠肛管疾病。肠道炎症性疾病多表现为黏膜脓性鲜血便或暗红色果酱样脓血便。消化道出血每日在 5～10 ml 以内，无肉眼可见的粪便颜色改变，仅为粪便隐血。

表 2-2　上、下消化道出血的鉴别

	上消化道出血	下消化道出血
既往史	溃疡病、肝胆疾病或呕血史	下腹疼痛、排便异常（腹泻、便秘）史或便血史
出血先兆	上腹胀、疼痛或绞痛、恶心、反胃	中下腹不适或下坠、欲排便
出血方式	呕血伴柏油便	便血、无呕血
便血特点	柏油样便、稠或成形，无血块	暗红或鲜红，稀，多不成形，量大时可有血块

（三）伴随症状

1．伴腹痛　慢性反复上腹痛，呈周期性和节律性，出血后疼痛减轻，见于消化性溃疡；腹痛时排血便，便后腹痛减轻，见于细菌性痢疾、阿米巴痢疾或溃疡性结肠炎；便血伴剧烈腹痛多见于肠系膜血管血栓形成或栓塞、缺血性结肠炎、急性出血性坏死性肠炎、肠套叠等。

2．伴里急后重（tenesmus）　即肛门坠胀感。感觉排便未净，排便频繁，但每次排便量甚少，且排便后未感轻松，提示肛门、直肠疾病，见于痢疾、直肠炎及直肠癌。

3．伴发热　便血伴发热常见于传染性疾病，如败血症、流行性出血热、钩端螺旋体病、肠道淋巴瘤、白血病等。

4．伴全身出血倾向　便血伴皮肤黏膜出血者，见于感染性疾病、血液病和全身性疾病，如重症肝炎、流行性出血热、白血病、过敏性紫癜、血友病、尿毒症等。

5．伴皮肤改变　皮肤有蜘蛛痣及肝掌者，便血可能与肝硬化门静脉高压有关。皮肤黏膜有毛细血管扩张，提示便血可能由遗传性毛细血管扩张症所致。

6．伴腹部包块　便血伴腹部包块，应考虑结肠癌、肠结核、肠道恶性淋巴瘤、肠套叠及Crohn病等。

（四）便血的问诊要点

1．病因及诱因　有无饮食不洁，过食生冷、辛辣刺激等食物史。是否用铁剂、铋剂等药物及动物血等特殊食物。是否服用阿司匹林、非甾体抗炎药、糖皮质激素、抗生素、避孕药等。有无集体发病。

2．便血的颜色及与粪便关系　粪便为带鲜血、暗红、柏油样或黑便，有助于推测出血部位、速度及可能的病因。询问血液与粪便是否相混，是否便后滴血，是否脓血，有无便秘。

3．便血的量　有助于判断出血量，但血液可在肠道堆积，且受粪便量影响，需结合循环功能的全身表现推测出血量。

4．伴随症状　呕血、里急后重、发热、腹痛、皮肤黏膜出血、肝脾大、肝掌、蜘蛛痣、黄疸、腹部包块、厌食、体重下降等。

5．一般情况　头晕、心慌、气促、出汗、晕厥等，有助于估计血容量丢失。

6．既往史　有无腹泻、腹痛、痔、肛裂等病史，有无胃肠手术史。

7．发病以来的诊治情况。

（五）呕血和便血的体格检查要点

1．循环状况　生命体征，神志，皮肤有无苍白、湿冷、花斑样改变，皮肤弹性。

2．皮肤有无出血点、紫癜、黄疸；有无肝病面容、肝掌、蜘蛛痣。

3．浅表淋巴结是否肿大。

4．有无腹部静脉曲张、肝脾大、腹部包块，肠鸣音是否正常。

5．有无下肢水肿。

六、腹痛

腹痛（abdominal pain）是临床常见的症状，多数由腹部脏器疾病引起，但腹腔外疾病及全身性疾病也可引起。腹痛的性质和程度，既受病变性质和病变严重程度影响，也受神经和心理因素影响。腹痛的病因较多，包括炎症、缺血、肿瘤、梗阻、穿孔、创伤及功能障碍。临床上一般将腹痛按起病缓急、病程长短分为急性腹痛和慢性腹痛。急剧的疼痛往往提示病情严重，慢性疼痛突然加重也不可掉以轻心。对腹痛患者必须认真了解病史，进行全面的体格检查和必要的辅助检查，并进行综合分析，才能做出准确的诊断。

（一）病因

1．急性腹痛

（1）腹腔脏器急性炎症：急性胃炎、急性肠炎、急性腹膜炎、急性出血坏死性肠炎、急性胆囊炎、急性阑尾炎等。

（2）空腔脏器阻塞或扩张：肠梗阻、肠套叠、胆道结石、胆道蛔虫症、泌尿系统结石等。

（3）胃肠穿孔：胃、十二指肠急性穿孔、急性肠穿孔、阑尾炎穿孔等。

（4）脏器扭转或破裂：肠扭转、肠系膜或大网膜扭转、卵巢囊肿蒂扭转、绞窄性肠梗阻；肝破裂、脾破裂、异位妊娠破裂等。

（5）腹腔脏器血管阻塞：缺血性肠病、肠系膜血管血栓形成或栓塞、腹主动脉瘤及门静脉血栓形成、脾梗死、肾梗死等。

（6）腹壁疾病：腹壁挫伤、脓肿及腹壁皮肤带状疱疹。

（7）胸部疾病：大叶性肺炎、肺梗死、心绞痛、急性心肌梗死、急性心包炎、胸膜炎。

（8）全身性疾病：腹型过敏性紫癜、糖尿病酮症酸中毒、尿毒症、铅中毒、血卟啉病等。

2．慢性腹痛

（1）腹腔脏器慢性炎症：慢性胃炎、十二指肠炎、慢性胆囊炎及胆道感染、慢性胰腺炎、结核性腹膜炎、溃疡性结肠炎、Crohn 病等。

（2）胃、十二指肠溃疡。

（3）腹腔脏器扭转或梗阻：慢性胃扭转、肠扭转、十二指肠壅滞症、慢性肠梗阻。

（4）脏器包膜的牵张：实质性器官肿胀，导致包膜张力增加而发生的腹痛，如肝淤血、肝炎、肝大、肝癌等。

（5）中毒与代谢障碍：铅中毒、尿毒症等。

（6）肿瘤压迫及浸润：以恶性肿瘤居多，与肿瘤不断生长、压迫和侵犯感觉神经有关，如胃癌、肝癌、胰腺癌、肾癌等。

（7）功能性疾病：功能性消化不良、功能性腹痛、肠易激综合征及胆道功能障碍等。

（二）发生机制

腹痛按发病机制可分为内脏性腹痛、躯体性腹痛和牵涉痛。

1．**内脏性腹痛** 当实质性脏器被膜急剧扩张，空腔脏器平滑肌痉挛或过度伸展，以及脏器炎症或缺血时，感受器受到刺激由交感神经传入脊髓引起疼痛。其疼痛特点为：①疼痛部位不是病变器官所在的准确部位，而是接近腹中线；②疼痛范围弥散，感觉模糊，多为钝痛、闷痛、不适、灼痛；③常伴恶心、呕吐、出汗等其他自主神经兴奋症状。

2．**躯体性腹痛** 由来自腹膜壁层及腹壁受到刺激的痛觉信号，经体神经传至脊神经根，反映到相应脊髓节段所支配的皮肤所引起。其特点是：①具有脊髓节段性分布的特点，定位准确，一般位于受累器官邻近的腹膜区域；②程度剧烈而持续，痛觉尖锐；③可有局部压痛、反跳痛、腹肌强直；④腹痛可因咳嗽、体位变化而加重。

3．**牵涉痛** 内脏性疼痛牵涉到身体体表部位，即内脏痛觉信号传至相应脊髓节段，引起该节段支配的体表部位疼痛，交感神经和躯体神经共同参与疼痛的机制。特点是：①定位明确；②疼痛剧烈；③有压痛、肌紧张及感觉过敏等。牵涉痛与病变的内脏有一定解剖相关性，对疾病的定位诊断有一定提示作用（表2-3）。

表2-3 病变的内脏器官与牵涉痛部位

内脏器官	牵涉痛部位
胃、十二指肠	背部
胆囊	肩胛间区、右肩、右肩胛下角
胰腺	腰背部
子宫、附件	腹股沟区、大腿内侧
膀胱	腹股沟区
输尿管、肾盂	腹股沟区、会阴部
心脏	左肩、左臂、颈部、下颌、上腹部、左耳下

临床上不少疾病的腹痛涉及多种机制，如急性阑尾炎早期疼痛在脐周或上腹部，常有恶心、呕吐，为内脏性疼痛。随着疾病的进展，持续而强烈的炎症刺激影响相应脊髓节段的躯体传入纤维，出现牵涉痛，疼痛转移至右下腹麦氏（McBurney）点。当炎症进一步发展至腹膜壁层，则出现躯体性疼痛，程度剧烈，伴压痛、肌紧张及反跳痛。

（三）临床表现

1．**腹痛部位** 一般腹痛部位多为病变所在部位。如胃、十二指肠和胰腺疾病，疼痛多在中上腹部；胆囊炎、胆石症、肝脓肿等疼痛多在右上腹部；急性阑尾炎疼痛在右下腹 McBurney 点；小肠疾病疼痛多在脐周；结肠疾病疼痛多在两侧腹部或下腹部；膀胱炎、盆腔炎及异位妊娠破裂，疼痛在下腹部。弥漫性或部位不定的疼痛见于急性弥漫性腹膜炎、机械性肠梗阻、急性出血坏死性肠炎、血卟啉病、铅中毒、腹型过敏性紫癜等。

2. 诱发因素　不洁饮食导致急性胃肠炎；暴饮暴食诱发胃、十二指肠溃疡穿孔或急性胰腺炎；胆囊炎或胆石症发作前常有进油腻食物史，部分机械性肠梗阻多与腹部手术有关，腹部受暴力作用引起的剧痛并有休克者，可能是肝、脾破裂所致。

3. 腹痛性质和程度　疼痛的性质与程度有关，而腹痛的程度大致上可反映病情的轻重。剧烈的疼痛多为刀割样、绞痛；轻缓的疼痛常为酸痛、胀痛。突发中上腹剧烈刀割样痛或烧灼样痛，多为胃、十二指肠溃疡穿孔；上腹部持续性钝痛或刀割样疼痛呈阵发性加剧多为急性胰腺炎；急性持续性剧烈的腹痛提示腹腔内炎症或出血，如急性腹膜炎、急性胰腺炎。隐痛或钝痛多为内脏性疼痛，多由胃肠张力变化或轻度炎症引起，胀痛可能为实质脏器包膜牵张或肠管胀气扩张所致。空腔脏器的痉挛、扩张或梗阻常引发急性绞痛，如胆石症或泌尿系统结石常为阵发性绞痛，疼痛剧烈，患者辗转不安；阵发性剑突下钻顶样疼痛是胆道蛔虫症的典型表现。临床常见的绞痛有肠绞痛、胆绞痛、肾绞痛。持续性疼痛阵发加重提示炎症与梗阻同时存在，如胆囊炎伴胆道梗阻。

4. 发作时间及与进餐的关系　餐后疼痛可能由于胆胰疾病、胃部肿瘤或消化不良所致；周期性、节律性上腹痛见于胃、十二指肠溃疡；典型十二指肠溃疡的腹痛为空腹痛、夜间痛；子宫内膜异位者腹痛与月经来潮相关；卵泡破裂者腹痛发生在月经间期。

5. 与体位的关系　某些体位可使腹痛加剧或减轻。如胃黏膜脱垂患者左侧卧位疼痛可减轻；十二指肠壅滞症患者膝胸位或俯卧位腹痛及呕吐等症状可缓解；胰腺癌患者仰卧位疼痛明显，前倾位或俯卧位时减轻；反流性食管炎患者烧灼痛在躯体前屈时明显，直立位时减轻。

（四）伴随症状

1. 伴发热、寒战提示有炎症，见于急性胆道感染、胆囊炎、肝大、腹腔脓肿，也可见于腹腔外感染性疾病。

2. 伴黄疸多提示肝胆胰腺疾病，急性溶血性贫血也可出现腹痛与黄疸。

3. 伴休克及贫血可能是腹腔脏器破裂（如肝、脾或异位妊娠破裂）；休克无贫血者则见于胃肠穿孔、绞窄性肠梗阻、肠扭转、急性出血坏死性胰腺炎等。腹腔外疾病如心肌梗死、大叶性肺炎也可有腹痛与休克，应特别警惕。

4. 伴呕吐、反酸提示食管、胃肠病变。呕吐发生的早晚及吐出的内容物对鉴别炎症或梗阻性疾病及梗阻的部位有重要价值。早期呕吐见于急性胆囊炎、阑尾炎、胰腺炎、输尿管结石；呕吐早而频繁、可吐出胆汁样内容物见于高位小肠梗阻；幽门梗阻呕吐物为隔夜宿食、不含胆汁。

5. 伴腹泻见于消化吸收障碍、肠道炎症或肿瘤。

6. 伴血尿提示泌尿系统疾病，如泌尿系统结石。

（五）腹痛的问诊要点

1. 起病情况　起病的急缓，是否急起自限，有无发作缓解交替，是否进行性加重。

2. 诱因和病因　饮食、外伤、手术等诱因。

3. 腹痛的部位及放射　腹痛是局限性，还是弥漫性；腹痛的具体部位、最初的开始部位、最痛部位、有无放射痛。

4. 性质　烧灼样、绞痛、隐痛、胀痛等。

5. 程度　以不痛为 0，最痛为 10，询问患者腹痛的严重程度，同时需观察患者的面色、表情、出汗及体位判断腹痛程度。

6. 腹痛频率、持续时间、加重缓解的方式，与进食、活动、体位的关系。

7. 伴随症状 有无发热、黄疸、贫血、休克、恶心呕吐、反酸、嗳气、腹胀、食欲缺乏、腹泻、血尿、便血等。

8. 发病以来的一般情况，诊治经过，包括进行的检查、用药及效果。

9. 既往史，外伤、手术史，月经生育史。

（六）腹痛的体格检查要点

1. 一般情况，生命体征，面容、体位、精神状态。

2. 腹部查体是重点

（1）视诊：胃肠型、蠕动波、手术瘢痕。

（2）触诊：腹肌紧张度；压痛、反跳痛、肌紧张的部位、范围和程度；脏器有无肿大；有无肿块（有压痛及边界模糊的包块提示炎症，无压痛及边界清楚的包块提示肿瘤）。

（3）叩诊：肝、脾区有无叩痛，移动性浊音，肝浊音界。

（4）听诊：肠鸣音、振水音、血管杂音。

3. 其他 浅表淋巴结、心肺检查。

七、腹泻

腹泻（diarrhea）指排便次数增多，粪质稀薄，或带有黏液、脓血或未消化的食物。通常每日排便3次以上，或每天粪便总量大于200 g，其中粪便含水量大于80%，可认为是腹泻。诊断腹泻时，要考虑排便习惯。根据腹泻起病急缓和病程长短，腹泻可分为急性与慢性两种。急性腹泻病程一般小于3周，腹泻持续或反复超过1个月为慢性腹泻。

（一）病因

1. 急性腹泻

（1）肠道疾病：由病毒、细菌、真菌、原虫、蠕虫等病原体感染引起的肠炎，急性出血性坏死性肠炎、Crohn病或溃疡性结肠炎、急性缺血性肠病，抗生素相关性小肠、结肠炎。

（2）急性中毒：食用毒草、桐油、河豚、鱼胆及化学药物如砷、有机磷、铅、汞等引起的腹泻。

（3）全身性感染：败血症、伤寒或副伤寒、钩端螺旋体病等。

（4）其他：变态反应性肠炎、过敏性紫癜；服用某些药物如氟尿嘧啶、利血平及新斯的明等；某些内分泌疾病，如肾上腺皮质功能减退危象、甲状腺危象。

2. 慢性腹泻

（1）消化系统疾病

胃部疾病：胃大部切除术后。

肠道疾病：感染性疾病，如肠结核、慢性细菌性痢疾、慢性阿米巴痢疾、血吸虫病、肠鞭毛原虫病、钩虫病等；肠道非感染的炎症性疾病，如Crohn病、溃疡性结肠炎；结肠肿瘤性疾病、吸收不良综合征、短肠综合征等。

胰腺疾病：慢性胰腺炎、胰腺癌、胰腺切除术后。

肝胆疾病：肝硬化、胆汁淤积性黄疸、慢性胆囊炎与胆石症。

（2）全身性疾病

内分泌及代谢性疾病：甲状腺功能亢进、肾上腺皮质功能减退、胃泌素瘤、血管活性肠肽（VIP）瘤、类癌综合征及糖尿病。

其他系统疾病：系统性红斑狼疮、硬皮病、淀粉样变、尿毒症、放射性肠炎等。

药物不良反应：利血平、甲状腺素、洋地黄类、某些抗肿瘤药和抗生素等。

功能性疾病：如肠易激综合征。

（二）发生机制

腹泻的发病机制相当复杂，按病理生理可分为以下五种。临床腹泻的病因常不是单一发病机制所致，可涉及多种机制，而以其中之一机制占优势。

1. **分泌性腹泻** 肠道分泌大量液体超过肠黏膜吸收能力所致。霍乱弧菌外毒素引起的大量水样腹泻即属于典型的分泌性腹泻。肠道非感染或感染性炎症，如阿米巴痢疾、细菌性痢疾、溃疡性结肠炎、Crohn病、肠结核、放射性肠炎以及肿瘤坏死等均可使炎性渗出物增多而致腹泻。某些胃肠道内分泌肿瘤如胃泌素瘤、VIP瘤所致的腹泻也属于分泌性腹泻。

分泌性腹泻的特点：粪质呈水样、量大，24小时排便量＞1000ml，无脓血，粪便渗透液与血浆渗透压基本相同，禁食后腹泻不减轻，肠黏膜组织学检查基本正常。

2. **渗出性腹泻** 肠黏膜炎症或溃疡导致大量血浆、黏液、脓血渗出而致腹泻，如炎症性肠病、感染性肠炎、缺血性肠炎、放射性肠炎等。渗出性腹泻的病因分为感染性和非感染性，前者见于各种病原体感染，后者见于炎症性肠病、嗜酸性粒细胞性胃肠炎、食物过敏、缺血性肠炎、肠道肿瘤、放射性肠炎等。

渗出性腹泻的特点：粪便中含有渗出液及血液，多有黏液血便或黏液脓血便，腹泻和全身表现严重程度取决于肠道受损程度。

3. **渗透性腹泻** 由于肠腔内含有大量不被吸收的溶质，肠内容物渗透压增高，阻碍肠内水分与电解质的吸收而引起腹泻，如乳糖酶缺乏，乳糖不能水解即形成肠内高渗。服用盐类泻剂或甘露醇等引起的腹泻亦属此型。

渗透性腹泻的特点：进食后腹泻停止，粪便中含有大量未消化食物，肠腔内渗透压超过血浆渗透压。

4. **动力性腹泻** 由于肠蠕动亢进致肠内容物过快通过肠腔，未被充分消化吸收所致的腹泻，如功能性腹泻、甲状腺功能亢进、糖尿病、胃肠功能紊乱等。

动力性腹泻的特点：粪便稀烂或水样，无脓血及渗出物，常伴有肠鸣音亢进或腹部不适、腹痛、腹胀等消化道症状。

5. **吸收不良性腹泻** 由于消化酶缺乏、肠黏膜吸收面积减少或吸收障碍引起的腹泻，见于小肠大部分切除术后、吸收不良综合征、乳糜泻、热带口炎性腹泻、肠系膜淋巴管堵塞（Whipple病或小肠淋巴瘤）、慢性胰腺炎、右心功能不全或缩窄性心包炎引起的肠黏膜淤血等。

吸收不良性腹泻的特点：禁食后腹泻可减轻，粪便渗透液由未被吸收的电解质或其他物质组成。

（三）临床表现

1. **起病及病程** 急性腹泻起病急骤，病程较短，多为感染或食物中毒所致。慢性腹泻起病缓慢，病程较长，多见于慢性感染、非感染性炎症、吸收不良、消化功能障碍、肠道肿瘤或神经功能紊乱等。

2. **排便次数、量及粪便性状** 急性感染性腹泻常有不洁饮食史，于进食后24小时内发病，每天排便数次甚至数十次，多呈糊状或水样便，少数为脓血便。慢性腹泻表现为排便次数增多，可为稀便，亦可带黏液、脓血，见于慢性细菌性痢疾、炎症性肠病及结直肠癌等。阿米巴痢疾粪便呈暗红色或果酱样。粪便中带黏液而无其他异常成分者见于肠易激综合征。分泌性腹泻粪便量常超过每日1升。排便次数多而量少，提示病变部位在直肠、乙状结肠。

3. **腹泻与腹痛的关系** 急性腹泻常有腹痛，尤以感染性腹泻较为明显。小肠疾病的腹泻，疼痛常在脐周，便后腹痛缓解不明显。结肠病变疼痛多在下腹，便后疼痛常可缓解。分泌性腹泻往往无明显腹痛。

（四）伴随症状和体征

1. **伴发热** 见于急性细菌性痢疾、伤寒或副伤寒、肠结核、肠道恶性淋巴瘤、Crohn病、溃疡性结肠炎、败血症等。

2. 伴里急后重　提示病变以直肠、乙状结肠为主，如细菌性痢疾、直肠炎症或肿瘤等。

3. 伴消瘦　提示病变位于小肠，如胃肠道恶性肿瘤、肠结核、吸收不良综合征、甲状腺功能亢进症等。

4. 伴腹痛　上腹痛见于急性胃肠炎，脐周痛提示小肠病变，下腹痛见于细菌性痢疾、溃疡性结肠炎、阿米巴痢疾等。

5. 伴呕吐　见于细菌性食物中毒、霍乱、胃肠炎等。

6. 伴皮疹或皮下出血　见于败血症、伤寒或副伤寒、麻疹、过敏性紫癜、糙皮病等。

7. 伴腹部包块　见于胃肠道恶性肿瘤、肠结核、Crohn病及血吸虫病性肉芽肿。

8. 伴脱水　常见于分泌性腹泻如霍乱、细菌性食物中毒或尿毒症。

9. 伴关节痛或肿胀　见于Crohn病、溃疡性结肠炎、系统性红斑狼疮、肠结核、Whipple病等。

10. 伴肛周脓肿或瘘管　见于Crohn病、肠结核。

（五）腹泻的问诊要点

1. 起病方式　起病急缓，病程长短。

2. 诱因　有无不洁饮食、特殊饮食，有无聚餐或同食者群体发病史，与进食油腻食物关系，旅行史，与紧张、焦虑等情绪变化关系。

3. 腹泻特点　排便次数及便量，排便时间（腹泻影响夜间睡眠多考虑器质性疾病）。

4. 粪便的性状与气味　稀薄或水样，有无黏液、脓血及未消化食物残渣，有无恶臭。阿米巴痢疾粪便呈暗红色或果酱样，霍乱粪便为米泔水样；副溶血性弧菌感染粪便为洗肉水样或血水样便；婴幼儿轮状病毒腹泻粪便呈蛋花汤样；小儿肠毒性大肠埃希菌感染为绿色水样便；消化吸收不良者粪便奇臭且易粘马桶不易冲掉。脂肪泻粪便恶臭、油脂状、含气多，漂浮于水面，见于吸收不良综合征、胰源性腹泻等。

5. 与进食的关系（餐后腹泻多见于肠易激综合征，禁食止泻见于乳糖酶不耐受、消化吸收不良性腹泻）。

6. 与腹痛的关系　急性腹泻常有腹痛，以感染性腹泻为著；小肠疾病的腹泻、腹痛常在脐周，便后腹痛缓解不明显；结肠疾病腹痛多在下腹，且便后腹痛常可缓解；分泌性腹泻往往无明显腹痛。

7. 伴随症状　是否有发热、里急后重、贫血、消瘦、皮疹、皮下出血、腹部肿块、脱水、关节痛或肿胀等。

8. 发病后的一般情况及诊治经过　有无脱水、消瘦、乏力、四肢抽搐等，做过的检查及治疗情况。

9. 既往史及用药史，特别是广谱抗生素、免疫抑制剂、抗肿瘤药及泻药使用情况。

10. 地区和家族中的发病情况，以便对流行病、地方病、遗传病及时做出判断。

（六）腹泻的体格检查要点

1. 一般状况　营养，精神状态，有无脱水征。

2. 皮肤、黏膜　有无皮疹、色素沉着。

3. 浅表淋巴结有无肿大。

4. 甲状腺检查。

5. 腹部检查　有无压痛、腹部包块，肠鸣音是否正常。

6. 关节有无肿胀、压痛。

7. 粪便带血者应行直肠指诊。

8. 腹泻常见病因的体征。

八、便秘

便秘（constipation）是指排便次数减少，一般每周少于3次，伴排便困难、粪便干结。便秘是临床上常见的症状，其发生率随年龄的增长而增加，老年及妇女最多见。部分人习惯间隔数日排便一次并无异常表现，因此，应以个人的排便习惯来确定是否为便秘。

便秘多长期持续存在，影响生活质量，病因多样，分为功能性便秘和器质性便秘。排除器质性疾病导致的便秘，可根据罗马Ⅳ标准判断为功能性便秘（表2-4）。

表 2-4 罗马Ⅳ功能性便秘诊断标准

诊断前症状出现至少6个月，且近3月症状符合以下标准
1．必须包括下列 2 项或 2 项以上 　至少 25% 的排便费力感 　至少 25% 的排便为干球便或硬便 　至少 25% 的排便有不尽感 　至少 25% 的排便有肛门直肠梗阻感和（或）堵塞感 　至少 25% 的排便需要手法辅助 　每周排便少于 3 次
2．不用泻药很少出现稀便
3．不符合肠易激综合征（IBS）的诊断标准

（一）病因

1．功能性便秘

（1）进食量少、食物缺乏纤维素或水分不足，对结肠运动的刺激减少。

（2）工作紧张、生活节奏过快、工作性质和时间变化、不良排便习惯、精神因素等干扰正常排便习惯。

（3）结肠运动功能紊乱：由结肠及乙状结肠痉挛引起，常见于肠易激综合征，部分患者可表现为便秘与腹泻交替。

（4）腹肌及盆腔肌张力差，排便推动力不足，难以将粪便排出体外。

（5）滥用泻药，形成药物依赖，造成便秘。

（6）运动少、久坐、卧床、老年体弱等，使肠动力缺乏导致便秘。

（7）结肠冗长。

2．器质性便秘

（1）结肠病变

1）直肠与肛门病变引起肛门括约肌痉挛、排便疼痛，造成恐惧排便，如痔疮、肛裂、肛周脓肿和溃疡、直肠炎症等。

2）结肠梗阻性疾病：结肠良、恶性肿瘤，肠结核，Crohn病，各种原因引起的肠粘连、肠扭转、肠套叠等。

3）内脏神经及肌肉病变：先天性巨结肠、假性肠梗阻等。

（2）肠道外病变

1）神经系统疾病：脑血管意外、截瘫、马尾肿瘤、多发性硬化症、帕金森病、脊髓炎、多发性神经炎等。

2）全身性疾病：尿毒症、糖尿病、甲状腺功能减退症、甲状旁腺功能亢进症、低钾血症等。

3）结缔组织病：硬皮病、皮肌炎。
4）血卟啉病及铅中毒引起肠道平滑肌痉挛导致便秘。
5）腹腔或盆腔内肿瘤压迫：如子宫肌瘤、卵巢囊肿。

(3) 药物因素：吗啡类药物、抗胆碱能药、钙通道阻滞剂、利尿剂、神经阻滞剂、镇静剂、铁剂、抗抑郁药，以及含钙、铝的制酸剂等使肠肌松弛引起便秘。

(二) 发生机制

食物在消化道经消化吸收后，剩余的食糜残渣从小肠输送至结肠，在结肠内再将大部分水分和电解质吸收，形成粪便，最后输送至乙状结肠及直肠，通过一系列的排便活动将粪便排出体外。从形成粪团到产生便意和排便动作的各个环节，均可因神经系统活动异常、肠平滑肌病变及肛门括约肌功能异常或病变而发生便秘。就排便过程而言，其生理活动包括：①粪团在直肠内膨胀所致的机械性刺激，引起便意及排便反射和随后一系列肌肉活动；②直肠平滑肌的推动性收缩；③肛门内、外括约肌的松弛；④腹肌与膈肌收缩使腹压增高，最后将粪便排出体外。若上述任何一环节出现障碍，如各种原因导致的结肠动力异常、直肠肛管功能障碍、神经递质异常、神经肌肉病变都可出现便秘。

临床常见的便秘发生机制包括：摄入食物过少特别是纤维素和水分摄入不足，致肠内食糜和粪团的量不足以刺激肠道的正常蠕动、各种原因引起的肠肌张力减低和蠕动减弱、肠蠕动受阻致肠内容物滞留、排便过程的神经及肌肉活动障碍等。

(三) 临床表现

便秘症状在不同患者或同一患者的不同时期有不同表现。急性便秘多有腹痛、腹胀，甚至恶心、呕吐，多见于各种原因的肠梗阻；慢性便秘多无特殊表现，部分患者诉口苦、食欲缺乏、腹胀、下腹不适或有头晕、头痛、疲乏等神经紊乱症状，但一般不重。便秘严重者排出的粪便坚硬如羊粪，排便时可有左腹部或下腹痉挛性疼痛及下坠感，可在左下腹触及痉挛的乙状结肠。长期便秘者可因痔疮加重及肛裂而有便中带血或便血，患者亦可因此而紧张焦虑。慢性习惯性便秘多发生于中老年人，尤其是经产妇，可能与肠肌、腹肌与盆底肌的张力降低有关。

(四) 伴随症状

1. 伴呕吐、腹胀、肠绞痛可能为各种原因引起的肠梗阻。
2. 伴腹部包块应注意结肠肿瘤、肠结核及 Crohn 病。
3. 伴血便或粪便隐血见于痔疮、结肠炎症及肿瘤性疾病。
3. 便秘与腹泻交替应注意肠结核、溃疡性结肠炎、肠易激综合征。
4. 随生活环境改变、精神紧张出现，多为功能性便秘。

(五) 便秘的问诊要点

1. 确定是否是便秘 排便的次数、性状（羊尿蛋样，粪便粗硬且表面有沟）、排便困难或不畅、便意、排便量、排便有无不尽感、有无肛门直肠阻塞感。
2. 病程长短 便秘是长期存在，还是近期发生。
3. 诱因 是否于腹泻之后发生，持续或间歇发作，是否因精神紧张、工作压力诱发，是否有饮食及生活习惯改变等。
4. 用药情况 是否长期服用泻药、药物名称、疗程。
5. 伴随症状 有无报警症状（便血、黑便、贫血、消瘦等）；腹痛、腹胀、呕吐见于肠梗阻；腹部肿块见于结肠肿瘤、结核及 Crohn 病所致的肠粘连；便秘、腹泻交替可见于肠结核及肠易激综合征；环境改变、精神紧张导致的便秘多为功能性便秘。
6. 有无腹部及盆腔手术史。
7. 既往史及用药情况 有无甲状腺功能减退症、糖尿病等；是否服用镇静镇痛药、麻醉药、抗抑郁药、抗胆碱药及钙阻滞剂等。

8. 发病以来的一般情况及诊治经过　体重有无下降，饮食和精神、睡眠情况，是否进行过诊治，检查及用药情况。

九、黄疸

黄疸（jaundice）是由于血清中胆红素升高致使皮肤、黏膜和巩膜黄染的症状和体征。正常血清总胆红素为 1.7～17.1 μmol/L（0.1～1 mg/dl）。胆红素轻度增高在 17.1～34.2 μmol/L（1～2 mg/dl），临床不易察觉，称为隐性黄疸或亚临床黄疸；超过 34.2 μmol/L（2 mg/dl）时出现临床可见的黄疸。

（一）正常胆红素代谢

正常血液循环中衰老的红细胞经单核-巨噬细胞破坏，降解为血红蛋白，血红蛋白在组织蛋白酶的作用下形成血红素和珠蛋白，血红素在血红素加氧酶的作用下转变为胆绿素，后者再经胆绿素还原酶还原为胆红素，占总胆红素来源的 80%～85%。另外还有少量胆红素来源于骨髓中未成熟红细胞的血红蛋白和肝内含血红素的蛋白质，占总胆红素的 15%～20%。

上述形成的胆红素称为游离胆红素或非结合胆红素（unconjugated bilirubin，UCB），与血清白蛋白结合而输送，不溶于水，不能从肾小球滤出，故尿液中不出现非结合胆红素。非结合胆红素通过血液循环运输至肝，与白蛋白分离后被肝细胞摄取，在肝细胞内与 Y 蛋白和 Z 蛋白结合，被运输至肝细胞滑面内质网的微粒体内，经葡萄糖醛酸转移酶的催化作用与葡萄糖醛酸结合，形成胆红素葡萄糖醛酸酯或称结合胆红素（conjugated bilirubin，CB）。结合胆红素为水溶性，可通过肾小球滤过从尿中排出。

结合胆红素从肝细胞经胆管排入肠道后，在回肠末端及结肠经细菌酶的分解与还原作用，形成尿胆原。尿胆原大部分从粪便排出，称为粪胆原。小部分（10%～20%）被肠道黏膜吸收，通过门静脉血流回到肝内，其中大部分再转变为结合胆红素，又随胆汁排入肠道内，这一过程称为"胆红素的肠肝循环"。被吸收回肝的小部分尿胆原经体循环由肾排出体外（图2-1）。

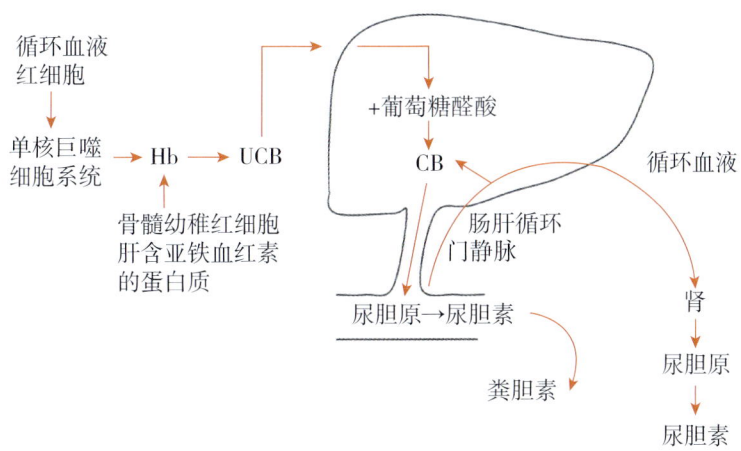

图 2-1　胆红素的代谢

（二）分类

1. 按病因分类　①溶血性黄疸；②肝细胞性黄疸；③胆汁淤积性黄疸；④先天性非溶血性黄疸。

2. 按胆红素性质分类　①以非结合胆红素增高为主的黄疸；②以结合胆红素增高为主的黄疸。

（三）病因、发生机制和临床表现

1．溶血性黄疸

（1）病因：凡能引起溶血的疾病都可引发溶血性黄疸。常见病因有：①先天性溶血性贫血，如地中海贫血（海洋性贫血）、遗传性球形红细胞增多症；②后天性获得性溶血性贫血，如自身免疫性溶血性贫血、新生儿溶血、不同血型输血后的溶血，以及蚕豆病、伯氨喹、蛇毒、毒草、阵发性睡眠性血红蛋白尿等引起的溶血。

（2）机制：由于溶血，大量红细胞破坏，形成大量非结合胆红素，超过肝细胞的摄取、结合与排泌能力。另一方面，由于溶血造成贫血、缺氧和红细胞破坏产物的毒性作用，削弱了肝细胞对胆红素的代谢功能，使非结合胆红素在血中滞留，超过正常水平而出现黄疸。

（3）临床表现：溶血性黄疸一般皮肤黏膜呈浅柠檬色，不伴皮肤瘙痒。急性溶血可有发热、寒战、头痛、呕吐、腰痛，并有不同程度的贫血和血红蛋白尿（尿呈酱油色或茶色），严重者可有急性肾衰竭；慢性溶血多为先天性，除伴贫血外还有脾大。实验室检查血清 UCB 增加为主，CB 基本正常。由于血中 UCB 增加，CB 形成也代偿性增加，从胆道排至肠道也增加，致尿胆原增加，粪胆原随之增加，粪色加深。肠内的尿胆原增加，重吸收至肝内也增加。由于缺氧及毒素作用，肝处理增多的尿胆原的能力降低，致血中尿胆原增加，并从肾排出，故尿中尿胆原增加，但无胆红素。急性溶血性黄疸有血红蛋白尿，尿隐血阳性。血液检查除贫血外还有网织红细胞增加、骨髓红细胞系增生旺盛等。

2．肝细胞性黄疸

（1）病因：肝细胞性黄疸由各种原因导致的肝细胞广泛损伤引起，如病毒性肝炎、肝硬化、中毒性肝炎、钩端螺旋体病、败血症等。

（2）机制：由于肝细胞广泛损伤或大片坏死，导致肝细胞对胆红素的摄取、结合功能降低，血中的 UCB 增加。而未受损的肝细胞仍能将部分 UCB 转变为 CB。部分 CB 经毛细胆管从胆道排泄，另一部分则由于肝细胞肿胀及炎性细胞浸润压迫毛细胆管和胆小管，或因胆栓阻塞，胆汁排泄受阻而反流入血液循环中，致血中 CB 也增加而出现黄疸。

（3）临床表现：肝细胞性黄疸皮肤、黏膜浅黄至深黄色，皮肤轻度瘙痒，伴有肝原发病的表现，如疲乏、食欲缺乏，严重者可有出血倾向、腹水、昏迷等。实验室检查血清中 CB 与 UCB 均增加，尿中胆红素阳性，尿胆原可因肝功能障碍而增高。血液生化检查有不同程度的肝功能损害。

3．胆汁淤积性黄疸

（1）病因：胆汁淤积可分为肝内性和肝外性。肝内性又分为肝内阻塞性胆汁淤积和肝内胆汁淤积，前者见于肝内泥沙样结石、原发性肝癌侵犯肝内胆管及华支睾吸虫病。后者见于病毒性肝炎、药物性胆汁淤积、原发性胆汁性肝硬化、妊娠期肝内胆汁淤积症等。肝外性胆汁淤积可由胆总管结石、狭窄、炎性水肿、肿瘤及蛔虫等阻塞所引起。

（2）机制：由于胆道阻塞，阻塞上方胆管内压力升高，各级胆管扩张，最后致肝内小胆管与毛细胆管破裂，胆汁中的胆红素反流入血。此外，肝内胆汁淤积有些并非由机械因素引起，而是由于胆汁分泌功能障碍、毛细胆管通透性增加，胆汁浓缩而流量减少，导致胆道内胆盐沉淀、胆栓形成。

（3）临床表现：胆汁淤积性黄疸一般皮肤巩膜呈暗黄色，胆道完全阻塞者颜色呈深黄色，甚至呈黄绿色，并有皮肤瘙痒及心动过缓，尿色深，粪便颜色变浅或呈白陶土色。实验室检查血清 CB 增加为主，尿胆红素阳性。因肠肝循环被阻断，故尿胆原及粪胆原减少或缺如。血清碱性磷酸酶及总胆固醇增高。

4．先天性非溶血性黄疸 此类黄疸是肝细胞对胆红素的摄取、结合和排泄有先天性缺陷所致，临床较少见，有以下四种类型。

（1）Gilbert 综合征：系由肝细胞摄取 UCB 障碍及微粒体内葡萄糖醛酸转移酶不足，导致 UCB 变为 CB 发生障碍，血中 UCB 增高而出现黄疸。一般黄疸较轻，呈波动性，肝功能检查正常。

（2）Dubin-Johnson 综合征：系由肝细胞对 CB 及某些阴离子（如磺溴酞钠、X 线造影剂）向毛细胆管排泄发生障碍，致血清 CB 增加而发生的黄疸。

（3）Crigler-Najjar 综合征：系由肝细胞微粒体缺乏葡萄糖醛酸转移酶，致 UCB 不能形成 CB，导致血中 UCB 增多而出现黄疸。本病由于血中 UCB 甚高，故可产生核黄疸，见于新生儿，预后极差。

（4）Rotor 综合征：系由肝细胞摄取 UCB 和排泄 CB 存在先天性缺陷，致血中胆红素增高而出现黄疸。

5．黄疸的鉴别　溶血性黄疸一般黄疸程度较轻，肝细胞性及胆汁淤积性黄疸鉴别常有一定困难，需分析结合胆红素与总胆红素的比值及血清酶学的改变加以鉴别。结合胆红素与总胆红素的比值 > 50% 多为胆汁淤积性黄疸，而肝细胞性黄疸此比值偏低，但二者多有重叠。血清酶学检查 ALT 和 AST 提示肝细胞损伤，ALP 和 GGT 反映胆管阻塞，但二者亦有重叠或缺乏明确界线。临床上常需要结合影像学检查及其他血清学检查，甚至肝穿刺活组织检查等进行鉴别。三种黄疸的实验室检查鉴别见表 2-5。

表 2-5　黄疸实验室检查鉴别

项目	溶血性黄疸	肝细胞性黄疸	胆汁淤积性黄疸
UCB	明显增高	中度增高	轻度增高
CB	轻度增高	中度增高	明显增高
CB/TB	< 15% ~ 20%	> 30% ~ 40%	> 50% ~ 60%
尿胆红素	-	+	++
尿胆原	增加	轻度增加	较少或消失
ALT、AST	正常	明显增高	可增高
ALP、GGT	正常	增高	明显增高

（四）辅助检查

1．腹部 B 超检查　可了解肝的大小、形态，肝内有无占位性病变、胆囊大小及胆道系统有无结石及扩张、脾有无肿大、胰腺有无病变。

2．X 线腹部摄片　X 线腹部摄片可发现胆道结石、胰腺钙化等病变。

3．内镜逆行胰胆管造影（ERCP）　可通过内镜直接观察壶腹区与乳头部有无病变，可鉴别肝外或肝内胆管阻塞的部位，也可间接了解胰腺有无病变。

4．经皮肝穿刺胆道造影（PTC）　能清楚显示整个胆道系统，可区分肝外阻塞性黄疸与肝内胆汁淤积性黄疸，并了解胆道阻塞的部位、程度及范围。

5．腹部 CT　可显示肝、胆、胰腺等病变，特别对发现肝外梗阻有较大帮助。

6．磁共振胰胆管成像（MRCP）　利用水成像原理进行的非介入性胰胆管成像技术，可清晰显示胆管系统的形态结构。对各种原因引起的梗阻性黄疸胆道扩张情况可以做出比较客观的诊断。

7．肝穿刺活检　对肝细胞性黄疸的鉴别诊断有重要帮助。但肝穿刺活检用于胆汁淤积性黄疸时有发生胆汁外溢造成胆汁性腹膜炎的风险，对伴有肝功能损伤者也可因凝血功能障碍而致内出血，应慎重掌握指征。

（五）伴随症状

1. 伴发热见于急性胆管炎、肝脓肿、钩端螺旋体病、败血症、大叶性肺炎及病毒性肝炎。急性溶血先有发热而后出现黄疸。

2. 伴上腹剧烈疼痛见于胆道结石、急性化脓性胆管炎或胆道蛔虫；持续性右上腹钝痛或胀痛见于病毒性肝炎、肝脓肿或原发性肝癌。

3. 伴轻至中度肝大，质地软或中等硬度且表面光滑见于病毒性肝炎、急性胆道感染或胆道阻塞；肝大不明显，质地较硬，边缘不整齐或表面有小结节感见于早期肝硬化。明显肝大，质地坚硬，表面凹凸不平见于原发性或继发性肝癌。

4. 伴胆囊增大提示胆总管梗阻，常见于胰头癌、壶腹癌、胆总管癌、胆总管结石等。胰头癌、壶腹癌、胆总管癌引起肝外梗阻性胆汁淤积时，可见胆囊肿大、胆囊壁光滑、无压痛、可移动，即 Courvoisier 征。

5. 伴脾大见于病毒性肝炎、钩端螺旋体病、败血症、疟疾、肝硬化、各种原因引起的溶血性贫血及淋巴瘤。

6. 伴腹水见于重症肝炎、失代偿期肝硬化、肝癌、胰头癌、壶腹癌等。

7. 伴恶心、呕吐、食欲缺乏、上腹饱胀等消化不良症状见于病毒性肝炎。如黄疸前已有较长时期消化不良症状，特别是老年患者，应除外肿瘤。

8. 伴消化道出血见于肝硬化、肝癌、胆总管癌、重症肝炎。

（六）黄疸的问诊要点

1. 起病和病程　急性还是慢性病程，有无群体发病、外出旅游、药物使用、长期酗酒或肝胆胰腺疾病史。

2. 黄疸的演变、消长　胆石症者黄疸常间歇发作，肝癌患者的黄疸多呈慢性进行性，暴发性肝衰竭者黄疸常急剧加重，胰头癌的黄疸呈进行性加重。

3. 伴随症状　是否伴随发热、腰痛、寒战；有无上腹痛、饱胀、恶心、呕吐、食欲缺乏等消化不良症状；有无贫血、酱油色尿或茶色尿；尿、粪便的颜色；有无皮肤瘙痒、心动过缓；黄疸、发热、腹痛的关系（病毒性肝炎常在黄疸前低热；胆管炎常为中等程度发热、伴寒战，腹部剧烈绞痛后出现黄疸；溶血性黄疸多先有高热，继而出现黄疸）。

4. 黄疸对全身的影响　肝细胞性黄疸与肝功能损害程度常呈正相关，先天性胆红素代谢障碍全身情况较好。注意询问发病以来的体重改变。

5. 既往有无黄疸史、肝胆胰疾病及手术史、寄生虫感染史及输血史。

（七）黄疸的体格检查要点

1. 确认有无黄疸　黄疸的识别要在自然光线下进行，需与老年人球结膜下脂肪沉积、进食含过量胡萝卜素的食物（胡萝卜、南瓜、西红柿、柑橘等）、药物（米帕林）引起的假性黄疸鉴别。

2. 一般情况　营养和精神状态。

3. 皮肤黏膜　皮肤、巩膜、软腭的颜色，有无肝掌、蜘蛛痣、出血点。

4. 腹部查体　有无腹部压痛，肝、脾的触诊，胆囊区有无压痛，移动性浊音。

1. 哪些情况提示消化道出血？如何鉴别上、下消化道出血？
2. 从胆红素代谢机制，解释溶血性黄疸、肝细胞性黄疸及胆汁淤积性黄疸的临床及实验室检查结果。
3. 对于新近出现消化不良症状的患者，应如何进行诊断和鉴别诊断？
4. 一例中年男性，腹泻3天患者的问诊和体格检查要点是什么？

（王蔚虹）

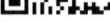
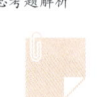

第二节 腹部查体

学习目标

- **基本目标**
  1. 描述腹部体表标志、分区方法及不同腹部分区与腹腔脏器的对应关系。
  2. 运用正确的方法进行腹部查体，区分正常状态和异常体征。
- **发展目标**
  1. 对患者进行完整、有序、手法正确的腹部查体。
  2. 正确识别异常体征，并对体征进行正确的描述和记录。
  3. 培养具有逻辑性、系统性的临床思维方法。

腹部范围上起横膈，下至骨盆。腹腔内有消化、泌尿、生殖、内分泌、血液及血管系统的很多重要脏器，故腹部查体是体格查体的重要组成部分，是诊断疾病重要手段和基础。腹部查体应用视诊、触诊、叩诊、听诊四种方法，其中以触诊最为重要。为了避免触诊和叩诊引起胃肠蠕动增加，使肠鸣音发生变化，腹部查体的顺序应为视、听、叩、触。

一、腹部的体表标志与分区

为了熟悉脏器的位置和其在体表的投影，并准确描述脏器病变和体征的部位及范围，常借助腹部的天然体表标志，并人为地将腹部划分为几个区域。

（一）体表标志

常用腹部体表标志如下（图 2-2）。

1. 肋弓下缘（costal margin） 由第 8～10 肋软骨连接形成的肋缘和第 11 和 12 浮肋构成。两侧肋弓下缘是腹部体表的上界，常用于肝、脾的测量和胆囊的定位。

2. 剑突（xiphoid process） 胸骨下端的软骨。和两侧肋弓下缘共同构成腹部体表的上界，常作为肝测量的标志。

3. 腹上角（upper abdominal angle） 两侧肋弓至剑突根部的交角。常用于判断体型及肝的测量。

4. 脐（umbilicus） 位于腹部中心，是腹部四区分法的中心点，向后投影相当于第 3～4 腰椎之间。

5. 髂前上棘（anterior superior iliac spine） 髂嵴前方凸出点。是腹部九区分法的标志和骨髓穿刺的部位。

6. 腹直肌外缘（lateral border of rectus muscles） 相当于锁骨中线的延续。常用于手术切口和胆囊点的定位。

7. 腹中线（midabdominal line） 胸骨中线（前正中线）的延续。是腹部四区分法的垂直线。

8. 腹股沟韧带（inguinal ligament） 腹部下界的体表标志。是寻找股动脉、股静脉的标志，也是腹股沟疝的部位。

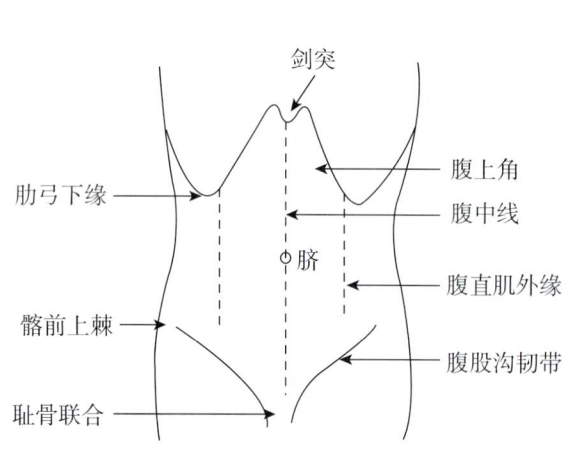
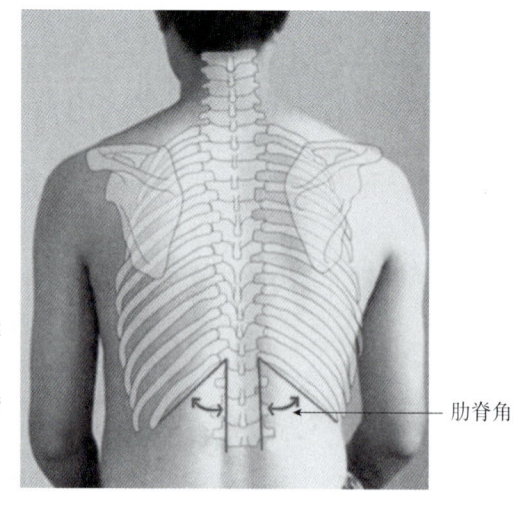

a. 前腹部　　　　　　　　　　　　b. 后腰部

图 2-2　腹部体表标志

9．耻骨联合（pubic symphysis）　两耻骨间的纤维软骨连接。与两侧腹股沟韧带共同构成腹部体表下界。

10．肋脊角（costovertebral angle）　背部两侧第 12 肋与脊柱的交角。为查体肾压痛、叩击痛的位置。

（二）腹部分区

1．四区分法　通过脐划一水平线与一垂直线，两线相交将腹部分为四区，即左、右上腹部和左、右下腹部（图 2-3）。各区脏器分布情况如下。

（1）右上腹部（right upper quadrant）：肝、胆囊、幽门、十二指肠、小肠、胰头、右肾上腺、右肾、结肠肝曲、部分横结肠、腹主动脉、大网膜。

（2）右下腹部（right lower quadrant）：盲肠、阑尾、部分升结肠、小肠、右输尿管、充盈的膀胱，女性右侧卵巢和输卵管、增大的子宫，男性右侧精索。

（3）左上腹部（left upper quadrant）：肝左叶、脾、胃、小肠、胰体、胰尾、左肾上腺、左肾、结肠脾曲、部分横结肠、腹主动脉、大网膜。

（4）左下腹部（left lower quadrant）：乙状结肠、部分降结肠、小肠、左输尿管、充盈的膀胱，女性左侧卵巢和输卵管、增大的子宫，男性左侧精索。

四区分法简单易行，但较粗略，有时难以对病变和体征的部位进行准确定位。

2．九区分法　两侧肋弓下缘连线和两侧髂前上棘连线为两条水平线，左、右髂前上棘至腹中线连线的中点为两条垂直线，四线相交将腹部划分为井字形九区。即左、右上腹部，左、右侧腹部，左、右下腹部及上腹部、中腹部和下腹部（图 2-4）。各区脏器分布情况如下。

（1）右上腹部（right hypochondriac region，右季肋部）：肝右叶、胆囊、结肠肝曲、右肾、右肾上腺。

（2）右侧腹部（right lumbar region，右腰部）：升结肠、空肠、右肾。

（3）右下腹部（right iliac region，右髂部）：盲肠、阑尾、回肠末端、淋巴结，女性右侧卵巢和输卵管，男性右侧精索。

（4）上腹部（epigastric region）：胃、肝左叶、十二指肠、胰头、胰体、横结肠、腹主动脉、大网膜。

（5）中腹部（umbilical region，脐部）：十二指肠、空肠、回肠、下垂的胃或横结肠、肠系膜、输尿管、腹主动脉、大网膜。

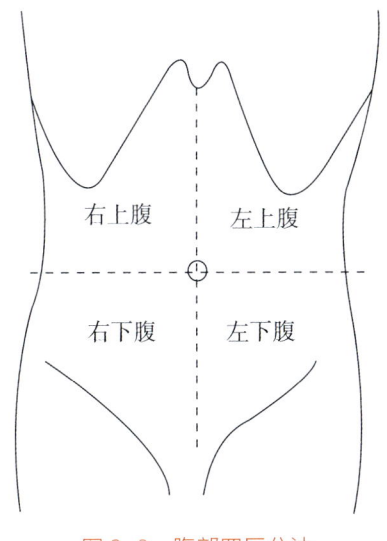

图 2-3 腹部四区分法

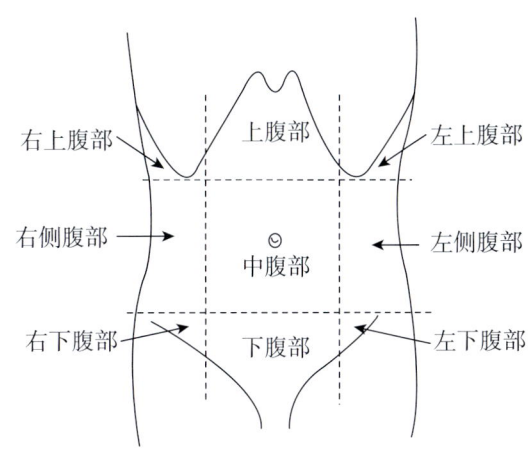

图 2-4 腹部九区分法

（6）下腹部（hypogastric region，耻骨上部）：回肠、乙状结肠、输尿管、充盈的膀胱、女性增大的子宫。

（7）左上腹部（left hypochondriac region，左季肋部）：脾、胃、结肠脾曲、胰尾、左肾、左肾上腺。

（8）左侧腹部（left lumbar region，左腰部）：降结肠、空肠、回肠、左肾。

（9）左下腹部（left iliac region，左髂部）：乙状结肠，女性左侧卵巢和输卵管，男性左侧精索。

九区分法较细，定位准确，但因各区较小，脏器分布常超过一个分区，导致有时应用不便。故临床上常用四区分法，其不足之处以九区分法加以补充，如在四区分法的基础上加用上腹、中腹、下腹和左、右侧腹部对病变和体征的部位进行描述。

二、视诊

进行腹部视诊前，应嘱患者排空膀胱，取低枕仰卧位，两手自然置于身体两侧，充分暴露全腹，上自剑突，下至耻骨联合。检查过程中应注意保暖，暴露时间不宜过长，以免腹部受凉引起患者不适。环境光线应充足，医生应站立于患者右侧，自上而下进行观察，有时为了发现轻微隆起或蠕动波，应将视线降低至腹平面，从侧面呈切线方向进行观察。

腹部视诊的主要内容包括腹部外形、呼吸运动、腹壁静脉、胃肠型和蠕动波等。

（一）腹部外形

健康正常成年人平卧时，腹部外形对称，前腹壁大致处于肋缘与耻骨联合同一平面，称为腹部平坦；肥胖者或小儿，前腹壁稍高于肋缘与耻骨联合的平面，称为腹部饱满；消瘦者或老年人，前腹壁稍低于肋缘与耻骨联合的平面，称为腹部低平。这些都属于正常腹部外形。

1. 腹部膨隆（abdominal distension） 平卧时前腹壁凸起，明显高于肋缘与耻骨联合的平面，称腹部膨隆，包括全腹膨隆和局部膨隆。

（1）全腹膨隆：腹部弥漫性膨隆，可因生理状况如肥胖、妊娠引起，病理状况常见于下列情况。

1）腹水（ascites）：也称腹腔积液，患者平卧位时腹壁松弛，液体积于腹腔两侧使侧腹壁膨出，腹部外形呈扁而宽，称为蛙腹（frog belly）。腹部外形常随体位改变而变化，当侧卧或坐位时，液体向下流动而使腹下部膨出。腹水的常见病因为肝硬化门静脉高压症，亦可见于心力衰竭、缩窄性心包炎、肾病综合征、恶性肿瘤腹膜癌转移、结核性腹膜炎等。大量腹水可致腹压增高，使脐部凸出，形成脐疝。

2）腹内积气：胃肠道内大量积气可引起全腹膨隆，使腹部呈球形，两侧腰部膨出不明显，移动体位时其形状无明显改变，见于肠梗阻或肠麻痹。当腹腔出现积气时称为气腹（pneumoperitoneum），见于胃肠穿孔或治疗性人工气腹。

3）腹内巨大肿物：如巨大卵巢囊肿、畸胎瘤等。

鉴别诊断：因肥胖、腹壁皮下脂肪明显增多造成的全腹膨隆，脐凹陷；而因腹腔内积液、积气或巨大肿物导致的全腹膨隆，患者腹壁无增厚，而由于腹压增加可使脐凸出。

腹围测量：当全腹膨隆时常需测量腹围。患者排尿后平卧，用软尺经脐绕腹一周，测得的周长即为腹围（脐周腹围）；还可以测其腹部最大周长（最大腹围），同时记录。定期在同样条件下测量和比较，可以观察腹腔内容物（如腹水）的变化。

（2）局部膨隆：常因为腹内脏器肿大、肿瘤或炎性肿块、胃或肠胀气以及腹壁上的肿物和疝等导致。视诊时应注意膨隆的部位、外形，是否随呼吸而移位或随体位而改变，有无搏动等。局限性腹部膨隆的部位通常提示该区域脏器病变。上腹中部膨隆常见于肝左叶肿大、胃癌、胃扩张（如幽门梗阻）、胰腺肿瘤等。右上腹膨隆常见于各种原因导致的肝大、胆囊肿大及结肠肝曲肿瘤等。左上腹膨隆常见于脾大、结肠脾曲肿瘤或巨结肠。腰部膨隆见于多囊肾、巨大肾上腺肿瘤、肾盂大量积水或积脓。下腹膨隆常见于子宫增大（妊娠、子宫肌瘤等）、膀胱充盈。右下腹膨隆常见于回盲部结核或肿瘤、克罗恩病及阑尾周围脓肿等。左下腹膨隆见于降结肠及乙状结肠肿瘤，亦可因干结粪块所致。此外，下腹部膨隆还可见于女性患者的卵巢肿物。在腹白线、脐、腹股沟或手术瘢痕部位于腹压增加时出现膨隆，而卧位或降低腹压后消失者，为可复性疝。

鉴别诊断：局部膨隆也可由于腹壁肿物（如皮下脂肪瘤、纤维瘤等）导致。腹腔内肿物和腹壁肿物的鉴别方法是：嘱患者仰卧位做屈颈抬肩动作，使腹壁肌肉紧张，如肿块更加明显，说明肿块位于腹壁上；反之如变得不明显或消失，说明肿块位于腹腔内，被收缩变硬的腹肌所掩盖。

2．腹部凹陷（abdominal concavity）　平卧时前腹壁明显低于肋缘与耻骨联合的平面，称腹部凹陷，可分全腹凹陷和局部凹陷。

（1）全腹凹陷：常见于消瘦和脱水者。严重时前腹壁明显凹陷几乎贴近脊柱，肋弓、髂嵴和耻骨联合显露，腹外形如舟状，称舟状腹（scaphoid abdomen），常见于结核、恶性肿瘤等慢性消耗性疾病导致的恶病质。

（2）局部凹陷：多由于手术后腹壁瘢痕收缩所致，患者站位或腹压加大时，凹陷可更明显。

（二）呼吸运动

正常人呼吸时腹壁上下起伏，吸气时上抬，呼气时下陷，即为腹式呼吸运动。男性及小儿以腹式呼吸为主，而成年女性则以胸式呼吸为主，腹壁起伏不明显。腹式呼吸减弱见于腹膜炎症、急性腹痛、腹水、腹腔内巨大肿物或妊娠等；腹式呼吸消失常见于胃肠穿孔所致急性弥漫性腹膜炎或膈肌麻痹等。腹式呼吸增强可见于癔症性呼吸，或由于胸腔疾病（如大量积液等）而导致腹式呼吸代偿所致。

（三）腹壁静脉

正常人腹壁皮下静脉一般不显露，在较瘦或皮肤白皙的人隐约可见，皮肤较薄而松弛的老年人可见静脉显露，但并不迂曲，属正常。腹壁静脉曲张常见于门静脉高压（portal hypertension）或上、下腔静脉回流受阻而有侧支循环形成时，此时腹壁静脉可显而易见或迂曲变粗。

辨别腹壁静脉曲张的分布和血流方向，有助于判断其病因。正常时脐水平线以上的腹壁静脉血流自下而上经胸壁静脉和腋静脉而进入上腔静脉，脐水平以下的腹壁静脉自上而下经大隐静脉而流入下腔静脉（图2-5）。门静脉高压时，侧支循环开放，出生后闭锁的脐静脉再通，血液经脐静脉进入腹壁浅静脉流向四方，形成以脐为中心向四周放射的腹壁曲张静脉，形如水母头（caput medusa）（图2-6），门静脉高压显著时，还可听到静脉血管杂音。下腔静脉回流受阻时，曲张的静脉大多分布在腹壁两侧，有时在臀部及股部外侧，脐以下的腹壁浅静脉血流方向也转流向上（图2-7）。上腔静脉回流受阻时，上腹壁或胸壁可见静脉曲张，血流方向均转流向下。

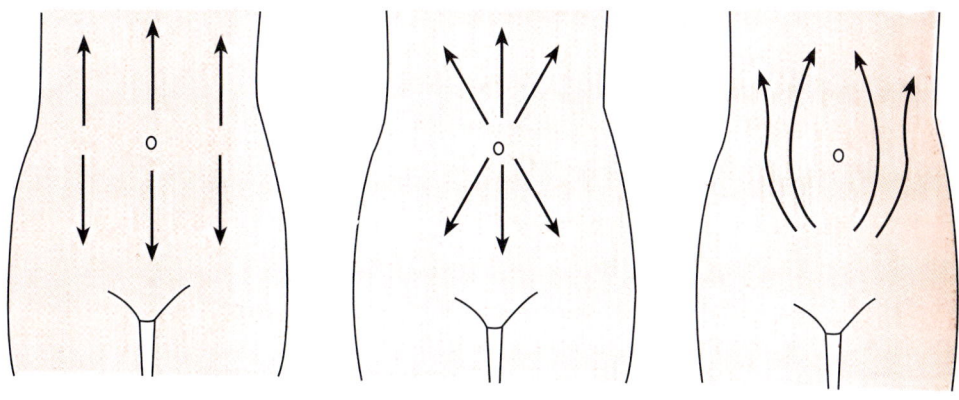

图2-5　腹壁静脉的分布和血流方向

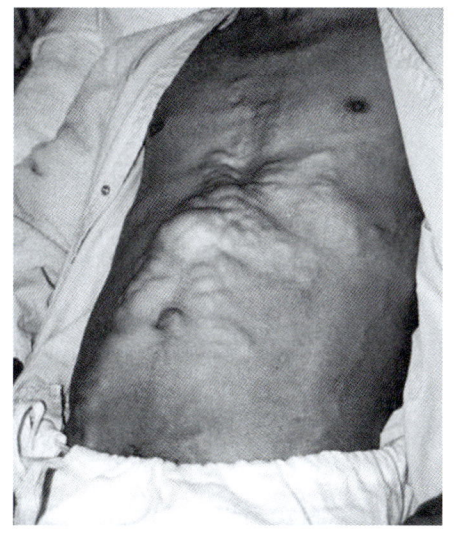

图2-6　门脉高压所致腹壁静脉曲张

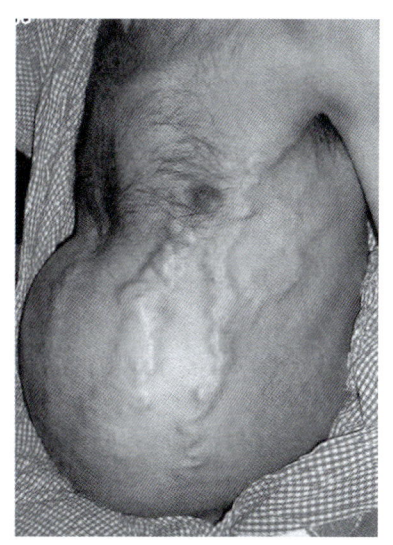

图2-7　下腔静脉梗阻所致腹壁静脉曲张

指压法判断腹部静脉血流方向：选择一段没有分支的腹壁静脉，将右手示指和中指并拢按压在静脉上，然后一只手指紧压静脉向外滑动4～5 cm，挤出该段静脉内血液，然后放松该手指，另一手指紧压不动，如该段静脉迅速充盈，则血流方向是从放松的一端流向紧压手指的一端。同法放松另一手指，观察静脉充盈情况，判断血流方向（图2-8）。

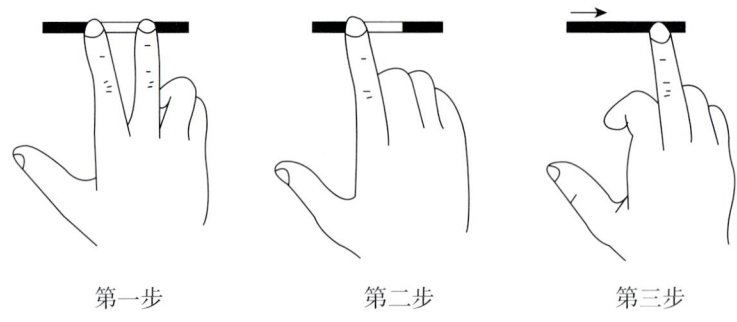

　　　　第一步　　　　　　　第二步　　　　　　　第三步

图 2-8　查体静脉血流方向手法示意图

（四）胃肠型和蠕动波

正常人腹部看不到胃和肠的轮廓及蠕动波形，在腹壁薄或松弛的老年人、经产妇或极度消瘦者中可能见到。胃肠道发生梗阻时，梗阻近端的胃或肠段饱满而隆起，可显出各自的轮廓，称为胃型（gastral pattern）或肠型（intestinal pattern）；当伴有该部位的蠕动加强时，可以看到蠕动波（peristalsis）。胃蠕动波自左侧肋缘下开始，缓慢地向右推进，到达右腹直肌旁消失，此为正蠕动波，有时也可见到自右向左的逆蠕动波。肠梗阻时可看到肠蠕动波，小肠梗阻所致的蠕动波多见于脐部，严重梗阻时，胀大的肠袢呈管状隆起，横行排列于腹中部，组成多层梯形肠型，并可看到明显的肠蠕动波，运行方向不一，此起彼伏。听诊时可闻及高调肠鸣音或呈金属音调。结肠远端梗阻时，其宽大的肠型多位于腹部周边，同时盲肠多胀大呈球形，随蠕动波而更加隆起。如发生肠麻痹，则蠕动波消失。在观察蠕动波时，从侧面呈腹壁切线方向观察更易发现，亦可用手轻拍腹壁而诱发。

（五）腹壁其他情况

1. 皮疹　多种疾病可导致腹部及躯干部皮疹，如某些传染病（如麻疹、猩红热、伤寒、斑疹伤寒）、药物过敏及紫癜等。出现沿脊神经走行分布的腹部或腰部疱疹伴疼痛提示带状疱疹诊断。

2. 色素　皮肤皱褶处（如腹股沟及系腰带部位）褐色素沉着，见于肾上腺皮质功能减退（Addison disease）。急性重症胰腺炎患者可出现腰部、季肋部和下腹部皮肤大片青紫色瘀斑，称格雷-特纳征（Grey Turner sign），为胰腺组织出血坏死后血液自腹膜后间隙渗到侧腹壁的皮下所致。脐周围或下腹壁皮肤瘀斑为腹腔内大出血的征象，称库伦征（Cullen sign），见于急性重症胰腺炎或异位妊娠破裂等。此外，热敷腹部可留下红褐色环状或地图样痕迹，需注意和皮疹辨别。

3. 腹纹　多分布于下腹部，白纹为腹壁真皮结缔组织因张力增高断裂所致，呈银白色条纹，可见于肥胖者或经产妇女。妊娠纹出现于下腹部和髂部，下腹部者以耻骨为中心略呈放射状，条纹处皮肤较薄，在妊娠期呈淡蓝色或粉红色，产后则转为银白色而长期存在。紫纹（purple striae）是皮质醇增多症的常见体征，可位于下腹部和臀部，或位于股外侧和肩背部。紫纹的形成是由于糖皮质激素引起蛋白分解增强，皮下脂肪沉积膨胀，造成真皮层结缔组织胀裂，真皮萎缩变薄，覆盖薄层表皮，而此时因皮下毛细血管网丰富，故条纹呈紫红色。

4. 腹外疝　为腹腔内容物经腹壁薄弱部分向体表凸出而形成。脐疝可见于有大量腹水者，或见于婴幼儿；先天性腹直肌两侧闭合不良者可有白线疝；手术瘢痕愈合不良处可有切口疝；股疝位于腹股沟韧带中部，多见于女性；腹股沟疝则偏于内侧，男性腹股沟斜疝可下降至阴囊，如有嵌顿则可引起急性腹痛。腹外疝常在直立位或咳嗽、用力腹压增加时明显，卧位时可缩小或消失。

5. 腹部体毛　男性胸骨前的体毛可向下延伸达脐部。男性阴毛的分布多呈三角形，尖端向上，可沿前正中线直达脐部；女性阴毛为倒三角形，上缘为一水平线，止于耻骨联合上缘处，界限清楚。腹部体毛增多或女性阴毛呈男性型分布见于皮质醇增多症和肾上腺性变态综合征。腹部体毛稀少见于腺垂体功能减退症、黏液性水肿和性腺功能减退症。

6．腹部瘢痕　多为外伤、手术或皮肤感染后遗留。特定部位的手术瘢痕常提示患者的手术史，如右下腹 McBurney 处瘢痕提示患者曾行阑尾切除术。腹部瘢痕结合患者病史有助于疾病的诊断和鉴别诊断。

三、听诊

（一）肠鸣音

肠蠕动时，肠管内气体和液体随之流动，产生一种断断续续的咕噜声称为肠鸣音（bowel sound）。通常以右下腹或脐周作为肠鸣音听诊点，在正常情况下，肠鸣音每分钟4~5次，其频率、声响和音调变异较大，餐后常频繁而明显。肠蠕动增强时，肠鸣音每分钟可达10次以上，但音调不特别高亢，称肠鸣音活跃，见于急性胃肠炎、服泻药后或消化道出血时；如肠鸣音次数多且响亮、高亢，甚至呈叮当声或金属音，称肠鸣音亢进，见于机械性肠梗阻。此类患者肠腔扩大，肠壁变薄，积气增多，并可产生共鸣，因而在腹部可听到高亢的金属音。如肠梗阻持续存在，肠壁肌肉劳损，肠壁蠕动减弱，肠鸣音亦可减弱。肠鸣音减弱也可见于老年性便秘、低钾血症及胃肠动力低下等。如持续听诊2分钟以上未听到肠鸣音，用手指轻叩或搔弹腹部仍未听到肠鸣音，称为肠鸣音消失，见于急性腹膜炎或麻痹性肠梗阻。

（二）血管杂音

腹部血管杂音包括动脉性和静脉性杂音。动脉性杂音的听诊点在腹中部或腹部两侧（图2-9）。腹中部的收缩期血管杂音（喷射性杂音）常提示腹主动脉瘤或腹主动脉狭窄；前者可能触到该部位搏动性肿块，后者则动脉搏动减弱，下肢血压低于上肢，严重者不能触及足背动脉搏动。如收缩期血管杂音在左、右上腹，常提示肾动脉狭窄，可见于年轻的高血压患者。如收缩期血管杂音在下腹两侧，应考虑髂动脉狭窄。当左叶肝癌压迫肝动脉或腹主动脉时，也可在肿块部位听到收缩期吹风样杂音或在肿瘤部位听到轻微的连续性杂音。静脉性杂音为连续性，无收缩期与舒张期之分。常出现于脐周或上腹部，尤其是门静脉高压腹壁静脉曲张严重处，称克吕韦耶-鲍姆加滕综合征（Cruveilhier-Baumgarten syndrome）。

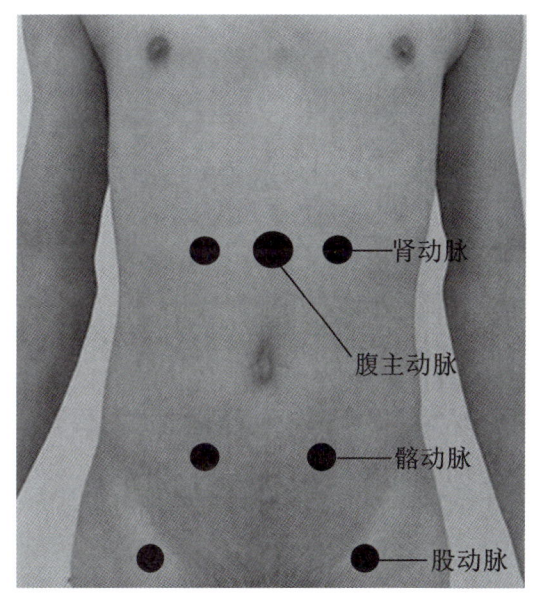

图 2-9　腹部血管杂音听诊部位

（三）摩擦音

在脾梗死致脾周围炎时可于左上腹听到摩擦音（friction sound），在肝周围炎或胆囊炎累及局部腹膜等情况下，可于右上腹听到摩擦音，深呼吸时更明显，严重时还可触及摩擦感。

四、叩诊

腹部叩诊的主要目的是检查脏器（肝、脾）的大小和叩痛，胃肠道充气情况，腹腔内有无积气、积液和肿块等。一般多采用间接叩诊法。

（一）腹部叩诊音

正常情况下，腹部大部分区域叩诊均为鼓音，只有肝、脾所在部位，增大的膀胱和子宫占据的部位，以及两侧腹部近腰肌处叩诊为浊音。当肝、脾或其他脏器极度肿大，腹腔内肿瘤或大量腹水时，鼓音范围缩小，病变部位可出现浊音或实音。当胃肠高度胀气或胃肠穿孔致气腹时，则鼓音范围明显增大或出现异常部位的鼓音（如肝浊音界内）。叩诊可从左下腹开始逆时针方向至右下腹部，再至脐部。

（二）肝叩诊

用叩诊法确定肝上界时，沿右锁骨中线和右腋中线，由肺区向下叩向腹部，当由清音转为浊音时，即为肝上界，此处相当于被肺遮盖的肝顶部，故又称肝相对浊音界。再向下叩1~2肋间，则浊音变为实音，此处的肝不再被肺所遮盖而直接贴近胸壁，称肝绝对浊音界（亦为肺下界）。确定肝下界时，由腹部鼓音区沿右锁骨中线或正中线向上叩，由鼓音转为浊音处即是。因肝下界与胃、结肠等重叠很难叩准，故多结合触诊加以确定。一般叩诊肝下界比触诊肝下缘高1~2 cm，但若肝缘明显增厚，则两者较为接近。匀称体型者的正常肝在右锁骨中线上的上界在第5肋间，下界位于右季肋下缘，两者之间的距离为肝上下径，为9~11 cm；在右腋中线上，其上界为第7肋间，下界相当于第10肋水平。矮胖体型者肝上、下界均可高1个肋间，瘦长体型者则可低1个肋间。

肝浊音界扩大见于多种原因引起的肝大，如肝癌、肝脓肿、病毒性肝炎、肝淤血和多囊肝等。肝浊音界缩小见于急性重型病毒性肝炎、肝硬化和胃肠胀气等。肝浊音界消失代之以鼓音者，多由于肝表面覆有气体所致，是急性胃肠穿孔导致腹腔积气的一个重要体征，但也可见于腹部大手术后数日内或间位结肠（结肠位于肝与横膈之间）。肝浊音界向上移位见于右肺纤维化、右下肺不张、气腹、鼓肠等。肝浊音界向下移位见于肺气肿、右侧张力性气胸等，此时肝浊音区本身并未扩大。

肝区叩击痛对于诊断病毒性肝炎、肝脓肿或肝癌有一定的意义。

（三）脾叩诊及胃泡鼓音区

检查脾的大小常需叩诊和触诊相结合的方法。脾浊音区的叩诊宜采用轻叩法，在左腋中线上进行。正常在左腋中线第9~11肋间叩到脾浊音，其长度为4~7 cm，且前方不超过腋前线。脾浊音区扩大见于各种原因所致脾大。脾浊音区缩小见于左侧气胸、胃扩张、肠胀气等。

胃泡鼓音区（Traube's space）位于左前胸下部肋缘以上，约呈半圆形，为胃底含气穿窿而形成。其上界为横膈及肺下缘，下界为肋弓，左界为脾，右界为肝左缘。正常情况下胃泡鼓音区应该存在，大小则受胃内含气量的多少和周围器官病变的影响，此区明显缩小或消失可见于中、重度脾大、左侧胸腔积液、心包积液、肝左叶肿大，也见于急性胃扩张或溺水患者。

（四）移动性浊音

腹腔内有较多液体存留时，由于重力作用，液体积聚于腹腔的低处，在此处叩诊呈浊音，当体位改变时，由于腹腔内液体流动，浊音区也会随之改变，这种现象称移动性浊音（shifting dullness）。查体时先让患者仰卧，两侧腹部因腹腔液体积聚叩诊呈浊音，而腹中部由于含气的肠管在液面浮起，叩诊呈鼓音。查体时自腹中部脐水平面开始向患者左侧叩诊，鼓音转为浊音时，板指固定不动，嘱患者右侧卧，再度叩诊，如呈鼓音，表明浊音移动（图2-10）。同样方法向右侧叩诊，转为浊音后嘱患者左侧卧，以核实浊音是否移动。移动性浊音的存在是诊断腹水的重要方法。当腹腔内游离积液在1000 ml以上时，即可查出移动性浊音。

如果腹水量少，移动性浊音不能查出时，可检查患者是否存在水坑征（puddle sign）。患者取肘膝位，使脐部处于最低部位，由侧腹部向脐部叩诊，如由鼓音转为浊音，则提示腹腔内存在120 ml以上积液的可能。

巨大的卵巢囊肿也可造成全腹膨隆，腹部出现大面积浊音，与腹水的主要鉴别点如下。①巨大的卵巢囊肿患者腹部外形呈球状，不随体位改变而变化，脐位置上移，最大腹围位置多在脐下；②卵巢囊肿所致浊音，于仰卧时常在腹中部，由于肠管被囊肿挤压至两侧腹部，故该区域

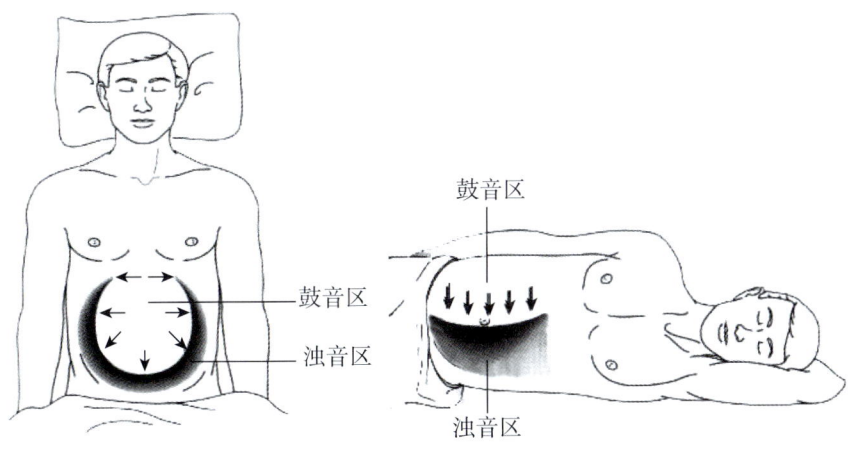

图 2-10　移动性浊音的评估

为鼓音区（图 2-11）；③卵巢囊肿的浊音不呈移动性；④尺压试验（ruler pressing test）也可鉴别：患者仰卧位，用一硬尺横置于腹壁上，两手将尺下压，如为卵巢囊肿，则腹主动脉的搏动可经囊肿传到硬尺，使尺发生节奏性搏动；如为腹水，则搏动不能被传导，硬尺无搏动。

（五）肋脊角叩击痛

患者坐位或侧卧位，医生用左手掌平放在其肋脊角处（肾区），右手握拳用由轻到中等的力量叩击左手背。正常时肋脊角处无叩击痛，当有肾小球肾炎、肾盂肾炎、肾结石、肾结核及肾周围炎时，肾区有不同程度的叩击痛。

（六）膀胱叩诊

叩诊可判断膀胱膨胀的程度，在耻骨联合上方进行，从上往下，由鼓音转成浊音。膀胱空虚时，因耻骨上方有肠管存在，叩诊呈鼓音，叩不出膀胱的轮廓。当膀胱内有尿液充盈时，耻骨上方叩诊呈圆形浊音区。女性在妊娠时子宫增大，子宫肌瘤或卵巢囊肿时，在该区叩诊也呈浊音，应注意鉴别。排尿或导尿后复查，如浊音区转为鼓音，即为尿潴留所致膀胱胀大。

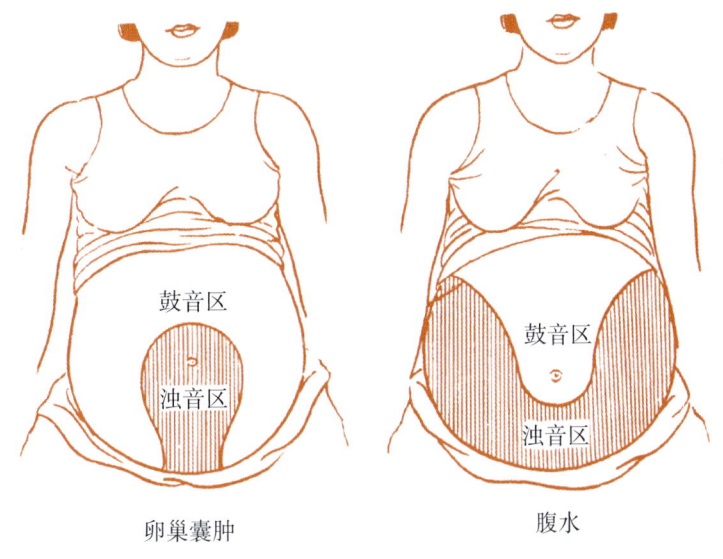

图 2-11　卵巢囊肿与腹水叩诊鉴别示意图

五、触诊

触诊是腹部查体的重要方法,其中又以脏器触诊较难掌握,需要勤学多练,多体会,才能不断提高触诊水平。为使腹部触诊达到满意的效果,患者应排尿后取低枕仰卧位,两手自然置于身体两侧,两腿屈起并稍分开,以使腹肌尽量松弛,作张口缓慢腹式呼吸,吸气时横膈向下而腹部上抬隆起,呼气时腹部自然下陷,可使膈下脏器随呼吸上下移动。查体肝、脾时,患者可分别取左、右侧卧位。查体肾时可用坐位或站位。查体腹部肿物时还可用肘膝位。

医生应站立于患者右侧,面对患者,查体时手要温暖,指甲剪短,先以全手掌放于腹壁上部,使患者适应片刻,并感受腹肌紧张度,然后以轻柔动作按顺序触诊,一般自左下腹开始逆时针方向至右下腹,再至脐部,依次查体腹部各区。为避免造成患者感受的错觉,应先避开主诉疼痛的部位,触诊健康部位,再逐渐移向疼痛区域。触诊同时应观察患者的反应与表情,对精神紧张或有痛苦者给予安慰和解释。触诊过程中可通过与患者交谈而转移其注意力,减少腹肌紧张,保证顺利完成查体。

腹部触诊的手法包括浅部触诊法和深部触诊法。浅部触诊使腹壁压陷约 1 cm,检查腹壁的紧张度、表浅的压痛、肿块、搏动和腹壁上的肿物等。深部触诊使腹壁压陷至少 2 cm 以上,有时可达 4～5 cm,以检查压痛、反跳痛和腹腔内脏器、肿物等。深部触诊手法包括:①深压触诊,检查腹腔深在病变的压痛和反跳痛;②滑动触诊,在被触及脏器或肿块上做上下、左右的滑动触摸,以探知脏器或肿块的形态和大小;③双手触诊,常用于检查肝、脾、肾和腹腔内肿块;④浮沉触诊,又称冲击触诊法(ballottement),用于大量腹水时检查深部的脏器或肿块;⑤钩指触诊,多用于肝、脾触诊。

(一)腹壁紧张度

正常人腹壁有一定张力,但触之柔软,较易压陷,称腹壁柔软。某些病理情况可使全腹或局部腹肌紧张度增加或减低。

1. 腹壁紧张度增加

(1)全腹紧张度增加:当腹腔内容物增加如肠胀气或大量腹水时,触诊腹壁张力可增加,但无肌紧张,也无压痛。当急性胃肠穿孔或脏器破裂所致弥漫性腹膜炎时,腹膜受刺激引起腹肌痉挛,腹壁紧张度增加,甚至强直如木板,称板状腹(board-like rigidity)。当发生结核性腹膜炎或腹膜转移癌时,由于对腹膜刺激较缓和,且有腹膜增厚和肠管、肠系膜的粘连,故形成腹壁柔韧而不易被压陷的状态,称柔韧感(dough kneading sensation)。

(2)局部腹壁紧张度增加:常见于腹内脏器炎症波及腹膜而引起,如上腹或左上腹肌紧张常见于急性胰腺炎,右上腹肌紧张常见于急性胆囊炎,右下腹肌紧张常见于急性阑尾炎。但在年老体弱、腹肌不发达、大量腹水或过度肥胖的患者,有时虽有腹膜炎症,但腹壁紧张可不明显。此外,盆腔脏器炎症也不引起明显腹壁紧张。

2. 腹壁紧张度减低 多因腹肌张力降低或消失所致。全腹紧张度减低,见于慢性消耗性疾病或大量放腹水后,亦见于经产妇或年老体弱、脱水患者。脊髓损伤所致腹肌瘫痪和重症肌无力可使腹壁张力消失。局部腹壁紧张度降低较少见,多由于局部的腹肌瘫痪或缺陷所致。

(二)压痛及反跳痛

正常腹部触诊时不引起疼痛,重按时仅有压迫感。压痛(tenderness)多来自腹壁或腹腔内的病变。若为腹壁病变,患者仰卧位做屈颈抬肩动作使腹壁肌肉紧张时压痛更明显;而腹腔内病变会被变硬的腹直肌掩盖,压痛反而不明显。腹腔内的病变,如脏器的炎症、淤血、肿瘤、破裂、扭转以及腹膜的刺激等均可引起压痛,压痛的部位常提示存在相关脏器的病变。腹部常见疾病的压痛点位置见图 2-12。一些位置固定的压痛点常反映特定的疾病,如位于右锁骨中线与肋缘交界处的胆囊点压痛提示胆囊病变;位于脐与右髂前上棘连线中、外 1/3 交界处的麦氏点

（McBurney point）压痛提示阑尾的病变。

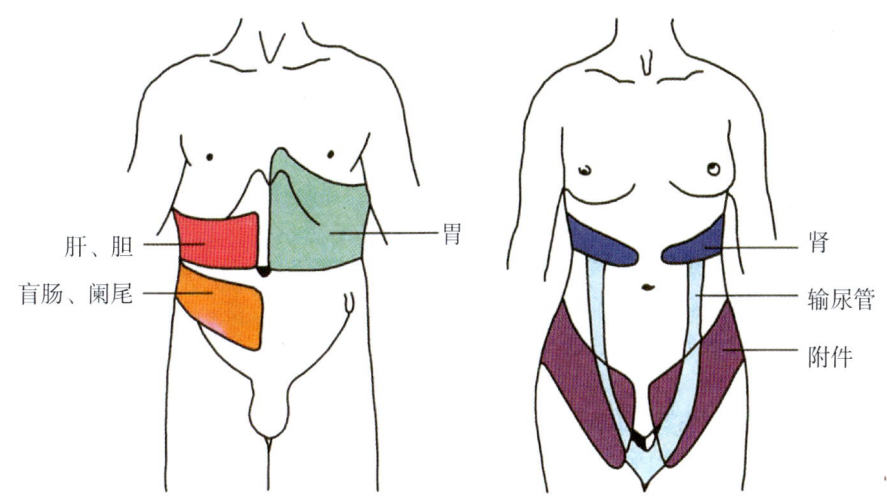

图 2-12　腹部常见疾病的压痛点位置

当医生触诊腹部出现压痛后，用并拢的 2～3 个手指（示指、中指、环指）压于原处稍停片刻，使压痛感觉趋于稳定，然后迅速将手抬起，如此时患者感觉腹痛骤然加重，并常伴有痛苦表情或呻吟，称为反跳痛（rebound tenderness）。反跳痛是腹内脏器病变累及腹膜壁层的征象，提示局部或弥漫性腹膜炎。腹膜炎患者常有腹肌紧张、压痛与反跳痛，称腹膜刺激征（peritoneal irritation sign），亦称腹膜炎三联征。当腹内脏器炎症尚未累及壁腹膜时，可仅有压痛而无反跳痛。

（三）脏器触诊

1. 肝触诊

（1）触诊方法

1）单手触诊法：患者处于仰卧位，两膝关节屈曲，使腹壁放松，并做较深腹式呼吸以使肝上下移动。医生立于患者右侧，将右手 4 指并拢，掌指关节伸直，与肋缘大致平行地放在右上腹部（或脐右侧）估计肝下缘的下方，随患者呼气时，手指压向腹壁深部，吸气时，手指缓慢抬起朝肋缘向上迎触下移的肝缘，如此反复进行，手指逐渐向肋缘移动，直到触到肝缘或肋缘为止。需在右锁骨中线及前正中线上分别触诊肝缘，并测量其与肋缘或剑突根部的距离，以厘米表示。

2）双手触诊法：医生右手位置同单手法，而用左手放在患者右背部第 12 肋与髂嵴之间脊柱旁肌肉的外侧，触诊时左手向上推，使肝下缘紧贴前腹壁，并限制右下胸扩张，以增加膈下移的幅度，这样吸气时下移的肝就更易碰到右手指，可提高触诊的效果（图 2-13）。

3）钩指触诊法（hook method）：适用于儿童和腹壁薄软者。医生位于患者右肩旁，面向其足部，将右手掌搭在其右前胸下部，右手或双手第 2～5 指并拢弯曲成钩状，嘱患者做较深腹式呼吸动作，医生随深吸气而更进一步屈曲指关节，这样指腹容易触到下移的肝下缘（图 2-14）。

4）浮沉触诊法：对腹水患者，深部触诊法不能触及肝时，可并拢 3 个手指垂直在肝缘附近冲击式连续按压数次，待排开腹水后脏器浮起时常触及肝（图 2-15）。此法在脾和腹部肿块触诊时亦可应用。

触诊肝时需注意：①最敏感的触诊部位是示指前端的桡侧，并非指尖端。故应以示指前外侧指腹接触肝；②查体腹肌发达者时，右手宜置于腹直肌外缘稍外处向上触诊，否则肝缘易被

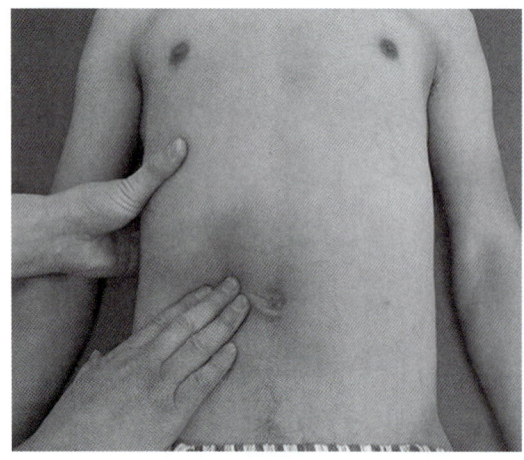 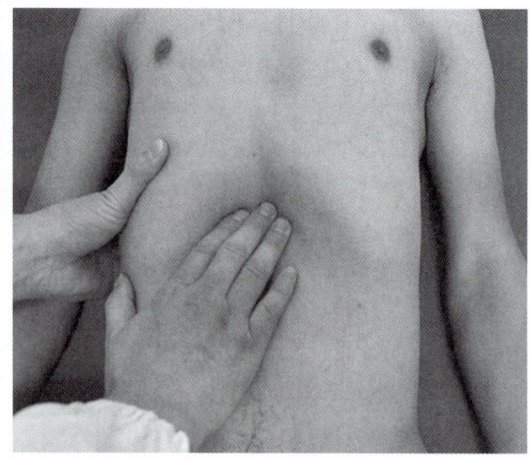

图 2-13　肝双手触诊法

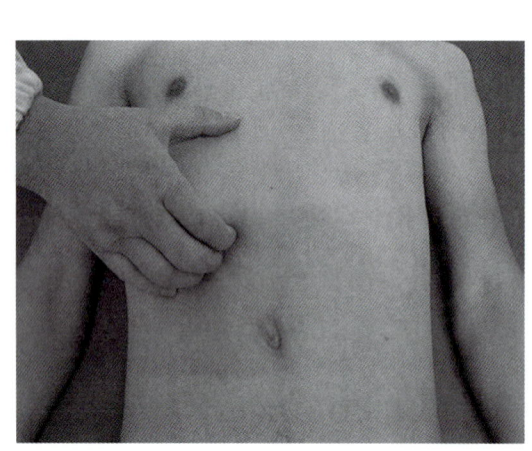 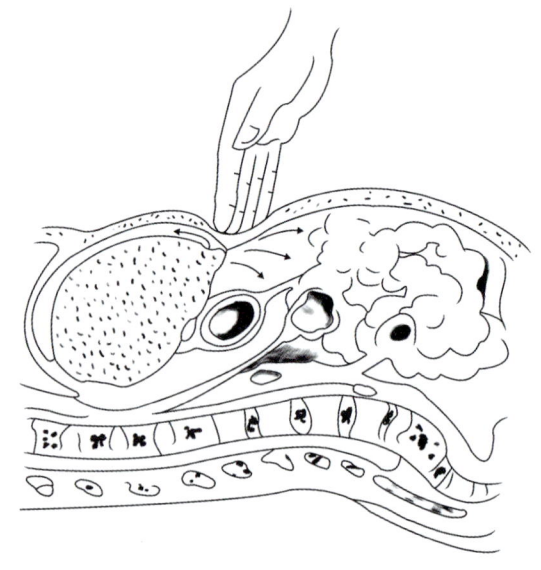

图 2-14　肝钩指触诊法　　　　　　　图 2-15　肝浮沉触诊法

掩盖或将腹直肌腱划误认为肝缘；③触诊肝需密切配合呼吸动作，于吸气时手指上抬，速度一定要落后于腹壁的抬起，而呼气时手指应在腹壁下陷前提前下压，这样才有可能触到随呼吸而上下移动的肝缘；④当右手示指上移到肋缘仍未触到肝时，如右腹部较饱满，应考虑巨大肝，手指可能自始即在肝上面，故触不到肝缘，应下移初始触诊的部位自髂前上棘或更低的平面开始触诊。

(2) 触诊内容

1) 大小：正常成人的肝，一般在肋缘下触不到，但腹壁松软的瘦长体型者，于深吸气时可于肋弓下触及肝下缘，在 1 cm 以内；在剑突下可触及肝下缘，多在 3 cm 以内；在腹上角较锐的瘦高者剑突根部下可达 5 cm，但是不会超过剑突根部至脐距离的中、上 1/3 交界处。如超出上述标准，肝质地柔软，表面光滑，且无压痛，应首先考虑肝下移，此时可叩诊出肝上界，如肝上界也相应降低，肝上下径正常，则为肝下移，如肝上界正常或升高，则提示肝大。肝下移常见于内脏下垂，肺气肿、右侧胸腔大量积液导致膈肌下降。

肝颈静脉回流征（hepatojugular reflux sign）：当右心衰竭引起肝淤血肿大时，用手压迫肿大肝可使颈静脉充盈更明显，称为肝颈静脉回流征阳性。查体方法：如图 2-16 所示，患者卧床，头垫一枕，张口平静呼吸，避免 Valsalva 憋气动作。如有颈静脉怒张者，应将床头抬高

30°～45°，使颈静脉充盈水平位于颈根部。医生右手掌紧贴于右上腹肝区，以中等力度持续按压 10～30 秒，同时观察颈静脉充盈程度，若患者颈静脉高度增加至少 3 cm，且在按压肝的过程中持续存在，停止压迫后下降，称肝颈静脉回流征阳性。其发生机制是因压迫淤血的肝使回心血量增加，右心房压力进一步增加，而使颈静脉压上升所致。

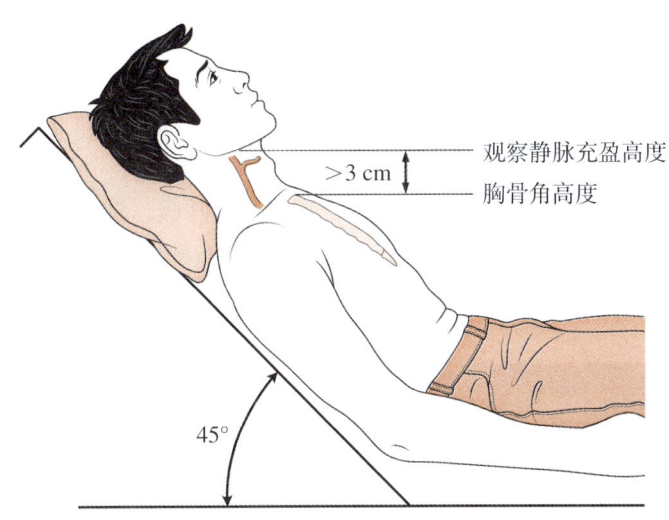

图 2-16　肝颈静脉回流征查体方法

2）质地：肝质地分为三级，即质软、质韧和质硬。正常肝质地柔软，如触撅起之口唇；急性病毒性肝炎及脂肪肝时肝质地稍韧，慢性病毒性肝炎及肝淤血质韧如触鼻尖；肝硬化质硬，肝癌质地最坚硬，如触前额。

3）边缘和表面状态：触及肝时应注意肝边缘的厚薄，是否整齐，表面是否光滑、有无结节。正常肝边缘整齐，且厚薄一致、表面光滑。肝边缘圆钝常见于脂肪肝或肝淤血。肝边缘锐利，表面扪及细小结节，多见于肝硬化。肝边缘不规则，表面不光滑，呈不均匀的结节状，见于肝癌、多囊肝和肝棘球蚴病。肝表面呈大块状隆起者，见于巨块型肝癌或肝脓肿。

4）压痛：正常肝无压痛，如果肝包膜有炎性反应或因肝大受到牵拉，则有压痛，轻度弥漫性压痛见于病毒性肝炎、肝淤血等；局限性剧烈压痛见于较表浅的肝脓肿，同时还可存在肝区叩击痛。

5）搏动：正常肝以肿大未压迫到腹主动脉，或右心室未增大到向下推压肝时，均不会出现肝搏动。如果触到肝搏动，应注意其为单向性或扩张性搏动。单向性搏动常为传导性搏动，为肝传导其下方的腹主动脉的搏动所致，当两手掌置于肝表面时，随患者心脏搏动有被推向上的感觉。扩张性搏动为肝本身的搏动，见于三尖瓣关闭不全，由于右心室的收缩搏动通过右心房、下腔静脉而传导至肝，两手掌置于肝左、右叶，即可感到两手被推向两侧的感觉，称为扩张性搏动。

6）肝区摩擦感：查体时将右手的掌面轻贴于肝区，让患者做腹式呼吸动作。正常时肝区无摩擦感。肝周围炎时，肝表面和邻近的腹膜可因有纤维素性渗出物而变得粗糙，两者的相互摩擦可用手触知，为肝区摩擦感，听诊时亦可听到肝区摩擦音。

7）肝震颤（liver thrill）：查体时需用浮沉触诊法。手指掌面稍用力按压肝囊肿表面片刻，如感到一种微细的震动感，称为肝震颤。也可用左手中间 3 指按压在肝囊肿表面，中指重压，示指和环指轻压，再用右手中指叩击左手中指第 2 指骨的远端，每叩一次，叩指应在被叩指上停留片刻，用左手的示指和环指感触震动感觉，肝震颤见于肝棘球蚴病。其发生机制为包囊中的多数子囊浮动，撞击囊壁而形成震颤。此征虽不常出现，但有其特殊意义。

2．脾触诊

（1）触诊方法

单手触诊：脾明显肿大而位置又较表浅时，右手单手触诊即可查到。患者处于仰卧位，两腿稍屈曲，并做较深腹式呼吸以使脾上下移动。医生立于患者右侧，右手掌平放于脐部，与左肋弓大致呈垂直方向，自脐平面开始配合呼吸，如同触诊肝一样，向肋缘移动，直至触到脾缘或左肋缘为止。

双手触诊法：如果肿大的脾位置较深，应嘱患者仰卧，两腿稍屈曲，医生左手绕过患者腹前方，手掌置于其左胸下部第9～11肋处，将脾从后向前托起，并限制胸廓运动，右手掌平放于脐部，与左肋弓大致呈垂直方向，自脐平面开始配合呼吸，迎触脾，直至触到脾缘或左肋缘为止。在脾轻度肿大而仰卧位不易触到时，可嘱患者取右侧卧位，左下肢屈曲，右下肢伸直，此时用双手触诊更容易触到（图2-17）。

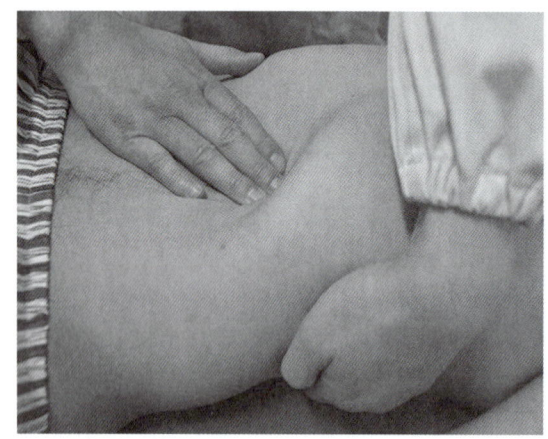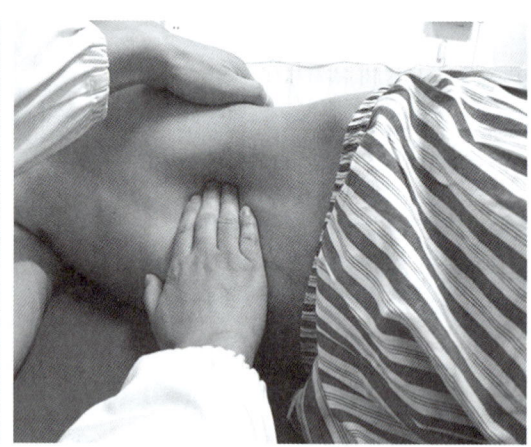

图 2-17　脾触诊方法

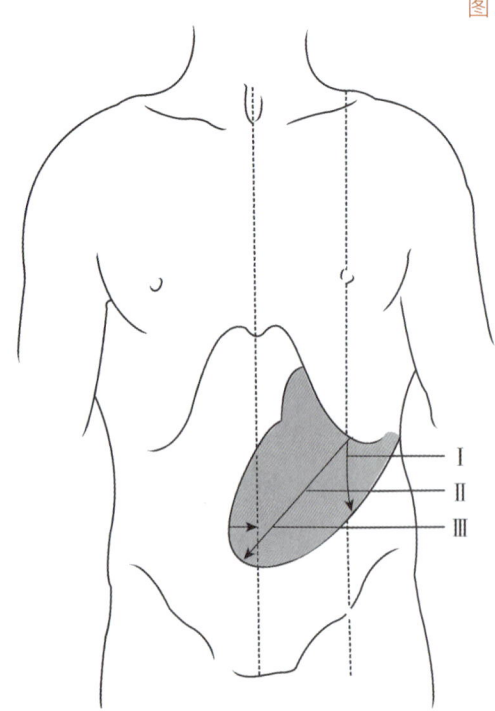

图 2-18　脾大测量法

触诊脾时需注意：①右手按压不要太重，否则可能将脾挤开；②脾大形态不一，有的很薄、很软，触到后也常不易察觉，需仔细体会；③当脾触诊不满意或在左肋下触到很小的脾缘时，可用脾叩诊进一步查体脾大小；④有的脾呈狭长形，紧贴腰肌前面，故需沿左肋缘仔细触诊。

（2）脾大的测量（图2-18）

第Ⅰ线测量：左锁骨中线与肋缘交点至脾下缘的距离，以厘米表示。脾轻度肿大时只做第Ⅰ线测量，脾明显肿大时，应加测第Ⅱ线和第Ⅲ线。

第Ⅱ线测量：左锁骨中线与肋缘交点至脾最远点的距离（应大于第Ⅰ线测量）。

第Ⅲ线测量：脾右缘与前正中线的距离。如脾高度增大向右越过前正中线，则测量脾右缘至前正中线的最大距离，以"+"表示；未超过前正中线则测量脾右缘与前正中线的最短距离，以"-"表示。

正常情况下脾不能触及。内脏下垂或左侧胸腔积液、积气时膈下降，可使脾向下移位。除此以外，能触到脾则提示脾大至正常2倍以上。临床记录中，常将脾大分为轻、中、高三度。脾缘不超过肋下2 cm为轻度肿大；超过2 cm，在脐水平线以上为中度肿大；超过脐水平线或前正中线则为高度肿大，即巨脾。

（3）其他触诊内容：触到脾后除注意大小外，还要注意它的质地、边缘和表面情况、有无压痛及摩擦感等。脾压痛见于脾脓肿、脾梗死等。脾周围炎或脾梗死时，由于脾包膜有纤维素性渗出，并累及壁腹膜，触诊时可有摩擦感并有明显压痛，听诊时也可闻及摩擦音。

3．胆囊触诊　正常时胆囊位于肝之后，不能触及。当胆囊肿大超过肝缘及肋缘时，可在右肋缘下腹直肌外缘处触到。胆囊触诊可用单手滑行触诊法或钩指触诊法进行。如胆囊肿大呈囊性感，表面光滑，张力较高，并有明显压痛，常见于急性胆囊炎。胆囊肿大呈囊性感，无压痛者，见于壶腹周围癌。胆囊肿大，有实性感者，见于胆囊结石或胆囊癌。胰头癌压迫胆总管导致胆道阻塞、黄疸进行性加深，胆囊显著肿大，但无压痛，称为库瓦西耶征（Courvoisier sign）阳性。

有时胆囊炎症致肿大，但未达肋缘以下，胆囊不能触及，此时可检查胆囊触痛。用左手掌平放于患者右胸下部，以拇指指腹勾压于右肋下胆囊点处（图2-19），然后嘱患者缓慢深吸气，在吸气过程中炎症胆囊下移时碰到用力按压的拇指，可引起疼痛，此为胆囊触痛；如因剧烈疼痛而致患者吸气中止称墨菲征（Murphy sign）阳性。

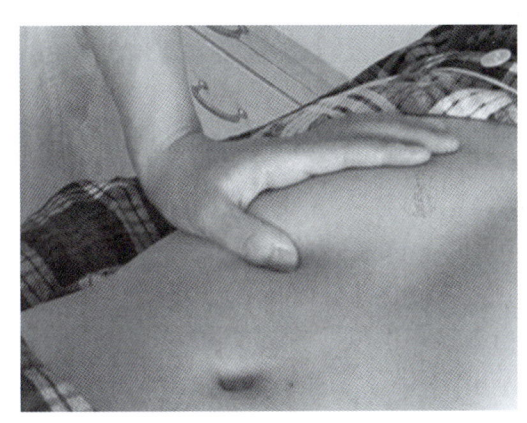

图2-19　胆囊触痛和墨菲征查体法

4．肾触诊　正常人肾一般不易触及，有时可触到右肾下极。身材瘦长者、肾下垂、游走肾或肾代偿性增大时，肾可被触到。肾触诊采用双手触诊法，可取仰卧位或站位。卧位触诊右肾时，患者两腿屈曲并做较深腹式呼吸，医生立于患者右侧，以左手掌托起其右腰部，右手掌平放在右上腹部，手指方向大致平行于右肋缘进行深部触诊右肾，于患者吸气时双手夹触肾。触诊左肾时，左手越过患者腹前方从后面托起左腰部，右手掌横置于患者左上腹部，依前法双手触诊左肾。如卧位未触及肾，还可让患者站立床旁，医生于患者侧面用两手前后联合触诊肾。当肾下垂或为游走肾时，站位较易触到肾。

有时右侧肾下垂易误认为肝大，左侧肾下垂易误认为脾大，应注意鉴别。如肾下垂明显并能在腹腔各个方向移动时称为游走肾。肾大见于肾盂积水或积脓、肾肿瘤、多囊肾等。当肾盂积水或积脓时，肾的质地柔软而富有弹性，有时有波动感。多囊肾时，一侧或两侧肾为不规则形增大，有囊性感。肾肿瘤则表面不平，质地坚硬。

当肾和尿路有炎症或其他疾病时，可在相应部位出现压痛点（图2-20）。①肋脊点：背部第12肋与脊柱的交角的顶点；②肋腰点：第12肋与腰肌外缘的交角顶点；③季肋点：第10肋前端，右侧位置稍低，相当于肾盂位置；④上输尿管点：在脐水平线腹直肌外缘；⑤中输尿管点：在髂前上棘水平腹直肌外缘，相当于输尿管第二狭窄处。肋脊点、肋腰点和季肋点压痛常提示肾炎症性疾病，如肾盂肾炎、肾脓肿和肾结核等。如炎症深隐于肾实质内，可无压痛而仅有肾区叩击痛。上输尿管点或中输尿管点出现压痛，提示输尿管结石、结核或化脓性炎症。

5．膀胱触诊　正常膀胱空虚时位于盆腔内，不易触到。当膀胱充盈胀大，越出耻骨上缘时，可在下腹中部触到。膀胱触诊采用单手滑行触诊法，在仰卧屈膝情况下，以右手自脐开始向耻骨方向触诊。膀胱胀大多见于尿道梗阻或其他原因所致的尿潴留，呈扁圆形或圆形，触之囊性感，排尿或导尿后缩小或消失。但如果长期尿潴留致膀胱慢性炎症，排尿后膀胱常不能完全回缩，需与妊娠子宫、卵巢囊肿及直肠肿物等鉴别。

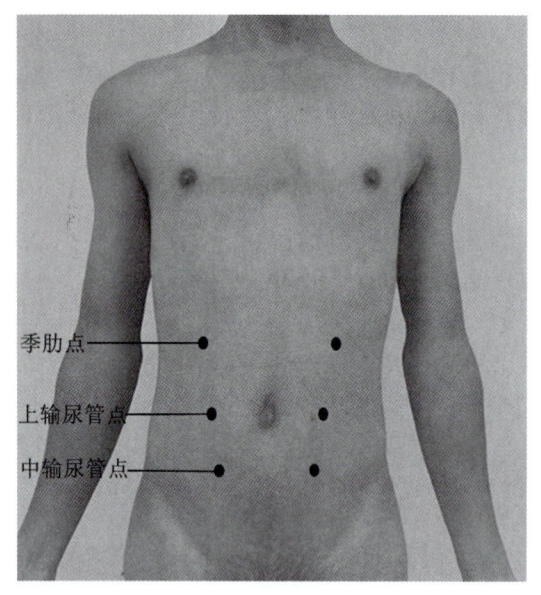
A. 正面观

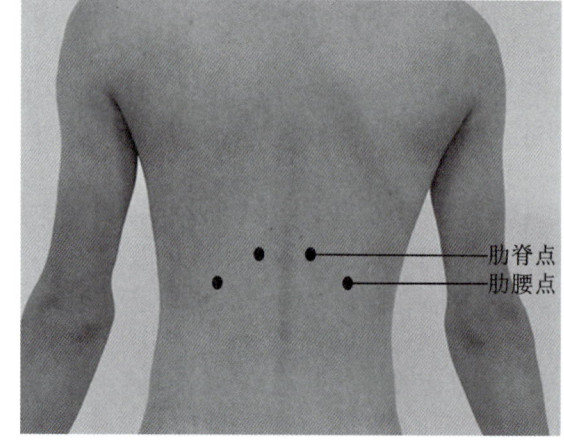
B. 背面观

图 2-20　肾和尿路疾病压痛点

（四）液波震颤

腹腔内大量积液时，如用手指叩击腹部，可感到液波震颤（fluid thrill），或称波动感（fluctuation）。查体时患者平卧，医生以一手掌面贴于患者一侧腹壁，另一手 4 指并拢屈曲，用指端叩击对侧腹壁（或以指端冲击式触诊），同时为防止腹壁本身的震动传至对侧，让助手将手掌尺侧缘压于脐部腹中线上（图 2-21），如有大量液体存在，则贴于腹壁的手掌会感到有液体波动的冲击，即波动感。此法查体腹水，需有 3000～4000 ml 以上液体才能查出，不如移动性浊音敏感。此外，肥胖者可出现假阳性，应注意鉴别。

（五）振水音

在胃内有多量液体和气体存留时可出现振水音（succussion splash）。查体时患者仰卧，医生以一耳凑近上腹部，或将听诊器膜型体件置于上腹部进行听诊，同时以冲击触诊法振动胃部（图 2-22），即可听到气、液撞击的声音。正常人在餐后或快速饮较多液体时可有上腹部振水音，但若在清晨空腹或餐后 6～8 小时以上仍有此音，则提示存在幽门梗阻或胃扩张。

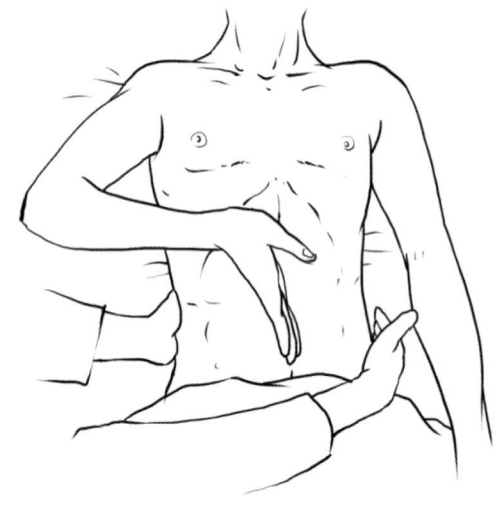

图 2-21　液波震颤查体法

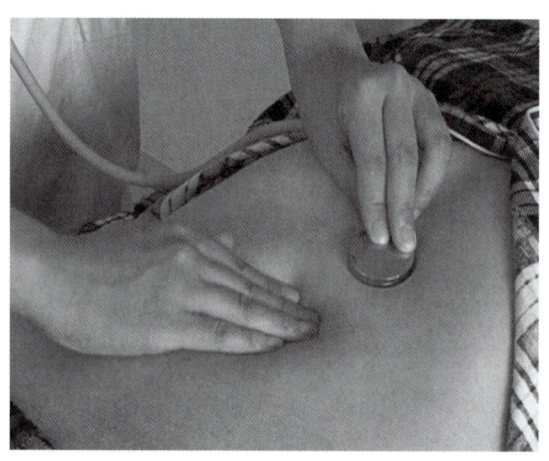

图 2-22　振水音查体法

（戴　芸）

第三节 腹部常见异常体征分析

学习目标

- **基本目标**
  1. 说明腹水、肝大、脾大、腹部肿物的常见病因和临床症状。
  2. 解释上述异常体征的形成机制，总结鉴别诊断思路。
- **发展目标**
  正确识别异常体征，培养具有逻辑性、系统性的临床思维方法。

一、腹水

腹水（ascites）也称腹腔积液。正常人体腹腔内有 50～100 ml 液体，由壁腹膜分泌，脏腹膜回吸收，起润滑作用。当任何病理状态下导致腹腔内液体量增加，超过 200 ml 时称为腹水。一般腹水量 > 1500 ml 时患者才会出现明显的症状和体征。

（一）病因

1. **肝硬化** 腹水是肝硬化失代偿期患者最突出的表现。患者由于门静脉高压、低蛋白血症血浆胶体渗透压下降造成大量液体漏入腹腔；有效血容量减低，肾素-血管紧张素-醛固酮系统及交感神经系统活性增加，肾水钠重吸收增加，水钠潴留，进一步加重腹水。
2. **肿瘤** 胃癌、肝癌、肠癌、胰腺癌、卵巢癌等种植转移于腹膜时，可造成毛细血管通透性增加，液体渗出。腹膜原发的恶性间皮瘤也可造成大量腹水。卵巢纤维瘤（良性肿瘤）患者可出现大量腹水伴胸腔积液，肿瘤切除后消失，称 Meige 综合征。
3. **结核性腹膜炎** 炎症造成腹膜毛细血管通透性增加，液体渗出增多。
4. **其他** 肾病综合征患者由于低白蛋白血症，血浆胶体渗透压降低可造成液体漏入腹腔；缩窄性心包炎、心功能不全患者由于体循环淤血，也可造成漏出性腹水。

（二）症状

大量腹水使腹压增高时，腹胀是最常见的症状。大量腹水使横膈抬高和运动受限，可发生呼吸困难和心悸。腹水压迫下腔静脉可引起下肢水肿。部分患者因大量腹水使腹压增高，腹水通过膈肌变薄的孔道和胸膜淋巴管漏入胸腔，可产生胸腔积液，右侧多见。

结核性腹膜炎患者可出现低热、乏力、盗汗等结核中毒症状。

肝硬化患者可有食欲缺乏、恶心、乏力、消瘦等症状。肝硬化合并自发性腹膜炎者还可出现腹痛、发热。

（三）体征

腹水患者直立时下腹部饱满，仰卧时则腹部两侧膨隆呈蛙腹状。大量腹水使腹压增高时，脐受压而凸出可形成脐疝。触诊腹壁张力增加，叩诊有移动性浊音，大量腹水可有液波震颤。

结核性腹膜炎患者腹壁柔韧感，腹部压痛；肝硬化合并自发性腹膜炎者还可出现全腹压痛、肌紧张、反跳痛，即腹膜刺激征。

肝硬化失代偿期患者还可伴有其他体征：患者面色灰暗，皮肤、巩膜黄染，皮肤可有瘀点、瘀斑，面、颈和上胸部可见毛细血管扩张或蜘蛛痣，手掌的鱼际、小鱼际和指端有红斑称为肝掌，男性常有乳房发育并伴压痛。腹壁静脉曲张，听诊脐周或上腹部可有血管杂音。肝可缩小，质地变硬、表面不光滑；脾轻至中度肿大。下肢常有水肿。

缩窄性心包炎、心功能不全患者可有颈静脉怒张，肝大，肝颈静脉回流征阳性。

二、脾大

正常情况下脾不能触及。除内脏下垂或脾下移外，能触到脾则提示脾大至正常2倍左右。

（一）病因

1. 感染性脾大

（1）病毒感染：常见的有麻疹、风疹、传染性单核细胞增多症、病毒性肝炎等。

（2）细菌感染：常见于伤寒、副伤寒、布鲁氏菌病、感染性心内膜炎、败血症、粟粒型结核等。

（3）寄生虫感染：常见于疟疾、黑热病、血吸虫病等。

（4）其他感染：可见于立克次体感染（斑疹伤寒、恙虫病）、螺旋体感染（钩端螺旋体病）等。

2. 充血性脾大　常见于慢性右心衰竭、缩窄性心包炎、肝硬化、布-加综合征（Budd-Chiari syndrome）、脾静脉血栓形成等。

3. 血液系统疾病　常见于白血病、慢性溶血性贫血、真性红细胞增多症、多发性骨髓瘤、骨髓纤维化等。

4. 肿瘤　常见引起脾大的肿瘤为淋巴瘤，其他部位的恶性肿瘤转移到脾也可引起脾大。

5. 结缔组织病　可见于系统性红斑狼疮、类风湿关节炎等。

6. 其他　戈谢病（Gaucher disease）、尼曼-皮克病（Niemann-Pick disease）、淀粉样变等。

（二）伴随症状

脾大的伴随症状常与其病因相关。伴发热可见于各种急、慢性传染病及恶性肿瘤、血液病。伴肌肉、关节疼痛见于斑疹伤寒、钩端螺旋体病、结缔组织病。伴黄疸见于病毒性肝炎、肝硬化、溶血性贫血、败血症等。伴淋巴结肿大见于传染性单核细胞增多症、白血病、淋巴瘤等。伴贫血和出血倾向见于白血病、败血症、钩端螺旋体病。伴肝大可见于肝硬化、骨髓纤维化、心功能不全、戈谢病、尼曼-皮克病、淀粉样变等。

（三）体征

查体时脾大需与在左肋缘下触到其他肿块进行鉴别。肿大的左肾：其位置较深，边缘圆钝，表面光滑且无切迹。肿大的肝左叶：不会引起脾浊音区扩大，沿其边缘向右触诊时会隐没于右肋缘后或与肝右叶相连。结肠脾曲肿物：移动度较脾大，质硬，边界不清。脾切迹为其形态特征，触诊时有助于鉴别诊断。

脾大分为轻、中、高三度。脾缘不超过肋下 2 cm 为轻度肿大；超过 2 cm，在脐水平线以上为中度肿大；超过脐水平线或前正中线则为高度肿大（巨脾）。脾轻度肿大常见于病毒性肝炎、伤寒、粟粒型结核、感染性心内膜炎、败血症、系统性红斑狼疮等。脾中度肿大常见于肝硬化、急性白血病、慢性溶血性贫血、传染性单核细胞增多症等。脾高度肿大，见于慢性疟疾、黑热病、晚期血吸虫病、慢性粒细胞白血病、骨髓纤维化、戈谢病、尼曼-皮克病等。

脾质地柔软多见于充血性脾大和急性感染引起的脾大。质地较硬见于白血病、疟疾、黑热病、血吸虫病。脾表面不平滑而有结节者可见于淋巴瘤、转移瘤。脾压痛常见于充血性脾大、脾脓肿。脾摩擦感常见于脾梗死。

三、肝大

（一）病因

1. 感染性疾病

(1) 病毒感染：病毒性肝炎、传染性单核细胞增多症等。
(2) 细菌感染：细菌性肝脓肿、肝结核、伤寒等。
(3) 寄生虫感染：血吸虫病、阿米巴肝脓肿、疟疾、肝棘球蚴病等。

2．肝脏淤血　常见于慢性右心衰竭、缩窄性心包炎、布-加综合征、肝小静脉闭塞症等。

3．胆道疾病　造成肝内外胆汁淤积的疾病可导致肝大，常见于原发性胆汁性肝硬化、原发性硬化性胆管炎、先天性肝内胆管扩张症（Caroli病）等。

4．囊肿和肿瘤　可见于多囊肝、肝棘球蚴病、肝海绵状血管瘤、肝癌等，其他部位的恶性肿瘤转移到肝也可引起肝大。

5．代谢性疾病　常见于脂肪肝、肝豆状核变性、血色病、糖原贮积病、淀粉样变性等。

6．其他　药物、毒物及酒精造成的肝病。

（二）伴随症状

肝大的伴随症状常与其病因相关。伴发热可见于感染性疾病，如病毒性肝炎、肝脓肿、传染性单核细胞增多症、伤寒等。伴黄疸见于病毒性肝炎、原发性胆汁性肝硬化、原发性硬化性胆管炎、先天性肝内胆管扩张症等。伴肝区疼痛常见于病毒性肝炎、肝淤血、肝脓肿、肝癌等。

（三）体征

肝大可分为弥漫性及局限性，弥漫性肝大见于病毒性肝炎、肝淤血、脂肪肝、胆汁淤积性肝硬化、布-加综合征、血吸虫病等；局限性肝大见于肝脓肿、肝肿瘤及肝囊肿、肝棘球蚴病等。

由于肝病变的性质不同，触诊时性状也各异，必须逐项仔细检查，认真体验，综合判断其临床意义。如急性病毒性肝炎时，肝可轻度肿大，表面光滑，边缘钝，质稍韧，有压痛。肝淤血时，肝可明显肿大，且随淤血程度变化，表面光滑，边缘圆钝，质韧，也有压痛，肝颈静脉回流征阳性为其特征。脂肪肝所致肝大，表面光滑，质软或稍韧，但无压痛。肝炎后肝硬化的早期肝常肿大，晚期则缩小，质较硬，边缘锐利，表面可能触到小结节，无压痛。淤血性和胆汁性肝硬化时，肝不缩小反而增大，应予注意。肝癌时肝逐渐肿大，质地坚硬，边缘不整，表面高低不平，可有大小不等的结节或巨块，压痛和叩痛明显。

体格检查时还应注意其他体征：肝硬化失代偿期患者可伴有皮肤、巩膜黄染、蜘蛛痣、肝掌、男性乳房发育、腹壁静脉曲张等，同时还可伴有腹水的体征。慢性右心衰竭、缩窄性心包炎患者可有颈静脉怒张，肝颈静脉回流征阳性。

四、腹部肿物

可触的腹部肿物（abdominal mass）包括肿大或易位的脏器，炎症性肿块，囊肿，肿大淋巴结以及良、恶性肿瘤，肠内粪块等。肿块可位于腹壁、腹腔内或腹膜后，须认真查体，并结合相关临床资料进行分析，加以鉴别。

（一）正常腹部可触到的结构

1．腹直肌肌腹及腱划　在腹肌发达者的腹壁中上部可触到腹直肌肌腹，隆起略呈圆形或方块，较硬，其间有横行凹沟，为腱划，易误认为腹壁肿物或肝缘。其在中线两侧对称出现，较浅表，于屈颈抬肩腹肌紧张时更明显，可与肝及腹腔内肿物区别。

2．腰椎椎体及骶骨岬　体型消瘦及腹壁薄软者，在脐附近中线位常可触到骨样硬度的肿块，向前凸出，在其左前方常可触及腹主动脉搏动，易被误认为后腹壁肿物。

3．乙状结肠粪块　正常乙状结肠用滑行触诊法常可触到，内存粪便时明显，为光滑索条状或类圆形，无压痛，可被推动。如于排便或灌肠后肿块移位或消失，即可明确。

4．盲肠　除腹壁过厚者外，大多数人在右下腹 McBurney 点稍内上部位可触到盲肠。正常时触之如圆柱状，表面光滑，无压痛。

5. 右侧下极　体型消瘦及腹壁薄软者可以触及，表面光滑，钝圆，无压痛。

如在腹部触到上述正常结构以外的肿块，则应视为异常，多有病理意义。

(二) 异常肿物

1. 病因分类

(1) 肿瘤性：腹腔、盆腔内各脏器来源的良恶性肿瘤，包括肝癌、胆囊癌、胰腺癌、胃癌、结肠癌、卵巢癌、卵巢囊肿、子宫肌瘤、肾癌、白血病浸润脾等。

(2) 炎症性：病毒性肝炎、肝脓肿、阑尾脓肿、胰腺假性囊肿、肠结核、盆腔结核、肾结核等引起的脏器肿大及形成异常肿块。

(3) 梗阻性：包括空腔脏器梗阻性扩张，如幽门梗阻、肠梗阻、尿潴留等；脏器淤血肿大，如肝淤血、门静脉高压脾大等。

(4) 寄生虫性：肝棘球蚴病、疟疾及晚期血吸虫病致脾大等。

(5) 先天发育异常：如多囊肾、多囊肝等。

(6) 其他：代谢性疾病，如脂肪肝、肝豆状核变性、肝糖原累积症致肝大；腹壁肿块如疝、腹壁纤维瘤、脂肪瘤、皮脂囊肿等；脏器移位，如游走肾、游走脾等。

2. 伴随症状　腹部肿块的伴随症状常与其病因相关。炎症性肿块可伴有发热，肿块部位常有疼痛。良性肿瘤肿块生长速度缓慢，病程较长，多不伴全身其他症状；恶性肿瘤肿块生长速度较快，可伴有食欲缺乏、消瘦、贫血等。肿块伴腹痛、呕吐、消化道出血常提示胃肠道病变。肿块伴有黄疸多为肝、胆、胰病变。肿块伴有排尿异常，常提示肾、膀胱病变。肿块伴月经异常，多提示卵巢、子宫病变。

3. 体征

(1) 全身查体应注意患者的一般情况，营养状况，有无贫血、黄疸等。还应注意之处如有无锁骨上窝、腋窝、腹股沟淋巴结肿大。

(2) 应区别肿块来自腹壁或腹腔内，可嘱患者做屈颈抬肩动作，使腹肌紧张，肿块更明显则位于腹壁上，如肿块变得不清楚，则位于腹腔内。其次区别肿块来自腹腔内或腹膜后，可用肘膝位进行查体，如肿块更为清楚，且活动度增加有下垂感，则提示肿块位于腹腔内；如肿块不如仰卧位清楚，肿块位置深而固定，无下垂感觉，则提示肿块位于腹膜后。

(3) 查体时需注意肿块的部位、大小、形态、质地、压痛、搏动及移动度。

部位：肿块部位常与病变的脏器相关。如上腹中部触到肿块常为胃或胰腺的肿瘤、囊肿。右肋下肿块常与肝和胆有关。两侧腹部的肿块可为结肠和肾的肿瘤。脐周或右下腹不规则、有压痛的肿块常为结核性腹膜炎所致肠粘连。如位置较深、坚硬不规则的肿块则可能系腹膜后肿瘤。腹股沟韧带上方的肿块可能来自卵巢及其他盆腔器官。

大小：巨大肿块多发生于卵巢、肾、肝、胰和子宫等实质性脏器，且以囊肿居多。腹膜后淋巴结结核和肿瘤也可达到很大的程度。胃、肠道肿物很少超过其内腔横径。如肿块大小变异不定，甚至自行消失，则可能是痉挛、充气的肠袢所致。

形态：肿块边缘清楚、表面光滑多为良性肿瘤、囊肿或脏器肿大。肿块外形不规则、边缘不清、表面呈结节状多提示恶性肿瘤或炎症性肿物。

质地：肿块若为实性的，其质地可能柔韧、中等硬或坚硬，见于肿瘤、炎性或结核，如胃癌、肝癌、克罗恩病、肠结核。肿块若为囊性，质地柔软，见于囊肿、脓肿，如卵巢囊肿、多囊肾等。

压痛：炎性肿块常有明显压痛，如阑尾脓肿、肠结核、克罗恩病等。

搏动：如在腹中线附近触到明显的膨胀性搏动，则应考虑为腹主动脉或其分支的动脉瘤。三尖瓣关闭不全致肝淤血肿大时，可触及肝的扩张性搏动。

移动度：肿块位于肝、胆、脾、肾、胃、横结肠、大网膜者可随呼吸运动而活动。小肠和肠系膜的肿块常可用手推动。活动度大的多为带蒂的肿物或游走的脏器。局部炎性肿块或脓肿及腹腔后肿瘤，一般不能移动。

> **整合思考题**
>
> 1. 如何通过体格检查诊断腹水？对腹水病因应如何进行鉴别诊断？
> 2. 对于体格检查发现腹部肿物的患者，应如何进行病因诊断和鉴别诊断？
> 3. 对于主诉上腹痛的患者，问诊和体格检查时应重点关注哪些内容？

整合思考题解析

（戴 芸）

参考文献

［1］万学红，陈红．临床诊断学．3版．北京：人民卫生出版社，2020．
［2］张军．消化疾病症状鉴别诊断学．北京：科学出版社，2009．

第三章 消化系统常用实验室检查

学习目标

- **基本目标**
1. 理解肝的主要生物学功能。
2. 总结胆红素代谢的各个环节（胆红素的来源与生成，肝对胆红素的摄取、转化及排泄，胆红素的肠肝循环，胆红素代谢异常，黄疸的类型及特征）。
3. 概括肝病蛋白质代谢的检测（总蛋白、白蛋白、前白蛋白及蛋白质电泳）原理、生理特征及临床意义。
4. 分析肝胆疾病血清酶学指标（ALT、AST、APL、GGT、CHE 等）的检测原理、生理特征及临床意义。

- **发展目标**
1. 比较肝胆疾病主要检测指标的临床应用。
2. 选择合理的实验室指标用于肝胆疾病的诊断和鉴别诊断。
3. 整合解剖学、组织学、遗传学等多学科知识，解释肝功能障碍的实质。
4. 运用肝功能相关实验室指标，对急性肝损伤、慢性病毒性肝炎及肝硬化进行初步诊断和鉴别诊断。
5. 使用循证医学方法和工具，查找医学专著和文献，进行部分内容的自学及知识拓展。

第一节 肝和胆道疾病实验诊断学

肝、胆疾病是临床常见和多发的消化系统疾病。各种原因导致的肝病，如乙型肝炎病毒（hepatitis B virus，HBV）、丙型肝炎病毒（hepatitis C virus，HCV）感染，酒精性肝病、非酒精性脂肪性肝病、药物性肝损伤、自身免疫性肝病及其导致的肝硬化和肝细胞癌，是世界范围内死亡的主要原因之一，肝病对我国的影响尤为严重。正常情况下，肝、胆在食物的消化、吸收和物质代谢过程中发挥重要作用，其中肝是人体最大的实质性器官，是体内糖、脂和蛋白质代谢的中枢，同时还具有生物转化和分泌功能。肝细胞分泌的胆汁经胆囊浓缩和胆道排泄，促进脂类物质进一步消化和吸收。当肝、胆结构和功能受到损害时，会引起代谢紊乱和相应的功能异常，通过实验室检查，可以帮助我们明确肝、胆是否存在病变、功能状态、严重程度及胆道是否受阻等。

一、肝的主要生物学功能

人体肝重量为 1～1.5 kg，占体重的 1.5%～2.5%。肝接受肝动脉（约 20%）和门静脉（约 80%）的双重供血，具有特殊的微细结构和亚细胞结构。肝独特的组织结构和化学组成特点赋予肝复杂的生物学功能，对于维持机体稳态和健康状态起到关键作用。

（一）肝在物质代谢中的作用

肝是维持人体糖、蛋白质、脂质、胆红素、胆汁酸、激素等物质代谢平衡稳定的重要器官，各种原因导致肝细胞损害和（或）胆管系统受阻时，可能会出现各种代谢异常，肝胆疾病的主要代谢紊乱见表 3-1。

1. 维持血糖水平相对稳定　肝通过糖原的合成、分解和糖异生等途径维持血糖浓度恒定，保障全身组织细胞的能量供应（图 3-1）。当肝发生较严重的损害时糖代谢平衡被打乱，进食后由于肝糖原合成障碍，不能及时将葡萄糖转变为肝糖原贮存，出现一过性高血糖；空腹时，不能快速将肝糖原分解为葡萄糖进入血液循环，易出现低血糖。

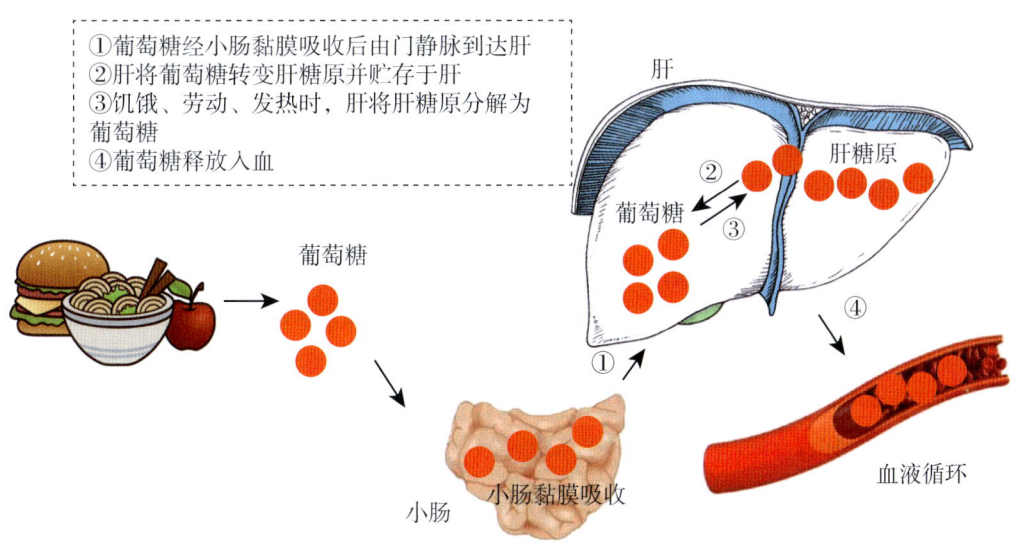

图 3-1　肝在糖代谢中的作用

2. 肝在脂质消化、吸收、分解、合成及运输等过程中均发挥重要作用　①肝可以合成分泌胆汁酸，胆汁酸是胆固醇在肝的转化产物，能促进脂质乳化，有利于脂类的消化和吸收。肝疾病时胆汁酸合成、代谢紊乱，胆汁酸含量下降导致脂质消化和吸收不良。②肝是氧化分解脂肪酸、生成酮体的重要场所。③肝可以合成脂肪酸、胆固醇、磷脂等。

3. 肝在蛋白质代谢中的作用　主要包括：①合成和分泌蛋白质。除 γ-球蛋白外的几乎所有血浆蛋白均由肝合成（如白蛋白、纤维蛋白原、凝血因子、转运蛋白等）。②氨基酸分解代谢。支链氨基酸（亮氨酸、异亮氨酸和缬氨酸）在肝外代谢，芳香族氨基酸（苯丙氨酸、酪氨酸和色氨酸）大多在肝内代谢转变。③清除血氨，促进尿素合成，降低血氨水平。

（二）肝的生物转化功能

各种体内外非营养物质（包括外源性异物和自身代谢产物）都可以经过肝完成代谢转变，在肝相关酶的作用下，通过化学修饰增加其水溶性或极性，利用肾或胆道系统排出体外，维持体内环境稳定，起到灭活、解毒或致毒（有些物质经处理后毒性增强）的作用。肝的生物转化作用受年龄、性别、营养、疾病、遗传等因素的影响，肝功能受损时，毒物或药物的灭活速度下降。

（三）加工与储存功能

肝可以将氨基酸、糖、脂肪酸、胆固醇、脂类、维生素等营养物质和代谢产物进行加工利用。

（四）灭活激素作用

甲状腺素、类固醇激素等多种激素在发挥调节作用后在肝降解灭活，灭活作用调节体内激素水平。

表 3-1　肝胆疾病的主要代谢紊乱

分类	主要病理机制	异常表现
糖代谢异常	糖分解代谢的磷酸戊糖和糖酵解途径相对增强，有氧氧化和三羧酸循环运转失常	血丙酮酸含量升高，血糖浓度不能维持正常水平
	肝糖原合成障碍，不能及时把摄入的葡萄糖转化为肝糖原；空腹时肝糖原不能快速分解为葡萄糖入血	进食后高血糖，空腹时低血糖，表现为糖耐量曲线异常
	半乳糖代谢异常	血清半乳糖浓度增高
脂质代谢异常	肝实质细胞损伤使胆汁酸合成、结合、代谢紊乱	胆汁中胆汁酸含量下降和胆汁分泌减少
	胆囊、胆总管延迟排空或阻塞导致胆汁排出障碍	肠道内胆汁酸缺乏，脂质消化和吸收不良
	肝内脂肪氧化分解降低，合成增加。肝内磷脂合成障碍时，一方面使三酰甘油生成明显增多，另一方面导致脂蛋白合成障碍，肝内脂肪运出能力下降	肝内脂肪堆积，易形成脂肪肝
	肝损伤时血糖难以维持正常的恒定水平，导致脂肪动员加强，血中游离脂肪酸浓度升高使肝摄取增多，酮体生成增加，超过肝外组织利用能力	血酮体水平升高
	肝损伤影响胆固醇合成，同时影响卵磷脂胆固醇酰基转移酶生成	血浆胆固醇下降，且血浆胆固醇酯下降更早、更明显
	肝降解低密度脂蛋白能力下降	血浆脂蛋白电泳中低密度脂蛋白增多
	慢性肝内和肝外胆汁淤积	血胆固醇和磷脂明显增高
蛋白质代谢异常	慢性肝病时，白蛋白合成减少，γ-球蛋白升高；白蛋白不足导致血浆渗透压降低	血浆白蛋白降低，白球比下降或倒置，肝硬化患者容易出现水肿和腹水
	影响部分凝血因子的生成	容易出血
	其他血浆蛋白合成减少	血浆白蛋白、α₁-抗胰蛋白酶水平下降
	晚期肝病患者尿素合成能力低下，氨清除障碍	血氨升高，血尿素降低
	血中氨基酸平衡紊乱	支链氨基酸和芳香族氨基酸比值下降

二、蛋白质代谢功能检测及在肝胆疾病中的临床意义

血清中绝大多数蛋白质都在肝合成，因此检测血清中总蛋白、白蛋白、前白蛋白等可以很好地反映肝的合成功能。由于肝的代偿能力较为强大，只有肝损伤达到一定程度或者持续一定病程后才能检测到蛋白浓度的变化。

（一）血清/血浆总蛋白测定

血清总蛋白（total protein，TP）是血清中所含各种蛋白质的总称，除 γ-球蛋白（由单核-

巨噬细胞系统合成）外，几乎所有血清中的蛋白均由肝合成。严重肝病时肝合成能力下降，血清/血浆总蛋白降低。

（二）血清/血浆白蛋白和球蛋白测定

白蛋白（albumin，ALB）是血清中含量最多的蛋白，但是由于其半衰期较长（14～21天），因此不是急性肝功能损伤或轻度慢性肝病的良好指标。在急性肝损伤（如急性病毒性肝炎或药物诱导的肝损伤）时可能不受影响，往往在严重慢性肝炎、肝硬化及重型肝炎时才会明显降低。在肝硬化或慢性肝病中，血清白蛋白降低可能是肝病晚期的标志。然而，血清白蛋白降低并不是肝病所特异的表现，也可能发生在其他情况，如营养不良、感染、肾病综合征，或蛋白丢失性肠病等。

球蛋白（globulin，GLB）含量是血清总蛋白含量减去白蛋白含量。肝病变时，常出现血清/血浆白蛋白降低，球蛋白升高，白蛋白与球蛋白（ALB/GLB）的比值降低，甚至倒置。

（三）前白蛋白

前白蛋白由于半衰期比白蛋白短（约2天），是肝合成功能的敏感指标，肝功能下降时显著降低，早于血清中其他蛋白，可反映早期肝细胞损害。

（四）血清蛋白电泳

血清蛋白由多种蛋白质组成，在碱性环境中，血清蛋白均带负电荷，在电场中向正极泳动，各种蛋白质因分子量不同、所带电荷多少不同，在电场中的泳动速度存在差异。血清蛋白电泳一般分为5个区带，从正极到负极依次为白蛋白、α_1、α_2、β和γ-球蛋白。肝硬化会表现出异常的电泳谱，特征为白蛋白下降，γ-球蛋白明显升高，典型者β和γ区带融合，出现β-γ桥（图3-2）。

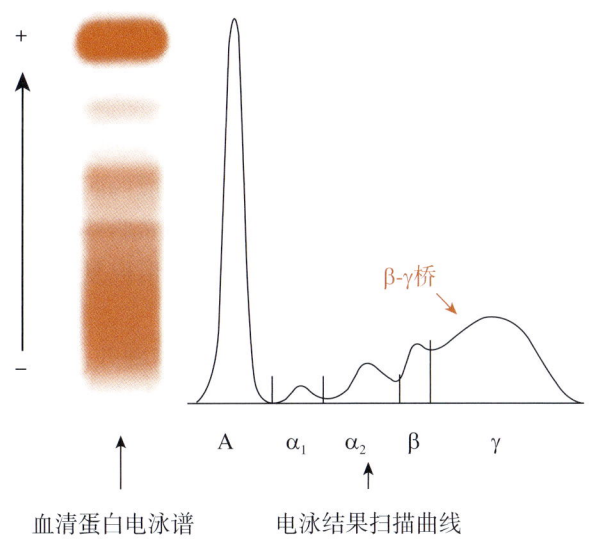

图3-2 肝硬化患者典型血清蛋白电泳谱

（五）凝血因子和相关凝血功能检测

除组织因子和钙离子外，其他人体凝血因子均在肝产生，血浆凝血因子水平和活性检测可以反映肝的蛋白合成功能，特别是对依赖维生素K的凝血因子（如FⅡ、FⅦ、FⅩ）以及几乎全部由肝合成的凝血因子影响更为显著。凝血酶原时间（prothrombin time，PT）是反映外源性凝血途径（FⅡ、FⅤ、FⅦ、FⅩ）缺陷的重要筛查指标。凝血因子的半衰期比白蛋白短，FⅦ的半衰期仅为6小时，因此检测PT/国际标准化比值（INR）可以更加敏感地反映急、慢性肝病，且与肝细胞损害程度及预后密切相关。但是由于 PT 没有考虑到严重肝病患者抗凝蛋白（如蛋白 C 和蛋白 S 等）合成也存在障碍，因此 PT 不能确定严重肝功能障碍患者的出血风险。维生素 K 缺乏也会导致患者 PT 延长，重度胆汁淤积的患者因无法吸收脂溶性维生素也会出现维生素 K 缺乏而表现为 PT 延长。通过补充维生素 K 治疗可帮助区分维生素 K 缺乏和肝细胞功能障碍，慢性胆汁淤积性肝病患者补充维生素 K 后 PT 可以纠正，而肝细胞损伤的患者则无法纠正。

（六）与肝功能有关的其他蛋白质

肝可以合成 α_1- 酸性糖蛋白、α_1- 抗胰蛋白酶、铜蓝蛋白、结合珠蛋白、转铁蛋白、C 反应蛋白等多种蛋白质，多属于急性时相反应蛋白，但也可以在一定程度上反映肝功能状态，严重肝病时会影响这些蛋白的合成。铜蓝蛋白是肝豆状核变性（Wilson 病）的辅助诊断指标，血清结合珠蛋白检测有助于鉴别肝内和肝外阻塞性黄疸，肝内阻塞性黄疸患者结合珠蛋白显著减少，肝外阻塞性黄疸则正常或增高。

（七）血氨检测

血氨主要来源于体内各组织各种氨基酸分解代谢产生的氨（内源性氨）和肠道吸收的氨（外源性氨）进入血液。正常生理情况下，肝可以将氨转变为尿素、谷氨酰胺及其他非必需氨基酸而清除。肝衰竭时，肝转化氨的能力下降，血氨升高，并可通过血 - 脑屏障进入中枢神经系统，干扰脑的能量代谢、改变脑内神经递质含量，易出现肝性脑病，且血氨升高的水平与精神症状严重程度相关。因此血氨测定可应用于肝性脑病的诊断和治疗监测。

三、胆红素代谢和胆红素检测

（一）正常胆红素代谢过程

正常情况下，人体产生的胆红素经过一系列代谢过程被清除，使血中胆红素维持在较低水平，胆红素的生成、转化及排泄过程如图 3-3 所示。

1. 胆红素的生成　胆红素是由卟啉类化合物在体内分解代谢生成。约 80% 来源于衰老红细胞破坏，其余约 20% 来自骨髓中无效造血的血红蛋白和含亚铁血红素的非血红蛋白物质（如肌红蛋白、细胞色素、过氧化氢酶等）。红细胞破坏后释放出血红蛋白，血红蛋白代谢生成游离珠蛋白和血红素，血红素经在单核 - 巨噬细胞内微粒体的血红素加氧酶的作用下生成胆绿素，之后胆绿素在胆绿素还原酶的催化下还原成胆红素，此时形成的胆红素呈游离状态，称为游离胆红素或非结合胆红素。非结合胆红素的特点是分子量小，亲脂性强，易透过细胞膜脂质层，对细胞产生毒性作用。非结合胆红素在血液中与白蛋白结合形成复合物，以白蛋白为载体在血液中存在和运输。

2. 肝对胆红素的摄取和转化　游离胆红素随血流运输到肝，迅速被肝细胞选择性地摄取，与白蛋白解离，和肝细胞内的 Y 蛋白或 Z 蛋白结合，在肝细胞内储存或被运送到肝细胞的滑面内质网。在滑面内质网，游离胆红素与 Y 蛋白或 Z 蛋白分离，与胆红素尿苷二磷酸葡萄糖醛酸反应，绝大部分（约占 95%）生成双葡萄糖醛酸胆红素，另有少量单葡萄糖醛酸胆红素。经过肝细胞生物转化，且与葡萄糖醛酸结合的胆红素统称为结合胆红素。结合胆红素的特点是亲水性明显增强，不易通过生物膜，既利于解毒，又利于胆红素从胆道排泄。

3. 胆红素的排泄　结合胆红素通过毛细胆管膜上的主动转运载体，以逆浓度梯度的能量依赖的主动转运形式，从肝细胞毛细胆管排泄入胆汁中，再随胆汁排入肠道。而非结合胆红素不能穿过肝细胞膜。

4. 胆红素的肠肝循环　结合胆红素进入肠道后，在回肠末端至结肠部位，在肠道细菌的作用下水解脱下葡萄糖醛酸，转变为非结合胆红素，经过厌氧菌的还原作用，还原成胆素原，胆素原在肠道下段进一步被氧化成胆素，随粪便排出，为棕黄色，是粪便的主要色素。在小肠下段生成的胆素原有 10%～20% 可被肠道黏膜重吸收，再经门静脉入肝，其中大部分胆素原

(95%)再随胆汁排入肠道，此过程为胆素原的肠肝循环。小部分胆素原从门静脉进入体循环，经肾小球滤过随尿液排出，即为尿胆素原，进一步氧化为尿胆素，是尿液颜色的主要来源。

（二）胆红素代谢紊乱

正常成人血清总胆红素男女略有差异，男性≤26 μmol/L，女性≤21 μmol/L，其中大部分（约80%）为非结合胆红素；尿液中的胆素原含量很低，正常为弱阳性，尿胆红素为阴性。胆红素生成过多，或肝转化胆红素能力下降，或胆红素排泄受阻时，可导致血中胆红素浓度升高，出现高胆红素血症。当血中胆红素浓度超过34.2 μmol/L时，患者可出现肉眼可见的巩膜、黏膜及皮肤黄染。高胆红素血症的病因见表3-2。

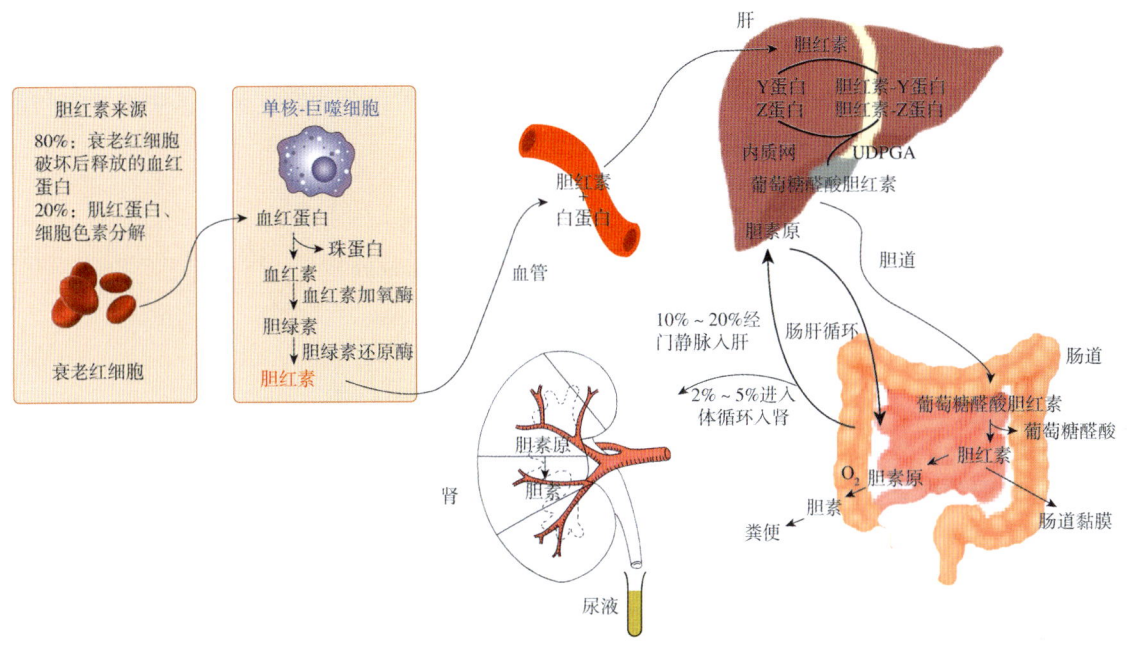

图3-3 正常胆红素代谢过程
UDPGA：尿苷二磷酸-α-葡萄糖醛酸

表3-2 高胆红素血症的常见病因和发生机制

分类	发生机制	临床常见病因	胆红素代谢特征
溶血性黄疸	红细胞大量破坏，释放大量胆红素，超过肝转化胆红素的能力，大量未结合胆红素在血液中累积	①先天性：红细胞膜、酶、血红蛋白的遗传性缺陷 ②获得性：血型不合输血反应、脾功能亢进、疟疾及各种理化因素导致红细胞破坏	• 血总胆红素升高，以未结合胆红素升高为主 • 尿胆红素阴性，尿胆素原强阳性，尿液深黄色 • 粪胆素原增多，粪便颜色加深
肝细胞性黄疸	肝处理胆红素能力下降，或肝细胞排泄胆红素障碍	肝内胆汁淤滞、感染、化学试剂、毒物、肿瘤等导致的肝病以及先天性遗传缺陷如Gilbert综合征、Crigler-Najjar综合征等	• 血总胆红素升高，结合胆红素和非结合胆红素均升高 • 尿胆红素阳性，尿胆素原不定 • 粪胆素原减少，粪便颜色变浅
梗阻性黄疸	胆红素在肝外排泄障碍造成胆道梗阻，导致胆汁淤积，结合胆红素随胆汁流入组织间隙和血窦	胆结石、肿瘤、狭窄、胆道蛔虫、Dubin-Johnson综合征	• 血总胆红素升高，以结合胆红素为主 • 尿胆红素强阳性，尿胆素原减少或消失 • 粪胆素原减少或消失，粪便颜色变浅或呈灰白色

50%~60%的新生儿可出现生理性黄疸，血胆红素浓度升高，以非结合胆红素升高为主。原因主要是：①新生儿体内红细胞溶解破坏和无效红细胞生成导致胆红素产生过多；②新生儿肝细胞内的胆红素尿苷二磷酸葡萄糖醛酸基转移酶不足，且母乳中的孕二醇可抑制此酶活性；③肝细胞内缺乏胆红素运输载体Y蛋白影响对胆红素的摄取能力；④肝细胞胆汁分泌功能不完善。

（三）胆红素检测及在肝胆疾病中的临床意义

胆红素、胆素原和胆素的检测是诊断患者有无黄疸、评估黄疸程度的重要标志物，根据检测结果可初步推断黄疸的可能病因并判断黄疸类型，有助于临床诊断和鉴别诊断、监测病程和指导治疗。

1．血胆红素测定　血清或血浆标本中的总胆红素、结合胆红素和非结合胆红素测定，是临床常用的判断黄疸程度和鉴别黄疸类型的检验项目。

（1）判断黄疸程度：根据血清或血浆总胆红素增高水平可以分为轻度黄疸、中度黄疸和重度黄疸（表3-3），通过监测血总胆红素变化有助于疗效判断。

表3-3　血清胆红素水平与黄疸程度

黄疸程度	胆红素水平（μmol/L）
轻度	34.2～171
中度	172～342
重度	＞342

（2）鉴别黄疸类型：血清总胆红素升高，且以非结合胆红素升高为主，结合胆红素/总胆红素比值＜20%提示溶血性黄疸；血清总胆红素升高，且结合胆红素和非结合胆红素均升高，结合胆红素/总胆红素比值为20%～50%提示肝细胞性黄疸；血清总胆红素显著升高，且以结合胆红素升高为主，结合胆红素/总胆红素比值＞50%，常提示梗阻性黄疸（表3-2）。

2．尿胆红素和尿胆素原测定　正常情况下尿胆红素为阴性，含有微量的尿胆素原（弱阳性）。梗阻性黄疸时，血中结合胆红素升高，结合胆红素可以经过肾小球滤过，因此尿胆红素阳性，但是尿中排出的胆素原变少或消失；溶血性黄疸时，血中非结合胆红素升高为主，非结合胆红素不能由肾小球滤过，尿胆红素为阴性，但是尿中排出的胆素原增加，为强阳性；肝细胞性黄疸时，血结合胆红素增高经肾小球滤过，尿胆红素阳性，但是尿中胆素原含量变化不定，一方面从肠道吸收的胆素原不能有效随胆汁排出，使血中胆素原增加，尿中胆素原相应增加，另一方面肝实质性损伤或感染、肿瘤等造成肝内毛细胆管受压阻塞，使生成的结合胆红素反流入血，不能排入肠道，尿中胆素原减少。

四、胆汁酸代谢和胆汁酸检测

（一）胆汁酸代谢

肝合成并分泌胆汁酸：肝细胞以胆固醇为原料合成初级胆汁酸，可以调节体内胆固醇水平。初级胆汁酸进入肠道后在肠道菌群的作用下生成次级胆汁酸。胆汁酸随胆汁排入肠道后，约95%胆汁酸可经门静脉重吸收入肝，在肝内转变为结合胆汁酸，并与肝新合成的胆汁酸一起再次排入肠道，此过程称为胆汁酸的肠肝循环。通过胆汁酸肠肝循环可以使有限的胆汁酸重复利用，促进脂类的消化与吸收。

（二）胆汁酸检测

胆汁酸的合成和代谢主要在肝和胆道完成，因此血总胆汁酸测定可以反映肝合成、分泌等功能及胆道的排泌能力，是肝胆疾病的重要指标。胆汁酸水平升高可见于：①肝细胞损害，如急慢性肝炎、肝硬化、肝癌等，对于肝细胞损伤的诊断较为敏感，且有助于病情监测和预后评估；②胆道梗阻，结石、肿瘤等引起肝内、外胆管梗阻时，胆汁酸排泄受阻，血中总胆汁酸水平升高；③门脉分流，肠道中次级胆汁酸经分流的门脉系统直接进入体循环，使血总胆汁酸升高。另外，值得注意的是，进食后血胆汁酸会出现一过性升高，若餐后 2 小时血总胆汁酸不升高，则提示胆汁重吸收受阻，因此餐后 2 小时血总胆汁酸测定对于肝病诊断的敏感度优于空腹测定。

五、血清酶学检测及在肝胆疾病中的临床意义

肝是人体含酶量最丰富的器官，肝复杂的生物转化和物质代谢功能是通过一系列酶促反应完成的。其中一些酶在血清中浓度很低，各种肝病时会导致酶的血清浓度发生改变，检测血清酶活性有助于肝病的诊断、鉴别诊断、严重程度判断、治疗监测和预后评估。根据临床目的的不同，肝胆疾病常用的血清酶学检测主要分为：①反映肝细胞损害为主的酶；②反映胆汁淤积为主的酶；③反映肝纤维化为主的酶；④反映肝胆肿瘤的酶。

（一）反映肝细胞损害为主的酶

1. 氨基转移酶（即转氨酶） 位于肝细胞内，是肝细胞损伤的敏感指标，有助于急性肝细胞疾病（如肝炎）的诊断，主要包括天门冬氨酸氨基转移酶（aspartate aminotransferase，AST）和丙氨酸氨基转移酶（alanine aminotransferase，ALT）。血清中存在低浓度的 AST 和 ALT，不同人群、检测方法会影响其活性。中国人群 ALT 和 AST 的参考区间见表 3-4。

表 3-4　中国成年人群血清 ALT 和 AST 参考区间

项目	单位	分组	参考区间
ALT	U/L	男	9～50
		女	7～40
ALT（试剂中含有 5'- 磷酸吡哆醛）	U/L	男	9～60
		女	7～45
AST	U/L	男	15～40
		女	13～35
AST（试剂中含有 5'- 磷酸吡哆醛）	U/L	男	15～45
		女	13～40

数据来源：中华人民共和国卫生行业标准 WS/T 404.1—2012。

ALT 在肝细胞中浓度最高，在其他组织中浓度很低。而 AST 除了存在于肝，在许多其他组织中也分布，包括肌肉（心肌、骨骼肌和平滑肌）、肾和大脑。因此，ALT 是一种更特异的肝损伤标志物。AST/ALT 大于 5，尤其是 ALT 正常或轻微升高时，提示肝外组织受损，如横纹肌溶解或剧烈运动时的骨骼肌受损。AST 主要存在于肝细胞的线粒体中，少量存在于胞质中，而 ALT 只存在于细胞质中（图 3-4）。在轻、中度肝损伤时，由于肝细胞通透性增加，细胞质内的 ALT 和 AST 释放入血，此时 ALT 升高更为明显；当严重肝细胞损伤时，肝细胞线粒体受损，导致线粒体内的酶入血，此时 AST 升高更为明显，血清中 AST/ALT 比值升高。

ALT 和 AST 升高的模式和程度有助于鉴别肝损伤的原因（表 3-5），并指导临床诊断和治疗，肝损伤的实验室评估流程见图 3-5。

（1）转氨酶急性升高：各种原因引起的肝细胞损伤都可使血清转氨酶急性中度升高，因此水平达到 300 U/L 对于不同类型肝病的诊断不具有特异性；当其水平大幅升高（大于 1000 U/L）

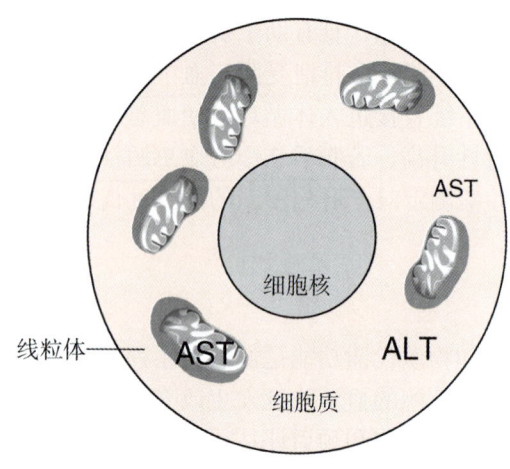

图 3-4 肝细胞中 ALT 和 AST 的分布

时提示存在广泛肝细胞损伤，最常见的原因有毒素或药物诱导的肝损伤、急性缺血性肝损伤、急性病毒性肝炎和严重的自身免疫性肝炎或肝豆状核变性。胆道梗阻时胆道内压急剧升高，也可能导致转氨酶急性短暂升高。

（2）转氨酶慢性升高：多种疾病可引起血清转氨酶慢性升高。最常见的肝原因有慢性病毒性肝炎（HBV 和 HCV）、酒精性肝病、非酒精性脂肪性肝病、药物性肝损伤（如抗结核药异烟肼、抗真菌唑类药物、抗癫痫药等）。其他肝病原因有自身免疫性肝病、遗传性代谢性肝病（如遗传性血色素沉着症、肝豆状核变性和 α_1-抗胰蛋白酶缺乏）和浸润性肝病（如肉芽肿性肝病）。除肝病外，多种非肝病也可引起血清转氨酶慢性升高，如甲状腺疾病、乳糜泻、神经性厌食症、艾迪生病和肌肉疾病等。大多数慢性肝病中，ALT 高于 AST（AST/ALT < 1），但随着纤维化的进展，AST/ALT 比值增加，发展为肝硬化后 AST/ALT > 1。而酒精性肝病时则以 AST 升高为主，AST/ALT > 1，但通常 < 400 U/L。

表 3-5　急性和慢性氨基转移酶升高的肝病及其肝酶损伤模式

疾病	氨基转移酶水平	诊断试验	临床证据
急性氨基转移酶升高			
• 药物或毒物诱导的肝损伤			
对乙酰氨基酚	常 > 500 U/L	对乙酰氨基酚浓度	服药史
• 急性病毒性肝炎			
HAV	常 > 500 U/L	抗-HAV IgM	病毒暴露风险
HBV	ALT > AST	HBsAg，HBeAg，抗-HBc，HBV DNA	
HCV（罕见）	—	抗-HCV，HCV RNA	
HDV（HBV 合并感染）	—	抗-HDV	
HEV	—	HEV IgM	
HSV	—	HSV IgM	
EBV	—	EBV IgM，EBV DNA	
CMV	—	CMV IgM，CMV DNA	
VZV	—	VZV IgM	
细小病毒 B 19	—	细小病毒 IgM	
• 急性缺血性肝损伤	常 > 500 U/L AST > ALT	—	近期低灌注
• 酒精性肝炎	< 400 U/L AST/ALT > 2	—	过量饮酒史
• 急性胆道梗阻	可高达 1000 U/L ALT > AST	影像学检查（如超声）	急性右上腹痛或有胆石症病史

续表

疾病	氨基转移酶水平	诊断试验	临床证据
慢性氨基转移酶升高			
• 慢性病毒性肝炎			
HCV	< 500 U/L	抗-HCV，HCV RNA	病毒暴露风险
HBC	ALT > AST	HBsAg，HBeAg，抗-HBc，HBV DNA	
HDV（HBV合并感染）	—	抗-HDV	
• 酒精性肝病	< 400 U/L AST/ALT > 2	—	过量饮酒史
• 非酒精性脂肪性肝病	< 300 U/L ALT > AST	—	肥胖、糖尿病、高脂血症史
• 药物性肝损伤	可高达 2000 U/L ALT > AST	停药后改善	服药史
• 自身免疫性肝病	可高达 2000 U/L ALT > AST	ANA、抗平滑肌抗体、IgG 水平	30～50 岁女性多见，存在其他自身免疫性疾病
• 遗传性血色素沉着症	< 200 U/L ALT > AST	铁蛋白，铁饱和度，*HFE* 基因检测	家族史
• 肝豆状核变性	可高达 2000 U/L ALT > AST	血清铜蓝蛋白、24 小时尿铜检测、裂隙灯检查	< 40 岁，血清碱性磷酸酶水平低
• α₁-抗胰蛋白酶缺乏	< 100 U/L	血清 α₁-抗胰蛋白酶检查	家族史，年轻时有肺病
• 浸润性肝病	< 500 U/L ALT > AST	影像学检查，肝活检	—
• 肝硬化	< 300 U/L AST > ALT	—	血小板低，门静脉高压表现

注：HSV 为单纯疱疹病毒；EBV 为 EB 病毒；CMV 为巨细胞病毒；VZV 为水痘-带状疱疹病毒；ANA 为抗核抗体。

2. 谷氨酸脱氢酶（glutamine dehydrogenase，GDH） 血清谷氨酸脱氢酶主要来源于肝，GDH 仅存在于细胞线粒体中。正常情况下，血清 GDH 含量很低，当肝病导致肝细胞线粒体受损时 GDH 活性升高，因此 GDH 是肝细胞线粒体损伤的敏感指标。一般的肝炎症性疾病和病毒性肝炎 GDH 不升高，当肝实质细胞大量坏死（如肝细胞中毒坏死、急性重型肝炎、严重的慢性肝炎、进展性肝硬化、肝癌、缺血性肝损伤等）时 GDH 显著升高，不适合作为肝胆疾病的筛查指标。

3. 胆碱酯酶（cholinesterase，ChE） 分为乙酰胆碱酯酶（AChE）和丁酰胆碱酯酶（SChE），两者均可催化酰基胆碱水解，有机磷对它们有强烈的抑制作用，但两者分布不同，AChE 主要分布于红细胞和脑灰质中，SChE 主要分布于肝、脑白质和血清中。其中 SChE 是肝合成功能的标志，可用于肝损伤的辅助诊断。肝实质损害时（如急性病毒性肝炎、大面积肝坏死、中毒性肝病、肝硬化、肝癌、肝脓肿等）SChE 合成减低，因此血清 SChE 浓度下降。

（二）反映胆汁淤积为主的酶

1. 碱性磷酸酶（alkaline phosphate，ALP） 可存在于肝、骨、小肠、肾、胎盘和白细胞，血清中大部分的 ALP 来自肝、骨和小肠。血清 ALP 水平受进食、年龄、血型、运动、妊娠等因

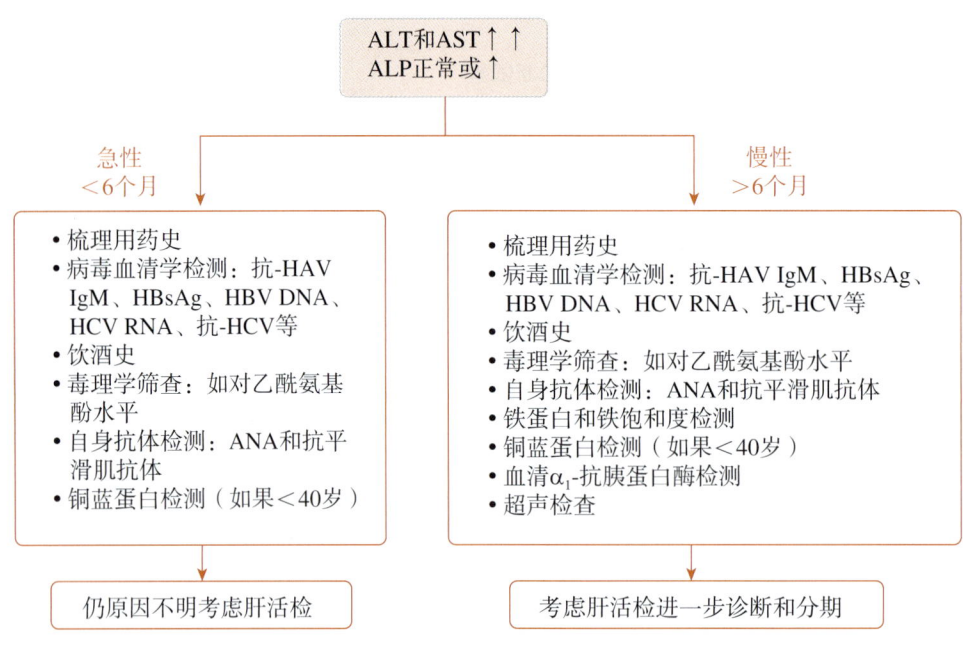

图 3-5 肝损伤的实验室评估流程

素的影响。大于 60 岁者 ALP 水平明显高于年轻人，妊娠女性孕晚期 ALP 升高。ALP 的参考区间见表 3-6。ALP 有多种同工酶，通过电泳技术检测 ALP 同工酶对评估无症状患者血清 ALP 升高的原因及来源有一定的意义。

表 3-6　中国成年人群血清 ALP 和 GGT 参考区间

项目	单位	分组	参考区间
ALP	U/L	男	45～125
		女（20～49 岁）	35～100
		女（50～79 岁）	50～135
GGT	U/L	男	10～60
		女	7～45

数据来源：中华人民共和国卫生行业标准 WS/T 404.1—2012。

当肝细胞胆管侧细胞膜破坏时，导致肝细胞从小管膜转位到基底外侧（即窦状面）并渗漏到血清中，使血清 ALP 升高。ALP 是肝胆疾病诊断重要的酶学指标。血清 ALP 升高最常见的原因是肝胆疾病引起的胆汁淤积，包括①肝内胆汁淤积：主要由药物（如某些抗生素、抗癫痫药等）引起，还可由脓毒症或肠外营养导致，原发性胆汁性肝硬化、原发性或继发性硬化性胆管炎和浸润性疾病（如结节病、结核病、淋巴瘤、淀粉样变和肝转移性疾病）也会对肝内小胆管造成损伤。②肝外胆道梗阻：良性病因有胆管结石、原发性或继发性胆管炎；恶性病因有胆管癌、胰腺癌和壶腹癌。

原发性肝细胞癌时，ALP 升高比氨基转移酶升高明显；转移性肝细胞癌时可出现大分子量的巨 ALP。病毒性肝炎、肝硬化等肝实质病变患者如无胆管系统阻塞和胆汁淤积，ALP 一般不升高或轻度增高；如果同时出现胆管梗阻，则 ALP 明显升高。ALP 与 ALT、胆红素同时测定，有助于黄疸的鉴别诊断（表 3-7）。除肝胆疾病外，骨骼疾病（如变形性骨炎、骨软化症、骨肉瘤、骨转移癌、骨折愈合期等）、佝偻病、甲状旁腺功能亢进症等也可出现血清 ALP 升高。

ALP 水平减低可出现在暴发性肝豆状核变性患者，并与溶血性贫血相关。

表 3-7　不同原因黄疸 ALP、ALT 和胆红素的变化特征

黄疸原因	ALP	ALT	总胆红素
梗阻性黄疸	↑↑↑	↑	↑↑↑
肝细胞性黄疸	N/↑	↑↑↑	↑↑
溶血性黄疸	N	N	↑或↑↑
肝细胞癌	↑↑↑	↑	N/↑

注：N 正常；↑轻度升高；↑↑较明显升高；↑↑↑明显升高。

2. γ-谷氨酰转移酶（γ-glutamyltransferase，γ-GT 或 GGT）　存在于许多组织的细胞膜和微粒体中，包括近端肾小管、肝、胰腺、肠道和脾。在肝中，GGT 主要分布于胆道上皮细胞和肝细胞面向胆小管的细胞膜上。血清 GGT 主要来源于肝，是胆管或肝损伤的敏感指标。

血清 GGT 升高主要见于：①GGT 合成增多，如肝细胞癌、胆管癌等，GGT 与肿瘤大小、复发相关，可用于疗效监测和判断预后；②肝胆分泌 GGT 能力增强；③胆道梗阻致 GGT 排泄受阻，如原发性胆汁性肝硬化、硬化性胆管炎等，GGT 升高幅度与梗阻程度正相关；④肝实质损伤，肝细胞 GGT 释放增多：如急慢性病毒性肝炎、肝硬化等。脂肪肝时 GGT 也会升高，但一般不超过正常值的 2 倍。另外，长期饮酒导致酒精性肝病和肝硬化时 GGT 也会增高，因此 GGT 可作为酒精性肝损伤和戒酒监测的指标。

但是 GGT 缺乏特异性，很多非肝病可以导致 GGT 升高，如糖尿病、甲状腺功能亢进、慢性阻塞性肺疾病和肾衰竭、酗酒和某些药物（如巴比妥或苯妥英）等。GGT 的主要临床应用是确认 ALP 水平升高是否为肝来源，因为骨病患者中 GGT 不升高。

3. 5'-核苷酸酶（5'-nucleotidase，5'-NT）　广泛存在于肝、肠道、大脑、心脏、血管和胰腺。在肝中，5'-NT 与肝细胞的胆管侧膜和窦膜结合，其活性与 ALP 相似，疾病状态下 5'-NT 的变化与 ALP 平行。梗阻性黄疸、肝内胆汁淤积、肝细胞癌、急性肝炎时 5'-NT 可升高。但骨骼疾病时 ALP 升高，5'-NT 不升高。

因此，临床上对于 ALP 升高的患者，可进一步检测 GGT 或 5'-NT 评估 ALP 升高的原因是肝还是骨骼。若 ALP 明显升高，同时 ALT 和 AST 也升高，提示胆道梗阻、胆汁淤积，可进一步型肝超声检查明确是否存在胆管扩张，胆管扩张提示胆道梗阻，需要进一步行磁共振成像、胰胆管造影检查或内镜逆行胰胆管造影（ERCP）进行诊断和治疗（图 3-6）。

（三）反映肝纤维化为主的酶

肝活检是评估纤维化程度的金标准，但作为一种有创的检查方式在临床应用中具有局限性，且 10%~30% 行单次活检的肝硬化患者可能存在漏诊风险。血清酶学检测也可用于评价肝纤维化程度。

1. 单胺氧化酶（monoamine oxidase，MAO）　分布于肝、肾、胰、心脏等，肝中的 MAO 主要存在于线粒体中，少量存在于细胞质中。血清 MAO 活性与体内结缔组织增生呈正相关，能反映肝纤维化的过程。

MAO 升高主要见于：①肝硬化。MAO 活性明显升高，与肝纤维化程度呈正相关，但是肝硬化早期增高不明显，对早期肝硬化不敏感。②肝炎。重症肝炎患者肝细胞中线粒体破坏，MAO 释放入血，血清 MAO 活性明显升高；一般急性肝炎和慢性肝炎轻度时由于肝细胞坏死少，纤维化不明显，因此 MAO 正常。③非肝病。糖尿病、甲状腺功能亢进症、系统性硬化症、结缔组织病等血清 MAO 活性也可升高。

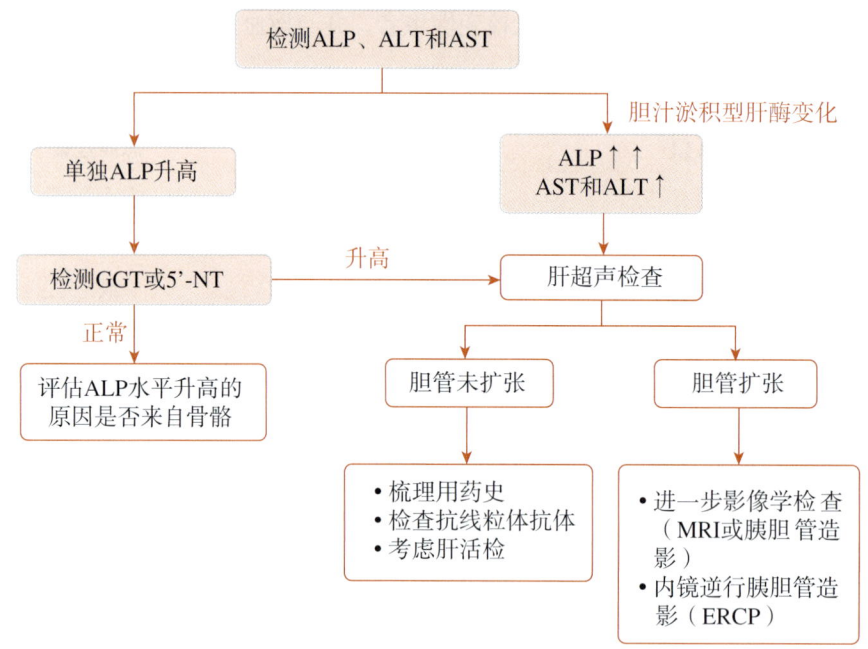

图 3-6 胆道梗阻致 ALP 升高患者的临床诊断流程

2. 脯氨酰羟化酶（prolyl hydroxylase，PH）是胶原合成的关键酶，肝纤维化时胶原纤维合成亢进，PH 在肝组织和血清中的活性均增高，可作为肝纤维化的指标之一。

PH 升高主要见于：①肝纤维化。肝硬化和血吸虫性肝纤维化时，PH 明显升高。②原发性肝癌。原发性肝癌患者多伴有肝硬化，PH 活性升高，而转移性肝癌 PH 正常。③肝炎。急性肝炎伴肝坏死加重并出现胶原纤维合成亢进时，以及慢性中、重度肝炎时 PH 增高，而急性肝炎、慢性肝炎轻度时 PH 多正常。

PH 活性不仅能反映肝纤维化状态，还可用于肝纤维化的病程监测和预后判断。慢性肝炎、肝硬化患者 PH 进行性升高，提示肝细胞坏死及肝纤维化状态加重，如治疗后 PH 逐渐下降，提示治疗有效，病情好转。

（四）反映肝胆肿瘤的酶

肝肿瘤时许多酶活性升高，但是对肝癌诊断敏感性好和特异性强的酶学指标不多，需要联合多种肿瘤标志物和其他实验室检查，结合患者临床表现、影像学检查等资料综合分析，以提高肿瘤检出阳性率和准确率。

临床常用的可反映肝肿瘤的酶是 α-L-岩藻糖苷酶（alpha-L-fucosidase，AFU）。AFU 广泛存在于肝、脑、肺、肾、胰、白细胞、纤维组织细胞的溶酶体中。

AFU 升高主要见于：①肝癌。AFU 可作为肝细胞癌诊断、治疗监测、复发监测的标志物，肝癌时 AFU 显著升高，手术切除后 AFU 降低，复发时升高，但是 AFU 升高程度与肿瘤大小和 ALT 水平无相关性。②慢性肝炎、肝硬化时也会升高，但是升高幅度远低于肝细胞癌。其他肝病时 AFU 升高与 ALT 正相关。

六、肝纤维化相关标志物检测

除了血清酶学指标中的 MAO、PH 外，还有一些可以反映肝纤维化情况的生物标志物，如胶原及其相关产物、非胶原蛋白（如层粘连蛋白、纤维结合蛋白、波形蛋白）、蛋白多糖（透明质酸）等。

(一)胶原及其相关产物

胶原蛋白占人体总蛋白的1/3，占肝总蛋白的5~10%，在体内细胞间以纤维形式存在，肝内存在的胶原主要有Ⅰ、Ⅲ、Ⅳ、Ⅴ、Ⅵ型等。

1．Ⅲ型前胶原末端肽（procollagen-Ⅲ-peptide，PⅢP） Ⅰ型胶原主要在肝硬化晚期升高，Ⅲ型胶原主要在肝纤维化早期增加，因此检测Ⅲ型胶原的代谢产物有助于肝纤维化的早期诊断。Ⅲ型前胶原末端肽是Ⅲ型前胶原经氨基内肽酶作用释放的肽，可以准确反映肝纤维化程度和活动性。儿童至青少年血清PⅢP水平高于成年人，不能用于儿童肝病的诊断。

PⅢP升高主要见于：①肝硬化。肝纤维化早期升高，但是肝硬化晚期由于Ⅲ型胶原合成减少，Ⅰ型胶原合成增多，因此PⅢP减低或正常。②肝炎。急性肝炎、慢性活动性肝炎时PⅢP增高，与炎症有关，炎症减轻后可恢复正常；PⅢP可作为慢性活动性肝炎患者应用免疫抑制剂（甲氨蝶呤）治疗疗效监测和预后判断的指标；如慢性肝炎PⅢP持续增高，提示有发展为肝硬化的可能。③其他疾病。肺纤维化、骨髓纤维化及恶性肿瘤患者血清PⅢP水平也可增高。

2．Ⅳ型胶原（collagen type Ⅳ，CⅣ）及其片段（7S片段和NC片段） Ⅳ型胶原是构成肝基底膜的重要成分。7S片段是CⅣ氨基末端的四聚体，NC片段是CⅣ羧基末端的二聚体。血清CⅣ、7S和NC片段均是肝基底膜降解而来，而不是由胶原合成产生，所以它们可反映胶原的降解过程。

血清CⅣ及其片段增高主要见于：①肝硬化。肝硬化时CⅣ升高，肝纤维化早期，CⅣ降解片段7S和NC增高更明显，优于PⅢP。②肝炎。轻度慢性肝炎、慢性活动性肝炎时均会增高。

(二)非胶原蛋白

层粘连蛋白是基底膜中特有的非胶原性结构蛋白，主要存在于肝细胞外基质。肝纤维化患者，层粘连蛋白会在肝窦内聚集、沉积，促进肝窦毛细血管化的形成。血清层粘连蛋白水平常与Ⅳ型胶原、透明质酸相平行，在肝纤维化尤其是门静脉高压诊断方面具有重要价值。除肝硬化外，肝癌和其他许多肿瘤患者血清层粘连蛋白水平均可增高。

(三)蛋白多糖

血清透明质酸是糖胺多糖的主要成分，主要由星状细胞合成，并在肝内进行代谢。肝纤维化早期，机体会激活肝星状细胞，产生大量透明质酸，导致血清透明质酸水平显著升高，因此透明质酸是反映肝纤维化程度相对准确的灵敏指标。

七、常见肝胆疾病的实验诊断

(一)病毒性肝炎

病毒性肝炎是由肝炎病毒引起的感染性疾病，流传性广、传染性强、并发症多，严重威胁人类健康。病毒血清免疫学标志物和核酸检测是病毒性肝炎诊断、治疗监测的重要手段。

1．乙型病毒性肝炎 病原体是乙型肝炎病毒（HBV），HBV属嗜肝DNA病毒科，至少有9个基因型，我国以B基因型和C基因型为主，HBV的基因型与疾病进展和治疗效果密切相关。

（1）HBV血清学检查

HBsAg：主要于感染HBV后1~2个月在血清中出现，可维持数周、数月至数年，也可能长期存在，血清HBsAg阳性表示HBV感染。而HBsAg阴性并不能排除HBV感染，HBsAg阴性的HBV感染已有报道（≤3%），可能与S基因变异导致其抗原性和免疫原性的改变有关。同时有报道在HBsAg阴性、HBV-DNA阳性的患者中发现其124位的半胱氨基缺失，导致HBsAg的分泌障碍。

抗-HBs：是机体针对HBsAg产生的中和抗体，是一种保护性抗体，阳性表示具备免疫力，见于乙型肝炎恢复期和接种疫苗者。

HBeAg：HBeAg 的出现为 HBV 复制的指标之一，较 HBsAg 稍后出现。HBeAg 阳性可见于乙型肝炎急性期，且有较强传染性。HBeAg 与 HBV DNA 水平具有相关性，可作为抗病毒监测的指标之一。

抗-HBe：是 HBeAg 的特异性抗体，无保护作用，一般在 HBeAg 消失后出现。抗-HBe 阳性可见于急性乙型肝炎恢复期和慢性乙肝患者。

抗-HBc：抗-HBc IgM 是 HBV 感染后最早出现的特异性抗体，提示急性感染早期，阳性见于急性乙型肝炎、慢性 HBV 感染急性发作；抗-HBc 总抗体主要是 IgG，一般在感染后 1 个月开始升高，高滴度表明肝内 HBV 复制，提示现症感染，也可用于 HBV 感染的流行病学调查。

乙型肝炎病毒前 S1 抗原（PreS1）和抗-前 S1 抗体：PreS1 阳性提示 HBV 复制活跃，具有较强的传染性。抗-PreS1 是 HBV 的中和抗体，能阻止 HBV 入侵肝细胞，抗-PreS1 在急性期和恢复早期出现，提示病毒正在或已被清除，预示疾病预后良好。

（2）HBV 病毒学检测

HBV DNA 定量检测：主要用于评估 HBV 感染者病毒复制水平，是抗病毒治疗疗效判断的重要指标。HBsAg 阳性/抗-HBc 阳性，或 HBsAg 阴性/抗-HBc 阳性的患者接受免疫抑制治疗或化学治疗时，HBV DNA 较基线升高 ≥ 2 log 10 IU/ml，或基线 HBV DNA 阴性转为阳性，提示 HBV 再激活。抗病毒治疗中，获得持续病毒学应答可显著控制肝硬化进展和降低肝细胞癌发生风险。获得病毒学应答的患者停药后，间隔 1 个月 2 次检测 HBV DNA 均 > 2×10^3 IU/ml 提示病毒学复发。

HBV 基因型检测：有助于预测干扰素疗效，判断预后。C 基因型患者更易较早进展为肝细胞癌，B 基因型对干扰素-α 治疗的应答率高于 C 基因型。

耐药突变株检测：在慢性持续感染过程中 HBV 可能发生自然变异，抗病毒药物治疗也可诱导病毒变异，导致 HBV 对抗病毒药物的敏感性下降。临床上可以检测耐药突变株帮助临床医师判断耐药发生，并指导治疗方案的调整。

（3）血清生化标志物

血清氨基转移酶：ALT 和 AST 可在一定程度上反映肝细胞损伤程度。

胆红素：乙型肝炎患者胆红素升高的原因包括肝细胞损伤、肝内外胆管堵塞、胆红素代谢异常和溶血。肝衰竭患者总胆红素可 > 171 μmol/L，或每天上升 > 17.1 μmol/L。

血清白蛋白：肝硬化和肝衰竭患者血清白蛋白水平下降。

凝血酶原时间（PT）、凝血酶原活动度（PA）和国际标准化比值（INR）：可以反映肝凝血因子合成情况，对判断疾病进展和预后有重要价值。

血清 GGT 和 ALP：胆汁淤积时 ALP 和 GGT 可增高，通过动态观察 ALP 变化可以判断疾病发展、预后和疗效。

（4）肝纤维化相关指标：乙肝合并肝纤维化患者细胞外基质成分如透明质酸、Ⅲ 型前胶原肽、Ⅳ 胶原、层粘连蛋白等可升高。

综上，根据 HBV 感染的血清学、病毒学、生物化学等实验室检查结果，结合影像学、病理学和其他辅助检查，临床上可将 HBV 感染分为慢性 HBV 携带状态、HBeAg 阳性的慢性乙型肝炎（免疫清除期）、非活动性 HBsAg 携带状态（免疫控制期）、HBeAg 阴性的慢性乙型肝炎、隐匿性 HBV 感染、乙肝肝硬化。慢性 HBV 感染自然病程中 HBV 相关实验室标志物的变化见表 3-8。

表 3-8　慢性 HBV 感染自然病程不同分期的实验室指标变化特征

实验室项目	免疫耐受期（慢性 HBV 携带状态）	免疫清除期（HBeAg 阳性慢性乙型肝炎）	免疫控制期（非活动性 HBsAg 携带状态）	再活动期（HBeAg 阴性慢性乙型肝炎）
HBsAg（IU/ml）	$> 1 \times 10^4$	+	$< 1 \times 10^3$	+
抗-HBs	−	−	−	−
HBeAg	+	+	−	−
抗-HBe	−	−	+	+/−
抗-HBc	+	+	+	+
HBV DNA（IU/ml）	$> 2 \times 10^7$	$> 2 \times 10^4$	$< 2 \times 10^3$	$\geq 2 \times 10^3$
ALT	正常	持续或反复升高	正常	持续或反复升高

2．丙型病毒性肝炎　丙型肝炎病毒（HCV）是丙型病毒性肝炎的病原体，属黄病毒科，为 RNA 病毒。慢性 HCV 感染易进展为肝硬化、肝衰竭和肝癌。HCV 主要分为 6 个基因型和数十个亚型，我国主要基因型为 1b 和 2a。直接抗病毒药物（direct-acting antiviral drug，DAA）的出现和使用，对不同基因型的 HCV 均产生高效的持续病毒学应答，丙型病毒性肝炎已经可以治愈。因此 HCV 感染的筛查和诊断非常重要。

（1）HCV 血清学检查

抗-HCV：可用于 HCV 感染的筛查，部分自身免疫性疾病患者可出现抗-HCV 假阳性，血液透析和免疫功能缺陷或合并 HIV 感染者可出现抗-HCV 假阴性；急性丙型肝炎患者处于窗口期时抗-HCV 阴性。

HCV 核心抗原：是 HCV 复制的标志物，出现早于抗-HCV，与 HCV RNA 有较好的相关性，可用于血清转换窗口期 HCV 感染者的筛查。在缺乏 RNA 检测的情况下，可通过 HCV 核心抗原检测辅助慢性 HCV 感染的诊断。

（2）HCV 病毒学检测

HCV RNA：对于抗-HCV 阳性者，应进一步检测 HCV RNA，确认是否存在 HCV 现症感染。怀疑 HCV 急性感染时，即使抗-HCV 阴性，也需要检测 HCV RNA。

HCV 基因分型：采用基因型特异性直接抗病毒治疗的感染者，需要先检测基因型。

（3）肝纤维化相关指标检测：临床上可采用多种血清学指标模型的方法评估肝纤维化程度。

APRI 评分：APRI=AST/AST 的正常值上限/血小板计数（$\times 10^9$/L）$\times 100$，成人 APRI 评分 > 2，提示患者已发生肝硬化。

FIB-4 评分：FIB-4= 年龄（岁）$\times$ AST（U/L）/[血小板计数（$\times 10^9$/L）$\times \sqrt{ALT(U/L)}$]，成人 FIB-4 > 3.25，提示患者已发生显著肝纤维化。

（4）血清生化标志物：急性丙型肝炎时 ALT 可呈轻度或中度升高，也可在正常范围内。

（二）胆汁淤积性肝病

胆汁淤积性肝病是指各种原因导致的以胆汁淤积为主要表现的肝胆疾病。胆汁淤积诊断最常用的生物学标志物包括 ALP、GGT、胆汁酸和胆红素等。

1．ALP　ALP 升高是胆汁淤积性肝病最具特征的表现，但是 ALP 升高还可见于妊娠、儿童生长期、骨骼疾病及部分肿瘤。

2．GGT　GGT 增高早于其他血清酶学指标，且持续时间更长，敏感性最高，但是特异性较低。在排除酗酒等其他肝损伤后，若 ALP 和 GGT 同时升高，可确认存在肝细胞和胆管细胞损伤。若 GGT 升高而 ALP 不升高，也可判定存在肝毛细胆管和胆管上皮细胞损伤。若 ALP 升高不合并 GGT 升高，则多可排除肝源性疾病，但是部分家族性肝内胆汁淤积症表现为结合胆红素和（或）胆汁酸升高，GGT 可不高。

肝生化检查发现 ALP 超过 1.5× 正常值上限，且 GGT 超过 3× 正常值上限可诊断胆汁淤积性肝病。

3. 胆汁酸　是反映胆汁淤积的敏感指标之一，但是对于大多数胆汁淤积的诊断不如 ALP 敏感，且许多肝病（如肝硬化、急慢性肝炎等）均可出现胆汁酸升高。

4. 胆红素　胆汁淤积时总胆红素升高，以结合胆红素升高为主。

（三）自身免疫性肝炎

自身免疫性肝炎（autoimmune hepatitis，AIH）患者的临床特点包括血清氨基转移酶升高、高免疫球蛋白 G 血症、血清自身抗体阳性，组织学上存在中重度界面性肝炎等。

1. 实验室诊断

（1）血清酶学指标：以反映肝细胞损伤的酶学改变为主，ALT 和 AST 水平升高；而 ALP 和 GGT 水平基本正常或轻度升高。

（2）胆红素：病情严重或急性发作时血清总胆红素水平可显著升高。

（3）自身抗体：AIH 根据自身抗体的不同可分为两型。①1 型：抗核抗体（ANA）和（或）抗平滑肌抗体（ASMA）阳性，约占 AIH 病例的 90%，ANA 和 ASMA 缺乏疾病特异性，低滴度的自身抗体也可见于其他疾病（如病毒性肝炎、代谢相关性脂肪性肝病、Wilson 病等肝病以及乳糜泻、系统性红斑狼疮、类风湿关节炎等自身免疫性疾病）。②2 型：抗肝肾微粒体抗体 -1 型（抗 LKM-1）和（或）抗肝细胞溶质抗原 -1 型（抗 LC-1）阳性。其中抗 LKM-1 对成人 AIH 诊断的敏感度较低（1%），但是对儿童 AIH 的敏感度较高（13%～38%）；约 10% 的 2 型 AIH 患者仅可检测到抗 LC-1，且抗 LC-1 与 AIH 的疾病活动度和进展有关。另外，抗可溶性肝抗原抗体（抗 SLA）诊断 AIH 的特异度较高，且具有一定的预后预测价值，但我国抗 SLA 的阳性率仅为 2.5%。

（4）血清免疫球蛋白：AIH 患者血清 IgG 和（或）γ- 球蛋白升高，血清 IgG 水平可以反映肝内炎症活动，可用于病情监测和疗效判断。

国际自身免疫性肝炎小组（International Autoimmune Hepatitis Group，IAIHG）1993 年制定了 AIH 综合诊断积分系统，包括实验室指标、用药史、饮酒史、肝组织学检查、胆管和其他疾病等临床信息，并于 1999 年进行了修订，补充了是否已接受糖皮质激素治疗。2008 年在此基础上提出了 AIH 简化诊断积分系统（表 3-9），包括自身抗体、血清 IgG 水平、肝组织学改变和是否排除病毒型肝炎。经临床研究验证 AIH 简化诊断积分系统的敏感度和特异度均较好，可用于我国 AIH 患者的诊断，但是对于自身抗体滴度低或阴性及血清 IgG 水平低的不典型 AIH 患者容易漏诊。因此对于疑似 AIH 而简化积分系统不能确诊的患者可以采用综合诊断积分系统进行评估。

我国《自身免疫性肝炎诊断和治疗指南（2021）》推荐对于拟诊 AIH 的患者，应检测自身抗体如 ANA、ASMA、抗 SLA/LP、抗 LKM-1 和抗 LC-1 等，并常规检测血清 IgG 和（或）γ- 球蛋白水平。应结合血清氨基转移酶升高、血清自身抗体阳性和 IgG 升高及特征性肝组织学改变并排除其他病因后，进行 AIH 综合诊断。

表 3-9　国际自身免疫性肝炎小组的自身免疫性肝炎简化诊断标准

变量	标准	分值	备注
ANA 或 ASMA	≥1：40	1	相当于我国常用 ANA 1：100 的最低滴度
ANA 或 ASMA	≥1：80	2	多项同时出现最多 2 分
LKM-1	≥1：40	2	
SLA-1	阳性	2	

续表

变量	标准	分值	备注
IgG	>正常值上限	1	
	>1.1倍正常值上限	2	
肝组织学	符合AIH	1	界面性肝炎、汇管区和小叶内淋巴-浆细胞浸润、肝细胞玫瑰样花环及穿入现象被认为是特征性肝组织学改变，4项中具备3项为典型表现
	典型AIH表现	2	
排除病毒性肝炎	是	2	

分值=6分：AIH可能；≥7分：确诊AIH。

儿童自身抗体的滴度低于成人，ANA和ASMA≥1：20，或抗LKM≥1：10即有临床意义。抗LC-1阳性主要出现在患有严重肝病的AIH-2型患儿中。2018年ESPGHAN提出的儿童及青少年自身免疫性肝病诊断评分标准中增加了外周血抗中性粒细胞抗体、抗LC-1和胆管造影评分，以提高儿童AIH诊断的敏感性并排除自身免疫性硬化性胆管炎。

2．鉴别诊断　由于自身抗体等实验室检查缺乏疾病特异性，因此需要进行仔细的鉴别诊断，必要时行病理学检查（表3-10）。

表3-10　自身免疫性肝炎的鉴别诊断

疾病	临床表现	实验室检查
HCV感染	HCV感染暴露史	血清ANA可低滴度阳性或LKM-1阳性，IgG水平轻度升高、抗-HCV阳性和HCV RNA阳性
药物性肝损伤	药物史明确，停药后好转；出现胆汁淤积时可表现为黄疸	血清氨基转移酶升高和（或）胆汁淤积表现
代谢相关性脂肪性肝病	胰岛素抵抗表现	1/3患者血清ANA可低滴度阳性，血清氨基转移酶轻度升高
Wilson病	可有角膜色素环（K-F环）阳性	血清ANA可阳性，血清铜蓝蛋白低，24h尿铜升高

3．治疗相关的实验室指征

（1）中度以上炎症活动的AIH患者[血清氨基转移酶水平>3×正常值上限、IgG>1.5×正常值上限和（或）中重度界面性肝炎]接受免疫抑制治疗。急性表现（血清氨基转移酶水平>10×正常值上限）或重症AIH患者（伴国际标准化比值>1.5）应及时启动免疫抑制治疗，以免进展至肝衰竭。

（2）轻微炎症活动[血清氨基转移酶水平<3×正常值上限、IgG<1.5×正常值上限和（或）轻度界面性肝炎]的老年（>65岁）AIH患者需平衡免疫抑制治疗的益处和风险开展个体化治疗。

4．实验室指标用于AIH疗效监测　AIH的实验室治疗目标是血清氨基转移酶（ALT和AST）及IgG水平恢复正常，即为生物化学完全应答；如果患者在标准治疗的前6个月内，ALT、AST和（或）IgG较前下降但未恢复正常，为不完全应答，应继续或及时调整治疗方案；如果无生物化学应答，则应评估患者服药依从性和AIH诊断是否正确，并调整治疗方案。免疫抑制治疗一般持续3年以上，停药前患者需维持AST、ALT和IgG水平在正常范围内（即生物化学完全缓解）2年以上，停药后的最初12个月应密切监测，至少每年进行一次实验室检查。复发时血清氨基转移酶升高>3×正常值上限，伴血清IgG水平不同程度的升高。AIH相关肝硬化患者应每6个月进行一次肝超声和血清甲胎蛋白测定，密切监测肝细胞癌的发生。

儿童 AIH 治疗缓解标准较成人更为严格，即血清氨基转移酶和 IgG 水平正常，且 AIH 相关抗体阴性或低滴度时，认为病情完全缓解。

（四）酒精性肝病

酒精性肝病是因长期大量饮酒导致的肝损害性疾病。初期可表现为酒精性脂肪肝，之后可进展为酒精性肝炎、肝纤维化、肝硬化，甚至肝细胞癌。长期饮酒史（一般大于 5 年）是诊断酒精性肝病的必备条件，酒精性肝病患者临床表现不特异，结合实验室检查、影像学检查等有助于该病的诊断，同时需要排除病毒感染、药物和中毒性肝损伤及自身免疫性肝病等其他肝病。

1. 血清生化检查　AST、ALT、GGT 升高，以 GGT 升高最为明显，AST/ALT ＞ 2 是酒精性肝病的特点。但是以上变化特点与疾病的严重程度相关。轻症酒精性肝病患者肝生化指标基本正常或轻微异常；酒精性脂肪肝患者血清 ALT、AST 或 GGT 可轻微异常；酒精性肝炎患者 ALT、AST 或 GGT 升高，可有总胆红素增高。重症酒精性肝炎患者出现肝性脑病时血氨升高。酒精性肝纤维化和肝硬化患者血清纤维化标志物（透明质酸、Ⅲ 型胶原、Ⅳ 型胶原、层粘连蛋白）增高，胆固醇、载脂蛋白 -A1、α_2 巨球蛋白、铁蛋白等改变。

2. 凝血检查　重症酒精性肝炎患者出现功能衰竭时可出现凝血机制障碍，凝血酶原时间（PT）延长。

3. 血常规　平均红细胞体积（MCV）升高。酒精性肝炎患者外周血中性粒细胞可升高。

以上指标禁酒后可明显下降，通常 3 周内基本恢复正常，但是 GGT 恢复时间较慢。

（五）非酒精性脂肪性肝病

非酒精性脂肪性肝病（non-alcoholic fatty liver disease，NAFLD）是一种与胰岛素抵抗和遗传密切相关的代谢应激性肝损伤，可与病毒性肝炎、酒精性肝病并存、相互影响，促进其发展。

1. 血清生化检查　通常 ALT ＞ AST，ALT 升高时间较长，短期内难以恢复正常，但 AST 也明显升高，尤其发生在肝硬化时，但很少见 AST/ALT ＞ 2。GGT 和 ALP 也可升高，以 GGT 升高更明显。多数患者表现为白蛋白减少、球蛋白增多，以 γ- 球蛋白增多为主，治疗有效时，治疗后 3～6 个月可恢复正常。血清胆红素代谢异常，晚于血清蛋白和凝血异常。半数以上患者血清总胆固醇和（或）三酰甘油增高。

2. 血糖和胰岛素检测　部分患者血糖升高或糖尿量异常，对于 NAFLD 患者应常规检测空腹血糖、糖化血红蛋白，甚至口服糖耐量试验。胰岛素抵抗（IR）是 NAFLD 患者的共性表现，HOMA-IR 是用于评价群体的 IR 水平指标，计算方法如下：空腹血糖水平（mmol/L）× 空腹血胰岛素水平（mIU/L）/22.5，正常成人 HOMA-IR 指数为 1。无糖调节受损和糖尿病的 NAFLD 患者可以通过 HOMA-IR 评估胰岛素的敏感性，瘦人脂肪肝如果存在 IR，即使无代谢性危险因素亦可诊断为 NAFLD，HOMA-IR 下降预示 NAFLD 患者代谢紊乱和肝损伤程度改善。

3. 凝血检测　凝血酶原时间（PT）延长。

（六）药物性肝损伤

应用某种或几种药物之后，由药物本身或其代谢产物可引起不同程度的急性或慢性肝损害。除了明确的用药史外，实验室检查也可以辅助药物性肝损伤的诊断。

1. 肝相关酶学指标　2019 年欧洲肝脏研究协会临床实践指南《药物性肝损伤的推荐意见》中推荐根据与临床事件相关的首次实验室检查结果中肝相关酶学指标的升高模式，可以将药物性肝损伤分为肝细胞型、胆汁淤积型和混合型。分型方法如下。

$$R=（ALT/ ALT 的正常值上限）÷（ALP/ ALP 的正常值上限）$$

当 R ≥ 5，提示肝细胞型药物性肝损伤，R ≤ 2 时，提示胆汁淤积型药物性肝损伤，2 ＜ R ＜ 5 时为混合型。当 ALT 无法获取时，可用 AST 替代。

药物性肝损伤发病后第 2 个月总胆红素和 ALP 仍持续升高，可作为慢性药物性肝损伤的标志。

2. 排除其他病因的实验室检查　对疑似药物性肝损伤的患者建议检测病毒核酸和抗体以排除 HAV、HBV、HCV、HEV、EBV 和 CMV 等病毒感染，检测自身抗体滴度和 IgG 排除自身免疫性肝病等。

（七）肝豆状核变性

肝豆状核变性（又称 Wilson disease，WD）为常染色体隐性遗传病，是铜转运 ATP 酶 β（*ATP7B*）基因突变导致的铜排泄障碍，铜在肝、脑部等多脏器过量累积。血清铜蓝蛋白、24h 尿铜和血清铜检测是诊断 Wilson 病的重要手段，但是单一指标缺乏特异性，需要联合检测。

1. 血清铜蓝蛋白　铜蓝蛋白主要由肝产生，是血液中铜的主要载体，新生儿铜蓝蛋白很低，出生后逐渐升高，1岁可达成人水平。铜蓝蛋白参考区间为 200～400 mg/L，若< 100 mg/L 强烈支持 Wilson 病的诊断。100～200 mg/L 可见于 Wilson 病和部分 *ATP7B* 基因杂合突变携带者，约 1/3 的 Wilson 病患者无铜蓝蛋白降低。相比于肝损伤为主的 Wilson 病患者，神经系统损伤的患者血清铜蓝蛋白降低更为明显。除 Wilson 病外，肝衰竭、营养不良、肾病综合征、蛋白质丢失性肠病、吸收不良、获得性铜缺乏等疾病也可见血清铜蓝蛋白降低。另外，铜蓝蛋白作为一种急性时相反应蛋白，急性炎症状态时会导致铜蓝蛋白浓度升高。

2. 24 小时尿铜　可以间接反映血清游离铜水平，有助于 Wilson 病的诊断和治疗监测。24 小时尿铜 > 100 μg 对 Wilson 病的诊断有重要价值，尿铜越高诊断价值越大。但是 24 小时尿铜单一指标很难将 WD 与其他肝病鉴别，因为自身免疫性肝炎等活动性慢性肝病、胆汁淤积性肝病，以及其他原因导致的急性肝衰竭患者 24 小时尿铜也可升高，但多小于 200 μg。尿铜测定受 24 小时肌酐清除率影响，合并肾衰竭的患者不建议通过尿铜检测结果诊断和评估 Wilson 病。

3. 血清铜　是铜蓝蛋白结合铜和游离铜的总和，Wilson 病患者血清铜通常与铜蓝蛋白水平呈比例下降。在急性肝衰竭时，血清铜浓度可能会因为铜从肝储存库中突然释放而显著升高。血清非铜蓝蛋白结合铜浓度（游离铜）(μg/L) = [血清铜 (μg/L) − 铜蓝蛋白 (mg/L)] ×3.15。Wilson 病患者游离铜浓度增高，大多数未经治疗者可高至 200 μg/L 以上（正常 < 150 μg/L）。铜蓝蛋白检测方法分为免疫法和铜氧化酶活性测定法。多数实验室应用的免疫比浊测量法，因不能区别铜结合铜蓝蛋白和铜蓝蛋白前体，测出的血清铜蓝蛋白实际包括铜蓝蛋白前体，导致浓度偏高，由此计算出的非铜蓝蛋白结合铜的准确性降低。有学者推荐当铜蓝蛋白 < 100 mg/L 时，计算出的非铜蓝蛋白结合铜相对可靠。血清非铜蓝蛋白结合铜更多用于 Wilson 病疗效监测而非诊断。慢性胆汁淤积症和铜中毒等疾病，也可以出现血清游离铜浓度升高。

4. *ATP7B* 基因检测　*ATP7B* 基因常见的突变位点有 p.His1069Gln（欧洲）、p.Arg778Leu（亚洲、中国）、p.Pro992Leu 和 p.Thr935Met（中国）等。基因突变以错义突变为主，主要为纯合突变以及复合杂合突变，对于临床表现不典型而又高度疑似的患者，可先行热点突变检测，无阳性发现应筛查 *ATP7B* 基因全长编码区及其侧翼序列。*ATP7B* 突变检测可用作 WD 先证者的一级亲属的一线筛查方法。

5. 肝功能　肝损害时血清氨基转移酶、胆红素升高和（或）白蛋白降低。溶血时以非结合胆红素升高为主。

6. 全血细胞计数　肝硬化伴脾功能亢进时，可出现血小板、白细胞和（或）红细胞减少。溶血可表现为网织红细胞计数增高伴或不伴血红蛋白下降，Coombs 试验阴性。

7. 尿常规　可出现镜下血尿、微量蛋白尿等。

Wilson 病患者接受药物治疗时，应注意治疗监测。前 3 个月每月应进行 1～2 次监测，包括症状、体征和实验室指标（血常规、尿常规、肝功能、肾功能、凝血功能、24 小时尿铜、血清铜及铜蓝蛋白、血清游离铜等，锌剂治疗患者尚需监测尿锌）变化，以评估治疗的有效性、依从性，并密切观察药物的不良反应。病情好转后每 1～3 个月监测 1 次，维持治疗期每年监测 2～3 次。

（八）肝硬化

肝硬化是各种慢性肝病进展至以肝弥漫性纤维化、假小叶形成、肝内外血管增殖为特征的病理阶段，代偿期无明显临床症状，失代偿期以门静脉高压和肝功能严重损伤为特征。

1．肝功能及代偿能力评估　血清白蛋白（ALB）、前白蛋白、凝血因子（依赖维生素 K Ⅱ、Ⅶ、Ⅸ、Ⅹ）、胆固醇及胆碱酯酶等是反映肝合成功能的指标。肝功能受损时，血清 ALB 水平显著降低，ALB 循环半衰期为 3 周，一旦 ALB 减少，表明肝病持续时间超过 3 周。凝血因子是反映肝合成功能受损的早期指标，严重肝病持续 24 小时内 PT 即可延长。因此 ALB 正常时，凝血因子指标可能降低。

2．肝功能分级评估

（1）Child-Pugh 评分：基于肝性脑病、腹水、ALB、胆红素和 PT 建立的 Child-Pugh 肝硬化严重程度评估方法（表 3-11）是评估肝硬化患者预后的可靠指标。但是 Child-Pugh 分级精确性较低，不同病因或同一分级的肝硬化患者临床病情可能存在较大差异。

表 3-11　肝硬化 Child-Pugh 分级标准

临床指标	1 分	2 分	3 分
肝性脑病（级）	无	1～2	3～4
腹水	无	轻度	中、重度
总胆红素（μmol/L）	＜ 34	34～51	＞ 51
白蛋白（g/L）	＞ 35	28～35	＜ 28
凝血酶原时间延长（s）	1～3	4～6	＞ 6

A 级：评分 5～6 分；B 级：评分 7～9 分；C 级：评分 10～15 分。

（2）终末期肝病模型（MELD 评分）：基于血清胆红素、肌酐、INR 及肝病病因或血清钠建立的 MELD 评分系统综合了肾功能，可以对肝硬化的严重程度做出较为准确的细分，较准确地判断终末期肝病患者的预后。但是血肌酐受非肝病因素的影响，可能导致误判。MELD 分值 $= 3.8 \times \ln$ [胆红素（mg/dl）] $+ 11.2 \times \ln$ [INR] $+ 9.6 \times \ln$ [肌酐（mg/dl）] $+ 6.4 \times$（病因：胆汁性或酒精性 0，其他 1）。MELD 评分的临床意义见表 3-12。

表 3-12　MELD 评分的临床意义

分数	临床意义
＜ 12 分	
12～18 分	列入肝移植等待行列
19～25 分	需要肝移植手术
26～30 分	需要急诊肝移植手术
＞ 30 分	需要紧急肝移植手术抢救治疗

（3）肝纤维化相关指标异常：MAO 和 PH 随肝纤维化和肝硬化进展而升高，MAO 在重症肝硬化和伴肝癌肝硬化时明显升高，早期肝硬化时升高不明显；PH 活性与肝细胞坏死及纤维化程度相平行。血清 P Ⅲ P、C Ⅳ、7S 片段、NC1 片段及透明质酸、层粘连蛋白等指标均可升高。

3．肝硬化的诊断　需综合考虑病因、病史、临床表现、并发症、治疗过程、检验、影像学及组织学检查。临床主要分为代偿期和失代偿期。

（1）代偿期肝硬化的诊断依据：应符合组织学标准、内镜和 B 超提示门静脉高压特征，无组织学、内镜或影像学检查者，以下实验室检查指标异常提示存在肝硬化（符合 4 条中的 2 条）。

无其他原因可以解释的 PLT $< 100 \times 10^9$/L；

血清 ALB < 35 g/L，排除营养不良或肾病等其他原因；

INR > 1.3 或 PT 延长（停用溶栓或抗凝药 7 天以上）；

AST/PLT 比例指数（APRI）：成人 APRI > 2 分。需注意降酶药物等因素对 APRI 的影响。

（2）失代偿期肝硬化：在肝硬化基础上，出现门静脉高压并发症和（或）肝功能减退。

（九）肝衰竭

肝衰竭是多种因素引起的严重肝损害，导致合成、代谢和生物转化功能严重障碍或失代偿，病死率极高。肝衰竭的诊断需要依据病史、临床表现，结合实验室检查等综合判断。

1．急性肝衰竭　2 周内出现 Ⅱ 度及以上肝性脑病并伴有明显厌食、腹胀、恶心、呕吐等严重消化道症状；短期内黄疸进行性加深，血清总胆红素 $\geq 10 \times$ 正常值上限或每日上升 ≥ 17.1 μmol/L；有出血倾向，PA $\leq 40\%$，INR ≥ 1.5，且排除其他原因；肝进行性缩小。

2．亚急性肝衰竭　2～26 周内出现明显的消化道症状外，表现为黄疸迅速加深，血清总胆红素 $\geq 10 \times$ 正常值上限或每日上升 ≥ 17.1 μmol/L；伴或不伴肝性脑病；有出血倾向，PA $\leq 40\%$，INR ≥ 1.5，且排除其他原因。

3．慢加急性（亚急性）肝衰竭　在慢性肝病基础上，患者黄疸迅速加深且有出血倾向（实验室检查同亚急性肝衰竭）。根据临床表现的严重程度，亚急性肝衰竭和慢加急性（亚急性）肝衰竭可分为早期、中期和晚期（表 3-13）。

表 3-13　亚急性和慢加急性（亚急性）肝衰竭临床分期的实验室指标变化

实验室指标	前期	早期	中期	晚期
ALT 和（或）AST	大幅升高	继续大幅升高	快速下降	快速下降
TBil	85.5～171 μmol/L	≥ 171 μmol/L 或每日上升 ≥ 17.1 μmol/L	持续上升	持续上升
PTA（INR）	40%～50%（INR < 1.5）	30%～40%（INR 1.5～1.9）	20%～30%（INR 1.9～2.6）	$\leq 20\%$（INR ≥ 2.6）

4．慢性肝衰竭　缓慢出现肝功能进行性减退和失代偿，血清总胆红素升高，常 < 10 倍正常值上限；ALB 明显降低，PLT 明显下降，PTA $\leq 40\%$，INR ≥ 1.5；顽固性腹水或门静脉高压；肝性脑病。

实验室指标还有助于疗效的判断：总胆红素 $\leq 2 \times$ 正常值上限、PTA（INR）基本恢复正常可以作为临床治愈的标准之一；总胆红素 $\leq 5 \times$ 正常值上限，PTA $> 40\%$ 或者 INR < 1.5 及其他肝功能指标好转可作为临床好转的判定标准之一。

（十）原发性肝癌

原发性肝癌主要包括肝细胞癌、肝内胆管癌和混合型肝细胞癌 - 胆管癌，我国以肝细胞癌最为常见。早期诊断是改善原发性肝癌患者预后的关键，肝癌肿瘤标志物对于肝癌的早期发现有重要价值。

1．甲胎蛋白（AFP）　血清 AFP 是诊断肝细胞癌和疗效监测常用且重要的指标，借助肝超声等影像学联合血清 AFP 进行肝癌早期筛查，建议高危人群至少每隔 6 个月进行 1 次检测。一般以 AFP ≥ 400 ng/ml 为原发性肝癌的诊断临界值，但是有部分肝癌患者 AFP 正常，转移性肝癌 AFP 亦可升高。

2. α-L-岩藻糖苷酶（AFU）　肝细胞癌时 AFU 活性显著升高，尤其对 AFP 阴性的肝癌患者，AFU 阳性率可达 70% 以上；其他肝占位病变时 AFU 的阳性率远低于肝细胞癌，有助于肝细胞癌与其他肝占位性病变的鉴别诊断。

3. 常规生化指标　对于 AFP 阴性的肝癌患者，GGT 和 ALP 等常规生化指标的检测具有一定的参考价值。肝细胞严重损伤时 ALT 水平明显升高；当肝细胞对胆红素的摄取、结合和排泄出现障碍时血清胆红素升高。

4. 病原学检查　HBV 和 HCV 感染的基础上发展的肝细胞癌，可检测 HBV、HCV 血清学和病原学标志物。

（十一）原发性胆汁性胆管炎

原发性胆汁性胆管炎（primary biliary cholangitis，PBC）是一种慢性自身免疫性肝内胆汁淤积性疾病。血液生化指标变化及免疫学检测对于诊断 PBC 有重要意义。

1. 血生化检查　PBC 以 ALP 和 GGT 明显升高为主要特征，可同时伴有 ALT 和 AST 轻度至中度升高，随疾病进展，血清胆红素升高，以非结合胆红素升高为主，血清白蛋白逐渐降低。

2. 免疫学检查

（1）抗线粒体抗体（AMA）：是诊断 PBC 的特异性标志物，尤其是 AMA-M2 亚型，诊断 PBC 的敏感度和特异度高达 90%～95%。但是 AMA 阳性也可见于各种肝内及肝外疾病，如自身免疫性肝炎、慢性丙型肝炎、急性肝衰竭、系统性红斑狼疮、干燥综合征等，甚至少数健康人群也可表达。

（2）抗核抗体（ANA）：约 50% PBC 患者 ANA 阳性，特别是对于 AMA 阴性的患者 ANA 检测有重要参考意义。核膜型（主要以 gp210 和 p62 为靶点）和核点型（以 sp100 等多个蛋白为靶点）对 PBC 具有高度特异性。

我国《原发性胆汁性胆管炎的诊断和治疗指南（2021）》推荐对病因不明的 ALP 和（或）GGT 升高者，应常规检测 AMA 和（或）AMA-M2；对于 AMA 或 AMA-M2 阴性的患者，可进一步检查抗 gp210 抗体和抗 sp100 抗体。对于有典型胆汁淤积生化指标异常、PBC 特异性自身抗体（AMA、AMA-M2、抗 gp210 抗体、抗 sp100 抗体）阳性者，肝组织病理学检查并非诊断所必需，但是肝组织活检有助于准确评估其病理分期、判断疾病严重程度。有以下情况需行肝组织活检：①胆汁淤积生化指标异常，但上述抗体均阴性；②PBC 患者同时有不明原因的 ALT 或 AST 升高（>5× 正常参考值上限），或临床疑似合并其他疾病者（如 AIH、非酒精性脂肪性肝炎或药物性肝损伤等）；③PBC 患者对熊去氧胆酸（UDAC）生化应答不佳。

UDAC 治疗 6～12 个月应进行生化检查评估疗效。对疾病早期患者，UDAC 治疗 1 年后，ALP 及 AST ≤ 1.5× 正常参考值上限，总胆红素正常。对中晚期患者，UDAC 治疗 1 年后，ALP ≤ 3× 正常参考值上限，AST ≤ 2× 正常参考值上限，胆红素 ≤ 1 mg/dl。

（崔丽艳　审校：屈晨雪）

第二节　胰腺及其他消化系统疾病实验诊断学

正常生理条件下，人体所需的各种营养成分均通过消化道对食物进行消化吸收获取。胰腺和胃肠等消化器官的特殊结构与生物化学过程，为食物消化、吸收和利用提供了条件，胰腺和胃肠生理功能的完成依赖于各种物质的分泌及消化系统的协调运动。正确认识胰腺和胃肠的结构功能特点，深入理解相关病理改变下生物学标志物的变化特征，有助于相关消化系统疾病的诊断、疗效判断和预后评估。

一、胰腺、胃、肠的主要生物学功能

（一）胰腺

正常健康成人的胰腺约重 100 g，胰腺具有内分泌和外分泌功能。内分泌功能主要与代谢调节有关，外分泌功能为胰腺产生并分泌的消化酶通过腺泡和导管系统进入十二指肠。

1．内分泌功能　散布于胰腺的腺泡组织之间的细胞群呈岛状，称为胰岛，人体胰腺约有 100 万个胰岛，占胰腺重量的 1%～2%。人体中 40%～60% 的胰岛内分泌细胞是产生胰岛素的 β 细胞，其余为 α 细胞、δ 细胞、分泌胰多肽的 PP 细胞和 ε 细胞，分别分泌胰高血糖素、生长抑素、胰多肽和胃饥饿素。然而，这些不同类型的内分泌细胞在胰岛中的比例随胰岛的大小、年龄和位置而不同。较小的胰岛主要由 β 细胞组成，而较大的胰岛可能由大致相同数量的 β 细胞和 α 细胞组成，位于胰头部富含 PP 细胞的区域仅有很少量的 β 细胞和 α 细胞。

2．外分泌功能　胰腺分泌的胰液为富含 HCO_3^- 的碱性液体，胰液中的消化酶是由腺泡细胞产生的，腺泡细胞占胰腺的近 85%，排列在腺泡中，合成和分泌多种酶，包括胰蛋白酶、脂肪酶和淀粉酶等，在蛋白质、脂肪和糖类的消化中发挥活性。胰液的分泌受多种激素以及自主神经系统的调节。其中食物是刺激胰液分泌的重要因素之一，两餐之间胰液分泌率较低，进食时胰液分泌量明显增加。当食物进入十二指肠时，刺激小肠黏膜释放促胰液素和胆囊收缩素，进而刺激胰腺产生和释放大量的水、碳酸氢盐和消化酶（如淀粉酶和脂肪酶）以及酶原（如胰蛋白酶原、胰糜蛋白酶原等），这些无活性的酶前体形式，一旦分泌就会被蛋白水解酶激活，这些酶在食物从胃进入小肠的消化过程中发挥重要作用。

（二）胃

胃具有储存、消化食物和分泌的功能。胃黏膜存在三种腺，即贲门腺、幽门腺、胃腺，贲门腺和幽门腺主要分泌碱性黏液，胃腺分布于胃体和胃底，由壁细胞、主细胞和黏液细胞组成，分别分泌盐酸、胃蛋白酶原和黏液（图 3-7），胃液即由这 3 种腺体及胃黏膜细胞的分泌液构成的 pH 为 0.9～1.5 的酸性液体，起到初步消化食物的作用。

1．胃酸　胃酸即由壁细胞分泌的盐酸，可以起到杀菌、激活胃蛋白酶原的作用，进入小肠后还可促进胰液和胆汁的分泌。胃酸造成的酸性环境有助于小肠对铁和钙的吸收，但胃酸过多会对胃和肠黏膜有侵蚀作用。

2．胃蛋白酶　主细胞分泌胃蛋白酶原，在 pH＜5 的酸性环境中转化为胃蛋白酶，胃蛋白酶可以将食物中的蛋白进行水解。

3．黏液　由胃表面上皮细胞、胃腺的黏液细胞、贲门腺和幽门腺分泌，与碳酸氢盐组成黏液-碳酸氢盐屏障覆盖在胃表面，保护胃黏膜免受 H^+ 的侵蚀。

4．内因子　由壁细胞分泌的一种糖蛋白，可与维生素 B_{12} 结合形成复合物，保护维生素 B_{12} 不被破坏，促进维生素 B_{12} 的摄取和吸收。

5．胃泌素　由胃和十二指肠黏膜内的 G 细胞分泌，可刺激盐酸的分泌。

（三）肠

肠道各段在食物消化吸收过程中发挥不同的作用。

1．小肠　食物吸收的主要部位，在小肠中食糜中的糖、蛋白质、脂肪、核酸等物质受到胰液、胆汁和小肠液的化学性消化和机械性消化作用而分解吸收。未被消化和吸收的物质进入大肠。

2．大肠　主要吸收水分、无机盐及由大肠内细菌合成的维生素 B、K 等物质，为消化后的残渣提供暂存场所。

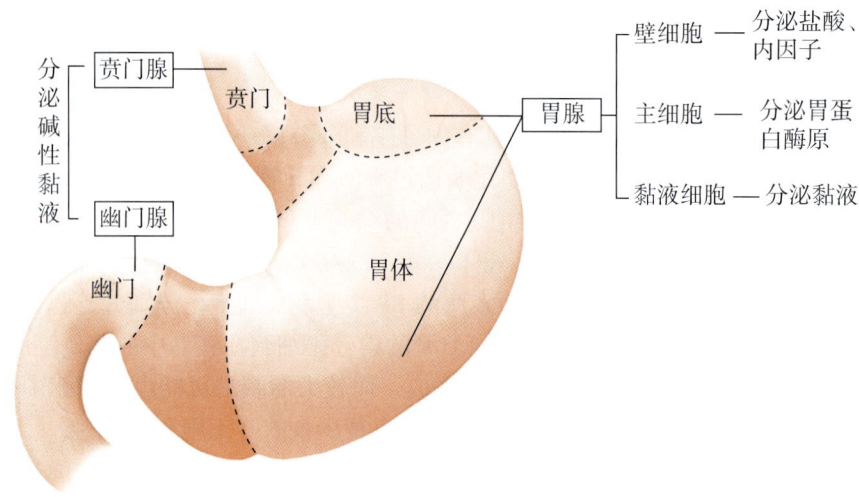

图 3-7 胃液的分泌

二、胰腺、胃肠疾病的主要实验室指标及临床意义

（一）胰腺疾病的主要实验指标

1. 淀粉酶（amylase，AMY） 主要由唾液腺和胰腺分泌，是诊断急性胰腺炎最常用的指标。中国成人（20～79岁）血清淀粉酶的参考区间为 35～135 U/L。淀粉酶升高主要见于以下情况。

（1）急性胰腺炎：发作 2 小时血清淀粉酶即可升高，12～24 小时达高峰，2～5 天下降，血清淀粉酶＞500 U/L 对于胰腺炎有诊断意义。尿淀粉酶的升高晚于血清淀粉酶，一般在发病后 12～24 小时升高，当血清淀粉酶恢复正常后，尿淀粉酶可持续升高 5～7 天，故在急性胰腺炎后期尿淀粉酶测定更有价值。但是并非所有急性胰腺炎患者淀粉酶均升高，不升高的情况有：①极重症急性胰腺炎；②极轻胰腺炎；③慢性胰腺炎基础上急性发作；④急性胰腺炎恢复期；⑤高脂血症相关性胰腺炎，三酰甘油升高可能使淀粉酶抑制物升高。

（2）其他胰腺疾病：临床应用时应注意淀粉酶升高提示胰腺炎，但并不能确定胰腺炎，其他胰腺疾病如胰腺癌、胰腺外伤时也可使淀粉酶升高。

（3）其他消化系统疾病：淀粉酶升高的患者仅有 50% 是胰腺疾病。急腹症也是淀粉酶升高的常见原因，如消化性溃疡穿孔、肠系膜梗死、肠梗阻、阑尾炎、胆道感染、胆石症，绝大多数非胰腺炎疾病所致的淀粉酶升高不超过 3 倍，常低于 500 U/L。

（4）巨淀粉酶血症：当血淀粉酶升高，而尿淀粉酶正常，应考虑巨淀粉酶血症，因为淀粉酶与免疫球蛋白或异常血清蛋白结合形成复合物无法通过肾滤过。

（5）Munchausen 综合征：如果尿淀粉酶升高而血清淀粉酶正常，应考虑 Munchausen 综合征。

2．淀粉酶同工酶 淀粉酶有腮腺型和胰腺型两种同工酶，测定淀粉酶同工酶有利于提高急性胰腺炎诊断的特异性。

3．脂肪酶（lipase，LPS） 主要来自胰腺，其次是胃和小肠。脂肪酶升高主要见于以下情况。

（1）胰腺疾病：血清脂肪酶增高主要见于急性胰腺炎和胰腺癌，偶见于慢性胰腺炎。急性胰腺炎时血清脂肪酶一般于起病后 24 h 内升高，持续时间长达 10～15 天，与血清淀粉酶相比持续时间更长、增高程度更高且灵敏性和特异性更高。因此脂肪酶对急性胰腺炎的诊断价值优于淀粉酶，在血清淀粉酶活性已经下降至正常，或其他原因引起血清淀粉酶活性增高时，脂肪酶测定有互补作用。

（2）其他消化系统疾病：胆总管结石、胆总管癌、胆管炎、肠梗阻、十二指肠溃疡穿孔急性胆囊炎、肝炎、肝硬化时，血清脂肪酶也可升高。

应注意在巨淀粉酶血症和腮腺炎时脂肪酶水平正常。

4．胰腺癌相关肿瘤标志物　胰腺癌作为致死率最高的恶性肿瘤之一，目前的 5 年生存率仍然低于 5%。由于缺乏特异性的临床症状及体征，以及影像学检查本身的滞后性，使得胰腺癌的早期诊断至今仍未取得突破性的进展。因此，寻找高效的肿瘤标志物来帮助胰腺癌的早期诊断及提供治疗靶点显得尤为重要。

（1）癌胚抗原（CEA）：是临床上第一个被用于诊断胰腺癌的肿瘤标志物。但是由于 CEA 灵敏度较低，加之其并非胰腺癌的特异性肿瘤标志物，而是广泛存在于各种消化道肿瘤（如结直肠癌、胃癌等）以及其他疾病（如肠道炎症、肝硬化、肾功能不全、闭锁性黄疸等）中，因此其对胰腺癌的筛选及早期诊断并无太大价值，现主要用于与其他肿瘤标志物联合检测来提高诊断的准确性，以及对胰腺癌患者进行病情监测、疗效观察及预后评估。

（2）糖类抗原 19-9（CA19-9）：是迄今为止对胰腺癌敏感性最高、临床应用最广泛和最有价值的肿瘤标志物。CA19-9 的水平高低与胰腺肿瘤的分期密切相关。随着肿瘤分期的增加，术前患者体内的 CA19-9 水平也呈上升趋势，并且可手术切除患者 CA19-9 的平均水平明显低于不可手术切除患者，提示着我们可以利用 CA19-9 水平来判断患者是否适合手术以及胰腺肿瘤是否出现了局部进展和远处转移。

（3）其他：其他常见的胰腺癌糖类抗原还包括 CA125、CA50、CA242、CA72-4 等，但其灵敏度和特异度相比 CA19-9 均较低，主要用于与 CA19-9 及其他肿瘤标志物的联合检测。

（二）胃肠疾病主要的实验室指标

1．胃蛋白酶原（pepsinogen，PG）　是胃蛋白酶的前体，在胃液的酸性环境中转化为有活性的胃蛋白酶，发挥消化蛋白的作用。PG 可根据生化和免疫活性特征分为胃蛋白酶原Ⅰ（PGⅠ）和胃蛋白酶原Ⅱ（PGⅡ），PGⅠ主要由胃底腺的主细胞及颈黏液细胞分泌，PGⅡ由全胃腺分泌（胃底腺、贲门腺、幽门腺、Brunner 腺所分泌）。不同胃疾病和严重程度 PGⅠ和 PGⅡ呈现不同的变化模式。

（1）胃炎：不同程度胃炎 PG 的变化特征见表 3-14。胃黏膜萎缩越严重，PGⅠ/PGⅡ比值越低。

表 3-14　不同程度胃炎 PG 的变化特征

疾病分类	PGⅠ	PGⅡ	PGⅠ/PGⅡ	原因解释
浅表性胃炎	↑	↑	↓	胃体胃窦炎性刺激，胃底腺 PGⅠ/Ⅱ均释放增加
慢性轻 - 中度萎缩性胃炎	正常	↑↑	↓↓	虽然主细胞数量减少，但受炎症刺激主细胞释放 PGⅠ的量增加，因此 PGⅠ正常；胃窦炎症、幽门腺增生及肠化生导致 PGⅡ产生增多
慢性重度萎缩性胃炎	↓↓↓	正常	↓↓↓	胃底腺大量丧失，PGⅠ产生减少

（2）胃癌：PG 检测可作为早期胃癌的筛查指标。日本确定 PG 筛查胃癌的最佳界值为 PGⅠ≤70 μg/L，PGⅠ/PGⅡ≤3。PG 联合幽门螺杆菌抗体检测可用于胃癌风险分级。胃癌切除术后患者 PG 水平显著降低，胃癌复发患者 PGⅠ和 PGⅡ水平升高，可作为胃癌术后复发的判断指标。

（3）幽门螺杆菌根除治疗效果评价：感染初期，血清 PGⅠ和 PGⅡ升高，PGⅡ升高更为明显，PGⅠ/PGⅡ下降，幽门螺杆菌根除后 PG 显著下降。PG 检测结果不受质子泵抑制剂的影响，与常规 ^{13}C 呼气试验相比，可以更早评估治疗效果。

2. 胃肠肿瘤相关肿瘤标志物

（1）CA72-4：对胃癌的特异性较高，是胃癌的首选标志物，与CEA联合检测可提高检测的敏感性。

（2）CEA：CEA升高常见于大肠癌中晚期，可用于肿瘤的疗效判断、复发和转移监测，与CA19-9、CA242联合检测，提高阳性检出率。

三、常见胰腺和胃肠疾病的实验室诊断

（一）急性胰腺炎

急性胰腺炎是因胰酶异常激活对胰腺自身及周围器官产生消化作用而引起的，以胰腺局部炎症反应为主要特征，甚至可导致器官功能障碍的急腹症。实验室检查可见血清淀粉酶和脂肪酶升高，脂肪酶对急性胰腺炎诊断的特异性优于淀粉酶。血清淀粉酶和脂肪酶升高程度与疾病的严重程度无关。

1. 急性胰腺炎的诊断　急性胰腺炎的诊断标准包括：①上腹部持续疼痛；②血清淀粉酶和（或）脂肪酶浓度高于正常值上限3倍；③腹部影像学检测结果显示符合急性胰腺炎影像学改变。满足以上3项中的2项即可诊断急性胰腺炎。

2. 重症急性胰腺炎的预测　早期识别可能进展为重症的患者，采取积极治疗，有助于改善患者预后。实验室检查中的血细胞比容、血清尿素和C反应蛋白与疾病严重程度存在一定的相关性，但准确性不佳。

3. 感染性胰腺坏死的诊断　动态监测白细胞计数、C反应蛋白、IL-6、降钙素原等实验室指标有助于感染性胰腺坏死的诊断及疗效判断。发病72小时后C反应蛋白＞150 mg/L提示胰腺组织坏死。

4. 急性胰腺炎患者的预后随访　急性胰腺炎患者康复后均需进行规律随访。轻症患者随访至出院后6个月，中重症和重症患者至少持续至出院后18个月。每6个月对胰腺功能进行评估。

5. 急性胰腺炎其他实验室指标变化

（1）血常规：白细胞增高，中性粒细胞增加，出现核左移，液体丢失导致血细胞比容升高。

（2）血糖：暂时性血糖升高（＞10 mmol/L）反映胰腺坏死，预示预后严重。

（3）血脂：5%～10%急性胰腺炎患者三酰甘油增高，与其他原因引起急性胰腺炎相比，高三酰甘油血症性急性胰腺炎临床表现更严重。急性胰腺炎合并静脉乳糜血或三酰甘油＞11.3 mmol/L可明确诊断。需要采用综合治疗手段尽快将三酰甘油水平降低至5.65 mmol/L以下。

（4）肝功能：10%急性胰腺炎患者出现高胆红素血症，血清氨基转移酶、ALP升高。

（5）电解质：重症患者脱水明显并出现代谢性酸中毒，伴血钾、血镁和血钙下降，血钙下降与临床严重程度平行，血钙＜1.75 mmol/L可见于出血坏死性胰腺炎。

（二）慢性胰腺炎

慢性胰腺炎是由各种原因引起的胰腺慢性炎症、纤维化，不可逆性胰腺实质损伤的疾病，导致不同程度胰腺内分泌和外分泌功能障碍。

1. 胰腺外分泌功能检测　胰腺外分泌功能试验包括直接试验和间接试验。直接试验是评估胰腺外分泌功能敏感和特异的方法。但因成本高，且为侵入性检查，使其临床应用受限。间接试验包括粪便检测、呼气试验、尿液试验和血液试验，但敏感性和特异性相对不足，常用的检测方法有粪便弹性蛋白酶-1检测、粪便苏丹Ⅲ染色检测脂肪球、^{13}C混合三酰甘油呼气试验、胰泌素刺激磁共振胆管成像等。但是大多数慢性胰腺炎患者胰腺损伤＞90%才会出现典型的胰腺外分泌功能不全表现。

2. 胰腺内分泌功能检测　慢性胰腺炎晚期患者如胰岛β细胞分泌功能受损，胰岛素分泌不足，可导致继发性糖尿病，因此尚未诊断糖尿病的慢性胰腺炎患者建议每年检测1次血糖。

3. 基因检测 对于特发性、青少年及有胰腺疾病家族史的慢性胰腺炎患者，可行基因检测，如 *PRSS1*、*SPINK1*、*CTRC*、*CFTR* 等。

4. 其他实验室检查 慢性胰腺炎急性发作期血清淀粉酶升高，血钙、血脂、甲状旁腺激素、病毒、IgG4 检查有助于明确病因。慢性胰腺炎患者血清 CA19-9 也可增高，如显著升高应警惕胰腺癌的可能。脂溶性维生素、白蛋白、前白蛋白、镁、视黄醇结合蛋白等指标有助于判断机体营养状态。

根据以上实验室检查，结合患者临床表现、影像学检查等临床信息综合分析诊断慢性胰腺炎。慢性胰腺炎的诊断标准如下：

主要诊断依据：①影像学典型表现；②病理学典型改变。

次要诊断依据：①反复发作上腹痛；②血淀粉酶异常；③胰腺外分泌功能不全；④胰腺内分泌功能不全；⑤基因检测发现明确致病突变；⑥大量饮酒史。

主要诊断依据满足 1 项即可确诊；影像学或组织学呈现不典型表现，同时次要诊断依据至少满足 2 项可确诊。

慢性胰腺炎是一种进行性疾病，应定期随访，通过实验室检查、影像学检查等对患者胰腺内外分泌功能、营养状况、生命质量等进行评估。对于肿块型慢性胰腺炎，建议每 3 个月随访 1 次，进行肿瘤标志物和影像学检查，警惕胰腺癌发生。

（三）自身免疫性胰腺炎

自身免疫性胰腺炎（autoimmune pancreatitis，AIP）为良性、纤维炎症性慢性胰腺炎，有独特的临床表现、影像学和病理学特征，并发现与高丙球蛋白血症有关，且皮质激素治疗效果良好，是一种自身免疫介导的特殊类型的慢性胰腺炎。AIP 是一种少见病，根据临床和病理学表现，AIP 分为两个亚型。1 型 AIP 被认为是 IgG4 相关疾病在胰腺的局部表现；2 型 AIP 较少累及胰外器官，IgG4 正常，可合并炎症性肠病。AIP 可影响胰腺内外分泌功能，导致粪便弹性蛋白酶水平低，空腹血糖水平升高。

1. 1 型 AIP

（1）IgG4：1 型 AIP 的诊断需要结合临床表现、影像学和实验室检查及组织病理学特征综合分析诊断。血清 IgG4 升高是 1 型 AIP 较为特异的血清标志物，以 IgG4 水平高于正常上限 2 倍作为诊断依据可提高准确性。但是 IgG4 阴性不能除外 1 型 AIP，且有 7%～10% 的胰腺癌患者亦可出现 IgG4 升高。CA19-9 和 IgG4 联合检测，可用于胰腺癌和 AIP 的鉴别诊断，提高其敏感度和特异性。

（2）肝功能指标：AIP 患者可能表现为与胆管炎类似的实验室指标变化，如氨基转移酶、碱性磷酸酶、胆红素升高，激素治疗后下降。

（3）免疫学指标：部分患者有高 γ- 球蛋白血症、IgG 升高、C 反应蛋白升高。

（4）自身抗体：1 型 AIP 患者也可有抗核抗体、类风湿因子等自身抗体阳性。

2. 2 型 AIP 患者血清 IgG4 水平一般不升高，自身抗体多为阴性。

（四）炎症性肠病

炎症性肠病（inflammatory bowel disease，IBD）是一类与免疫相关且病因未明的非特异性肠道炎症性疾病，包括溃疡性结肠炎（ulcerative colitis，UC）和克罗恩病（Crohn's disease，CD）。

1. 溃疡性结肠炎

（1）诊断：UC 诊断需结合临床表现、实验室检查、影像学检查、内镜和组织病理学表现综合分析。实验室检查如下。

粪便检查：强调粪便常规检查和培养不少于 3 次。粪便常规检查外观为黏液脓血便，显微镜下可见红细胞、脓细胞和巨噬细胞。根据流行病学特点，通过病原学检测排除阿米巴肠病、血吸虫病、艰难梭菌、耶尔森菌、巨细胞病毒等感染。有条件可行粪便钙卫蛋白和血清乳铁蛋白等检查作为辅助指标。

血液常规检查：包括血常规、血清白蛋白、电解质、红细胞沉降率（ESR，简称血沉）、C反应蛋白（CRP）等。轻型病例血红蛋白多正常或轻度下降，中、重型病例有轻或中度下降，甚至重度下降，白细胞计数在活动期可增高；ESR加快和CRP是活动期的标志；血清白蛋白可降低，α_1和α_2球蛋白升高。

自身抗体检测：UC患者血清中抗中性粒细胞胞浆抗体（ANCA）阳性率为60%～80%，多为外周型抗中性粒细胞胞浆抗体（pANCA），而在CD的阳性率较低，仅为10%～20%，滴度与疾病活动性无关。pANCA可作为UC和CD鉴别诊断及UC早期诊断的指标；抗小肠杯状细胞抗体在部分UC患者表达，在CD和健康者中检测不到。

（2）疾病活动性的严重程度评估：临床上常用改良Truelove和Witts严重程度分型标准对UC的病情进行判断，其中纳入了血红蛋白和红细胞沉降率两个实验室指标（表3-15）。

表3-15 改良Truelove和Witts疾病严重程度分型

严重程度	排便次数（次/天）	便血	脉搏（次/分）	体温（℃）	血红蛋白	红细胞沉降率（mm/h）
轻度	<4	轻或无	正常	正常	正常	<20
重度	≥6	重	>90	>37.8	<75%正常值	>30

2. 克罗恩病　对于克罗恩病患者，可通过实验室检查评估患者的炎症程度和营养状况等。初步的实验室检查应包括血常规、CRP、ESR、血清白蛋白等，有条件者可做粪便钙卫蛋白检测。

（1）粪便检查：便隐血试验常呈阳性。

（2）血液常规检查：活动期外周血白细胞计数升高，ESR加快，CRP增高，高水平血清CRP提示疾病活动，是指导治疗及疗效随访的重要指标，但要除外合并病原体感染；血清白蛋白常降低。

（3）自身抗体检测：约1/3的CD患者抗胰腺腺泡抗体高滴度阳性，与抗胰腺腺泡抗体阴性的患者相比，阳性患者更易出现胰腺外分泌功能损害；抗酿酒酵母抗体是CD的另一个血清学标志物，约2/3的CD患者会出现该抗体的IgA和IgG阳性，但是该指标不推荐作为CD的常规检查项目。

除了上述检查项目外，部分腹泻患者推荐艰难梭菌检测。对于拟行激素、免疫抑制剂或生物制剂治疗的患者，需要常规筛查乙型肝炎病毒和结核分枝杆菌感染指标。有条件者可行干扰素γ释放试验（如T细胞酶联免疫斑点试验）排除肠结核。

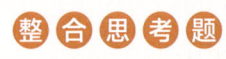

整合思考题

女性，65岁。主诉"反复腹痛伴黄疸3个月，加重伴乏力1周"。3个月前无诱因出现腹痛，右上腹为主，进食后加重，伴恶心、纳差。1周前上述症状加重，出现黄疸及乏力。既往有8年"胆囊结石"病史。体格检查：T 37.5℃，P 78次/分，R 18次/分，BP 130/85 mmHg。皮肤、巩膜明显黄染，未见蜘蛛痣和肝掌；颈静脉未见怒张。腹部平坦，右上腹压痛明显，无反跳痛，肝区叩击痛阳性，Murphy征阳性，脾未触及，移动性浊音阴性，肠鸣音4次/分；双肾区无叩击痛；双下肢无水肿。

（1）结合患者的临床表现和体格检查结果，初步考虑可能的诊断是什么？并简要说明诊断依据。

（2）针对该患者的病情，下一步应进行哪些实验室和影像学检查？请列出至少3项，并简要说明其意义。

（崔丽艳　审校：屈晨雪）

参考文献

[1] 张宁萍，王吉耀，陈世耀，等．我国消化内科临床实践指南或共识的评价．中华消化杂志，2019，39（09）：613-618．

[2] 中华医学会肝病学分会．原发性胆汁性胆管炎的诊断和治疗指南（2021）．中华肝脏病杂志，2022，30（03）：264-275．

[3] 刘立伟，赵新颜，贾继东．2019年欧洲肝脏研究协会临床实践指南：药物性肝损伤的推荐意见．中华肝脏病杂志，2019，27（06）：420-423．

[4] 中华医学会肝病学分会．自身免疫性肝炎诊断和治疗指南（2021）．中华肝脏病杂志，2022，30（05）：482-492．

第四章 消化系统影像诊断及常见影像学表现

【消化系统影像诊断教学要求】

（一）重点掌握

1. 消化系统疾病影像诊断方法选择原则。
2. 消化系统中肝、胆囊、胆管、胰腺、食管和胃肠道横断影像解剖。

（二）理解掌握

1. 消化系统重点疾病多排螺旋计算机断层扫描（multidetector computed tomography，MDCT）影像特征。
2. 消化系统重点疾病磁共振成像（magnetic resonance imaging，MRI）特征。

【以临床为导向的影像方法选择原则】

无论是影像科医生还是临床医生，都需根据临床目标和现实情况选择最合适和最准确的影像诊断方法。

影像科医生需根据影像征象和临床信息提供能够解决临床问题的影像诊断结论。而临床医师需要理解影像诊断结论，并根据影像诊断结论进一步检查以明确疾病诊断或制订治疗方案。

【消化系统影像诊断方法概述】

1. X-ray 钡剂或碘对比剂造影　X-ray 钡剂造影用于显示食管、胃、小肠及结直肠腔道黏膜以及黏膜下病变，同时显示腔道通畅性和连续性。
2. MDCT 和 MRI　二者均是目前临床应用最广泛的检查方法。MRI 适应范围和应用频率快速增加。相较于 CT，MRI 具有更高软组织分辨率，而且 MRI 多模态成像形式将为临床诊断提供更准确的信息。对于肝、胆囊和胰腺疾病诊断目前更倾向于使用无创手段进行诊断。其中最简单方便的是超声影像，CT 和 MRI 正在成为肝、胆囊和胰腺首选和确诊方法。
3. PET/CT　判断病变葡萄糖代谢，辅助形态学影像检查达到诊断目的。
4. 血管造影、经皮肝穿刺胆道引流（percutaneous transhepatic cholangial drainage，PTCD）、术后 T 管造影、内镜逆行胰胆管造影（endoscopic retrograde cholangiopancreatography，ERCP）兼具诊断和治疗功能，在诊断基础上行病理活检及介入性治疗；其核心意义更在于治疗而非诊断。

【消化系统影像诊断方法】

（一）消化道影像诊断方法

1. 食管影像诊断方法

（1）X-ray 食管气钡双对比造影：是食管病变的首选检查方法。

优势：简单、快速、效费比高、普及性高；判断食管病变位置；通过显示食管黏膜破坏方式、程度、食管壁柔软度、扩张收缩程度等特征完成疾病诊断。

劣势：放射性辐射；部分食管疾病鉴别诊断困难，无法完成食管癌等恶性肿瘤的分期诊断。

（2）胸部 MDCT 增强扫描：是食管癌分期诊断的首选影像方法。

胸部 MDCT 增强扫描应用横轴位、矢状位、冠状位及多角度、多平面重建图像。胸部 CT 平扫因缺乏软组织对比而不易显示肿瘤浸润深度、周围器官侵犯，以及淋巴结转移状况等，不建议采用。

优势：适用于食管癌肿瘤分期（T分期）、淋巴结转移（N分期）和远处转移（M分期）（TNM分期）。

劣势：放射性辐射；食管肿瘤黏膜破坏方式和程度显示不佳；对于仅限于黏膜层的早期食管癌，CT不是适用诊断方法。

2．胃影像诊断方法

（1）X-ray胃气钡双对比造影：仍具有一定临床应用价值。

优势：判断胃病变位置；通过显示胃黏膜破坏方式、程度、胃壁柔软度等特征完成疾病诊断；能够显示胃腔通畅程度，胃正常收缩和舒张程度、运动功能丧失或激惹。

劣势：放射性辐射；部分胃疾病鉴别诊断困难，无法完成胃癌等恶性肿瘤的分期诊断。

（2）腹部MDCT增强扫描：是胃癌分期诊断首选影像方法。

患者需空腹6～8小时或以上，阴性对比剂充盈胃腔，应用横轴位、矢状位、冠状位及多角度、多平面重建图像。

优势：腹部MDCT增强扫描适用于胃癌肿瘤分期（T分期）、淋巴结转移（N分期）和远处转移（M分期），以及胃癌非手术治疗效果评价。

劣势：放射性辐射；对于仅限于黏膜层的早期胃癌，MDCT不是适用诊断方法。

（3）上腹部MRI平扫及增强扫描：是胃良性或恶性疾病次选诊断方法。

患者需空腹6～8小时或以上；阴性对比剂充盈胃腔；腹部MRI平扫及增强扫描需T2非脂肪抑制或脂肪抑制成像、弥散加权成像（diffusion weighted imaging，DWI），以及T1多期动态增强成像；需多角度、多平面扫描获取图像。

优势：适用于碘造影剂过敏患者；胃良性或恶性病变MDCT不能确定诊断者；MDCT不能确定胃癌等恶性肿瘤侵犯周围脏器者；CT增强扫描不能确定的肝转移瘤诊断以及胃癌非手术治疗效果评价等。

劣势：胃自然蠕动以及胃内气体影响成像质量；技术设备及专业人员要求高、繁复、成像速度慢、效费比低、普及性低。

3．结肠影像诊断方法

（1）X-ray结肠气钡双对比造影

优势：判断结肠病变位置；通过显示结肠黏膜破坏方式、程度、结肠壁柔软度等特征完成疾病诊断；能够显示结肠通畅程度，结肠正常收缩和舒张程度、运动功能丧失或激惹。

劣势：放射性辐射；对于仅限于黏膜层的早期结肠癌，CT不是适用诊断方法。

（2）腹部盆腔MDCT增强扫描：是结肠癌分期诊断首选影像方法。

患者需空腹6～8小时或以上，阴性对比剂充盈胃腔，应用横轴位、矢状位、冠状位及多角度、多平面重建图像。

优势：腹部MDCT增强扫描适用于结肠癌肿瘤分期（T分期）、淋巴结转移（N分期）和远处转移（M分期）。

劣势：放射性辐射；结肠息肉、结肠腺瘤癌变、早期结肠癌等，MDCT不是适用诊断方法。

（3）腹部MRI平扫及增强扫描：是结肠良性或恶性疾病次选诊断方法。

患者需空腹8小时或以上；阴性对比剂充盈肠腔；MRI平扫及增强扫描需T2非脂肪或脂肪抑制成像、DWI，以及T1多期动态增强成像；需多角度、多平面扫描获取图像。

优势：适用于碘造影剂过敏患者；结肠良性或恶性病变MDCT不能确定诊断者；MDCT不能确定结肠癌等恶性肿瘤侵犯周围脏器者；特别是CT增强扫描不能确定的肝转移瘤诊断。

劣势：结肠或小肠自然蠕动以及结肠内气体与内容物影响成像质量；技术设备及专业人员要求高、繁复、成像速度慢、效费比低、普及性低、不适用于急症患者。

4．直肠影像诊断方法

（1）高分辨率盆腔 MRI：是直肠病变的首选诊断方法。

MRI 平扫需 T2 非脂肪抑制成像、DWI，必要时 T1 多期动态增强成像；如为直肠癌需根据肿瘤矢状位、横轴位及冠状位，甚至多角度、多平面扫描获取图像。

优势：对于良性直肠病变或其他方法预判为 T1 或 T2 分期的直肠癌，阴性对比剂充盈直肠及肛管；评估直肠及肛管病变侵犯肠壁程度、直肠及肛管周围结构及器官侵犯状态（T 分期）、淋巴结转移（N 分期）、直肠周围血管侵犯、直肠周围结构及肛管复合体与肿瘤的关系以确定手术安全切面。

劣势：技术设备及专业人员要求高、繁复、成像速度慢、效费比低、普及性低。

（2）腹部及盆腔 MDCT 平扫及增强扫描：患者需空腹 6～8 小时或以上，平扫及多期增强扫描。

优势：直肠癌非区域淋巴结转移、腹膜腔种植转移及肝转移首选诊断方法。

劣势：放射性辐射。

（3）X-ray 气钡双重或碘对比剂造影

优势：直肠良性或恶性病变定位，直肠排便造影，碘造影剂显示直肠瘘管形成。

劣势：放射性辐射危害；不能完成直肠癌分期诊断，临床较少应用。

（二）消化腺影像诊断方法

肝、胆囊和胰腺疾病目前更倾向于使用无创手段进行诊断。最简单方便的是超声影像，而 CT 和 MRI 已经成为肝、胆囊和胰腺疾病首选和确诊方法。血管造影、PTCD 和术后 T 管造影，以及 ERCP 已经逐渐从诊断方法转为治疗手段，它们更为核心的意义在于治疗而非诊断。

1．肝影像诊断方法

（1）腹部超声影像

优势：简单、方便、普及性高、适用范围广；适用于肝良恶性病变筛选、诊断、复查、超声引导下穿刺等。

劣势：操作者主观偏倚、不易于相同质量控制前提下复查。

（2）腹部盆腔 MDCT 增强扫描：是诊断首选影像方法。

患者需空腹 6～8 小时或以上，平扫及多期增强扫描。

优势：肝良恶性病变诊断首选影像检查方法；肝恶性肿瘤非手术治疗效果评价；肝良恶性病变手术方式决策支持和术后随访监测方法。诊断准确性高、简单、成像时间短、费用低、技术员培养和设备准入要求较低、随访一致性高。

劣势：放射性辐射，而且随着设备普及度及应用频次显著增高，尤其需有所重视。随着疾病复杂程度的增加和对于影像诊断的要求提高，诊断敏感性和特异性不足。

（3）腹部 MRI 平扫、细胞外造影剂增强扫描以及细胞内造影剂增强扫描：MRI 平扫及增强扫描需 T2 非脂肪或脂肪抑制成像、DWI，以及 T1 多期动态增强成像；需多角度、多平面扫描获取图像。

优势：MRI 是肝良恶性疾病确定性诊断方法，对于特定疾病诊断敏感性和特异性均高于 CT 影像。对于碘造影剂过敏患者视为肝病变首选诊断方法。

劣势：技术员培养和设备准入要求高，技术设备及专业人员要求高、繁复、成像速度慢、效费比低、普及性低、不适用于急症患者。

2．胆囊及胆管影像诊断方法

（1）腹部超声影像

优势：简单、方便、普及性高、适用范围广；适用于胆管良恶性病变筛选、诊断、复查、超声引导下穿刺等，特别适用于诊断胆囊及胆管结石。

劣势：操作者主观偏倚、不易于相同质量控制前提下复查。

(2) 腹部盆腔 MDCT 增强扫描：是确定诊断首选影像方法。

患者需空腹 6～8 小时或以上，平扫及多期增强扫描。

优势：胆囊及胆管良恶性疾病诊断首选影像检查方法；胆囊及胆管恶性肿瘤手术方式决策和术后随访监测方法。诊断准确性高、简单、成像时间短、费用低、技术员培养和设备准入要求较低、随访一致性高。适用于胆囊及胆管急症患者。

劣势：放射性辐射，而且随着设备普及度及应用频次显著增高，尤其需有所重视。随着疾病复杂程度的增加和对于影像诊断的要求提高，诊断敏感性和特异性不足。

(3) 腹部 MRI 平扫以及细胞外造影剂增强扫描：MRI 平扫及增强扫描需 T2 非脂肪或脂肪抑制成像、DWI、T1 多期动态增强成像，以及胰胆管重 T2 加权水成像；需多角度、多平面扫描获取图像。

优势：MRI 是胆囊及胆管良恶性疾病确定性诊断方法。对于碘造影剂过敏患者视为胆囊及胆管疾病首选确定方法。特别是对于钙化程度较低的胆囊及胆管结石，MRI 及 MRCP 是首选检查方法。胆囊及胆管良恶性病变手术方式决策，特殊判断胆囊癌及胆管癌手术指征以及治疗决策。而且 MRI 的多种参数共同成像进一步提高了胆囊癌及胆管癌诊断准确性，胆管癌、慢性胆管炎以及免疫相关胆管炎鉴别诊断准确性进一步提高。

劣势：技术员培养和设备准入要求高，技术设备及专业人员要求高、繁复、成像速度慢、效费比低、普及性低、不适用于急症患者。

3．胰腺影像诊断方法

(1) 腹部超声影像

优势：简单、方便、普及性高、适用范围广；适用于胰腺良恶性病变筛选、诊断、复查、超声引导下穿刺等。

劣势：操作者主观偏倚、不易于相同质量控制前提下复查、胃肠气体导致胰腺疾病诊断准确性下降。

(2) 腹部盆腔 MDCT 增强扫描：是诊断首选影像方法。

患者需空腹 6～8 小时或以上，平扫及多期增强扫描。

优势：MDCT 是胰腺良恶性病变诊断首选检查方法；胰腺恶性肿瘤非手术治疗效果评价；胰腺良恶性病变手术方式决策和术后随访监测方法。诊断准确性高、简单、成像时间短、费用低、技术员培养和设备准入要求较低、随访一致性高。适用于胰腺急症患者。

劣势：放射性辐射，而且随着设备普及度及应用频次显著增高，尤其需有所重视。随着疾病复杂程度的增加和对于影像诊断的要求提高，诊断敏感性和特异性不足。

(3) 腹部 MRI 平扫以及细胞外造影剂增强扫描：MRI 平扫及增强扫描需 T2 非脂肪或脂肪抑制成像、DWI、T1 多期动态增强成像，以及胰胆管重 T2 加权水成像；需多角度、多平面扫描获取图像。

优势：MRI 是胰腺良恶性疾病确定性诊断方法。对于碘造影剂过敏患者视为胰腺病变首选诊断方法。胰腺良恶性病变手术方式决策，特殊判断胰腺癌手术指征以及治疗决策。而且 MRI 的多种参数共同成像进一步提高了胰腺癌诊断准确性，胰腺癌与慢性肿块型胰腺炎的鉴别诊断准确性进一步提高。特别是 DWI 有助于准确诊断胰腺小肿瘤。

劣势：技术员培养和设备准入要求高，技术设备及专业人员要求高、繁复、成像速度慢、效费比低、普及性低、不适用于急症患者。

【消化系统重点疾病影像特征及诊断】

(一) 胃癌、结肠癌及直肠癌影像诊断

临床现实中，根据 AJCC/UICC 第 8 版提出的胃肠癌临床分期 cTNM，MDCT 和 MRI 被用于胃肠肿瘤分期诊断,并已经成为临床治疗策略中不可或缺的组成部分,也是影像诊断的重点关键性内容。CT 是胃癌与结肠癌临床分期的首选方法,而 MRI 是直肠癌临床分期首选方法。

1. 胃癌分期影像诊断

(1) 胃癌 MDCT 检查前处置是准确分期诊断前提:推荐口服温水或发泡剂达到充盈和扩张胃腔目的。水充盈操作简便,但仰卧位扫描时远端胃可能充盈不足,需结合右侧卧位扫描。气充盈不受重力影响,仰卧位扫描即可均匀充盈胃各部,但对低张效果要求相对较高,操作流程相对繁琐。单中心研究显示气充盈 CT 对胃癌的检出率 (94.6%) 高于水充盈 CT (78.3%); 也有研究发现气充盈 CT 和水充盈 CT 对胃癌 T 分期的准确率无差异。目前尚无高级别证据证明任何一种充盈剂具备绝对优势。检查前 10 分钟肌注东莨菪碱抑制胃肠蠕动。

(2) 胃癌 Borrmann 分型:通常根据肿物形态、浸润深度、表面溃疡、肿瘤累及范围等判断肿瘤生长方式,即为 Borrmann 分类(图 4-1)。

Borrmann Ⅰ 肿块型;

Borrmann Ⅱ 局限溃疡型;

Borrmann Ⅲ 浸润溃疡型;

Borrmann Ⅳ 弥漫浸润型。

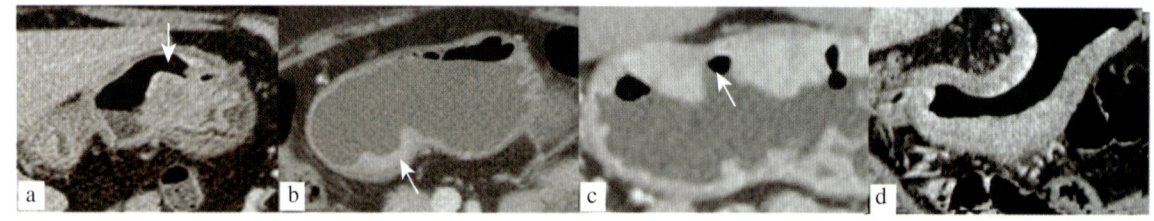

图 4-1 胃癌 Borrmann 分型

a. Borrmann Ⅰ 型;b. Borrmann Ⅱ 型;c. Borrmann Ⅲ 型;d. Borrmann Ⅳ 型;a~c 为非弥漫型胃癌;d 为弥漫型胃癌

(3) 胃癌 cTNM 分期

a. 胃癌临床 T 分期(图 4-2):增强扫描门脉期显示正常胃壁强化方式为黏膜层高强化,黏膜下层及部分固有肌层为低强化,以及部分固有肌层及浆膜层为高强化。

尽管尚无依据 AJCC/UICC 胃癌分期诊断标准而确定影像分期标准,但仍可根据胃癌 CT 影像表现进行临床影像分期诊断。

胃癌 T1 期:强化程度高于相邻正常强化黏膜结节。

胃癌 T1a 期:仅侵犯高密度黏膜;T1b 期:侵犯至低密度黏膜下层及部分固有肌层(< 1/2)。

胃癌 T2 期:强化程度高于相邻正常强化黏膜及弱强化的黏膜下层及固有肌层(> 1/2),但未穿透肌层。

胃癌 T3 期:隆起肿物且表面存在溃疡,强化程度高于相邻正常强化黏膜、弱强化的黏膜下层及固有肌层,以及强化的浆膜,肿瘤破坏胃壁全层,但胃壁外缘光滑。

胃癌 T4a 期:肿物侵犯胃壁全层至浆膜外,胃壁外缘凹凸不平呈结节状,未见侵犯结构或器官。

胃癌 T4b 期:肿物侵犯胃壁全层至浆膜外,胃壁外缘凹凸不平呈结节并可见扦插入相邻结构或器官。

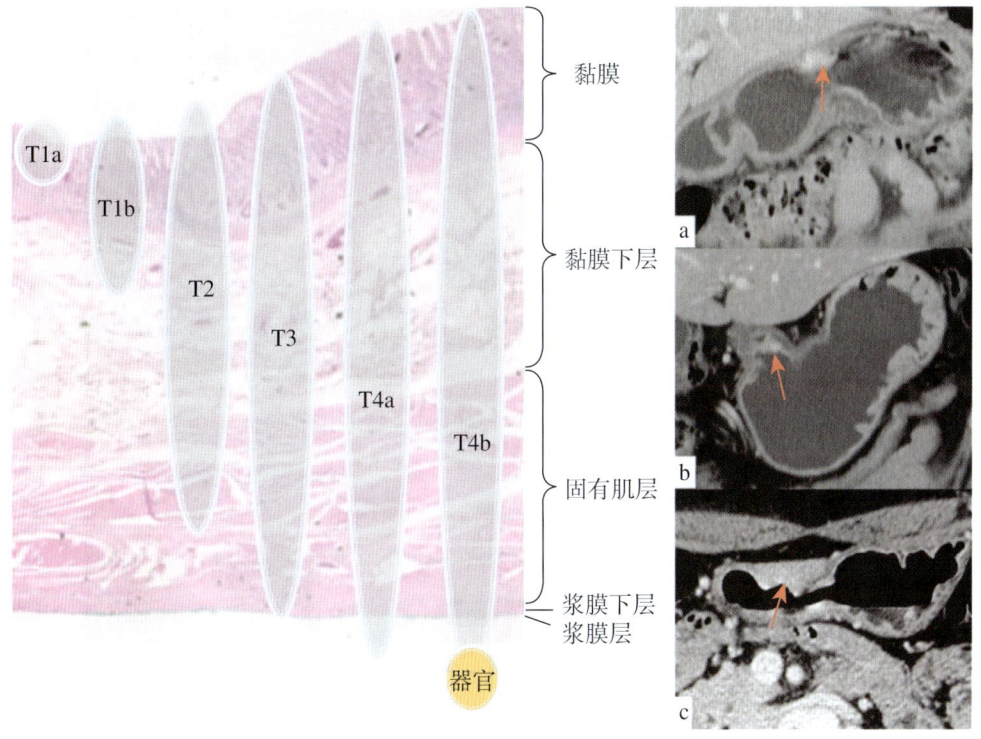

图 4-2　胃癌临床 T 分期

a. 胃癌 T1a 期：呈高密度扁平隆起累及轻度强化的黏膜；b. 胃癌 T2 期：扁平隆起强化结节累及黏膜及黏膜下结构（低密度带），累及范围大于其 1/2；c. 胃癌 T3 期：强化隆起型肿物表面存在明显溃疡

b. 胃癌临床 N 分期：UICC/AJCC 第 8 版显示淋巴结短径 ≥ 10 mm 即提示为转移性淋巴结；同时 UICC/AJCC 第 8 版也指出临床诊断的转移性淋巴结并完成 N 分期需要 MDT 重新阅片，并记录恶性淋巴结个数。ESMO 和 CSCO 等纳入了除短径外的辅助评判标准，包括高强化或强化不均、形态不规则、短长径比 > 0.7、多发簇集分布等征象。另外，正电子发射体层成像（PET）、DWI、淋巴结血供特征，以及影像组学都可成为临床诊断 N 分期的依据。针对于胃癌 N 分期，影像诊断胃癌淋巴结转移还需要区分区域或非区域淋巴结转移，如果判断为非区域淋巴结转移即诊断为 M 分期。

c. 胃癌临床 M 分期（图 4-3）：胃癌肝转移的诊断在肝章节详细描述。胃癌腹腔种植转移：脏腹膜、壁腹膜、大网膜、肠系膜多发种植转移合并腹水、盆腔积液。影像显示：腹膜腔内散在实性结节；大网膜网状增厚并结节；大网膜显著增厚结节状形成软组织肿物；大量腹水、盆腔积液。

2. 结肠癌分期影像诊断

（1）结肠癌 CT 检查前处置是准确分期诊断前提：检查前一晚需导泻以清洁肠道，准备 20% 甘露醇液 250 ml 加入 1750 ml 水共 2000 ml。于 CT 检查前 90 分钟开始每 20 分钟服用 250 ml 直至检查前 10 分钟服用完毕。检查前 10 分钟肌注东莨菪碱抑制胃肠蠕动。推荐患者完成呼吸训练，良好的呼吸控制有助于减轻运动伪影，提高图像质量。一般推荐行 CT 平扫及增强扫描，重点观察门脉期图像。另外，结肠癌影像分期需要结合多平面图像。为了提高结肠癌边缘的显示和分期准确率，建议至少应有轴位、冠状位、矢状位以及任意斜位多平面重建图像。

（2）根据肿瘤浸润深度判断临床分期

a. 结肠癌临床 T 分期：尽管尚无依据 AJCC/UICC 结肠癌分期诊断标准而确定影像分期系统，而且根据结肠癌 CT 影像表现诊断 T1 期和 T2 期较为困难。在充分肠道准备的情况下，应用影像特征行临床 T3 或 T4 期诊断尚可。

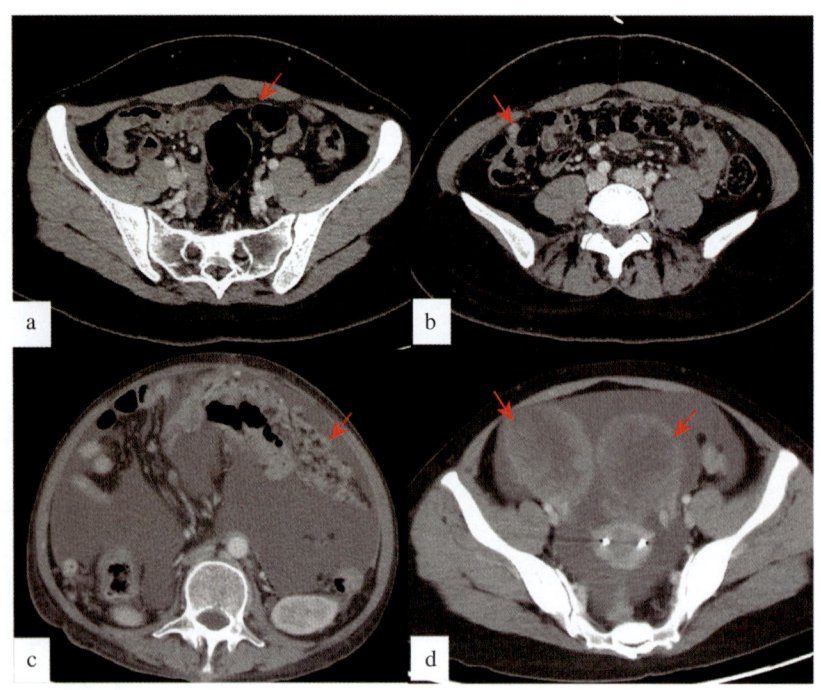

图 4-3　胃癌远处转移

a. 胃癌大网膜转移，网膜结节样增厚；b. 腹膜腔内种植结节，与周围肠管分界不清，存在明显强化；c. 腹膜腔内广泛种植转移形成"饼"状软组织肿物；d. 双侧卵巢囊实性软组织肿物，边缘实性部分内膜凹凸不平，呈现明显强化

结肠癌 T3 期：肿瘤穿透固有肌层到达浆膜下层或侵犯无腹膜覆盖的结直肠旁组织。

结肠癌 T4a 期：肿瘤侵犯结肠壁全层至浆膜外，结肠壁外缘凹凸不平呈结节状，未见侵犯相邻结构或器官。

结肠癌 T4b 期：肿瘤侵犯结肠壁全层至浆膜外，结肠壁外缘凹凸不平呈结节并可见扦插入相邻结构或器官。

b. 结肠癌临床 N 分期（图 4-4）：UICC/AJCC 第 8 版显示淋巴结短径 ≥ 10 mm 即提示为转移性淋巴结；同时 UICC/AJCC 第 8 版也指出临床诊断的转移性淋巴结并完成 N 分期需要 MDT 重新阅片，并记录恶性淋巴结个数。ESMO 和 CSCO 等纳入了除短径外的辅助评判标准，包括高强化或强化不均、形态不规则、短长径比 > 0.7、多发簇集分布等征象。另外，PET、DWI、淋巴结血供特征，以及影像组学都可成为临床诊断 N 分期的依据。

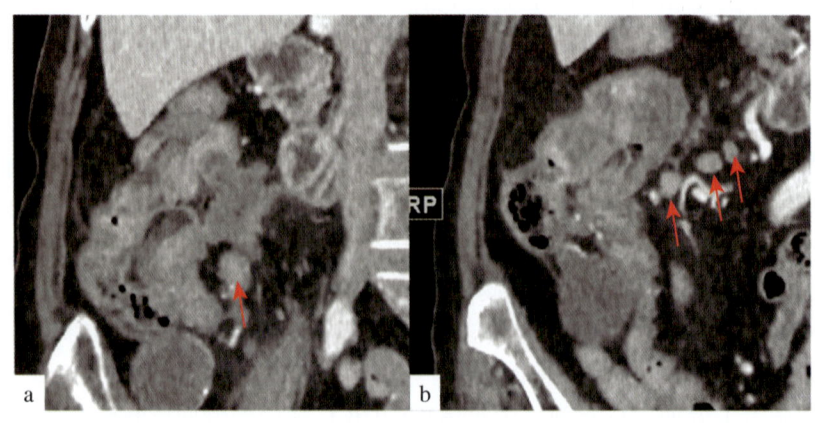

图 4-4　结肠癌淋巴结转移

a. 结肠肿物旁系膜内肿大淋巴结，短径 > 10 mm，增强扫描明显强化；b. 结肠肿物旁系膜内多发肿大淋巴结成簇分布，短径大于或小于 10 mm c．结肠癌临床 M 分期：结肠癌肝转移的诊断在肝章节详细描述。结肠癌腹腔种植转移：脏腹膜、壁腹膜、大网膜、肠系膜多发种植转移合并腹水、盆腔积液。影像显示：腹膜腔内散在实性结节；大网膜网状增厚并结节；大网膜显著增厚结节状形成软组织肿物。

3．直肠癌分期影像诊断

（1）直肠癌 MRI 扫描方法是分期诊断的关键：相对于胃癌与结肠癌，直肠癌 MRI 影像检查前排空直肠即可，有条件的情况下温盐水灌肠。扫描方案中需包括常规 T2WI 和 DWI 与体轴垂直的横轴位和与体轴平行的矢状位扫描，扫描视野 38～40 cm；并特别需要高分辨 T2WI 非脂肪抑制并与肿瘤轴垂直斜轴位及与肿瘤轴平行的斜冠状位扫描，扫描视野 16～20 cm。

（2）直肠癌分期诊断（图 4-5）

a．直肠癌位置与风险度分层、治疗决策和手术方式密切相关；鉴于与病理环周切缘的密切关联性，需明确直肠癌与耻骨直肠肌间距离和累及象限，还需明确指出前 1/4 象限（顺钟位 10 点 –2 点）受累情况。

b．直肠癌临床 T 分期

T1：肿瘤侵犯黏膜及黏膜下层。

T2：肿瘤侵犯但未侵出固有肌层。

T3：肿瘤侵出固有肌层但未侵犯脏腹膜。根据肿瘤侵入直肠系膜部分与固有肌层的垂直距离区分 T3 亚型：T3a（＜1 mm），T3b（≥1～＜5 mm），T3c（≥5～＜15 mm），T3d（≥15 mm）。

T4a：肿瘤侵犯脏腹膜。

T4b 期：直肠癌侵犯盆腔脏器及结构，包括盆腔脏器（输尿管膀胱尿道、前列腺精囊腺、子宫宫颈阴道卵巢、小肠及结肠等）、直接侵犯而非血行转移盆腔骨骼、盆底肌（坐骨尾骨肌、梨状肌、闭孔肌、肛提肌、耻骨直肠肌、外括约肌等）、盆底神经、骶棘或骶结节韧带、直肠系膜外血管、脂肪等结构。

其中，直肠癌侵犯脏腹膜而未侵犯直肠系膜筋膜（mesorectal fascia，MRF），诊断为 T4aMRF–；直肠癌侵犯脏腹膜且同时侵犯 MRF，诊断为 T4aMRF+。

c．直肠癌临床 N 分期：临床诊断的淋巴结转移依据，包括短径≥5 mm，形态不规则、边界不清楚、信号/回声不均匀。

区域淋巴结包括直肠系膜、乙状结肠系膜远端、直肠上动静脉旁、髂内淋巴结，报告为 cN 分期。

非区域淋巴结包括髂外淋巴结、闭孔淋巴结、髂总淋巴结及腹股沟淋巴结，报告为 cM 分期；如为直肠癌向下侵犯肛管达齿线（耻骨直肠肌）以下，腹股沟淋巴结考虑为区域淋巴结，报告为 cN 分期。

侧方淋巴结包括闭孔淋巴结、髂内淋巴结和髂外淋巴结，短径 5～10 mm 为侧方淋巴结疑似转移诊断阈值，短径≥10 mm 为确定转移诊断阈值；新辅助治疗后，尚无被广泛认可的阈值诊断肿瘤残留，需 MDT 讨论后确定针对于侧方淋巴结的治疗方案。下段直肠癌或临床 T3～T4 期可被考虑为侧方淋巴结转移的高风险因素；新辅助治疗后，侧方淋巴结显著缩小或消失，则肿瘤残留概率低。

d．壁外血管侵犯（extramural vascular invasion，EMVI）：直肠癌侵出固有肌层后侵犯周围血管并形成癌栓即为 EMVI，其与直肠癌远处转移密切相关。MR 影像追踪观察直肠周围血管，根据血管形态不规则、血管流空征象部分或全部为肿瘤信号所代替，影像诊断为 EMVI。

e．安全手术切除平面影像诊断：当原发肿瘤、直肠系膜内转移性淋巴结或 EMVI 侵犯或侵出 MRF、肛提肌、耻骨直肠肌、内括约肌、内外括约肌间隙或外括约肌时，按照标准切面切除肿瘤，存在切缘肿瘤残留的高度可能。因此，需根据高分辨率 MRI 扫描确定直肠癌或癌组织所累及解剖层面确定手术切面。

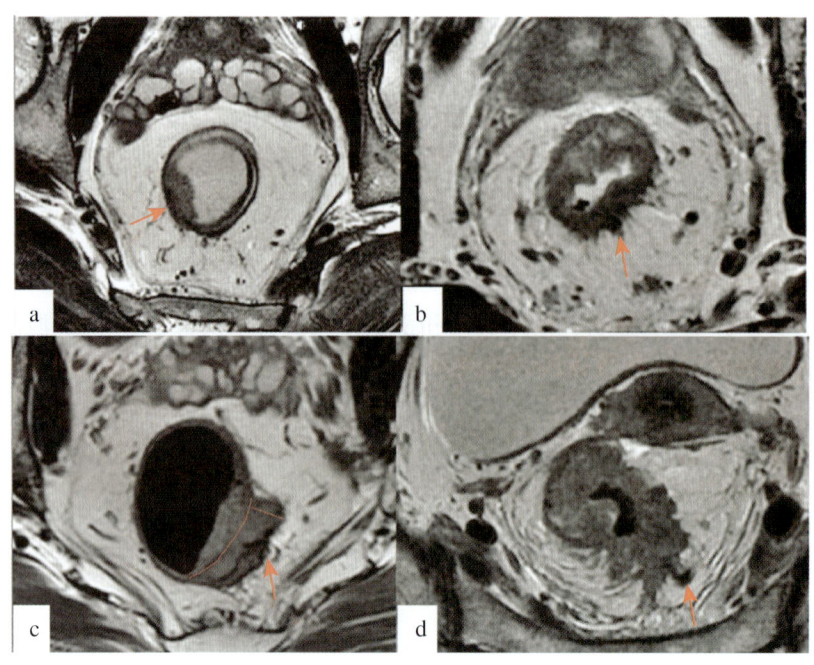

图 4-5 直肠癌分期诊断

a. 直肠癌形成软组织结节限于固有肌层内，固有肌层外缘光滑完整；b. 直肠癌侵出固有肌层，外缘形成结节样突起；
c. 肿瘤侵出固有肌层形成软组织肿物，红色弧形线为固有肌层假想连续线，垂直测量肿瘤侵出外缘与固有肌层距离 > 10 mm；
d. 直肠癌侵出固有肌层外形成软组织肿物，并侵入相邻血管内形成癌栓，即称为壁外血管侵犯

（二）肝肿瘤影像诊断

腹部盆腔 MDCT 平扫及增强扫描是肝病变首选影像诊断方法。鉴于放射性辐射剂量的限制，需完成碘造影剂注射后约 30 秒扫描动脉期以及约 60 秒扫描门脉期。上腹部 MRI 需 T2 加权脂肪抑制及非脂肪抑制图像、DWI 成像以及 T1 加权平扫动态增强图像。可根据扫描设备硬件条件，对于肝重复扫描 4～6 次以完成动态增强扫描。当诊断存在疑问时，国内外诊断治疗指南推荐应用肝细胞特异性对比剂增强 MRI 诊断肝细胞肝癌或肝转移瘤等。

肝良性病变主要包括：肝血管瘤、肝囊肿、肝脓肿、肝局灶性增生结节、肝硬化、脂肪肝等；肝恶性病变主要包括肝细胞肝癌、肝胆管细胞癌、肝转移瘤等。

本章内容仅就肝血管瘤、肝细胞肝癌和肝转移瘤进行重点影像诊断和鉴别诊断讲解。

1. 肝海绵状血管瘤影像诊断　病理特征是，肿瘤由大小不等的血窦组成，内表面衬以上皮细胞，间杂以纤维和黏液基质。

绝大多数肝海绵状血管瘤患者并无症状，由超声、CT 或 MRI 影像检查发现。

肝海绵状血管瘤影像特征与其病理特征密切相关。典型影像表现是：肿瘤多数呈圆形或类圆形，边界清楚；平扫 CT 呈低密度，T2 加权相呈显著高信号，可称为"高灯现象"，动脉期边缘结节样强化；门脉期及延迟期逐渐向病变中心填充，可称为"快进慢出"。三期动态增强扫描中，大多数海绵状血管瘤中心存在造影剂不完全填充的可能性。长径小于 1.0 cm 的肝海绵状血管瘤，动脉期可呈现弥漫性强化，门脉期及延迟期仍持续强化。

2. 肝细胞肝癌影像诊断　乙肝肝硬化是肝细胞肝癌主要病因之一。乙肝病毒长期作用下肝小叶重构形成再生结节，再生结节细胞异型即转变为低级别或高级别不典型增生结节；同时肿瘤动脉血管形成，门脉期血供减少。肝细胞肝癌的影像特征与病理特征密切相关，典型影像特征是：动脉期不均匀强化；门脉期及延迟期肿瘤血供弱于周围肝实质。可称为"快进快出"。但

因肿瘤动脉血管增加和门脉血供减少并不平行匹配，可能导致多种不典型表现包括动脉期不强化以及门脉期未见明确廓清等。

鉴于此，肝细胞特异性造影剂应运而生，研究发现，正常肝细胞表面存在 OATP1B3 和 OATP8 的同义突变 OATP 有机阴离子转运多肽。OATP 族受体将 Gd-EOB-DTPA，即为肝细胞特异性造影剂，转运至正常肝细胞内，非正常肝细胞均无造影剂转入。不典型增生结节、早期肝癌及进展期肝癌细胞表面 OATP 族受体存在逐渐减少的趋势。因此，肝细胞特异性造影剂增强扫描肝胆期显示不典型增生结节、早期肝癌及进展期肝癌存在信号低于相邻肝实质的特征。联合增强扫描动脉期强化、门脉廓清及肝胆期不吸收造影剂的影像特征，将肝细胞肝癌影像诊断准确性显著提高。

3. 肝转移瘤影像诊断（图 4-6） 肝转移瘤重点在于合理选择影像方法准确诊断、评价非手术治疗效果和随访筛查转移复发。综合准确性、敏感性、特异性、普及性以及可重复等多项指标，国内外诊断治疗指南首选推荐 MDCT 平扫及增强完成诊断。肝细胞特异性造影剂增强 MRI 联合 DWI 诊断转移瘤准确性最高，是 MDCT 影像诊断存疑时的最佳确诊方案。相对 MRI 而言，肝部手术中超声造影操作技术水平要求高，并非无创性诊断方法。另外，PET/CT 不被推荐为首选诊断方法。

肝多发转移瘤更为常见，单发转移瘤少见。肝转移瘤主要影像特征为圆形或分叶状，边界不清楚，密度不均匀；MRI-T2 加权相信号不均匀高于周围肝实质，DWI 相信号高于周围肝组织；增强扫描动脉期可见肿瘤边缘强化，也可仅有肿瘤强化，但强化程度低于周围肝实质。

在临床实践与研究中，肝转移瘤治疗效果评价仍需依据于实体肿瘤疗效评价标准（Response Evaluation Criteria In Solid Tumors，RECIST），其优势在于评价客观，主观偏倚最小，多中心研究已达成一致性结果。

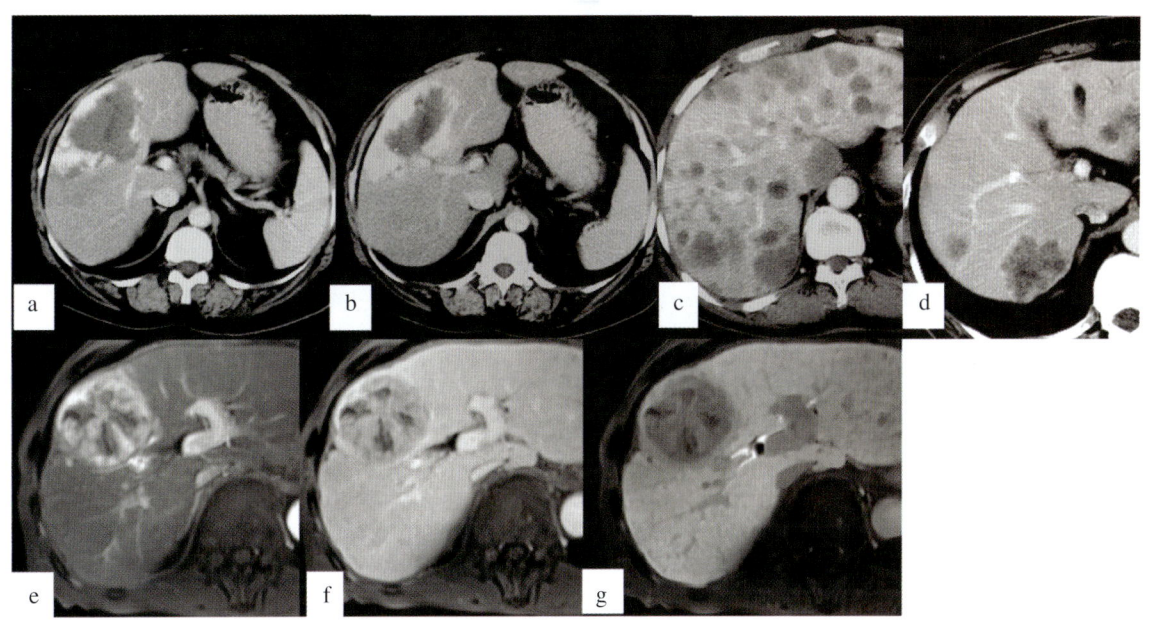

图 4-6 肝转移瘤影像诊断

a. 肝血管瘤增强扫描动脉期可见边缘结节样强化；b. 门脉期造影剂向病变中心填充；c. 肝多发转移瘤，大小不等、强化程度低于周围肝实质；d. 肝多发转移瘤，较大结节呈分叶状；e. 肝细胞肝癌于增强扫描动脉期呈现明显不均匀强化，f. 门脉期强化程度低于周围肝组织实质；g. 肝细胞特异性造影剂注入后 20 分钟扫描，正常肝细胞强化，肝细胞肝癌呈现弱强化低于周围肝组织

（三）胆管癌和胰腺癌影像诊断

腹部盆腔 MDCT 平扫及增强扫描是胰腺癌及胆管癌首选影像诊断方法，但需根据 1 mm 高分辨率轴位扫描图像完成矢状位及冠状位重建。上腹部 MRI 需 T2 加权脂肪抑制及非脂肪抑制图像、DWI 以及 T1 加权平扫动态增强图像。MRCP 用于显示肝内外胆管、胆囊及胰管狭窄或扩张等，但不能单独完成确定疾病性质诊断。ERCP 和超声胃镜检查更倾向于获取组织活检以明确病理诊断。

良性胆管病变主要有胆管结石、急性或慢性胆管炎、免疫相关胆管炎等；恶性胆管病变包括胆管癌以及胆管内乳头状肿瘤（intraductal papillary neoplasm of bile duct，IPNB）等。良性胰腺病变主要有急性胰腺炎、慢性胰腺炎、免疫相关胰腺炎、假性胰腺囊肿等；胰腺恶性病变主要有胰腺癌、胰腺浆液囊性肿瘤、胰腺黏液性囊性肿瘤，以及胰腺胆管内乳头状囊性肿瘤（intraductal papillary mucinous neoplasm，IPMN）等。

胆管癌主要影像特征（图 4-7 a、b）：局限性胆管壁增厚、管腔不规则狭窄、胆管壁持续强化；继发上游胆管轻度扩张；胆管癌可侵犯周围肝组织形成软组织肿物；常出现淋巴结及肝内转移。

胰腺癌主要影像征象（图 4-7 c、d）：于 MDCT 平扫图像呈低密度，或于 T1 加权像平扫图像呈现低信号；T2 加权相呈现稍高信号；DWI 呈高信号；增强扫描显示强化程度低于周围正常胰腺实质；胰腺癌阻塞胰管导致上游胰管扩张、胰腺萎缩，甚至胰腺炎症并形成假性胰腺囊肿；发生于胰腺头部癌侵犯胆总管，继发上游胆管扩张；胰腺癌易侵犯相邻动、静脉血管，甚至形成癌栓等。

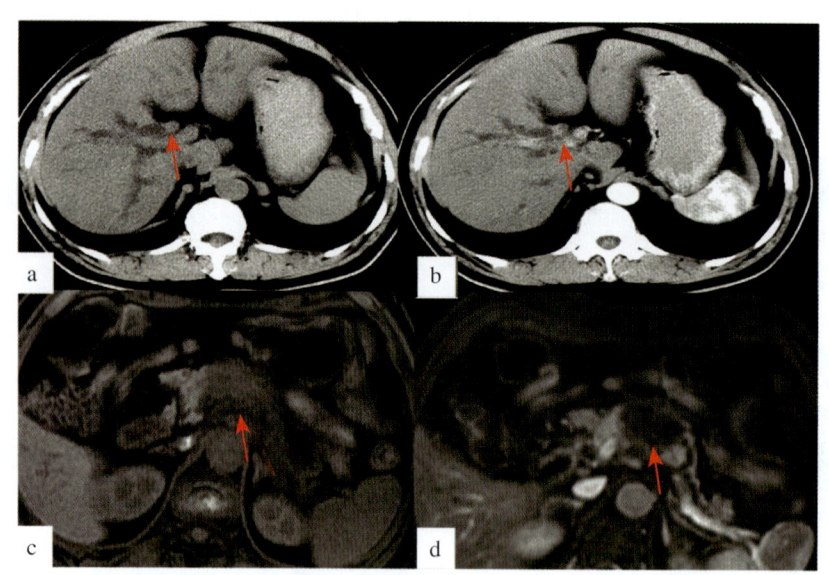

图 4-7 胆管癌及胰腺癌主要影像征象

a. 肝门部胆管管腔内软组织肿物形成，继发肝内胆管扩张；b. 增强扫描可见肿物明显强化；c. 胰腺体部于 MRI-T1 平扫呈低信号团块突出于胰腺之外；d. 增强扫描可见软组织肿物强化程度低于周围胰腺实质

整合思考题

1. 食管癌、胃癌和结直肠癌原发灶诊断的首选影像检查方法分别是什么？病灶的影像特征包括哪些？
2. 对于胰腺癌和胆管癌，不同影像方法的诊断价值有何不同？

（王　屹　审校：何　为）

参考文献

[1] 上海市抗癌协会胃癌专业委员会,中国人体健康科技促进会胃肠肿瘤专业委员会.侵犯邻近脏器的进展期胃癌的临床诊疗中国专家共识(2024年版).中国癌症杂志,2024,34(5):517-526.

[2] 国家卫生健康委员会医政司,中华医学会肿瘤学分会.国家卫生健康委员会中国结直肠癌诊疗规范(2023版).中华胃肠外科杂志,2023,26(6):505-528.

[3] 中华人民共和国国家卫生健康委员会医政司.原发性肝癌诊疗指南(2024年版).中国普通外科杂志,2024,33(4):475-530.

[4] 中华人民共和国国家卫生健康委员会医政医管局.胰腺癌诊疗指南(2022年版).中华消化外科杂志,2022,21(9):1117-1136.

[5] 中华医学会外科学分会胆道外科学组,中国医师协会外科医师分会胆道外科专业委员会.胆囊癌诊断和治疗指南(2019版).中华外科杂志,2020,58(4):243-251.

[6] Muro K, Lordick F, Tsushima T, et al. Pan-Asian adapted ESMO Clinical Practice Guidelines for the management of patients with metastatic oesophageal cancer: a JSMO-ESMO initiative endorsed by CSCO, KSMO, MOS, SSO and TOS. Ann Oncol, 2019, 30 (1): 34-43.

[7] Wang FH, Zhang XT, Tang L, et al. The Chinese Society of Clinical Oncology (CSCO): Clinical guidelines for the diagnosis and treatment of gastric cancer, 2023. Cancer Commun (Lond), 2024, 44 (1): 127-172.

[8] Marano L, D'Ignazio A, Cammillini F, et al. Comparison between 7th and 8th edition of AJCC TNM staging system for gastric cancer: old problems and new perspectives. Transl Gastroenterol Hepatol, 2019, 4: 22.

[9] Chen L, Hu H, Yuan Y, et al. CSCO guidelines for colorectal cancer version 2024: Updates and discussions. Chin J Cancer Res, 2024, 36 (3): 233-239.

[10] Argilés G, Tabernero J, Labianca R, et al. ESMO Guidelines Committee. Electronic address: clinicalguidelines@esmo.org. Localised colon cancer: ESMO Clinical Practice Guidelines for diagnosis, treatment and follow-up. Ann Oncol, 2020, 31 (10): 1291-1305.

[11] Weiser MR. AJCC 8th Edition: Colorectal Cancer. Ann Surg Oncol, 2018, 25 (6): 1454-1455.

[12] Horvat N, Carlos Tavares Rocha C, Clemente Oliveira B, et al. MRI of Rectal Cancer: Tumor Staging, Imaging Techniques, and Management. Radiographics, 2019, 39 (2): 367-387.

[13] Nougaret S, Reinhold C, Mikhael HW, et al. The use of MR imaging in treatment planning for patients with rectal carcinoma: have you checked the "DISTANCE"? Radiology, 2013, 268 (2): 330-44.

[14] Miller FH, Lopes Vendrami C, Hammond NA, et al. Pancreatic Cancer and Its Mimics. Radiographics, 2023, 43 (11): e230054.

[15] Lopes Vendrami C, Thorson DL, Borhani AA, et al. Imaging of Biliary Tree Abnormalities. Radiographics, 2024, 44 (8): e230174.

第五章 食管疾病

第一节 胃食管反流病

学习目标

- **基本目标**
  1. 熟练复述胃食管反流病的定义、发病机制、临床表现。
  2. 概括列举胃食管反流病的诊断及鉴别诊断。
  3. 列举胃食管反流病的治疗原则。
  4. 陈述胃食管反流病的并发症、检查方法。
  5. 列举胃食管反流病的内镜治疗和外科手术治疗。

- **发展目标**
  1. 通过对胃食管反流病理论知识的学习,能够与临床实践相结合。
  2. 概括食管源性胸痛的鉴别诊断。
  3. 深入理解胃食管反流病的症状及发病机制的异质性。
  4. 理解胃食管反流病治疗原则中的慢性病管理的特质。
  5. 了解胃食管反流病相关检查在临床诊治中的应用原则。
  6. 充分认识胃食管反流病对患者生活质量的影响以及精神心理因素对胃食管反流病长期管理中的影响。
  7. 基于教科书和医学专著,阅读相关综述和指南,进行部分内容的自学,以及知识拓展。

【主要知识】
1. 胃食管反流病的流行病学、定义及分类。
2. 胃食管反流病的发病机制,其中下食管括约肌功能障碍是其主要机制;发病相关因素。
3. 胃食管反流病的食管病理表现。
4. 胃食管反流病的辅助检查、诊断及鉴别诊断。
5. 胃食管反流病的治疗及预后。

【概述及流行病学】

胃食管反流病（gastroesophageal reflux disease，GERD）指胃十二指肠内容物反流进入食管引起的相关症状和（或）并发症。典型症状包括烧心和反流，不典型症状包括胸痛、嗳气、腹胀、吞咽困难等；GERD患者也可以发生咽喉、呼吸系统等食管外的相关症状。GERD这一疾病概念中包括了两个方面，一是与胃食管反流这一病生理过程相关的症状，二是胃食管反流导致的组织学损伤，即食管黏膜炎症损伤，内镜下可见食管黏膜破损，甚至溃疡形成，并可出现食管狭窄、出血等并发症，也可导致食管上皮结构改变形成Barrett食管，并可能发生食管腺癌。目前，根据患者的症状和内镜检查的食管黏膜表现，GERD分为非糜烂性反流病（non-erosive reflux disease，NERD）（存在反流相关症状，内镜下未见食管黏膜破损）、反流性食管炎（reflux esophagitis，RE）（内镜下可见食管远段黏膜破损）和Barrett食管（Barrett esophagus，BE）（食管远段鳞状上皮被柱状上皮取代）三种临床类型。三种类型之间的相互关系及发展演变尚需要进一步研究。

GERD是消化系统常见病、多发病，在消化专业门诊就诊患者中占较高比例。但由于在GERD相关症状中包括多系统症状，所以，GERD患者可能以胸痛为主要表现就诊于心内科，也可能以慢性咽喉炎等表现就诊于耳鼻喉科，或以咳嗽、哮喘表现等就诊于呼吸科。

GERD在西方发达国家的发病率较高。随着亚洲及我国人群的饮食结构和生活方式的变化，GERD的发病率呈逐渐增加趋势。我国的人群的流行病学调查显示，每周至少1次烧心症状的人群患病率为1.9%～7.0%。随着年龄的增长，GERD的发病率增加，发病高峰年龄为40～60岁。有调查显示，社区人群普查的反流性食管炎检出率为1.9%。Barrett食管的发病率较低，包括我国在内的亚洲地区低于西方发达国家，食管腺癌的发病率呈同样特征。

目前较为公认的GERD的危险因素除年龄外，还有吸烟和肥胖，可能的相关发病因素也涉及非甾体抗炎药等药物、嗜酒、社会因素、遗传因素、心理因素等。

【病因和发病机制】

（一）发病机制

GERD的发病与多种因素有关，其中最重要的是食管胃连接部抗反流屏障功能减弱。

1. **抗反流屏障减弱** 食管胃连接部位于横膈膜水平，该节段形成的高压带能有效阻止胃内容物向食管的反流。参与形成高压带的解剖结构包括下食管括约肌（lower esophageal sphincter，LES）、膈肌脚、膈食管韧带、His角等。膈肌具有一定的弹性和张力，对食管具有挤压作用；食管穿过膈肌进入腹腔的食管节段受腹腔压力的影响通常处于萎陷状态；膈食管韧带的固定牵拉及胃底膨胀形成的His角如同活瓣。与上述结构共同形成抗反流屏障。LES为增厚的环行肌，组织学上与其他括约肌不同，但具有括约肌的增压功能，是抗反流屏障的重要组成部分。LES在非吞咽状态下具有一定的静息压力，正常人静息时LES压力为10～30 mmHg，比胃内压高5～10 mmHg，防止胃内容物向食管反流。吞咽发生后，LES压力降低，允许食团通过，但其松弛持续时间适当，仍维持一定的最低松弛压，从而可以避免胃内容物向食管反流。但若LES静息压力下降，明显低于正常值，则处于正压的胃腔与处于负压的食管之间形成反向的压力梯度，胃内容物会向食管反流。因此，LES静息压力下降可导致胃食管反流。但在GERD发生机制中更重要的是一过性LES松弛（transient lower esophageal sphincter relax，TLESR），也就是在无吞咽动作的状态下，LES的压力突然下降，至少持续10秒，其最低松弛压更低甚至达到负值，使胃和食管形成共腔，从而发生胃食管反流事件。

影响LES压力的因素较多：过饱饮食、高脂食物、吸烟、饮酒、巧克力和咖啡可降低LES压力。而蛋白质饮食可增加LES压力。某些药物也会降低LES压力，如钙通道阻滞剂、胆碱受体拮抗剂、吗啡、镇静剂如地西泮等药物。通过动态食管压力测定和食管反流监测发现，餐后患者TLESR的频率会增加4～5倍，餐后状态发生的TLESR伴随胃食管反流的现象高于空腹，这可能是 GERD 患者餐后症状较多的原因。

食管裂孔疝是食管胃连接部（EGJ）的结构异常，也是 GERD 的重要发病原因之一。食管裂孔疝是指食管胃连接部近端移位通过膈食管裂孔进入胸腔。食管裂孔疝可以是先天性的，如膈肌发育缺陷等，或由于膈食管韧带薄弱、断裂所致；也可能与长期腹内压增高如肥胖、妊娠、慢性便秘有关。食管裂孔疝患者更易患 GERD，其反流发生频繁且食管暴露与反流物的时间更长；更容易患有严重的食管炎，且更容易反复出现食管黏膜的破损。食管裂孔疝导致 GERD 的机制主要与 LES 屏障功能减弱有关。食管裂孔疝的患者食管胃连接部上移至胸腔内，LES 和膈肌脚分离，膈裂孔增大，膈食管韧带的支撑作用被削弱，原有的抗反流屏障结构不能相互辅助形成正常的高压带。食管裂孔疝是 GERD 发展并加重的持续因素。

2．食管防御机制减弱　食管防御机制包括黏膜的防御功能及食管的廓清能力。正常食管黏膜上皮完整的结构、表面黏液层、疏水层和表面碳酸氢盐浓度可维持食管腔至上皮表面的 pH 梯度。食管黏膜的复层鳞状上皮结构和细胞间的紧密连接能防止 H^+ 逆弥散进入上皮下、细胞内和细胞间隙从而防止上皮细胞受损。完整充沛的黏膜血流可供应黏膜充分的营养，保证上皮细胞的修复和更新，调节组织的酸碱平衡，清理有毒代谢产物。研究发现，GERD 患者的食管上皮细胞间隙扩大，甚至在 NERD 患者中也存在相关改变，这种异常与患者烧心症状存在相关性。并可能与食管的高敏感性相关，高敏感的患者在胃食管反流发生时，更容易出现烧心等不适症状。

在正常人群中也会发生胃食管反流现象。而食管可以对反流物进行有效清除。一方面在反流后食管出现继发蠕动，将反流物清除进入胃内，即所谓物理清除。正常人在反流发生时只需 1～2 次食管继发性蠕动即可排空几乎所有的反流物。另一方面，唾液腺分泌的含有丰富碳酸氢盐的液体可以中和氢离子以减少胃酸对食管上皮的损伤作用，这种中和作用即为化学清除。

约 50% 的 GERD 患者存在食管运动障碍，因此食管廓清能力下降。GERD 患者均存在不同程度的蠕动减弱、中断，反流物更容易滞留于食管中，导致食管黏膜暴露于反流物的时间延长，频度增加，则食管黏膜受损的程度更为严重。正常情况下，食管远段的腔内 pH 为 6～7，若 pH 降至 4 以下则被认为发生了酸反流。

反流物中的胃酸/胃蛋白酶是导致食管黏膜损伤的主要攻击因子，也包括胃蛋白酶、胆盐和胰酶（胰蛋白酶、胰脂肪酶）等。食管黏膜受损程度与反流物与食管黏膜的接触时间长短密切相关。随着酸反流事件频率的增多和食管远段酸暴露时间延长，反流及烧心症状会加重。胆汁可增加食管黏膜的通透性，胆汁中卵磷脂被胰液中的卵磷脂 A 转变为溶血卵磷脂，可损伤食管黏膜引起食管炎。

3．食管敏感性增高　食管的内脏高敏感是指食管对刺激的感受性增强的现象。同样强度的酸刺激或压力刺激，GERD 患者感受到的不适比健康人更强烈。使 GERD 患者产生不适的食管刺激强度明显低于健康人。对 GERD 患者和健康人进行食管气囊扩张研究，发现 GERD 患者较健康人对食管扩张的感觉阈值明显下降，提示 GERD 患者存在内脏高敏感现象。部分 GERD 患者，尤其是 NERD 患者，对机械扩张刺激、酸刺激的感受阈值明显低于健康对照者。这种食管内脏高敏感现象与外周感觉信号的产生、传递过程乃至中枢的信号处理过程异常均可能有关。

4．胃十二指肠因素　胃排空延迟、胃腔内高压后胃内压力超过 LES 的压力可能导致胃食管反流发生。研究也显示，当胃内压力升高后 TLESR 的发生更频繁。胃排空延迟者如糖尿病胃轻瘫，或十二指肠溃疡球部狭窄患者常见反流性食管炎的表现。胃 - 幽门 - 十二指肠的动力协调性也会影响胃食管反流的发生。

5．遗传因素　遗传因素在 GERD 发病中可能起一定作用。GERD 症状有家族聚集的现象，同卵双生子同时患病的概率较高。

6．精神心理因素　GERD 患者精神心理障碍发生率如焦虑、抑郁等明显高于正常人群。伴有焦虑、抑郁的 GERD 患者对症状的感受更重，生活质量也较差。存在精神心理应激者 GERD

症状可能会加重。

（二）GERD 的影响因素

1．系统性疾病　糖尿病、帕金森病、系统性硬化症及红斑狼疮等结缔组织病，甲状腺功能减低、淀粉样变性等疾病患者的 GERD 发病率较高，其食管炎症程度往往较重，也不易在治疗后愈合。高胃酸分泌的疾病如促胃液素瘤患者易发生 GERD。

2．高腹压状态，如妊娠、腹水、腹部肿瘤等加重 GERD 症状。

3．肥胖　多年研究表明：肥胖是 GERD 患病的独立危险因素。肥胖人群的 GERD 发生率高，食管炎检出率也较高。

4．生活方式　吸烟、饮酒、高脂饮食、高盐饮食、过饱饮食等均可能诱发或加重 GERD 症状。体育锻炼和高纤维素饮食可能对 GERD 症状的发生有保护作用。浓茶、咖啡等也有可能影响 GERD 症状发生。

5．药物　可以降低 LES 压力的药物均有可能导致 GERD 症状，如钙拮抗剂、镇静药如地西泮（安定）、胆碱受体拮抗剂等，交感神经兴奋剂如肾上腺素、茶碱、硝酸酯类等。

【反流性食管炎的病理学特征】

反流性食管炎的大体改变（胃镜下观察）与病因、持续时间以及病程长短等因素有关，可表现为糜烂性食管炎（erosive esophagitis）或非糜烂性反流病（non-erosive reflux disease）。大部分病例表现为糜烂性食管炎，早期可见食管黏膜充血，呈红斑和红色条纹改变，病变进一步发展，出现食管黏膜糜烂和溃疡。

（一）食管黏膜炎症表现

反流性食管炎的主要组织学特点如下（图 5-1）。①食管鳞状上皮内炎性细胞浸润：浸润的炎性细胞主要为嗜酸性粒细胞、中性粒细胞和淋巴细胞；②食管鳞状上皮基底细胞增生：正常食管鳞状上皮基底细胞层不超过鳞状上皮全层厚度的 15%，如果基底细胞超过上皮总厚度的 20% 以上，则认为是基底细胞增生；③固有膜乳头延长：正常食管黏膜固有膜乳头基底到上皮表面的距离不超过上皮厚度的 2/3，如果超过 2/3 即为固有膜乳头延长；④固有膜乳头血管湖：固有膜乳头毛细血管扩张和出血，形成血管湖。

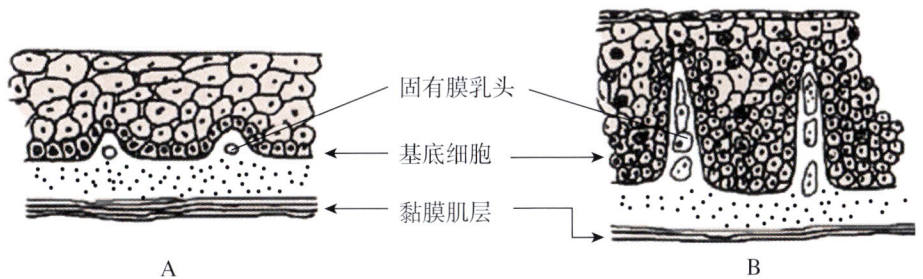

图 5-1　反流性食管炎组织学特点模式图

A．正常食管黏膜；B．反流性食管炎

（修改自 Robin Basic Pathology，2017）

（二）Barrett 食管的病理学特点

胃食管反流病患者的食管远段上皮会发生改变。食管胃连接部口侧的食管上皮由鳞状上皮转变为柱状上皮，称之为 Barrett 食管。

肉眼观，内镜下 Barrett 食管黏膜呈橘红色，可伴天鹅绒样外观，在正常食管黏膜的灰白色背景上呈补丁状、岛状或环状分布，单发或多发。

组织学上，病变处食管黏膜的鳞状上皮被化生的柱状上皮所取代。Barrett 食管的化生上皮有如下三种组织学类型。①胃底型：似胃底黏膜，含有胃黏膜表面上皮、胃小凹、壁细胞、主细胞；②贲门型：与贲门腺相似，有胃小凹和黏液腺，无主细胞和壁细胞；③肠化型：为化生的肠型黏膜，表面有微绒毛和隐窝，杯状细胞是特征性细胞（图5-2）。这3种类型的化生上皮都可以发生异型增生，并有恶变为食管腺癌的风险。

（三）食管腺癌的病理学特征

肉眼观，早期食管腺癌可表现为不规则小结节或斑块状病变，其周围可见红色的Barrett食管病变或反流性食管病变。进展期食管腺癌可呈缩窄型、息肉样、蕈伞型、溃疡型、弥漫浸润型。

组织学上，需要对食管腺癌进行组织学分型及分级。①组织学分型：食管腺癌分为管状腺癌、乳头状腺癌、黏液腺癌、印戒细胞癌等组织学类型，这些类型常混合存在。②组织学分级：AJCC（the American Joint Committee on Cancer）第8版中将食管腺癌分为3级。1级（高分化），＞95%的肿瘤细胞形成分化较好的腺体结构，预后较好；2级（中分化），50%～95%的肿瘤细胞形成腺样结构（图5-3）；3级（低分化），＜50%的肿瘤细胞形成腺样结构，预后较差。

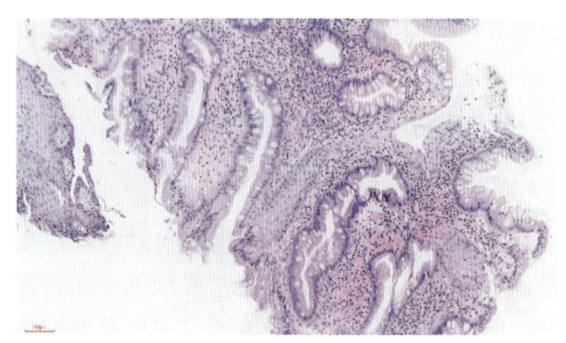

图 5-2　Barrett 食管
食管下段黏膜的鳞状上皮被化生的肠上皮所取代

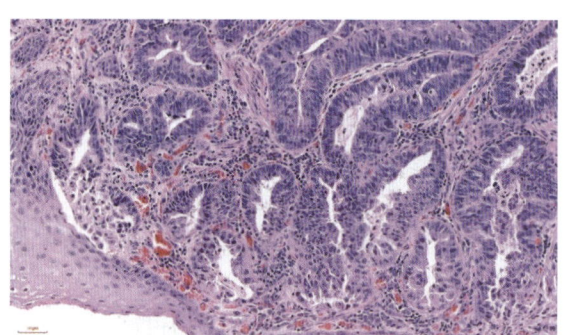

图 5-3　食管的中分化管状腺癌

【临床表现及并发症】

GERD的临床表现多样，有反流（reflux，regurgitation）本身的症状：如反食、反酸、嗳气、反胆汁；可以有反流刺激导致的症状：如烧心（heartburn）、胸痛、吞咽困难、吞咽疼痛等；也可能会有反流并发症相关的症状：如食管黏膜破损及反流性食管炎、食管狭窄相关的吞咽困难，消化道出血；也可能会发生食管外的症状，如慢性咳嗽、哮喘、慢性咽喉炎等。GERD患者也容易重叠其他消化道的症状，如便秘、消化不良，以及肠易激综合征等下消化道问题；GERD患者的精神心理症状同样不容忽视，如焦虑、抑郁及睡眠障碍等。

GERD患者典型的症状为反流及烧心，可作为诊断的判断基础。

（一）食管症状

1. 反流症状　指胃内容物向咽部或口腔方向流动的感觉，胃内容物包括胃内的食物，胃液以及十二指肠反流进入胃内的液体。如患者感觉到反流物为酸性，也称之为反酸（acid reflux）。反流多在餐后加重，因胃内压力升高的状态下，LES压力降低，胃食管形成共腔状态，更容易发生反流。卧位、弯腰、腹压增高时症状加重。嗳气也属于反流症状，为气体反流，当下食管括约肌松弛时，胃内气体溢出，也常伴有液体反流。

2. 食管刺激症状　烧心指胸骨后烧灼感，指胸骨剑突及胸骨下段自下而上出现的烧灼样的不适感觉，可一直延至咽喉部。反流物刺激食管黏膜内感觉神经末梢也可以导致胸痛及吞咽疼痛。由于反流刺激食管后可出现食管痉挛，出现发作性胸痛，位于胸骨后，可向后背发射，其过程与心源性胸痛难以鉴别。需加以关注。

(二)食管外症状

食管外症状包括反流性咳嗽综合征、反流性喉炎综合征、反流性哮喘综合征及反流性牙侵蚀综合征等。20%~40%的慢性非特异性咳嗽与GERD相关,刺激性咳嗽甚至可能是患者的主要症状。GERD相关的哮喘往往无季节性,无明确过敏原,成年后起病多见,夜间发作较多。GERD相关的咽喉部表现多种多样,如咽部异物感、咽喉疼痛、声音嘶哑、鼻窦炎、中耳炎等。症状反复发作,按呼吸系统疾病及耳鼻喉科疾病治疗无明显效果是这类患者的突出特征。患者可能会发生肺纤维化、反复肺部感染、声带息肉的严重后果。反流物侵蚀牙齿可引起龋齿。

GERD不仅参与上述疾病的发病过程,也有可能与一些疾病互为因果,如睡眠呼吸暂停等。

(三)GERD并发症表现

食管受反流物损伤发生食管黏膜组织学损害形成食管炎,严重者可导致消化道出血及食管狭窄。食管远段黏膜上皮柱状改变形成Barrett食管,少数转化为食管腺癌。

(四)消化道重叠症状

患者可出现多种消化不良及下消化道症状,重叠功能性消化不良及肠易激综合征,功能性便秘的比例高于健康人群。

(五)精神心理问题

通过对GERD患者的评估发现。反流症状对患者的生活质量有明显影响,反流症状严重者生活质量更差,而并存精神心理问题者的生活质量也较差,这类患者往往倾向于更多用药,GERD症状控制不满意。GERD的睡眠质量较差,一方面与夜间反流有关,另一方面也受精神心理异常的影响。

【辅助检查】

对GERD患者的辅助检查包括有无反流的检查、有无反流并发症的检查、排除其他疾病的检查。

(一)上消化道内镜

胃镜检查有助于评估有无反流性食管炎、食管狭窄、Barrett食管、食管肿瘤等,并排除有无其他继发性反流的疾病,如消化性溃疡幽门梗阻、肿瘤等。还可以评估有无食管裂孔疝等。值得注意的是,食管的炎症还有可能是其他原因导致的,如药物、霉菌、腐蚀性等。

1. 反流性食管炎的严重程度评估 常用洛杉矶分类法分级(图5-4)。

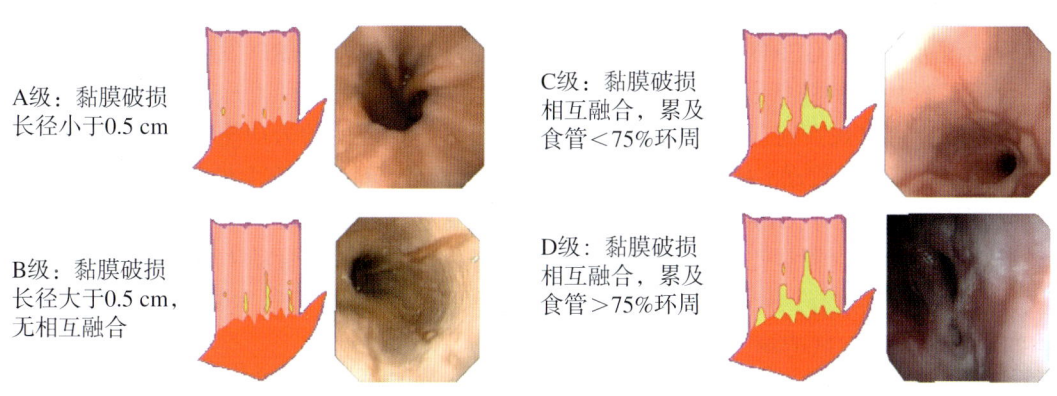

图5-4 反流性食管炎分级

正常:食管黏膜无破损
A级:食管黏膜有破损,病灶长径 < 5 mm
B级:食管黏膜破损,病灶长径 > 5 mm,但无相互融合
C级:食管黏膜破损且有融合,范围 < 食管周径的75%

D级：食管黏膜有破损且有融合，范围＞食管周径的75%

2．BE内镜下表现　发生BE时齿状线（食管鳞状上皮与柱状上皮的交界线）向口侧移位。在内镜下，这种位移可以是食管全周的、局部的或岛型的。

按照化生的柱状上皮长度可分为：长段BE，化生上皮累及食管全周且长度≥3 cm；短段BE，化生上皮未累及食管全周或累及食管全周，但长度1～3 cm。结合食管病理检查可确诊。

我国最新共识认为：病理证实食管下段的正常复层鳞状上皮被化生的柱状上皮所取代，长度≥1 cm，可伴或不伴有肠化生。其中伴有肠化生者属于食管腺癌的癌前病变。

（二）食管24小时pH-阻抗监测

将监测传感器经鼻置入于食管下段，食管内H^+的浓度变化转化为电信号记录在记录仪中再通过计算机分析，监测进行的24小时内包括进食及睡眠过程，食管内监测点的pH＜4认为存在酸反流，根据反流的次数，持续的时间占比等综合判断有无病理性酸反流。一般以DeMeester评分作为判断标准。DeMeester评分14.72～50为轻度酸反流，51～100为中度酸反流，＞100为重度酸反流。一些临床研究采用全天食管pH＜4的时间占4.2%作为判断异常酸反流的标准。

近年来，阻抗技术对食管腔内电阻值进行监测，可以鉴别液体反流及气体反流，与pH监测联合分析，可以检测区分酸反流（pH＜4的反流）、弱酸反流（pH绝对值下降1.0单位，但是pH最低4～7）及非酸反流（pH维持＞7，且绝对值变化不超过1.0单位）。食管pH-阻抗监测较单纯pH监测的敏感性更高。对非酸反流相关症状的判断，特别是抑酸治疗后症状缓解不佳者更具有意义。

食管24小时反流监测不仅可以判断有无反流，还可以判断患者的症状与客观反流之间的相关性，应用症状指数（SI）、症状相关概率（SAP）等参数。SI＞50%或SAP＞95%表明症状与反流存在时间上的序贯性和相关性。某些患者并无病理反流，但由于存在内脏高敏感，其症状与反流的发生相关，为反流高敏感（reflux hypersensitivity，RH）。而功能性烧心（functional heartburn，FH）患者的症状与监测到的反流的发生之间并没有时间上的序贯性和相关性。

食管反流监测可作为外科手术前的适应证判断以及术后的疗效评估方法。对于抗反流治疗效果不满意的患者，食管及胃内的pH监测还可以分析抗反流药物效果不佳的原因。

近年来，监测技术不断更新，食管无线pH监测技术已经应用于临床，通过内镜将监测探头固定于食管远段，可以进行更长时间的监测，避免监测导管对受检者咽喉的刺激以及生活的干扰。

（三）食管高分辨测压

食管测压可以判断GERD患者反流发生的食管动力学基础即GERD发生的病生理机制。食管测压可以了解LES的静息压力和吞咽时的松弛压，通过LES和膈肌高压带的位置关系判断有无食管裂孔疝，可以观察到有无TLESR。还可以分析食管体部的动力功能状态，有无食管动力异常。可以鉴别其他食管动力障碍性疾病如贲门失弛缓症或其他食管痉挛性疾病。

食管测压的结果对于GERD的治疗方案制订有重要意义，单纯的LES功能障碍可以选择胃镜下治疗，而较大的食管裂孔疝则应考虑外科手术修复，同时，食管动力状况的明确也有助于外科医生明确术式的选择。

（四）X线食管钡剂造影

X线食管钡剂造影能发现食管溃疡或狭窄等病变，但对较浅的黏膜损伤敏感性较差。检查时通过体位变化等发现钡剂的反流现象，敏感性不高。但对食管裂孔疝的形态学显示比较直观，对排除贲门失弛缓等食管痉挛性疾病有一定意义。GERD专家共识中不推荐食管钡剂造影作为GERD的常规诊断方法。但因其方法简单、易行，设备及技术要求均不高，很多基层医院仍在广泛开展。

（五）唾液胃蛋白酶检测

胃蛋白酶是由胃主细胞分泌的胃蛋白酶原转变而来，其在食管或者更近端部位如咽喉、气道的出现提示了胃食管反流的存在。Sifrim 等研究发现 GERD 患者的唾液胃蛋白酶的浓度明显高于功能性烧心患者。该方法简便、快捷、无创，可用于判断有无 GERD。

【诊断及鉴别诊断】

(一) GERD 诊断

1. 症状诊断 根据典型的反酸烧心症状，初步作出 GERD 的诊断。

GERD 的里昂共识中指出：基于病史作出的诊断准确率有 70% 的灵敏性和 67% 的特异性。临床上可使用 GERD 问卷 (gastroesophageal reflux disease questionnaire，GERDQ)，通过患者对过去 1 周内烧心、反流、上腹痛、恶心、反流引起睡眠障碍、因反流症状使用非处方用药情况 6 个方面的评分，判断是否可诊断 GERD。当 GERDQ ≥ 8 分，对 GERD 诊断的敏感性为 64.4%，特异性为 71.4%；评分越高诊断准确性越高（表 5-1）。

表 5-1 GERDQ 评分表（选择过去 1 周内症状频率）

症状	症状频率分值			
	0 天	1 天	2~3 天	4~7 天
1. 您的胸骨后烧灼感（烧心）的频率	0	1	2	3
2. 您感到有胃内容物（液体或食物）向上返至咽喉或口腔（即反流）的频率	0	1	2	3
3. 您感到中上腹痛的频率	3	2	1	0
4. 您感到恶心的频率	3	2	1	0
5. 您因为烧心和（或）反流而影响睡眠的频率	0	1	2	3
6. 除医生建议服用的药物外，您为缓解烧心和（或）反酸而额外服用药物（如碳酸钙、氢氧化铝等抗酸剂）的频率	0	1	2	3

反流性疾病问卷 (reflux disease questionnaire，RDQ) 是以症状积分为主的病史调查，也可以作为 GERD 的初筛诊断。RDQ 计分标准按照烧心、反食、非心源性胸痛、反酸四种症状每周发生频率及发生程度计分。症状频率及症状程度计分最高 40 分。以 RDQ 积分 ≥ 12 分拟诊断为 GERD。

上述症状问卷也常用于关于 GERD 的临床研究，用于判断治疗效果。

2. 质子泵抑制剂 (proton-pump inhibitor，PPI) 试验治疗 质子泵抑制剂可以有效抑制胃酸分泌，是治疗 GERD 的主要用药。针对患者的反酸、烧心及胸痛症状应用足量的 PPI 后观察症状变化，若治疗后症状明显减轻（症状减轻 75% 或以上），则可诊断 GERD。该诊断方法主要用于有 GERD 相关症状，特别是胃镜检查未见食管黏膜破损病变的患者（即 NERD 患者）。一般 PPI 剂量为双倍剂量，如奥美拉唑 20 mg bid，雷贝拉唑 10 mg bid，或艾司奥美拉唑 20 mg bid。试验治疗疗程为 1 周或两周。对于食管外症状的试验治疗疗程可能需要延长。

PPI 试验治疗对 GERD 诊断的敏感性为 78%~82.5%，特异性为 40%~54%。

3. 内镜诊断 胃镜检查见食管黏膜破损一般可诊断反流性食管炎。但需要排除继发胃食管反流的疾病。新近的里昂共识认为，内镜下表现为重度食管炎（LA-C 和 LA-D 级）、Barrett 食管病变黏膜长度 > 1 cm、食管狭窄，满足以上任一条件可确诊为 GERD。而 LA-A 级食管炎可能无特异性，食管监测的病理性反流检出率并不高，且在健康对照组中有 5%~7.5% 在内镜下表现为 LA-A 级。由于内镜医师的观察异质性，内镜下表现为 LA-A 或 LA-B 级的患者，如需要抗反流手术，术前仍需行食管反流监测。

4. 病理性反流的诊断 食管 24 小时 pH 及阻抗监测可确定有无胃食管反流以及反流症状的

相关性。反流监测阳性可确定GERD诊断。反流未达到病理诊断标准，但症状与反流存在相关性，则诊断为高敏感食管，对抑酸治疗会有反应。

5.组织病理诊断　GERD患者一般不推荐常规活检病理检查，但对于Barrett食管且需要评估有无异型增生或癌变者需病理确定。

综上所述，GERD的诊断分临床拟诊和确诊两个层次。临床拟诊需要符合下列条件：①存在GERD相关症状（反流、烧心等）并且无继发性反流因素；②对疑为GERD症状经PPI试验治疗反应为有效且无继发性反流因素时。确诊GERD需要符合下列条件之一：①胃镜检查见典型反流性食管炎，无其他原因导致的食管炎症证据；②有GERD相关症状患者经胃镜检查未见食管黏膜异常，但食管监测见病理性反流；③食管外症状，有或无食管黏膜炎症，食管反流监测阳性，排除其他相关病因。

对于GERD患者诊断，需要尽可能明确其类型是反流性食管炎、非糜烂性胃食管反流病，还是存在Barrett食管，是否存在易发生胃食管反流的其他疾病，以便于制订个体化的治疗策略。

GERD诊断中辅助检查的选择要点：根据典型症状或GERDQ可初步诊断GERD。但我国属上消化道疾病特别是胃癌、食管癌的高流行地区，胃镜检查相对普及，费用不高，所以，我国的GERD诊治共识中建议，对于拟诊GERD的患者，应尽可能进行胃镜检查，判断食管黏膜有无破损并排除其他常见上消化道疾病，如消化性溃疡、胃癌、食管癌等。对于症状不典型的患者，以及治疗后症状缓解不明显的患者，为明确是否存在反流，则需要行食管反流监测，甚至食管测压，以判断有无反流、反流的特点、症状与反流的关系，并明确食管的动力状态，排除其他食管动力障碍性疾病。如考虑是否合并食管裂孔疝，有无合并其他系统性疾病，还需要进行相关排查。

（二）鉴别诊断

1．食管疾病

（1）食管癌：发生于食管鳞状上皮的肿瘤占大多数，早期无特异性症状，好发于中老年，晚期症状以渐进加重的吞咽困难为主要表现，胃镜检查及病理可明确诊断。

（2）贲门失弛缓症：为食管动力障碍性疾病，LES在吞咽时不能松弛，且食管体部缺乏推进行蠕动为特征，典型症状为吞咽困难、餐后呕吐，可伴有胸痛。由于部分患者伴有反流现象，有时会与GERD混淆。胃镜检查时可见食管内容物潴留；食管钡剂造影剂见钡剂通过贲门时缓慢，或潴留于食管中，使管腔扩张迂曲，严重者呈现"结肠型"食管影像；食管测压有特征性表现，并可根据食管测压表现分为不同亚型。

（3）其他食管动力障碍性疾病：如食管远段痉挛、食管流出道梗阻、Jackhammer食管等，常有胸骨后不适、疼痛及吞咽困难，往往在按GERD治疗后症状无缓解，食管测压检查可明确。

（4）其他原因食管炎：化学物质或药物损伤导致的食管炎往往有明确的病史。嗜酸粒细胞性食管炎经食管黏膜活检病理可确定诊断。霉菌性食管炎需要经内镜检查发现并经真菌检查证实。

（5）功能性食管疾病：在最新的功能性胃肠病罗马Ⅳ诊断标准中，食管功能性疾病中包括功能性烧心、功能性胸痛，以及食管高敏感等。这类患者易与GERD混淆。功能性烧心患者有突出的烧心主诉，功能性胸痛患者以胸痛为主诉，但二者一般没有反流症状，食管监测无病理性反流，且症状与反流无相关性。食管高敏感患者亦无病理性反流，但反流监测显示患者的症状与反流存在相关性。此类功能性食管疾病患者常伴有精神心理异常。在针对烧心或胸痛症状的患者按规范的GERD治疗后症状仍无缓解，则需考虑功能性食管病，并应进行食管反流监测及食管测压检查。

2．其他上消化道疾病

（1）消化性溃疡：一般以上腹痛为突出特征，但在胃排空延缓的状态下，往往有继发的胃食管反流表现、反酸甚至可发生烧心。经胃镜检查可明确诊断。

(2) 胃癌：是常见的消化道肿瘤，我国幽门螺杆菌感染率较高，也是胃癌的高流行地区。当肿瘤导致胃排空受影响，胃潴留时常有反流症状。包括其他上消化道肿瘤均有可能出现反流症状。胃镜检查可明确诊断。对于中老年人尤其需要注意排除肿瘤的可能性。

(3) 功能性消化不良：上腹痛、上腹不适、上腹胀、早饱等症状为诊断的症状基础。但胃镜及其他检查并无可解释症状的器质性疾病。当患者出现反酸烧心症状时应更多考虑GERD的诊断。但在临床上，GERD与功能性消化不良的重叠十分常见。且在功能性消化不良患者中，一部分可能存在病理性酸反流，但无明显反流症状。功能性消化不良患者常有上腹烧灼感，患者陈述症状时可能与烧心症状混淆。上腹烧灼感发生在剑突至脐上的中上腹，而烧心是位于剑突上至咽喉部水平的症状。两者以剑突根部水平为分界。

(4) 慢性胃炎：是以病理诊断为基础的疾病，成年人胃镜检查常可见胃黏膜炎症表现并有黏膜组织学检查的炎症。这与以症状结合内镜检查做出的GERD诊断并不矛盾。GERD患者可以同时伴有胃炎的内镜表现。

3．非消化道疾病

(1) 心脏疾病：特别是心源性胸痛，与GERD相关的非心源性胸痛常难以鉴别，可位于胸骨后，发作性过程，向后背放射，心源性胸痛往往伴有恐惧感、憋气、心悸等特征。鉴于心源性胸痛的高危险性，我国最新的GERD诊治共识中强调，对于存在胸痛表现的患者，应首先排除心脏疾病的可能，进行相关排查，包括但不限于心电图、超声心动图以及冠状动脉造影等。

(2) 其他系统疾病：如糖尿病、甲状腺病患者均为GERD的高危人群，即使是在明确诊断GERD的患者中也应注意排除上述背景疾病。结缔组织病如系统性硬化症、红斑狼疮、干燥症等患者中，GERD的相关表现往往是突出的临床症状甚至是首发症状，其反流症状往往较重，对生活质量影响较大，食管黏膜损伤也较重，常规抗反流治疗难以愈合。因此对于严重GERD特别是中重度食管炎的患者，应注意排除结缔组织病。帕金森病等神经系统疾病也易发GERD相关症状，需注意相关表现并加以排查。

【治疗及预后】

胃食管反流病的治疗目标是愈合食管黏膜、缓解症状、提高生活质量、降低复发率、预防并发症。应针对患者诊断及具体类型、症状轻重、有无并发症来设计个体化的治疗方案。

（一）生活方式调整

避免摄入降低LES压力、延缓胃排空以及刺激胃酸分泌的食物，如乙醇、巧克力、高脂食物、辛辣刺激性食物。酸度高的水果或餐饮可直接刺激食管黏膜诱发烧心症状。碳酸饮料等可在胃内产气，过饱及过快进食等会导致胃腔内高压，诱发TLESR而导致反流。肥胖及腰围过大者需要减重，有研究证实，减重及睡眠时抬高床头、训练腹式呼吸等可改善反流症状。餐后2～3小时避免平卧及增加腹压的身体锻炼。

（二）药物治疗

药物治疗是GERD治疗的主要方式。

1．抑酸药　PPI是GERD治疗的首选药物，该药通过与胃壁细胞膜分泌小管上的H^+-K^+-ATP共价结合阻断胃酸分泌。经胃酸检测的研究显示，当药物治疗后胃内pH＜4的时间占比为75%以上时食管黏膜破损的愈合率较高。为达到充分抑制胃酸的作用，PPI的初始治疗剂量一般需要达到双剂量，且以早晚餐前服用为佳，即双倍剂量的PPI。多数研究表明，PPI治疗的疗程至少应达到8周，其食管炎愈合率可达到77.5%～94.1%。新近应用于临床的钾泵阻滞剂富马酸伏诺拉生作用于胃壁细胞膜，与K^+竞争H^+-K^+-ATP酶（质子泵）上的结合位点从而具有更强的抑制胃酸分泌的作用，其应用于反流性食管炎达到食管黏膜愈合的疗程更短，4周的愈合率可接近PPI 8周疗程的愈合率。

非糜烂性胃食管反流病经 PPI 治疗后的症状缓解率与胃酸的控制程度并不一定呈正比，其症状缓解率低于存在反流性食管炎的患者。非典型症状或食管外症状患者在抑酸治疗后可能需要更长的时间来观察症状的变化。

对于酸反流比较明确且症状与酸反流相关性高的患者，抑酸药物治疗时其食管炎的愈合和症状控制效果更好。

大部分 GERD 患者需要维持治疗以控制症状或减少食管炎的复发。非糜烂性胃食管反流病及轻度食管炎（LA-A 或 LA-B）患者可以进行间歇治疗或按需治疗。通过观察找到最低的有效剂量以减少症状出现，或根据自身症状情况用药以达到较好的生活质量。症状严重、频繁发作或中重度食管炎患者也可能需要长期维持用药，以维持生活质量和保持食管黏膜的愈合状态。

其他抑酸剂如 H_2 受体拮抗剂，抑制胃酸分泌的能力较弱，对 GERD 的疗效不及 PPI，仅用于部分症状较轻患者的对症治疗以及 PPI 治疗后夜间症状明显者。患者夜间症状明显是因为夜间基础胃酸分泌量较高，而 PPI 对夜间胃内 pH 的控制不满意，夜间（22：00—06：00）胃内 pH＜4 的时间＞60 分钟，称之为"夜间酸突破"，H_2 受体拮抗剂睡前应用可加强对夜间胃酸的控制。

碱性药及抗酸药可在短时间内迅速中和胃酸缓解烧心症状，可用于临时症状缓解用药。

2. 作用于 LES 的抗反流药　巴氯芬是 GABA 激动剂，可以在中枢和外周抑制激动 TLESR 的迷走神经，减少 TLESR 的发生从而降低反流的发生。小规模的研究显示可以减少反流事件和食管酸暴露，但仍缺乏长期应用于 GERD 患者的疗效和不良反应的大规模临床研究证据。

3. 促动力剂　理论上促动力剂可通过增强食管蠕动和加快胃排空而减少反流的发生。但临床单独应用对 GERD 的治疗症状缓解及食管炎愈合均缺乏有力证据。甲氧氯普胺不良反应较大，不宜长期应用。多潘立酮属外周多巴胺 2 受体阻断剂，莫沙必利属于选择性 5- 羟色胺 4 受体激动剂，伊托必利兼有多巴胺 2 受体阻滞作用和乙酰胆碱酯酶抑制作用，上述促动力剂均可促进胃排空，可增强 PPI 对 GERD 患者的症状治疗作用。

4. 黏膜保护剂　铝碳酸镁等黏膜保护剂可促进食管上皮细胞修复，亦可用于临时缓解症状。

5. 中药及针灸治疗　中国传统医药对 GERD 的治疗有广泛的应用基础，也可以与抑酸药等联合用于治疗 GERD。但尚需高质量的研究证据证实。

（三）抗反流手术治疗

腹腔镜下胃底折叠术可以改善食管胃连接部的抗反流屏障功能，特别是在合并食管裂孔疝的患者，可同时进行疝修补。主流的手术方式为腹腔镜下胃底折叠术。根据反流的严重程度、反流发生的具体病生理机制以及测压结果，进行个体化评估并选择术式。常用术式包括完全胃底折叠（Nissen，360°折叠）和部分胃底折叠（Toupet，270°折叠和 Dor，180°折叠）。

对于抑酸治疗有效，治疗后症状及食管炎反复发作，维持用药量大，且患者不愿长期用药者，可考虑手术治疗。术前应进行食管反流监测，反流明显且症状与反流相关性高的患者手术效果较好，反流相关的呼吸系统症状亦可通过手术获得较好的控制。术前还应进行食管测压明确患者反流的具体病生理机制并排除其他食管动力障碍性疾病。对手术治疗患者进行长期随访显示：外科治疗组的症状控制及生活质量均较好。国内外指南中建议，对于症状与反流相关性不好且抑酸治疗无效的患者，不建议考虑手术治疗。

（四）内镜治疗

随着内镜技术的改进，多种内镜下治疗 GERD 的技术应用于临床。目前临床应用的有射频治疗和经口内镜下胃底折叠术（transoral incisionless fundoplication，TIF）。

Stretta 射频治疗时经内镜通道插入射频导管，导管上的针状电极刺入 LES 区域内的括约肌和贲门肌，通过射频热能破坏肌纤维诱导胶原组织再生、重构、收缩，从而增加局部括约肌的厚度和紧张度。减少 TLESR，从而减少反流的发生。大部分临床研究显示，近期的症状控制较好，患者的症状减轻，PPI用量减少。长期疗效有待确定。

TIF时在内镜下通过特殊的牵引器将齿状线附近食管胃连接部的全层胃组织旋转牵拉固定形成胃腔内的抗反流阀瓣。研究表明，可在术后短期内缓解症状并愈合食管炎，远期疗效仍在研究中。

（五）其他增加LES压力的治疗技术

LinX抗反流磁环为含磁力的圆珠组成的圆环，在腹腔镜下放置于胃食管交接处的LES外，通过磁珠之间弱磁力相互吸引关闭LES，增加局部的压力。其操作简单，不改变胃食管解剖结构。

LES电刺激（EndoStim，LES-EST）时经腹腔镜将双电极脉冲刺激器置于LES处，同过间歇性电脉冲刺激LES收缩，使LES压力升高以减少反流。

上述技术的尝试不断拓宽GERD治疗的领域，为进一步治疗GERD提供了更多的选择。

（六）临床中GERD治疗需要面对的问题

1. 难治性GERD　2020年中国GERD专家共识意见将难治性GERD定义为：采用双倍剂量PPI治疗8周后烧心和（或）反流等症状无明显改善者。8周PPI治疗后有16.7%的NERD患者和6.6%的RE患者存在难治性GERD症状。难治性GERD症状患者的生活质量、睡眠和工作都受到明显的影响。难治性GERD的相关原因较多。①食管酸暴露未能得以控制：用药依从性差，PPI体内代谢较快（受肝药酶*CYP2C19*基因多态性的影响），PPI治疗下夜间酸突破，解剖异常如巨大食管裂孔疝等；②存在非酸反流；③食管对反流的高敏感；④食管动力障碍；⑤合并嗜酸性食管炎；⑥合并功能性食管疾病；⑦合并焦虑、抑郁等精神心理问题。在治疗过程中需要仔细甄别。

2. Barrett食管　鉴于Barret食管与食管腺癌发病的密切关系，对Barrett食管患者应进行定期胃镜随访，Barrett上皮长度1~3cm的短节段Barrett食管患者应在3~5年内复查胃镜；而长度>3cm的长节段Barrett食管患者应在2~3年内复查胃镜。我国建议Barrett食管合并低级别瘤变者应在6个月内复查胃镜，而高级别瘤变应在3个月内复查，或选择内镜下切除瘤变黏膜。对于Barrett食管患者应用PPI维持治疗有可能减少异型增生的出现或Barrett上皮区域的扩大。但最终是否有减少食管腺癌发生的作用，尚存疑问。

3. PPI长期应用的潜在风险　PPI类药物整体的安全性较好，长期应用PPI后仍有可能出现与用药相关的问题。长期应用PPI与社区获得性肺炎发病增加有关，还可能导致骨质疏松并增加骨折发生率。对于合并心血管疾病的患者应用抗血小板药氯吡格雷时，某些PPI如奥美拉唑有可能因竞争性抑制细胞色素酶*CYP2C19*而降低氯吡格雷的抗血小板活性，有可能增加心血管事件发生。

4. GERD患者的精神心理问题　GERD患者的生活质量明显低下，合并存在焦虑、抑郁等精神心理问题者明显多于健康人群。当存在精神心理应激时症状会复发或加重。其合并的内脏高敏感会使患者的症状体验更加严重，他们因GERD症状导致的误工、医疗资源消耗也明显多于无焦虑、抑郁的患者。GERD患者的睡眠障碍也较为明显。因此，对于GERD患者，特别是难治性GERD患者应高度重视患者可能存在的精神心理异常。必要时应用中枢神经递质调节药物，通过调整中枢神经系统和（或）感觉传入神经调控食管敏感性，可有效控制情绪障碍，改善患者的生活质量，并有可能减少抑酸药的应用。应用低剂量三环类抗抑郁药、选择性5-羟色胺再摄取抑制药（selective serotonin reuptake inhibitor，SSRI）等的研究显示，可以改善胸痛、烧心等食管症状。

（夏志伟　田新霞）

第二节 食 管 癌

学习目标

- **基本目标**
  1. 回忆食管癌的病因及流行病学特点。
  2. 理解食管癌的分段、大体和病理分型,以及胃食管结合部癌的概念。
  3. 运用诊断学相关知识,分析食管癌的临床表现和病例特点。
  4. 分析食管癌的诊断方法及鉴别诊断思路,并选择合理的辅助检查用于食管癌的诊断。
  5. 评估食管癌的分期治疗原则,区分治疗方法的适应证和原理。
  6. 对手术后常见并发症进行评估分析,确定处置方案。

- **发展目标**
  1. 深入分析食管癌的流行病学特点和趋势。
  2. 应用早期浅表型食管癌的诊断和治疗方法。
  3. 评估不同手术方式治疗食管癌的优缺点。
  4. 熟悉并应用食管癌药物治疗的新进展,结合临床实践提出个性化治疗方案。

【流行病学】

食管癌是世界范围内常见的恶性肿瘤之一,据 2020 年全球癌症统计,食管癌的年新发病人数达 60.4 万,年死亡人数达 54.4 万。我国是食管癌高发地区,虽然发病率及死亡率均呈下降趋势,但食管癌依旧是威胁我国居民健康的主要恶性肿瘤。根据 2015 年我国恶性肿瘤流行情况报告,我国食管癌发病率及死亡率分别位列全部恶性肿瘤的第 6 位和第 4 位。食管癌的发病有明显的地域差异,高发区主要集中在太行山脉附近区域,以及安徽、江苏苏北、四川、广东、福建等地区。我国食管癌流行病学典型特征为男性发病率高于女性,农村发病率高于城市。然而,自 2000 年开始,无论城市还是农村,无论男性还是女性,食管癌发病率均呈现下降趋势,其中女性发病率下降趋势尤为明显。从东、中、西三大经济区域来看,2015 年我国东部地区食管癌年发病率为 17.2/10 万,中部地区为 19.6/10 万,西部地区为 16.8/10 万。

【病因和发病机制】

(一)饮食因素

长期食用含有亚硝胺的某些腌制和霉变食品,以及辛辣、油炸、高盐、霉变、硬质的食品,喜好快速进食热烫食物等饮食因素均会增加食管癌发病风险。

(二)吸烟及饮酒

吸烟人群食管癌的发病风险增高。2014 年关于烟草问题的《美国卫生总监报告》对 1964 年以来吸烟与食管癌的研究进行了汇总分析,得出的结论为:有充分证据证明吸烟与食管癌之间存在因果关系。

饮酒也是食管癌的危险因素。世界癌症研究基金会和美国癌症研究所发布的《2018 癌症预防和生存报告》的结果显示酒精每日摄入量每增加 10 g，食管鳞癌风险增加 25%。

（三）遗传因素

食管癌有家族聚集性，食管癌家族史与食管鳞癌发病风险之间存在密切关联，食管鳞癌的发病风险随着受影响的一级亲属数量的增加而增加。

（四）感染因素

近年来的研究发现感染与食管癌的发病具有一定的关系。例如，研究发现人乳头瘤病毒感染是食管癌的独立危险因素之一，16、18 型 HPV 感染会显著增加食管癌的发病风险。另外，有研究发现 HBV 和 HCV 的感染也会显著增加食管癌的发生风险。幽门螺杆菌感染是胃癌的重要危险因素之一，然而研究发现幽门螺杆菌感染会降低食管癌的发病风险，幽门螺杆菌感染者的食管癌发生风险是未感染者的 0.41 倍。

（五）食管疾病

Barrett 食管会增加食管腺癌的发病风险，贲门失弛缓症和腐蚀性狭窄可增加食管鳞癌的发病风险。接受过部分胃切除术的患者发生食管鳞癌的风险增加。

（六）其他

口服双膦酸盐类药物可能会提高食管癌患病风险。维生素如核黄素以及矿物质如锌、硒、钼等缺乏也与食管癌发生有关。

【病理】

（一）肿瘤位置

1. 食管癌的临床分段

（1）颈段食管：上自下咽，下至胸廓入口即胸骨上切迹水平，内镜下通常距门齿 15～20 cm。周围毗邻气管、颈血管鞘和脊椎。

（2）胸上段食管：上起胸廓入口，下至奇静脉弓下缘，即肺门水平之上区域，内镜下通常距门齿 20～25 cm。其前面被气管、主动脉弓的 3 个分支及头臂静脉包围，后面毗邻脊椎。

（3）胸中段食管：上起奇静脉弓下缘，下至下肺静脉下缘，即肺门水平之间区域，内镜下通常距门齿 25～30 cm。其前方夹在两肺门之间，左侧与降主动脉为邻，后方毗邻脊椎，右侧游离，直接与胸膜相贴。

（4）胸下段食管：上起自下肺静脉下缘，下至食管胃结合部，即肺门水平之下区域，内镜下通常距门齿 30～40 cm。

食管癌临床分段以肿瘤中心点所在的位置进行划分。以中胸段最多，其次为下胸段及上胸段。

2. 食管胃结合部定义　食管胃结合部即食管末端和胃的起始，相当于贲门切迹或腹膜返折水平或食管括约肌下缘，解剖范围包括胸下段食管、食管胃交界线及胃近端 5 cm 范围。

临床诊疗常采用 Siewert 分型，根据病变中心位于食管胃连接线（又称鳞柱交界线、Z 线或 EGJ 线）上下各 5 cm 范围内分为

Siewert Ⅰ型：肿瘤中心位于食管胃连接线以上 1～5 cm 范围内。

Siewert Ⅱ型：肿瘤中心位于食管胃连接线以上 1 cm 至以下 2 cm 范围内。

Siewert Ⅲ型：肿瘤中心位于食管胃连接线以下 2～5cm 范围内。

若肿瘤累及食管胃交界部，肿瘤中心在食管胃连接部食管侧者或在胃侧 2 cm 之内者（Siewert Ⅰ型和Ⅱ型），遵照食管癌分期原则；肿瘤中心在近端胃 2 cm 之外（Siewert Ⅲ型）或肿瘤中心虽在近端胃 2 cm 之内但未累及食管胃连接部者，遵循胃癌分期原则。

（二）大体类型

1. 浅表型食管癌及癌前病变分型　所谓浅表型是指病变局限于黏膜层或黏膜下层以内。

依据其内镜下表现分为隐伏型（充血型）、糜烂型、斑块型和乳头型。

依据病理学病变层次分型：病变仅局限于上皮内，未突破基底膜者，为 M1 型（高级别上

皮内瘤变/重度异型增生）；病变突破基底膜者，为 M2 型；病变侵及黏膜肌层者，为 M3 型；病变侵犯黏膜下层上 1/3 者，为 SM1 型；病变侵犯黏膜下层中 1/3 者，为 SM2 型；病变侵犯黏膜下层下 1/3 者，为 SM3 型。对于内镜下切除的食管鳞癌标本，以 200 μm 作为区分病变侵犯黏膜下浅层与深层的临界值。

2．进展期食管癌大体分型

（1）髓质型：最常见。病变以食管壁增厚并向腔内外扩展为特点，边缘坡状隆起。多数累及食管周径的全部或绝大部分。切面呈灰白色、均匀致密的实体肿块。上消化道造影可见肿瘤部位管腔狭窄，黏膜破坏，有不规则充盈缺损，近段食管扩张。

（2）蕈伞型：肿瘤边缘隆起，唇状/蘑菇样外翻，表面可伴有浅溃疡。隆起的边缘与其周围的黏膜境界清楚。上消化道造影可见偏心性充盈缺损。胃镜可见突入腔内的新生物。

（3）溃疡型：病变中央有明显溃疡，通常伴有边缘隆起。溃疡的大小和外形不一，深入肌层，阻塞程度较轻。上消化道造影可见龛影。

（4）缩窄型：以管腔明显狭窄为特点，累及食管全部周径，较早出现阻塞症状，程度较重，上消化道造影可见管腔狭窄。

（5）腔内型：病变呈现蘑菇样或息肉样。上消化道造影可见凸入管腔内的充盈缺损，长轴与食管平行，病变段食管显著扩张，梗阻不明显。

（三）病理类型

食管癌主要有两种组织学类型：鳞状细胞癌（squamous cell carcinoma，SCC）和腺癌（adenocarcinoma，AC）。我国食管癌的组织学类型以鳞状细胞癌为主，约占全部食管癌的 80% 以上；而在欧美国家，则以腺癌为主，约占其全部食管癌的 60% 以上。世界范围内统计，仍以鳞状细胞癌为主。

（四）转移扩散途径

肿瘤组织最先向黏膜下层扩散，继而向上、下及食管全层浸润，穿透疏松的外膜侵入邻近器官。癌转移主要经淋巴途径：首先进入黏膜下淋巴管，通过肌层到达与肿瘤部位相应的区域淋巴结。颈段癌可转移至喉后、颈深和锁骨上淋巴结；胸段癌转移至食管旁淋巴结后，可向上转移至胸顶纵隔淋巴结，向下累及贲门周围的膈下及胃周淋巴结，或沿着气管、支气管至气管分叉及肺门。血行转移发生较晚。

案例 5-1A

男性，68 岁，因"进行性吞咽困难 8 个月"来我院门诊就诊。患者 8 个月来逐渐出现吞咽困难，开始表现为进食馒头、米饭等固体食物时胸骨后不适，后出现咽下费力，症状逐渐加重，3 个月前出现进食稠粥、鸡蛋羹等半流质食物时咽下困难并逐渐加重，偶有进食后呕吐。偶有胸骨后轻微疼痛，无呕血、黑便，无腹痛、腹胀，无胸闷、憋气，无咳嗽、咳痰及咯血，无发热、盗汗。患者自发病以来精神可，明显消瘦，体重减轻约 10 kg，二便如常。患者既往体健，患病前常年习惯于进热烫食物，饮酒 30 余年，每周 2～4 次，每次平均饮白酒 200 ml。吸烟 40 余年，约 30 支/天。门诊查体未见明显阳性体征。

该患者行上消化道造影提示：食管胸中段管腔明显不规则狭窄，充盈缺损，黏膜皱襞中断，狭窄段长约 5 cm，其近端食管腔明显扩张。

案例5-1A（续）

问题：
1. 该患者初步诊断是什么？
2. 为明确诊断，该患者下一步应首选何种检查？
3. 为评估肿瘤是否有扩散转移，还应该行哪些检查？

【临床表现】

1. 临床症状 食管癌的典型临床表现为进行性吞咽困难。早期症状不典型，可表现为进食后哽噎感、异物感、烧灼感、停滞感或饱胀感等，伴或不伴有胸骨后疼痛、反酸、胃灼热、嗳气。进展期逐渐出现吞咽困难，起初为进硬质食物时咽下困难，随后逐渐恶化为进半流质食物乃至流质食物时咽下困难。当癌肿梗阻所引起的炎症水肿暂时消退，或部分癌肿脱落后，梗阻症状可暂时减轻，易误认为病情好转。可伴有进食后随即出现食糜或黏液反流、呕吐、呕血、黑便、胸背部疼痛等。侵犯喉返神经可出现声音嘶哑，压迫颈交感神经节可产生 Horner 综合征，侵入气管、支气管，可形成食管气管瘘，出现吞咽水或食物时剧烈呛咳，并发生呼吸系统感染。由于进食困难导致营养摄入不足风险升高，累积数月后可能消瘦、乏力、倦怠、体力减弱等。当肿瘤转移到肝、肺、骨、脑等其他脏器时，会引起相应症状。

2. 相关体征 早期食管癌通常无明显特异性体征；中晚期阶段可能出现颈部或锁骨上区淋巴结肿大，提示淋巴结转移可能；黄疸、触诊肝大或肝区压痛等，提示肝转移可能；胸廓呼吸运动受限，呼吸浅快，肋间隙饱满，气管向健侧移位，患侧语音震颤减弱或消失等，提示胸腔积液、胸膜转移可能；腹壁紧张度增加、腹式呼吸运动减弱、叩诊有移动性浊音等，提示腹水、腹膜转移可能；近期体重明显减轻、皮褶厚度变薄、舟状腹等，提示营养不良或恶液质。

【辅助检查及诊断】

1. 影像学检查

(1) 食管气钡双重造影：早期食管癌可见食管黏膜皱襞紊乱、粗糙或有中断现象，局限性管壁僵硬，蠕动中断，小的充盈缺损或小龛影。中、晚期食管癌有明显的不规则狭窄和充盈缺损，黏膜皱襞中断。有时狭窄上方食管有不同程度的扩张。

(2) CT：用于判断食管癌位置、肿瘤浸润深度、肿瘤与周围结构及器官的相对关系、区域淋巴结转移以及周围血管侵犯等。推荐胸段食管癌 CT 扫描常规包含颈、胸、腹三个区域，并且采用增强扫描，以便同时明确原发灶与淋巴结转移情况。

(3) MRI：在 CT 无法判别食管癌原发灶与周围气管及支气管膜部、主动脉外膜临界关系时，MRI 可提供有价值的补充信息。此外，对诊断肝、颅脑、骨骼等远隔转移灶，MRI 具有临床价值。

(4) 正电子发射计算机体层成像（PET/CT）：用于可疑多发转移的食管癌患者，对辅助诊断、治疗前/后分期、疗效评估具有重要意义。

(5) 超声检查：主要应用于食管癌患者双侧颈部、锁骨上区淋巴结评估，以及肝和腹腔转移灶评估诊断。超声引导下可穿刺活检获得病理学诊断证据。

2. 内镜学检查

(1) 食管普通光镜：是食管癌诊断最常用的内镜技术，可见食管腔内肿物，病变活检可以确诊。

(2) 食管超声内镜检查（endoscopic ultrasonography，EUS）：内镜下超声技术有助于显示食管癌原发病灶侵及层次以及有无纵隔淋巴结转移,有助于T分期以及N分期诊断。

(3)食管色素内镜:用于早期食管癌的诊断,常用染剂包括碘液、甲苯胺蓝等,可单一染色,也可联合使用。通过喷洒色素对比正常黏膜,显示上皮不典型增生或原发早癌区域,提高早癌的检出率。正常食管鳞状上皮因含糖原,与碘反应呈棕黑色,而肿瘤组织因癌细胞内的糖原消耗殆尽,故仍呈碘本身的黄色。

(4)窄带成像内镜:用于早期食管癌的诊断,利用窄带成像技术结合放大内镜观察食管上皮乳头内毛细血管袢与黏膜微细结构,有助于更好地区分病变与正常黏膜及评估病变浸润深度。

3.诊断　典型的临床症状为食管癌诊断提供初步线索,上消化道造影是最简单易行的常用检查手段;食管内镜下活检病理学检查是确诊的"金标准"。存在内镜检查禁忌或者多次活检均未能明确病理诊断者,可综合上消化道造影、颈胸腹部增强CT、全身PET/CT,或超声内镜下穿刺活检辅助诊断。针对可疑转移性区域淋巴结或远隔脏器可进行有创性活检病理学再确认。临床分期诊断需要结合查体、影像学、内镜以及活检结果确定。

【鉴别诊断】

1.食管其他恶性肿瘤　很少见,包括癌肉瘤、平滑肌肉瘤、纤维肉瘤、恶性黑色素瘤,以及肺癌或其他恶性肿瘤纵隔淋巴结转移对食管的侵犯等。

2.食管良性肿瘤和瘤样病变　食管良性肿瘤有平滑肌瘤、腺瘤、脂肪瘤、乳头状瘤、血管瘤等。瘤样病变包括息肉、囊肿、弥漫性平滑肌瘤病等。其中最常见的是平滑肌瘤,占食管良性肿瘤的50%~70%。

3.食管良性病变

(1)食管良性狭窄:患者有明确的误服强酸、强碱或者长期留置胃管、食管相关手术的病史。食管钡剂造影见食管狭窄、黏膜消失、管壁僵硬。胃镜检查可确诊。

(2)贲门失弛缓症:因食管神经肌间神经丛病变引起食管下括约肌松弛障碍所致,表现为间歇性吞咽困难、食管反流和胸骨后不适、疼痛,一般无进行性加重。食管造影显示贲门区上方食管呈对称性狭窄,狭窄段食管壁光滑呈漏斗状或鸟嘴状,其上方近端食管扩张明显。

(3)胃食管反流病:胃十二指肠内容物反流入食管,引起胃灼热、胸痛、吞咽困难。镜下可见病变段食管黏膜糜烂和小溃疡形成,管腔轻度狭窄,与正常食管黏膜间的移行带不明显。

(4)食管静脉曲张:患者常有肝硬化病史,无明显吞咽困难症状。造影表现为息肉样充盈缺损,黏膜似呈蚯蚓状或串珠状,但食管壁柔软,有一定的收缩或扩张功能,无梗阻的现象。镜下可见食管下段黏膜下增粗迂曲的静脉,触之较软。切忌活检,以免导致大出血。

(5)外压性狭窄:食管周围良性肿瘤或恶性肿瘤导致的肿大淋巴结、大血管病变或变异及其他纵隔内病变均可造成食管受压而导致狭窄,镜下一般为外压性改变,局部黏膜光整无破坏。

(6)食管结核:最常见的感染途径为食管旁纵隔淋巴结核侵蚀食管壁。食管造影见病变部位狭窄、发僵,常有较大溃疡形成,周围的充盈缺损及黏膜破坏不如食管癌时明显。通过内镜活检可以进行鉴别诊断。

案例5-1B

该患者行胃镜检查示:食管占位性病变,距门齿26~31 cm,肿物累及食管约4/5周,表面粗糙。超声内镜示肿瘤累及食管肌层全层,未累及纤维膜。胃镜活检病理报告为鳞状细胞癌。颈胸腹部增强CT检查提示食管肿瘤无明显外侵,区域淋巴结无明显肿大。双肺及腹部未见癌转移。

案例5-1B（续）

问题：
1. 该患者肿瘤分期是哪期？
2. 该患者首选的治疗方法是什么？
3. 该患者开始治疗前还应做哪些检查？

【分期】

目前最常用的是国际抗癌联盟（UICC）/ 美国癌症联合会（AJCC）第 8 版 TNM 分期体系（表 5-2、表 5-3）。

表 5-2 食管癌 TNM 分期标准

分类	标准
T 分期	**原发肿瘤（T）**
TX	原发肿瘤不可评价
T0	没有原发肿瘤的证据
Tis	高级别上皮内瘤变 / 异型增生
T1a	肿瘤侵犯黏膜固有层或黏膜肌层
T1b	肿瘤侵犯黏膜下层
T2	肿瘤侵犯固有肌层
T3	肿瘤侵犯食管纤维膜
T4a	肿瘤侵犯临近脏器（可切除），如胸膜、心包、奇静脉、膈肌或腹膜
T4b	肿瘤侵犯临近重要脏器（不可切除），例如主动脉、椎体或气管
N 分期	**区域淋巴结（N）**
NX	区域淋巴结不可评价
N0	无区域淋巴结转移
N1	1～2 个区域淋巴结转移
N2	3～6 个区域淋巴结转移
N3	≥ 7 个区域淋巴结转移
M 分期	**远处转移（M）**
M0	无远处转移
M1	有远处转移
G 分期	
GX	分化程度不能确定
G1	高分化癌
G2	中分化癌
G3	低分化癌

表 5-3 鳞癌、腺癌病理 TNM 分期

分期	TNM
鳞癌	
0	TisN0M0
Ⅰ	T1N0~1M0
Ⅱ	T2N0~1M0
	T3N0M0
Ⅲ	3N1M0
	T1~3N2M0
ⅣA	T4N0~2M0
	任何TN3M0
ⅣB	任何T任何NM1
腺癌	
0	TisN0M0
Ⅰ	T1N0M0
ⅡA	T1N1M0
ⅡB	T2N0M0
Ⅲ	T2N1M0
	T3~4aN0~1M0
ⅣA	T1~4aN2M0
	T4bN0~2M0
	任何TN3M0
ⅣB	任何T任何NM1

【治疗】

食管癌采用以手术为主的综合治疗，主要的治疗策略包括内镜下治疗、手术治疗、放射治疗、化学治疗、免疫治疗以及中医中药治疗等。

（一）内镜下治疗

适用于部分 cTis~1aN0M0 期食管癌患者，包括食管黏膜重度异型增生、侵犯层次局限于食管黏膜上皮层（M1）或黏膜固有层（M2）的食管癌，以及累及黏膜肌层（M3）或黏膜下浅层（SM1）但不伴脉管瘤栓或神经侵犯，不伴食管周围区域淋巴结肿大的食管癌。内镜下治疗包括切除法和非切除法两种。切除法包括内镜下黏膜切除术（EMR）、多环套扎黏膜切除术（MBM）以及内镜黏膜下剥离术（ESD）等技术方法，适用于不同浸润深度以及不同形态的病灶。非切除法包括内镜下的射频消融术、光动力疗法、氩离子凝固术、激光疗法、热探头治疗及冷冻疗法，这些非切除技术既可单独应用，也可与内镜下切除术联合应用。

（二）手术治疗

手术适应证是Ⅰ、Ⅱ期和部分Ⅲ期食管癌，且患者一般情况好，能耐受手术者。手术禁忌证是Ⅳ期及部分Ⅲ期食管癌，或患者心肺功能差、合并其他严重疾病，不能耐受手术者。

食管癌手术包括食管切除、消化道重建和淋巴结清扫三个内容。常用的手术方式包括：①经左胸一切口食管癌切除+胃食管胸内吻合术，适用于下段食管癌。②经右胸及上腹两切口食管

癌切除+胃食管胸内吻合术，适用于中段食管癌。③经右胸、上腹及颈部三切口食管癌切除+胃食管颈部吻合术，适用于中、上段食管癌。手术中还要做区域淋巴结清扫，以提高手术的根治性并利于术后准确的病理分期。

食管切除后做消化道重建，最常用的代食管器官是胃，其次是空肠或结肠。

当前，用腹腔镜手术代替开腹，用胸腔镜手术代替开胸的微创食管癌根治手术（minimally invasive esophagectomy，MIE）技术越来越成熟，应用日趋普及。这种微创手术能显著降低手术创伤，有利于患者早期恢复。

术后常见并发症及处理如下。

（1）吻合口瘘：胸内吻合口瘘多发生在术后5~10天，患者开始饮水或进流食时。表现为发热、呼吸困难及胸痛，胸部X线检查可见液气胸。胸腔引流液或穿刺抽出液混浊，口服碘水食管造影可见造影剂外溢，或口服亚甲蓝后即刻胸腔引流液或穿刺抽出液呈蓝色。确诊吻合口瘘后应立即放置胸腔闭式引流、禁食，使用有效抗生素及营养支持治疗。

（2）肺部并发症：包括肺炎、肺不张、肺水肿和急性呼吸窘迫综合征等，以肺部感染较为多见。术后鼓励患者咳嗽、咳痰，加强呼吸道管理可减少术后肺部并发症的发生。

（3）乳糜胸：为术中胸导管损伤所致，多发生于术后2~10天，患者觉胸闷、气促。胸水乳糜试验阳性。一旦确诊，应放置胸腔闭式引流，密切观察引流量，流量较少者，可给予禁食或低脂肪饮食，维持水、电解质平衡及补充营养，部分患者可愈合。对乳糜引流量大的患者，应及时手术结扎胸导管。

（4）其他并发症：有血胸、气胸、胸腔感染、切口感染等，根据病情进行相应的处理。

（三）放射治疗

放射治疗是食管癌综合治疗的重要组成部分，包括术前（新辅助）、术后（辅助）、根治性及姑息性放疗等多种形式。术前放疗适用于肿瘤侵犯范围广（T3~T4a）或有局部淋巴结转移（N1~N3）的拟手术食管癌患者，推荐手术前行新辅助放化疗以提高根治性切除率、病理学完全缓解率、局部肿瘤控制率，进而改善术后长期生存。因身体状况原因不适合手术或拒绝手术治疗者，推荐行根治性同步放化疗；术后经病理学评估为非根治性切除者，可根据患者恢复情况行术后辅助同步放化疗。术后局部复发、晚期食管癌合并食管梗阻、广泛性淋巴结转移、合并远隔脏器转移（肺、骨、脑等）经全身系统性药物治疗后评估疾病稳定或肿瘤退缩者，可考虑姑息性放射治疗。

（四）药物治疗

药物治疗在食管癌中主要应用领域包括针对局部晚期患者的新辅助化疗和辅助化疗，以及针对晚期患者的化疗、分子靶向治疗和免疫治疗。术前新辅助化疗有利于肿瘤降期、消灭全身微小转移灶，并观察肿瘤对该方案化疗的反应程度，指导术后治疗。术后辅助化疗有利于消灭微小残余病灶，进一步改善预后。对于转移性食管癌患者，如能耐受，推荐行姑息性化疗。根治性治疗后出现局部复发或远处转移的患者，如能耐受，可行化疗。近年，以免疫检查点抑制剂为代表的免疫治疗逐步应用于食管癌的综合治疗，在部分病例中显示出了良好的效果，是食管癌药物治疗的重要新进展。

（刘彦国）

第三节 食管其他疾病

学习目标

- **基本目标**
  1. 理解食管平滑肌瘤的临床表现和影像学特点。
  2. 记忆食管平滑肌瘤的手术治疗方法。
  3. 记忆食管囊肿的影像学特点，理解食管囊肿的治疗方法。

- **发展目标**
  1. 应用所学知识，识别和分析食管平滑肌瘤的病例，并选择合适的影像学检查方法。
  2. 分析食管平滑肌瘤手术治疗的效果和可能的并发症。
  3. 知晓食管平滑肌瘤治疗方式的新进展，并比较其与传统治疗方法的优劣。
  4. 综合多方面的信息和知识，对食管平滑肌瘤的诊断、治疗和患者管理提出全面的观点。

一、食管平滑肌瘤

（一）概述

胃肠道间质或间叶性肿瘤可分为两类。最常见的一类统称为胃肠道间质瘤（gastrointestinal stromal tumor，GIST），其最常发生于胃及近端小肠，但在消化道的任何部位均可发生。大多数 GIST 都有典型的 *c-KIT*（CD117）或血小板衍生生长因子受体 α（platelet-derived growth factor receptor alpha，*PDGFRα*）基因突变。另一类少见得多的胃肠道间叶性肿瘤由一系列肿瘤组成，包括脂肪瘤、脂肪肉瘤、平滑肌瘤、平滑肌肉瘤、硬纤维瘤、神经鞘瘤等。平滑肌瘤在胃肠道其他部位很少见，但食管间叶性肿瘤大多为平滑肌瘤。

食管良性肿瘤较少见，不足所有食管肿瘤的 1%，其中约 60% 为平滑肌瘤。男性患者稍多于女性，好发于 40～60 岁年龄段。平滑肌瘤起源于胚胎期的中胚期，80% 以上见于食管的远端 2/3。食管平滑肌瘤多为单发，位于肌壁间，随肿瘤增大引起相关症状。

（二）临床表现

很多平滑肌瘤都是无症状的，因此终生都不会被发现。平滑肌瘤最常见的症状是吞咽困难和疼痛。肿瘤的部位和大小不一定与症状相关；但是贴近脊柱和气道的肿瘤，即使只有 1 cm 大小也可能出现吞咽困难。应尽量避免行内镜下活检，因为会造成肿物与黏膜层的粘连，增加手术切除时黏膜穿孔的机会。

（三）辅助检查及诊断

1. 影像学检查（图 5-5）

（1）上消化道造影（食管气钡双重造影）：①肿瘤呈边缘完整、锐利的充盈缺损，呈圆形、椭圆型或分叶状。②当钡剂大部分通过后，肿瘤上下方食管收缩，肿瘤处食管似被撑开，皱襞增宽或消失，无中断，肿瘤周围钡剂环绕涂布，其上下缘呈弓状或环形，称为"环形征"。③周围食管壁柔软扩张好，少有梗阻。

(2) CT：可用于判断肿瘤的大小和位置、肿瘤与周围结构及器官的相对关系等。

2．内镜学检查（图5-5）

（1）食管普通光镜：可见外压性隆起，上覆的黏膜完整。虽然存在外压，但食管容易扩张，内镜可轻松通过。

（2）食管超声内镜检查（endoscopic ultrasonography，EUS）：可见位于黏膜下层或固有肌层的低回声肿物，亦能明确食管间质性肿瘤的诊断。

应注意：如考虑手术切除，应尽量避免行内镜下活检，因为会造成肿物与黏膜层的粘连，增加手术切除时黏膜穿孔的机会。

3．诊断　上消化道造影联合食管内镜，尤其是超声内镜下所见基本可明确食管间叶性肿瘤的诊断。穿刺活检或手术切除后病理学检查是确诊的"金标准"。

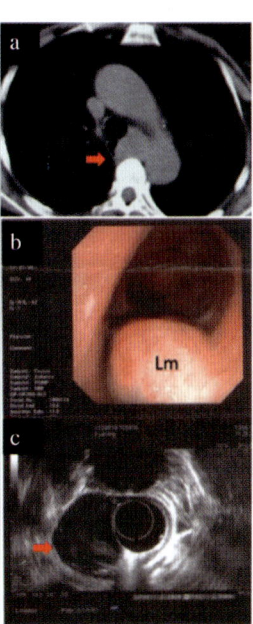
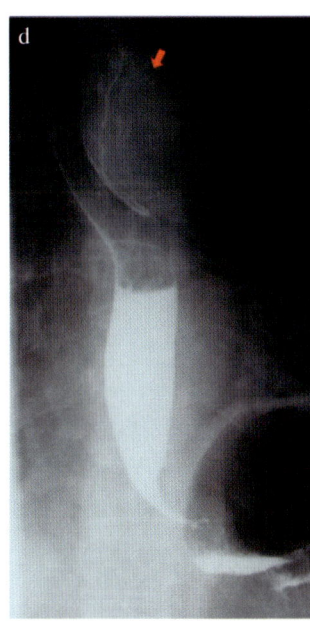
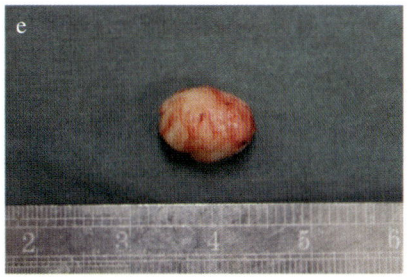

图5-5　食管平滑肌瘤影像、内镜及大体表现

a.食管上段左侧软组织影。b.内镜下见食管黏膜隆起，表面光滑。c.固有肌层内见低回声占位（箭头所示）。d.上消化道造影见食管上段充盈缺损，表面黏膜光滑，隐约可见软组织影（箭头所示）。e.切除后大体标本

（四）治疗

1．药物治疗　食管平滑肌瘤尚无有效的药物治疗。伊马替尼（一种酪氨酸激酶抑制剂）是一种GIST的靶向治疗药物，可能对食管平滑肌瘤有疗效。

2．手术治疗　平滑肌瘤生长缓慢，少有恶变，可持续生长，并逐渐产生相关症状。无症状的小肿瘤（＜2 cm），或存在严重合并症的患者可以选择观察，大多数患者应进行手术切除。手术的标准术式是肿瘤剥除术，可通过开胸、胸腔镜或机器人辅助手术完成。位于近段或中段食管的病灶，应选择右胸入路；位于远段可经左胸完成。

3．内镜下治疗　内镜黏膜下隧道肿瘤切除术（submucosal tunnel endoscopic resection，STER）属于一种经自然腔道内镜手术（natural orifice transluminal endoscopic surgery，NOTES），通过在瘤体上方3～5 cm处切开黏膜，建立黏膜下隧道，在隧道内切除食管肌层内的肿瘤。其优点是不经过胸腔，创伤小；而且肿瘤切除部位的食管黏膜层保持完整，可减少操作后消化道瘘的发生。

二、食管囊肿

（一）概述

食管囊肿是第二常见的食管良性疾病。食管囊肿分为先天性或后天性。先天性囊肿起源于胚胎期前肠壁的空泡，主要根据囊肿的内容物和内衬结构分为支气管源性与肠源性囊肿。支气管源性囊肿内含乳白色物质，内衬包含平滑肌、透明软骨或局灶性浆液黏液腺的柱状上皮，而肠源性囊肿则充满绿色黏液，内衬肠或胃上皮。这两种囊肿都是原始气管支气管树异常出芽形成的，可以位于食管周围，但更常见位于肺内或纵隔内，后天性囊肿多因食管腺体外分泌导管堵塞造成。常发生于食管下段，且发病年龄较晚。

（二）临床表现与诊断

大多数囊肿，无论先天性还是获得性，都是无症状的，直至体积过大，引起食管腔的梗阻。常见症状是吞咽困难，以及因吸入囊液或通向气道的瘘管造成反复的呼吸道感染。巨大囊肿压迫呼吸道，可引起气促和呼气困难。

钡餐造影同食管平滑肌瘤类似，可见光滑的类圆形肿物。内镜检查时，囊肿表现为凸起的黏膜下肿块，被覆正常黏膜，阻塞食管腔。如果根据上述检查诊断仍存在疑问，可使用 EUS 鉴别囊肿或实性肿瘤。由于区分支气管源性和肠源性这两种囊肿没有临床意义，且细针抽吸可引起囊肿感染或出血，因此不建议行细针抽吸活检。

> **知识拓展**
>
> **一则病例分享**
>
> 29 岁，男性，2022 年 11 月体检时发现胸 8～10 水平左后纵隔可见团状低密度影，大小约 6.9 cm × 5.0 cm × 6.0 cm，CT 值约 34 Hu，增强扫描可见轻度强化，局部与食管分界不清。患者此后常规复查。本次入院前 2 个月复查 CT 检查提示左侧后下纵隔可见类圆形团块状阴影，边缘光滑，直径约 70 mm，CT 值约 18 Hu。
>
> 病理报告（左后纵隔肿物）
>
> 切除标本：囊壁组织，被覆鳞状上皮，囊壁可见双侧平滑肌及黏液腺，符合食管囊肿，大小 6 cm × 4.5 cm × 4 cm。参见下图。
>
>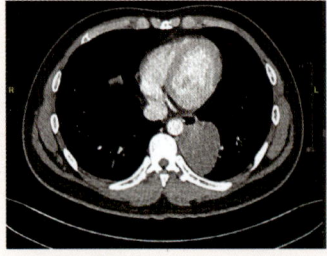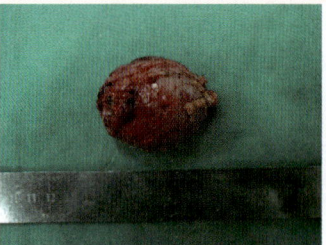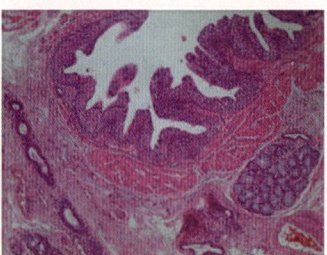

（三）治疗

较大的囊肿可引起吞咽困难，一般需要外科切除。手术可通过开胸或胸腔镜等微创方式进行，囊肿需完整切除，优先选择黏膜外切除或剥除术。单纯行囊肿开窗或部分切除并不可靠，因为囊液可能会重新蓄积。

（周足力）

参考文献

[1] 中华医学会消化病分会. 2020年中国胃食管反流病专家共识. 中华消化杂志, 2020, 40(10): 649-663.

[2] Fox Mark., Vela, Marcelo F., Pandolfino, et al. Mordern diagnosis of GERD: the Lyon concencus. Gut, 2018, 67 (7): 1351-1362.

[3] 陈旻湖, 周丽雅. 胃食管反流病诊疗规范与进展. 北京: 人民卫生出版社, 2016.

[4] 陈孝平, 汪建平, 赵继宗. 外科学. 9版. 北京: 人民卫生出版社, 2018.

[5] 张国良. 实用胸部外科学. 北京: 中国医药科技出版社, 2007.

[6] 中华人民共和国国家卫生健康委员会医政医改局. 食管癌诊疗指南（2022年版）. 中华消化外科杂志, 2022, 21 (10): 1247-1268.

[7] Courtney M. ownsend, R. Daniel Beauchamp, B. Mark. Evers, et al. 克氏外科学. 20版. 长沙: 湖南科学技术出版社, 2021.

第六章 胃和十二指肠疾病

第一节 胃炎

学习目标

- **基本目标**
  1. 概括胃炎的临床表现和诊断要点。
  2. 分析慢性胃炎的鉴别诊断。
  3. 运用胃炎及幽门螺杆菌感染的治疗原则。
  4. 概括胃炎的病因、病理及分类。
  5. 概括幽门螺杆菌生物学行为及在相关性疾病中的致病机制。基本掌握幽门螺杆菌的检查方法。
  6. 运用慢性胃炎的新悉尼分类及国内最新分类。
  7. 概括幽门螺杆菌与慢性胃炎的关系研究及共识治疗意见。
- **发展目标**
  1. 深入理解幽门螺杆菌在胃炎发生过程中的作用。
  2. 理解胃炎鉴别诊断的重要性。
  3. 理解幽门螺杆菌的治疗原则和方法。
  4. 结合病史、症状、胃镜及病理对胃炎作出诊断。
  5. 从教科书和医学专著出发,灵活运用循证医学方法和工具,查找医学文献,进行部分内容的自学,以及知识拓展。

胃炎(gastritis)通常被定义为各种病因导致的胃黏膜炎症。也有定义认为胃炎是指胃黏膜在显微镜下有炎症表现,是病理组织学的概念,而不是一种临床疾病。胃炎的发生和多种因素有关,其中幽门螺杆菌感染是胃炎发生的重要病因。

【概述】

下面介绍胃炎发生的机制。

(一)胃黏膜天平学说

胃黏膜天平学说也称"攻击因子和防御因子失衡学说"(图6-1)。其主要内容是:在新陈代谢正常的情况下,胃黏膜有能力抵抗胃酸、胃蛋白酶等攻击因子的侵蚀。只有当特殊原因导致攻击因子过强或保护因子减弱，而使得局部黏膜的抵抗力显著降低时，才发生胃炎等胃黏膜病变。

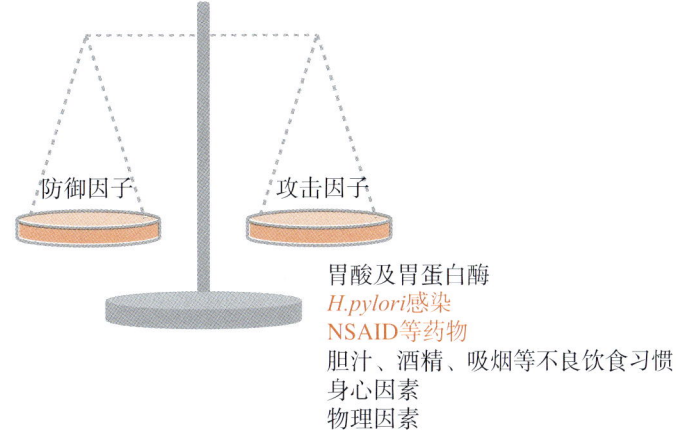

图 6-1 胃黏膜天平学说

（二）胃黏膜的防御因子

1996年，Wallace全面阐述了胃黏膜保护机制，他认为，"结合解剖和功能，将胃黏膜的防御修复分为5个层次"（图6-2）。

1. **黏液-HCO_3^-屏障**　具有润滑与机械保护、阻止细菌、抗H^+反弥散作用。

2. **上皮层屏障**　胃上皮细胞顶膜能抵御高浓度酸，上皮细胞之间紧密连接，限制潜在有害物质。上皮细胞持续快速更新，人胃上皮细胞每分钟脱落50万个，2～4日就能完全更新一次。

3. **胃黏膜血流（GMBF）**　在保护机制中处于基础地位，运输氧、营养成分，维持胃黏膜的结构功能与更新，促进黏液生成和分泌。胃黏膜毛细血管含有"窗孔"结构，能摄取壁细胞产生的HCO_3^-，将其运输至上皮细胞分泌入黏液层。如酸或其他损伤因子反流入黏膜，将引起神经介导的GMBF增加，对限制损伤促进修复具有重要意义。前列腺素、一氧化氮、降钙素基因相关肽能显著增加GMBF。

4. **免疫细胞-炎症反应**　巨噬细胞/肥大细胞定居在固有层，作为警戒细胞感受异体成分，释放炎性介质，增加粒细胞浸润，形成适当炎症反应。炎症是"双刃剑"，既有防御作用，其产生的"氧自由基"又有损伤作用，而巯基系统能清除氧自由基防止损伤。

5. **修复重建因子**　黏膜损伤时溃疡区附近多能干细胞能合成并分泌大量表皮生长因子（EGF），后者在局部与EGF受体结合。EGF促进溃疡周边正常的上皮细胞（又称愈合带）移行覆盖溃疡创面，称早期修复；EGF又能促进上皮细胞分裂、分化与增殖，称晚期修复，最终完成创面的再上皮化。溃疡局部成纤维细胞、血管内皮细胞能生成并释放成纤维生长因子

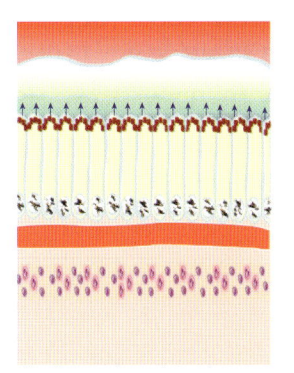

覆盖形成保护层，隔离损伤因子↑

黏液糖蛋白/磷脂，HCO_3^-↑

上皮细胞更新速度↑

前列腺素，胃黏膜血流↑

修复重建因子——EGF及其受体，bFGF及其受体↑

免疫细胞-炎症反应，清除氧自由基↓

图 6-2 胃黏膜的防御因子

(bFGF)，促进肉芽组织内新生血管生成。

另外，三叶肽是结构独特的一类小分子肽，其对胃黏膜保护及损伤后修复也具有重要作用，可与黏液凝胶层中糖蛋白结合形成复合物，加强黏液凝胶层；三叶肽也是黏膜损伤的快速反应肽，在早期修复阶段上调表达，与EGF协同，促进上皮细胞的迁移修复。其他防御修复因子还有热休克蛋白（HSP）等。

根据胃炎的发病机制、临床、内镜及病理学表现，可以将胃炎分为急性胃炎、慢性胃炎和特殊类型的胃炎几大类。

一、急性胃炎

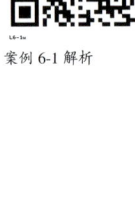

案例6-1解析

案例6-1

王某，男性，20岁，上腹痛伴呕吐、发热1天。1天前，进食可疑不洁食物后出现上腹痛，为阵发性绞痛，每次持续数分钟可缓解。伴恶心、呕吐，呕吐物为胃内容物。体温最高38.3摄氏度。就诊于我院急诊。诊断为"急性胃炎"。

既往体健。家族史无特殊。否认药物过敏史。

问题：

患者急性胃炎的病因是什么？

急性胃炎（acute gastritis）是指多种病因引起的胃黏膜急性炎症。内镜下表现主要为胃黏膜充血、水肿、渗出、糜烂和出血。病理学特点多为中性粒细胞浸润。

（一）急性胃炎的病因和发病机制

急性胃炎的病因可分为外源性因素和内源性因素两大类。

1．外源性因素

（1）化学性因素：其中包括酒精、浓茶、咖啡、刺激性调味品等食物，也包括各种药物如非甾体抗炎药（NSAID）、抗生素、洋地黄等。这些因素均可作为攻击因子，引起胃黏膜损伤，导致急性胃炎的发生。强酸、强碱可导致胃黏膜严重的损伤，我们把强酸、强碱所致的急性胃炎称为急性腐蚀性胃炎。

NSAID导致胃黏膜损伤的机制：①直接作用。在胃内酸性环境下，非离子化NSAID直接吸收至胃黏膜上皮细胞内，离子化后导致胃黏膜损伤。②间接损伤，包括几种途径。COX途径：NSAID通过抑制环氧合酶（COX）阻断花生四烯酸转化为前列腺素（PG）。而PG对于胃黏膜有重要的保护作用。当PG生成减少时，胃黏膜局部血流减少，修复能力下降，黏膜屏障功能受损，从而导致胃炎的发生。LO途径：由于COX被抑制，脂氧酶（LO）代谢途径被激活，花生四烯酸经LO代谢途径产生白三烯，导致胃黏膜微循环中中性粒细胞聚集，形成白细胞血栓，造成局部缺血。也可引起胃黏膜局部血管收缩，导致胃黏膜缺血。TXA_2途径：NSAID通过抑制血栓素A_2（TXA_2）的合成，抑制血小板聚集，从而引起胃黏膜出血。

（2）物理性因素：如放置鼻胃管、胃内异物、胃镜下各种止血技术（激光、电凝等）、大剂量放射线照射等。

（3）细菌毒素：沙门菌、嗜盐菌、葡萄球菌和肉毒杆菌可致急性单纯性胃炎。免疫力低下、营养不良、全身衰弱时，炎症可累及胃黏膜及胃壁全层，致坏死穿孔，称急性蜂窝织胃炎或急性化脓性胃炎。幽门螺杆菌感染也可导致急性胃炎的发生（幽门螺杆菌导致胃炎的发生机制见"慢性胃炎"）。

2．内源性因素

（1）应激因素：常见的应激因素包括严重创伤、手术、多器官功能衰竭、败血症、精神紧张等。

应激因素导致急性胃炎的机制包括神经内分泌失调、胃黏膜保护屏障的破坏、胃黏膜损伤因素增强、细胞凋亡等。应激引起下丘脑-垂体-肾上腺轴功能亢进和交感-肾上腺髓质兴奋，导致糖皮质激素及儿茶酚胺分泌增多，由于糖皮质激素的作用，使儿茶酚胺作用增强，胃肠道黏膜及黏膜下血管强烈收缩，导致血流量明显下降，胃黏膜缺血缺氧。又由于胃黏膜细胞自身糖原储备量有限，对缺血缺氧异常敏感。此时胃黏膜上皮细胞内 ATP 合成障碍，丧失了正常的生理功能，导致黏液、HCO_3^- 分泌减少，屏障保护功能遭到破坏。同时 H^+ 扩散至胃黏膜内，引起胃黏膜损伤。另外，应激可造成局部前列腺素分泌减少，而前列腺素为重要的胃黏膜保护物质，通过维护和重建微循环保持胃黏膜细胞的完整性而起到保护胃黏膜的作用。

（2）十二指肠胃反流：上消化道动力异常、幽门括约肌功能障碍、胃大部切除术后、十二指肠远端梗阻等情况下，可导致十二指肠液反流入胃内。十二指肠液中的胆汁酸、溶血卵磷脂等物质可造成胃黏膜损伤。

（二）急性胃炎的临床表现

部分轻症患者可无临床症状，仅在行胃镜检查时发现。其他常见症状包括上腹部不适、上腹痛、腹部饱胀感、恶心、呕吐等。急性胃黏膜病变可表现为呕血、黑便等上消化道出血的症状。急性单纯性胃炎可伴有急性肠炎的症状，如腹泻。急性腐蚀性胃炎可累及胃壁全层，导致胃穿孔，患者表现为剧烈上腹痛，查体可见板状腹、肝浊音界消失。

（三）急性胃炎的诊断

1．病因诊断　明确急性胃炎的病因对于疾病的进一步治疗非常重要。因此在询问病史的时候，一定要注意询问患者饮食及用药情况，并关注患者有无应激因素。

2．胃镜表现　急性胃炎的内镜下表现主要为充血、出血、糜烂，部分患者可有溃疡等表现（图 6-3）。

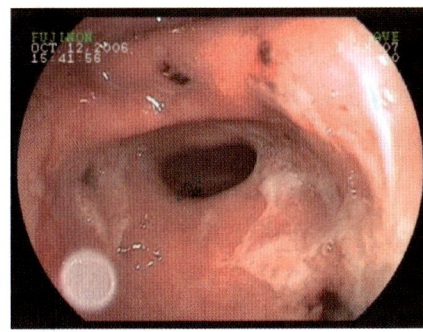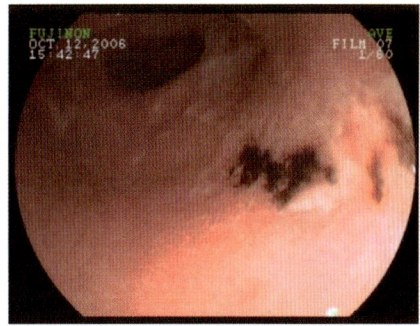

图 6-3　急性胃炎的内镜表现

3．病理表现　根据病因及病理特点的不同，通常将急性胃炎分为以下四种类型。

（1）急性单纯性胃炎：病变黏膜充血、水肿及中性粒细胞浸润；常有胃黏膜分泌亢进现象，所以，表面附着较多黏液；有时可伴有胃黏膜糜烂，其是指胃黏膜上皮坏死脱落而形成的浅表缺损，即缺损局限于黏膜肌层以上。

（2）急性糜烂出血性胃炎：病变处以胃黏膜急性出血和糜烂为特征，或呈多发性、浅表性的应激溃疡。

（3）急性腐蚀性胃炎：病变通常较严重，胃黏膜常出现坏死、脱落，形成多发性糜烂、溃疡，严重者可出现胃穿孔。

(4) 急性化脓性胃炎：少见，可由化脓菌（例如金黄色葡萄球菌、链球菌、大肠埃希菌等）经消化道或胃外伤直接感染所致，胃呈弥漫性化脓性炎。

（四）急性胃炎的鉴别诊断

急性胃炎的鉴别诊断在临床上非常重要。需要和引起急性上腹痛、恶心、呕吐等症状的疾病鉴别。既包括消化系统疾病也包括非消化系统疾病。需要结合患者的病史、症状、体征及辅助检查详细甄别。

1. 消化系统疾病

(1) 急性阑尾炎：发病初期可表现为上腹痛，部分患者可伴有恶心、呕吐及发热，70%~80%的患者表现为转移性右下腹痛。典型的体征为麦氏点压痛，部分患者可有反跳痛。腹部超声、CT等影像学检查可发现阑尾增粗、阑尾周围渗出等表现。阑尾炎发病初期症状与急性胃炎相似，要注意鉴别诊断。

(2) 急性胆囊炎：症状多为右上腹痛，腹痛可较剧烈，可放射至右肩或右背部。可伴有发热、腹胀、恶心、呕吐、反酸、胃灼热、厌油腻等症状。部分患者可有黄疸。典型体征为右上腹压痛，墨菲征阳性。腹部超声可见胆囊增大，胆囊壁增厚，呈"双边征"，多伴有胆囊结石。与急性胃炎鉴别诊断时需注意询问病史、症状，注意典型体征，并结合影像学检查。

(3) 急性胰腺炎：主要症状为突然发作的持续性上腹痛，可伴有恶心、呕吐、腹胀、发热等。腹痛主要位于左上腹或中上腹，屈曲体位可缓解。体格检查可有腹部压痛、反跳痛，部分患者肠鸣音减弱。血尿淀粉酶升高、血脂肪酶升高是重要的确诊指标。腹部增强CT为重要的影像学检查，可见胰腺肿大、胰腺周围渗出、胰腺坏死等。对于有剧烈上腹痛症状和患者，需要和急性胰腺炎鉴别，血淀粉酶及脂肪酶水平及腹部增强CT检查有助于鉴别诊断。

(4) 其他引起腹痛的消化系统疾病：如胃溃疡、十二指肠球溃疡、胃癌、消化道穿孔等。

2. 非消化系统疾病

(1) 急性心肌梗死：典型症状为心前区痛或憋闷感。不典型症状可表现为上腹痛，部分患者可伴有恶心、呕吐。易与急性胃炎的症状混淆。接诊时需注意详细询问患者的既往史，寻找有无冠心病的病因。另外，需结合相关辅助检查，如心电图、超声心动图、心肌酶、心脏损伤标志物（TNT、TNI）等做出诊断。必要时需行冠脉CTA及冠脉造影等检查。

(2) 糖尿病酮症酸中毒：为糖尿病急性并发症。多数患者表现为多饮、多食、多尿、乏力等症状加重。未及时治疗的患者可表现为食欲缺乏、恶心、呕吐等，部分患者被误诊为"急性胃炎"。接诊时需关注患者有无糖尿病病史，需结合血糖及尿酮体等检查做出诊断。

（五）急性胃炎的治疗

案例6-2解析

案例6-2

张某，男性，30岁。因坠落伤于外科行多科联合手术治疗。术后第二天出现上腹痛，为烧灼样痛。呕咖啡色液体，量约200 ml，排柏油样便2次，总量约200 g。急诊胃镜检查示：胃黏膜弥漫充血、水肿，多发片状糜烂，部分被覆黑色苔。胃镜诊断：急性胃炎。

问题：

该患者下一步应该如何治疗？

急性胃炎的治疗原则为：去除病因，积极治疗原发疾病和创伤，纠正其引起的病理生理紊乱，常用的药物如抑制胃酸分泌的药物（如质子泵抑制剂PPI或H_2受体阻滞剂）、胃黏膜保护

剂（促进胃黏膜修复）。大部分患者经积极治疗预后良好。

1．去除病因　对于服用阿司匹林等非甾体抗炎药、进食刺激性食物、大量饮酒等原因所致急性胃炎，需嘱患者及时停药、改变不良生活习惯。对于应激所致急性胃炎需积极治疗原发病。对于细菌感染所致急性单纯性胃炎，予敏感抗生素抗感染治疗。

2．一般治疗　对于急性胃黏膜病变所致上消化道出血的患者，需开放静脉、禁食、补液、PPI抑酸治疗，密切观察患者生命体征及有无活动性出血。对于急性单纯性胃炎呕吐、腹泻明显的患者可予静脉补液。症状较轻者，可嘱患者进食流食及口服补液治疗。

3．药物治疗

（1）质子泵抑制剂（PPI）：为临床上常用的抑酸药。质子泵抑制剂吸收入血后，弥散进入胃壁细胞内，与 H^+-K^+-ATP 酶结合，不可逆地使泵分子失活，从而抑制 H^+ 的释放。该类药物抑制胃酸的作用强而持久，可以有效抑制胃酸的分泌。常用的 PPI 有奥美拉唑、艾司奥美拉唑、雷贝拉唑、兰索拉唑、泮托拉唑、艾普拉唑等。对于有上消化道出血的患者可选用 PPI 静脉输液治疗。

（2）H_2 受体阻滞剂：此类药物具有竞争性阻滞组胺与 H_2 受体结合的作用，从而抑制胃酸分泌。常用的 H_2 受体阻滞剂有西咪替丁、雷尼替丁、法莫替丁等。

（3）胃黏膜保护剂：为一类具有胃黏膜保护作用的药物。主要通过提高胃黏膜防御机制，达到保护、修复胃黏膜的作用。常用的药物有替普瑞酮、铝碳酸镁、硫糖铝、L-谷氨酰胺呱仑酸钠（麦滋林）、吉法酯、米索前列醇、瑞巴派特、铋剂、依卡倍特钠、伊索拉定等。

（六）急性胃炎的预防

停用不必要的 NSAID。严重创伤、烧伤、大手术和重要器官衰竭及需要服用阿司匹林等药物的患者，可预防性给予 PPI 或 H_2 受体阻滞剂。对于有骨关节病的患者，可用选择性 COX-2 抑制剂如塞来昔布等进行抗感染治疗，减少对 COX-1 的抑制。同时，倡导文明的饮食习惯，避免酗酒。对于门静脉高压性胃病可予 PPI 治疗，严重者应考虑处理门静脉高压。

二、慢性胃炎

慢性胃炎是指多种病因引起的胃黏膜慢性炎症病变，临床常见。其患病率一般随年龄增长而增加，特别是中年以上更为常见。幽门螺杆菌感染为慢性胃炎的常见病因。目前，胃镜及活检病理组织学检查为诊断慢性胃炎的重要手段。

（一）流行病学

《中国慢性胃炎共识意见（2017年，上海）》对慢性胃炎相关流行病学情况进行了阐述。主要包括以下几个方面。

1．慢性胃炎的患病率　因为多数慢性胃炎患者无任何症状，因此难以获得确切的患病率。慢性胃炎尤其是慢性萎缩性胃炎的发生与幽门螺杆菌感染密切相关。估计慢性胃炎的患病率要高于当地人群幽门螺杆菌感染率。因为幽门螺杆菌现症感染者几乎均存在慢性活动性胃炎，但是其他病因也可导致慢性胃炎，因此认为人群中慢性胃炎患病率略高于幽门螺杆菌感染率。目前，我国基于内镜诊断的慢性胃炎患病率接近 90%。

2．慢性胃炎与年龄的关系　无论慢性萎缩性胃炎还是慢性非萎缩性胃炎，其患病率都随年龄增长而升高。主要与幽门螺杆菌感染率随年龄增长而上升有关。而萎缩、肠化也与年龄增长有关。

3．慢性胃炎的人群中，慢性萎缩性胃炎所占比例在不同国家和地区之间存在较大差异，一般与胃癌的发病率呈正相关。我国慢性萎缩性胃炎的患病率较高，但是内镜诊断慢性萎缩性胃炎的敏感性较低，必须结合病理学检查的结果判断。

（二）慢性胃炎的病因和发病机制

1．幽门螺杆菌感染　是慢性胃炎最主要的病因。

幽门螺杆菌是澳大利亚学者 Warron 和 Marshall 于 1983 年发现并证明可导致胃炎等多种消化道疾病的革兰氏阴性微需氧细菌。在电镜下可以观察到 *H. pylori* 呈螺旋弯曲状有单极多鞭毛，长 2.5～4.0 μm，宽 0.5～1.0 μm，当生长环境不良时其形状可以变成球形。

（1）幽门螺杆菌作为慢性胃炎主要病因的依据：既往的研究表明，绝大多数慢性活动性胃炎患者胃黏膜中可以检出幽门螺杆菌，且幽门螺杆菌在胃内的分布与胃内炎症分布一致。经过根除幽门螺杆菌治疗可以使胃内炎症消退。另外，从志愿者和动物模型中可复制出幽门螺杆菌感染性胃炎。

（2）幽门螺杆菌相关疾病：人类幽门螺杆菌感染的自然史为人类感染幽门螺杆菌后，在遗传及环境等多种因素影响下，导致幽门螺杆菌相关疾病的发生。目前认为幽门螺杆菌感染与慢性活动性胃炎、消化性溃疡、胃癌及胃 MALT 淋巴瘤等多种消化道疾病相关。也有研究表明，幽门螺杆菌感染与缺铁性贫血、血小板减少性紫癜等多种消化道外疾病相关。

（3）幽门螺杆菌所致胃黏膜损伤的机制：幽门螺杆菌经口进入胃内，部分可以被胃酸杀灭，部分则附着于胃的黏液层。依靠其鞭毛运动穿过黏液层，定植于黏液层与胃黏膜上皮细胞表面，一般不侵入胃腺和固有层内。除了鞭毛的运动作用，幽门螺杆菌的黏附因子也有利于其定植。另外，幽门螺杆菌产生的尿素酶可以分解尿素，产生的氨可中和反渗入黏液内的胃酸，形成有利于其定植的局部微环境，使感染慢性化。

幽门螺杆菌凭借其产生的氨基空泡毒素导致细胞损伤；同时促进上皮细胞释放炎症介质；菌体细胞壁 Lewis X、Lewis Y 抗原引起自身免疫反应。另外，多种机制可以使炎症反应迁延或加重。幽门螺杆菌对胃黏膜炎症发展的转归取决于其毒株及毒力、宿主个体差异和胃内微生态环境等多因素综合的结果。

2. 十二指肠-胃反流　与各种原因引起的胃肠道动力异常、肝胆道疾病及远端消化道梗阻有关。十二指肠液的主要成分为胆汁、肠液和胰液，其中的胆汁酸、卵磷脂及胰酶等成分对胃黏膜有损伤作用。

3. 药物和毒物　NSAID、阿司匹林等药物是临床上常用的药物，也是引起慢性胃炎的常见病因（致病机制见"急性胃炎"部分）。许多毒素也可能导致胃黏膜损伤，其中乙醇最为常见。乙醇和 NSAID 两者联合作用可对胃黏膜产生更强的损伤。

4. 自身免疫　胃体腺壁细胞除分泌盐酸外，还分泌一种黏蛋白，称为内因子。它能与维生素 B_{12}（外因子）结合而形成复合物，使之不被酶消化，达到回肠后使得维生素 B_{12} 被吸收。因此内因子在维生素 B_{12} 的吸收过程中起着重要的作用。

当体内出现针对壁细胞或内因子的自身抗体时，自身免疫性的炎症反应导致壁细胞总数减少，泌酸腺萎缩（称为 A 型胃炎），胃酸分泌降低。内因子减少可导致维生素 B_{12} 吸收不良，出现巨幼细胞贫血，称之为"恶性贫血"。

5. 年龄和其他因素　老年人胃黏膜小血管扭曲、小动脉壁玻璃样变性、管腔狭窄。营养缺乏可使胃黏膜修复再生功能下降，炎症慢性化，上皮增殖异常及胃腺萎缩。

（三）慢性胃炎的分类

慢性胃炎的分类尚未统一，一般根据其病因、内镜所见、胃黏膜病理变化和胃炎分布范围等相关指标进行分类。一般根据悉尼系统及新悉尼系统进行慢性胃炎分类。

1. 基于病因　可将慢性胃炎分为幽门螺杆菌胃炎和非幽门螺杆菌胃炎两大类。因为幽门螺杆菌感染是导致慢性胃炎的主要原因，此种分类方法有助于在对慢性胃炎处理中重视幽门螺杆菌感染的检测和治疗。

2. 基于内镜和病理诊断　可以将慢性胃炎分为慢性萎缩性胃炎和慢性非萎缩性胃炎两大类。这是新悉尼系统的分类方法。胃黏膜萎缩可分为单纯性萎缩和化生性萎缩，胃黏膜腺体有肠化生者属于化生性萎缩（具体见慢性胃炎病理部分）。

3. 基于胃炎分布　可将慢性胃炎分为胃窦为主胃炎、胃体为主胃炎和全胃炎三大类。这是慢性胃炎悉尼系统的分类方法。胃体为主胃炎，尤其是伴有胃黏膜萎缩者，胃酸分泌多减少，发生胃癌的风险增加。胃窦为主胃炎，胃酸分泌多增加，发生十二指肠溃疡的风险增加。这一胃炎分类法对预测慢性胃炎并发症有一定的作用。

（四）慢性胃炎的临床表现

1. 慢性胃炎无特异性临床表现。部分慢性胃炎患者是无症状的。非特异性的症状包括上腹不适、上腹痛、腹胀、早饱、食欲缺乏、呃逆、上腹隐痛、胃灼热、乏力。这些症状的有无和严重程度与慢性胃炎的分类、内镜下表现、胃黏膜病理组织学分级均无明显相关性。

一项纳入8892例慢性胃炎患者的多中心研究显示，13.1%的患者无任何症状，有症状者常见表现依次为：上腹痛（52.9%）、腹胀（48.7%）、餐后饱胀（14.3%）和早饱感（12.7%），近1/3患者有上述两个症状共存，与消化不良症状谱相似。日本一项纳入9125例慢性胃炎患者的临床研究显示，40%有消化不良表现，慢性胃炎和功能性消化不良在临床表现和精神心理状态方面无显著差异。

2. 自身免疫性胃炎可长时间缺乏临床症状，胃体萎缩后首诊症状主要以贫血和维生素B_{12}缺乏引起的神经系统症状为主。

（五）慢性胃炎的内镜诊断

慢性胃炎的内镜诊断是指通过内镜检查所见胃黏膜炎性变化，从而做出诊断，需与病理检查结合做出最终诊断。

内镜下将慢性胃炎分为慢性非萎缩性胃炎（即旧称的慢性浅表性胃炎）及慢性萎缩性胃炎两大基本类型。如同时存在平坦或隆起糜烂、出血、黏膜皱襞粗大或胆汁反流等征象，则可依次诊断为慢性非萎缩性胃炎或慢性萎缩性胃炎伴糜烂、胆汁反流等。

慢性非萎缩性胃炎内镜下可见黏膜红斑、黏膜出血点或斑块，黏膜粗糙伴或不伴水肿，及充血渗出等基本表现，其中糜烂性胃炎有两种类型：即平坦型和隆起型。前者表现为胃黏膜有单个或多个糜烂灶，其大小从针尖样到最大径数厘米不等；后者可见单个或多个疣状、膨大皱襞状或丘疹样隆起，最大径5～10 mm，顶端可见黏膜缺损或脐样凹陷，中央有糜烂。

慢性萎缩性胃炎内镜下可见黏膜红白相间。白相为主，皱襞变平甚至消失。部分黏膜血管显露；可伴有黏膜颗粒或结节状等表现。

（六）慢性胃炎的病理诊断

慢性胃炎的主要病理学特征是胃黏膜的慢性炎细胞浸润，可伴有黏膜固有腺体萎缩、肠上皮化生、中性粒细胞浸润、幽门螺杆菌（*Helicobacter pylori*, Hp）感染（图6-4），因此，对于普通类型的慢性胃炎，需要评估以上5种组织学变化（Hp、慢性炎性反应、活动性、萎缩、肠化生）的程度，分为无、轻度、中度、重度4级（0、+、++、+++），分级标准见表6-1。

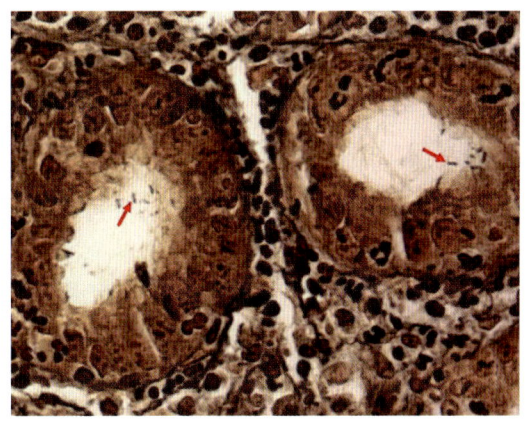

图6-4　幽门螺杆菌Warthin-Starry银染色示Hp呈黑褐色弯曲棒状（箭头）

表 6-1　慢性胃炎的组织学改变及分级标准

慢性胃炎分类	评估的组织学变化	评估内容的具体说明	分级标准
慢性非萎缩性胃炎	Hp	Hp 分布于胃黏膜黏液层、表面上皮、小凹上皮和腺管上皮，可采用 Giemsa 染色、Warthin-Starry 银染色、抗幽门螺杆菌抗体进行免疫染色等方法显示幽门螺杆菌	无：未见 Hp 轻度：偶见或小于标本全长 1/3 有少数 Hp 中度：Hp 分布超过标本全长 1/3 而未达 2/3，或连续性、薄而稀疏地存在于上皮表面 重度：Hp 成堆存在，基本分布于标本全长
	活动性	慢性炎症背景上有中性粒细胞浸润	轻度：黏膜固有层有少量中性粒细胞浸润 中度：中性粒细胞较多存在于黏膜层，可见于表面上皮、小凹上皮或腺管上皮内 重度：中性粒细胞较密集，或除中度所见外还可见小凹脓肿
	慢性炎性反应	根据黏膜层慢性炎细胞的密集程度和浸润深度分级，前者更重要；计算炎细胞密度程度时，要避开淋巴滤泡及其周围的小淋巴细胞区	正常：单个核细胞 ≤ 5 个 /HPF；如数量略超过正常而内镜下无明显异常，病理诊断为基本正常 轻度：慢性炎细胞较少并局限于黏膜浅层，不超过黏膜层 1/3 中度：慢性炎细胞较密集，不超过黏膜层 2/3 重度：慢性炎细胞密集，占据黏膜全层
慢性萎缩性胃炎	萎缩	固有腺减少，值得注意的是：局限于胃小凹区域的肠化生不算萎缩；黏膜层出现淋巴滤泡不算萎缩	轻度：固有腺体减少不超过原有腺体 1/3 中度：固有腺体减少介于原有腺体 1/3～2/3 重度：固有腺体减少超过原有腺体 2/3
	肠化生	肠化生区占腺体和表面上皮总面积的比例	轻度：＜ 1/3 中度：1/3～2/3 重度：＞ 2/3

1. **慢性非萎缩性胃炎**　又称慢性浅表性胃炎，病变部位以胃窦部多见。肉眼观，可见黏膜局灶性或弥漫性充血、水肿，有时可见点状出血或糜烂。其组织学特点如下：①多数炎性病变仅累及黏膜浅层（即黏膜上 1/3），病变呈多灶或弥漫分布，固有膜充血、水肿，以淋巴细胞和浆细胞浸润为主。根据慢性炎症细胞浸润的深度，分为三级：轻度者仅累及黏膜浅 1/3 层，中度者累及黏膜 1/3～2/3，重度者则超过 2/3。②黏膜固有腺体保持完整，没有减少。慢性非萎缩性胃炎可伴小灶性出血，表层上皮细胞坏死脱落形成糜烂。长期发作可转为慢性萎缩性胃炎。

2. **慢性萎缩性胃炎**　胃黏膜萎缩指固有腺体减少，分为两种类型的萎缩：①化生性萎缩，指胃黏膜固有腺体被肠上皮化生腺体（图 6-5）或假幽门腺化生腺体（图 6-6）取代。肠上皮化生可发生在任何部位的胃黏膜，表现为胃黏膜表层上皮细胞和腺体中出现杯状细胞、帕内特细胞（潘氏细胞）、有刷状缘的吸收细胞等小肠或大肠黏膜上皮组织。假幽门腺化生发生在胃体和胃底部的泌酸腺体，表现为壁细胞和主细胞减少或消失，被类似幽门腺的黏液细胞所取代。②非化生性萎缩，指胃黏膜固有腺体被纤维组织或纤维肌性组织取代，或炎细胞浸润引起固有

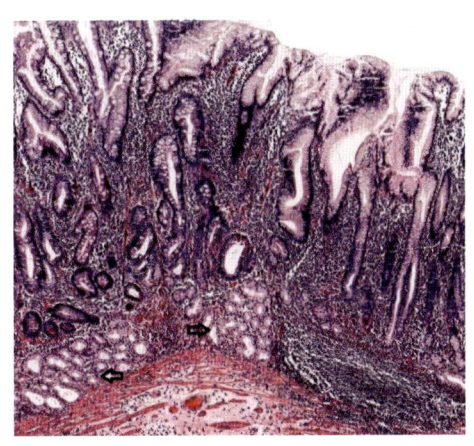

图 6-5　胃窦慢性萎缩性胃炎伴肠上皮化生

图片左侧可见大量肠化生腺体，图片右侧胃窦黏膜的小凹上皮向下延伸。胃窦黏膜弥漫炎细胞浸润，固有腺体（箭头所示）明显减少

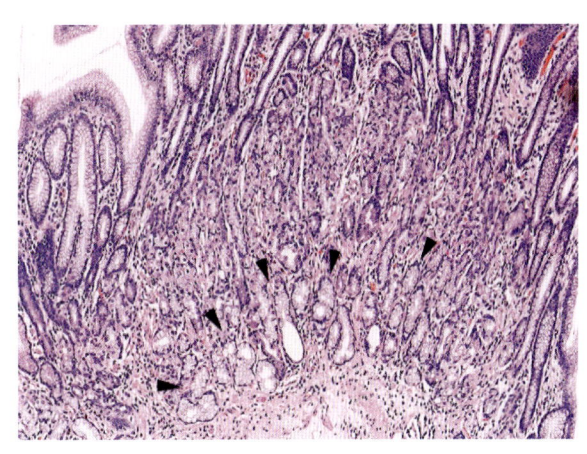

图 6-6　胃体慢性萎缩性胃炎伴假幽门腺化生（箭头所示）

腺体数量减少。根据固有腺体减少的程度，慢性萎缩性胃炎分为三级：轻度者，固有腺体数减少不超过原有腺体的 1/3；中度者，固有腺体数的减少介于原有腺体的 1/3～2/3；重度者，固有腺体数的减少则超过 2/3。

根据发病是否与自身免疫性胃炎有关以及是否伴有恶性贫血，将慢性萎缩性胃炎分为 A、B 两型。A 型的发生与自身免疫有关，患者血清中可找到抗壁细胞抗体和抗内因子抗体，常有维生素 B_{12} 吸收障碍，并伴有恶性贫血，病变多发生在胃体和胃底部，胃窦部 G 细胞因代偿性增生使血清促胃液素增高。B 型的发病与自身免疫无关，主要由 Hp 感染所致（Hp 的检出率约 90%），血清中抗壁细胞抗体阴性，也不伴有恶性贫血，病变多在胃窦部，血清促胃液素正常或降低，部分病例可能发生癌变。我国患者大多数属于 B 型。两型胃炎病变基本相同，均累及黏膜全层。

肉眼观，胃黏膜变薄，皱襞变平甚至消失，表面呈颗粒状，黏膜下血管分支清晰可见，黏膜由正常的橘红色变为灰白色或灰黄色。组织学上，病变的主要特点为：①胃黏膜变薄，固有层腺体变小，数目减少；②黏膜固有层内有淋巴细胞和浆细胞浸润，甚至可形成淋巴滤泡；③可发生肠上皮化生或假幽门腺化生，甚至出现不同程度的异型增生，目前认为肠上皮化生与肠型胃癌的发生有一定关系。

（七）幽门螺杆菌的检测方法

幽门螺杆菌的检测方法分为侵入性检查和非侵入性检查两大类（图 6-7）。侵入性检查需进行胃镜检查同时获取胃黏膜组织，应用该胃黏膜组织进行进一步检查以判断有无幽门螺杆菌感染。而非侵入性检查不需要获取胃黏膜组织。

侵入性方法	非侵入性方法
• 内镜观察诊断	• 尿素呼气试验
• 快速尿素酶试验	• 粪便抗原试验
• 组织学检测	• 血清学试验
• 培养	• 分子生物学方法
• 分子生物学方法	

图 6-7　幽门螺杆菌检测方法

我国第五次幽门螺杆菌感染处理共识报告中指出：临床应用的非侵入性幽门螺杆菌检测试

验中，尿素呼气试验是最受推荐的方法，单克隆粪便抗原试验可作为备选，血清学试验限于一些特定情况（消化性溃疡出血、胃 MALT 淋巴瘤和严重胃黏膜萎缩）。若患者无活组织检查禁忌，胃镜检查如需活检，推荐快速尿素酶试验作为幽门螺杆菌检测方法。最好从胃窦和胃体各取 1 块活检。不推荐快速尿素酶试验作为根除治疗后的评估试验。除血清学和分子生物学检测外，幽门螺杆菌检测前必须停用 PPI 至少 2 周，停用抗菌药、铋剂和某些具有抗菌作用的中药至少 4 周。另外，根除幽门螺杆菌治疗后，应常规评估其是否根除。评估根除治疗后结果的最佳方法是尿素呼气试验，粪便抗原试验可作为备选。评估应在治疗完成后不少于 4 周进行。

（八）慢性胃炎的鉴别诊断

> **案例6-3**
>
> 张某，男性，54 岁。主因"间断上腹痛 1 年"就诊。1 年来患者间断出现上腹痛，隐痛，与进食无关，每次持续半小时至数小时可缓解。偶有上腹胀及反酸，无恶心、呕吐，二便正常。1 年来体重下降约 5 kg。
>
> 问题：
> 该患者下一步需要做哪些检查？如何进行鉴别诊断？

因为慢性胃炎多数没有特异性症状，因此，需要和引起上腹痛、腹胀等症状的多种疾病鉴别。注意除外肿瘤性疾病。需要结合患者的症状、体征及辅助检查进行鉴别诊断。

1. **消化性溃疡**　分为胃溃疡及十二指肠球溃疡。典型的症状为上腹痛。胃溃疡疼痛部位在上腹部偏左。十二指肠球溃疡疼痛部位在上腹部或上腹部偏右，后壁溃疡（尤其是穿透性溃疡）疼痛可放射至背部。可表现为隐痛、胀痛、钝痛、饥饿样痛或烧灼样痛。消化性溃疡腹痛时间多与进食相关。十二指肠球溃疡所致上腹痛常发生于两餐之间、餐前或夜间，进食或口服抗酸剂后可缓解。胃溃疡疼痛常在餐后 1 小时出现，持续 1~2 小时后常可缓解，直至下一餐后再次出现上述节律。胃镜检查可发现并诊断胃、十二指肠球溃疡。

2. **胃癌**　早期胃癌常无症状。部分患者可表现为上腹部不适、饱胀感、上腹部隐痛等不典型症状，从症状上无法与慢性胃炎相鉴别。胃癌晚期的主要症状为上腹痛，性质常较重，部分患者可有呕血、黑便及恶病质等。因此对于有上腹症状的患者，胃镜及病理组织学检查对于鉴别诊断非常重要。

3. **慢性胆道疾病**　如慢性胆囊炎、胆石症常有慢性右上腹痛、腹胀、嗳气等消化不良的症状，易误诊为慢性胃炎。影像学检查如腹部超声、CT 等对于鉴别诊断非常重要。

4. **其他疾病**　如肝炎、肝癌、胰腺疾病等也可表现为上腹痛、腹胀、食欲缺乏等症状。需注意询问病史，并详细查体及进行影像学检查如腹部超声、腹部 CT 等进行诊断。

（九）慢性胃炎的治疗

> **案例6-4**
>
> 张某，男性，35 岁，主因"间断上腹痛伴上腹部烧灼感 1 年"来诊。既往：因关节痛间断口服"布洛芬"治疗。胃镜检查示：慢性非萎缩性胃炎伴多发糜烂。病理示：非萎缩性胃炎，Warthin-Starry 银染色阳性。腹部超声等检查未见异常。
>
> 问题：
> 该患者下一步的治疗方案主要有哪些？

1. 消除病因

(1) 根除幽门螺杆菌治疗：证实有幽门螺杆菌感染的慢性胃炎，建议根除幽门螺杆菌治疗，除非有抗衡因素存在。根除幽门螺杆菌治疗多采用铋剂四联方案。即一种 PPI+ 一种铋剂 + 两种抗生素，疗程为 10 ~ 14 天。

图 6-8 为我国共识推荐的根除幽门螺杆菌方案。图 6-9 为欧洲共识意见推荐的根除幽门螺杆菌方案。

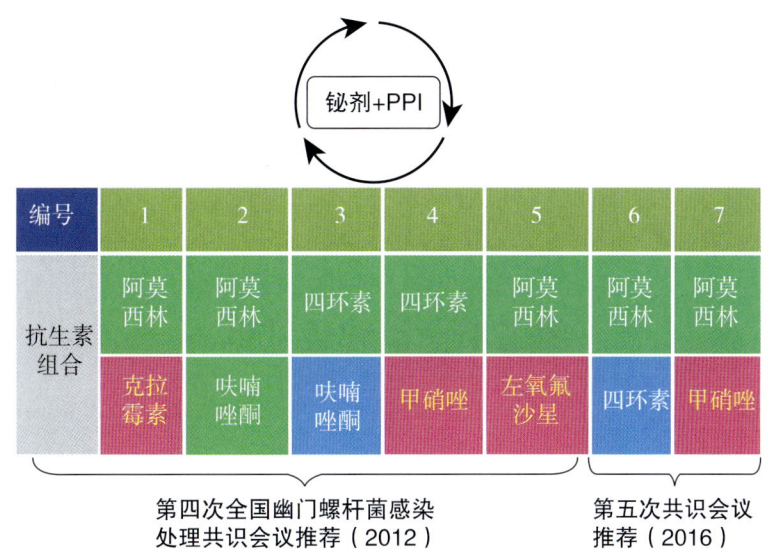

图 6-8　我国共识推荐的根除幽门螺杆菌方案（7 种铋剂四联方案）

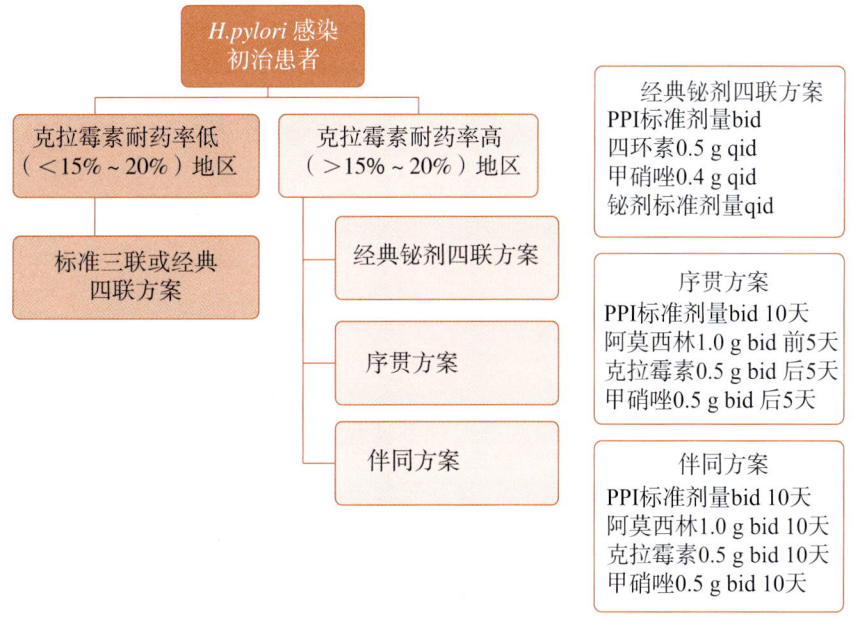

图 6-9　欧洲 Maastricht Ⅳ 推荐的幽门螺杆菌根除方案

(2) 停用胃黏膜损伤药物：服用引起胃黏膜损伤的药物，如 NSAID 后出现慢性胃炎症状者，建议加强抑酸及胃黏膜保护治疗。根据原发病进行充分评估，必要时停用胃黏膜损伤药物。

2．减少攻击因子，增加胃黏膜防御　有胃黏膜糜烂和（或）以上腹痛或上腹烧灼感等症状为主者,可根据病情或症状严重程度选用胃黏膜保护剂、抗酸剂、H_2受体阻滞剂或PPI。胃酸/胃蛋白酶在胃黏膜糜烂(尤其是平坦糜烂)和上腹痛或上腹烧灼感等症状的发生中起重要作用,抗酸或抑酸治疗对愈合糜烂和消除上述症状有效。胃黏膜保护剂如吉法酯、替普瑞酮、铝碳酸镁制剂、瑞巴派特、硫糖铝、依卡倍特、聚普瑞锌等可改善胃黏膜屏障,促进胃黏膜糜烂愈合,但对症状的改善作用尚有争议。抗酸剂起效迅速但作用相对短暂,包括奥美拉唑、艾司奥美拉唑、雷贝拉唑、兰索拉唑、泮托拉唑和艾普拉唑等在内的PPI抑酸作用强而持久,可根据病情或症状严重程度选用。

(十)慢性胃炎的预后

慢性非萎缩性胃炎预后良好。部分患者萎缩可以改善或逆转,肠上皮化生通常难以逆转。对于异型增生的患者需定期随访内镜及病理组织学检查,警惕癌变可能。对有胃癌家族史、食物营养单一、常食用熏制或腌制食品的患者需进行内镜筛查。

(薛 艳 田新霞 叶菊香)

第二节 消化性溃疡

学习目标

- **基本目标**
  1. 总结消化性溃疡的定义及发病机制;掌握消化性溃疡的临床表现和并发症。
  2. 总结消化性溃疡的实验室和辅助检查。
  3. 总结消化性溃疡的诊断和鉴别诊断。
  4. 总结消化性溃疡的治疗:药物治疗和手术治疗。
  5. 总结根除 H.pylori 的主要检查手段和三联四联治疗方法。

- **发展目标**
  1. 总结胃壁细胞泌酸的调节机制。
  2. 总结上腹痛的主要鉴别疾病。
  3. 总结上消化道出血的主要疾病。
  4. 总结胃的神经内分泌调节机制。
  5. 结合溃疡病的治疗,了解该病的门诊急诊流程,建立鉴别诊断思路。
  6. 建立 H.pylori 的社区宣教意识,为预防相关疾病做出贡献。

【定义】

消化性溃疡(peptic ulcer,PU)主要指发生在胃和十二指肠的慢性溃疡,即胃溃疡(gastric ulcer,GU)和十二指肠溃疡(duodenal ulcer,DU),是胃肠道黏膜在某种情况下被胃液的胃酸和消化酶作用引起的炎症性缺损,通常穿透黏膜肌层或更深层次(图6-10)。主要发生于胃、十二指肠、胃-空肠吻合口及附近,包括含有胃黏膜的 Meckel 憩室。

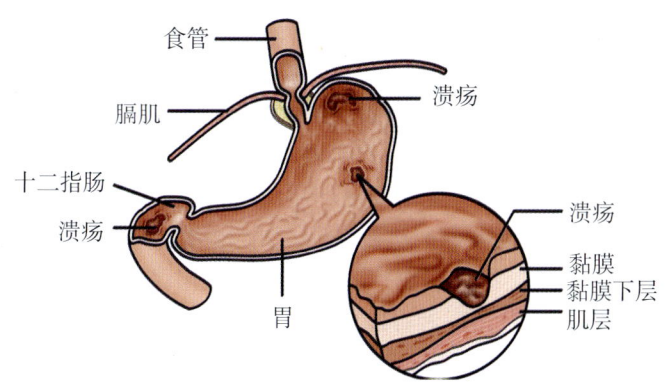

图 6-10 消化性溃疡示意

【流行病学】

消化性溃疡是全球性常见病，估计有 10% 的人一生患过此病。西方国家资料显示，自 20 世纪 50 年代起，消化性溃疡发病率呈下降趋势。2021 年在上海开展的一项问卷调查共纳入 1108 名被调查者，其中经内镜诊断的 PU 达 9.1%（DU 5.8%，GU 2.5%，复合性溃疡 0.8%）。本病可发生于任何年龄，但中年最为常见，DU 多见于青壮年，GU 多见于中老年。后者发病比前者约迟 10 年。男性患病比女性多。临床 DU 比 GU 为多见，两者之比为（2~3）：1。但有地区差异，在胃癌高发区 GU 所占比例有所增加。

【病因和发病机制】

在正常情况下，胃、十二指肠黏膜经常接触有强侵蚀力的胃酸和在酸性环境下被激活、能水解蛋白质的胃蛋白酶，此外，还经常受摄入的各种有害物质的侵袭，但却能抵御这些侵袭因素的损害，维持黏膜的完整性，这是因为胃、十二指肠黏膜具有一系列防御机制（图 6-11）。目前认为，胃、十二指肠黏膜的这一完善而有效的防御和修复机制，足以抵抗胃酸/胃蛋白酶的侵蚀。一般而言，只有当某些因素损害了这一机制才可能发生胃酸/胃蛋白酶侵蚀黏膜而导致溃疡形成。近年的研究已经明确，H.pylori 和非甾体抗炎药是损害胃、十二指肠黏膜屏障从而导致消化性溃疡发病的最常见病因。少见的特殊情况，当过度胃酸分泌远远超过黏膜的防御和修复作用也可能导致消化性溃疡发生。现将这些病因及其导致溃疡发生的机制分述如下。

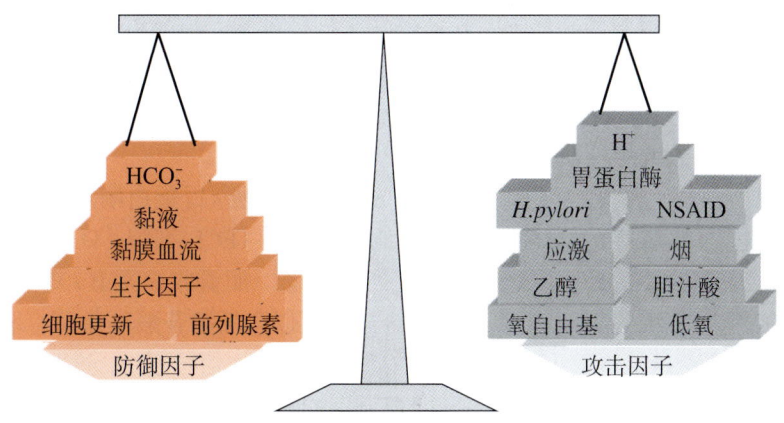

图 6-11 消化性溃疡致病机制中的攻击因子和防御因子

（一）攻击因子

1. **幽门螺杆菌**（*Helicobacter pylori*，*H.pylori*，Hp） *H.pylori* 为消化性溃疡的重要病因，主要的证据是：消化性溃疡患者螺杆菌检出率显著高于对照组的普通人群，在 DU 的检出率约为 90%，GU 为 70%～80%（*H.pylori* 阴性的消化性溃疡患者往往能找到 NSAID 服用史等其他原因）；临床研究显示，成功根除 *H.pylori* 后溃疡复发率明显下降，用常规抑酸治疗后愈合溃疡年复发率 50%～70%，而根除 *H.pylori* 可使溃疡复发率降至 5% 以下，这就表明去除病因后消化性溃疡可以治愈。至于何以在感染 *H.pylori* 的人群中仅有少部分人发生消化性溃疡，一般认为，这是 *H.pylori*、宿主和环境因素三者相互作用的不同结果。

不同部位的 *H.pylori* 感染引起溃疡的机制有所不同。在以胃窦部感染为主的患者中，*H.pylori* 通过抑制 D 细胞活性，导致高促胃液素血症，引起胃酸分泌增加。同时，*H. pylori* 也可以直接作用于肠嗜铬样细胞（ECL 细胞），后者释放组胺引起壁细胞泌酸增加。这种胃窦部的高酸分泌状态易诱发十二指肠溃疡。在以胃体部感染为主的患者中，*H.pylori* 直接作用于壁细胞并引起炎性反应、萎缩，导致胃酸分泌减少，以及胃黏膜防御能力下降，从而造成溃疡。*H. pylori* 感染者中仅 15% 发生消化性溃疡，说明除了细菌毒力，遗传易感性也有一定作用。研究发现，一些细胞因子的遗传多态性与 *H. pylori* 感染的消化性溃疡密切相关。

H.pylori 易于在胃内定植，可导致黏膜损伤，并逃避宿主防御机制。不同的 *H.pylori* 菌株具备不同的毒力因子。*H.pylori* 基因组中的一个区域为致病岛（Cag-PAI），编码毒力因子 CagA 等，感染 Cag-PAI 阳性的 *H.pylori* 菌株与 Cag-PAI 阴性的菌株相比，前者消化性溃疡、胃癌前病变、胃癌的患病风险更高。空泡毒素 VacA 也是一种致病的关键蛋白，但 VacA 编码区并不在致病岛内。在 CagA、VacA 等毒力因子与其他细菌成分共同作用下，宿主免疫细胞功能受到影响，最终导致黏膜损伤。此外，*H. pylori* 的尿素酶可以产生 NH_3，破坏上皮细胞，从而使 *H.pylori* 可以在胃内定植；*H.pylori* 还可以产生表面因子趋化中性粒细胞和单核细胞，造成上皮细胞损伤；*H.pylori* 产生蛋白酶和磷脂酶破坏黏液胶中的糖蛋白-磷脂复合物，减低胃黏膜防御机制中第一道防线的作用；*H.pylori* 表达黏附素（OMP，如 BabA），协助细菌黏附在胃上皮细胞；*H.pylori* 的脂多糖（LPS）在致病中也起一定作用。

2．NSAID 和阿司匹林　消化性溃疡的主要病因之一，且在上消化道出血中起重要作用。流行病学调查显示，在服用该类药物的人群中，15%～30% 罹患消化性溃疡。NSAID 和阿司匹林使溃疡出血、穿孔等并发症发生的危险性增加 4～6 倍，而老年人中消化性溃疡及其并发症发生率和病死率约 25% 与 NSAID 和阿司匹林有关。NSAID 和阿司匹林对胃肠道黏膜损伤的机制包括局部和系统两方面作用。局部作用为 NSAID 和阿司匹林透过胃肠道黏膜上皮细胞膜进入胞体，电离出大量氢离子，从而造成线粒体损伤，对胃肠道黏膜产生毒性，使黏膜细胞间连接的完整性被破坏，上皮细胞膜通透性增加，从而激活中性粒细胞介导的炎性反应，促使上皮糜烂、溃疡形成；系统作用主要是 NSAID 和阿司匹林抑制环氧合酶 1，减少对胃黏膜具有保护作用的前列腺素的合成，进而引起胃黏膜血供减少，上皮细胞屏障功能减弱，氢离子反向弥散增多，进一步损伤黏膜上皮，致糜烂、溃疡形成。

3．胃酸和胃蛋白酶　消化性溃疡的最终形成是由于胃酸/胃蛋白酶对黏膜自身消化所致。分泌胃酸的壁细胞位于泌酸腺，与分泌胃液的其他重要细胞（ECL 细胞、D 细胞）相邻。细胞表达多种可刺激胃酸分泌物质的受体，如组胺（H_2）、胃泌素（胆囊收缩素 B/胃泌素受体）、乙酰胆碱（毒碱 M_3）。组胺与细胞表面的 H_2 受体结合后，可以激活腺苷酸环化酶，增加环磷酸腺苷（c-AMP）。胃泌素和毒蕈碱受体激活后，活化蛋白酶 C/磷酸肌醇信号通路。这两个通路的活化都会调节下游一系列酶的活化，控制胃酸分泌泵，即 H^+-K^+-ATP 酶的活性。H^+ 的分泌主要由质子泵 H^+-K^+-ATP 酶实现，这种酶利用三磷酸腺苷（ATP）水解释放的化学能来对壁细胞胞质内的 H^+ 与分泌小管内的 K^+ 进行交换转运（图 6-12）。

主细胞主要位于胃底腺，可以合成和分泌胃蛋白酶原，后者为具有水解活性的胃蛋白酶的前体。胃内的酸性环境使无活性的前体转变为胃蛋白酶，并提供胃蛋白酶维持活性所必需的低 pH（＜2）。当 pH 升至 4 时胃蛋白酶活性显著降低，而当 pH 升至 7 时胃蛋白酶不可逆性失活及变性。促进胃酸分泌的多种促分泌素刺激胃蛋白酶原的释放。因为胃蛋白酶是 pH 依赖性的，因此探讨消化性溃疡发病机制和治疗主要考虑胃酸。无酸情况下罕有溃疡发生，而抑制胃酸分泌药物能促进溃疡愈合，以上两个事实印证了胃酸在溃疡形成过程中的决定性作用。

DU 患者中约有 1/3 存在五肽胃泌素刺激的最大酸排量（MAO）增高，其余患者 MAO 多在正常高值，DU 患者胃酸分泌增高的可能因素及其在 DU 发病中的间接及直接作用已如前述。GU 患者基础酸排量（BAO）及 MAO 多属正常或偏低，对此，可能解释为 GU 患者多伴多灶萎缩性胃炎，因而胃体壁细胞泌酸功能已受影响，而 DU 患者多为慢性胃窦炎，胃体黏膜未受损或受损轻微因而仍能保持旺盛的泌酸能力。少见的特殊情况胃泌素瘤患者，极度增加的胃酸分泌的攻击作用远超过黏膜的防御作用，而成为溃疡形成的起始因素。

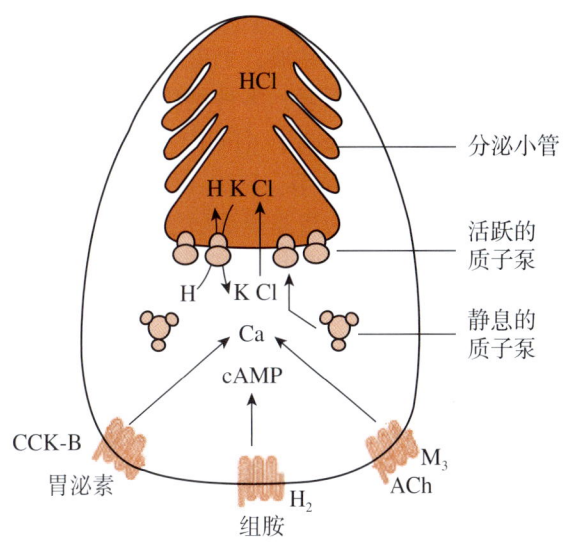

图 6-12　胃酸分泌的调控机制

（二）防御因子被破坏

黏膜防御机制可以分为三层屏障（图 6-13），由上皮细胞前、上皮细胞和上皮细胞后的要素组成。第一道防线为黏液-碳酸氢盐-磷脂屏障，是针对氢离子等多种分子的物理化学屏障。黏液主要成分为水（95%），同时含有磷脂和糖蛋白（黏液素）。黏液凝胶形成物理屏障，阻碍氢离子和胃蛋白酶等分子向细胞内扩散。碳酸氢盐由胃十二指肠黏膜上皮细胞分泌至黏液凝胶中，

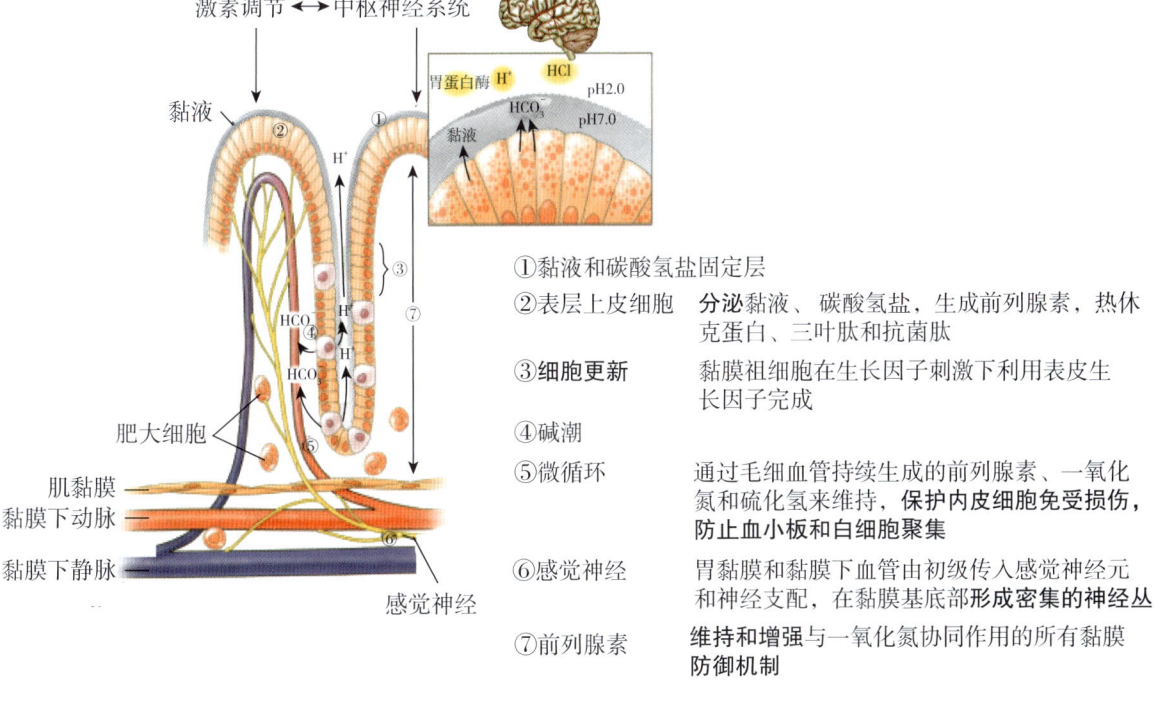

图 6-13　胃和十二指肠黏膜防御及修复机制

从而形成由胃腔内 pH 为 1~2 至上皮细胞表面 pH 为 6~7 的 pH 梯度。表层上皮细胞组成第二层屏障，包括分泌黏液、上皮细胞离子转运蛋白（维持细胞内 pH 及碳酸氢盐的产生）和细胞间紧密连接等多种因素。多种生长因子，包括表皮生长因子（EGF）、转化生长因子（TGF）-α、碱性成纤维细胞生长因子（FGF）等参与调节重构的过程。上皮细胞再生受前列腺素和生长因子如 EGF、TGF-α 的调节。FGF 和血管内皮生长因子（VEGF）在胃黏膜血管发生中均起到重要作用。第三层屏障为胃黏膜下层复杂的微血管系统，是上皮细胞后防御/修复系统的重要组成部分，通过分泌 HCO_3^- 中和壁细胞产生的酸。

前列腺素在胃上皮防御/修复系统中起核心作用。胃黏膜含有大量前列腺素，可以调节碳酸氢盐和黏液的分泌，抑制壁细胞分泌酸，并在维持黏膜血流量和上皮细胞重构中起重要作用。

一氧化氮（NO）在维持胃黏膜完整性中起重要作用。一氧化氮合酶为其中的关键酶，在黏膜中可以通过刺激胃黏液分泌，增加黏膜血流量，维持上皮细胞屏障功能而起到细胞保护作用。中枢神经系统及激素因子通过多种途径参与黏膜防御功能的调节。

（三）其他因素

下列因素与消化性溃疡发病有不同程度的关系。①吸烟：吸烟者消化性溃疡发生率比不吸烟者高，吸烟影响溃疡愈合和促进溃疡复发。吸烟影响溃疡形成和愈合的确切机制未明，可能与吸烟增加胃酸分泌、减少十二指肠及胰腺碳酸氢盐分泌、影响胃十二指肠协调运动、黏膜损害性氧自由基增加等因素有关。②遗传：O 型血胃上皮细胞表面表达更多黏附受体而有利于 H.pylori 定植。③急性应激可引起应激性溃疡。但在慢性溃疡患者，情绪应激和心理障碍的致病作用却无定论。临床观察发现长期精神紧张、过劳，确实易使溃疡发作或加重，但这多在慢性溃疡已经存在时发生，因此情绪应激可能主要起诱因作用，可能通过神经内分泌途径影响胃十二指肠分泌、运动和黏膜血流的调节。

总而言之，消化性溃疡是一种多因素疾病，其中 H.pylori 感染和服用 NSAID 是已知的主要病因，溃疡发生是黏膜侵袭因素和防御因素失平衡的结果，胃酸在溃疡形成中起关键作用。

（四）病理

DU 多发生在球部，前壁比较常见；GU 多在胃角和胃窦小弯。组织学上，GU 大多发生在幽门腺区（胃窦）与泌酸腺区（胃体）交界处的幽门腺区一侧。幽门腺区黏膜可随年龄增长而扩大[假幽门腺化生和（或）肠化生]，使其与泌酸腺区之交界线上移，故老年患者 GU 的部位多较高。溃疡一般为单个，也可多个，呈圆形或椭圆形。DU 直径多小于 10 mm，GU 要比 DU 稍大。亦可见到直径大于 2 cm 的巨大溃疡。溃疡边缘光整、底部洁净，由肉芽组织构成，上面覆盖有灰白色或灰黄色纤维渗出物。活动性溃疡周围黏膜常有炎症水肿。溃疡浅者累及黏膜肌层，深者达肌层甚至浆膜层，溃破血管时引起出血，穿破浆膜层时引起穿孔。溃疡愈合时周围黏膜炎症、水肿消退，边缘上皮细胞增生覆盖溃疡面，其下的肉芽组织发生纤维化，变为瘢痕，瘢痕收缩使周围黏膜皱襞向其集中。而糜烂较溃疡的病变深度浅，深度不超过黏膜肌层，愈合后无瘢痕形成（图 6-14）。

【临床表现】

上腹痛是消化性溃疡的主要症状，但部分患者可无症状或症状较轻以至不为患者所注意，而以出血、穿孔等并发症为首发症状。典型的消化性溃疡有如下临床特点：①慢性病史可达数年至数十年；②周期性发作，发作与自发缓解相交替，发作期可为数周或数月，缓解期亦长短不一，短者数周、长者数年；发作常有季节性，多在秋冬或冬春之交发病，可因精神情绪不良或过劳而诱发；③发作时上腹痛呈节律性，表现为空腹痛即餐后 2~4 小时和（或）午夜痛，腹痛多为进食或服用抗酸药所缓解，典型节律性表现在 DU 多见。而 GU 的腹痛症状与 DU 不同，表现为进食后疼痛。

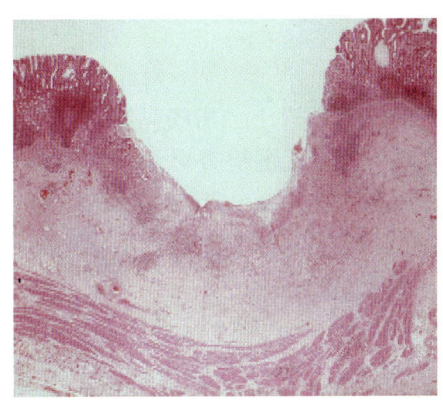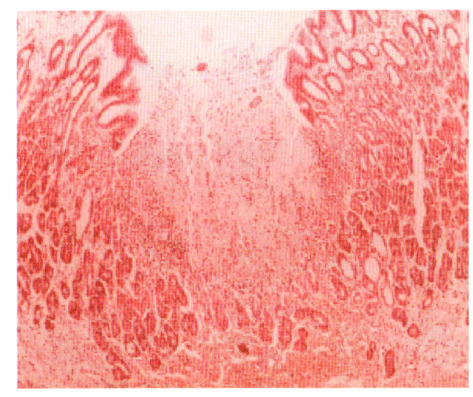

图 6-14 溃疡（左）与糜烂（右）
左：黏膜缺损超过黏膜肌层，愈合后遗留瘢痕；右：深度不超过黏膜肌层，愈合后无瘢痕

（一）症状

上腹痛为主要症状，性质多为灼痛，亦可为钝痛、胀痛、剧痛或饥饿样不适感。多位于中上腹，可偏右或偏左，一般为轻到中度持续性疼痛。疼痛常有典型的节律性，如上述。腹痛多在进食或服用抗酸药后缓解。

部分患者无上述典型表现的疼痛，而仅表现为无规律性的上腹隐痛或不适。具或不具典型疼痛者均可伴有反酸、嗳气、上腹胀等症状。

出现并发症时，可伴有相应的症状（见并发症部分）。

（二）体征

溃疡活动时上腹部可有局限性轻压痛，缓解期无明显体征。

【特殊类型的消化性溃疡】

（一）复合溃疡

指胃和十二指肠同时发生的溃疡。DU 往往先于 GU 出现。幽门梗阻发生率较高。

（二）幽门管溃疡

幽门管位于胃远端，与十二指肠交界，长约 2 cm。幽门管溃疡与 DU 相似，胃酸分泌一般较高。幽门管溃疡上腹痛的节律性不明显，对药物治疗反应较差，呕吐较多见，较易出现幽门梗阻、出血和穿孔等并发症。

（三）球后溃疡

DU 大多发生在十二指肠球部，发生在球部远段十二指肠的溃疡称球后溃疡。多发生于主十二指肠乳头的近端。具 DU 的临床特点，但午夜痛及背部放射痛多见，对药物治疗反应较差，较易并发出血。

（四）巨大溃疡

指直径大于 2 cm 的溃疡。对药物治疗反应较差、愈合时间较慢，易发生慢性穿透或穿孔。胃的巨大溃疡注意与恶性溃疡鉴别。

（五）老年人消化性溃疡

近年老年人发生消化性溃疡的报道增多。临床表现多不典型，GU 多位于胃体上部甚至胃底部、溃疡常较大，易误诊为胃癌。

（六）无症状性溃疡

约 15% 消化性溃疡患者可无症状，而以出血、穿孔等并发症为首发症状。可见于任何年龄，以老年人较多见；NSAID 引起的溃疡近半数无症状。

【实验室和其他检查】

（一）胃镜检查

是确诊消化性溃疡首选的检查方法。胃镜检查不仅可对胃十二指肠黏膜直接观察、摄像，还可以直视下取活组织作病理学检查及 *H.pylori* 检测，因此胃镜检查对消化性溃疡诊断和良、恶性溃疡鉴别诊断的准确性高于X线钡餐检查。例如：在溃疡较小或较浅时，X线钡餐检查有可能漏诊；钡餐检查发现十二指肠球部畸形可有多种解释；活动性上消化道出血是钡餐检查的禁忌证；胃的良、恶性溃疡鉴别必须由活组织检查来确定。

内镜下消化性溃疡多呈圆形或椭圆形，也有呈线形，边缘光整，底部覆有灰黄色或灰白色渗出物，周围黏膜可有充血、水肿，可见皱襞向溃疡集中。内镜下溃疡可分为活动期（A）、愈合期（H）和瘢痕期（S）三个病期，其中每个病期又可分为1和2两个阶段（图6-15）。

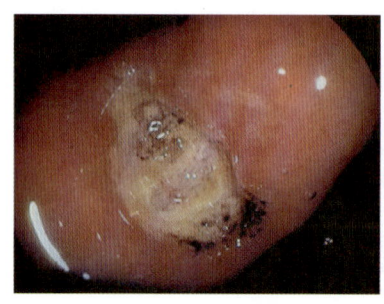 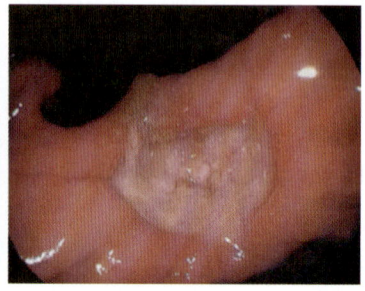

活动期（A1，A2）

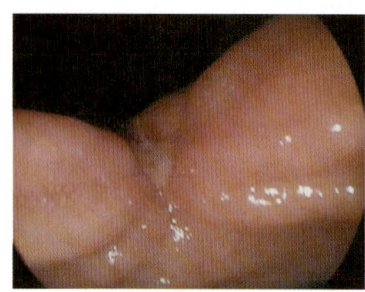 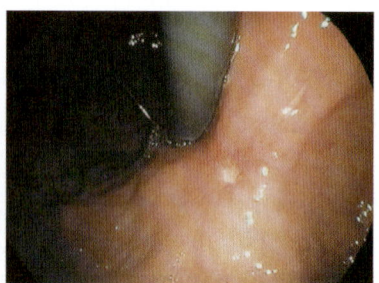

愈合期（H1，H2）

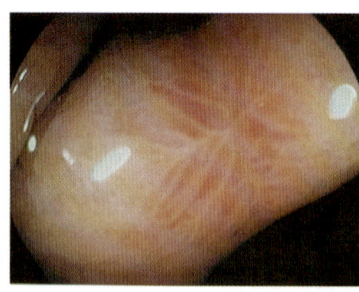 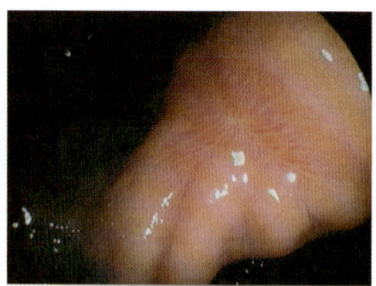

瘢痕期（S1，S2）

图6-15 内镜下溃疡分期

（二）X线钡餐检查

适用于对胃镜检查有禁忌或不接受胃镜检查者（图6-16）。溃疡的X线征象有直接和间接两种：龛影是直接征象，对溃疡有确诊价值；局部压痛、十二指肠球部激惹和球部畸形、胃大弯侧痉挛性切迹均为间接征象，仅提示可能有溃疡。

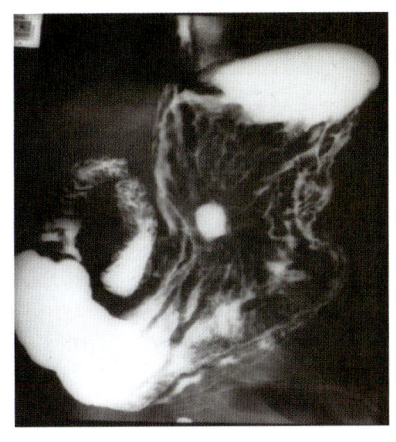
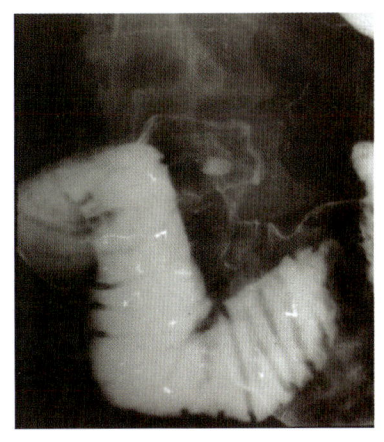

GU　　　　　　　　　　　　　　　DU

图 6-16　X 线钡餐造影下胃溃疡（左）及十二指肠球溃疡（右）

（三）H.pylori 检测

H.pylori 检测应列为消化性溃疡诊断的常规检查项目，因为有无 H.pylori 感染决定治疗方案的选择。检测方法分为侵入性和非侵入性两大类。前者需通过胃镜检查取胃黏膜组织进行检测，主要包括快速尿素酶试验、组织学检查和 H.pylori 培养；后有 ^{13}C 或 ^{14}C 尿素呼气试验、粪便 H.pylori 抗原检测及血清学检查（定性检测血清抗 H.pylori IgG 抗体）。

快速尿素酶试验是侵入性检查的首选方法，操作简便，费用低。组织学检查可以观察 H.pylori，与快速尿素酶试验结合，可提高诊断准确率。H.pylori 培养技术要求高，可用于科研。^{13}C 或 ^{14}C 尿素呼气试验检测 H.pylori 敏感性及特异性高，而无需内镜检查，可作为根除治疗后复查的首选方法。

应注意，近期应用抗生素、PPI、铋剂等药物，因有暂时抑制 H.pylori 作用，会使上述检查（血清学检查除外）呈假阴性。

（四）胃液分析和血清胃泌素测定

一般仅在疑有胃泌素瘤时作鉴别诊断之用（详见后文）。

【诊断和鉴别诊断】

慢性病程、周期性发作的节律性上腹疼痛，且上腹痛可为进食或抗酸药所缓解的临床表现是诊断消化性溃疡的重要临床线索。但应注意，一方面，有典型溃疡样上腹痛症状者不一定是消化性溃疡，另一方面，部分消化性溃疡患者症状可不典型甚至无症状，因此单纯依靠病史难以做出可靠诊断。确诊有赖胃镜检查。X 线钡餐检查发现龛影亦有确诊价值。

鉴别诊断：本病主要临床表现为慢性上腹痛，当仅有病史和体检资料时，需与其他有上腹痛症状的疾病如肝、胆、胰、肠疾病和胃的其他疾病相鉴别。功能性消化不良临床常见且临床表现与消化性溃疡相似，应注意鉴别。如做胃镜检查，可确定有无胃、十二指肠溃疡存在。

胃镜检查如见胃、十二指肠溃疡，应注意与引起胃十二指肠溃疡的少见特殊病因或以溃疡为主要表现的胃十二指肠肿瘤鉴别。其中，与胃癌、胃泌素瘤的鉴别要点如下。

（一）胃癌

内镜或 X 线检查见到胃的溃疡，必须进行良性溃疡（胃溃疡）与恶性溃疡（胃癌）的鉴别。Ⅲ型（溃疡型）早期胃癌单凭内镜所见与良性溃疡鉴别有困难，放大内镜和染色内镜对鉴别有帮助，但最终必须依靠直视下取活组织检查鉴别。良、恶性溃疡的鉴别要点如表 6-2、6-3 所示。活组织检查可以确诊，但必须强调，对于怀疑胃癌而一次活检阴性者，必须在短期内复查胃镜进行再复查活检；即使内镜下诊断为良性溃疡且活检阴性，仍有漏诊胃癌的可能，因此对初诊为胃溃疡者，必须在完成正规治疗的疗程后进行胃镜复查，胃镜复查溃疡缩小或愈合不是鉴别良、恶性溃疡的最终依据。

表 6-2　X 线下胃良性及恶性溃疡的鉴别

	良性	恶性
形态	正面多为圆形或椭圆形	多不规则
大小	多＜ 2 cm	多＞ 2 cm
边缘	光滑、整齐	不整齐
溃疡口	花瓣形，凸面向外	凹凸不平，凸面向内
半月征	可出现，边缘透明带光滑	也可以出现
龛影	多凸出于胃壁之外	多在胃壁之内
溃疡底	仅偶见小结节	不规则，常有小结节

表 6-3　胃镜下胃良性及恶性溃疡的鉴别

	良性	恶性
形状	圆、椭圆或线性	不规则
基底	有灰白或黄白苔覆盖	底不平，有坏死组织和出血，呈污秽苔
周边	多有充血红晕，略肿胀	多呈结节状隆起，僵硬，可有糜烂
边界	平滑、光整，界线清楚	不规则，锯齿状，界线不清楚，白苔可溢出边界
皱襞	平缓向溃疡集中，逐渐变细	中断、虫噬状、笔尖状变细或互相融合

（二）胃泌素瘤

胃泌素瘤亦称 Zollinger-Ellison 综合征，是胰腺非 β 细胞瘤分泌大量胃泌素所致。肿瘤往往很小（＜ 1 cm），生长缓慢，半数为恶性。大量胃泌素可刺激壁细胞增生，分泌大量胃酸，使上消化道经常处于高酸环境，导致胃、十二指肠球部和不典型部位（十二指肠降段、横段甚或空肠近端）发生多发性溃疡。胃泌素瘤与普通消化性溃疡的鉴别要点是该病溃疡发生于不典型部位，具难治性特点，有过高胃酸分泌（BAO 和 MAO 均明显升高，且 BAO/MAO ＞ 60%）及高空腹血清胃泌素（＞ 200 pg/ml，常＞ 500 pg/ml）。

【并发症】

（一）出血

溃疡侵蚀周围血管可引起出血。出血是消化性溃疡最常见的并发症，也是上消化道大出血最常见的病因（约占所有病因的 50%）。合并出血的临床表现、诊断和治疗详见相关章节。

（二）穿孔

溃疡病灶向深部发展穿透浆膜层则并发穿孔。溃疡穿孔临床上可分为急性、亚急性和慢性三种类型，以第一种常见。急性穿孔的溃疡常位于十二指肠前壁或胃前壁，发生穿孔后胃肠的内容物漏入腹腔而引起急性腹膜炎，有关诊断和治疗详见相关章节。十二指肠或胃后壁的溃疡深至浆膜层时已与邻近的组织或器官发生粘连，穿孔时胃肠内容物不流入腹腔，称为慢性穿孔，又称为穿透性溃疡。这种穿透性溃疡改变了腹痛规律，变得顽固持续，疼痛常放射至背部。邻近后壁的穿孔或游离穿孔较小，只引起局限性腹膜炎时称亚急性穿孔，症状较急性穿孔轻而体征较局限，且易漏诊。

（三）幽门梗阻

主要是由 DU 或幽门管溃疡引起。溃疡急性发作时可因炎症水肿和幽门部痉挛而暂时性梗阻，可随炎症的好转而缓解；慢性梗阻主要由于瘢痕收缩而呈持久性。幽门梗阻临床表现为：餐后上腹饱胀、上腹疼痛加重，伴有恶心、呕吐，大量呕吐后症状可以改善，呕吐物含发酵酸性宿食。严重呕吐可致失水和低氯低钾性碱中毒。可发生营养不良和体重减轻。体检可见胃型和胃蠕动波，清晨空腹时检查胃内有振水声。进一步作胃镜或 X 线钡剂检查可确诊。

（四）癌变

少数 GU 可发生癌变，DU 则否。GU 癌变发生于溃疡边缘，据报道癌变率在 1% 左右。长期慢性 GU 病史、年龄在 45 岁以上、溃疡顽固不愈者应提高警惕。对可疑癌变者，在胃镜下取多点活检做病理检查；在积极治疗后复查胃镜，直到溃疡完全愈合；必要时定期随访复查。

【治疗】

治疗的目的是消除病因、缓解症状、愈合溃疡、防止复发和防治并发症。针对病因的治疗如根除 *H.pylori*，有可能彻底治愈溃疡病，是近年消化性溃疡治疗的一大进展。

（一）一般治疗

生活要有规律，避免过度劳累和精神紧张。注意饮食规律，戒烟、酒。服用 NSAID 者尽可能停用，即使未用亦要告诫患者今后慎用。

（二）治疗消化性溃疡的药物及其应用

大多数胃溃疡在 PPI 治疗 6～8 周后可痊愈，十二指肠溃疡建议治疗 4～6 周。治疗消化性溃疡的药物可分为抑制胃酸分泌的药物和保护胃黏膜的药物两大类。主要起缓解症状和促进溃疡愈合的作用，常与根除 *H.pylori* 治疗配合使用。现就这些药物的作用机制及临床应用分别简述如下（表 6-4）。

表 6-4　消化性溃疡治疗用药

药物类型 / 机制	常用药物举例	剂量
抑酸药物		
抗酸药	铝碳酸镁（达喜）	1 g qid
H₂ 受体拮抗剂	西咪替丁	400 mg bid
	雷尼替丁	300 mg hs
	法莫替丁	40 mg hs
	尼扎替丁	300 mg hs
质子泵抑制剂	奥美拉唑	20 mg / d
	兰索拉唑	30 mg / d
	雷贝拉唑	20 mg / d
	泮托拉唑	40 mg / d
	埃索美拉唑	20 mg / d
	右旋兰索拉唑	30 mg / d
黏膜保护剂		
硫糖铝	硫糖铝	1 g qid
前列腺素类似物	米索前列醇	200 μg qid
含铋制剂	水杨酸铋	见抗 *H.pylori* 治疗

缩略语：hs，睡前；bid，每日两次；qid，每日 4 次。

1. 抑制 / 中和胃酸的药物　溃疡的愈合与抑酸治疗的强度和时间呈正比。抗酸药具中和胃酸作用，可迅速缓解疼痛症状，但一般剂量难以促进溃疡愈合，故目前多作为加强镇痛的辅助治疗。常用的抑制胃酸的药物包括：质子泵抑制剂（proton pump inhibitor，PPI）和钾离子竞争性酸阻滞剂（potassium-competitive acid blocker，P-CAB），以及组胺 H_2 受体拮抗剂（H_2 receptor antagonist，H_2RA），而前两种药疗效更好，故将 P-CAB 和 PPI 作为胃溃疡和十二指肠溃疡的一线治疗药物。抗酸药具有中和胃酸作用，可迅速缓解疼痛症状，但一般剂量难以促进溃疡愈合，故目前多作为加强镇痛的辅助治疗。最常用的药物包括氢氧化铝和氢氧化镁的混合制剂。

质子泵抑制剂（PPI）作用于壁细胞胃酸分泌终末步骤中的关键酶 H^+-K^+-ATP 酶，使其不可逆失活，因此抑酸作用比 H_2RA 更强且作用持久。与 H_2RA 相比，PPI 促进溃疡愈合的速度较快、溃疡愈合率较高，因此特别适用于难治性溃疡或 NSAID 溃疡患者不能停用 NSAID 时的治疗。对根除 H.pylori 治疗，PPI 与抗生素的协同作用较 H_2RA 好，因此是根除 H.pylori 治疗方案中最常用的基础药物。使用推荐剂量的各种 PPI，对 PU 的疗效相仿，不良反应均少。P-CAB 通过竞争性阻滞钾离子与 H^+-K^+-ATP 酶结合达到抑酸作用，不仅起效迅速，还可将胃内的 pH 稳定在较高水平。P-CAB 促进 GU 和 PU 愈合的效果与 PPI 相当。

H_2 受体拮抗剂（H_2RA）可抑制基础及刺激的胃酸分泌，以前一作用为主，而后一作用不如 PPI 充分。使用推荐剂量时各种 H_2RA 溃疡愈合率相近，不良反应发生率均低。西咪替丁可通过血-脑屏障，偶有精神异常不良反应；与雄性激素受体结合而影响性功能；影响细胞色素 P450 代谢而延长华法林、苯妥英钠、茶碱等药物的肝内代谢。雷尼替丁、法莫替丁和尼扎替丁上述不良反应较少。已证明 H_2RA 全日剂量于睡前顿服的疗效与 1 日 2 次分次服相仿。由于该类药物价格较 PPI 便宜，临床上特别适用于根除 H.pylori 疗程完成后的后续治疗，及某些情况下预防溃疡复发的长程维持治疗（详见后文）。

2. 保护胃黏膜的药物　硫糖铝和胶体铋目前已少用作治疗消化性溃疡的一线药物。枸橼酸铋钾（胶体次枸橼酸铋）因兼有较强抑制 H.pylori 作用，可作为根除 H.pylori 联合治疗方案的组分。但要注意此药不能长期服用，因会过量蓄积而引起神经毒性。米索前列醇具有抑制胃酸分泌、增加胃十二指肠黏膜的黏液及碳酸氢盐分泌和增加黏膜血流等作用，主要用于 NSAID 溃疡的预防，腹泻是常见不良反应，因会引起子宫收缩，故孕妇忌服。

（三）根除 H.pylori 治疗

对 H.pylori 感染引起的消化性溃疡，根除 H.pylori 不但可促进溃疡愈合，而且可以预防溃疡复发，从而彻底治愈溃疡。因此，凡有 H.pylori 感染的消化性溃疡，无论初发或复发、活动或静止、有无合并症，均应予以根除 H.pylori 治疗。

根除 H.pylori 的治疗方案：已证明在体内具有杀灭 H.pylori 作用的抗生素有克拉霉素、阿莫西林、甲硝唑（或替硝唑）、四环素、呋喃唑酮、某些喹诺酮类如左氧氟沙星等，PPI 及胶体铋体内能抑制 H.pylori，与上述抗生素有协同杀菌作用。研究证明以 PPI 或胶体铋为基础加上两种抗生素的三联或四联治疗方案有较高根除率，疗程一般为 7～14 天，而 14 天疗程更为有效。这些方案中，以 PPI 为基础的方案所含 PPI 能通过抑制胃酸分泌提高口服抗生素的抗菌活性从而提高根除率，再者，PPI 本身具有快速缓解症状和促进溃疡愈合作用，因此是临床中最常用的方案。而 P-CAB 类药物比 PPI 起效更快、持续时间更长、抑酸效果更强，且不受进餐影响。在 H.pylori 根除治疗中，患者对 P-CAB 的耐受性良好，疗效不劣于含 PPI 的治疗方案，含 P-CAB 的铋剂四联疗法也作为 H.pylori 根除治疗的可选方案。目前，我国指南推荐了含铋剂的四联疗法作为根除 H.pylori 的经验性治疗方案。H.pylori 根除失败的主要原因是患者的服药依从性问题和 H.pylori 对治疗方案中抗生素的耐药性。因此，在选择治疗方案时要了解所在地区的耐药情况，近年来，世界不少国家和我国一些地区 H.pylori 对甲硝唑和克拉霉素的耐药率在增加，应引起注意。

（四）NSAID 溃疡的治疗、复发预防及初始预防

对服用 NSAID 后出现的溃疡，如情况允许应立即停用 NSAID，如病情不允许可换用对黏

膜损伤少的 NSAID，如特异性 COX-2 抑制剂（如塞来昔布）。对停用 NSAID 者，可予常规剂量常规疗程的 H_2RA 或 PPI 治疗；对不能停用 NSAID 者，应选用 PPI 治疗（H_2RA 疗效差）。H.pylori 和 NSAID 是引起溃疡的两个独立因素，因此应同时检测 H.pylori，如有 H.pylori 感染应同时根除 H.pylori。溃疡愈合后，如不能停用 NSAID，无论 H.pylori 阳性还是阴性都必须继续 PPI 或米索前列醇长程维持治疗以预防溃疡复发。对初始使用 NSAID 的患者是否应常规给药预防溃疡的发生仍有争论。已明确的是，对于发生 NSAID 溃疡并发症的高危患者，如既往有溃疡病史、高龄、同时应用抗凝血药（包括低剂量的阿司匹林）或糖皮质激素者，应常规予抗溃疡药预防，目前认为 PPI 或米索前列醇预防效果较好。

（五）溃疡复发的预防

有效根除 H.pylori 及彻底停服 NSAID，可消除消化性溃疡的两大常见病因，因而能大大减少溃疡复发。对溃疡复发同时伴有 H.pylori 感染复发（再感染或复燃）者，可予根除 H.pylori 再治疗。下列情况则需用长程维持治疗来预防溃疡复发：①不能停用 NSAID 的溃疡患者，无论 H.pylori 阳性还是阴性（如前述）；② H.pylori 相关溃疡，H.pylori 感染未能被根除；③ H.pylori 阴性的溃疡（非 H.pylori、非 NSAID 溃疡）；④ H.pylori 相关溃疡，H.pylori 虽已被根除，但曾有严重并发症的高龄或重伴随病患者。长程维持治疗一般以 H_2RA 或 PPI 常规剂量的半量维持，而 NSAID 复发的预防多用 PPI 或米索前列醇，已如前述。

（六）外科手术指征

由于内科治疗的进展，目前外科手术主要限于少数有并发症者，包括：大量出血经内科治疗无效；②急性穿孔；③瘢痕性幽门梗阻；④胃溃疡癌变；⑤严格内科治疗无效的顽固性溃疡。

【预后】

由于内科有效治疗的发展，预后远较过去为佳，死亡率显著下降。死亡主要见于高龄患者，死亡的主要原因是并发症，特别是大出血和急性穿孔。

知识拓展

消化性溃疡的发展史

2017 年，柳叶刀（The Lancet）杂志，特别发表了关于消化性溃疡的综述。让我们回顾一下消化性溃疡的发展史。它经历了三次质的飞跃，最终彻底改变了溃疡病的临床转归。

第 1 次飞跃——"无酸无溃疡"理念奠定基石

背景 1：为什么胃液内的 pH<2，我们的胃却没有被腐蚀？纯净的胃液 pH 达 0.9~1.5，是一个强酸环境，但我们正常人的胃却不会受到胃酸的腐蚀，原因在于，我们有三层坚固的防线来对抗胃酸的侵蚀。①黏液-碳酸氢盐层：犹如覆盖在胃黏膜表面的一层保护膜，维持 pH 从 2~7 阶梯差，它是胃壁天然的缓冲带；②上皮细胞层：细胞之间通过紧密连接相连，每 2~4 天完全更新一次，像坚固的长城形成第二道屏障；③胃黏膜血流、免疫细胞和生长因子：前列腺素可扩张微血管，增加胃黏膜血流，表皮生长因子可促进上皮修复，维持上皮的更新。正是有这样强大完整的保护屏障，才能让我们的胃免于胃酸的侵蚀。

事件 1：经典学说——"无酸无溃疡"问世。1910 年，Schwarz 教授根据自己的发现创造性提出，"无酸无溃疡"（No acid, no ulcer）概念后，使我们对溃疡的认识显著提高。之后，抑酸治疗一直成为消化性溃疡的重点，抑酸药也是药物研发的热点。从 20 世纪 60 年代的中和胃酸治疗，如小苏打，氢氧化铝等；到 20 世纪 70 年代发现 H_2RA，如西咪替丁、雷尼替丁；到 20 世纪 90 年代 PPI 制剂——奥美拉唑的诞生。目前，我们仍然采用抑制胃酸或中和胃酸的药物治疗溃疡，很多患者的溃疡得以愈合，生活质量也显著改善。但仅采用抑酸治疗并不能解决所有溃疡愈合和复发的问题。

第2次飞跃——"无Hp，无溃疡"摘得诺贝尔奖桂冠，使溃疡成为可以彻底治愈的疾病

背景2：H.pylori（Hp）是如何冲破重重黏膜屏障导致溃疡的？传统观点认为，在胃内如此低pH的情况下，是不可能有细菌定植的。但是，Hp却独树一帜，利用自己特殊的结构和技能逃避了重重阻碍，定植在胃黏膜上，引起溃疡，其中原因主要是Hp的定植因素和侵袭因素。①定植因素：Hp为自己打造了天然的潜水艇——氨云。Hp有一种特殊的技能，即产生尿素酶，它可以分解尿素，产生铵根（NH_4^+），铵根形成一层氨云，笼罩在Hp周围，因为胃酸中的氢离子也带正电荷，同性相斥。因此，被氨云包被的Hp能在胃液中恣意游动，并定植在黏膜上。②侵袭因素：Hp定植后，可产生一系列侵袭因素。这些侵袭因素如同蚁穴侵蚀堤坝一样将胃黏膜破坏得千疮百孔，最终导致溃疡产生。

背景3：为什么单纯的抑酸治疗并不能使一部分患者达到溃疡彻底愈合？Hp发现后，一种"漏屋顶学说"（leaking roof theory）非常形象生动地描述了溃疡形成的原因。它把Hp感染后的存在炎症的胃黏膜比喻为漏雨的屋顶，继而H^+（酸雨）反向弥散，导致黏膜进一步损伤，最终形成溃疡。在给予抑酸药治疗后，胃酸被抑制，黏膜暂时得到部分修复，但只能获得短期的疗效，因为漏雨的屋顶未能完全修复，没有完全改变溃疡病的病程。只有根除Hp，修好漏雨的屋顶，才能完全修复，即达到溃疡病治愈的目的。

事件2：Hp的发现使消化性溃疡病治疗获得突飞猛进的发展，彻底改变了溃疡病的转归。20世纪80年代，澳大利亚的Warren和Marshall教授发现了Hp，并提出"无Hp无溃疡"（No Hp, no ulcer），Warren教授"以身试菌"，导致一次胃炎。两位教授因此获得2005年诺贝尔生理学或医学奖。根除Hp已成为目前消化性溃疡的治疗常规。后来各国学者深入研究，将根除Hp写入消化性溃疡病的治疗指南中。

第3次飞跃——溃疡愈合质量是关键

1983年，Tarnawski教授提出："溃疡愈合质量"（quality of ulcer healing, QOUH）——溃疡的愈合不仅需要大体上的愈合，还需要恢复其正常的组织结构和功能，才能提高黏膜防御能力，进一步降低复发。因此，黏膜保护剂的研发获得大家的重视。

整合思考题

1. 下列关于消化性溃疡的叙述，不正确的是
   A. 胃溃疡需治疗6~8周
   B. 十二指肠球溃疡需治疗1~2周
   C. 十二指肠球部以下部位的溃疡为球后溃疡
   D. 胃和十二指肠发生两个或两个以上的溃疡称为复合性溃疡
   E. 消化性溃疡患者如幽门螺杆菌阳性需行根除治疗

2. 男性，54岁，上腹痛15年，加重2月伴消瘦就诊，无呕血及黑便。查体：神清，精神不佳，无贫血貌，上腹部饱满，中上腹压痛阳性，无反跳痛及肌紧张，振水音阴性，未触及腹部包块。既往有冠心病、糖尿病病史。有长期吸烟史，偶有饮酒。胃镜示胃窦溃疡，2 cm。使用奥美拉唑2个月溃疡未完全愈合。
   （1）请结合病例，分析患者可能存在哪些原因导致溃疡未完全愈合？
   （2）建议患者进行哪些检查和治疗？

（李 渊）

第三节 胃 癌

学习目标

- **基本目标**
  1. 基本掌握胃癌的病因及流行病学特点，区分胃癌的癌前疾病和癌前病变。
  2. 理解胃癌的定义，理解早期胃癌和进展期胃癌的概念。
  3. 熟练掌握胃癌的临床表现特点，运用诊断学相关知识分析胃癌的病例特点，能够正确进行临床病例的分期。
  4. 掌握胃癌的诊断方法及鉴别诊断思路，能够合理选择辅助检查用于胃癌的诊断。
  5. 掌握不同分期胃癌的治疗原则，区分理解治疗方法的适应证、原理，理解治疗后随访的方法与原则。
  6. 掌握胃癌的内镜治疗原则及手术治疗，能够为临床病例选择合理的手术治疗方式，能够分析并处置胃癌手术后的并发症。

- **发展目标**
  1. 深入理解胃癌的症状学特点，根据临床表现推断可能的疾病位置和性质。
  2. 理解可用于胃癌诊断的诊断技术与方法，各类方法的适用范围、优缺点，合理选择诊断方法用于疾病诊断。
  3. 理解可用于胃癌诊断的影像学方法，区分各种影像学的经典表现。
  4. 从解剖学、组织学、遗传学等多学科角度，认识胃癌的实质。
  5. 从临床表现入手，可以进行胃癌病例的初步辨证并作出诊断。
  6. 从教科书和医学专著出发，灵活运用循证医学方法和工具，查找医学文献，进行部分内容的自学，以及知识拓展。

胃癌（gastric cancer）是发生于胃黏膜层的恶性肿瘤，是消化道常见的实体肿瘤之一。胃癌的确切病因尚不清楚，多个基因参与了胃癌的发病，可能的风险因素包括遗传、饮食、烟酒、幽门螺杆菌等。基于临床分期的个性化治疗是胃癌治疗的主要策略，规范化的根治性胃切除手术是治愈的核心因素，消化内镜技术在胃癌的诊断及早期胃癌的治疗方面正在发挥越来越重要的作用。本节以最新的研究和循证医学证据为依据，综合了病理学、病理生理学、内科学、外科学等相关学科的理论，系统阐述了胃癌的流行病学、诊断、治疗等内容。

【流行病学】

胃癌是全世界范围内严重危害人类身心健康的恶性肿瘤，2020年新增病例超过100万例，死亡人数约为76.9万人（相当于全球癌症死亡人数的7.7%），在全球癌症发病率和死亡率中分别排名第五和第四（图6-17）。胃癌好发于60岁以上的男性，男性的发病率是女性的2倍。不同地区胃癌的发病率差异很大，东亚、东欧及南美地区胃癌发病率较高，北美及北欧地区胃发生率较低。随着幽门螺杆菌的根除、食物保存的进步和环境卫生的改善，胃癌的发病率呈下降趋势，尤其是非贲门胃癌的发生明显减少。但是，贲门癌的发生呈上升趋势，可能与肥胖和胃食管反流病的增加有关。研究表明，在低风险和高风险国家，包括美国、加拿大、英国、智利和白俄罗斯，年轻人（年龄＜50岁）胃癌的发病率有所增加，可能与自身免疫性胃炎和胃微生物群失调的发病率上升有关。

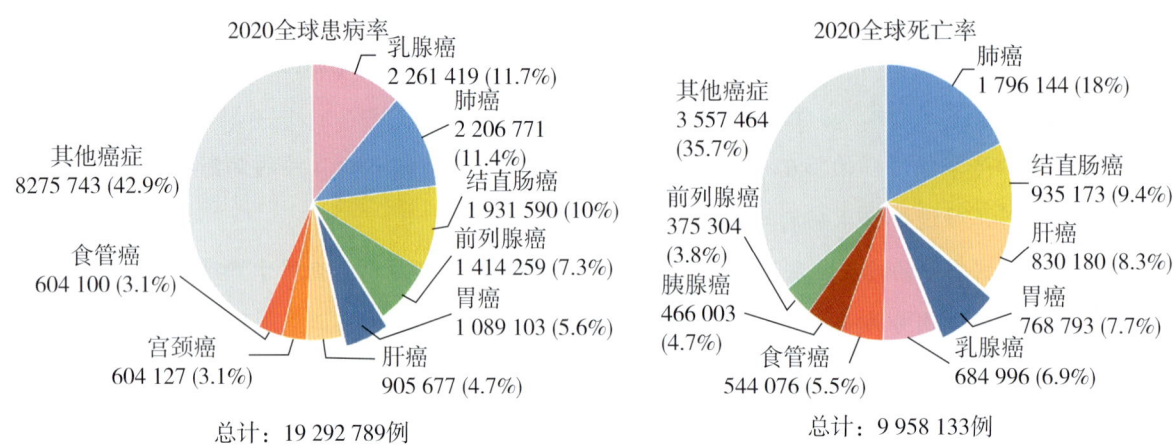

图 6-17 常见癌症每年的发病率和死亡率统计

数据来源：世界卫生组织国际癌症研究所 2020 年公布数据

案例6-5

案例 6-5 解析

张某，女性，34 岁，上腹不适 3 年，加重 3 个月。3 年前开始出现上腹不适感，餐后明显，自行服用"胃药"后可缓解。近 3 个月症状加重，发作频繁，遂于门诊就诊。胃镜显示胃底部巨大溃疡，病理提示"低分化腺癌"。既往体健，重庆人，久居山区，经常进食"隔夜饭"。吸烟 20 年，平均 20 支/天，偶有饮酒。在某化工厂工作。其父亲和叔叔均罹患"胃癌"。

思考：
患者致病的高危因素有哪些?

【病因和发病机制】

胃癌发病的危险因素包括 *H.pylori* 感染、宿主遗传因素，以及饮酒、大量摄入腌制食品、吸烟等。其中 *H.pylori* 感染是胃癌发生的重要因素，*H.pylori* 被世界卫生组织列为Ⅰ类致癌物质。

（一）地域环境

世界各国对胃癌流行病学方面的调查表明，不同地区和种族的胃癌发病率存在明显差异。在我国，西北部及东南沿海各省的发病率高于南方和西南各省。从胃癌高发区国家向胃癌低发区国家的移民，第一代仍保持胃癌高发病率，但第二代显著下降，而第三代发生胃癌的危险性已接近当地居民，进一步提示了地域环境因素与胃癌发病相关。

（二）饮食因素

流行病学调查显示，经常食用腌菜、腌制烟熏食品、霉变食品，或者缺乏新鲜蔬菜、水果以及过多摄入食盐、饮酒过度等，均可增加胃癌发病的风险。

(三)化学因素

亚硝胺是导致胃癌的一大诱因,常见亚硝胺的来源如霉变食物、咸菜等高盐饮食。多环芳烃类也是导致胃癌的一大因素,多常见于汽车废气、煤烟、香烟、油炸食品、熏制食品等。导致胃癌的常见化学因素,还包括氯乙烯、苯、双氯甲醚等。另外,火山岩地带、高泥炭土壤、水土含硝酸盐过多、微量元素比例失调等均可直接或间接增加胃癌发病的风险。

(四)吸烟及饮酒

有研究显示,吸烟人群的胃癌发病率比非吸烟人群提高约80%,重度吸烟人群的发病率更高。一项来自欧洲的研究显示,酗酒人群的胃癌发病率明显增高,特别是肠型非贲门癌的发病率升高最为显著。与不喝酒或适度饮酒的个体相比,每天饮酒50克以上的人患胃癌的风险升高20%。

(五)遗传因素

大约10%的胃癌患者有遗传倾向,主要发生于直接血缘关系的父母子女之中。具有胃癌家族史者,胃癌发病率高于普通人2~3倍。在小于40岁发生的胃癌中,遗传因素起重要作用。另外,浸润性胃癌可能具有更高的家族发病倾向。

(六)幽门螺杆菌

幽门螺杆菌(*Helicobacter pylori*,*H.pylori*)于1983年由澳大利亚学者Barry Marshall和Robin Warren首次分离得到,是一种专性微需氧菌。1994年,国际癌症研究机构将*H.pylori*归为Ⅰ类致癌物,并在2009年再次确认了这一分类。胃癌发展需要多步骤,从慢性胃炎、慢性萎缩性胃炎、肠上皮化生、异型增生,最终发展成胃癌,*H.pylori*感染在胃癌进展过程中发挥着重要作用。*H.pylori*相关胃癌的发生与细菌毒力因子和宿主炎症反应之间的相互作用有关,一些毒力较强的菌株(如CagA、VacA等)感染可能与胃癌发病的关系更为密切。但*H.pylori*感染者中最终仅<1%发生胃癌,提示单独*H.pylori*感染可能还不足以引起胃癌,须有其他因素参与。

(七)癌前疾病和癌前病变

弥漫型胃癌与遗传有关,是从正常胃黏膜上皮发生的,占25%~30%。肠型胃癌一般很少从正常胃黏膜上皮发生,须经过慢性萎缩性胃炎、肠上皮化生、异型增生直至胃癌的演变过程,这种易发生癌变的胃黏膜病理组织学变化即癌前病变(precancerous lesion),主要指肠上皮化生及异型增生。癌前疾病(precancerous disease)是指一些发生胃癌危险性明显增加的临床情况,包括:①萎缩性胃炎,中重度萎缩性胃炎的胃癌年发生危险性约为0.5%;②胃溃疡,溃疡边缘黏膜反复损伤、修复,增加了细胞癌变的机会;③残胃,指良性疾病手术后,癌变一般在术后15~20年以上才发生,与低胃酸、胆汁反流等因素相关;④胃息肉,增生性息肉的癌变率较低,约1%,腺瘤性息肉癌变率40%~70%,直径>2 cm的息肉癌变率更高。癌前病变和癌前疾病合称癌前状态。

(八)胃癌发病相关的基因

关于胃癌分子生物标志物的研究已广泛开展。胃癌发展的主要标志包括*HER2*表达、调节凋亡因子、细胞周期调节因子、影响细胞膜特性的因子、多药耐药蛋白和微卫星不稳定性等(表6-5)。

表6-5 胃癌发病相关的基因

分子标志物	对胃癌发生发展的影响
HER2	- 在胃癌组织中扩增和过表达,阳性病例占比6%至30% - 相对于弥漫型胃癌,*HER2/neu*扩增在肠型胃癌中更为普遍,其表达与年龄和性别无关,但提示预后不良

续表

分子标志物	对胃癌发生发展的影响
p53	– *p53* 基因突变发生于胃癌早期，其发生率随着分期的进展而增加 – *TP53* 阳性的病例被归为胃癌的一个亚型
PD-1	– PD-L1 高表达见于 PCNA 和 C-met 表达的病例，或者 EBV 阳性且无远处转移的病例；PD-L1/PD-1 高表达提示预后较好
p73	– *p73* 基因在胃癌发生过程中不是一个基因修饰的对象，野生型 *p73* 一般通过转录诱导一个活性等位基因或激活一个沉默等位基因在胃癌组织中高表达
MDM2	– MDM2 蛋白在肠上皮化生合并胃癌中的表达水平明显高于单纯肠上皮化生合并慢性胃炎
Bcl-2	– 淋巴结转移、浸润深度和 *Bcl-2* 的阴性表达与癌症复发的机会增加有关
pRb CCND1	– 细胞周期蛋白 D1 是细胞周期过程的正调节器；视网膜母细胞瘤蛋白（pRb）作为细胞周期抑制因子，通过抑制 E2F 转录因子促进 G1/S 阻滞和生长限制；它们的高表达与细胞过度生长和癌症发展呈正相关 – pRb 和细胞周期蛋白 D1 的表达可能存在于胃癌发生的早期，pRb 和细胞周期蛋白 D1 在非肿瘤黏膜（包括不典型增生、肠上皮化生、萎缩和胃炎到癌）中表达较高
p16	– *p16* 基因主要作为抑癌基因发挥作用，*p16* 基因的缺失与胃癌的癌变过程以及胃癌的进展有关
p27^{Kip1}	– 细胞周期依赖的激酶抑制剂 1B，称为 *p27^{Kip1}*，在胃癌中低表达多发生于晚期肿瘤，特别是低分化的病例，被认为是患者生存的负性相关因素
MUC	– 黏蛋白是一组分子量巨大的细胞外强糖基化蛋白，其功能特性与细胞信号传递、化学屏障的生成、凝胶的生成和润滑功能相关。它们的主要作用之一也是抑制功能，其中 MUC1、MUC2、MUC5AC、MUC6 等黏蛋白的高表达与胃癌发生过程有关
MRP2	– *MRP2* 的过表达在肿瘤化疗初期无反应的情况下具有重要意义，这使我们可以将其作为化疗反应的重要生物标志物
MDR1	– *MDR1* 是胃癌易感性进展中一个非常重要的候选基因，对耐药反应有重要影响，下调 *MDR1* 可能逆转胃癌细胞之间的这一表型
GST-P	– *GST-P* 在化学诱导的肿瘤中表达明显升高，与肿瘤侵袭、复发及预后不良有关
MSI	– 微卫星不稳定性（microsatellite instability，MSI）是 DNA 错配修复缺陷的重要指标，是胃癌发生中基因改变积累较高的一个因素；MSI 阳性患者靶向突变含量不高，其中一些在 *PIK3CA*、*EGFR*、*ERBB3* 和 *ERBB2* 基因中检测到 – 高 MSI 的胃癌患者可以长期生存，无论切缘是否阳性

【病理】

（一）肿瘤位置

我国多中心数据显示，胃癌好发于胃窦部，特别是小弯侧，约占 45%；其次是胃底贲门部，约占 26%；胃体部癌及全胃癌分别占 20% 和 9%（图 6-18）。

（二）大体类型

胃癌根据病理变化及进展程度，分为早期胃癌和进展期胃癌两类。

1. 早期胃癌　是指癌组织仅局限于黏膜层或黏膜下层的黏膜内癌或黏膜下癌，而不论肿瘤面积大小，是否有淋巴结转移。约 90% 的早期胃癌为单发性，10% 左右为多发性。早期胃癌的病变范围大小不等，绝大多数的病变范围在 1.0～4.0 cm，极少数病变范围可达 10 cm。有些早期胃癌的病变范围比较小，直径在 0.5 cm 以下，称为微小癌；直径在 0.6～1.0 cm 的早期胃癌，称为小胃癌；对于内镜钳取可疑癌变组织，活检确诊为癌，但手术切除标本经节段性连续切片均未发现癌，称为一点癌。

早期胃癌的肉眼形态可分为以下几种类型（图6-19）。

(1) 隆起型（Ⅰ型）：肿瘤从黏膜表面明显隆起（隆起高度超过正常黏膜厚度2倍以上），或者呈息肉状隆起于胃黏膜表面，此型最少见。

(2) 表浅型（Ⅱ型）：肿瘤比较平坦，不形成明显的隆起。此型可进一步分为3个亚型：①表浅隆起型（Ⅱa型），肿瘤较周围黏膜稍隆起，但不超过正常黏膜厚度的2倍；②表浅平坦型（Ⅱb型），肿瘤黏膜稍粗糙，无明显隆起或凹陷；③表浅凹陷型（Ⅱc型），肿瘤表面发生糜烂，并向下轻度凹陷，其深度不超过黏膜厚度，此型最常见。

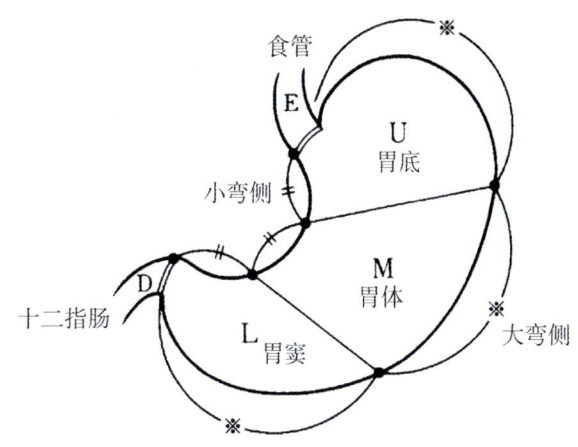

图6-18　胃的三个部分划分示意图

(3) 凹陷型（Ⅲ型）：肿瘤形成较深的溃疡，但溃疡深度不超过黏膜下层，此型比较常见，仅次于Ⅱc型。

(4) 混合型：为以上几种类型的混合，例如，表浅凹陷型（Ⅱc型）肿瘤的中心形成溃疡（Ⅲ型），诊断为Ⅱc+Ⅲ型。

早期胃癌如果不及时治疗，可继续扩展。如果癌组织在黏膜层及黏膜下层内扩展，不向深部浸润，预后较好；如果肿瘤向深部浸润，预后较差。

2. 进展期胃癌　癌组织浸润深度超过黏膜下层达肌层或胃壁全层。癌组织浸润越深，预后越差。目前临床上发现的胃癌绝大多数属于进展期胃癌，其肉眼形态可分为以下类型（图6-20）。

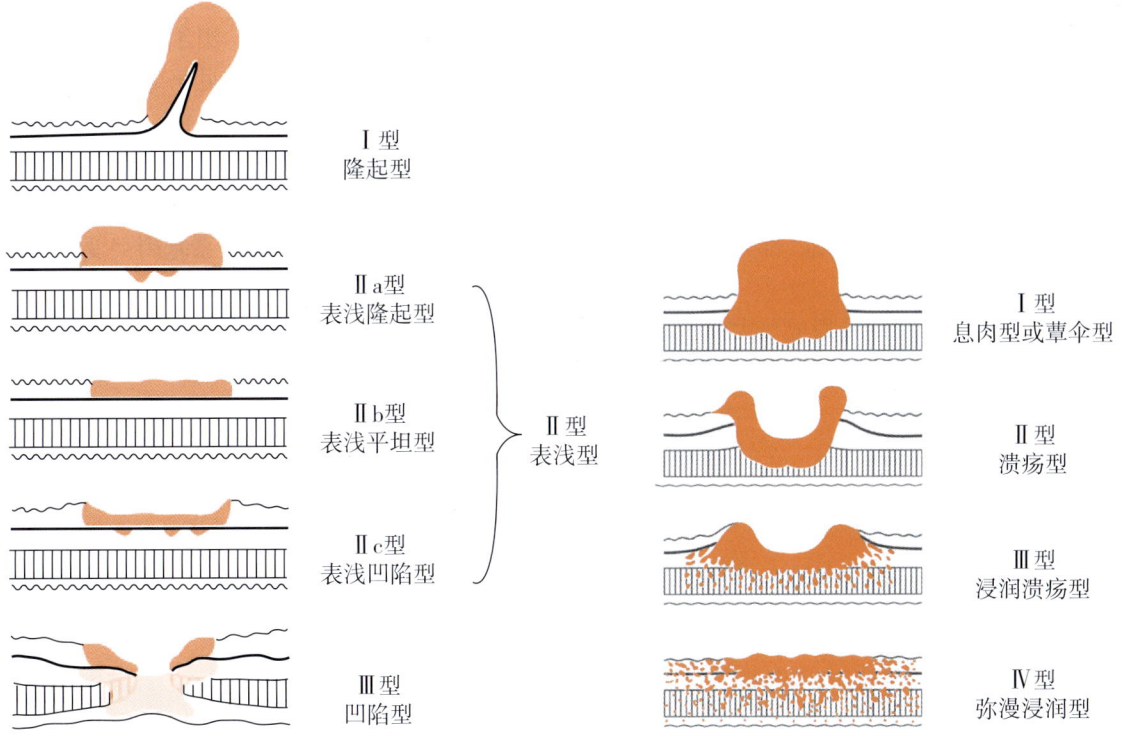

图6-19　早期胃癌的肉眼类型

图6-20　进展期胃癌的肉眼类型

(1) 息肉型或蕈伞型（Ⅰ型）：癌组织向黏膜表面生长，呈息肉状、蕈伞状或菜花状，突入胃腔。

(2) 溃疡型（Ⅱ型）：溃疡性肿瘤，边缘隆起，周围胃壁增厚，边缘清晰。

(3) 浸润溃疡型（Ⅲ型）：溃疡性肿瘤，边缘隆起，周围胃壁增厚，边缘不清晰。Ⅱ型及Ⅲ型统称为溃疡型胃癌，溃疡型胃癌与良性胃溃疡的肉眼形态鉴别见表6-6。

(4) 弥漫浸润型（Ⅳ型）：肿瘤无明显溃疡或边缘隆起，胃壁增厚硬化，边缘不清楚。典型的弥漫浸润型胃癌，其胃的形状类似皮革制成的囊袋，故称"革囊胃"或"皮革胃"。

(5) 其他型（Ⅴ型）：无法归为上述任何一型的胃癌。

表6-6 良、恶性胃溃疡的肉眼形态鉴别

	良性溃疡（胃溃疡）	恶性溃疡（溃疡型胃癌）
外形	圆形或椭圆形	不整齐，皿状或火山口状
大小	直径一般小于2 cm	直径一般大于2 cm
边缘	整齐，不隆起	不整齐，隆起
底部	较平坦	凹凸不平，有坏死、出血
周围黏膜	皱襞向溃疡集中	黏膜皱襞中断，呈结节状肥厚

（三）组织学类型

胃癌的组织发生主要源自胃腺颈部的干细胞。此处腺上皮的再生修复活跃，对致癌物质敏感，可向胃上皮和肠上皮分化，癌变常由此部位开始。

胃癌的组织学分型方法很多，主要采用的有Lauren分类和WHO分类，后者在临床使用更为广泛。

1. Lauren分类　1965年，Lauren根据胃癌的组织结构和组织化学特点，将其分为肠型胃癌和弥漫型胃癌两大类（表6-7）。

(1) 肠型胃癌：起源于化生的肠上皮细胞，癌细胞形成大量腺体结构，组织学上多为乳头状腺癌、高分化或中分化管状腺癌；癌细胞多含唾液酸黏液和硫酸黏液；多见于老年患者，恶性度较低，预后较好。

(2) 弥漫型胃癌：起源于胃黏膜固有腺体，肿瘤细胞分化较差，缺乏细胞连接，单个、散在、弥漫性分布或小簇状分布，通常不形成腺管结构；癌细胞多含中性黏液；多见于女性和青年人，恶性度较高，预后差。部分弥漫型胃癌有家族聚集和遗传性，*CDH1*胚系基因突变是其致病原因。

如果肠型和弥漫型肿瘤成分大致相同，称为混合型胃癌。

表6-7 肠型胃癌和弥漫型胃癌的特点

	肠型胃癌	弥漫型胃癌
易感因素	环境致病因素，萎缩性胃炎，肠上皮化生，异型增生	家族史
性别	男＞女	女＞男
年龄	发病率随年龄增长而上升	年轻人高发
组织学特点	肿瘤细胞形成腺管结构	肿瘤细胞黏附性差，单个、散在、弥漫分布或小簇状分布，通常不形成腺管结构
转移途径	淋巴道转移，血行转移	腹膜播散种植，淋巴道转移

续表

	肠型胃癌	弥漫型胃癌
分子机制	染色体不稳定，常伴 *p53* 基因突变及 RTK-RAS 活化	*CDH1* 和 *RHOA* 基因突变，并可出现 *CLDN18-ARHGAP* 融合基因

2．WHO 分类　将胃癌分为腺癌、腺鳞癌、鳞状细胞癌、未分化癌等亚型。超过 90% 的胃癌为腺癌，其主要组织学类型有管状腺癌、乳头状腺癌、低黏附性癌（包括印戒细胞癌）、黏液腺癌、混合性腺癌、伴有淋巴样间质的胃腺癌、肝样腺癌等。

（1）管状腺癌：最多见，癌细胞排列成大小不等、形状不规则的腺管状结构。

（2）乳头状腺癌：这是一类外生性癌，呈长指状突起结构，表面被覆柱状或立方型癌细胞，轴心为纤维结缔组织。

（3）低黏附性癌：指癌细胞之间缺乏连接，呈单个、散在、弥漫分布或小簇状分布的低分化癌，包括印戒细胞癌、类似于组织细胞或淋巴细胞的癌、具有嗜酸性细胞质的癌等。此型胃癌恶性度高。

（4）黏液腺癌：黏液分泌在细胞外或充溢在间质中，形成"黏液湖"，癌细胞呈不完整的腺管状或小团状漂浮在黏液中。此型胃癌恶性程度较高。

3．早期胃癌分类　依据日本胃癌分化程度的分类标准，将早期胃癌分为未分化型和分化型，这一分类标准是评估内镜手术的依据之一。

（1）未分化型：对应于 WHO 分型的管状腺癌（低分化）、低黏附性癌（印戒细胞癌亚型、其他亚型）、未分化癌。

（2）分化型：对应于 WHO 分型的管状腺癌（高分化、中分化）、乳头状腺癌。

（四）转移扩散途径

1．直接蔓延　胃癌组织浸透胃壁达浆膜层后，可直接扩散到邻近器官和组织，如大网膜、肠、肝、胰等。

2．淋巴道转移　为胃癌最主要的转移途径，癌细胞经淋巴道转移至局部淋巴结和远处淋巴结，以胃小弯、幽门下、胃左动脉旁的局部淋巴结转移最常见，进一步可转移至腹主动脉旁、肝门或肠系膜根部淋巴结，晚期可沿胸导管转移至左锁骨上淋巴结，转移到该处时称为 Virchow 淋巴结。

3．血行转移　多发生在胃癌的晚期，常经门静脉转移至肝，亦可转移至肺、脑、骨等器官。

4．种植转移　癌细胞浸润至浆膜层后，可脱落到腹腔，种植于大网膜、腹膜、腹腔器官或盆腔器官浆膜上。胃黏液癌（黏液腺癌或印戒细胞癌）种植转移到卵巢，形成转移性黏液癌，称为 Krukenberg 瘤。

案例6-6

李某，男性，45 岁，进行性腹胀 1 个月，加重伴呼吸困难 1 周。

1 个月前自觉餐后腹部饱胀感，无恶心、呕吐、腹痛、发热，之后腹胀进行性加重，为全腹胀。近 1 周腹胀明显，自觉呼吸困难。发病以来睡眠差，饮食不佳，二便均减少，体重减轻 5 kg。

体格检查：贫血貌，左锁骨上可触及肿大淋巴结，全腹胀，腹部无压痛、反跳痛，移动性浊音（+）。

案例 6-6 解析

案例6-6（续）

腹部 CT 图像如图 6-21 所示。

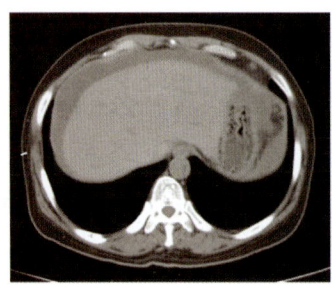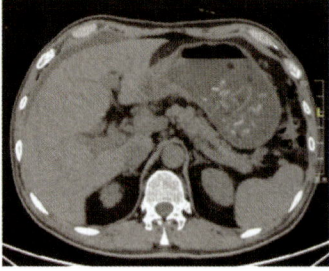

图 6-21 腹部 CT 图像

问题：
患者面临的临床情况有哪些？

（五）临床病理分期

目前胃癌分期主要采用美国癌症联合委员会/国际抗癌联盟（AJCC/UICC）胃癌 TNM 分期系统，其是制定肿瘤治疗方案、评估预后的重要依据。2016 年 10 月发布的第 8 版 AJCC 胃癌 TNM 分期，采用了综合分期系统，在前版单一病理分期（pTNM）的基础上，制定出了临床分期（cTNM）和新辅助治疗后分期（ypTNM）2 个新系统，其目的在于更好地指导肿瘤临床个体化精准医疗，推广多学科诊疗协作组模式。后两者还处于验证阶段。第 8 版 AJCC 胃癌病理 TNM 分期的具体标准见表 6-8 ～表 6-11。

上述 TNM 分期并未考虑胃周区域淋巴结的部位，仅是根据转移淋巴结的数量进行 N 分期。越来越多的研究显示，胃癌区域淋巴结清扫对于预后意义重大，考虑到这一点，就应该了解日本胃癌研究会的分期（The Japanese Classification for Gastric Carcinoma，JCGC）。JCGC 的淋巴结分站见表 6-12，及参考二维码知识拓展：胃周区域淋巴结的分组及部位。

知识拓展：胃周区域淋巴结的分组及部位

表 6-8 AJCC 胃癌原发肿瘤（T）分期标准

原发肿瘤（T）	T 标准
TX	原发肿瘤不能评估
T0	原发肿瘤无证据
Tis	原位癌：上皮内肿瘤未侵犯固有层，高级别异型增生
T1	肿瘤侵犯固有层、黏膜肌层、黏膜下层
T1a	肿瘤侵犯固有层或黏膜肌层
T1b	肿瘤侵犯黏膜下层
T2	肿瘤侵犯固有肌层
T3	肿瘤穿透浆膜下结缔组织，但未侵犯脏腹膜或邻近结构
T4	肿瘤侵犯浆膜（脏腹膜）或邻近结构
T4a	肿瘤侵犯浆膜（脏腹膜）
T4b	肿瘤侵犯邻近结构

表 6-9　AJCC 胃癌区域淋巴结（N）分期标准

区域淋巴结（N）	N 标准
NX	区域淋巴结不能评估
N0	无区域淋巴结转移
N1	1 或 2 个区域淋巴结转移
N2	3 或 6 个区域淋巴结转移
N3	≥ 7 个区域淋巴结转移
N3a	7 到 15 个
N3b	≥ 16 个

表 6-10　AJCC 胃癌远处转移（M）标准

远处转移（M）	M 标准
M0	无远处转移
M1	远处转移

表 6-11　AJCC 胃癌病理分期标准

T/M	N0	N1	N2	N3a	N3b
T1	ⅠA	ⅠB	ⅡA	ⅡB	ⅢB
T2	ⅠB	ⅡA	ⅡB	ⅢA	ⅢB
T3	ⅡA	ⅡB	ⅢA	ⅢB	ⅢC
T4a	ⅡB	ⅢA	ⅢA	ⅢB	ⅢC
T4b	ⅢA	ⅢB	ⅢB	ⅢC	ⅢC
M1	Ⅳ	Ⅳ	Ⅳ	Ⅳ	Ⅳ

表 6-12　不同原发部位胃癌的区域淋巴结分站（1～3 站）

淋巴结分站	描述	胃原发肿瘤位置		
		上 1/3	中 1/3	下 1/3
1	贲门右	1	1	2
2	贲门左	1	3	M
3	胃小弯	1	1	1
4sa	胃短血管	1	3	M
4sb	胃网膜左	1	1	3
4d	胃网膜右	2	1	1
5	幽门上	3	1	1
6	幽门下	3	1	1
7	胃左动脉	2	2	2
8a	肝总动脉前方	2	2	2
8p	肝总动脉后方	3	3	3
9	腹腔干	2	2	2

续表

淋巴结分站	描述	胃原发肿瘤位置		
		上 1/3	中 1/3	下 1/3
10	脾门	2	3	M
11p	脾动脉近端	2	2	2
11d	脾动脉远端	2	3	M
12a	肝十二指肠韧带左	3	2	2
12b, p	肝十二指肠韧带后	3	3	3
13	胰腺后	M	3	3
14v	肠系膜上静脉	M	3	2
14a	肠系膜上动脉	M	M	M
15	结肠中血管	M	M	M
16a1	主动脉裂孔	3	M	M
16a2, b1	主动脉旁，中段	M	3	3
16b2	主动脉旁，尾侧	M	M	M

资料来源：日本胃癌研究会，日本胃癌分期英文版第 2 版，1998 年。
M：归为远端淋巴结（非区域淋巴结）。

案例6-7

案例 6-7 解析

李某，男性，58 岁，体检发现 ^{13}C 呼气试验阳性 1 月就诊，偶有上腹部餐后饱胀感。查体无明显阳性体征。既往吸烟、饮酒史 30 余年。家族史：父亲患胃癌去世。

问题：

门诊就诊时给予患者何种建议？

案例6-8

案例 6-8 解析

赵某，女性，69 岁，上腹不适感 1 年，黑便 1 周、呕血 1 天就诊，一年来体重下降 10 斤。查体：神清，精神不佳，贫血貌，腹软，中上腹压痛阳性，无反跳痛及肌紧张，未触及腹部包块。既往高血压病史，未服用阿司匹林。无吸烟饮酒史。

初步诊断：上消化道出血——胃癌？

问题：

请结合病例，为明确诊断，建议患者进行哪些检查？

案例6-9

张某，男性，78岁，上腹痛1.5年，纳差伴呕吐2月就诊，无呕血及黑便，1.5年来体重下降20余斤。查体：神清，精神不佳，贫血貌，上腹部饱满，中上腹压痛阳性，无反跳痛及肌紧张，振水音阳性，未触及腹部包块。既往高血压、糖尿病病史。有长期吸烟史，偶有饮酒。腹部超声提示胃潴留。实验室检查血CEA 12.4 ng/ml。

初步诊断：胃癌伴幽门梗阻。

问题：
请结合病例，建议患者进行哪些检查？如何选择治疗方式？

案例6-9解析

【临床表现】

（一）症状

早期患者多无症状，以后逐渐出现上消化道症状，包括上腹部不适、心窝部隐痛、餐后饱胀感等。胃窦部癌可以出现类似十二指肠溃疡的症状。如果上述症状未得到患者或医生的充分注意，而按照慢性胃炎或十二指肠溃疡病处理，患者可获暂时性缓解。随着病情的进一步发展，患者可逐渐出现上腹疼痛加重、食欲缺乏、消瘦、乏力等；若癌灶浸润血管则引起消化道出血，根据患者出血速度的快慢和出血量的多少，可表现为呕血或黑便；若幽门部分或完全性梗阻，可致恶心与呕吐，呕吐物多为宿食和胃液，伴酸臭味；贲门癌和高位小弯癌可有进食哽噎感。出现上述表现时，虽诊断容易，但已属晚期，治疗较为困难且效果不佳。因此医师对具备上述临床表现的患者，尤其是中年以上的初诊患者应仔细分析，合理检查，以避免延误诊断。

（二）体征

早期胃癌常无明显体征；进展期胃癌患者可有上腹部压痛，部分患者可触及上腹部肿块；肿瘤转移至肝可出现黄疸及肝大；肿瘤转移至腹膜者可出现腹水，查体时可出现移动性浊音阳性；锁骨上淋巴结转移者可触及Virchow淋巴结，质硬，活动度差；并发Krukenberg瘤时可出现盆腔包块，阴道指检可扪及两侧卵巢肿大。

（三）并发症

胃癌的并发症主要是出血、穿孔和幽门梗阻。

1. **出血**　是胃癌最常见的并发症之一。胃癌患者并发出血的原因包括：①肿瘤生长迅速，血供相对不足，肿瘤中央形成溃疡和糜烂；②肿瘤侵蚀胃壁较大的血管或形成溃疡累及胃左动脉分支造成大出血；③少数早期病变侵犯黏膜下血管丛导致出血；④由于胃癌好发于中老年人，存在不同程度的动脉硬化，血管收缩能力下降易发生出血。多数胃癌并发出血患者表现为慢性、少量出血，实验室检查可有便潜血阳性，内镜下可表现为溃疡边缘不规则和外生型或蕈伞型溃疡肿块。继发于胃癌的严重出血患者预后较差，大多在12个月内死亡。

2. **穿孔**　胃癌并发穿孔是一种罕见的、致死性高的并发症，其发生率为0.56%~3.9%，其住院死亡率为8%~82%。虽然胃溃疡是胃穿孔的主要原因，但是仍有10%~16%的病例是由胃癌引起。胃癌并发穿孔的临床表现以弥漫性腹膜炎为特征，常发生于进展期胃癌，总体预后差。

3. **幽门梗阻**　胃癌可引起胃流出道狭窄或变形，进而出现持续性梗阻。临床上表现为上腹胀痛，餐后加重，呕吐后腹痛可稍缓解，呕吐物可为宿食。长期幽门梗阻可致患者入量不足、体重下降及营养不良。体检可见胃蠕动波、闻及振水音等。胃癌并发幽门梗阻患者大部分已为胃癌晚期，远处转移风险大，宜尽早手术治疗。

【诊断】

诊断的核心任务有两个：一是明确胃癌的定性诊断，以便于进一步的诊断和治疗；二是在治疗前进行临床分期，根据分期的结果确定治疗策略。目前可以用于诊断及分期的检查方法有电子胃镜、超声胃镜、腹部增强 CT、PET/CT 以及腹腔镜探查。

（一）胃镜

胃镜检查结合黏膜活检是目前诊断胃癌最可靠的手段。

1．早期胃癌 白光内镜下，早期胃癌仅表现为黏膜色泽的改变和形态的轻微改变，早期胃癌多数发红，少数呈发白或红白混杂。肿瘤与周围的非肿瘤组织之间界限清晰；表面不规则表现为形态上的凹凸不平、结构不对称，以及黏膜色调的不均一。早期胃癌的白光内镜下的表现不特异，多数病灶有自发出血、糜烂及浅溃疡，但也有较多病灶色泽正常，难以分辨。在白光内镜下疑诊的病灶可借助醋酸、靛胭脂染色，或放大内镜以及电子染色内镜（如窄带显像、蓝光内镜等）来更仔细地观察胃黏膜的细微结构，同时多点取活检，提高早期胃癌的诊断率。

早期胃癌内镜分型（2002 年巴黎分型）（图 6-19、图 6-22）如下。

0-Ⅰ型病变为息肉样病变，细分如下：0-Ⅰp 型，隆起、有蒂；0-Ⅰs 型，隆起、无蒂

0-Ⅱ型病变为非息肉样病变，细分如下：0-Ⅱa 型，**表浅隆起**；0-Ⅱb 型，**表浅平坦**；0-Ⅱc 型，**表浅凹陷**

0-Ⅲ型病变为凹陷型病变

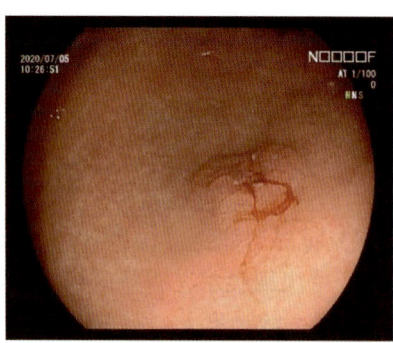 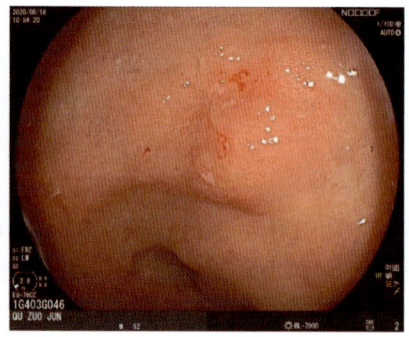

图 6-22 早期胃癌胃镜所见

左图病例为胃窦部大弯 0-Ⅱa 样病变，可见自发性出血，ESD 后病理证实为黏膜内中分化管状腺癌；右图病例为胃窦部小弯 0-Ⅱa+Ⅱc 样病变，手术后病理证实为黏膜内中分化管状腺癌

2．进展期胃癌 肿瘤表面常凹凸不平，糜烂，有污秽苔，活检时易出血。也可呈深大溃疡，底部覆有污秽灰白苔，溃疡边缘呈结节状隆起，无集合皱襞，病变处无蠕动。当发生于黏膜之下的癌组织累及全胃时，可使整个胃壁增厚、变硬，其胃镜下表现称为皮革胃。这种黏膜下弥漫浸润型胃癌相对较少。

进展期胃癌的内镜形态常采用 Borrmann 分型，根据肿瘤在黏膜面的形态和胃壁内浸润方式进行分型（图 6-20、图 6-23）。

（二）超声内镜

超声内镜目前是用于评估胃癌原发灶（特别是早期胃癌）侵犯深度的最可靠的非手术方法，并了解有无局部淋巴结转移。超声内镜区分 T1 期和 T2 期胃癌的总体敏感性和特异性分别为 85% 和 90%。超声内镜区分 T1、T2 期和 T3、T4 期肿瘤的敏感性和特异性分别为 86% 和 90%（图 6-24）。

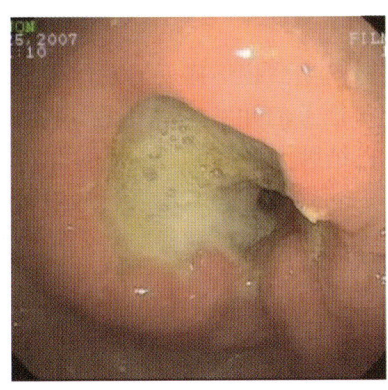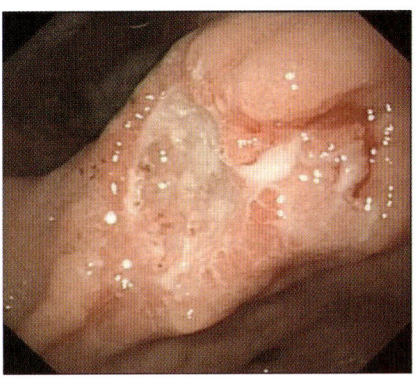

图 6-23 进展期胃癌白光内镜所见

左图为胃窦 Borrmann Ⅱ型胃癌，右图为胃角 Borrmann Ⅲ型胃癌

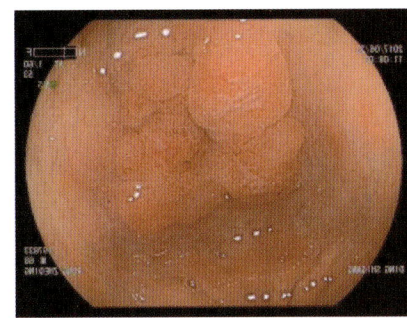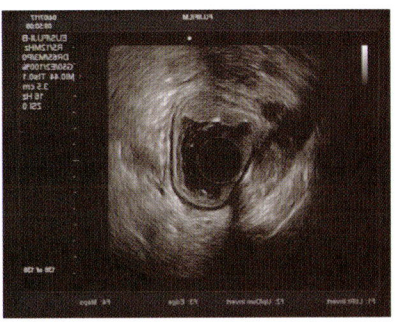

图 6-24 早期胃癌白光内镜和超声内镜所见

左图为胃窦部 0-Ⅱa 样早期胃癌内镜所见，ESD 后病理证实为黏膜内中高分化管状腺癌；右图为病变处超声内镜显示黏膜层呈低回声增厚

（三）CT

腹盆增强 CT 是胃癌患者必行的检查之一，在评估是否存在远处转移方面具有重要作用。CT 也是诊断腹腔种植转移的主要影像学方法，其诊断的准确性约 85%，敏感性约 51%，特异性约 96%。CT 亦可以用于原发病灶的评估，但是其对于相对早的 T 分期的诊断准确性不及超声内镜，而 N 分期的准确性与 MR 相似。尽管 CT 对于原发灶的评估技术在不断提高，但目前依然是评估远处转移的首选方法。

（四）PET/CT

大约只有 50% 胃癌病灶可以在 PET/CT 中显影，故而影响了其在胃癌分期中的应用。在这些显影的病例中，PET/CT 可以用于新辅助治疗疗效的评估。新辅助治疗后 14 天内出现 PET/CT 的变化，其预后与信号变化直接相关。另外，对于局部进展期胃癌，CT 未能发现远处转移的病例中，有 10% 通过 PET/CT 发现远处转移。虽然考虑到成本问题，尚不能在术前常规进行 PET/CT 检查，但对于 CT 未能发现远处转移的局部进展期胃癌，PET/CT 是一种可行的选择。

（五）腹腔镜探查

对于局部进展期胃癌，特别是肿瘤累及胃壁浆膜层的病例，应常规进行腹腔镜探查。不仅可以发现腹壁、网膜或者盆底的微小转移灶，避免患者接受不必要的剖腹探查，腹腔镜探查中还可以进行腹腔灌洗，将灌洗液送细胞学检查，有可能发现腹腔内的游离肿瘤细胞，有助于准确分期，为后续治疗方案的选择提供依据。

【鉴别诊断】

大多数胃癌病例通过胃镜活检病理确诊，但是少数情况下，不能准确获知病理结果，或者暂时无法进行病理检查。此时需要根据临床特征进行诊断与鉴别诊断。

（一）胃良性溃疡

与胃癌相比较，胃良性溃疡一般病程较长，曾有典型溃疡疼痛反复发作史，抗酸剂治疗有效，多不伴有食欲缺乏。除非合并出血、幽门梗阻等严重的并发症，多无明显体征，不会出现近期明显消瘦、贫血、腹部包块甚至左锁骨上窝淋巴结肿大等。更为重要的是 X 线钡餐和胃镜检查，良性溃疡常小于 2.0 cm，圆形或椭圆形龛影，边缘整齐，蠕动波可通过病灶；胃镜下可见黏膜基底平坦，有白色或黄白苔覆盖，周围黏膜水肿、充血，黏膜皱襞向溃疡集中。而癌性溃疡与此有很大的不同，详细特征参见胃癌诊断部分。

（二）胃肠间质瘤

以消化道出血和上腹部肿块为主要临床表现。胃镜下可见脐样溃疡，边界不甚清晰，呈结节状或不规则隆起，表面可出现糜烂溃疡，并伴有出血。CT 可显示肿块型生长的肿瘤，肿瘤周围组织器官受挤压移位。

（三）胃淋巴瘤

临床表现无特异性，经常被误诊为胃溃疡、胃癌或胃肠间质瘤。具体鉴别点可见"胃淋巴瘤"章节。

（四）胃良性肿瘤

多无明显临床表现，X 线钡餐为圆形或椭圆形的充盈缺损，而非龛影。胃镜下可表现为息肉或黏膜下包块。

【治疗】

主要的治疗策略包括：直接手术（内镜下切除、手术切除）；新辅助化疗后手术治疗；直接全身化疗（图 6-25）。

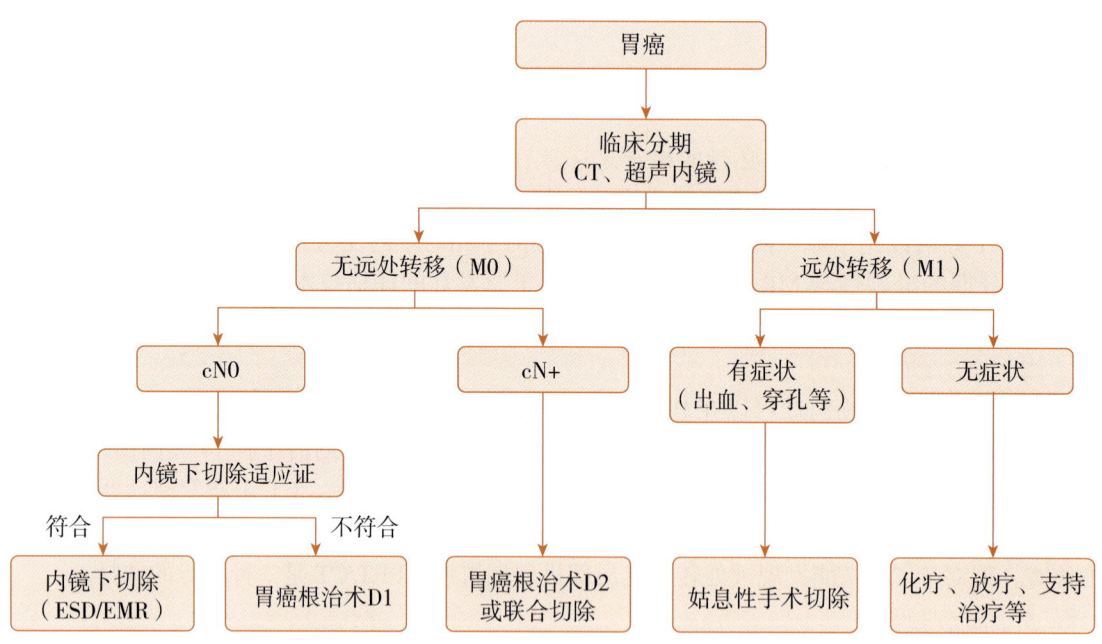

图 6-25　胃癌的分期诊断及治疗策略原则

（一）内镜下切除

胃癌内镜下治疗仅适用于黏膜下浸润深度＜500 μm 且淋巴结转移可能性极小的早期胃癌。早期胃癌内镜下治疗的标准方法是内镜黏膜下剥离术（endoscopic submucosal dissection，ESD）。目前我国采用的是日本胃癌学会早期胃癌内镜下切除的适应证标准。具体标准见表 6-13。

表 6-13 日本胃癌学会 2021 年第 6 版指南关于早期胃癌内镜下切除的适应证

指征	溃疡	分化的		未分化的	
		≤2	>2	≤2	>2
cT1a（M）	阴性				
	阳性	≤3	>3		
cT1b（SM）		≤3	>3		

白色、浅灰及橘色部分分别对应 EMR/ESD 的绝对适应证、ESD 的绝对适应证和相对适应证。
扩大适应证是指：符合绝对适应证的分化型早期胃癌经内镜分块切除或切除后水平切缘残留，出现了局部复发的黏膜内癌。
EGC：早期胃癌；EMR：内镜下黏膜切除术；ER：内镜下切除；ESD：内镜黏膜下剥离术；UL：溃疡；cT1a（M）术前诊断为黏膜内癌；cT1b（SM）术前诊断为黏膜下癌。

（二）手术治疗

手术治疗是可能根治的方法。胃癌根治术应遵循以下 3 点要求：①充分切除原发癌灶；②彻底清除胃周淋巴结；③完全消灭腹腔游离癌细胞和微小转移灶。胃癌的根治度分为 3 级。R0 级：R0 为切除后显微镜下无残留；R1 级：R1 为显微镜下有残留；R2：R2 为肉眼可见有肿瘤残留（图 6-26～图 6-28）。

1. 早期胃癌 内镜下无法切除或不适合的早期胃癌，应考虑手术切除。可以考虑的手术方式包括：腹腔镜下或开腹胃部分切除术、保留幽门的胃切除术、保留迷走神经的胃部分切除术、D1 根治术等。早期胃癌经合理治疗后的 5 年生存率，黏膜内癌为 98.0%、黏膜下癌为 88.7%。

2. 进展期胃癌 根治术后 5 年生存率一般在 40%。目前认为对于进展期胃癌，若无远处转移或周围脏器侵犯，推荐手术方式为 D2 手术。目前认为扩大淋巴结清除不仅不能够提高患者术后 5 年生存率，而且会增加患者围术期并发症和死亡率，因此不再推荐 D3 手术。清扫淋巴结数目应不少于 15 个，太少影响分期判断。淋巴结的清除及病理学检查对术后的正确分期、正确判断预后、指导术后监测和选择术后治疗方案都有重要的价值。

3. 胃癌根治术 包括根治性远端或近端胃大部切除术和全胃切除术 3 种。根治性胃大部切

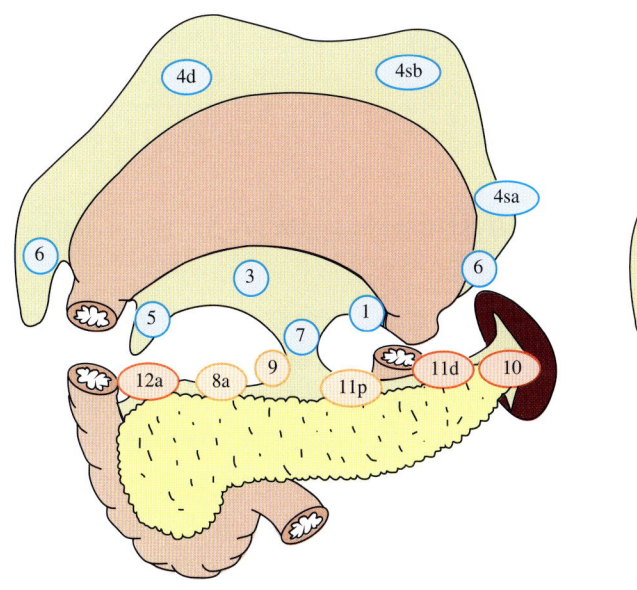

图 6-26 根治性全胃切除术的切除范围

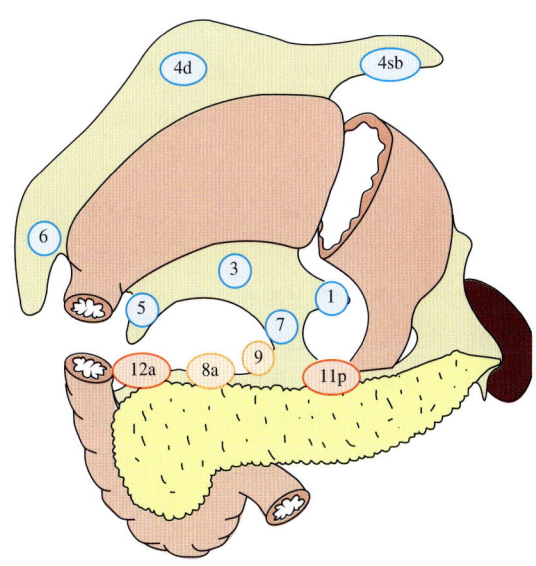

图 6-27 根治性远端胃切除术的切除范围

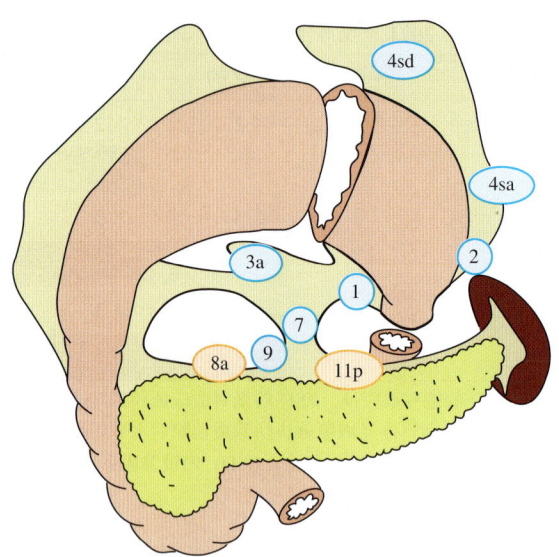

图 6-28 根治性近端胃切除术的切除范围

图 6-26～图 6-28 中，淋巴结分站原则采用 JCGC 分期；完全清扫蓝色部分淋巴结为 D1 切除；D1 基础上，合并清扫橘色淋巴结为 D1+ 切除；D1+ 基础上，合并切除红色淋巴结为 D2 切除

除术的胃切断线依胃癌病理类型而定，分化型应至少 3 cm，低分化或者未分化型则至少 5 cm，并切除胃的 3/4～4/5；根治性近端胃大部切除术和全胃切除术应在贲门上 3～4 cm 处切断食管；根治性远端胃大部切除术和全胃切除术应在幽门下 3～4 cm 处切断十二指肠。

以胃窦癌为例，远端胃癌根治术的切除范围：切除大网膜、小网膜、横结肠系膜前叶和胰腺被膜；清除 N1 淋巴结 1、3、4sb、4d、5、6、7 组；N2 淋巴结 8a、9、11p、12a 组；幽门下 3～4 cm 处切断十二指肠；距癌边缘 4～6 cm 切断胃。不同部位胃癌的 D1 及 D2 淋巴结清扫范围见表 6-14。

表 6-14　不同部位胃癌的 D1 及 D2 淋巴结清扫范围

手术方式		淋巴结清扫范围
远端胃切除	D1	1、3、4sb、4d、5、6、7
	D2	D1+8a、9、11p、12a（可选择性清扫 14v）
近端胃切除	D1	1、2、3a、4sa、4sb、7
	D2	D1+3b、8a、9、11p
全胃切除	D1	1～7
	D2	1～7、8a、9、10、11、12a（肿瘤侵犯食管，应包括第 19、20、110、111 组）

在不影响胃癌手术根治性的前提下，需要考虑消化道重建手术安全性以及对患者消化道生理功能的影响，消化道重建方式可以根据患者自身情况及术者的手术经验进行选择。

对于远端胃癌，Billroth Ⅰ式和 Billroth Ⅱ式是最常用的方法，两者手术并发症发生率相似，其中 Billroth Ⅰ式操作简便，更符合生理途径；而 Billroth Ⅱ式则不受胃切除范围限制，适用于肿瘤位置靠下，尤其是已侵犯幽门及十二指肠者，且肿瘤复发后再次手术机会较大，对这类进展期胃癌更倾向推荐 Billroth Ⅱ式吻合。Roux-en-Y 吻合相比 Billroth Ⅰ式及 Ⅱ式，能更有效地减轻胆汁反流，预防残胃炎的发生；但其手术操作相对复杂而且增加了术后滞留综合征发生的机会。

对于近端胃切除，食管残胃吻合为目前最常用的吻合方式，优点为吻合方式简便，手术时间短，吻合口少，术后短期并发症发生率低，但食管反流常见且严重。改良后的管状胃-食管吻合被认为是目前较理想的食管残胃吻合方式，患者术后出现严重食管反流的概率明显下降。空肠间置法相比于食管胃吻合，虽然可以大幅度减少中重度食管反流的发生，但其手术操作复杂，且比食管胃吻合更多见腹部不适、上腹部饱胀感及呃逆等症状，所以其优势尚待进一步证实，建议在有经验的大型医疗中心开展。

对于全胃切除，Roux-en-Y法是首选吻合方法。在Roux-en-Y的基础上加做空肠储袋消化道重建的患者术后生存质量更高，主要体现在食量的增加和消化道症状的减少。空肠间置代胃术操作复杂，存在更大的手术风险，且对生活质量的改善存在争议，建议在有经验的大型医疗中心开展。

4．扩大胃癌根治术与联合脏器切除术　扩大胃癌根治术是指包括胰体、尾及脾在内的根治性胃大部切除术或全胃切除术。联合脏器切除术是指联合肝、横结肠等脏器的切除术。联合脏器切除术损伤大、生理干扰重，故不应作为姑息性治疗的手段，也不宜用于年老体弱，以及心、肺、肝、肾等脏器功能不全或营养、免疫状态差的患者。

5．姑息手术　目的有二：①减轻患者的癌负荷；②解除患者的症状，如幽门梗阻、消化道出血、疼痛或营养不良。术式主要有以下几种：①姑息性切除，即切除主要癌灶的胃切除术；②旁路手术，如胃空肠吻合术；③造口，如空肠营养造口术。

6．腹腔游离癌细胞和微小转移灶的处理　术后腹膜转移是术后复发的主要形式之一。侵出浆膜的进展期胃癌随着受侵犯面积的增大，癌细胞脱落的可能性也增加，为消灭脱落到腹腔的游离癌细胞，可采取如下措施。

腹腔内化疗（intraperitoneal chemotherapy）：可在门静脉内、肝内和腹腔内获得较高的药物浓度，而外周血中的药物浓度则较低，这样药物的不良反应就随之减少。腹腔内化疗的方法主要有二：①经皮腹腔内置管；②术中皮下放置植入式腹腔泵或Tenckhoff导管。

腹腔内高温灌洗（intraperitoneal hyperthermia perfusion）：在完成根治术后应用封闭的循环系统，以42~45℃的蒸馏水恒温下行腹腔内高温灌洗，蒸馏水内可添加各种抗癌药物，如ADM、DDP、MMC、醋酸氯己定等。一般用4000 ml左右的液体，灌洗3~10分钟。早期胃癌无需灌洗。T2期胃癌虽未穿透浆膜，但考虑到胃周淋巴结转移在40%以上，转移癌可透过淋巴结被膜形成癌细胞的二次脱落、术中医源性脱落以及T2期胃癌患者死于腹膜转移者达1.2%~1.8%，所以也主张行腹腔内高温灌洗。至于T3与T4期胃癌，腹腔内高温灌洗则能提高患者的生存期。

（三）化学治疗

胃癌对化疗药物有低至中等程度的敏感性。胃癌的化疗可于术前、术中和术后进行。

1．可切除胃癌的术后辅助化疗　可切除胃癌术后辅助化疗适应证为：D2根治性手术且未接受术前治疗的术后病理分期Ⅱ期及Ⅲ期的胃癌患者。对于Ⅱ期患者，推荐方案为S-1单药（口服至术后1年），或卡培他滨联合奥沙利铂或顺铂。对于Ⅲ期患者，目前多建议两药联用的方案，包括奥沙利铂联合卡培他滨（XELOX）或奥沙利铂联合S-1（SOX）。

目前对于病理分期Ⅰ期的患者是否可以从术后辅助化疗中获益尚不明确，建议对于Ⅰ期合并高危因素，如低龄（＜40岁），组织学分级高级别或低分化，神经束侵犯，或血管、淋巴浸润等人群进行研究性治疗。

2．进展期胃癌术前治疗及围术期化疗　胃癌围术期治疗（新辅助放化疗+手术+辅助放化疗/化疗）已经在西方国家进行多年的临床研究，证实与单纯手术相比，这种治疗模式可使肿瘤降期、提高R0切除率和改善整体生存，且不会增加术后并发症及病死率。此外，也有多项来自亚洲各国基于D2手术的研究显示，术前化疗显著提高肿瘤缓解率及R0切除率，安全性良好。常用的术前新辅助化疗方案包括：奥沙利铂联合卡培他滨（XELOX），奥沙利铂联合氟尿嘧啶

（FOLFOX），顺铂联合 S-1（SP），奥沙利铂联合 S-1（SOX）。

3．晚期转移性胃癌的治疗　对于无手术根治机会或转移性胃癌患者，目前公认应采取以全身药物治疗为主的综合治疗，诸如姑息手术、放射治疗、射频消融、腹腔灌注及动脉介入栓塞灌注等局部治疗手段。其中，药物治疗主要包括化疗药物和分子靶向药物，已经有比较充分的循证医学证据及丰富的临床实践经验。化疗药物方面，主要是应用紫杉醇/多西紫杉醇联合氟尿嘧啶或 S-1。靶向药物目前仅限于抗 HER2 的一线治疗和抗血管生成通路的二/三线治疗。免疫检查点抑制剂（PD-1 单抗）已经开始用于晚期胃癌的三线治疗。

（四）放射治疗

胃癌对放射线敏感性较低，因此并未广泛应用，目前主要针对胃食管结合部腺癌有较多临床研究，或者联合放疗及化疗在胃癌围术期应用的研究。

对于食管胃结合部腺癌，新辅助放化疗+手术+辅助化疗模式的临床研究结果显示可以达到肿瘤降期、提高 R0 切除率并改善整体生存，且不增加术后并发症及病死率。其他部位的胃癌，未见到类似的疗效。

（五）免疫治疗

目前临床使用的免疫治疗，主要包括非特异免疫增强剂及免疫检查点抑制剂。前者在临床应用较为广泛的主要有：卡介苗、短小棒状杆菌、香菇多糖等。后者已经在本节化学治疗的内容中给予介绍。

（六）中药治疗

主要起扶正的作用，可用于预防或缓解胃癌化疗中的不良反应，如恶心、呕吐、腹胀、食欲缺乏、白细胞或血小板减少、贫血等。

（七）基因治疗

主要有抑癌基因治疗、自杀基因治疗、反义基因治疗、核酸基因转染治疗和基因免疫治疗等。这些方法目前仅限于动物试验，无法临床应用，但是有潜在的治疗价值，有望在未来成为胃癌的治疗方式之一。

【随访】

随访的目的是发现尚可接受潜在根治为目的治疗的转移复发，更早发现肿瘤复发或第二原发胃癌，并及时干预处理，以延长患者的总生存期，改善生活质量。

随访频率为开始前 2 年每 3~6 个月 1 次，然后每 6~12 个月 1 次，直至满 5 年，5 年后每年 1 次。随访内容包括：临床病史、体格检查、血常规及生化、幽门螺杆菌、营养学评估、胃镜检查、胸腹盆 CT、骨扫描、PET/CT。

【预防】

（一）幽门螺杆菌根除

我国是 *H.pylori* 高感染率国家，根除 *H.pylori* 可降低我国的胃癌发生风险，有效预防胃癌。根除 *H.pylori* 预防胃癌在胃癌高风险地区有成本效益优势。应提高公众预防胃癌的知晓度，充分了解 *H.pylori* 感染的危害，有助于我国胃癌的防治。

（二）癌前病变的筛查与监测

血清学中胃蛋白酶原Ⅰ、胃蛋白酶原Ⅱ及其比例有助于诊断广泛的慢性萎缩性胃炎，但受药物的影响胃蛋白酶原的阳性预测值作用有限，而阴性预测值更具有临床意义。内镜检查及钳夹活检能有效检出癌前病变。对癌前病变的定期随访和内镜下治疗有助于降低胃癌发生的风险。

（三）健康的生活方式

戒烟限酒，避免高盐饮食，提倡多进食蔬菜、水果和膳食纤维，补充维生素。

知识拓展

早期胃癌的内镜诊断——电子染色内镜

电子染色内镜是通过特殊的成像设备改变内镜光线的波谱或通过特定程序处理编译、处理白光图像从而实现黏膜表面和血管对比的增强和细化的技术,包括窄带成像技术(narrow-band imaging, NBI)、富士能智能染色内镜(flexible spectral imaging color enhancement, FICE)、蓝光成像技术(blue laser imaging, BLI)和智能电子染色内镜 i-SCAN 等。目前,在各电子染色内镜系统中,研究最多的是放大内镜联合 NBI(M-NBI),其原理是通过加装滤镜滤过白光光源中的其他波长的光线,只允许波长 415 nm 的蓝光以及波长 540 nm 的绿光通过,这两种波长的光线可以被血红蛋白吸收,从而使黏膜表面的血管表现为较暗的线性结构。为了统一观察和诊断,研究者提出的"VS 分类系统"将 NBI 镜下观察到的黏膜微结构分为微血管结构(microvascular pattern, MV)和微表面结构(microsurface pattern, MS),MV 及 MS 均分为规则、不规则及缺失三类。若病变在 M-NBI 下与周围病灶有清晰的分界线,且存在不规则 MV 或不规则 MS 则可诊断为早期胃癌。VS 系统被广泛应用于早期胃癌的诊断,且多项研究表明其特异度、准确度较高,可判断病灶边界。

早期胃癌的内镜治疗——内镜黏膜下剥离术(endoscopic submucosal dissection, ESD)

1996 年,日本学者发明了 IT 刀(即在传统针刀刀头端加装一半球形的陶瓷绝缘装置)并将其应用于内镜黏膜下剥离术(ESD),该方法主要包含以下步骤:首先,应用染色内镜或电子染色内镜确认病变的水平边界,之后应用氩气刀(argon plasma coagulation, APC)在病变边界外 3~5 mm 处进行标记,之后在标记处进行黏膜下注射。利用针刀或 IT 刀沿标记将黏膜切开,之后在切开的黏膜瓣下再次进行黏膜下溶液注射,并使用 IT 刀逐条烧灼黏膜下组织,剥离黏膜下层。直至病变整块切除(图 6-29)。

ESD 可以整块切除任意大小的病灶,目前已被广泛应用于 EGC 的内镜下治疗。

在操作过程中如果遇到小血管渗血可应用 IT 刀刀头进行电凝止血,如有大血管暴露或出血应用止血钳止血或钛夹夹闭。随内镜下治疗设备的发展,目前除 IT 刀外,钩刀、螺旋伸缩刀、三角刀、Dual 刀、flush 刀、海博刀等设备均可用于 ESD,各种设备的选择主要依赖于术者的经验。由于 ESD 中黏膜下剥离的步骤难度较大,Toyonaga 等提出简化混合 ESD,即仅部分剥离黏膜下层,后应用圈套器圈套切除病灶。该方法操作简便,但可能无法整块切除标本,无法判定病灶的水平切缘。ESD 可以整块切除任意大小的病灶,目前已被广泛应用于早期胃癌的内镜下治疗。

胃癌手术技术的奠基人和先行者——比尔·罗斯医生的小传

比尔·罗斯是 19 世纪末欧洲著名的外科医生,他开创了很多新的术式,给外科技术的发展带来新的理念。除了精通外科手术,他还是一位受人尊敬的医学科学家和学者,也是一位音乐家和作曲家。

比尔·罗斯 1829 年出生于德国鲁根岛,其母亲来自于法国音乐世家。由于音乐方面的天赋,他最初梦想成为一名钢琴家,但后来被劝说去从医。他对音乐的热爱纵贯一生。在哥廷根大学(University of Gottingen)读本科时,比尔·罗斯对基础医学的研究产生了热情,并首次参与了科学实验。毕业后,他在柏林查里特医院担任 Bernhard von Langenbeck 的外科助理,同时继续他的病理学和组织学研究。在同一机构担任病理学主席的尝试失败后,比尔·罗斯经过深思熟虑,决定从事外科职业。31 岁时,被任命为苏黎世外科主任,从此开始了他事业上的蓬勃发展。他为医学院增加了新的院系,使学院的教学风格现代化,并开始撰写著名的外科教科书。他也是在苏黎世遇到了年轻的作曲家约翰内斯·布拉姆斯(Johannes Brahms)。他们的亲密友谊将延续一生。比尔·罗斯 38 岁时被任命为维也纳外科主任。当时,维也纳是哈布斯堡帝国的所在地,也是科学和艺术的主要中心。他担任这一职务,直到 29 年后去世。

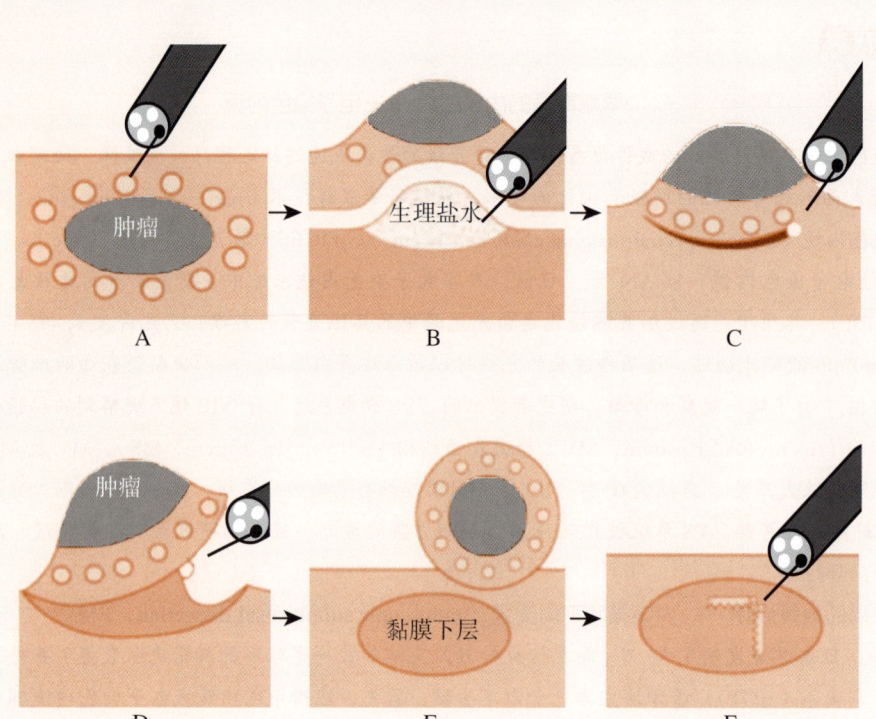

图 6-29 · ESD 操作流程示意图

食管胃结合部胃癌的特点与分型

发生在食管胃连接部（esophagogastric junction，EGJ）附近的胃癌，因其特殊的解剖部位和病生理学特点而越来越受关注。EGJ 肿瘤在组织学上可分为鳞癌和腺癌，其中腺癌占绝大多数。目前，各国报道的食管胃连接部腺癌（adenocarcinoma of esophagogastric junction，AEG）发病率均呈一定上升趋势，在总体胃癌中的占比逐渐增大，我国的胃癌发病趋势也不例外。AEG 的生长特性与食管癌、胃癌相似，但又有所不同，其淋巴结转移既可向上转移至纵隔，又可向下转移至腹腔。其病灶位于食管胃交接处，手术难点多，操作难度大，经常需要多学科的合作。

目前，国际上对于 AEG 的分型主要使用 Siewert 分型。第 8 版 AJCC/UICC TNM 分期系统通过肿瘤中心及自身与 EGJ 的关系，将 AEG 的 TNM 分期划分到食管癌或胃癌的 TNM 分期中，仍作为 AEG 分期的首选。

Siewert 分型具体为：Ⅰ型，肿瘤中心居于 EGJ 以上 1～5 cm 内，并整体有累及 EGJ；Ⅱ型，肿瘤中心居于 EGJ 以上 1 cm，至以下 2 cm 范围内，并整体有累及 EGJ；Ⅲ型，肿瘤中心居于 EGJ 以下 2～5 cm 内，并整体有累及 EGJ。

整合思考题

1. 胃癌缺乏特异性的临床表现，给早期诊断造成了困难。请根据已经学习过的诊断学和消化系统疾病的相关知识，分析胃癌可能出现的早期症状，并分析其病理生理过程。
2. 胃癌并发症是患者就诊的主要原因之一。请分析胃癌主要的并发症有哪些？其造成的病理生理改变分别是什么？
3. 反流是胃切除术后主要的长期并发症之一，严重影响患者的生活质量。在熟悉主要的重建方式的基础上，希望你查阅相关文献，提出预防术后反流的综合方案。
4. 请结合教科书本节中的案例6-7、案例6-8、案例6-9，思考建议患者首选何种检查。
5. 请结合教科书中本节中图6-23右图显示的白光内镜表现，思考如何给予进一步检查。
6. 早期胃癌患者进行内镜切除后，如何进行治愈性评估？

整合思考题解析

（张　静　郭　鹏　田新霞）

第四节　十二指肠肿瘤性疾病

学习目标

- **基本目标**
  1. 记忆十二指肠癌的流行病学特点。
  2. 记忆十二指肠癌的大体类型及病理分期。
  3. 理解十二指肠癌的临床表现。
  4. 理解并掌握十二指肠癌的治疗原则。

一、十二指肠癌

（一）概述

十二指肠位于胃和空肠之间，是人体消化系统中最长的一段小肠。十二指肠癌是比较罕见的癌症类型，常被误诊为其他胃肠道疾病。十二指肠癌的早期症状不明显，晚期则可能出现腹部疼痛、恶心、呕吐、消瘦等。

（二）流行病学特点

1. **年龄和性别**　十二指肠癌通常发生在50岁以上的中老年人，尤其是60～70岁。男性患十二指肠癌的比例高于女性。
2. **地域和族群**　十二指肠癌流行地区主要包括亚洲、非洲和拉丁美洲等地区。西方国家的白种人患十二指肠癌的概率较高，而亚洲人患病率相对较低。
3. **饮食习惯**　高脂、高热量、高蛋白质饮食习惯与十二指肠癌的发病风险增加有关。含膳食纤维、维生素C等营养成分较高的蔬菜和水果可以减少十二指肠癌的风险。
4. **疾病史和遗传因素**　既往患有肠息肉或炎症性肠病的人群容易发展为十二指肠癌。十二指肠癌家族史也是该癌症的一大危险因素。

了解十二指肠癌的流行病学特点有助于预防和早期诊断该癌症。与此同时，改变不良的生活方式和饮食习惯可以减少十二指肠癌的发病风险。

（三）病因和发病机制

十二指肠癌的病因和发病机制目前尚未完全清楚，但是有以下几个可能的因素。

1. 遗传因素　某些基因的突变可能与十二指肠癌的发生相关，如 *APC*、*TP53* 等。有十二指肠癌家族史的人群患病风险更高。

2. 炎症性肠病　慢性炎症性肠病（如克罗恩病等）容易发展成十二指肠癌。

3. 饮食和生活方式　高脂、高热量、少膳食纤维和维生素的饮食习惯可能增加十二指肠癌的风险。吸烟、酗酒以及缺乏运动等不良生活方式也可能导致该癌症的发生。

4. 其他因素　感染幽门螺杆菌等胃肠道细菌可能与十二指肠癌的发生相关。某些药物如非甾体抗炎药等可能对十二指肠癌的预防具有一定作用。

虽然十二指肠癌的病因和发病机制尚未完全明确，但是遗传因素、慢性炎症性肠病、不良饮食和生活方式等可能是导致该癌症的主要因素。

（四）病理类型

十二指肠癌的病理类型主要包括以下几种。

1. 腺癌　十二指肠最常见的癌症类型。组织学上呈现为腺体管结构，可分为黏液腺癌、微小腺癌、浸润性腺癌等亚型。

2. 平滑肌瘤/平滑肌肉瘤　十二指肠平滑肌瘤/平滑肌肉瘤相对较少见。组织学上呈现为平滑肌细胞生长增殖。

3. 神经内分泌瘤　十二指肠神经内分泌瘤也是一种少见的癌症类型。组织学上呈现为神经内分泌细胞增殖。

4. 黑色素瘤　十二指肠黑色素瘤更加罕见。组织学上呈现为黑色素瘤细胞增殖。

十二指肠癌的病理类型以腺癌最为常见。其他几种类型虽然比较少见，但也需要在临床实践中引起重视。

（五）临床特点

十二指肠癌的临床特点如下。

1. 上腹部不适或疼痛　这是最常见的症状，由于癌瘤阻塞了肠道导致。

2. 消化不良　患者可能会有恶心、呕吐、腹胀、食欲缺乏等症状。

3. 黑便或便血　当癌瘤发生溃疡或出血时，患者可能会排出黑色或鲜红色的粪便。

4. 体重减轻　由于消化不良和食欲缺乏，患者可能会出现体重下降。

5. 贫血　便血引起的贫血是十二指肠癌的一个常见并发症。

6. 黄疸　如果癌瘤阻塞了胆道系统，患者可能会出现黄疸等症状。

7. 肝功能异常　部分十二指肠癌患者可能会出现肝功能异常的情况。

（六）诊断

十二指肠癌的诊断通常包括以下几个方面。

1. 临床症状　医生询问患者的病史，了解患者的症状和一般情况。

2. 检查　主要包括体格检查、实验室检查等常规检查。

3. 影像学检查　如超声、CT、MRI、PET/CT 等影像学检查，可以用于确认肠道内的异常结构和位置，并判断是否有转移。

4. 内镜检查　十二指肠镜可以直接观察到十二指肠内部的情况，并进行活组织检查以明确癌症的类型和分级。

5. 病理学检查　通过活组织或手术切除标本进行病理学检查，可以明确癌症的类型、分级、浸润深度、淋巴结是否受累等信息。

6. 其他检查　如胃酸试验、幽门螺杆菌检测等检查，可用于排除其他疾病引起的症状。

十二指肠癌的诊断必须经过全面的评估和多种方法的检查。如果确诊为十二指肠癌，还需要根据患者的具体情况制订个性化的治疗方案。

（七）治疗

十二指肠癌的治疗通常包括以下几种方式。

1. 手术切除　对于早期十二指肠癌，手术切除是最好的治疗方式。手术可以采用开腹手术或腹腔镜手术等方法。

十二指肠癌的手术术式主要包括以下几种。

（1）十二指肠镜下切除术：适用于早期十二指肠癌，是一种微创手术。通过十二指肠镜下取出肿瘤或者切除十二指肠段，对正常组织损伤小、恢复快。

（2）传统开放手术：该手术需要开腹进行，患者需要进行全麻，医生可以清楚地观察到肿瘤的位置和周围器官的情况，但伤口较大、恢复时间长。

（3）腹腔镜手术：该手术相比传统手术，可以减少伤口大小，缩短住院时间，恢复时间也更快，但需要较高的技术水平。

（4）D2淋巴结清扫术：在十二指肠癌手术中，D2淋巴结清扫术被认为是标准治疗方法之一，可以最大程度上清除淋巴结，提高治愈率和生存率。

手术是治疗十二指肠癌的主要方式之一，具体选用哪种手术术式需要根据患者的具体情况、病理类型和分级等多种因素综合考虑。

2. 化学治疗　是治疗晚期十二指肠癌的一种有效方法，可以缓解症状并提高生存率。

3. 放射治疗　在治疗十二指肠癌方面作用较小，但在某些情况下可以与手术和化疗联合应用。

4. 靶向治疗　靶向药物是一类针对特定分子靶点的药物，在治疗十二指肠癌中具有一定的应用价值。

5. 对症治疗　如控制恶心、呕吐、腹泻、贫血等症状，提高患者的生活质量。

十二指肠癌的治疗需要根据患者的具体情况进行综合考虑，例如患者的病程进展速度、病理类型、分级、患者年龄和身体状况等。具体治疗方案需要由医生和患者共同制订。

二、其他十二指肠肿瘤

其他十二指肠肿瘤的临床特点如下。

1. 十二指肠良性肿瘤　这些肿瘤通常在早期没有症状，直到肿瘤增大后才会出现上腹部不适、腹痛、恶心、呕吐等症状。一般情况下，良性肿瘤生长缓慢，对周围组织侵袭较少。

2. 十二指肠恶性肿瘤　神经内分泌瘤和淋巴瘤是比较常见的十二指肠恶性肿瘤。神经内分泌瘤通常生长缓慢，症状轻微，而淋巴瘤则可能导致消化不良、体重减轻、贫血等症状。

3. 十二指肠息肉　十二指肠息肉通常在早期没有症状，在较大或数目增多时可能导致消化道出血、黑便等症状。

其他十二指肠肿瘤的临床特点差异较大，需要根据具体类型进行评估和治疗。

（郭　鹏　王　畅）

参考文献

[1] Courtney M. Townsend，JR，R. Daniel Beauchamp，B. Mark Evers，et al. Sabiston textbook of surgery. 20th ed. Louis：Elsevier，2017.

[2] Frank H. Netter. The Netter collection of medical illustrations-Digestive system. 2nd ed. Louis：Elsevier，2016.

[3] Robert Zollinger，E. Ellison. Zollinger's atlas of surgical operations. 10th ed. New York：McGraw Hill，2016.

[4] Mark Feldman，Lawrence S. Friedman，Lawrence J. Brandt. Sleisenger and Fordtran's Gastrointestinal and Liver Disease. 10th ed. Louis：Elsevier，2015.

[5] Timothy C. Wang，Michael Camilleri，Benjamin Lebwohl，et al. Yamada's Textbook of Gastroenterology. 7th ed. New Jersey：Wiley Blackwell，2022.

[6] Charles Melbern Wilcox，Miguel Munoz-Navas，Joseph Jy Sung. Atlas of Clinical Gastrointestinal Endoscopy. 3rd ed. Louis：Elsevier，2012.

[7] 陈旻湖，杨云生，唐承薇．消化病学．北京：人民卫生出版社，2019.

[8] 中华消化杂志编辑委员会．消化性溃疡诊断与治疗共识意见（2022年，上海）．中华消化杂志，2023，43（3）：176-192.

第七章
肠道和肛门疾病

第一节 炎症性肠病

学习目标

- **基本目标**
  1. 记忆炎症性肠病的定义、分类（如溃疡性结肠炎、克罗恩病等）及主要症状表现。
  2. 理解炎症性肠病的病因和发病机制。
  3. 应用炎症性肠病的诊断方法。
  4. 应用炎症性肠病的治疗原则和常用治疗药物。
  5. 明确炎症性肠病的并发症及其处理方法。
  6. 理解炎症性肠病患者的营养支持治疗。
  7. 理解炎症性肠病的预后和随访要点。

- **发展目标**
  形成对炎症性肠病患者的人文关怀和心理支持能力。

炎症性肠病（inflammatory bowel disease，IBD）是一种原因不明的慢性、复发性肠道非特异性炎性疾病，包括克罗恩病（Crohn's disease，CD）、溃疡性结肠炎（ulcerative colitis，UC）和未定型炎症性肠病。早在19世纪，Wilks和Crohn医生就分别对溃疡性结肠炎和克罗恩病进行报道，两者均好发于青壮年人群，以消化系统受累为主，具有相似的临床表现及治疗方案，是炎症性肠病的主要临床类型。目前关于炎症性肠病的病因及发病机制仍未明确，可能与遗传易感性、自身免疫紊乱、肠道菌群失调、环境和饮食习惯改变以及精神心理等多因素相关。具有病程长、易复发、难根治的特点。

【IBD的认识过程】

对UC症状的描述要比CD早200多年，英国Samuel Wilks医生（图7-1）报道的患者是一位42岁的女性，其临床表现为慢性腹泻伴发热，囿于当时的医疗水平，该患者不幸去世。根据尸检结果，Samuel Wilks医生首次将该疾病命名为UC。美国Burrill Bernard Crohn（图7-2）在临床工作中发现了一类具有相似临床表现的患者，他们的回肠末端均明显增厚，将其切除后行病理检查时，可发现这些组织都具有呈亚急性或慢性的坏死性、瘢痕性炎性反应。Crohn医生对这14例患者的临床和病理资料进行总结，对这种疾病的特点进行了如下描述："该疾病病因尚不

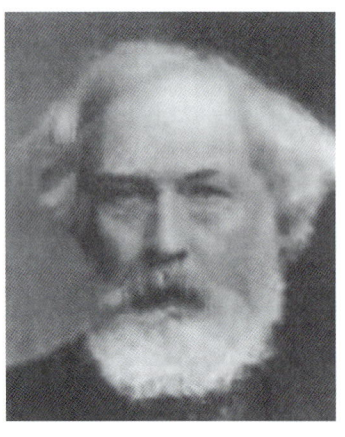

图 7-1 英国医生 Samuel Wilks（1824—1911）

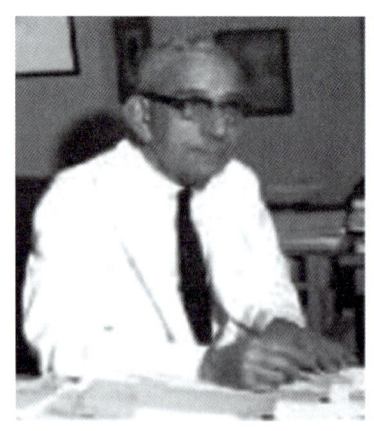

图 7-2 美国外科医生 Burrill Bernard Crohn（1884—1983）

明确，患者可出现与 UC 患者相似的症状"。这一疾病被命名为克罗恩病，以此表达对这位伟大医生的认可和敬意。

【IBD 流行病学】

IBD 发病率的上升趋势：IBD 是北美和欧洲的常见病，近 30 年来日本 IBD 发病率亦呈逐步增高趋势。我国虽尚无普通人群的流行病学资料，但近十多年来本病就诊人数呈逐步增加趋势则非常明显，IBD 在我国已成为消化系统的相对比较常见的疾病。

随着生活条件改善及社会工业化发展，IBD 发病率及患病率日益增高，给全球公共卫生带来巨大挑战。根据《全球疾病、危害和危险因素负担研究（GBD）》研究项目显示，截至 2017 年，全球有 680 万 IBD 患者，且该流行病学数据仍在上升。根据传统的认知，IBD 是高收入国家的疾病，北美和欧洲的发达国家中 IBD 的发生率最高，影响范围高达总人口的 0.5%。但最近研究发现 IBD 的流行病学模式发生了变化。高收入国家的发病率趋于稳定，而新兴工业化国家（南美、东欧、亚洲和非洲）的发病率迅速上升。随着人口老龄化问题加剧和医疗卫生服务的质量及渠道的改善，亚洲 IBD 患病率呈指数增长。亚洲发病率最高的地区主要集中在东亚和南亚，包括韩国、日本、中国及印度。虽然我国发病率仍低于欧美等地区，但近 20 年来就诊人数呈快速上升趋势。有流行病学资料显示，我国 IBD 总病例数较 10 年前增加 24 倍，已超过 35 万。目前广州发病率最高为 3.44/10 万，香港其次为 3.06/10 万。因此在未来中，像 IBD 这种死亡率低而致残率高的慢性病，即使患病率出现很小的增加，也会给临床诊治和医疗保健带来巨大挑战。

【IBD 的病因及机制】

UC 和 CD 有相似之处，也有差异。IBD 的病因和发病机制尚未完全明确，已知肠道黏膜免疫系统异常反应所导致的炎症反应在 IBD 发病中起重要作用，目前认为这是由多因素相互作用所致，主要包括环境、遗传、感染和免疫因素。

（一）环境因素

近几十年来，IBD 的发病率持续增高，这一现象首先出现在社会经济高度发达的北美、北欧，继而是西欧、南欧，最近才是日本、南美。这一现象反映了环境因素微妙但却重要的变化，如饮食、吸烟、卫生条件或暴露于其他尚不明确的因素。

（二）遗传因素

IBD 发病的另一个重要现象是其遗传倾向。IBD 患者一级亲属发病率显著高于普通人群，而患者配偶的发病率不增加。CD 发病率单卵双胞显著高于双卵双胞。近年来全基因组扫描及候选基因的研究，发现了不少可能与 IBD 相关的染色体上的易感区域及易感基因。*NOD2/CARD15* 基因突变已被肯定与 CD 发病相关，进一步研究发现该基因突变通过影响其编码蛋白的结构和功能而影响 NF-κB 的活化，进而影响免疫反应的信号传导通道。*NOD2/CARD15* 基因突变普遍见于白种人，但在日本、中国等亚洲人并不存在，反映了不同种族、人群遗传背景的不同。目前认为，IBD 不仅是多基因病，而且也是遗传异质性疾病（不同人由不同基因引起）。

（三）感染因素

微生物在 IBD 发病中的作用一直受到重视，但至今尚未找到某一特异微生物病原与 IBD 有恒定关系。有研究认为副结核分枝杆菌及麻疹病毒与 CD 有关，但证据缺乏说服力。近年关于微生物致病性的另一种观点正日益受到重视，这一观点认为 IBD（特别是 CD）是针对自身正常肠道菌丛的异常免疫反应引起的。有两方面的证据支持这一观点。一方面来自 IBD 的动物模型，用转基因或敲除基因方法造成免疫缺陷的 IBD 动物模型，在肠道无菌环境下不会发生肠道炎症，但如重新恢复肠道正常菌丛状态，则出现肠道炎症。另一方面来自临床观察，临床上见到细菌滞留易促发 CD 发生，而粪便转流能防止 CD 复发；抗生素或微生态制剂对某些 IBD 患者有益。

（四）免疫因素

肠道黏膜免疫系统在 IBD 肠道炎症发生、发展、转归过程中始终发挥重要作用。IBD 的受累肠段产生过量抗体，但真正抗原特异性自身抗体在组织损伤中所起作用的证据尚有限。黏膜 T 细胞功能异常在 IBD 发病中起重要作用，研究证明 CD 患者的 Th1 细胞存在异常激活。除了特异性免疫细胞外，肠道的非特异性免疫细胞及非免疫细胞如上皮细胞、血管内皮细胞等亦参与免疫炎症反应。免疫反应中释放出各种导致肠道炎症反应的免疫因子和介质，包括免疫调节性细胞因子如 IL-2、IL4、IFN-γ，促炎症性细胞因子如 IL-1、IL-6、IL-8 和 TNF-α 等。此外，还有许多参与炎症损害过程的物质，如反应性氧代谢产物和一氧化氮可以损伤肠上皮。随着对 IBD 免疫炎症过程的信号传递网络研究的深入，近年不少旨在阻断这些反应通道的生物制剂正陆续进入治疗 IBD 的临床应用或研究，如英夫利昔（一种抗 TNF-α）单抗对 IBD 的疗效已被证实并在临床推广应用。

目前对 IBD 病因和发病机制的认识可概括为：环境因素作用于遗传易感者，在肠道菌丛的参与下，启动了肠道免疫及非免疫系统，最终导致免疫反应和炎症过程。可能由于抗原的持续刺激和（或）免疫调节紊乱，这种免疫炎症反应表现为过度亢进和难于自限。一般认为 UC 和 CD 是同一疾病的不同亚类，组织损伤的基本病理过程相似，但可能由于致病因素不同，发病的具体环节不同，最终导致组织损害的表现不同。

IBD 的致病因素也是引起复发的危险因素。与病因一样，引起复发的因素也不十分清楚。UC：阿司匹林等 NSAID，肠道感染、抗生素、阑尾切除术、季节变化、口服避孕药、心理应激等。CD 可能的致病因素包括：吸烟等。

【炎症性肠病临床特点总论】

炎症性肠病以消化系统受累为主，可表现为腹痛、腹泻、腹部包块、发热、体重下降等，但均缺乏临床特异性。部分患者还可以有皮肤结节性红斑、巩膜炎、关节炎等肠外表现或肠梗阻、消化道穿孔等急腹症起病，目前内镜及病理组织学是为 IBD 诊断提供依据的重要辅助检查，由于 IBD 患者内镜下表现与其他肠道疾病具有相似性，所以其诊断往往建立在排除其他肠道疾病之上，需综合临床表现、实验室检查及治疗效果等多项指标综合分析。在治疗方面，目前主要以内科药物治疗为主，部分患者根据病情采取手术治疗。

一、溃疡性结肠炎

溃疡性结肠炎（UC）是一种病因尚不十分清楚的直肠和结肠慢性非特异性炎症性疾病。病变主要限于大肠黏膜与黏膜下层。临床表现为腹泻、黏液血便、腹痛。病情轻重不等，多呈反复发作的慢性病程。本病可发生在任何年龄，多见于 20~40 岁，亦可见于儿童或老年。男女发病率无明显差别。本病在我国较欧美少见，且病情一般较轻，但近年患病率有明显增加，重症也常有报道。

【病理】

病变位于大肠，呈连续性弥漫性分布。范围多自肛端直肠开始，逆行向近段发展，甚至累及全结肠及末段回肠。

活动期黏膜呈弥漫性炎症反应。固有膜内弥漫性淋巴细胞、浆细胞、单核细胞等细胞浸润是UC的基本病变，活动期合并有大量中性粒细胞和嗜酸性粒细胞浸润。大量中性粒细胞浸润发生在固有膜、隐窝上皮（隐窝炎）、隐窝内（隐窝脓肿）及表面上皮。当隐窝脓肿融合溃破，黏膜出现广泛的小溃疡，并可逐渐融合成大片溃疡。肉眼见黏膜弥漫性充血、水肿，表面呈细颗粒状、脆性增加、出血，糜烂及溃疡。由于结肠病变一般限于黏膜与黏膜下层，很少深入肌层，所以并发结肠穿孔、瘘管或周围脓肿少见。少数重症患者病变涉及结肠全层，可发生中毒性巨结肠，肠壁重度充血、肠腔膨大、肠壁变薄，溃疡累及肌层至浆膜层，常并发急性穿孔。

结肠炎症在反复发作的慢性过程中，黏膜不断破坏和修复，致正常结构破坏。显微镜下见隐窝结构紊乱，表现为腺体变形、排列紊乱、数目减少等萎缩改变，伴杯状细胞减少和帕内特细胞化生。可形成炎性息肉。由于溃疡愈合、瘢痕形成、黏膜肌层及肌层肥厚，使结肠变形缩短、结肠袋消失，甚至肠腔缩窄。少数患者发生结肠癌变。

正常结肠的功能有吸收部分水分、部分维生素生成、保存粪便、分泌黏液及排便功能。溃疡性结肠炎时的一些临床表现往往直接反映了结肠的病生理变化。黏膜血管广泛扩张，以及黏膜面的炎症反应和溃疡形成，导致临床上出现黏液脓血便，结肠黏膜的病损使对水与钠盐的吸收产生障碍，而导致水样腹泻。产生这些症状的确切机制尚不清楚，胃肠道黏膜肽能神经中分泌的一些激素可能直接或间接地调节胃肠道的运动与分泌而致病。

【临床表现】

起病多数缓慢，少数急性起病，偶见急性暴发起病。病程呈慢性经过，多表现为发作期与缓解期交替，少数症状持续并逐渐加重。部分患者在发作间歇期可因饮食失调、劳累、精神刺激、感染等诱因诱发或加重症状。临床表现与病变范围、病型及病期等有关。

(一) 消化系统表现

1. 腹泻和黏液血便　见于绝大多数患者。腹泻主要与炎症导致大肠黏膜对水、钠吸收障碍以及结肠运动功能失常有关，粪便中的黏液脓血则为炎症渗出、黏膜糜烂及溃疡所致。黏液血便是本病活动期的重要表现。排便次数及便血的程度反映病情轻重，轻者每日排便2~4次，便血轻或无；重者每日可达10次以上，脓血显见，甚至大量便血。粪质亦与病情轻重有关，多数为糊状，重可至稀水样。病变限于直肠或累及乙状结肠患者，除可有便频、便血外，偶尔反有便秘，这是病变引起直肠排空功能障碍所致。

2. 腹痛　轻度患者可无腹痛或仅有腹部不适。一般主诉有轻度至中度腹痛，多为左下腹或下腹的阵痛，亦可涉及全腹。有疼痛-便意-便后缓解的规律，常有里急后重。若并发中毒性巨结肠或炎症波及腹膜，有持续性剧烈腹痛。

3. 其他症状　可有腹胀，严重病例有食欲缺乏、恶心、呕吐。

4. 体征　轻、中度患者仅有左下腹轻压痛，有时可触及痉挛的降结肠或乙状结肠。重度和急性暴发型患者常有明显压痛和腹胀。若有腹肌紧张、反跳痛、肠鸣音减弱应注意中毒性巨结肠、肠穿孔等并发症。

(二) 全身表现

一般出现在中、重度患者。中、重度患者活动期常有低度至中度发热，高热多提示合并症或见于急性暴发型。重症或病情持续活动可出现乏力、消瘦、贫血、低蛋白血症、水与电解质平衡紊乱等表现。

(三) 肠外表现

欧洲克罗恩和结肠炎组织（ECCO）将肠外表现定义为：IBD 患者位于肠道外的炎症性病变，其发病机制可能是肠道免疫反应的延伸或异位，也可能独立于肠道炎症，或与 IBD 具有共同的环境或遗传因素。30%～50% 的 IBD 患者可出现一种或多种肠外表现，肠外表现可伴随 IBD 发生，也可发生在 IBD 之前或之后。

IBD 可伴有多种肠外表现，包括外周关节炎、结节性红斑、坏疽性脓皮病、巩膜外层炎、前葡萄膜炎、口腔复发性溃疡等，这些肠外表现在结肠炎控制或结肠切除后可以缓解或恢复；骶髂关节炎、强直性脊柱炎、原发性硬化性胆管炎及少见的淀粉样变性、急性发热性嗜中性皮肤病（Sweet syndrome）等，其病变活动度与 IBD 活动关系相对不紧密。UC 患者中关节损害（如外周关节炎、脊柱关节炎等）的发生率较其他肠外表现发生率高，故置于首位。

主要肠外表现如下。

（1）皮肤、黏膜表现：可有多形红斑、结节性红斑、坏疽性脓皮病、局限性脓肿、口疮性溃疡、鹅口疮等。其中结节性红斑较多见。

（2）关节炎：溃疡性结肠炎并发关节炎的发生率在 11.5% 左右，且常与眼部及皮肤特异性损害的并发症同时存在。其特点是多在肠炎病变的严重阶段并发，以大关节受累多见，且常为单个关节病变，表现为关节肿胀、滑膜积液，而骨质无损害。实验室检查无风湿病血清学方面的改变。

（3）眼损害：有虹膜炎、虹膜睫状体炎、葡萄膜炎、角膜溃疡、眼色素层炎。以虹膜炎最多，发病率为 5%～10%。

（4）血液系统的表现：可出现缺铁性贫血、自身免疫性溶血、微血管性溶血等。

（5）肝病变：可有脂肪肝、胆管周围炎、慢性活动性肝炎、坏死后性肝硬化、硬化性胆管炎等。

（6）肾病变：常有肾盂肾炎和肾结石。

(四) 临床分型

按本病的病程、程度、范围及病期进行综合分型。

1. 临床类型　UC 临床类型可分为初发型和慢性复发型。初发型指无既往病史而首次发作，该类型在鉴别诊断中应特别注意，亦涉及缓解后如何进行维持治疗的考虑；慢性复发型指临床缓解期再次出现症状，临床上最常见。以往所称之暴发性结肠炎（fulminant colitis），因概念不统一而易造成认识的混乱，2012 年我国 IBD 共识已经建议弃用，并将其归入重度 UC 中。

2. 临床严重程度　常用评分系统是 Truelove-Witts 评分和 Mayo 评分系统。

Truelove 评分（表 7-1）：轻度，腹泻每日 4 次以下，便血轻或无，无发热、脉搏快，贫血无或轻，红细胞沉降率正常；重度，腹泻每日 6 次及以上，并有明显黏液脓血便，体温 > 37.8℃、脉搏 > 90 次/分，血红蛋白 < 100 g/L，红细胞沉降率 > 30 mm/h；中度，介于轻度与重度之间。

表 7-1　溃疡性结肠炎改良 Truelove 和 Witts 疾病严重程度分型

严重程度分型	排便次数（次/天）	便血	脉搏（次/分）	体温（℃）	血红蛋白	红细胞沉降率（mm/h）
轻度	< 4	轻或无	正常	正常	正常	< 20
重度	≥ 6	重	> 90	> 37.8	< 75% 的正常值	> 30

Mayo 评分如表 7-2 所示。

表 7-2 Mayo 评分系统

项目	0 分	1 分	2 分	3 分
排便次数	正常	比正常增加 1~2 次/天	比正常增加 3~4 次/天	比正常增加 5 次/天或以上
便血	未见出血	不到一半时间内出现便中混血	大部分时间内为便中混血	一直存在出血
内镜发现	正常或无活动性病变	轻度病变（红斑、血管纹理减少、轻度易脆）	中度病变（明显红斑、血管纹理缺乏、易脆、糜烂）	重度病变（自发性出血、溃疡形成）
医师总体评价	正常	轻度病情	中度病情	重度病情

注：总分≤2 分且无单个分项评分＞1 分为临床缓解，3~5 分为轻度活动，6~10 分为中度活动，11~12 分为重度活动，有效定义为评分相对于基线值的降幅≥30%以及≥3 分，而且便血的分项评分降幅≥1 分或该分项评分为 0 或 1 分。

3．病变范围　可分为直肠炎、左半结肠炎（结肠脾曲以远）、广泛结肠炎（病变扩展至结肠脾曲以近或全结肠）（表 7-3）。

表 7-3　溃疡性结肠炎病变范围的蒙特利尔分型

分型	分布	结肠镜下所见炎症病变累及的最大范围
E1	直肠	局限于直肠，未达乙状结肠
E2	左半结肠	累及左半结肠（脾曲以远）
E3	广泛结肠	广泛病变累及脾曲以近乃至全结肠

4．病情分期　分为活动期和缓解期。

【并发症】

并发症主要包括中毒性巨结肠、肠穿孔、下消化道大出血、上皮内瘤变以及癌变。

（一）中毒性巨结肠

中毒性巨结肠（toxic megacolon）多发生在急性重度或重症溃疡性结肠炎患者。国外报道发生率在重症患者中约有 5%。此时结肠病变广泛而严重，累及肌层与肠肌神经丛，肠壁张力减退，结肠蠕动消失，肠内容物与气体大量积聚，引起急性结肠扩张，一般以横结肠为最严重。常因低钾、钡剂灌肠、使用抗胆碱能药物或阿片类制剂而诱发。临床表现：病情急剧变化，毒血症、脱水、电解质平衡紊乱，持续性腹胀、腹痛，排便后不能缓解，伴有发热、心动过速、精神差、表情淡漠、腹胀，可见扩张的肠型、全腹压痛，可有反跳痛，肠鸣音减弱，可出现多脏器功能衰竭。血常规白细胞计数显著升高。腹部 X 线摄片可见结肠扩大，结肠袋形消失。本并发症预后差，易引起急性肠穿孔。

（二）直肠结肠癌变

多见于广泛性结肠炎、发病早而病程漫长者。国外有报道起病 20 年和 30 年后癌变率分别为 7.2% 和 16.5%。

UC 背景下发生的大肠癌即为炎症相关癌（colitic cancer），溃疡性结肠炎患者发生结直肠癌的危险性显著高于正常人群，符合"炎症 - 异型增生 - 癌变"的进展规律。结肠癌变国外报告本病为 5%~10% 发生癌变，国内发生率较低。癌变主要发生在重型病例，其病变累及全结肠和病程漫长、病情控制不佳的患者。

UC 癌变可能相关的因素：①发病年龄轻，20 岁前发病。②病程长：＞10 年。③范围广：全结肠。④有黏膜上皮细胞非典型增生者。重度非典型增生已列为癌前病变。⑤合并原发性硬化性胆管炎（PSC）。⑥有结直肠癌家族史。

特点：①多灶发生；②分化差；③浸润性强。

（三）其他并发症

肠大出血在本病发生率约3%。肠穿孔多与中毒性巨结肠有关。肠梗阻少见，发生率远低于克罗恩病。

【实验室和其他检查】

（一）血液检查

常规检查包括血常规、血清白蛋白、电解质、ESR、CRP等。血红蛋白在轻度病例中多正常或轻度下降，中、重度病例有轻或中度下降，甚至重度下降。白细胞计数在活动期可有增高。红细胞沉降率加快和C反应蛋白增高是活动期的标志。营养状况不佳的患者血清白蛋白下降。

（二）粪便检查

粪便常规检查肉眼观常有黏液脓血，显微镜检见红细胞和脓细胞，急性发作期可见巨噬细胞。粪便病原学检查的目的是要排除感染性结肠炎，是本病诊断的一个重要步骤，检查内容包括：①常规致病菌培养，排除痢疾杆菌和沙门菌等感染，可根据情况选择特殊细菌培养以排除空肠弯曲菌、艰难梭菌、耶尔森菌、真菌等感染；②取新鲜粪便，注意保温，找溶组织阿米巴滋养体及包囊；③有血吸虫疫水接触史者作粪便集卵和孵化以排除血吸虫病。必要时反复多次进行。

粪便钙卫蛋白和血清乳铁蛋白等检查作为辅助指标。

（三）自身抗体检测

近年研究发现，血中外周型抗中性粒细胞胞浆抗体（anti-antineutrophilic perinuclear antibody，pANCA）和抗酿酒酵母抗体（anti-saccharomyces cerevisiae antibody，ASCA）分别为UC和CD的相对特异性抗体，同时检测这两种抗体有助于UC和CD的诊断和鉴别诊断，但其诊断的敏感性和特异性尚有待进一步评估。

（四）结肠镜检查

结肠镜检查是UC诊断与鉴别诊断的最重要手段之一。应做全结肠及回肠末段检查，直接观察肠黏膜变化，取活组织检查，并确定病变范围。内镜下黏膜染色技术，结合放大内镜技术，通过对黏膜微细结构的观察和病变特征的判别，能提高UC的诊断准确率。建议多段多点活检。本病病变呈连续性、弥漫性分布，从肛端直肠开始逆行向上扩展，内镜下所见重要改变有：①黏膜血管纹理模糊、紊乱或消失，黏膜充血、水肿、易脆、出血及脓性分泌物附着，并常见黏膜粗糙，呈细颗粒状；②病变明显处见弥漫性糜烂和多发性浅溃疡；③慢性病变见假息肉及桥状黏膜，结肠袋往往变浅、变钝或消失。结肠镜下黏膜活检组织学见弥漫性慢性炎症细胞浸润，活动期表现为表面糜烂、溃疡、隐窝炎、隐窝脓肿；慢性期表现为隐窝结构紊乱、杯状细胞减少，有时可见腺体增生，异型增生（上皮内瘤变）以及帕内特细胞化生（结肠脾曲以远）。

（五）IBD影像学检查

X线钡剂灌肠检查所见X线征主要有：①黏膜粗乱和（或）颗粒样改变；②多发性浅溃疡，表现为管壁边缘毛糙呈毛刺状或锯齿状以及见小龛影，亦可有炎症性息肉而表现为多个小的圆或卵圆形充盈缺损；③肠管缩短，结肠袋消失，肠壁变硬，可呈铅管状。结肠镜检查比X线钡剂灌肠检查准确，有条件宜作结肠镜全结肠检查，检查有困难时辅以钡剂灌肠检查。检查时注意灌肠压和速度，避免出血和穿孔，重型病例不宜做钡剂灌肠检查，以免加重病情或诱发中毒性巨结肠。

CT肠道成像（CT enterography，CTE）和MR肠道成像（MR enterography，MRE）是IBD肠道检查的有效方法，可清晰显示肠腔、肠黏膜、肠壁及肠管外组织结构的改变。UC CT的影像表现是肠壁轻度增厚，常连续、对称和均匀，早中期浆膜面光滑。增厚的结肠黏膜面由于溃疡和炎性息肉而凹凸不平。增厚的肠壁可出现分层现象，形成靶征，提示黏膜下水肿。病变区肠腔变细、肠管短缩。肠系膜和直肠周围间隙可出现脂肪浸润及纤维化，致直肠周围间隙增宽。另外可见肠系膜淋巴结肿大（多为长椭圆形，短径＞1.5 cm，活动期和缓解期均可见）以及梳状征（供应肠壁的直小血管增多、增粗、迂曲）。肠道磁共振成像（MRI）作为一种非侵入性肠道成像方式，可以获得跨肠壁病变及肠外病变的信息，其耐受性较好，对UC诊断的敏感性和特异性不亚于CT，特别是其无电离辐射的特性使其更适于对患者尤其是年轻患者的长期观察随访。

【诊断和鉴别诊断】

（一）诊断

1．病史和体检　详细的病史询问应包括从首发症状开始的各项细节，特别注意腹泻和便血的病程；还要注意近期旅游史、用药史（特别是NSAID和抗生素）、阑尾手术切除史、吸烟、家族史；口、皮肤、关节、眼等肠外表现及肛周情况。体检特别注意一般状况及营养状态、细致的腹部检查、肛周和会阴检查及直肠指检。

2．常规实验室检查　仔细排除相关感染性疾病，强调粪便常规检查和培养不少于3次，根据流行病学特点，为除外阿米巴肠病、血吸虫病等疾病应作相关检查。常规检查血常规、血清白蛋白、电解质、红细胞沉降率、C反应蛋白等。粪便钙卫蛋白和血清乳铁蛋白辅助指标检查。IBD相关抗体检测ANCA：抗中性粒细胞胞浆抗体人群中阳性率为2.9%；CD阳性率为10%～20%；UC的阳性率达50%～85%。pANCA对UC有特异性。可鉴别感染性肠炎、IBS。高效价pANCA出现于活动期。

3．其他检查　结肠镜及影像学检查见前述临床表现。

4．下列情况考虑小肠检查　病变不累及直肠（未经药物治疗者）、倒灌性回肠炎（全结肠炎症伸延至回肠）及其他难以与CD鉴别的情况，小肠检查方法详见CD诊断部分。左半结肠炎伴阑尾开口炎症改变或盲肠红斑改变在UC常见，因此一般无需进一步行小肠检查。

5．重度患者检查的特殊性　常规腹部X线摄片了解结肠情况及有无穿孔。缓做全结肠检查，以策安全。但为诊断和鉴别诊断，可行不作常规肠道准备的直肠乙状结肠镜有限检查和活检，操作要轻柔少注气。为了解有无合并艰难梭菌和（或）CMV感染，行有关检查具有持续或反复发作腹泻和黏液血便、腹痛、里急后重，伴有（或不伴）不同程度全身症状者，在排除急性感染性结肠炎、阿米巴痢疾、慢性血吸虫病、肠结核等感染性结肠炎及结肠克罗恩病、缺血性肠炎、放射性肠炎等基础上，具有上述结肠镜检查重要改变中至少1项及黏膜活检组织学所见可以诊断本病（没条件进行结肠镜检查，而X线钡剂灌肠检查具有上述X线征象中至少1项，也可以拟诊本病）。

初发病例、临床表现、结肠镜改变不典型者，暂不作出诊断，须随访3～6个月，观察发作情况。应强调，本病并无特异性改变，各种病因均可引起类似的肠道炎症改变，故只有在认真排除各种可能有关的病因后才能作出本病诊断。一个完整的诊断应包括其临床类型、临床严重程度、病变范围、病情分期及并发症。总之，溃疡性结肠炎缺乏诊断的金标准，主要结合临床表现、内镜和病理组织学进行综合分析，在排除感染性和非感染性结肠炎的基础上作出诊断。诊断格式举例：溃疡性结肠炎（慢性复发型、左半结肠、活动期中度）。

另外，UC合并艰难梭菌或巨细胞病毒（CMV）感染：重度UC或在免疫抑制剂维持治疗病情处于缓解期患者出现难以解释的症状恶化时，应考虑到合并艰难梭菌或CMV感染的可能。确诊艰难梭菌感染应行粪便艰难梭菌毒素试验（EIA检测ToxinA/B）。确诊CMV感染的金标准是肠镜下活检肠黏膜巨细胞包涵体及免疫组化阳性，临床也常用血CMV-DNA定量、CMV抗体检测，有条件的医院可进行粪便CMV-DNA检测。

中毒性巨结肠的诊断标准：典型的临床表现，加上中毒表现（至少满足3项以上），伴随症状和结肠扩张的表现即可诊断。

(1) 中毒表现：体温＞38.6℃；心动过速（＞120次/分）；白细胞＞10 000/mm³；贫血＜正常的60%；低蛋白血症（＜3 g/dl）。

(2) 伴随症状（至少1项以上）：脱水；意识模糊；低血压；电解质紊乱。

(3) 结肠扩张的表现：结肠直径＞6 cm或进行性异常袋状扩张。中毒性巨结肠腹X线摄片，每隔12～24小时拍腹X线摄片，一般见于横结肠。横结肠：正常＜5.5 cm、诊断＞6 cm、严重＞6.5 cm、最大可达8.5 cm。

（二）鉴别诊断

1. **急性感染性肠炎** 常有流行病学特点，急性起病，常伴发热和腹痛，具自限性（病程一般数天至1周、不超过6周）；抗生素治疗有效。粪便检出病原体可确诊。

2. **阿米巴肠病** 流行病学特征，果酱样便，结肠镜下溃疡较深、苔污秽、边缘稍隆起、间以外观正常黏膜，确诊有赖于粪便或组织中找到阿米巴滋养体，非流行区患者血清抗阿米巴抗体阳性有助诊断。高度疑诊病例抗阿米巴治疗有效。

3. **肠道血吸虫病** 疫水接触史，常有肝、脾大。确诊有赖粪便检查见血吸虫卵或孵化毛蚴阳性；急性期肠镜直乙结肠见黏膜黄褐色颗粒，活检黏膜压片或组织病理见血吸虫卵。免疫学检查有助鉴别。

4. **克罗恩病** 克罗恩病的腹泻一般无肉眼血便，结肠镜及X线检查病变主要在回肠末段和邻近结肠，且呈非连续性、非弥漫性分布并有其特征改变，与溃疡性结肠炎鉴别一般不难。但要注意，克罗恩病可表现为病变单纯累及结肠，此时与溃疡性结肠炎鉴别诊断十分重要。少数情况下，临床上会遇到两病一时难于鉴别者，此时可诊断为结肠IBD类型待定（colonic IBD type unclassified，IBDU），需观察病情变化趋势。

5. **结直肠癌** 多见于中年以后，直肠癌经直肠指检常可触到肿块，结肠镜或X线钡剂灌肠检查对鉴别诊断有价值，活检可确诊。须注意溃疡性结肠炎也可发生结肠癌变。

6. **肠易激综合征** 粪便可有黏液但无脓血，显微镜检查正常，隐血试验阴性。结肠镜检查无器质性病变证据。

7. **其他** 其他感染性肠炎（如抗生素相关性肠炎、肠结核、真菌性肠炎等）、缺血性结肠炎、放射性肠炎、过敏性紫癜、胶原性结肠炎、贝赫切特病、结肠息肉病、结肠憩室炎以及HIV感染合并的结肠炎等应和本病鉴别。

【治疗】

治疗目的是控制急性发作，维持缓解，减少复发，防治并发症。处理原则为分级、分期、分段治疗，综合性、个体化处理。

（一）一般治疗

强调休息、饮食和营养。对活动期患者应有充分休息，给予流质或半流质饮食，待病情好转后改为富营养少渣饮食。重症患者应入院治疗，及时纠正水、电解质平衡紊乱，贫血者可输血，低蛋白血症者输注入血清白蛋白。病情严重可考虑禁食，并予完全胃肠外营养治疗。患者的情绪对病情会有影响，可予心理治疗。

对腹痛、腹泻的对症治疗，要权衡利弊，使用抗胆碱能药物或止泻药如地芬诺酯（苯乙哌啶）或洛哌丁胺宜慎重，重症患者应禁用，因有诱发中毒性巨结肠的危险。

抗生素治疗对一般病例并无指征。但对重症有继发感染者，应积极抗菌治疗，给予广谱抗生素，静脉给药，合用甲硝唑对厌氧菌感染有效。

（二）药物治疗

1. **氨基水杨酸制剂** 柳氮磺吡啶（SASP）是治疗本病的常用药物。该药口服后大部分到达结肠，经肠菌分解为5-氨基水杨酸（5-ASA）与磺胺吡啶，前者是主要有效成分，其滞留在结肠内与肠上皮接触而发挥抗炎作用。该药适用于轻、中度患者或重度经糖皮质激素治疗已有缓解者。病情完全缓解后仍要继续用药长期维持治疗（详见后文）。该药不良反应分为两类，一类是剂量相关的不良反应如恶心、呕吐、食欲缺乏、头痛、可逆性男性不育等，餐后服药可减轻消化道反应。另一类不良反应属于过敏，有皮疹、粒细胞减少、自身免疫性溶血、再生障碍性贫血等，因此服药期间必须定期复查血象，一旦出现此类不良反应，应改用其他药物。

口服 5-ASA 制剂可避免在小肠近段被吸收，而在结肠内发挥药效，这类制剂有各种控释剂型的美沙拉嗪（mesalamine）、奥沙拉嗪（olsalazine）和巴柳氮（balsalazide）。口服 5-ASA 新型制剂疗效与 SASP 相仿，不良反应明显减少，因此对 SASP 不能耐受者尤为适用。5-ASA 的灌肠剂适用于病变局限在左半结肠者，栓剂适用于病变局限在直肠者。

2. 糖皮质激素　对急性发作期有较好疗效。适用于对氨基水杨酸制剂疗效不佳的轻、中度患者，特别适用于重度患者及急性暴发型患者。一般予泼尼松 $0.75 \sim 1 \text{ mg} \cdot \text{kg}^{-1} \cdot \text{d}^{-1}$（泼尼松 40~60 mg/d）；重症患者先予较大剂量静脉滴注，如氢化可的松 300 mg/d、甲泼尼龙 48 mg/d 或地塞米松 10 mg/d，7~10 天后改为口服。病情缓解后以每 1~2 周减少 5~10 mg 用量至停药。减量期间加用氨基水杨酸制剂或免疫抑制剂逐渐接替激素治疗。

病变局限在左半结肠者，可用琥珀酸钠氢化可的松（不能用氢化可的松醇溶制剂）100 mg 或地塞米松 5 mg 加生理盐水 100 ml 作保留灌肠，每晚 1 次。病变局限于直肠者如有条件也可用布地奈德（budesonide）泡沫灌肠剂 2 mg 保留灌肠，每晚 1 次，该药是局部作用为主的糖皮质激素，故全身不良反应较少。

3. 免疫抑制剂　硫唑嘌呤或巯嘌呤可试用于对激素治疗效果不佳或对激素依赖的病例，加用这类药物后可逐渐减少激素用量甚至停用，使用方法及注意事项详见本章第二节。对严重溃疡性结肠炎急性发作静脉用糖皮质激素治疗无效的病例，应用环孢素（cyclosporine）4 mg/（kg·d）静脉滴注或他克莫司，大部分患者可取得暂时缓解而避免急症手术。

4. 生物制剂　总体来看，IBD 是一种以药物治疗为主的内科性疾病。在治疗 IBD 的一系列药物中，生物制剂通过不同靶点和机制对 IBD 发挥治疗作用具有良好的疗效和安全性，已经成为治疗 IBD 的主流。但是，和其他治疗 IBD 的药物一样，治疗 IBD 的生物制剂都有明确的适应证和禁忌证，必须严格遵循。同时，为了充分发挥生物制剂的疗效和降低不良反应，生物制剂的治疗方案必须优化。此外，在应用生物制剂治疗 IBD 的过程中，还应该高度关注机会性感染和体内潜伏感染再激活，肠道癌变和肠外癌变也需要监测。

目前，全球已批准上市的抗 TNF-α 单抗共有 4 种，分别是英夫利昔单抗（infliximab，IFX）、阿达木单抗（adalimumab，ADA）、戈利木单抗（golimumab）和赛妥珠单抗（certolizumab，CZP）。抗 TNF 药物适用于以下 UC 患者的治疗：①静脉激素抵抗的重度活动性 UC；②激素依赖活动性 UC，免疫抑制剂无效或不耐受（存在禁忌证或严重不良反应）者；③活动性 UC 伴突出肠外表现（如关节炎、坏疽性脓皮病、结节红斑等）者。65 岁以上老年 UC 患者应用抗 TNF 药物合并感染风险可能增加，建议用药前充分权衡手术和药物治疗风险。以上适应证的推荐是基于临床研究证据，并考虑抗 TNF 药物应用的效益-风险比及费用-效益比，依据我国抗 TNF 治疗 UC 专家共识意见及国际有关共识并结合我国应用经验和实际情况而制订。

维得利珠单抗（vedolizumab，VDZ）是一种具有器官靶向性的人源化单克隆抗体，可选择性结合淋巴细胞表面整合素 α4β7，从而抑制淋巴细胞向肠黏膜迁移和聚集，减轻肠道局部炎症反应。美国于 2014 年批准维得利珠单抗用于 UC 和 CD 治疗。我国于 2020 年 11 月 23 日批准 VDZ 用于成人 UC 和 CD 治疗。维得利珠应用适应证：对传统治疗或抗 TNF-α 单抗治疗应答不充分、失应答或不耐受的中重度活动性成年 UC 患者的诱导治疗。也可一线使用 VDZ 治疗中重度活动性 UC，尤其是起病时年轻、病情重、进展快和预后差的中重度活动性 UC。使用 VDZ 成功诱导缓解的 UC 患者，可继续使用 VDZ 维持缓解治疗。VDZ 也可用于环孢素或糖皮质激素成功诱导缓解的 ASUC 患者的维持缓解治疗。

乌司奴单抗（ustekinumab，UST）是抗白介素12和23（IL-12/23）的全人源化IgG1单抗，可结合IL-12和IL-23的共同亚基p40，阻断下游的Th1和Th17效应通路，从而达到抑制炎症反应、治疗IBD的作用。美国分别于2016及2019年批准UST用于CD及UC治疗。我国于2020年5月20日批准UST用于成人CD治疗。适应证为：一线用于中重度UC的诱导和维持治疗。

（三）手术治疗

紧急手术指征为：并发大出血、肠穿孔、重症患者特别是合并中毒性巨结肠经积极内科治疗无效且伴严重毒血症状者。

择期手术指征：①并发结肠癌变；②慢性病情持续不缓解，内科治疗效果不理想而严重影响生活质量，或虽然用糖皮质激素可控制病情但激素依赖或糖皮质激素不良反应太大不能耐受者。一般采用全结肠切除加回肠肛门贮袋吻合术（IPAA术）。

本病活动期治疗方案的选择主要根据临床严重程度和病变部位，结合治疗反应来决定，已如前述。缓解期主要以氨基水杨酸制剂作维持治疗。SASP的维持治疗剂量以往推荐2 g/d，但近年国外研究证明3～4 g/d疗效较优。5-ASA制剂维持治疗剂量同诱导缓解时所用剂量。如患者活动期缓解是由硫唑嘌呤或巯嘌呤所诱导，则仍用相同剂量该类药维持。维持治疗的疗程未统一，一般认为至少要维持3～5年或更长。

【预后】

本病呈慢性过程，大部分患者反复发作，轻度及长期缓解者预后较好。急性暴发型、有并发症及年龄超过60岁者预后不良，但近年由于治疗水平提高，病死率已明显下降。慢性持续活动或反复发作频繁，预后较差，但如能合理选择手术治疗，亦有望恢复。病程漫长者癌变危险性增加，应注意随访，推荐对病程8～10年以上的广泛性或全结肠炎和病程30～40年以上的左半结肠炎、直肠乙状结肠炎患者，至少两年1次行监测性结肠镜检查。合并PSC者，需及早开始结肠癌筛查。

二、克罗恩病

克罗恩病（Crohn's disease，Crohn病，CD）是一种病因尚不十分清楚的胃肠道慢性炎性肉芽肿性疾病。病变多见于末段回肠和邻近结肠，但从口腔至肛门各段消化道均可受累，呈节段性或跳跃式分布。临床上以腹痛、腹泻、体重下降、腹块、瘘管形成和肠梗阻为特点，可伴有发热等全身表现以及关节、皮肤、眼、口腔黏膜等肠外损害。本病有终生复发倾向，重症患者迁延不愈，预后不良。发病年龄多在15～30岁，但首次发作可出现在任何年龄组，男女患病率近似。本病在欧美多见，且有增多趋势。我国本病发病率不高，但并非罕见。

【病理】

病变多表现为同时累及回肠末段与邻近右侧结肠；也可仅累及小肠或局限在结肠。病变可涉及口腔、食管、胃、十二指肠，但少见。

大体形态上，克罗恩病特点为：①病变呈节段性或跳跃性，而不呈连续性。②黏膜溃疡的特点：早期呈鹅口疮样溃疡；随后溃疡增大、融合，形成纵行溃疡和裂隙溃疡，将黏膜分割呈鹅卵石样外观。③病变累及肠壁全层，肠壁增厚变硬，肠腔狭窄。

组织学上，克罗恩病的特点为：①非干酪性肉芽肿，由类上皮细胞和多核巨细胞构成，可发生在肠壁各层和局部淋巴结；②裂隙溃疡，呈缝隙状，可深达黏膜下层甚至肌层；③肠壁各层炎症，伴固有膜底部和黏膜下层淋巴细胞聚集、黏膜下层增宽、淋巴管扩张及神经节炎等。

肠壁全层病变致肠腔狭窄，可发生肠梗阻。溃疡穿孔引起局部脓肿，或穿透至其他肠段、器官、腹壁，形成内瘘或外瘘。肠壁浆膜纤维素渗出、慢性穿孔均可引起肠粘连。

CD累及上消化道可表现为食管、胃或十二指肠病变，表现为局灶性炎症，伴或不伴肉芽肿食管病变较少见，可表现为局灶性慢性活动性炎症，鳞状上皮内淋巴细胞、中性粒细胞局灶性浸润，伴海绵水肿、黏膜糜烂溃疡等，也可表现为淋巴细胞性食管炎，淋巴细胞在上皮-间质交界处带状浸润。胃病变早期呈局灶增强性胃炎，长期病变炎症范围扩大，并可能导致灶性腺体缺失。十二指肠病变可表现为局灶性炎症伴绒毛变短或变平、局灶性胃小凹化生、局灶性慢性活动性十二指肠炎伴腺体破坏等。CD 上消化道病变形态多不具有特异性，不能单纯依靠上消化道病变来诊断 CD，需结合肠镜活检多灶性炎症，同时在临床及内镜支持的情况下综合判断。

CD 常伴肛周病变，包括肛周溃疡、肛瘘、脓肿、肛门狭窄等。与其他肛周病变相比，CD 的肛周病变常为深部肛周脓肿和复杂型肛瘘。肛门活检多为非特异性炎症，伴脓肿、瘘管等，少数病例可表现为斑片状炎症，淋巴细胞、组织细胞浸润，偶见肉芽肿形成。单纯肛周活检不能诊断 CD，需结合消化道病变才能诊断。

【临床表现】

起病大多隐匿、缓渐，从发病早期症状出现（如腹部隐痛或间歇性腹泻）至确诊往往需数月至数年。病程呈慢性，长短不等的活动期与缓解期交替，有终生复发倾向。少数急性起病，可表现为急腹症，酷似急性阑尾炎或急性肠梗阻。腹痛、腹泻和体重下降三大症状是本病的主要临床表现。但本病的临床表现复杂多变，这与临床类型、病变部位、病期及并发症有关。

（一）消化系统表现

1. 腹痛　为最常见症状。多位于右下腹或脐周，间歇性发作，常为痉挛性阵痛伴腹鸣。常于进餐后加重，排便或肛门排气后缓解。腹痛的发生可能与进餐引起胃肠反射或肠内容物通过炎症、狭窄肠段，引起局部肠痉挛有关。体检常有腹部压痛，部位多在右下腹。腹痛亦可由部分或完全性肠梗阻引起，此时伴有肠梗阻症状。出现持续性腹痛和明显压痛，提示炎症波及腹膜或腹腔内脓肿形成。全腹剧痛和腹肌紧张，提示病变肠段急性穿孔。

2. 腹泻　亦为本病常见症状，主要由病变肠段炎症渗出、蠕动增加及继发性吸收不良引起。腹泻先是间歇发作，病程后期可转为持续性。粪便多为糊状，一般无脓血和黏液。病变涉及下段结肠或肛门直肠者，可有黏液血便及里急后重。

3. 腹部包块　见于 10%～20% 患者，由于肠粘连、肠壁增厚、肠系膜淋巴结肿大、内瘘或局部脓肿形成所致。多位于右下腹与脐周。固定的腹块提示有粘连，多已有内瘘形成。

4. 瘘管形成　是克罗恩病的特征性临床表现，因透壁性炎性病变穿透肠壁全层至肠外组织或器官而成。瘘分内瘘和外瘘，前者可通向其他肠段、肠系膜、膀胱、输尿管、阴道、腹膜后等处，后者通向腹壁或肛周皮肤。肠段之间内瘘形成可致腹泻加重及营养不良。肠瘘通向的组织与器官因粪便污染可致继发性感染。外瘘或通向膀胱、阴道的内瘘均可见粪便与气体排出。

5. 肛门周围病变　包括肛门周围瘘管、脓肿形成及肛裂等病变，见于部分患者，有结肠受累者较多见。有时这些病变可为本病的首发或突出的临床表现。

（二）全身表现

本病全身表现较多且较明显，主要如下。

1. 发热　为常见的全身表现之一，与肠道炎症活动及继发感染有关。间歇性低热或中度热常见，少数呈弛张高热伴毒血症。少数患者以发热为主要症状，甚至较长时间不明原因发热之后才出现消化道症状。

2. 营养障碍　由慢性腹泻、食欲缺乏及慢性消耗等因素所致。主要表现为体重下降，可有贫血、低蛋白血症和维生素缺乏等表现。青春期前患者常有生长发育迟滞。

（三）肠外表现

本病肠外表现与溃疡性结肠炎的肠外表现相似，但发生率较高，据我国统计报道以口腔黏膜溃疡、皮肤结节性红斑、关节炎及眼病为常见。

区别于本病不同情况，临床表现有很大差异。

1. **临床类型** 依疾病行为分型，可分为狭窄型（以肠腔狭窄所致的临床表现为主）、穿透型（有瘘管形成）和非狭窄非穿透型（炎症型）。各型可有交叉或互相转化。

2. **病变部位** 参考影像和内镜结果确定，可分为小肠型、结肠型、回结肠型、肛周病变型。如消化道其他部分受累亦应注明。

3. **严重程度** 根据主要临床表现的程度及并发症的情况，需区分疾病活动期与缓解期、评估病情严重程度。

【并发症】

肠梗阻最常见，其次是腹腔内脓肿，偶可并发急性穿孔或大量便血。直肠或结肠黏膜受累者可发生癌变。

【实验室和其他检查】

（一）实验室检查

贫血常见且常与疾病严重程度平行；活动期红细胞沉降率加快、C反应蛋白升高；周围血白细胞轻度增高见于活动期，但明显增高常提示合并感染。粪便隐血试验常呈阳性。血清白蛋白常有降低。抗酿酒酵母抗体（anti-saccharomyces cerevisiae antibody，ASCA）存在于酿酒酵母菌的细胞壁中，60%CD可检测到ASCA（IgA和IgG）。ASCA阳性，不表明有易感性，表明可能有遗传，该抗体并非自身抗体。

（二）影像学检查

小肠病变作小肠气钡双重造影，结肠病变作钡剂灌肠检查。X线表现为肠道炎性病变，可见黏膜皱襞粗乱、纵行性溃疡或裂沟、鹅卵石征、假息肉、多发性偏心性狭窄或肠壁僵硬、瘘管形成等X线征象，病变呈节段性分布。由于肠壁增厚，可见填充钡剂的肠袢分离。腹部超声、CTE、MRI可显示肠壁增厚、腹腔或盆腔脓肿、包块等，由于其无创、可以观察肠壁全层及肠道周围情况，目前在临床应用越来越广泛。

（三）内镜检查

1. **结肠镜检查** 结肠镜做全结肠及回肠末段检查。病变呈节段性、非对称性分布，见阿弗他溃疡或纵行溃疡、鹅卵石样改变，肠腔狭窄或肠壁僵硬，炎性息肉，病变之间黏膜外观正常。

因为克罗恩病病变累及范围广、为肠壁全层性炎症，故其诊断往往需要影像学检查与结肠镜检查的相互配合。结肠镜检查直视下观察病变，对该病的早期识别、病变特征的判断、病变范围及严重程度的估计较为准确，且可取活检，但只能观察至回肠末段，遇肠腔狭窄或肠粘连时观察范围会进一步受限。

2. **小肠胶囊内镜检查**（small bowel capsule endoscope，SBCE） 对发现小肠黏膜异常相当敏感，但对一些轻微病变的诊断缺乏特异性，且有发生滞留的危险。主要适用于疑诊CD但结肠镜及小肠放射影像学检查阴性者。SBCE检查阴性，倾向于排除CD；阳性结果需综合分析并常需进一步检查证实。

3. **小肠镜检查** 目前我国常用的是气囊辅助式小肠镜（balloon-assisted endoscope，BAE）。该检查可直视下观察病变、取活检及进行内镜下治疗，但为侵入性检查，有一定并发症的风险。主要适用于其他检查（如SBCE或放射影像学）发现小肠病变或尽管上述检查阴性但临床高度怀疑小肠病变需进行确认及鉴别者，或已确诊CD需要BAE检查以指导或进行治疗者。小肠镜下CD病变特征与结肠镜所见相同。

4. **胃镜检查** 少部分CD病变可累及食管、胃和十二指肠，但一般很少单独累及。原则上胃镜检查应列为CD的检查常规，尤其是有上消化道症状者。

（四）活组织检查

对诊断和鉴别诊断有重要价值。本病的典型病理组织学改变是非干酪性肉芽肿，还可见裂隙状溃疡、固有膜底部和黏膜下层淋巴细胞聚集、黏膜下层增宽、淋巴管扩张及神经节炎等。

【诊断和鉴别诊断】

对慢性起病，反复发作性右下腹或脐周痛、腹泻、体重下降，特别是伴有肠梗阻、腹部压痛、腹块、肠瘘、肛周病变、发热等表现者，临床上应考虑本病。本病诊断，主要根据临床表现、X线检查、结肠镜检查和活组织检查所见进行综合分析，表现典型者，在充分排除各种肠道感染性或非感染性炎症疾病及肠道肿瘤后，可作出临床诊断。对初诊的不典型病例，应通过随访观察，以求明确诊断。鉴别有困难而又有手术指征者可行手术探查获得病理诊断。WHO提出的克罗恩病诊断要点可供参考。

（一）诊断标准

CD缺乏诊断的金标准，诊断需要结合临床表现、内镜、影像学和病理组织学进行综合分析并随访观察。

1. 内镜检查　结肠镜检查：结肠镜检查和活检应列为CD诊断的常规首选检查，镜检应达末段回肠。镜下一般表现为节段性、非对称性的各种黏膜炎性反应，其中具特征性的表现为非连续性病变、纵行溃疡和卵石样外观。

必须强调，无论结肠镜检查结果如何（确诊CD或疑诊CD），均需选择有关检查（详见下述）明确小肠和上消化道的累及情况，以便为诊断提供更多证据及进行疾病评估。

2. 影像学检查

（1）CT或磁共振肠道成像（CT/MR enterography，CTE/MRE）：CTE或MRE是迄今评估小肠炎性病变的标准影像学检查，有条件的单位将此检查列为CD诊断的常规检查。该检查可反映肠壁的炎性反应改变、病变分布的部位和范围、狭窄的存在及其可能的性质（炎性反应活动性或纤维性狭窄）、肠腔外并发症如瘘管形成、腹腔脓肿或蜂窝织炎等。活动期CD典型的CTE表现为肠壁明显增厚（>4mm）；肠黏膜明显强化伴肠壁分层改变，黏膜内环和浆膜外环明显强化，呈"靶征"或"双晕征"；肠系膜血管增多、扩张、扭曲，呈"木梳征"；相应系膜脂肪密度增高、模糊；肠系膜淋巴结肿大等。

CTE与MRE对评估小肠炎性病变的精确性相似，后者较费时、设备和技术要求较高，但无放射线暴露之虑。CT或磁共振肠道造影（CT/MR enteroclysis）可更好地扩张小肠尤其是近段小肠，可能更有利于高位CD病变的诊断。

盆腔磁共振有助于确定肛周病变的位置和范围、了解瘘管类型及其与周围组织的解剖关系。

（2）小肠和结肠气钡双重造影：结肠气钡双重造影多数情况下已被结肠镜检查所代替，但遇肠腔狭窄无法继续进镜者仍有诊断价值。小肠气钡双重造影无法观察肠外情况，且有一定技术要求，在大多数医院已被CTE或MRE代替，但仍是观察小肠黏膜病变的重要检查手段。该检查对肠狭窄、溃疡的动态观察可与CTE/MRE互补，必要时可两种检查方法同用。X线所见为多发性、跳跃性病变，病变处见纵行龛影、卵石样改变、假息肉、肠腔偏心性狭窄、僵硬，可见瘘管。

（3）腹部超声检查：对发现瘘管、脓肿和炎性包块具有一定价值，但对CD诊断准确性较低，超声造影及彩色多普勒可增加准确性。由于超声检查方便、无创，对CD诊断的初筛及治疗后活动性的随访有相当价值，值得进一步研究。

3. 黏膜活检病理组织学检查　需多段（包括病变部位和非病变部位）、多点取材。

CD黏膜活检标本的病理组织学改变有：①固有膜炎性细胞呈局灶性不连续浸润；②裂隙状溃疡；③阿弗他溃疡；④隐窝结构异常，腺体增生，个别隐窝脓肿，黏液分泌减少不明显，可见幽门腺化生或帕内特细胞化生；⑤非干酪样坏死性肉芽肿；⑥以淋巴细胞和浆细胞为主的慢性炎性细胞浸润，以固有膜底部和黏膜下层为重，常见淋巴滤泡形成；⑦黏膜下淋巴管扩张；⑧神经节细胞增生和（或）神经节周围炎。

4. 手术切除标本　沿纵轴切开（肠系膜对侧缘）手术切除肠管，连同周围淋巴结一起送病理组织学检查。

手术切除标本的大体表现包括：①节段性或者局灶性病变；②融合的线性溃疡；③卵石样外观、瘘管形成；④肠系膜脂肪包绕病灶；⑤肠壁增厚和肠腔狭窄等特征。显微镜下典型改变除了活检标本组织学改变外还包括：①节段性、透壁性炎性反应；②活动期有深入肠壁的裂隙状溃疡，周围重度活动性炎，甚至穿孔；③透壁性散在分布淋巴样细胞增生和淋巴滤泡形成；④黏膜下层水肿和淋巴管扩张，晚期黏膜下层增宽或出现黏膜与肌层融合；⑤非干酪样坏死性肉芽肿见于黏膜内、黏膜下、肌层甚至肠系膜淋巴结；⑥肌间神经节细胞和神经纤维增生，神经节周围炎。

手术切除标本的病理确诊标准：CD的病理学诊断在黏膜活检难度较大，需结合临床表现、肠镜所见和病理学改变考虑。非干酪样坏死性肉芽肿具有较大的诊断价值，但需排除肠结核。手术切除标本可见到更多的病变，诊断难度较小。

诊断要点：在排除其他疾病（见"鉴别诊断"部分）基础上，可按下列要点诊断。①具备上述临床表现者可临床疑诊，安排进一步检查；②同时具备上述结肠镜或小肠镜（病变局限在小肠者）特征以及影像学（CTE或MRE，无条件者采用小肠钡剂造影）特征者，可临床拟诊；③如再加上活检提示CD的特征性改变且能排除肠结核，可作出临床诊断；④如有手术切除标本（包括切除肠段及病变附近淋巴结），可根据标准作出病理确诊；⑤对无病理确诊的初诊病例，随访6~12个月以上，根据对治疗的反应及病情变化判断，符合CD自然病程者，可作出临床确诊。如与肠结核混淆不清但倾向于肠结核者，应按肠结核进行诊断性治疗8~12周，再行鉴别。

世界卫生组织曾提出6个诊断要点的CD诊断标准（表7-4），该标准最近再次被世界胃肠病学组织推荐，可供参考。

表7-4 世界卫生组织推荐的克罗恩病诊断标准

项目	临床	放射影像	内镜	活检	手术标本
①非连续性或节段性改变		+	+		+
②卵石样外观或纵行溃疡		+	+		+
③全壁性炎性反应改变	+（腹块）	+（狭窄）	+（狭窄）		+
④非干酪样肉芽肿				+	+
⑤裂沟，瘘管	+	+			+
⑥肛周病变	+			+	+

注：具有①、②、③者为疑诊；再加上④、⑤、⑥三者之一可确诊；具备第④项者，只要加上①、②、③三者之二亦可确诊。应用现代技术CT或磁共振肠道显像检查多可清楚显示全壁炎而不必仅局限于发现狭窄。

（二）疾病评估

CD诊断成立后，需要进行疾病评估，以利全面评估病情和估计预后、制订治疗方案。

1. 临床类型　推荐按蒙特利尔CD表型分类法进行分型（表7-5）。

表7-5 克罗恩病的蒙特利尔分型

项目	内容
确诊年龄（A）	
A1	≤16岁
A2	17~40岁

续表

项目	内容
A3	>40岁
病变部位（L）	
L1	回肠末段
L2	结肠
L3	回结肠
L4	上消化道
疾病行为（B）	
B1	非狭窄、非穿透
B2	狭窄
B3	穿透

注：L4可与L1、L2、L3同时存在；肛周病变可与B1、B2、B3同时存在；随着时间推移，B1可发展为B2或B3。

2.疾病活动性的严重程度　临床上用克罗恩病活动指数（Crohn disease activity index，CDAI）评估疾病活动性的严重程度以及进行疗效评价。Harvey和Bradshow的简化CDAI计算法较为简便。Best的CDAI计算法广泛应用于临床和科研。

内镜下病变的严重程度及炎性标志物如血清CRP水平亦是疾病活动性评估的重要参考指标。内镜下病变的严重程度可以溃疡的深浅、大小、范围及伴随狭窄情况来评估。精确的评估则采用计分法如克罗恩病内镜严重程度指数（Crohn disease endoscopic index of severity，CDEIS）或克罗恩病简化内镜评分（simple endoscopic score for Crohn disease，SES-CD），由于耗时，主要用于科研。血清CRP高水平提示疾病活动（要除外合并细菌感染），是指导治疗及随访疗效的重要指标。

3.肠外表现和并发症　详见前文溃疡性结肠炎肠外表现部分。

（三）鉴别诊断

与CD鉴别最困难的疾病是肠结核（见本节末附件1）。肠道白塞（Behcet）综合征系统表现不典型者鉴别亦会相当困难。其他需要鉴别的疾病还有：感染性肠炎（如HIV相关肠炎、血吸虫病、阿米巴肠病、耶尔森菌、空肠弯曲菌、艰难梭菌、CMV等感染）、缺血性结肠炎、放射性肠炎、药物性（如NSAID）肠病、嗜酸性粒细胞性肠炎、以肠道病变为突出表现的多种风湿性疾病（如系统性红斑狼疮、原发性血管炎等）、肠道恶性淋巴瘤、憩室炎、转流性肠炎等。

UC与CD的鉴别：根据临床表现、内镜和病理组织学特征不难鉴别。血清学标志物抗酿酒酵母菌抗体（ASCA）和抗中性粒细胞胞浆抗体（ANCA）对鉴别诊断的价值在我国尚未达成共识。对结肠IBD一时难以区分UC与CD者，即仅有结肠病变，但内镜及活检缺乏UC或CD的特征，临床可诊断为IBD类型待定（inflammatory bowel disease unclassified，IBDU）。而未定型结肠炎（indeterminate colitis，IC）指结肠切除术后病理检查仍然无法区分UC和CD者。

（四）诊断步骤

1.病史和体检　详细的病史询问应包括从首发症状开始的各项细节；还要注意结核病史、近期旅游史、食物不耐受、用药史（特别是NSAID）、阑尾手术切除史、吸烟、家族史；口、皮肤、关节、眼等肠外表现及肛周情况。体检特别注意患者一般状况及营养状态、细致的腹部检查、肛周和会阴检查及直肠指检；常规测体重及计算BMI；儿童应注意生长发育情况。

2.常规实验室检查　粪便常规和必要的病原学检查、血常规、血清白蛋白、电解质、ESR、CRP、自身免疫相关抗体等。有条件的单位可做粪便钙卫蛋白和血清乳铁蛋白等检查作为辅助指标。

3．内镜及影像学检查　结肠镜检查（应进入末段回肠）并活检是建立诊断的第一步。无论结肠镜检查结果如何（确诊 CD 或疑诊 CD），均需选择有关检查明确小肠和上消化道的累及情况。因此，应常规行 CTE 或 MRE 检查或小肠钡剂造影和胃镜检查。疑诊 CD 但结肠镜及小肠放射影像学检查阴性者行胶囊内镜检查。发现局限在小肠的病变疑为 CD 者行 BAE 检查。有肛周瘘管行盆腔 MRI 检查（必要时结合超声内镜或经皮肛周超声检查）。腹部超声检查可作为疑有腹腔脓肿、炎性包块或瘘管的初筛检查。

4．排除肠结核的相关检查　胸部 X 线片、结核菌素试验（PPD 试验），有条件时可行 IFN-γ 释放试验（如结核感染 T 细胞斑点试验）。

（五）诊断举例

克罗恩病（回结肠型、狭窄型 + 肛瘘、活动期中度）。

（六）疗效标准

1．与药物治疗相关的疗效评价　将 CDAI 作为疗效判断的临床标准。值得注意的是，达到临床缓解后有相当患者仍然存在肠道活动性炎症反应，因此，也有人提出将内镜下黏膜愈合和透壁愈合作为疗效评价标准。

（1）疾病活动：CDAI ≥ 150 分为疾病活动期。

（2）临床缓解：CDAI < 150 分作为临床缓解的标准。缓解期停用激素称为撤离激素的临床缓解。

（3）有效：CDAI 下降 ≥ 100 分（亦有以 ≥ 70 分为标准）。

（4）复发：经药物治疗进入缓解期后，CD 相关临床症状再次出现，并有实验室炎性反应指标、内镜检查及影像学检查的疾病活动证据。进行临床研究时，则建议以 CDAI > 150 分且较前升高 100 分（亦有以升高 70 分）为标准。

早期复发和复发类型的定义：与对 UC 患者评定相同，详见 UC 诊断中"疗效标准"部分。

2．与激素治疗相关的特定疗效评价　激素无效和激素依赖的定义：与对 UC 患者评定相同，详见 UC 诊断中"疗效标准"部分。

3．与手术相关的疗效评价

（1）术后复发：手术切除后再次出现病理损害。

（2）内镜下复发：在手术完全切除了明显病变部位后，通过内镜发现肠道的新病损，但患者无明显临床症状。吻合口和回肠新末段处内镜下复发评估通常采用 Rutgeerts 评分：0 级，没有病损；1 级，≤ 5 个阿弗他溃疡；2 级，> 5 个阿弗他溃疡，在各个病损之间仍有正常黏膜，或节段性大病损，或病损局限于回肠 - 结肠吻合口处（< 1 cm）；3 级，弥漫性阿弗他回肠炎伴弥漫性黏膜炎性反应；4 级，弥漫性黏膜炎性反应合并大溃疡、结节和（或）狭窄。充血和水肿不能单独作为术后复发的表现。

（3）临床复发：在手术完全切除了明显病变部位后，CD 症状复发伴内镜下复发。

4．黏膜愈合（mucosal healing，MH）　近年提出 MH 是 CD 药物疗效评价的客观指标，MH 与 CD 的临床复发率以及手术率的减少相关。MH 目前尚无公认的内镜标准，多数研究以溃疡消失为标准，也有以 CDEIS 评分为标准。

【治疗】

克罗恩病的治疗原则及药物应用与溃疡性结肠炎相似，但具体实施有所不同。氨基水杨酸类药物对克罗恩病的疗效逊于对溃疡性结肠炎，应用受限。对糖皮质激素无效或依赖的患者在克罗恩病中多见，因此免疫抑制剂、抗生素和生物制剂在克罗恩病使用较为普遍。相当部分克罗恩病患者在疾病过程中最终因并发症而需手术治疗，但术后复发率高，至今尚无预防术后复发的有效措施。兹就克罗恩病的治疗简述如下。

（一）一般治疗

必须戒烟。强调营养支持，一般给予高营养低渣饮食，适当给予叶酸、维生素 B_{12} 等多种维生素。重症患者酌情用要素饮食或全胃肠外营养，除营养支持外还有助诱导缓解。

腹痛、腹泻必要时可酌情使用抗胆碱能药或止泻药，合并感染者静脉途径给予广谱抗生素。

（二）药物治疗

1. 活动期治疗

（1）氨基水杨酸制剂：柳氮磺吡啶仅适用于病变局限在结肠的轻、中度患者。美沙拉秦能在回肠末段、结肠定位释放，适用于轻度回结肠型及轻、中度结肠型患者。

（2）糖皮质激素：对控制病情活动有较好疗效，适用于各型中至重度患者，以及上述对氨基水杨酸制剂无效的轻至中度患者。应注意，有相当部分患者表现为激素无效或依赖（减量或停药短期复发），对这类患者应考虑加用生物制剂或免疫抑制剂（详见下述）。布地奈德全身不良反应较少，疗效则略逊于系统作用糖皮质激素，有条件可用于轻、中度小肠型或回结肠型患者，剂量3毫克/次、每日3次、口服，服用时间不超过8周。

（3）免疫抑制剂：硫唑嘌呤或巯嘌呤适用于对激素治疗无效或对激素依赖的患者，加用这类药物后可逐渐减少激素用量乃至停用。剂量为硫唑嘌呤 1.5～2.5 mg/（kg·d）或巯嘌呤 0.75～1.5 mg/（kg·d），该类药显效时间需3～6个月，因此通常不作为诱导缓解的药物。维持用药可至3年或以上，现在认为上述剂量硫唑嘌呤或巯嘌呤的安全性是可以接受的，严重不良反应主要是白细胞减少等骨髓抑制表现，应用时应严密监测。对硫唑嘌呤或巯嘌呤不耐受者可试换用甲氨蝶呤。

（4）抗菌药：某些抗菌药如硝基咪唑类、喹诺酮类药物应用于本病有一定疗效。甲硝唑对肛周病变、环丙沙星对瘘有效。上述药物长期应用不良反应多，故临床上一般与其他药物联合短期应用，以增强疗效。

（5）生物制剂：英夫利昔单抗（infliximab）是一种抗 TNF-α 的人鼠嵌合体单克隆抗体，为促炎性细胞因子的拮抗剂，临床试验证明对传统治疗无效的活动性克罗恩病有效，重复治疗可取得长期缓解，近年已逐步在临床推广使用。其他一些新的生物制剂也已上市或在临床研究之中。

2. 缓解期治疗　用氨基水杨酸制剂或糖皮质激素取得缓解者，可用氨基水杨酸制剂维持缓解，剂量与诱导缓解的剂量相同。因糖皮质激素无效/依赖而加用硫唑嘌呤或巯嘌呤取得缓解者，继续以相同剂量硫唑嘌呤或巯嘌呤维持缓解。使用生物制剂取得缓解者推荐继续定期使用以维持缓解。维持缓解治疗用药时间可至3年以上，目前认为如药物能控制疾病缓解，且患者能耐受，应尽量长期维持。

（三）营养治疗

炎症性肠病（IBD）的营养治疗是综合治疗的重要组成部分，具有重要意义。

对于炎症性肠病患者，营养治疗的目标主要包括：纠正营养不良、维持营养平衡、减轻肠道炎症、促进肠道黏膜修复以及改善患者的整体健康状况。在营养治疗的具体实施方面要考虑以下内容。能量需求；蛋白质供给；脂肪摄入；碳水化合物；维生素和矿物质；膳食纤维。对于病情严重、无法正常进食或存在严重营养不良的患者，可能需要使用肠内营养制剂或肠外营养支持。肠内营养制剂的选择应根据患者的具体情况，如短肽型制剂更适合肠道消化吸收功能严重受损的患者，整蛋白型制剂则适用于肠道功能相对较好的患者。营养治疗的过程中，需要密切监测患者的体重、营养指标（如血清白蛋白、前白蛋白等）、疾病活动指标等，以便及时调整治疗方案。同时，还应结合患者的饮食习惯和偏好，制定个性化的营养方案，提高患者的依从性。

（四）手术治疗

手术后复发率高，故手术适应证主要是针对并发症，包括完全性肠梗阻、瘘管与腹腔脓肿、急性穿孔或不能控制的大量出血。应注意，对肠梗阻要区分炎症活动引起的功能性痉挛与纤维狭窄引起的机械梗阻，前者经禁食、积极内科治疗多可缓解而不需手术；对没有合并脓肿形成的瘘管，积极内科保守治疗有时亦可闭合，合并脓肿形成或内科治疗失败的瘘管才是手术指征。手术方式主要是病变肠段切除。术后复发的预防至今仍是难题。术后应密切随访，对于术后复发风险高或者已经复发的患者，应及早恢复药物治疗，预防用药在术后 2 周即可开始。

【预后】

本病可经治疗好转，也可自行缓解。但多数患者反复发作，迁延不愈，其中部分患者在其病程中因出现并发症而手术治疗，预后较差。

> **整合思考题**
>
> 1. IBD 的肠外表现有哪些？
> 2. UC 和 CD 的鉴别要点是什么？
> 3. UC 和 CD 的治疗原则是什么？
> 4. 克罗恩病的手术适应证和手术方式是什么？

整合思考题解析

（李俊霞）

附件 1：鉴别诊断

需与各种肠道感染性或非感染性炎症疾病及肠道肿瘤鉴别。应特别注意，急性发作时与阑尾炎；慢性发作时与肠结核及肠道淋巴瘤；病变单纯累及结肠者与溃疡性结肠炎进行鉴别。在我国，与肠结核的鉴别至关重要。现分述如下。

（一）肠结核

肠结核患者既往或现有肠外结核病史；临床表现少有瘘管、腹腔脓肿和肛门周围病变；内镜检查见病变主要涉及回盲部，可累及邻近结肠，但节段性分布不明显，溃疡多为横行，浅表而不规则；活检组织抗酸杆菌染色阳性有助肠结核诊断，干酪样肉芽肿是肠结核的特征性病理组织学改变（可惜因取材大小受限，依靠活检较难发现这一特征性病变）；PPD 试验强阳性、血清结核分枝杆菌相关性抗原和抗体检测阳性等倾向肠结核诊断。对鉴别有困难不能除外肠结核者，应先行诊断性抗结核治疗，肠结核经抗结核治疗 2～6 周后症状有明显改善，治疗 2～3 个月后内镜所见明显改善或好转。有手术指征者可行手术探查，病变肠段或肠系膜淋巴结病理组织学检查发现干酪性肉芽肿可获确诊。

（二）小肠恶性淋巴瘤

原发性小肠恶性淋巴瘤可较长时间内局限在小肠，部分患者肿瘤可呈多灶性分布，此时与克罗恩病鉴别有一定困难。如 X 线胃肠钡剂造影见小肠结肠同时受累、节段性分布、裂隙状溃疡、鹅卵石征、瘘管形成等有利于克罗恩病诊断；如 X 线检查见一肠段内广泛侵蚀、呈较大的指压痕或充盈缺损，B 型超声或 CT 检查肠壁明显增厚、腹腔淋巴结肿大，有利于小肠恶性淋巴瘤诊断。小肠恶性淋巴瘤一般进展较快。双气囊小肠镜下活检或必要时手术探查可获病理确诊。

（三）溃疡性结肠炎

鉴别要点见本节"溃疡性结肠炎"部分。

（四）急性阑尾炎

腹泻少见，常有转移性右下腹痛，压痛限于麦氏点，血常规检查白细胞计数增高更为显著，可资鉴别,但有时需剖腹探查才能明确诊断。

(五)其他

如血吸虫病、阿米巴肠炎、其他感染性肠炎(耶尔森菌、空肠弯曲菌、艰难梭菌等感染)、白塞综合征、药物性肠病(如 NSAID)、嗜酸性粒细胞性肠炎、缺血性肠炎、放射性肠炎、胶原性结肠炎、各种肠道恶性肿瘤以及各种原因引起的肠梗阻,在鉴别诊断中均需考虑。

第二节 肠 结 核

学习目标

- **基本目标**
  1. 明确肠结核的临床表现及诊断方法。
  2. 知晓肠结核与克罗恩病的鉴别要点。
  3. 知晓肠结核的防治方法。
- **发展目标**
  能综合运用诊断性抗结核治疗。

【概述】

结核病(tuberculosis)是一种慢性、细菌性传染病,由结核分枝杆菌(mycobacterium tuberculosis,MTB)感染所致,绝大多数侵犯肺,导致肺结核。肺外结核也不少见。消化道结核属于肺外结核感染,可以累及消化道的任何部位。肠结核(intestinal tuberculosis)在消化道结核中最为常见,是结核分枝杆菌侵犯肠道引起的慢性特异性感染。

肠结核的临床表现往往缺乏特异性,有时明确诊断并不容易。由于其为感染性疾病,合理、规范治疗能够治愈,因此临床工作中对于疑诊肠结核的患者经常给予诊断性抗结核药治疗。

【流行病学】

目前还缺乏肠结核发病率和患病率的准确数据。近年来,随着肺结核的逐渐减少,肺外结核包括肠结核的发病率逐渐上升。我国属于结核高发病率国家,随着人民生活水平提高,卫生条件的改善,特别是卡介苗的广泛应用,结核病包括肠结核的发病率曾一度明显降低。近年来由于人口流动和老龄化,我国肠结核有增多的趋势。发病年龄多为青壮年,20~40 岁占 91.7%,女性多于男性,约为 1.85∶1。一些特定人群罹患结核病包括肠结核的风险明显升高,如 HIV(human immunodeficiency virus)感染致免疫缺陷的患者、长期应用免疫抑制剂和糖皮质激素的患者,糖尿病、器官移植、持续腹膜透析、使用抗肿瘤坏死因子-α 单克隆抗体等生物制剂的患者。

国内外资料表明,回盲部结核发病率最高,占消化道结核的 82.5%。空肠相对也比较多,占 5%~35%。其他如食管结核约占 0.14%,回肠结核约占 30.8%,阑尾结核占 1.5%~30%。不同部位的结核可同时存在。回盲部结核发生率高可能与以下因素有关:生理情况下,肠内容物在回盲瓣附近停留的时间较长,吞入的结核分枝杆菌与该处的肠黏膜接触的机会增加;回盲部的淋巴组织比较集中,结核分枝杆菌对淋巴组织有亲和性。

【病因和发病机制】

人型结核分枝杆菌(90%)是肠结核的主要病原菌,少数由牛型结核分枝杆菌所致。结核分枝杆菌感染消化道一般有以下几个途径：吞入含有细菌的痰液、血行或淋巴管播散、临近器官感染的直接蔓延、摄入受到污染的牛奶（主要是牛型分枝杆菌）。

（一）肠源性

吞入含结核分枝杆菌的痰是引起肠结核的主要原因。1824年，Medler和Sassano通过动物实验，证实吞入结核分枝杆菌可引起肠结核。1935年，Carnot也证实了摄入带有结核分枝杆菌的物质可导致人罹患肠结核。

结核分枝杆菌系抗酸菌，被吞入以后不受胃内胃酸的影响，可在消化道任何部位停留导致相应部位的结核感染。

（二）血源性

血行播散也是肠结核的感染途径。Cullen发现急性粟粒性肺结核患者中有63.8%有肠结核，支持这一观点。血行播散引起的肠结核是全身结核感染的一部分。

（三）直接蔓延

腹腔内结核病灶可直接蔓延至肠道。女性生殖器官结核可以直接播散，引起肠结核。但结核性腹膜炎一般不是肠结核的来源。相反，肠结核穿孔可以导致结核性腹膜炎。肠结核可与结核性腹膜炎合并存在。

结核病的发病是人体和结核分枝杆菌相互作用的结果。结核菌通过上述途径获得感染的条件后，如侵入细菌数量较多、毒性较大，而且患者存在免疫功能异常、肠功能紊乱致局部抵抗力减弱时，就会发病。

据Boyd观察，结核分枝杆菌在消化道某一部位停留较久时，先定植于黏膜腺体深部引起炎症反应，继而被巨噬细胞带到黏膜下层，在集合淋巴结中形成病变，引起动脉内膜炎致血循环障碍，黏膜肿胀脱落形成溃疡。溃疡边缘呈凿入状，底部由黏膜下层、肌层或浆膜组织构成。结核溃疡形成缓慢，溃疡穿孔可形成局部脓肿，引起粘连，但很少发生急性、弥漫性腹膜炎。溃疡愈合后形成的瘢痕收缩可引起肠腔狭窄和肠梗阻。

【病理】

早期病变见于肠壁的集合淋巴结和孤立的淋巴滤泡，呈灰色半透明的小结节，直径约1 mm。随着病变发展，结节中心坏死、干酪化并相互融合，表面黏膜坏死、脱落形成溃疡。溃疡往往大小不等，多发性，沿肠壁淋巴管走行呈环行分布。浆膜面可见结核结节，临近肠系膜淋巴结可受累肿大。

显微镜下典型结核性肉芽肿的中心为干酪样坏死，周围有上皮样细胞向心性生长和朗汉斯巨细胞，最外面为单核细胞及淋巴细胞浸润。动脉管壁增厚，内腔狭窄甚至闭塞。肠系膜淋巴结可有同样结核性病变，并可发生钙化。

肠结核分为溃疡型、增殖型及混合型三种。病理表现取决于人体对结核菌的免疫力及过敏反应、结核菌侵入数量及毒力情况。如果人体过敏反应强，病变以渗出为主；当感染结核菌数量大、毒力强可有干酪样坏死，形成溃疡型肠结核。如果机体免疫状态良好，感染较轻，表现为肉芽组织增生、纤维化，成为增殖型肠结核。兼有两种病变者称为混合型，即溃疡增生型肠结核。

（一）溃疡型肠结核

溃疡型肠结核约占86.8%。溃疡边缘不规则、深浅不一、单发或多发的潜行溃疡，基底可达肌层或浆膜层，底部不平，附有残留坏死组织，溃疡沿淋巴管走向环行分布，与肠轴垂直。溃疡愈合后形成瘢痕，可导致回盲瓣变形、瓣口持续开放，或狭窄。溃疡逐渐向外穿透侵及肠壁浆膜层后，相应浆膜面纤维渗出，与邻近肠管粘连，但较少发生急性肠穿孔。病变累及周围腹膜或邻近肠系膜淋巴结，可引起局限性结核性腹膜炎或肠系膜淋巴结结核。

(二)增殖型肠结核

增殖型肠结核约占7.5%,多发生于免疫力强、结核菌量小、细菌毒力弱的患者,病变多局限于盲肠,有时累及升结肠近端或回肠末端。其特点为肉芽组织及纤维组织增生。早期回盲部黏膜充血、水肿、糜烂、渗出或有霜样白苔、淋巴管扩张等,活检病理可见上皮样细胞即朗汉斯巨细胞及淋巴细胞包绕的结核结节。病变侵及黏膜下层及浆膜层后产生溃疡,形成结核肉芽组织和纤维组织增生,形成瘤样肿块,可类似铺路石样改变,致肠腔狭窄。瘢痕狭窄及增生狭窄可同时存在,是肠梗阻的主要原因之一。

(三)混合型肠结核

混合型肠结核不仅有溃疡形成,而且也有结核性肉芽肿及瘢痕形成,即增生性狭窄和溃疡并存。

(四)寒性脓疡

晚期肠结核病变由肠壁侵及腹膜、肠系膜及所属淋巴结,常在回盲部末端与邻近肠襻粘连形成不规则包块及寒性脓疡,可导致肠穿孔或瘘管形成。

【临床表现】

肠结核没有特异的症状和体征。起病多隐匿、缓慢,早期可无症状。有部分肠结核患者没有任何症状,开腹手术时意外发现,部分患者结肠镜检查时可发现肠结核愈合后的典型表现,但没有肠结核及肺结核的病史和临床表现。患者可伴有活动性肠外结核,其临床表现更易被遮盖。

肠结核的主要临床表现如下。

(一)全身症状

患者可有结核中毒表现,尤以溃疡型多见,轻重不一,表现为发热、盗汗、食欲缺乏、消瘦、贫血、乏力、关节疼痛等。发热多为午后低热及不规则热,体温多在38℃左右,病变严重或合并感染时可发生高热。在病变活动期或同时有肠外活动性结核者,也可呈弛张热或稽留热。增生型肠结核患者全身情况较好,一般病程较长,结核中毒症状可不明显。

(二)消化系统症状

1. 腹痛　为本病主要症状,80%~90%的患者有慢性腹痛。疼痛部位大多在右下腹部,也可在脐周、上腹或全腹部。回盲部结核疼痛位于右下腹,小肠结核位于脐周。十二指肠结核的腹痛类似消化性溃疡,阑尾结核可类似急性阑尾炎。疼痛的性质为钝痛和(或)痉挛痛。如出现肠梗阻、穿孔或阑尾受侵,则疼痛较剧烈。呕吐和排便可使疼痛缓解。因进食诱发疼痛者常因畏惧进食而加重营养不良。

2. 腹胀及呕吐　腹胀往往是早期症状,可伴有消化不良、食欲缺乏、恶心、呕吐等。增生型肠结核腹胀明显,如呕吐明显,要高度警惕并发肠梗阻。

3. 排便习惯改变　腹泻与便秘交替出现是肠结核较为多见的症状,常被认为是肠结核的典型症状,但据国内统计,这种情况只占8.35%~30.2%,考虑与肠功能紊乱相关。肠道炎症可使肠蠕动加速而引起腹泻,每日排便2~4次。如病变严重者每日排便达10多次,可伴腹痛。病变累及直肠时有明显的里急后重。重症溃疡型结核可有黏液血便。

4. 腹部肿块　部分患者可因自觉腹部包块就诊。肿块多位于右下腹,也可在下腹部或脐周。

(三)体征

依病变发生的部位、范围和程度而有不同的体征。轻者无体征。可右下腹触及肿块,并有压痛。有肠梗阻、肠穿孔、局限性腹膜炎时,可出现相关体征,如肠鸣音亢进、肠型、局限性压痛和反跳痛以至全腹部压痛和反跳痛等。

约2/3增生型肠结核在回盲部可扪及肿块,也可见于溃疡型肠结核合并局限性腹膜炎、肠粘连或同时有肠系膜淋巴结结核患者。肿块一般较固定,表面不平,质地中等,局部轻重不等压痛，无肌紧张和反跳痛。

【辅助检查】

(一) 实验室检查

肠结核患者50%以上有不同程度的贫血，溃疡型肠结核可有中度贫血。无并发症的患者白细胞一般正常，淋巴细胞增多。90%病例红细胞沉降率增快，甚至可>100 mm/h，是评定结核病变活动的重要指标之一。肠结核患者粪便常规检查可见少量白细胞和红细胞，隐血试验可呈阳性。

(二) 病原学检查

1. 细菌涂片和培养　涂片找抗酸杆菌的阳性率不高。伴有肺结核的患者痰结核分枝杆菌可以阳性。粪便浓缩法检查结核分枝杆菌和结核菌培养阳性率都不高，如为阳性将有助于诊断。痰液检查阴性而粪便浓缩找结核分枝杆菌阳性者有助于肠结核的诊断。结肠镜活检肠黏膜组织涂片找抗酸杆菌的阳性率也很低。

2. 结核菌素（purified protein derivative，PPD）试验　是由特异性致敏效应T细胞介导的细胞免疫应答的Ⅳ型超敏反应。人体初次受到结核分枝杆菌感染后，免疫系统激活，产生相应的致敏效应T细胞，当再次遇到少量结核菌素时，致敏的淋巴细胞受相同抗原再次激活释放出多种淋巴因子，使得血管通透性增加，巨噬细胞局部聚集，导致浸润，在48～72 h局部出现红肿硬节的阳性反应；若患者未感染过MTB，则注射局部无变态反应发生。因此，如结果为强阳性，说明有结核菌感染，可作诊断时参考。很多成年人曾感染结核菌，所以轻度阳性对诊断帮助不大。PPD试验阴性也不能排除结核感染，特别是免疫低下的患者。

3. 结核感染T细胞斑点试验（T-cell spot test for tuberculosis infection，T-SPOT）　结核分枝杆菌感染引起的主要是细胞免疫反应，T淋巴细胞作为细胞免疫的一部分被结核分枝杆菌抗原致敏，当这部分抗原再一次受到刺激时，活化的效应T细胞主要为$CD4^+$，部分为$CD8^+$，产生细胞因子γ干扰素。通过检测产生外周血分泌γ干扰素的T淋巴细胞数目来判断是否感染结核分枝杆菌。阳性说明患者体内存在针对结核分枝杆菌的效应T淋巴细胞，可考虑存在结核感染。而阴性则表明患者体内未检测到MTB特异性效应T细胞。T-SPOT不能完全区分活动性结核感染和潜伏性结核感染。

4. 核酸扩增试验（nucleic acid amplification test，NAAT）　IS6110巢式PCR、多重PCR标靶mpt64+IS6110和mpt64+IS6110+pstS1显示了不错的结果。多靶点LAMP（应用mpt64和IS6110）检查的敏感性和特异性都较高。近年来，WHO推荐用GeneXpert MTB/RIF诊断结核感染，可于2小时内出结果，但荟萃分析发现其对肺外结核的特异性高而敏感性低。

(三) 影像学检查

影像学检查对肠结核的诊断价值较大。消化道造影、钡剂灌肠、气钡双重造影等对肠结核的定性、定位诊断有重要价值，并可了解其功能障碍情况。但考虑肠梗阻的患者，应慎用消化道造影以免加重梗阻。早期病变表现为黏膜皱襞粗乱破坏，溃疡型肠结核可见小溃疡、缺损或龛影。病变肠道有激惹现象，肠蠕动增快，病变部位黏膜往往皱襞僵硬和增厚，因而导致病变处钡剂不停留，而病变上下部分的肠段钡剂充盈良好，即"跳跃征"（Stierlin征）。增生型肠结核肠壁肥厚，黏膜紊乱呈结节样或息肉样改变，有时与肿瘤难以鉴别。晚期出现肠管狭窄或肠梗阻，X线显示为肠管充气扩张，出现多个气液平面，肠管排列紊乱，粘连聚结不易分开，严重者出现粘连牵拉现象，导致升结肠和盲肠缩短，是结核常见且特征性表现。胸片如发现结核病灶或腹腔有淋巴结钙化，则有助于肠结核的诊断，但原发性肠结核肺部检查常为阴性。

腹部增强CT或小肠CTE/MRE近年来得到越来越广泛的应用，对于肠道病变范围、黏膜强化、肠壁厚度及均匀性，以及回盲瓣形态、肠道蠕动/粘连情况等，均能提供非常有价值的发现。如发现肠管环形增厚伴黏膜溃疡、肠壁分层或均匀一致强化、回盲瓣挛缩变形和固定开口、腹腔淋巴结肿大伴周边环形强化和钙化等均支持肠结核的诊断。也可同时有结核性腹膜炎表现。肠管周围脓肿、瘘管形成和肠梗阻等并不能排除肠结核。

（四）结肠镜检查

结肠镜可以对全结肠、盲肠、回肠末端进行直观检查并结合活检可确定肠结核部位、范围与分型，为早期诊断的主要手段。国外报道确诊率为50%。内镜下典型病变表现为充血、糜烂、溃疡、渗出、息肉样增生及瘢痕形成的演变过程。回盲瓣呈鱼口样畸形、狭窄、闭合差，病灶远端肠黏膜呈节段性病变。肠结核最常见为溃疡，溃疡垂直于肠轴，呈环行分布，甚至可围绕肠腔一周。溃疡多不规则，大小不等，深浅不一，边缘不规则，红肿隆起，溃疡底部有干酪样坏死组织，其下方为结核肉芽组织。早期病变呈多发阿弗他样溃疡，增生型肠壁肥厚，可见炎性息肉、增生结节。上述病变可同时存在。可见假憩室形成、回盲瓣畸形、瘘管形成及肠壁增厚形成的卵石征。

肠结核缺乏特异性的表现，常造成漏诊和误诊。结肠镜的广泛开展提高了肠结核的确诊率。结肠镜可于病变部位取活检进行抗酸染色和病理组织学检查，但只有不到1/3的患者活检病理有结核的特征性表现。

（五）腹腔镜检查

对于临床诊断十分困难、存在腹水或腹膜侵犯，且无腹腔广泛粘连者可考虑腹腔镜检查。可发现肠道浆膜表面呈灰白色粟粒样结节。腹膜与脏器表面粘连，腹水、肠系膜淋巴结结核。抽取腹水检查和活检阳性率可达95%。

【诊断】

肠结核的诊断有时非常困难。既往结核感染病史或活动性结核患者接触史及进食未消毒的牛奶史；临床表现符合肠结核如结核中毒症状（发热、盗汗、纳差、消瘦等），以及腹部症状如脐周或右下腹疼痛、腹胀、腹泻与便秘交替，右下腹扪及包块，有压痛；X线检查和结肠镜检查有典型的肠结核表现，同时有肺结核者可以确诊。如有以下证据之一也可确诊：①动物接种或病变组织的结核菌培养，有结核菌生长，但临床应用较少；②粪便、结肠黏膜组织发现抗酸杆菌，核酸扩增试验阳性；③病变组织中有干酪样坏死；④手术中有典型的结核病变，且肠系膜淋巴结发现结核分枝杆菌、干酪样坏死或钙化；⑤无干酪样坏死肉芽肿，但身体其他部位有结核灶，抗结核药治疗有效。

如果不能明确诊断，结核菌素试验强阳性或其他免疫学检查阳性，临床高度怀疑的患者可行试验性抗结核治疗，如治疗有效也支持诊断。如果临床上不能排除肠结核，在应用糖皮质激素、生物制剂前应充分预防性抗结核治疗。

【鉴别诊断】

消化道结核可累及消化道任何部位，不同部位的病变需要与相应部位的可能疾病加以鉴别。小肠病变需与克罗恩病、酵母菌感染、小肠腺癌、淋巴瘤等相鉴别。回盲部病变主要需与克罗恩病、白塞综合征、淋巴瘤、结肠癌等相鉴别。直肠乙状结肠病变需与克罗恩病、溃疡性结肠炎、结肠癌等相鉴别。

以上各种病变只根据临床表现和X线检查常难以鉴别，往往需内镜或手术探查取活体组织行病理检查或其他实验室检查才能确诊。与克罗恩病进行鉴别是临床工作中的重点和难点。

克罗恩病的病变部位、临床表现及X线所见与肠结核极为相似，鉴别要点为：①无结核中毒症状、无肠外结核的证据、粪便和结肠活检标本中找不到抗酸杆菌；②反复出现的局限性及弥漫性腹膜炎症状，系统性抗结核无效；③不全肠梗阻、肠瘘、出血、肛周脓肿、节段性病变等比肠结核多见；④结肠镜下溃疡呈纵行溃疡，或浅溃疡呈纵行分布，多节段病变；⑤病理为非干酪样肉芽肿、裂隙样溃疡、全层炎症等。肠结核与克罗恩病在组织学方面极为相似，两者的不同点包括：①干酪样肉芽肿只见于肠结核，克罗恩病为非干酪样肉芽肿，干酪样坏死比较少见。肠结核肉芽肿较大，克罗恩病往往为小肉芽肿。②结核杆菌只存在于肠结核中。③裂隙样溃疡在肠结核仅属偶见，而克罗恩病则常见，并可延至浆膜层，呈全层炎症改变。

【并发症】

肠结核出现各种合并症的患者占 28.3%。

1．肠出血 约占 2.3%。结核病变可以产生动脉内膜炎、管腔狭窄、供血不全，出血相对少见。在侵及较大血管时，可发生大出血。

2．肠梗阻 是肠结核常见的合并症，不完全梗阻约占 14.9%，完全梗阻约占 1.6%。形成梗阻的原因有：①环行溃疡愈合后出现瘢痕收缩和（或）肠壁增厚；②腹腔内严重粘连后产生瘢痕收缩，使肠管扭曲或狭窄；③肠系膜病变愈合后，发生瘢痕收缩，牵拉右侧结肠，引起回盲部扭曲。

3．肠穿孔 发生急性穿孔者占 1.6%，亚急性穿孔者占 2.3%。因病变周围多有粘连，弥漫性腹膜炎少见。

4．腹腔脓肿 约占 5.6%。多发生于右下腹，为限局性穿孔所致。

5．瘘管形成 腹腔脓肿溃破形成瘘管，不易愈合。肠与肠之间或肠与其他脏器之间可形成内瘘，其发生率可达 25%。内瘘可造成患者严重营养障碍。

6．其他合并症 如腹膜炎，肠粘连、肠套叠等。

【治疗】

（一）支持疗法

活动性肠结核应加强休息、补充营养、纠正营养不良，以营养充分、易消化食物为宜。腹泻患者可采用少渣食物或要素饮食。伴有内瘘或外瘘形成的患者可出现严重的营养不良，必要时静脉给予高营养，以补充身体的需要。重症患者需注意补充维生素 C 和钙，吸收不良和脂肪泻者，需补充脂溶性维生素 A、D。

（二）抗结核药治疗

抗结核药治疗的原则是早期、足量、足疗程、联合用药。但选择药物时需充分考虑患者的身体状况和肝、肾功能，有时为了避免严重损害患者的脏器功能，可逐渐增加药物剂量和种类。

肠结核很难进行细菌培养和药物敏感试验，故选择经验性抗结核药治疗。根据患者病情及肝、肾功能，选择 3～4 种药联合应用，多选择 2 种杀菌药和 2 种抑菌药。药量应充分，疗程要足够。口服药物包括异烟肼、利福平/利福喷汀、链霉素、乙胺丁醇、吡嗪酰胺，二线药物有喹诺酮类抗生素如左氧氟沙星和莫西沙星，以及利奈唑胺等。疗程 1～1.5 年。用药期间监测患者肝、肾功能，并定期评估治疗效果。

（三）手术治疗

肠结核出现严重并发症时需要外科手术治疗。适应证包括以下情况：①结核溃疡发生穿孔；②局限性穿孔伴有脓肿形成或瘘管形成；③瘢痕引起肠狭窄或肠系膜缩短，造成肠扭曲；④局部的增殖型结核引起部分肠梗阻。手术前和手术后均需进行抗结核药治疗。部分诊断不明或内科药物治疗无效也可进行手术。具体手术方式需根据患者病情决定。

【预后及展望】

结核感染属于传染性疾病，预防工作是防治结核病的根本办法。推广卡介苗接种对部分高危人群能起到有效预防作用。对肺结核的患者，应及时发现，尽早采取抗结核药治疗。牛奶必须采用巴氏灭菌法（56℃、30 秒）或煮沸后饮用。

在抗结核药出现之前，肠结核预后严重，死亡率高。抗结核药广泛应用后，肠结核发病率已大为减少，有的病例经充分治疗已可以痊愈。

（刘建湘）

第三节　结直肠息肉及息肉病

学习目标

- **基本目标**
  1. 归纳结直肠息肉的流行病学特点。
  2. 理解结直肠息肉的患病危险因素。
  3. 理解结直肠息肉的组织学分类。
  4. 明确结直肠息肉与结直肠癌的关系。
  5. 总结结直肠息肉病的基本遗传特征。
- **发展目标**

  根据结直肠息肉的流行病学、患病危险因素及其组织学特点，学会预防结直肠癌。

结直肠息肉（colorectal polyps，CRP）是起源于结直肠黏膜的隆起性病变，包括肿瘤性病变和非肿瘤性病变，统称为息肉。肿瘤性息肉起源于黏膜上皮，是结直肠癌（colorectal cancer，CRC）的癌前病变，约95%的CRC从上皮性息肉演变而来。结直肠息肉病（colorectal polyposis，CRPosis）是结直肠黏膜不仅生长有较多息肉，而且这些息肉的发生具有种系传代的特征，其发生结直肠癌以及肠外肿瘤的风险较高。目前，最有效预防CRC的手段是发现并及时处理结直肠息肉的癌前病变及早癌。

一、结直肠息肉

【流行病学】

大多数息肉（约90%）是散发性的，大约不到10%的息肉与遗传或获得性基因突变有关。结肠息肉有散发性、综合征性和IBD性息肉。大多数CRC经腺瘤-癌途径发生。

人一生中CRP的发生率为30%~50%，随年龄的增加而增加。结直肠各肠段都可以发生不同类型的息肉，但腺瘤（adenoma）和增生性息肉（hyperplastic polyp，HP）更多见于远段大肠，而无蒂锯齿状息肉/腺瘤（sessile serrated polyps/adenomas，SSP/A）更多见于近端结肠。男性结直肠腺瘤比女性多见，约为2∶1。腺瘤在大肠内的分布男女之间也存在差异，女性患者右半结肠腺瘤比男性更多见。

与CRC一样，CRP的发生也存在地理及种族差异，由于各国经济状况不同，接受结肠镜检查的概率不同，故目前仍没有准确的数据。有研究显示，与白种人相比，美国非洲裔黑人和西班牙裔人群发生结直肠腺瘤的风险明显增高，分别增加76%和37%，且高级别腺瘤患者更多见。但锯齿状息肉在白人更多见。

【危险因素】

CRP的病因并不十分清楚，可能有环境因素，也可能有遗传因素，或是它们共同作用的结果。

与腺瘤性息肉发生有关的危险因素有年龄、性别、种族、遗传性息肉病综合征和家族史等。随年龄的增加，腺瘤性CRP的发生率增加，尤其是50岁以后，50岁以上患者腺瘤性CRP的发生率约为40%。男性患者腺瘤性CRP发生率是女性的2倍。有研究显示，同CRC一样，美国黑人腺瘤性CRP发生率也高于白种人。遗传性CRPosis有种系遗传的特征，且大多为显性遗传，故有CRPosis遗传背景是发生CRP的非常重要的危险因素。有CRC家族史者发生腺瘤性CRP的风险明显增高，且高级别腺瘤的发生率也增加。有腺瘤性CRP家族史者发生CRP的风险增高。有腺瘤性CRP和（或）CRC个人史者发生CRP的风险增高。IBD患者发生CRP风险较高，但主要是炎性增生性息肉，IBD患者其腺瘤性CRP发生癌变的风险增加。糖尿病患者较非糖尿病患者其腺瘤性CRP发生率增加约50%。

吸烟、饮酒、肥胖、长期进食红肉及加工肉制品有增加CRP的风险；而新鲜蔬菜和水果，富含纤维、钙和维生素D的食物，以及阿司匹林和NSAID对CRP的发生有保护作用。

【病理】

上皮性CRP组织学上分为腺瘤性息肉（adenomatous polyp，AP）、锯齿状息肉（serrated polyp，SP）、幼年型/潴留性息肉（juvenile/retention polyp）和Peutz-Jegher（PJ）息肉。

腺瘤性息肉在上皮性息肉中最常见，约占70%。AP又分为管状腺瘤（tubular adenoma）（图7-3）、绒毛状腺瘤（villous adenoma）（图7-4）和管状绒毛状腺瘤（tubulovillous adenoma）（图7-5）。AP中绒毛成分小于25%者为管状腺瘤，绒毛成分介于25%～75%者为管状绒毛状腺瘤，绒毛成分大于75%者为绒毛状腺瘤。管状腺瘤最常见，大多直径小于1cm，表面平滑。大于1cm的息肉，多含有绒毛成分。

锯齿状息肉是第二常见的息肉，占上皮性息肉的25%～30%。SP又分为3种亚型：增生性息肉（HP）、无蒂锯齿状息肉/腺瘤（SSP/A）（图7-6）和传统型锯齿状腺瘤（traditional serrated adenoma，TSA）。HP和SSP/A常见，TSA罕见。

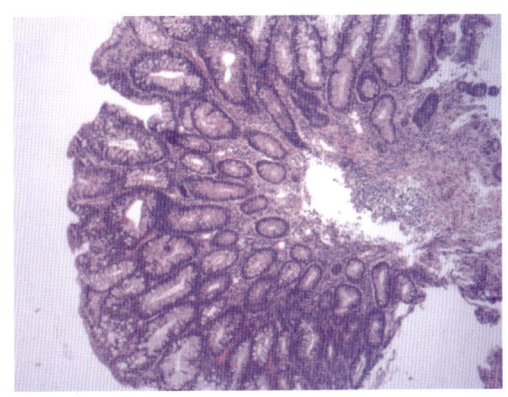

图7-3 管状腺瘤

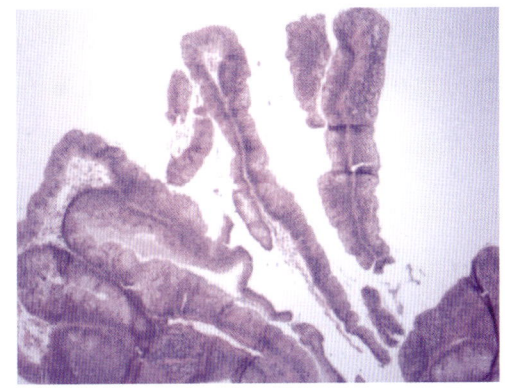

图7-4 绒毛状腺瘤

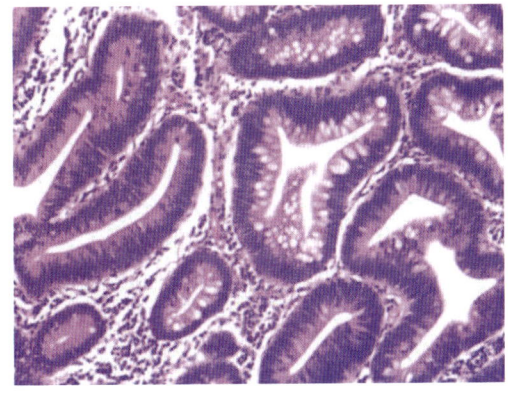

图7-5 管状绒毛状腺瘤

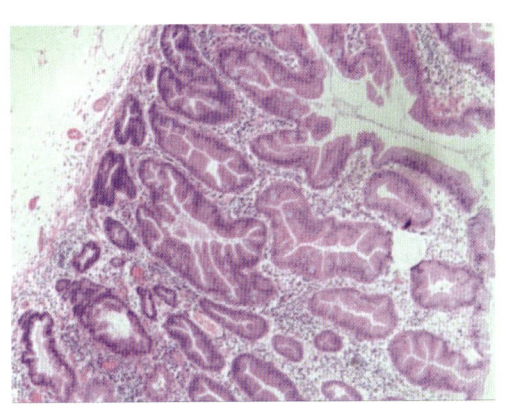

图7-6 无蒂锯齿状腺瘤（SSP/A）

幼年型息肉（图7-7）少见，常有蒂，可能呈分叶状，直径往往小于3 cm。切开息肉后，可见充满黏液的囊性结构，故也称为潴留性息肉。显微镜下，可见大小不等的囊性扩张的腺体，这些扩张腺体被水肿和不同炎症程度的纤维基质间隔分隔，息肉表面有溃疡和颗粒样组织形成。

Peutz-Jegher息肉（图7-8）少见，其最典型的病理特征是从黏膜肌层发出分支状平滑肌纤维束，这些平滑肌纤维束将黏膜分隔成大小不等的多个区域。腺体成分不明显，表现为黏膜脱垂伴黏液分泌过多，再生改变，以及腺体边缘有成角改变。尽管PJ息肉有CRC风险，但PJ息肉非典型增生非常少见。

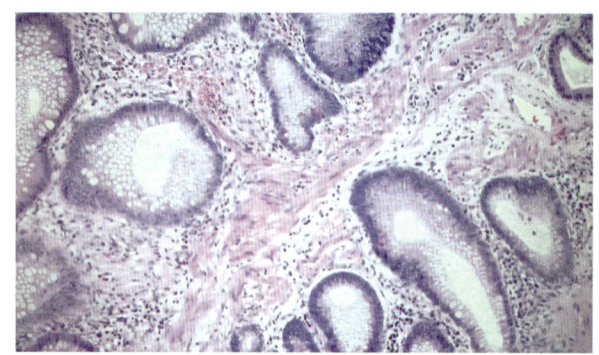

图7-7 幼年型息肉病理

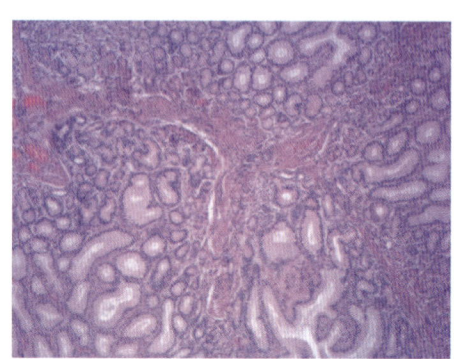

图7-8 Peutz-Jegher息肉

【内镜表现】

（一）结直肠息肉的形态学分型

1. 巴黎分型　CRP形态分型通常采用巴黎分型（图7-9）。病变被分为息肉样病变0-Ⅰ型、非息肉样病变0-Ⅱ型和深掘样病变0-Ⅲ型。0-Ⅰ型又分为0-Ⅰp(有蒂型)和0-Ⅰs(无蒂型)。0-Ⅱ型分为0-Ⅱa（轻微隆起型）、0-Ⅱb（平坦型）和0-Ⅱc（轻微凹陷型）。

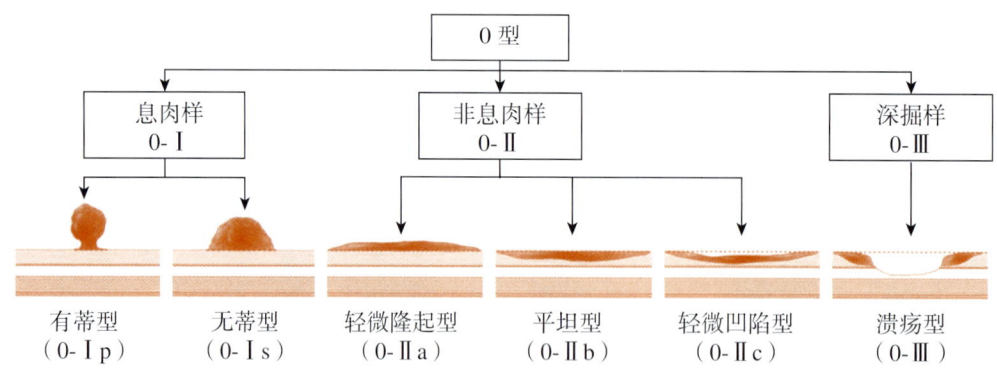

图7-9 息肉病变的巴黎分型

2. 侧方生长型肿瘤（laterally spreading tumor, LST）　是直径>10 mm，呈0-Ⅱa或0-Ⅰs型外观，沿结肠壁向侧方生长的CRP。LST形态上分为LST-G（颗粒型）和LST-NG（非颗粒型）；LST-G又分为均一型和大小结节混合型；LST-NG又分为扁平隆起型和假凹陷型。大多数LST-G是腺瘤性病变。LST-G癌变或黏膜下浸润少见。有大结节的混合结节型LST-G可能有黏膜下浸润。

（二）结直肠息肉的内镜下表现

常规结肠镜检查都是白光内镜，对发现的任一结直肠息肉，都应评估其大小和大体形态。

对于直径≥1 cm的息肉或直径＜1 cm怀疑有癌变的息肉，还应评估其表面结构和血管结构，需借助色素染色内镜和电子染色内镜评估其有无癌前病变以及癌变（图7-10、图7-11、图7-12）。

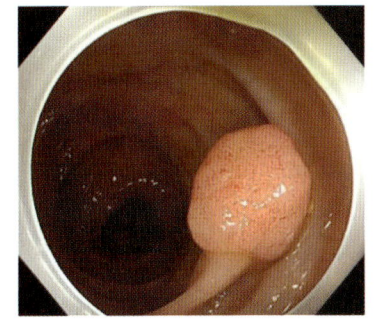
A 白光内镜

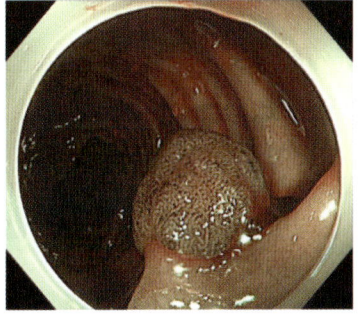
B 电子染色（NBI）

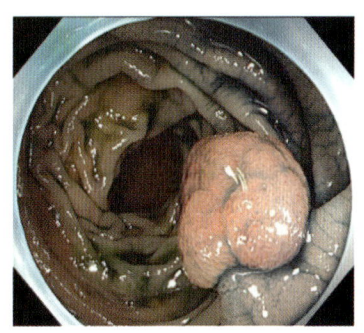
C 色素染色（靛胭脂）

图7-10　息肉的白光、电子染色和色素染色表现

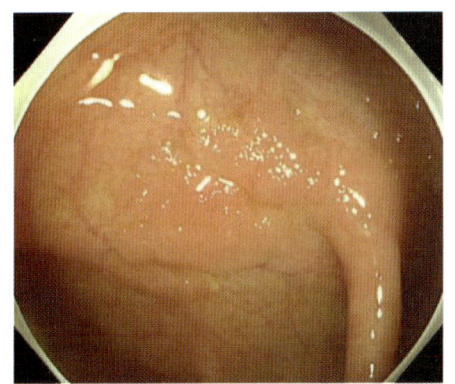
图7-11　LST息肉

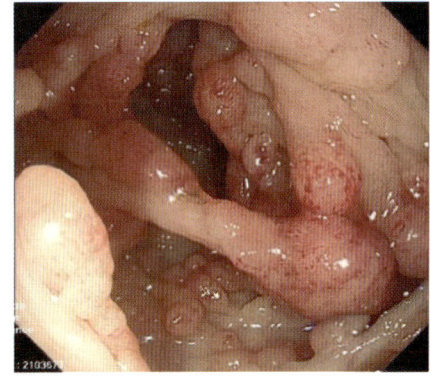
图7-12　家族性腺瘤性息肉病（FAP）息肉

色素染色常用0.2%靛胭脂或结晶紫染色，用工藤（Kudo）分型对其表面结构进行分型。电子染色有NBI（narrow band imaging，窄带成像）、FICE（Fujinon intelligent color enhancement，富士能智能色彩增强）、i-SCAN、BLI（blue laser imaging，蓝极光成像）等技术方法，目前国内常用NBI和工藤分型。这些方法基本都是利用息肉表面黏膜的腺管开口结构和微血管结构是否规整、紊乱和消失，初步评估息肉是否有癌变以及是否有黏膜下浸润。

【结直肠息肉癌变】（早期CRC）

估计约有95%的CRC从腺瘤性息肉（包括锯齿状腺瘤）进展而来，但大约只有5%的腺瘤性息肉发生CRC。腺瘤性息肉进展为浸润性腺癌需5～15年。

及时发现和治疗结肠息肉，可以有效降低CRC的发生。美国的研究显示，结肠镜下摘除癌前结肠腺瘤可以降低76%～90%的CRC，减少53%的CRC死亡率。

结直肠息肉发生癌变的风险与其大小以及组织学类型有关，进展期腺瘤癌变风险较大。进展期腺瘤是直径≥10 mm，或含有绒毛状成分，或有重度异型增生/高级别上皮内瘤变的腺瘤。

早期结直肠癌是指癌细胞穿透黏膜肌层浸润至黏膜下层，但未累及固有肌层，病理分期为T1期（传统的概念认为只要是T1期，不管有无淋巴结转移，都归类为早期癌。但随着内镜技术的发展，早期CRC有待重新定义，严格讲，只有Tis/T1N0M0期CRC才有内镜切除的机会）。

西方国家的研究显示，≤5 mm腺瘤性息肉的癌变率是0.03%～0.3%。直径6～10 mm、11～20 mm和大于20 mm的腺瘤性息肉癌变风险分别是≤5 mm息肉的7.2倍、12.7倍和

14.6 倍。

检查过程中对息肉活检进行病理学检查可进一步判断息肉组织学类型以及有无癌前病变和癌变。黏膜腺体出现筛网状结构则是高级别瘤变的证据。一旦高级别瘤变浸润穿透黏膜肌层，则分类为浸润性腺癌。

腺瘤性息肉癌变可能有与 CRC 同样的分子异常，异常通路有三条：① CIN（chromosomal instability）通路；② MSI（microsatellite instability）通路；③ CIMP（CpG island methylation phenotype）通路。

以下列出了相应概念或名词的解释。

色素染色内镜：用靛胭脂（0.2%）或结晶紫喷洒，随后在白光内镜下观察病变表面腺管结构，用工藤（Kudo）分型判断病变浸润深度。

电子染色内镜：有多种电子染色方法，其中有 NBI，在 NBI 下可以观察息肉的表面腺管结构和血管结构，用 NICE 和（或）JNET 等分型方法判断病变有无瘤变及其浸润深度。

NBI（narrow band imaging，窄带成像）：用滤光器过滤去除 RGB 三色中的红光，只留下蓝绿两种波长的光（415 nm 和 540 nm），利用不同波长光波对组织穿透力不同的特性而形成的图像。

CIMP：很多基因的启动子含有胞嘧啶-鸟嘌呤（CG）二核苷酸富集区（定义为每 200 碱基对 CG 含量大于 50%），通过甲基化容易引起表观基因静默。甲基化引起的基因静默比突变更常见。CIMP+ 与大多数散发性的 MSI-H（高度微卫星不稳定）病变有关，但有 50% 以上的 CIMP+ 病变是 MSS（微卫星稳定）。

【治疗】

结肠息肉及癌变息肉（早癌）可以进行内镜治疗。≤ 5 mm 的息肉一般可以活检钳除或冷切切除。直径 6～9 mm 的息肉可以冷切、电切（snare）或 EMR（endoscopic mucosal resection，内镜黏膜切除术）治疗。直径 10～19 mm 的息肉一般选择 EMR 治疗。≥ 20 mm 广基息肉（如 LST 息肉）需要 ESD（endoscopic submucosal dissection，内镜黏膜下剥离术）治疗。内镜治疗息肉和癌变息肉（早癌）时，是选择 EMR 还是 ESD，需要根据病变大小、形态、初步活检结果和预判的浸润深度而定，原则上应整块（en bloc）切除。息肉内镜治疗后必须进行病理组织学检查，若发现癌性病变浸润深度到达黏膜下深层（浸润黏膜下层深度 ≥ 1 mm）或超过黏膜下层或切缘有癌组织残留，则需要补充外科手术治疗。

二、结直肠息肉病

（一）林奇综合征

林奇综合征（Lynch syndrome，LS）是常染色体显性遗传，与错配修复基因突变（MMR）有关，是最常见的遗传性肿瘤综合征，占 CRC 的 1%～3%。除 CRC 外，林奇综合征还与其他很多肿瘤有关。LS 有 4 个 MMR 基因：*MLH1*、*MSH2*、*MSH6*、*PMS2*。它们的突变率各有不同，*MLH1* 和 *MSH2* 突变约占 80%，*MSH6* 突变占 10%～12%，*PMS2* 突变占 2%～3%。它们有基因型-表型相关性，*MLH1* 突变有发生青年型 CRC 的高风险，*MSH2* 突变有发生结肠外肿瘤风险，*MSH6* 突变有发生子宫内膜癌高风险，而 *PMS2* 突变发生 CRC 和子宫内膜癌风险相对较低且年龄更大。

临床表现和诊断标准：阿姆斯特丹Ⅱ标准。阿姆斯特丹Ⅱ标准：① 3 个或 3 个以上的亲属患有 LS 相关性癌（CRC、子宫内膜癌、小肠和泌尿生殖道肿瘤），且其中一人是一级亲属；②两代或两代以上连续发病；③一个或一个以上发病小于 50 岁；④除外 FAP。

以上标准诊断 LS 敏感性较低。目前诊断 LS 的金标准是进行种系 MMR 基因测序。最敏感的方法是对全部 CRC 患者进行 MMR 检查。

LS 携带者一生中患 CRC 的风险是 15%～70%，其中 *PMS2* 风险相对较低为 15%～20%。

LS 的变异型有 Muir-Torre 和 Turcot 亚型，都是 4 个 MMR 基因之一的种系突变所致。

（二）家族性腺瘤性息肉病

家族性腺瘤性息肉病（familial adenomatous polyposis，FAP）是由于 *APC*（腺瘤性结肠息肉病基因）基因突变所致，突变以常染色体显性遗传方式进行遗传。*APC* 是抑癌基因，它编码一大类肿瘤抑制蛋白，作为 Wnt 信号通路的参与者，它通过调节 β- 连蛋白影响细胞连接和迁移。很多 *FAP* 突变基因存在基因型 - 表型关系。用单等位基因突变分析，约 95% 的 FAP 有基因突变。

FAP 的诊断基于结直肠腺瘤在 100 枚以上，或 10～100 枚腺瘤并有家族史者。30%～40% 患者并没有家族史。腺瘤大多在青少年时期发生，最常见于左半结肠。常见症状有腹泻、黏液便、便血、腹痛等。约 1/4 患者诊断时已有 CRC。年龄 40～50 岁的 FAP 患者，发生 CRC 风险是 100%。

FAP 患者有结肠外表现，包括上消化道腺瘤、胃底腺息肉、骨瘤、先天性视网膜色素上皮增生、表皮样囊肿、牙齿异常、硬纤维瘤、肾上腺皮质腺瘤。FAP 还与胆管癌、乳头状甲状腺癌，肝母细胞瘤和髓母细胞瘤有关。

FAP 的变异型有 AFAP、Gardner 和 Turcot 亚型，它们都是 *APC* 基因突变所致。

（三）衰减型 FAP

与 FAP 比较，衰减型 FAP（attenuated FAP，AFAP）的特征是腺瘤性息肉更少，且发生年龄更大。一般认为 AFAP 腺瘤少于 100 枚。腺瘤常发生在 40～60 岁，CRC 发生于 50～70 岁。同 FAP 一样，是由于 *APC* 基因种系突变所致。AFAP 也有结肠外表现。

（四）Peutz-Jegher 综合征

Peutz-Jegher 综合征（PJS）是常染色体显性遗传疾病，发病率约 1/20 万，是消化道错构瘤息肉病。可发生多种肿瘤风险。

PJS 是由于染色体 19 上的基因 *LKB1* 和 *STK11* 突变所致，它们是肿瘤抑制基因。有 PJS 表型的家族 80%～90% 有 *LKB1/STK11* 突变。

没有 PJS 家族史者，WHO 诊断 PJS 的标准需要 3 个或 3 个以上组织学确认的 PJS 息肉；或任意数目的组织学确认的 PJS 息肉且同时有黏膜皮肤色素沉着；有 PJS 家族史者，任意数目组织学确认的 PJS 息肉或有特征性的黏膜皮肤色素沉着就可诊断。

PJS 是错构瘤，组织学上，息肉中心是树枝样分枝的平滑肌，并覆以堆积呈皱襞的黏膜，形成绒毛样形态。

PJS 息肉在全消化道都可发生，但最常见于小肠，其次是结肠、胃和直肠。特征性黏膜皮肤黑色素沉着见于口唇 / 口周，脸颊周围，或生殖器区域。色素沉着在少年时期出现，20～30 岁褪色。

主要表现是贫血和肠梗阻，大的息肉可引起肠套叠。

PJS 患者一生中发生肿瘤的风险是 90%。发生乳腺癌风险是 30%，胰腺癌风险 30%，发生 CRC 风险 20%，胃癌风险 5%，还可能发生卵巢癌、肺癌和宫颈癌。发生肿瘤的中位年龄是 45 岁。女性患肿瘤风险更大。但消化道肿瘤风险男女相当。

（五）幼年型息肉病综合征

幼年型息肉是错构瘤，主要见于儿童的结直肠，大多为单发，与综合征无关，没有癌变风险。当幼年型息肉成为幼年型息肉病综合征（juvenile polyposis syndrome，JPS）的组成部分时，就有了癌变风险，并与其他异常有关。发病率约 1/10 万，诊断时平均年龄是 9 岁。

JPS 是常染色体显性遗传，*SMAD4* 和 *BMPR1A* 基因有种系突变，这些突变见于 39% 的 JPS 患者。有 *SMAD4* 突变患者容易罹患胃息肉病和遗传性出血性毛细血管扩张症。

JPS 的诊断标准：没有家族史者，结直肠幼年型息肉 ≥ 5 枚；或有家族史者，任意数目的结直肠幼年型息肉；或上消化道和下消化道有多发幼年型息肉。

JPS 总是有结肠受累，胃和小肠受累各有 50%。息肉多发生在 30～40 岁。有 10%～20% 患者有先天异常。主要症状有直肠出血、贫血和息肉脱垂。

JPS 发生 CRC 的风险是 39%，胃癌风险是 21%。CRC 平均诊断年龄是 44 岁，男女差异不明显。

（六）锯齿状息肉病综合征

锯齿状息肉病综合征（serrated polyposis syndrome，SPS）曾被称为增生性息肉病综合征，常在 60～80 岁得以诊断，男女同样受累。SPS 大多数患者种系突变阴性，只有罕见的家族性病例有 *RNF43*（RING-type E3 ubiquitin ligase）种系突变。有 38%～50% SPS 患者有 CRC 家族史。起源于 SPS 的 CRC 常有典型的锯齿状息肉癌变途径特征：BRAF+/CIMP+/MSI-H。

SPS 临床上定义为：①乙状结肠以上的锯齿状息肉 ≥ 5 枚，其中至少有 2 枚直径 ≥ 1 cm；②乙状结肠以上有任意数目的 SSP/A，且其亲属有 SPS；③全结肠有 20 枚以上 SSP/A。

（七）*MutYH* 相关息肉病

MutYH 相关息肉病（*MutYH*-associated polyposis，MAP）临床类似 FAP，较为罕见，可以表现为锯齿状息肉病综合征（SPS）或腺瘤性和锯齿状混合性息肉。MAP 是由于 *MutYH* 基因双等位突变所致，以常染色体隐性遗传的方式遗传，有较高的外显率。*MutYH* 基因是碱基切除修复基因（base excision repair，BER），编码的 MutYH 蛋白即 MutYH 转葡糖基酶，用于修复 DNA 的氧化损伤。MutYH 蛋白的主要作用是切除新形成 DNA 中错配的腺嘌呤，并以胞嘧啶替代而完成氧化 DNA 的修复。最常见的两个错义突变是 *Y179C* 和 *G396D*，它们出现在 70% 的 MAP 患者中。

（八）*PTEN* 错构瘤综合征

PTEN 错构瘤综合征（*PTEN* hamartoma tumor syndrome，PHTS）是与 *PTEN* 基因突变有关的多种罕见综合征，较为著名的有 Cowden 综合征和 BRRS（BRR 综合征）。Cowden 综合征主要见于成年人和女性，BRRS 主要见于儿童和男性。

PHTS 的主要特征是肿瘤抑制基因 *PTEN* 种系突变。*PTEN* 位于染色体 10q23。PHTS 是常染色体显性遗传，有 80% 的外显率。PHTS 与发育异常有关。

80%～93% 的 PHTS 有结肠息肉，最常见的是增生性息肉，其次是错构瘤。其乳腺癌风险是 85%，甲状腺癌风险 35%，肾癌风险 34%，子宫内膜癌风险 28%，CRC 风险 9%，黑色素瘤风险 6%。

（九）聚合酶校对相关息肉病

聚合酶校对相关息肉病（polymerase proofreading-associated polyposis，PPAP）是种系突变所致，与 DNA 聚合酶 POLE 和 POLD1 校正缺陷有关，引起子代细胞在复制过程中产生错误或突变。PPAP 是 MSS（微卫星稳定），经由 CIN 途径。人一生中发生 PPAP 的风险是 36%。

（十）家族性 CRC X 综合征

家族性 CRC X 综合征（familial CRC X syndrome，CRCXS）没有 MMR 基因突变，其发生 CRC 风险是普通公众的 2.3 倍。家族性 CRC X 综合征没有 Lynch 综合征的其他肿瘤风险。

整合思考题

1. 为什么结直肠早期癌症的筛查能预防绝大多数结直肠癌的发生？
2. 如何进行结直肠早癌筛查？

（何晋德）

第四节 结直肠癌

学习目标

- **基本目标**
  1. 了解结直肠癌流行病学特点及病因、发生机制，可以区分不同位置肿瘤的发病特点。
  2. 能够正确为结直肠癌进行病理分期。
  3. 掌握结直肠癌临床表现，并可以选择合适的检验、检查手段，正确诊断结直肠癌。
  4. 掌握不同分期结直肠癌的治疗策略，并正确为结直肠癌患者选择恰当的治疗方案。

- **发展目标**
  1. 灵活应用所掌握的结直肠癌流行病学、临床症状及体征、辅助检查等相关知识，对结直肠癌病例进行诊断及正确分期。
  2. 充分理解结直肠癌的治疗目标及方式，结合必要的医学人文及伦理知识，为结直肠癌病例选择最适合的治疗策略。

【流行病学】

结肠癌和直肠癌均是最常见的恶性肿瘤之一，在流行病学分析中常一并统计。根据GLOBOCAN 2020年统计资料，世界范围内结肠癌位居恶性肿瘤发病率第四位，直肠癌位居第八位，而将结直肠癌一并分析的时候，则是全球范围内发病率第三的恶性肿瘤，占全球每年癌症诊断的10.2%，预估年新发病例数约为180万人。世界范围内，结直肠癌导致的死亡率排名第二，预估年死亡人数近90万。结直肠癌好发于经济水平较发达地区。近年来，由于大规模筛查的广泛应用和治疗水平的提升，传统结直肠癌高发病率、高死亡率的西方国家结直肠癌流行病学指标趋于下降。相反，中国等发展中国家经历经济转型、人类发展指数（human development index，HDI）排名上升等社会经济水平提升和日益西化的生活方式与饮食习惯，结直肠癌发病率和死亡率也随之攀升。2020年全国范围的癌症数据统计显示，我国结直肠癌的发病率在全部恶性肿瘤中均位居第2位，每年新发结直肠癌病例37.6万例，死亡病例19.1万例，二者均呈明显的上升趋势。

根据2020年3月份，中国国家癌症中心在《Cancer》期刊上发表的研究，从2005年至2014年的十年间，我国人均结直肠癌相关支出上升了近2倍，且一经确诊就为晚期的结直肠癌患者比例有所增加，这也是第一份关于中国结直肠癌临床流行病学的综述报告。报告还指出，45～59岁是结直肠癌的高发年龄；腺癌是最常见的结直肠癌类型，在发生率中占绝对优势（91.2%）；我国结直肠癌患者的平均医疗支出增长显著，从2005年的47 259元显著增长到了2014年的86 709，每位患者第一年的支出也在增长。

【病因和发病机制】

（一）病因及危险因素

结直肠癌的病因尚不明确，现有观点认为，绝大部分的结直肠癌均起源于肠上皮细胞的异常增生；假以10~20年的时间，约10%的息肉有可能最终恶变为结直肠癌。对于结直肠癌的高危因素目前已有大量研究工作，其危险因素如下。

1．不可更改的危险因素

（1）年龄：既往认为结直肠癌患者患病风险随年龄增长而递增，但近年来的流行病学研究显示罹患结直肠癌的年轻患者正逐渐增加。美国监测、流行病学和结果（surveillance, epidemiology, and end results, SEER）数据库统计资料同样显示，目前50岁以上人口结直肠癌的发病率呈下降趋势，而50岁以下人口患病率则逐年上升。

（2）性别：有报道认为，男性是结直肠癌发病的高危因素，男性结直肠癌患病率为女性的1.5倍，并更倾向于发生左侧结直肠癌而非右侧结肠癌。

（3）遗传突变：遗传性结直肠癌占总体结直肠癌发生的7%~10%，包括遗传性非息肉性结直肠癌（hereditary non-polyposis colorectal cancer, HNPCC）、家族性腺瘤样息肉病（familial adenomatous polyposis, FAP）和错构瘤样息肉综合征（Peutz-Jegher syndrome, PJS）等，携带遗传突变的患者和其一级亲属罹患结直肠癌的风险则为普通人群的2~4倍。

（4）其他：长期炎症性肠病、囊性纤维化、胆囊切除术后等均增加结直肠癌患病风险。

2．可改变的危险因素

（1）肥胖和体力活动的缺失：缺少必要的体力活动和肥胖会导致肠道菌群的失衡，激动大肠的炎症过程，从而增加结直肠癌患病风险并显著影响预后。

（2）不健康的饮食习惯：红肉和加工肉类已被证实会增加结直肠癌患病风险，而钙类、纤维、果蔬等则被认为是结直肠癌的保护性食物。

（3）吸烟：由于烟草中存在的致癌物导致广泛的致癌突变，吸烟被认为会增加结直肠癌，尤其是直肠癌的患病风险，且吸烟人群的远期预后明显劣于不吸烟人群，戒烟则会改善总生存和结直肠癌的肿瘤特异性生存。

（4）酗酒：中等到大量的酒精摄入（12.6~49.9 g乙醇/日为中等强度酒精摄入，超过50 g乙醇/日为大量酒精摄入）是结直肠癌发生的高危因素，同时也发现这一因素在男性中表现更为显著。

（二）发病机制

大多数结直肠癌由息肉引起。过程起始于异常的腺窝，后演变为癌前病变（息肉），最终发展为结直肠癌，持续10~15年。目前认为，大多数结直肠癌来源于干细胞或干细胞样细胞。基因和表观遗传学改变的不断积累使抑癌基因失活，并激活癌基因，最终导致癌症干细胞的产生，癌症干细胞是肿瘤形成和维持所必需。目前，主要有两种不同的癌前病变途径：一是传统腺瘤癌途径（也称为染色体不稳定序列），导致70%~90%的结肠直肠癌；二是锯齿状瘤变途径（10%~20%的结肠直肠癌）（图7-13）。

【病理类型及临床分期】

（一）大体类型

1．早期结直肠癌　癌细胞穿透结直肠黏膜肌层浸润至黏膜下层，但未累及固有肌层，为早期结直肠癌（pT1期）。上皮重度异型增生及没有穿透黏膜肌层的癌称为高级别上皮内瘤变，包括局限于黏膜层、但有固有膜浸润的黏膜内癌。如为内镜下或经肛的局部切除标本，应对早期结直肠癌的黏膜下层浸润深度进行测量并分级。扁平病变当黏膜下层浸润深度≤1000 μm时，为黏膜下层浅层浸润，是内镜治疗的适应证；当黏膜下层浸润深度>1000 μm时，为黏膜下层深层浸润，需结合其他因素和临床情况考虑是否行外科手术扩大切除范围。有蒂病变分为两种

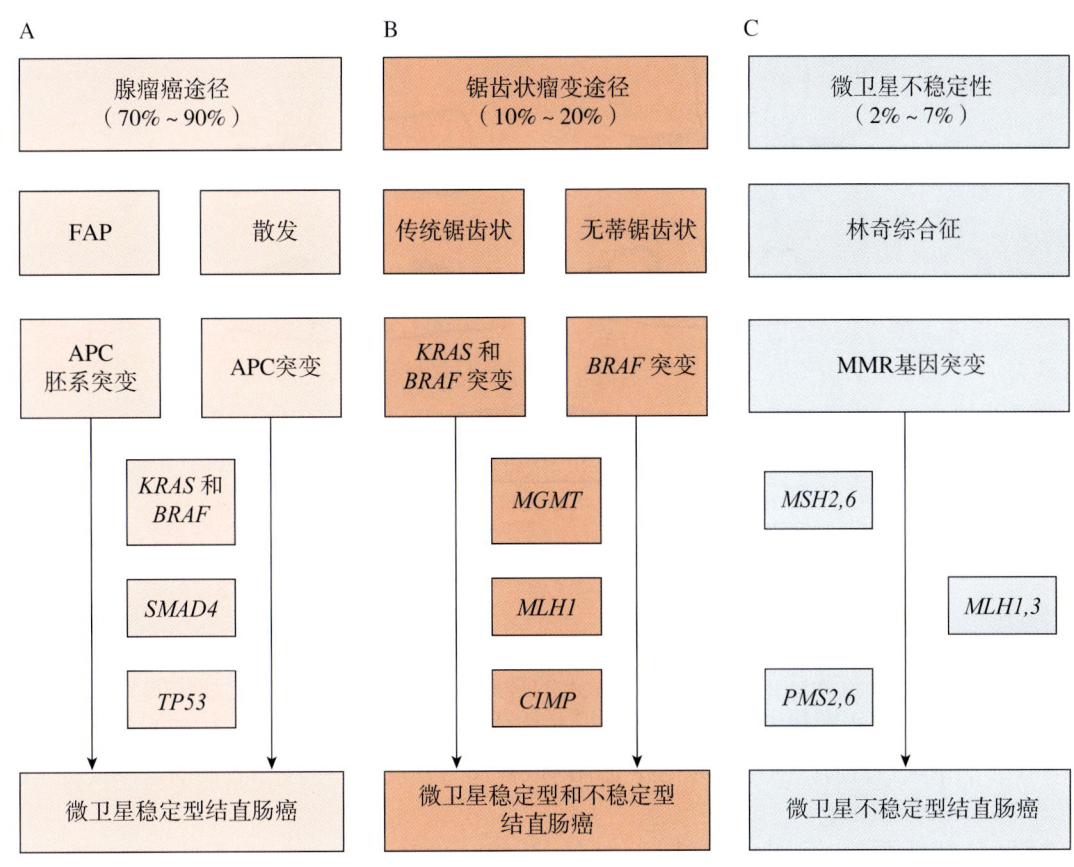

图 7-13 结直肠癌发病机制

情况,当黏膜肌层呈分支状生长时,以两侧肿瘤和非肿瘤交界点之间的连线为基线,基线以上的浸润视为头浸润,是内镜治疗的适应证;基线以下的浸润视为蒂浸润,相当于黏膜下层深层浸润,处理原则同上。当有蒂病变的黏膜肌层可以定位或不是呈分支状生长时,按扁平病变测量浸润深度。

2．进展期结直肠癌（图 7-14）

隆起型：凡肿瘤的主体向肠腔内突出生长,好发于右侧结肠。

溃疡型：肿瘤向肠壁深层生长,并向周围浸润,是直肠癌最常见的类型（约 50%）。

浸润型：沿肠壁浸润,容易引起肠腔狭窄和肠梗阻,好发于左侧结肠。

（二）临床病理分期

1930 年,Dukes 教授描述了大肠癌肿瘤浸润程度及其代表的预后意义,并发展成为著名的 Dukes 分期。Dukes 分期最初仅应用于直肠癌,而后几经修改,最终形成改良的结直肠癌病理 Dukes 分级（表 7-6）。

表 7-6 改良的结直肠癌病理 Dukes 分级

级别	分级依据
A	癌症仅限于肠壁内
B	癌症直接播散至结肠或直肠旁组织,而无淋巴结转移
C	局部淋巴结转移
D	网膜种植；腹膜种植；转移超过外科切除范围

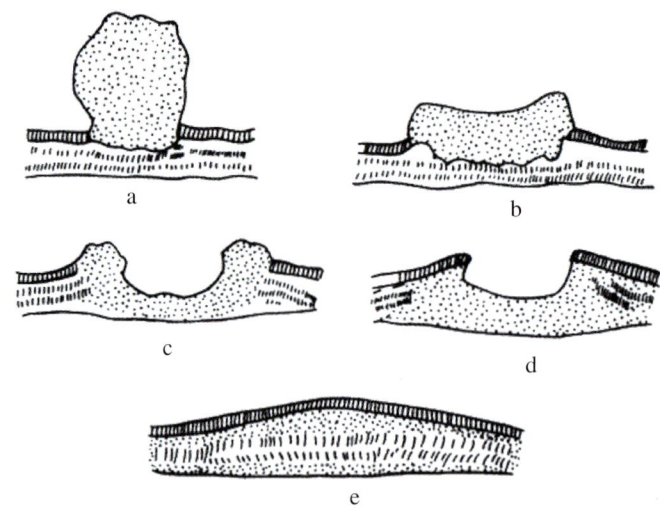

图 7-14　中、晚期大肠癌大体分型
a、b 为隆起型；c、d 为溃疡型；e 为浸润型

随着对于结直肠癌疾病的发展有了更深入的理解，外科医师们发现更细化的分级代表着更为精准的对生物学行为和预后的判断和预测。美国癌症联合委员会/国际抗癌联盟推出了结直肠癌 TNM 分期系统，目前已演化成为世界范围内最普及的分级系统，在结直肠癌领域代替了既往使用的 Dukes 分级方法。

TNM 分期即肿瘤 - 区域淋巴结 - 远处转移（Tumor-Lymph node-Metastasis）分期，是基于细化的"解剖学指标"的肿瘤分期，在结直肠癌的科学研究和临床诊治中发挥了基石作用。2016 年在美国芝加哥推出的第 8 版癌症分期系统为最新版结直肠癌 TNM 分期系统（表 7-7、表 7-8）。更新后的第 8 版 AJCC/UICC 结直肠癌 TNM 分期，进一步完善"非解剖学"的预后风险和疗效预测指标，推荐肿瘤沉积、血清癌胚抗原水平、肿瘤退缩评分、环周切缘、血管淋巴管浸润、神经周围浸润、微卫星不稳定状态、*KRAS* 及 *NRAS* 基因状态、*BRAF* 基因状态等作为预后风险和疗效预测指标，利用现阶段已获得高级别循证医学证据支持的各项预后指标构建结直肠癌预后风险模型，推进结直肠癌从"群体化"诊治向个体化、精准化诊治迈进。

表 7-7　第 8 版 AJCC/UICC 结直肠癌 TNM 分期

分期		定义
原发肿瘤（T）	TX	原发肿瘤情况无法评价
	T0	无原发肿瘤证据
	Tis	局限于上皮内或侵犯黏膜固有层
	T1	肿瘤侵犯黏膜下层
	T2	肿瘤侵犯固有肌层
	T3	肿瘤穿透固有肌层到达浆膜下层，或侵犯无腹膜覆盖的结直肠旁组织
	T4a	肿瘤穿透腹膜脏层
	T4b	肿瘤直接侵犯或粘连于其他器官或结构
区域淋巴结（N）	NX	区域淋巴结情况无法评价
	N0	无区域淋巴结转移
	N1a	有 1 枚区域淋巴结转移

续表

分期		定义
	N1b	有 2～3 枚区域淋巴结转移
	N1c	浆膜下、肠系膜、无腹膜覆盖结肠/直肠周围组织内有肿瘤沉积（tumor deposit, TD），无区域淋巴结转移
	N2a	4～6 枚区域淋巴结转移
	N2b	7 枚及更多区域淋巴结转移
远处转移（M）	MX	远处转移情况无法评价
	M0	无远处转移
	M1a	远处转移局限于单个器官或部位（如肝、肺、卵巢、非区域淋巴结）
	M1b	远处转移分布于一个以上的器官/部位
	M1c	腹膜转移（无论是否合并其他器官部位转移）

表 7-8　结直肠癌病理 TNM 分期

期别	T	N	M	Dukes	MAC
0	Tis	N_0	M_0	—	—
Ⅰ	T_1	N_0	M_0	A	A
	T_2	N_0	M_0	A	B_1
ⅡA	T_3	N_0	M_0	B	B_2
ⅡB	T_{4a}	N_0	M_0	B	B_2
ⅡC	T_{4b}	N_0	M_0	B	B_3
ⅢA	T_{1-2}	N_1/N_{1c}	M_0	C	C_1
	T_1	N_{2a}	M_0	C	C_1
ⅢB	T_{3-4a}	N_1/N_{1c}	M_0	C	C_2
	T_{2-3}	N_{2a}	M_0	C	C_1/C_2
	T_{1-2}	N_{2b}	M_0	C	C_1
ⅢC	T_{4a}	N_{2a}	M_0	C	C_2
	T_{3-4a}	N_{2b}	M_0	C	C_2
	T_{4b}	N_{1-2}	M_0	C	C_3
ⅣA	任何 T	任何 N	M_{1a}	—	—
ⅣB	任何 T	任何 N	M_{1b}	—	—
ⅣC	任何 T	任何 N	M_{1c}	—	—

【临床表现】

（一）症状

结直肠癌早期多无特异性症状，不易引起患者和医师重视，进而可能会导致病情发展和诊治的延误。发展过程中可能出现的症状包括：排便习惯持续改变，包括腹泻或便秘，或粪便的性质发生变化；直肠出血或粪便带血；持续的腹部不适，例如胀气或疼痛；腹部肿块；贫血及其他全身不适，包括乏力、虚弱；不明原因的体重减轻。

在结肠癌的早期阶段，通常没有任何症状。出现的症状也可能各不相同，具体取决于癌症的大小和在大肠中的位置。

1. 在直肠癌患者中，直肠刺激症状常为首发症状，包括便频、排便不尽感、里急后重、肛门下坠感等。同时，还易出现直肠梗阻症状及粪便性质改变如黏液脓血便，当直肠的肿瘤向后侵犯骶骨或骶前筋膜时也会造成剧烈的疼痛，伴骶尾部坠胀感。

2. 左半结肠癌中，粪便性质改变最为常见，如临床肉眼血便或便潜血阳性。黏液便常伴随便血出现，也被看作具有高度提示意义的症状。由于远端结直肠管腔较细且为成形粪便通过，当左侧结直肠的肿瘤进一步进展并阻塞肠腔时，常会表现出部分或完全的肠梗阻症状，包括腹部绞痛、腹胀、恶心、呕吐等。

3. 与其他结肠肿物患者相比，右半结肠癌患者最常见的临床表现包括肿瘤引起的腹痛、慢性贫血及腹部包块。

（二）体征

早期结直肠癌多无明显体征；进展期肠癌患者可有腹部压痛，部分患者可触及腹部肿块；肿瘤转移至肝可出现黄疸及肝大；肿瘤转移至腹膜者可出现腹水，查体时可出现移动性浊音阳性。

特殊的，中下段的直肠癌可以通过肛门指诊触及。我国直肠癌患者中，以低位直肠最常受累，医师在查体过程中须不能忘记触诊检查。

在临床查体中，需关注以下内容。

（1）一般状况评价、全身表浅淋巴结特别是腹股沟及锁骨上淋巴结的情况。

（2）腹部视诊和触诊，检查有无肠型、肠蠕动波，腹部是否可触及肿块；腹部叩诊及听诊检查，了解有无移动性浊音及肠鸣音异常。

（3）直肠指检：对疑似结直肠癌者必须常规做直肠指检。需要了解直肠肿瘤的大小、形状、质地、占肠壁周径的范围、基底部活动度、肿瘤下缘距肛缘的距离、肿瘤向肠外浸润状况、与周围脏器的关系、有无盆底种植等，同时观察有无指套血染。肛门指诊的常用体位如下。

仰卧位或截石位：患者仰卧于检查台上，臀部垫高，两腿屈曲并外展。适用于病重或体弱患者、女性盆腔内器官或直肠膀胱陷凹的检查。还可进行直肠双合诊，即右手示指在直肠内，左手在下腹部，双手配合，以检查盆腔脏器或病变情况。

膝胸位：患者两肘关节屈曲，置于检查台上，胸部尽量靠近检查台，两膝关节屈曲呈直角跪于检查台上，臀部抬高。此体位最常用于前列腺、精囊及内镜检查。

蹲位：患者下蹲呈排便的姿势，屏气向下用力。适用于检查直肠脱出、直肠息肉及内痔等。

左侧卧位：患者取左侧卧位，右腿向腹部屈曲，左腿伸直，臀部靠近检查台边缘，适用于病重、年老体弱或女性患者。

（4）三合诊：对于女性直肠癌患者，怀疑肿瘤侵犯阴道壁者，推荐行三合诊，了解肿块与阴道后壁的关系。

【诊断】

（一）筛查

由于绝大部分的结直肠癌存在明确的早期病变且癌前病变期较长，筛查和早期诊断、干预毫无疑问是降低其病死率及其造成的社会经济负担的重要手段。有报道指出，防止一例结直肠癌出现的必需花费与治疗一名有症状的结直肠癌患者的费用相当。

美国癌症协会（American Cancer Society，ACS）在2018年更新了关于结直肠癌筛查的指南，推荐对于大于45岁的普通风险人群进行结直肠癌的自然人群筛查，至少持续至75岁。ACS建议根据患者自身意愿选择合适的筛查方案，包括粪便检查和可视化检查。粪便检查包括每年1次的高灵敏度粪便免疫化学检测（fecal immunochemical test，FIT）、每年1次的高灵敏度愈创木脂便潜血检查（guaiacum fecal occult blood test，gFOBT）和每 3 年 1 次的多靶点的粪便 DNA 检测（MT-sDNA）；可视化检查包括每 10 年进行 1 次全结肠镜检查、每 5 年进行 1 次可屈式乙状结肠镜检查（flexural sigmoidoscopy）和每 5 年 1 次的 CT 结肠成像（computed tomography colonography，CTC）。而对于有结直肠癌家族史、怀疑或证实患有遗传性结直肠癌综合征（如家族性腺瘤样息肉病、Lynch 综合征等）、因既往恶性肿瘤导致的腹部或盆腔放射治疗史、炎症性肠病病史等高风险人群，筛查开始时间则应提前并且选择更加高频次的个体化筛查方案。

我国国家癌症中心成立的中国结直肠癌筛查与早诊早治指南制定专家组最新制订的《中国结直肠癌筛查与早诊早治指南（2020，北京）》提出：①推荐一般人群 40 岁起接受结直肠癌风险评估。②评估为中低风险的人群在 50～75 岁接受结直肠癌筛查（强推荐，GRADE 证据分级：中）。③评估结果为高风险的人群在 40～75 岁起接受结直肠癌筛查（强推荐，GRADE 证据分级：中）。④如 1 个及以上一级亲属罹患结直肠癌，推荐接受结直肠癌筛查的起始年龄为 40 岁或比一级亲属中最年轻患者提前 10 岁（弱推荐，GRADE 证据分级：中）。

（二）辅助检查

1．病史采集和体格检查　结直肠癌诊断的第一步是严格的病史采集，包括患者已经出现的症状、是否存在发病高危因素、肿瘤家族史等。而在为数众多、复杂昂贵的检查手段之前，腹部查体和肛门指诊所收集到的信息不应被忽略。

2．实验室检查

（1）血常规检查：是否存在肿瘤导致的失血性贫血、是否存在肿瘤继发的感染或炎症。

（2）血液生化检查：是否存在肿瘤肝转移导致的肝、肾功能异常。

（3）尿常规检查：是否存在肿瘤侵犯泌尿生殖系统而出现的血尿，结合泌尿系影像学检查了解肿瘤是否侵犯泌尿系。

（4）粪便常规和潜血检查：是否出现便血或脓细胞。

（5）肿瘤标志物检查：包括癌胚抗原（carcinoembryonic antigen，CEA）、糖链抗原 199（carcinoembryonic antigen 199，CA19-9）、糖链抗原 125（carcinoembryonic antigen 125，CA125）等。在诊断时、治疗前、评价疗效、随访时检测外周血癌胚抗原（CEA）、CA19-9；有肝转移患者建议检测甲胎蛋白（AFP）；疑有腹膜、卵巢转移患者建议检测 CA125。需要注意的是，尽管名为肿瘤标志物，它对于肿瘤的诊断意义尚在探索，多应用于预后预测和随访监测。

3．内镜检查　依据 2018 版中国临床肿瘤协会结直肠癌诊疗指南，全结肠镜检查联合病理活检是结直肠癌最重要的定性诊断方法。当考虑直肠癌时，行内镜检查前必须加入肛门指诊检查。直肠镜和乙状结肠镜适用于病变位置较低的结直肠病变。所有疑似结直肠癌患者均推荐全结肠镜检查，但以下情况除外：一般状况不佳，难以耐受；急性腹膜炎、肠穿孔、腹腔内广泛粘连；肛周或严重肠道感染。

内镜检查报告必须包括：进镜深度、肿物大小、距肛缘位置、形态、局部浸润的范围，对可疑病变必须行病理学活组织检查。由于结肠肠管在检查时可能出现皱缩，因此，内镜所见肿物远侧与肛缘的距离可能存在误差，建议结合 CT、MRI 或钡剂灌肠明确病灶部位。

4．影像学检查　主要目的是肿瘤分期，主要包括胸、腹部及盆腔的增强 CT 检查。如考虑直肠癌，推荐行盆腔高分辨率 MRI 检查。腔内超声、PET/CT 等检查手段也可作为备选。

（1）CT：推荐行胸部/全腹/盆腔 CT 增强扫描检查，用于以下几个方面。

- 结肠癌 TNM 分期诊断；随访中筛选结直肠癌吻合口复发灶及远处转移瘤。
- 判断结肠癌原发灶及转移瘤辅助治疗或转化治疗效果。
- 鉴别钡剂灌肠或内镜发现的肠壁内和外在性压迫性病变的内部结构，明确其性质。
- 有 MRI 检查禁忌证的直肠癌患者。

（2）MRI：推荐 MRI 作为直肠癌常规检查项目。对于局部进展期直肠癌患者，需在新辅助治疗前、后分别行基线、术前 MRI 检查，目的在于评价新辅助治疗的效果。临床或超声 /CT 检查怀疑肝转移时，推荐行肝增强 MRI 检查（建议结合肝细胞特异性对比剂 Gd-EOB-DTPA）。

（3）超声：推荐直肠腔内超声用于早期直肠癌（T2 期及以下）分期诊断。

（4）X 线：气钡双重 X 线造影可作为诊断结直肠癌的检查方法，但不能应用于结直肠癌分期诊断，如疑有结肠梗阻的患者应当谨慎选择。

（5）PET/CT：不推荐常规使用，但对于病情复杂、常规检查无法明确诊断的患者可作为有效的辅助检查。术前检查提示为Ⅲ期以上肿瘤，为了解有无远处转移，可推荐使用。

【治疗】

（一）手术治疗

与其他大部分恶性肿瘤一样，手术切除是治疗结直肠癌的主要手段，手术的目的包括最大程度切除原发灶和引流区域的淋巴结以根治肿瘤，同时保留或恢复器官的基本生理功能。外科治疗的原则如下。

（1）全面探查，由远及近，必须探查记录肝、胃肠道、子宫及附件、盆底腹膜，以及相关肠系膜和主要血管淋巴结和肿瘤邻近器官的情况。

（2）常规切除足够的肠管，清扫区域淋巴结，并进行整块切除，建议常规清扫两站以上淋巴结。

（3）锐性分离技术。

（4）推荐遵循无瘤手术原则。

（5）对已失去根治性手术机会的肿瘤，如果患者无出血、梗阻、穿孔症状或肿瘤压迫周围器官引起的相关症状，则根据多学科讨论确定是否需要切除原发灶。

（6）结肠新生物临床诊断高度怀疑恶性肿瘤及活检报告为高级别上皮内瘤变时，如患者可耐受手术，建议行手术探查。

1. 根治性手术　对于可切除的非转移性结直肠癌，结直肠癌原发灶切除加区域淋巴结整块清扫是根治性手术方案，对于清扫范围外的可疑转移淋巴结，也应进行切除或活检。根治性手术涉及以下关注点。

（1）肠管切除长度：手术应切除足够的肠管以保证远近切缘阴性和足够的淋巴结清扫，但实际还需考虑吻合口血运、吻合肠管张力等因素，需从以下三个角度进行考量。考虑到肠旁淋巴结转移主要局限在距离肿瘤 10 cm 以内的范围内，目前多推荐切除肿瘤两侧至少 10 cm 以确保第一站淋巴结的完全清扫；中央淋巴结清扫要求高位结扎供血动脉根部，待吻合肠管的生理情况也是切除范围的决定因素；为保证吻合部位肠管有接近正常的连续性，有时需适当扩大升结肠、降结肠等腹膜间位器官的切除范围，并尽量选择腹膜内位器官实施吻合（如横结肠 - 乙状结肠），以达到吻合口部位的"浆膜化"的目的。

（2）淋巴结清扫范围：我国最新版《结直肠诊疗规范》规定进展期结直肠癌根治性手术治疗的淋巴结清扫必须包括肠旁、中间和系膜根部淋巴结三站。

（3）自主神经保护：结直肠癌术中自主神经损伤好发于以下几个部位。在高位结扎肠系膜下动脉时可能损伤主动脉前交感神经；在骶岬水平或骶前区域进行操作时可能切断下腹上神经丛和下腹神经；向两侧过度牵引直肠可能导致骨盆神经丛的损伤；在接近精囊腺或前列腺位置使用能量器械切割可能损伤前列腺周围神经丛，引起混合性交感和副交感神经损伤，最终导致勃起障碍和神经源性的膀胱松弛。在不影响手术根治性的前提下，外科医师应基于肿瘤进展程度以及是否存在肉眼神经侵犯的判断，尽可能保护自主神经以保留泌尿功能及性功能。

（4）开腹手术与腹腔镜手术：与传统开腹手术相比较，小切口或腹腔镜手术具备手术切口小、术中出血少、术后恢复快、放大手术视野便于精准操作和解剖等优势。1990 年，Phillips 医生首次提出腹腔镜手术可以作为开腹手术的代替应用于结直肠癌的治疗。2001 年，Nakagoe 和他的同事医生报道，认为与传统手术切口相比，小于 7 cm 的小切口结肠肿瘤根治手术有更短的住院时间和更少的镇痛药需求量。日本 JCOG0404 研究证实与开腹手术比较，腹腔镜结肠癌根治手术在短期预后方面，具有术后恢复周期短、并发症少等优势。欧美的多项大型随机对照研究也证实在长期预后方面，腹腔镜结肠肿瘤根治手术不劣于传统开腹手术。关注腹腔镜与开腹直肠癌手术对比的高质量临床研究包括韩国的 COREAN 研究、欧洲的 COLOR II 研究等。与结肠癌腹腔镜和开腹技术对比一样，腹腔镜直肠癌根治手术在手术短期预后和标本切除质量上优于传统开腹手术，同时在局部复发、无瘤生存和总生存上不劣于后者。美国国家综合癌症网络（National Comprehensive Cancer Network，NCCN）指南已经将腹腔镜手术纳入结直肠癌治疗方案的推荐中，但这一推荐仍存在一些限制，包括腹腔镜手术应当由有经验的外科医师进行、术中应进行全面细致的探查等。

- 结肠癌的外科治疗规范

对于 cT1N0M0 期结肠癌：建议采用内镜下切除、局部切除或肠段切除术。侵入黏膜下层的浅浸润癌（SM1 期），可考虑行内镜下切除，如果肿瘤切除完整、切缘（包括基底）阴性且具有预后良好的组织学特征（如分化程度良好、无脉管浸润），则无论是广基还是带蒂，不推荐再行手术切除。如果具有预后不良的组织学特征，或者非完整切除，标本破碎切缘无法评价，推荐追加肠段切除术加区域淋巴结清扫。如行内镜下切除或局部切除必须满足如下要求：①肿瘤最大径 < 3 cm。②肿瘤侵犯肠周 < 30%。③切缘距离肿瘤 > 3 mm。④肿瘤活动，不固定。⑤仅适用于 T1 期肿瘤。⑥高 - 中分化。⑦治疗前影像学检查无淋巴结转移征象。

对于 cT2 ~ 4N0 ~ 2M0 期结肠癌：首选的手术方式是相应结肠肠段的切除加区域淋巴结清扫。区域淋巴结清扫必须包括肠旁、中间和系膜根部淋巴结。家族性腺瘤性息肉病如已发生癌变，根据癌变部位，行全结直肠切除加回肠储袋肛管吻合术、全结直肠切除加回肠直肠端端吻合术或全结直肠切除加回肠造口术。尚未发生癌变者可根据病情选择全结直肠切除或肠段切除。遗传性非息肉病性结直肠癌应在与患者充分沟通的基础上，选择全结直肠切除或肠段切除结合肠镜随访。肿瘤侵犯周围组织器官建议联合器官整块切除。

- 直肠癌的外科治疗

对于 cT1N0M0 期直肠癌，治疗处理原则同早期结肠癌。如经肛门切除（非经腔镜或内镜下）必须满足如下要求：①肿瘤最大径 < 3 cm。②肿瘤侵犯肠周 < 30%。③切缘距离肿瘤 > 3 mm。④肿瘤活动，不固定。⑤距肛缘 < 8 cm。⑥仅适用于 T1 期肿瘤。⑦无血管淋巴管浸润或神经浸润。⑧高 - 中分化。⑨治疗前影像学检查无淋巴结转移征象。

对于 cT2 ~ 4N0 ~ 2M0 期直肠癌，推荐行根治性手术治疗。中上段直肠癌推荐行低位前切除术，低位直肠癌推荐行腹会阴联合切除术或慎重选择保肛手术。中下段直肠癌必须遵循直肠癌全系膜切除术原则，尽可能锐性游离直肠系膜。尽量保证环周切缘阴性，对可疑环周切缘阳性者，应追加后续治疗。肠壁远切缘距离肿瘤 1 ~ 2 cm，直肠系膜远切缘距离肿瘤 ≥ 5 cm 或切除全直肠系膜，必要时可行术中冰冻病理学检查，确定切缘有无肿瘤细胞残留。在根治肿瘤的前提下，尽可能保留肛门括约肌功能、排尿和性功能。

经典的直肠癌根治性外科手术方式包括以下三种。

（1）经腹会阴联合肛管直肠切除术，也称 Miles 手术。它主要适用于距齿状线 5 cm 以内的，没有广泛转移的直肠癌及其肛管恶性肿瘤。在特殊情况下，即使肿瘤距齿状线以上 5 cm 以上，但是因为肿瘤巨大、盆腔狭小，无法进行保肛手术的，也可使用 Miles 手术。

（2）经腹部直肠切除吻合术，也称 Dixon 手术。它主要适用于肿瘤的下缘距肛门齿状线 5 cm 以上的直肠癌，在特殊的病例中，即使更低位的直肠癌也可以采用该术式，但需在保证切缘的情况下谨慎使用。

（3）直肠经腹切除、左下腹结肠造口术，也称 hartmann 手术。它主要是适用于一些姑息性的手术，如直肠上段癌伴盆底腹膜转移者，不能行根治性切除；也适用于一些保留肛门的直肠癌，但因为全身状况不好或术中出现意外，或者术后行一期吻合有较大的危险而不能立即行前切除术的，即可以采用 hartmann 手术。

在这些经典术式之外，对于直肠癌的外科治疗的探索仍在继续，包括以下内容。

（1）肛提肌外腹会阴联合切除术，即 ELAPE 术，是治疗低位进展期直肠癌的重要术式。传统的 Miles 手术尽管采用了 TME 技术，但在直肠游离阶段，一般随着系膜的缩小，必然导致标本形成狭窄的"腰部"。增加肿瘤残留及术后复发风险，影响患者远期预后。2007 年，Holm 等提出了"柱状 APR"（cylindrical APR），强调整块切除包括肛管、全部肛提肌和低位直肠系膜在内的标本，会阴操作时采用俯卧折刀位。2010 年欧洲研究组将该手术命名为"经肛提肌外腹会阴联合切除术"（extralevator abdominoperineal excision，ELAPE）。ELAPE 切除了更多的癌周组织，降低了环周切缘（circumferential resection margin，CRM）阳性率和术中肠穿孔发生率，提高了患者远期预后。

（2）直肠癌经肛全直肠系膜切除术，即 taTME 手术，是近 5 年逐渐开展并受到结直肠外科医生广泛关注的一种手术方式。该术式完全经肛门，由下往上分离直肠系膜直至肠系膜下动静脉的手术方式，可以达到良好的下切缘和环周切缘，适用于腹膜反折下的直肠癌，有学者认为其可用于距肛缘 ≤ 6 cm 的直肠癌，尤其适用于肥胖、强壮和骨盆相对狭窄的青壮年男性患者。

2．姑息性手术　对于已存在远处转移或因各种原因无法行根治性切除的患者，可以选择姑息性手术，包括局部切除术、短路手术、肠造瘘术等。对于与已经引起肠梗阻、出血、梗阻等情况的患者可切除结直肠癌，推荐行一期切除吻合，或一期肿瘤切除吻合 + 近端预防性造口，或造口术后二期切除，或支架植入解除梗阻后限期切除。一期切除吻合前推荐行术中肠道灌洗。如估计吻合口漏的风险较高，则一期切除吻合及预防性肠造口。

（二）内科及其他治疗

目前结直肠癌的治疗原则是以手术为中心的综合治疗。药物治疗等非手术治疗须明确治疗目的，确定属于新辅助治疗、辅助治疗还是姑息治疗；必须在全身治疗前完善影像学基线评估，同时推荐完善相关基因检测。推荐对临床确诊的复发或转移性结直肠癌患者进行 *KRAS*、*NRAS* 基因突变检测，以指导肿瘤靶向治疗。*BRAF V600E* 突变状态的评估应在 *RAS* 检测时同步进行，以对预后进行分层，指导临床治疗。推荐对所有结直肠癌患者进行错配修复蛋白表达或微卫星不稳定检测，用于遗传性非息肉病性结直肠癌筛查、预后分层及指导免疫治疗等。MLH1 缺失的错配修复蛋白缺陷型肿瘤应行 *BRAF V600E* 突变分子和（或）MLH1 甲基化检测，以评估发生遗传性非息肉病性结直肠癌的风险。

1．新辅助治疗　直肠癌的新辅助治疗目的是提高手术切除率，提高保肛率，延长患者无病生存时间。推荐新辅助放化疗仅适用于距肛门 < 12 cm 的直肠癌。T3 期和（或）N+ 的可切除直肠癌患者，原则是推荐新辅助放化疗，也可考虑在多学科讨论后行单纯新辅助化疗，后根据疗效评估决定是否联合放疗。T4 期或局部晚期不可切除的直肠癌患者，必须行新辅助放化疗。治疗后必须重新评价，多学科讨论是否可行手术。新辅助放化疗中，化疗方案推荐首选卡培他滨单药或持续灌注氟尿嘧啶或氟尿嘧啶 + 亚叶酸钙，在长程放疗期间同步进行化疗。

结直肠癌患者合并肝转移和（或）肺转移，转移灶为可切除或潜在可切除，需多学科讨论是否推荐新辅助化疗或化疗联合靶向药物治疗，可选用西妥昔单抗（推荐用于 *KRAS*、*NRAS*、*BRAF* 基因野生型患者），或联合贝伐珠单抗。化疗方案推荐 CapeOx（卡培他滨 + 奥沙利铂），或者 FOLFOX（奥沙利铂 + 氟尿嘧啶 + 亚叶酸），或者 FOLFIRI（伊立替康 + 氟尿嘧啶 + 亚叶酸），或者 FOLFOXIRI（奥沙利铂 + 伊立替康 + 氟尿嘧啶 + 亚叶酸），建议治疗时限为 2 ~ 3 个月。治疗后必须重新评价，并考虑是否可行局部毁损性治疗，包括手术、射频和立体定向放疗。

2．辅助治疗　应根据肿瘤原发部位、病理学分期、分子指标及术后恢复状况决定。推荐术后4周左右开始辅助化疗（体质差者适当推迟），化疗时限3～6个月。Ⅱ期结直肠癌的辅助化疗，应确认有无以下高危因素：组织学分化差（3～4级）且为错配修复正常或微卫星稳定、T4期、血管淋巴管浸润、术前肠梗阻或肠穿孔、标本检出淋巴结不足（少于12枚）、神经侵犯、切缘阳性或不能确定。对于无高危因素者，建议随访观察，或单药氟尿嘧啶类药物化疗。而有高危因素者，建议辅助化疗。如肿瘤组织检测为错配修复缺陷或高水平微卫星不稳定，不建议辅助化疗。Ⅲ期结直肠癌推荐辅助化疗。化疗方案推荐选用CapeOx、FOLFOX方案或单药卡培他滨、氟尿嘧啶＋亚叶酸钙方案。

3. 复发转移患者的系统治疗　联合化疗应作为能耐受化疗的转移性结直肠癌患者的一、二线治疗。推荐以下化疗方案：FOLFOX或FOLFIRI，或联合西妥昔单抗（推荐用于*KRAS*、*NRAS*、*BRAF*基因野生型患者），CapeOx、FOLFOX或FOLFIRI，或联合贝伐珠单抗。右半结肠癌患者预后明显劣于左半结肠癌和直肠癌。对于*KRAS*、*NRAS*、*BRAF*基因野生型患者，右半结肠癌一线治疗中抗血管内皮细胞生长因子受体单抗（贝伐珠单抗）联合化疗的疗效优于抗表皮生长因子受体单抗（西妥昔单抗）联合化疗，而在左半结肠癌和直肠癌中后者的疗效优于前者。对于结直肠癌术后局部复发者，推荐进行多学科评估，判定能否有机会行再次切除、放疗或消融等局部治疗，以达到无肿瘤证据状态。

（三）其他治疗

最佳支持治疗应贯穿于患者的治疗全过程，建议多学科综合治疗。最佳支持治疗推荐涵盖以下方面。

（1）疼痛管理：准确完善疼痛评估，综合合理治疗疼痛，推荐按照疼痛三阶梯治疗原则进行，积极预防处理镇痛药不良反应；重视患者及家属疼痛教育和社会精神心理支持。

（2）营养支持：建议常规评估营养状态，给予适当的营养支持，倡导肠内营养支持。

（3）精神心理干预：建议有条件的地区由癌症心理专业医师进行心理干预和必要的抗精神病药物干预。

在与结直肠癌斗争的过程中，靶向治疗、免疫治疗、肿瘤干细胞抑制、肠道菌群调控等新兴的治疗方案方兴未艾，仍待进一步探索。

（叶颖江）

第五节　直肠肛管疾病

学习目标

- **基本目标**
  1. 从组织学和解剖学角度理解齿状线的结构和功能特点，以及直肠肛管的神经血管分布。
  2. 结合直肠肛管周围解剖结构，说明直肠指诊要点。
  3. 从痔发病机制的角度说明手术治疗及非手术治疗的原理。
  4. 概括常见肛管及肛周恶性肿瘤的临床表现。

学习目标

- **发展目标**
  1. 运用直肠肛管周围解剖结构，理解直肠肛管周围脓肿及肛瘘的分型与发病位置。
  2. 通过肛周常见良性疾病的发病机制解释预防原则。
  3. 利用肛管直肠生理解剖特点理解粪便嵌塞、排便规律等生理表现。

直肠肛管疾病是一组复杂而常见的疾病。直肠肛管位于消化道最末端，因为胚胎发育过程和解剖位置的特殊性，使这一部分肌肉、血管、神经分布复杂。具有众多邻近的组织器官，使得直肠肛管周围疾病具有独特的病理特点。

【解剖生理概要】

1. 直肠 位于盆腔的后部，在平第 3 骶椎处连接乙状结肠，借直肠骶骨筋膜与骶尾骨沿其前面下行，至尾骨平面穿过盆膈与肛管相连，形成约 90 度的转弯。上部直肠与结肠粗细相同，下部直肠扩张成直肠壶腹。是暂存粪便的部位。直肠长度 12～15 cm，具有 3 个侧弯，上、下侧弯向右侧突出，中间侧弯向左侧突出，这些侧弯在腔内对应直肠瓣（Houston 瓣），Houston 瓣在生理上有阻挡粪便下移的功能，如手术中将这些侧弯松解，直肠长度可延长 5 cm。中间瓣位置最固定，对应腹膜反折，直肠瓣不含有肌壁全层，是活检的绝佳位置，操作容易且穿孔风险小，尤其在炎性肠病的早期诊断中可起到重要作用。

对于直肠的分段，可以以腹膜返折为界分为上段直肠和下段直肠。上段直肠前侧及两侧有腹膜覆盖，前侧腹膜返折为直肠膀胱陷凹或直肠子宫陷凹（Douglas 腔）。下段直肠无腹膜包裹，全部位于腹膜腔外。在临床工作中，也有三段分法，以齿线上 0～5 cm、5～10 cm、10～15 cm 分别称为下段直肠、中段直肠、上段直肠，对于直肠肿瘤的手术操作具有一定指导意义。上段直肠前侧及两侧有腹膜覆盖，中段直肠仅前侧被腹膜覆盖。前侧腹膜返折为直肠膀胱陷凹或直肠子宫陷凹。下段直肠无腹膜包裹，全部位于腹膜腔外。男性下段直肠借助直肠膀胱隔与膀胱底、前列腺、精囊腺、输精管壶腹部及输尿管盆段相邻。女性下段则借助直肠阴道隔与阴道相邻。

直肠的肌层与结肠相同，外层为纵行肌、内层为环行肌。环行肌在直肠下端增厚形成内括约肌，受自主神经支配，属于不随意肌，可协助排便。纵行肌下端与内外括约肌和肛提肌相连。

2. 肛管 解剖学上肛管的定义为上至齿线，下至肛门缘，长 1.2～1.5 cm。外科医生在临床工作中更喜欢把肛管定义为肛门缘上 4 cm 左右至肛管直肠环（图 7-15）。

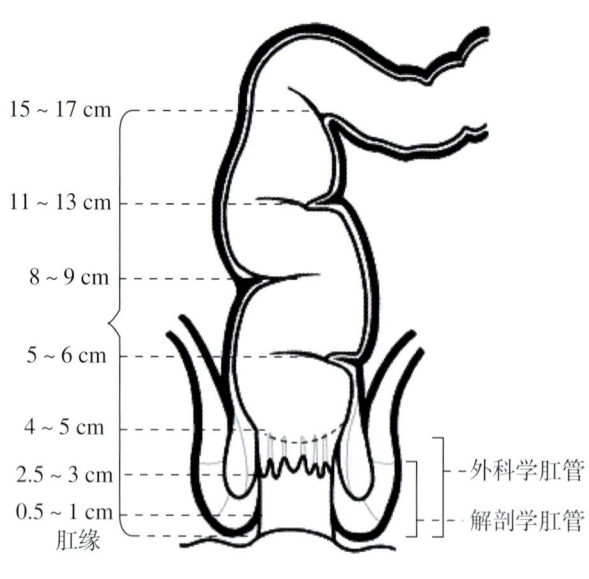

图 7-15 直肠分段示意图

3. 肛管直肠肌肉（图 7-16） 肛管内括约肌（internal anal sphincter，IAS）是远端直肠环行肌层（2.5～4.0 cm）的聚集，由自主神经支配，不受意志控制，属不随意肌。肛管外括约肌（EAS）是围绕肛管的环行横纹肌，它的终点比 IAS 稍远。分为皮下部、浅部和深部。皮下部位于肛管下端的皮下，肛管内括约肌的下方；浅部位于皮下部的外侧深层，而深部又位于浅部的深面，它们之间有纤维束分隔。肛管外括约肌组成 3 个肌环：深部为上环，与耻骨直肠肌合并，附着于耻骨联合，收缩时将肛管向上提举；外括约肌浅部肌环为中环，附着于尾骨，收缩时向后牵拉，加强肛管括约肌的功能，使肛管紧闭；外括约肌皮下部肌纤维向前联结肛周皮肤与结缔组织，构成下环。肛提肌是位于直肠周围并与尾骨肌共同形成盆膈的一层宽薄的肌，左右各一。提肌起自骨盆两侧壁、斜行向下止于直肠壁下部两侧，左右连合呈向下的漏斗状，肛管括约肌对于承托盆腔内脏、帮助排便有重要作用。肛管直肠环为由肛管内括约肌、直肠壁纵肌的下部、肛管外括约肌的深部和临近的部分肛提肌（耻骨直肠肌）纤维共同组成的肌环，绕过肛管和直肠分界处，在直肠指诊时可清楚扪到。此环是括约肛管的重要结构，如手术时不慎完全切断，可引起便失禁。

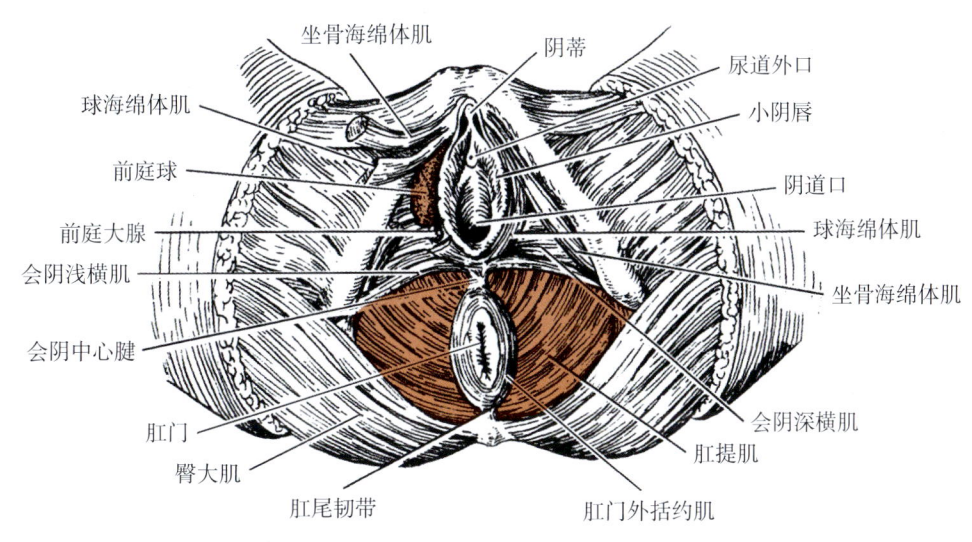

图 7-16　盆底肌肉结构

4. 直肠肛管周围间隙（图 7-17） 在直肠与肛管周围有数个间隙，是感染的常见部位。间隙内充满脂肪结缔组织，由于神经分布很少、感觉迟钝，故发生感染时一般无剧烈疼痛，往往在形成脓肿后才就医。由于解剖位置与结构上的关系，肛周脓肿容易引起肛瘘，故有重要的临床意义。在肛提肌以上的间隙：①骨盆直肠间隙，在直肠两侧，左右各一，位于肛提肌之上，盆腔腹膜之下；②直肠后间隙，在直肠与骶骨间，与两侧骨盆直肠间隙相通。在肛提肌以下的间隙有：①坐骨肛管间隙（亦称坐骨直肠间隙），位于肛提肌以下，坐骨肛管横隔以上，相互经肛管后相同（此处亦称深部肛管后间隙）；②肛门周围间隙，位于坐骨肛管横隔以下至皮肤之间，左右两侧也于肛管后相同（亦称浅部肛管后间隙）。

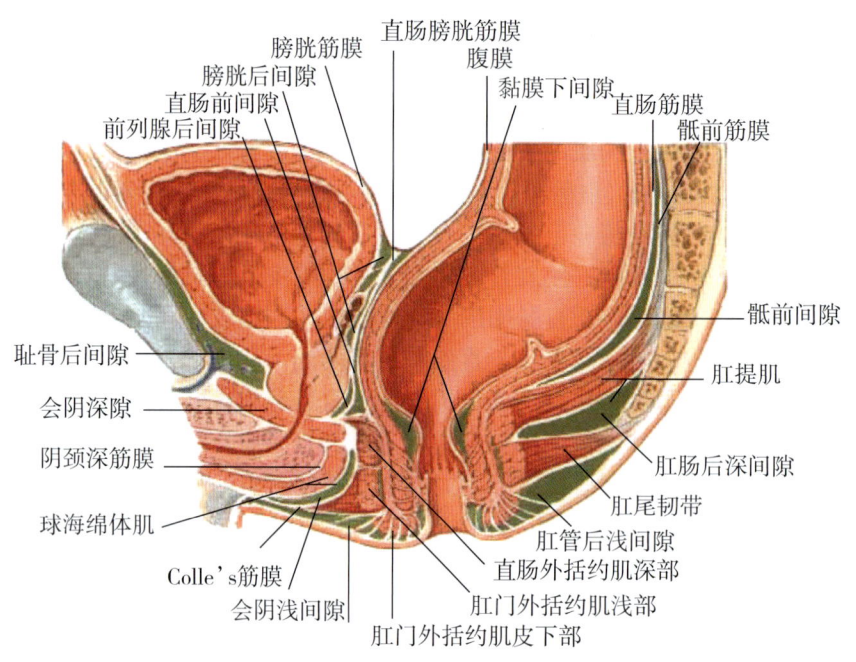

图 7-17　盆底间隙示意图
(引自奈特人体解剖彩色图谱，2005)

知识拓展

Shafik "三肌襻"学说

Shafik 提出"3U"形环系统概念（图 7-18），其中每个环都是一个独立的括约肌，具有独特的附着部位、肌束方向和神经支配。上环起源于耻骨并插入耻骨，中环附着于尾骨，下环向前延伸入肛周皮肤。每个环都作为其他环的补充帮助维持排便功能。但是目前还有部分学者认为该理论缺少临床经验支持。

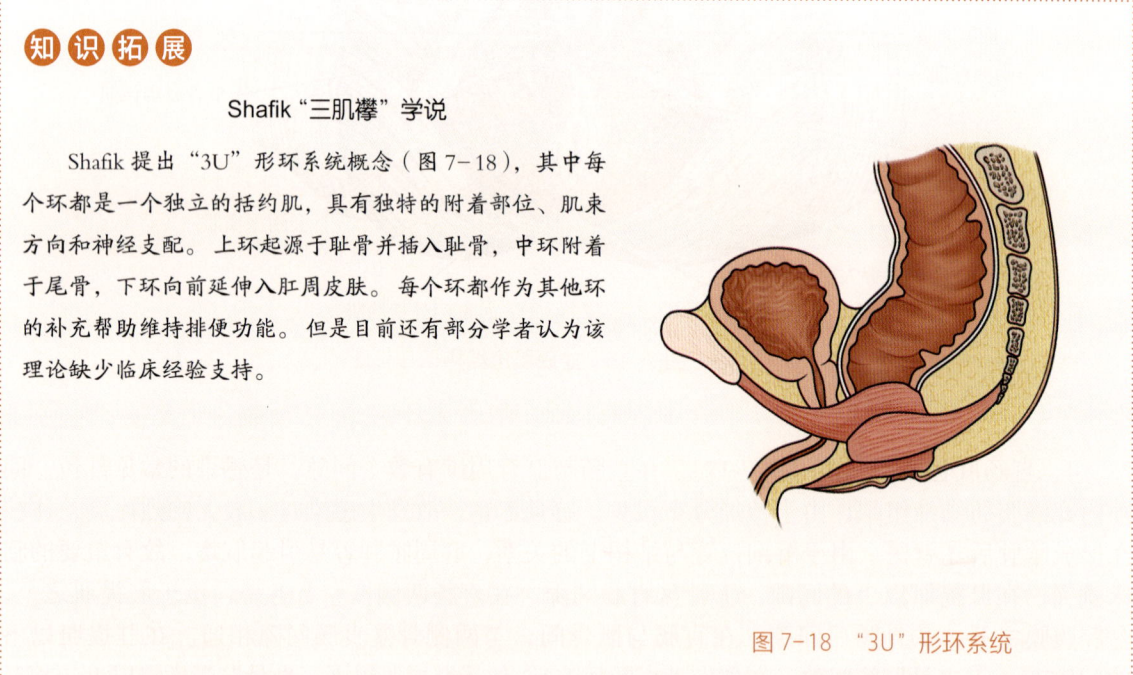

图 7-18　"3U"形环系统

5. 直肠肛管神经支配和临床意义　直肠由交感、副交感神经支配。交感神经主要来自骶前神经丛（腹下神经丛），与来自第 2、3、4 骶神经分出的骶部副交感神经会合，在直肠侧韧带两旁形成盆腔（骨盆）神经丛。骶前神经丛损伤可使精囊、前列腺丧失收缩功能而不能射精。骶部副交感神经是支配排尿、阴茎勃起的主要神经，如有损伤，可引起排尿困难和阳痿。

肛管感觉由阴部神经分支直肠下神经支配。肛管上皮感觉神经末梢分布非常丰富，尤其是在齿状线附近，能够感知温度和压力刺激。肛管内括约肌由交感和副交感神经共同支配，副交感神经对内括约肌有舒张作用。肛管外括约肌由阴部内神经的直肠下神经分支和 S4 神经的会阴分支支配。

6. 直肠肛管的生理作用和临床意义　肛管及盆底的生理非常复杂，直肠有排便、吸收和分泌功能。肛管的主要功能是调节及控制排便。其控制能力依赖于肛门的感知功能、肛管的肌肉运动、直肠顺应性、张力及排空能力、盆底肌运动的协调作用，以及粪便质地、容量及结肠传输粪便的时间等的协同作用。任意一项重要功能的紊乱都能导致排便的失控。肛管直肠感觉可辨别肠内容物的性质（气体、液体或固体）并确认通过位于直肠肌及盆底肌内的感觉神经受体处排出肠内容物的需求。

先天性直肠肛管畸形

先天性直肠肛管畸形（congenital anorectal malformation）是胚胎时期后肠发育障碍所致的消化道畸形，是小儿肛肠外科的常见病，占先天性消化道畸形的首位。发病率为 1 :（1500～5000），中国的调查资料表明约在 1 : 4000，男女发病无差异。约有 50% 以上的先天性直肠肛管畸形伴有直肠与泌尿生殖系之间的瘘管形成。1984 年世界小儿外科医师会议制定了直肠肛管畸形新分类法。依据直肠盲端与肛提肌的相互关系来分类：直肠盲端在肛提肌以上为高位畸形；位于肛提肌中间或稍下方为中间位畸形；位于肛提肌以下为低位畸形。按性别分男、女两组。男孩直肠肛管畸形 50% 为高位畸形，女孩高位畸形占 20%，低位畸形男、女均为 40%。

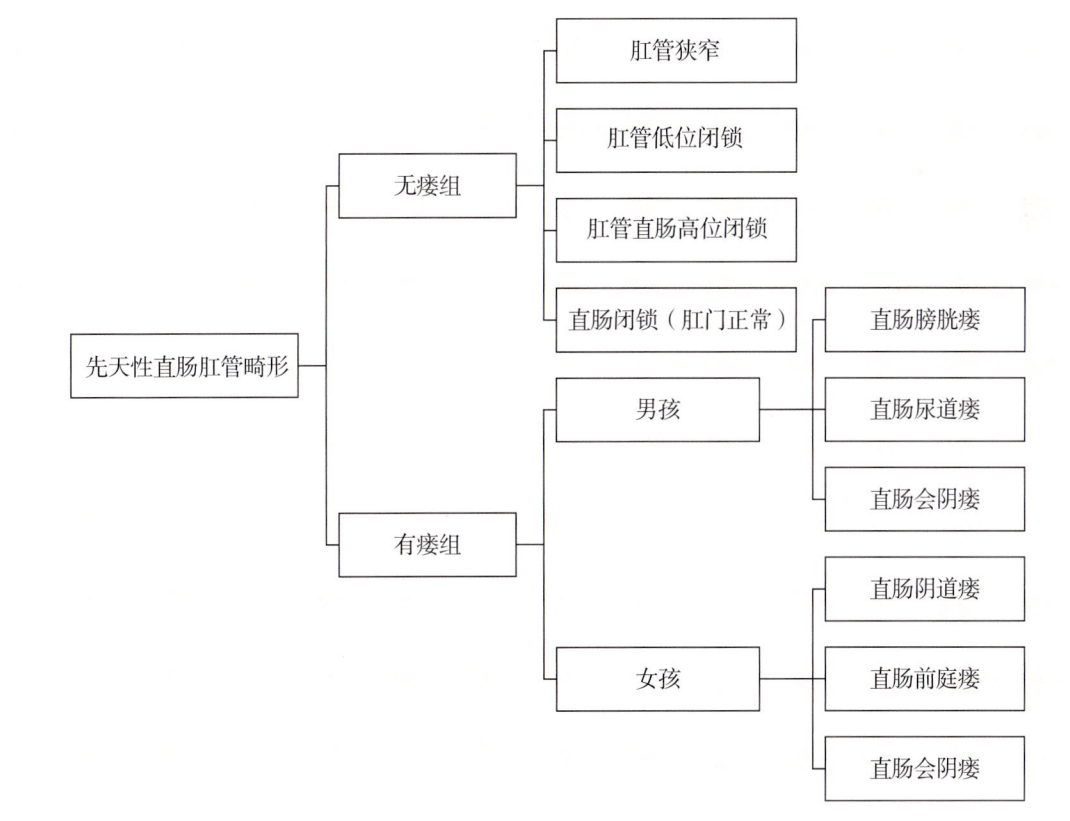

【检查方法】

肛门直肠疾病的诊治过程中，问诊和体格检查占有重要的地位。正确的问诊和体格检查常可以直接做出准确的诊断。因为这一区域结构功能复杂，疾病的病理变化的表现常不够直观。从患者的角度，常不能准确地对粪便性状、排便习惯的改变、肿块特点、出血量、疼痛和不适感做出描述。所以问诊需要十分细致，并可适当做出引导，可通过类比的方法引导患者对症状做出准确的描述。体格检查则主要包括视诊和肛门指诊，首先要选择正确的检查体位，错误的体位可能造成不适感或漏诊。

1. 体格检查

（1）检查体位：常用体位有左侧卧位、膝胸位和截石位。临床常用体位为膝胸位，有条件更换一次性检查单也可使用左侧卧位（Sim's 体位），膝胸位（knee-chest position，KCP）可以使盆底肌更放松以利于检查（图 7-19）。

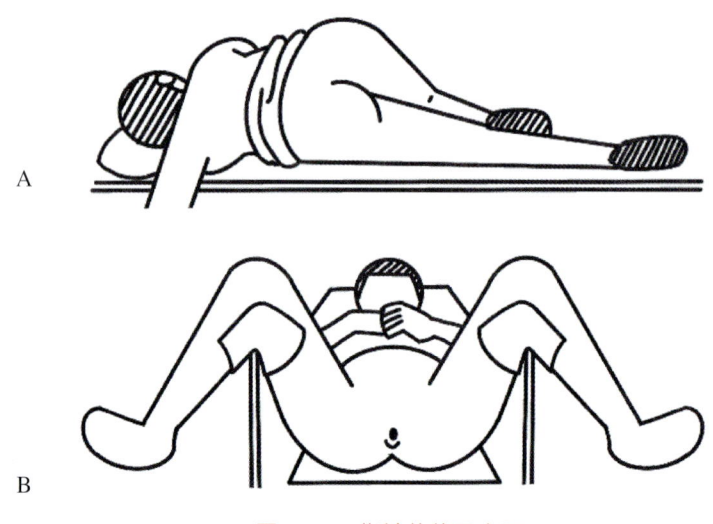

图 7-19 指诊体位示意图
A. 左侧卧位；B. 截石位

知识拓展：直肠指诊要点

（2）视诊：用双手拇指或示指、中指、环指 3 指分开臀沟，观察肛门处有无红肿、血、脓、粪便、黏液、瘘口、外痔、疣状物、溃疡、肿块及直肠黏膜脱垂等。

（3）直肠指诊：是简单而重要的检查方法，对及早发现肛管、直肠癌意义重大。据统计，75% 的直肠癌可在直肠指诊时被发现，而直肠癌延误诊断的病例中 85% 是由于未做直肠指诊。如患者疼痛剧烈，可行麻醉下直肠指诊。

2. 肛门镜检查　肛门镜是痔、肛裂、肛乳头最佳检查方法。肛门镜的长度一般为 7 cm，内径大小不一。肛门镜检查时多选用膝胸位。肛门镜检查之前应先做肛门视诊和直肠指诊，如有局部炎症、肛裂、月经期或指诊时患者已感到剧烈疼痛，应暂缓肛门镜检查。肛门镜检查时还可同时取活检。

3. 特殊检查　其他特殊检查还包括直肠肛管测压、直肠 MRI 或 CT、乙状结肠镜、经肛门直肠超声检查等。

一、肛裂

肛裂（anal fissure）是齿状线以下肛管皮肤层裂伤后形成的缺血性溃疡。方向与肛管纵轴平行，长 0.5～1.0 cm，呈梭形或椭圆形，常引起肛门剧痛。多见于青、中年人，绝大多数肛裂位于肛管的后正中线上，也可在前正中线上，侧方出现肛裂极少。若侧方出现肛裂应考虑肠道炎性疾病（如结核、溃疡性结肠炎及克罗恩病等）或肿瘤的可能。

【病因及病理】

病因尚不清楚，可能与多种因素有关。直接原因：多为机械性损伤（便秘、粪便干结、腹泻）。肛管外括约肌浅部在肛管后方形成的肛尾韧带伸缩性差、坚硬，此区域血供亦差；肛管与直肠成角相延续，排便时，肛管后壁承受压力最大，故后正中线处易受损伤。肛管内原有病变，如肛窦炎、肛乳头炎、直肠炎、结核等均可引发肛管溃疡，也可能形成肛裂。

急性肛裂可见裂口边缘整齐，底浅，呈红色并有弹性，无瘢痕形成。慢性肛裂因反复发作，边缘变硬，底深不整齐，常可见到肛管内括约肌；边缘增厚纤维化、肉芽灰白。肛裂裂口上端的肛门瓣和肛乳头水肿，形成肥大乳头；皮肤因炎症、水肿及静脉、淋巴回流受阻，形成袋状皮垂向下突出于肛门外，称"前哨痔"。肛裂、前哨痔及乳头肥大常同时存在，称为肛裂"三联征"。

【临床表现】

典型的临床表现，即疼痛、便秘和出血。疼痛一般较剧烈，有典型的周期性。排便时由于肛裂内神经末梢受刺激，立刻感到肛门烧灼样或刀割样疼痛，便后数分钟可缓解，随后因肛管括约肌收缩痉挛，再次出现疼痛，此期可持续半小时到数小时，以上称为肛裂疼痛周期。因害怕疼痛不愿排便，久而久之引起便秘，粪便更为干硬，便秘又加重肛裂，形成恶性循环。排便时常在粪便表面或便纸上见到少量血迹，或滴鲜血，大量出血少见。此外，可出现肛门分泌物、肛门瘙痒。

【诊断与鉴别诊断】

依据典型的临床病史、肛门检查时发现的肛裂"三联征"，不难做出诊断。应注意与其他疾病引起的肛周溃疡相鉴别，如克罗恩病、溃疡性结肠炎、结核、肛周肿瘤、艾滋病、梅毒、软下疳等，可以取活组织做病理检查以明确诊断。

【治疗】

急性肛裂多可自愈，急性或初发的肛裂可采用坐浴和帮助排便的方法治疗；慢性肛裂可用坐浴、润便加以扩肛的方法；经久不愈、保守治疗无效，且症状较重者可采用手术治疗。手术治疗方法如下。

1. 肛裂切除术　即切除全部增殖的裂缘、前哨痔、肛乳头、隐窝和深部不健康的组织直至暴露肛管括约肌，可同时松解部分外括约肌皮下部或内括约肌，创面敞开引流。缺点为愈合较慢，肛门脓肿、肛门狭窄和肛门失禁发生率高。

2. 肛管内括约肌切断术（internal anal sphincterotomy）　可降低平均肛管最大静息压，但可引起约30%的患者肛门失禁。肛管内括约肌为环行的不随意肌，它的痉挛收缩是引起肛裂疼痛的主要原因。手术可在局部麻醉、骶尾麻醉或硬膜外麻醉下进行。入路可分为经肛裂直接切断或侧切术。

3. 化学性内括约肌切断术　通过化学药物的作用达到内括约肌切断的效果，主流方法为高浓度、低容量的肉毒毒素注射。临床效果明显好于单纯局部药物治疗。

二、直肠肛管周围脓肿

直肠肛管周围脓肿（anorectal abscess）是直肠肛管周围软组织内或其周围间隙发生的急性化脓性感染，并形成脓肿。男性多见，多数为20～40岁的青壮年。其特点是起病急、疼痛剧烈，脓肿破溃或切开后常形成肛瘘。脓肿是肛管直肠周围炎症的急性期表现，而肛瘘则为其慢性病程。常见的致病菌有大肠埃希菌、金黄色葡萄球菌、链球菌和铜绿假单胞菌，偶有厌氧性细菌和结核分枝杆菌，常是多种病原菌混合感染。值得注意的是，若脓液培养为大肠埃希菌或厌氧性细菌，说明感染来自直肠，术后多有肛瘘形成，常需再次手术；若培养为金黄色葡萄球菌，说明感染多来自皮肤，术后发生肛瘘的机会少。

【病因和病理】

直肠肛管周围脓肿绝大部分由肛腺感染引起。肛腺开口于肛窦，位于内、外括约肌之间；因肛窦开口向上，腹泻、便秘时易引发肛窦炎，感染延及肛腺后首先易发生括约肌间感染。直肠肛管周围间隙为疏松的脂肪结缔组织，感染极易蔓延、扩散。感染向上可达直肠周围形成高位肌间脓肿或骨盆直肠间隙脓肿；向下达肛周皮下，形成肛管周围脓肿；向外穿过外括约肌，形成坐骨肛管间隙脓肿；向后可形成肛管后间隙脓肿或直肠后间隙脓肿。以肛提肌为界将直肠肛管周围脓肿分为肛提肌下部脓肿和肛提肌上部脓肿；前者包括肛门周围脓肿、坐骨肛管间隙脓肿；后者包括骨盆直肠间隙脓肿、直肠后间隙脓肿和高位肌间脓肿。

直肠肛管周围脓肿也可继发于肛周皮肤感染、损伤、肛裂、内痔药物注射、手术（痔切除术、内括约肌切断术）、恶性肿瘤、骶尾骨骨髓炎等。炎性肠病（克罗恩病、溃疡性结肠炎、肠结核）及免疫抑制状态（如白血病、淋巴瘤、艾滋病等）等患者易并发直肠肛管周围脓肿。

【临床表现及分型】

1. 肛管周围脓肿（图 7-20） 肛管周围皮下脓肿最常见，占 40%～48%。多由肛腺感染经肛门外括约肌皮下部向外扩散而成。常位于肛管后方或侧方皮下部，一般不大。疼痛、肿胀和局部压痛为主要表现。疼痛为跳动性，受压增大（坐下、咳嗽或排便）时加重。病变处明显红肿，有硬结和压痛，脓腔形成时可有波动感，穿刺时抽出脓液。全身感染性症状不明显。

2. 坐骨肛管间隙脓肿（图 7-20） 又称坐骨直肠窝脓肿，也比较常见，占 20%～25%。多由肛腺感染经外括约肌向外扩散到坐骨直肠间隙而形成；也可由直肠肛管周围脓肿扩散而成。由于坐骨直肠间隙较大，形成的脓肿亦较大而深，容量为 60～90 ml。发病时患侧出现持续性胀痛，逐渐加重，继而为持续性跳痛，坐立不安，排便或行走时疼痛加剧，可有排尿困难和里急后重。全身感染症状明显，发热为最常见的临床症状。早期局部体征不明显，以后出现肛门患侧红肿，双臀不对称；局部触诊或肛门指诊时患侧有深压痛，甚至波动感。如不及时切开，脓肿多向下穿入肛管周围间隙，再由皮肤穿出，形成肛瘘。感染可以从一侧环行向括约肌间隙、肛提肌上间隙或坐骨直肠间隙的对侧发展，形成复杂的马蹄形脓肿。

3. 括约肌间脓肿（图 7-20） 是指存在于内外括约肌之间，是众多肛周感染的原发部位。细菌入侵肛腺，而大部分肛腺的腺体位于内外括约肌之间。早期疼痛明显，红肿不明显。脓腔穿透周围组织可进一步发展为其他类型脓肿。

4. 骨盆直肠间隙脓肿（图 7-20） 又称骨盆直肠窝脓肿，较为少见，但很重要。多由肛腺脓肿或坐骨直肠间隙脓肿穿破肛提肌进入骨盆直肠间隙引起，也可由直肠炎、直肠溃疡、直肠外伤引起。由于此间隙位置较深，空间较大，引起的全身症状较重而局部症状不明显。早期就有全身中毒症状，如发热、寒战、全身疲倦不适。局部表现为直肠坠胀感，便意不尽，排便时尤感不适，常伴排尿困难。会阴部检查多无异常，直肠指诊可在直肠壁上触及肿块隆起，有压痛和波动感。诊断主要靠穿刺抽脓，经直肠以手指定位，从肛门周围皮肤进针。

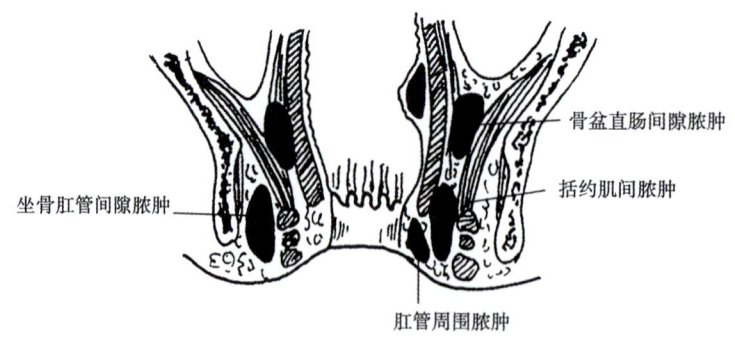

图 7-20 直肠肛管周围脓肿的分型

5. 其他 包括直肠后间隙脓肿、高位肌间脓肿、直肠壁内脓肿（黏膜下脓肿）。由于位置较深，局部症状大多不明显，主要表现为会阴、直肠坠胀感，排便时疼痛加重，患者同时有不同程度的全身感染症状。直肠指诊可触及疼痛性肿块。

【诊断】

根据肛周表现或全身感染症状结合直肠指诊，一般诊断不难。肛周皮肤进针穿刺抽出脓液可以确诊。必要时可做直肠超声检查协助诊断。MRI 对肛周脓肿的诊断很有价值，可明确与括约肌的关系及有无多发脓肿，部分患者可观察到内口。直肠肛管周围脓肿在诊断上应明确两点：①脓肿与肛门括约肌的关系；②有无感染内口及内口至脓肿的通道。

【鉴别诊断】

肛周的其他感染性疾病或其他疾病继发感染可与肛周脓肿发生混淆，造成误诊误治。常见的疾病包括藏毛囊肿、坏死性筋膜炎、肛周皮脂腺囊肿、表皮样囊肿、大汗腺炎、骶前囊肿等。一些周边器官的肿瘤浸润或感染扩散也可出现类似肛周脓肿的表现。

【治疗】

1. 非手术治疗　①抗生素治疗：可联合选用 2~3 种对革兰氏阴性杆菌有效的抗生素；②温水坐浴；③局部理疗；④口服缓泻剂或液状石蜡以减轻排便时的疼痛。保守治疗仅作为缓解手段，常不能做到根治，对于不存在手术禁忌的患者，首选手术治疗。

2. 手术治疗

(1) 脓肿切开引流：为直肠肛管周围脓肿的主要治疗方法，一旦诊断明确，即应早期切开引流，而不应拘于有无波动感。手术方式因脓肿的部位不同而异。肛门周围脓肿在局麻下就可进行，取折刀位或侧卧位，在波动最明显的部位做放射状切口，剪去周围皮肤使切口呈椭圆形，无须填塞以保证引流通畅。深部脓肿的引流切口应根据位置和范围谨慎选择，避免因不当操作导致复杂肛瘘的形成。

(2) 脓肿切开并挂线手术：在波动处切开脓肿，探查脓腔后，寻找内口，在内口与切开脓肿之间的括约肌上挂线，既可达到引流目的，又可预防医源性肛瘘的发生。

(3) 脓肿切开一次性根治手术：对于大部分非复杂性脓肿，切开一次性根治是理想的手术方式。行根治手术的前提是可准确找到内口并彻底处理，外部脓腔充分引流。这样的治疗方式为患者缩短了康复时间，减少了二次手术的可能性，对于复杂性脓肿不推荐一次性根治。

三、肛瘘

肛瘘（anal fistula）是肛管或直肠与肛周皮肤相通的肉芽肿性管道，由内口、瘘管、外口三部分组成。内口常位于直肠下部或肛管，多为一个，成熟肛瘘内口处黏膜常为愈合状态；外口在肛周皮肤上，可为一个或多个。经久不愈或间歇性反复发作为其特点，是常见的直肠肛管疾病之一，任何年龄都可发病，多见于青壮年男性。

【病因和病理】

大部分肛瘘由直肠肛管周围脓肿引起，因此内口多在齿状线上肛窦处，脓肿自行破溃或切开引流处形成外口，位于肛周皮肤上。由于外口生长较快，脓肿常假性愈合，导致脓肿反复发作破溃或切开，形成多个瘘管和外口，使单纯性肛瘘成为复杂性肛瘘。瘘管由反应性的致密纤维组织包绕，近管腔处为炎性肉芽组织，后期腔内可上皮化。结核、溃疡性结肠炎、克罗恩病、恶性肿瘤、肛管外伤感染也可引起肛瘘，但较为少见。

【分类】

因为肛瘘的复杂性，依据不同的特性产生了很多分类方法。

1. 按瘘管位置高低分类　①低位肛瘘：瘘管位于外括约肌深部以下，可分为低位单纯性肛瘘（只有一个瘘管）和低位复杂性肛瘘（有多个瘘口和瘘管）；②高位肛瘘：瘘管位于外括约肌深部以上，可分为高位单纯性肛瘘（只有一个瘘管）和高位复杂性肛瘘（有多个瘘口和瘘管）。此种分类方法，临床较为常用。

2. Parks 分类（按瘘管与括约肌的关系，表 7-9、图 7-21）

表 7-9　Parks 分类

分类	特点
皮下瘘	与内外括约肌无关，完整切开或切除不会影响肛门直肠节制功能
括约肌间肛瘘	约占肛瘘的 70%，多因肛管周围脓肿引起。瘘管位于内、外括约肌之间，内口在齿状线附近，外口大多在肛缘附近，为低位肛瘘
经括约肌肛瘘	约占 25%，多因坐骨肛管间隙脓肿引起，可为低位肛瘘或高位肛瘘。瘘管穿过外括约肌、坐骨直肠间隙，开口于肛周皮肤上
括约肌上肛瘘	为高位肛瘘，较为少见，约占 4%，瘘管在括约肌间向上延伸，越过耻骨直肠肌，向下经坐骨直肠间隙穿透肛周皮肤
括约肌外肛瘘	最少见，仅占 1%。这类肛瘘常因外伤、肠道恶性肿瘤、克罗恩病引起，治疗较为困难

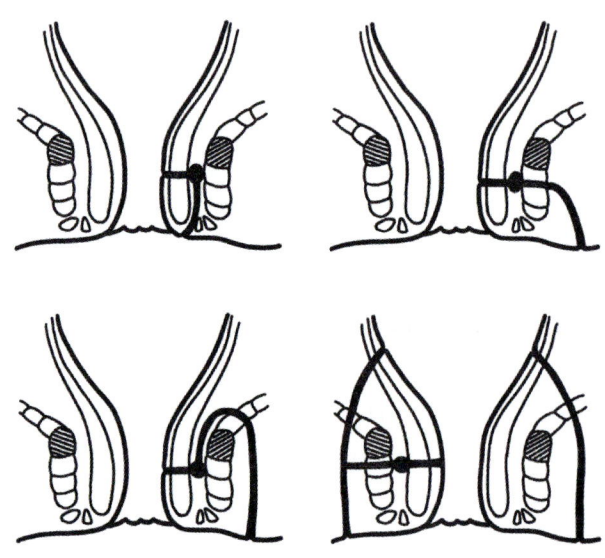

图 7-21　肛瘘与括约肌关系示意图

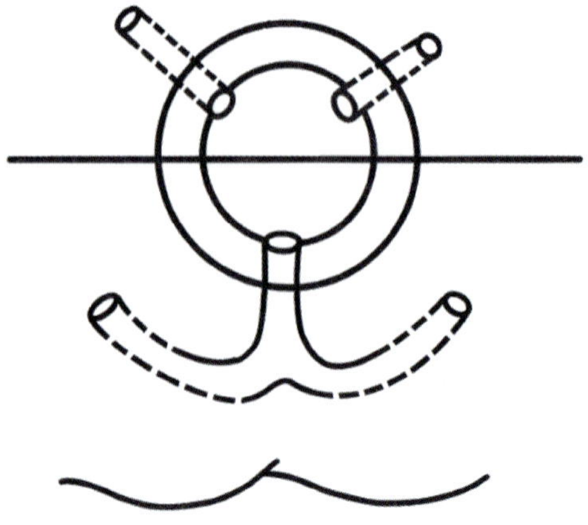

图 7-22　Goodsall 规律

【临床表现】

首次发现常为患者自觉肛周皮下肿物，可伴有疼痛感。病程长的病例以外口流出脓性、血性、黏液性分泌物为主要症状。较大的高位肛瘘，因瘘管位于括约肌外，不受约肌控制，常有粪便及气体排出。由于分泌物的刺激，使肛门部潮湿、瘙痒，有时形成湿疹。当外口愈合，瘘管中有脓肿形成时，表现与直肠肛门周围脓肿类似。上述症状的反复发作是瘘管的临床特点。视诊可见肛周皮肤上单个或多个外口，呈红色或白色乳头状隆起，挤压时可有脓液或脓血性分泌物排出。外口的数目及与肛门的位置关系对诊断肛瘘很有帮助：外口数目越多，距离肛缘越远，肛瘘越复杂。根据 Goodsall 规律（图 7-22），在肛门中间画一横线，若外口在线后方，瘘管常是弯型，且内口常在肛管后正中处；若外口在线前方，瘘管常是直型，内口常在附近的肛窦上。若瘘管位置较低，自外口向肛门方向可触及条索样瘘管。

经直肠指诊一般可对肛瘘确定诊断。确定内口位置对明确肛瘘诊断非常重要。直肠指诊时在内口处有轻度压痛，有时可扪及硬结样内口及索样瘘管。肛门镜下有时可发现内口；经直肠腔内超声可以区分肛瘘与周围组织的关系，可分辨多数瘘管内、外口所处位置。对于复杂、多次手术的、病因不明的肛瘘患者，应首选 MRI 检查。

【治疗】

肛瘘难以自愈，不治疗会反复发作并形成直肠肛管周围脓肿，因此绝大多数需手术治疗。治疗原则是将瘘管切开，形成敞开的创面，促使愈合。手术方式很多，手术应根据内口位置高低、瘘管与肛管括约肌的关系来选择。手术的关键是尽量减少肛管括约肌损伤，防止肛门失禁，同时避免瘘的复发。

1. 瘘管切开术（fistulotomy） 是将瘘管全部切开开放，靠肉芽组织生长使伤口愈合的方法。适用于低位肛瘘，因瘘管在外括约肌深部以下，切开后只损伤外括约肌皮下部和浅部，不会出现术后肛门失禁。

2. 挂线疗法（use of seton） 是利用橡皮筋或有腐蚀作用的药线的机械性压迫作用，缓慢切开肛瘘的方法。适用于距肛缘 3～5 cm 内，有内、外口的低位单纯性肛瘘或高位单纯性肛瘘，或作为复杂性肛瘘切开、切除的辅助治疗。它的最大优点是不会造成肛门失禁。被结扎肌肉组织发生血运障碍，逐渐坏死、断开，但因为炎症反应引起的纤维化使切断的肌肉与周围组织粘连，肌肉不会收缩过多且逐渐愈合，从而可防止被切断的肛管直肠环回缩引起肛门失禁。挂线同时亦能引流瘘管，排出瘘管内的渗液，防止急性感染的发生。此法操作简单、出血少、引流充分、换药方便。一般术后 10～14 天被扎组织自行断裂。

3. 肛瘘切除术（fistulectomy） 切开瘘管并将瘘管壁全部切除至健康组织，创面不予缝合；若创面较大，可部分缝合，部分敞开，使创面由底向外生长至愈合。适用于低位单纯性肛瘘。

四、痔

痔（haemorrhoid）是最常见的肛门良性疾病。肛垫的支持结构、静脉丛及动静脉吻合支发生病理性改变或移位为内痔（internal haemorrhoid）；齿状线远侧皮下静脉丛的病理性扩张或血栓形成为外痔（external haemorrhoid）；内痔通过丰富的静脉丛吻合支和相应部位的外痔相互融合为混合痔（mixed haemorrhoid）（图 7-23）。

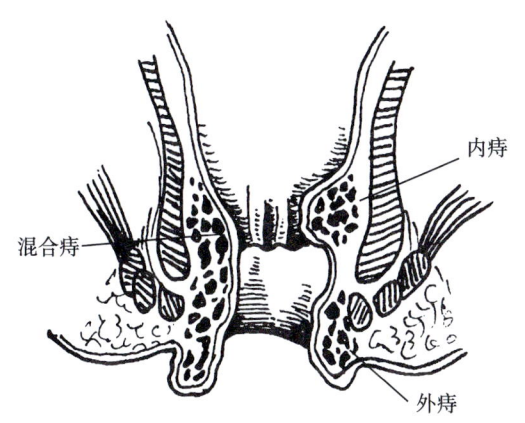

图 7-23　痔的分类

【病理生理】

肛垫是直肠下端的唇状肉赘，为位于齿状线至齿状线上 1.5 cm 左右的环状海绵样组织带，亦称为直肠海绵体，属于正常解剖结构。由于内括约肌的收缩，肛垫借 Y 形沟分割为右前、右后及左侧三块，此即所谓的"痔的好发部位"，起着肛门垫圈的作用，协助括约肌以完全封闭肛门。

长期饮酒和食入大量刺激性食物可使局部充血；肛周感染可引起静脉周围炎使肛垫肥厚；营养不良可使局部组织萎缩无力。长期的坐、立、便秘、妊娠、前列腺肥大等都可诱发痔。

痔的病因主要有以下四种学说：①静脉曲张学说，由内痔静脉丛（痔上静脉和痔中静脉属支形成的血管网）静脉的异常扩张导致；②肛垫下移学说，肛垫的向下移位或脱垂所导致；③肛垫动静脉吻合的异常扩张；④起固定作用的结缔组织系统的破坏。

【分类和病理】

根据其所在部位不同分为三类。

1. 内痔 临床上最为多见，位于齿状线上方，表面被直肠黏膜所覆盖。常见于直肠下端的左侧、右前和右后。最常用的分类法为 Goligher 4 期分类法（表 7-10）。

表 7-10　Goligher 4 期分类法

分类	表现
Ⅰ期	排便时出血，无脱出
Ⅱ期	排便时脱出，可自行还纳，间歇性排便带血
Ⅲ期	脱出后需手动还纳，劳累、咳嗽、久站或步行也可脱出
Ⅳ期	合并外痔，不能完全还纳（混合痔）

2. 外痔 位于齿状线下方，表面被肛管皮肤所覆盖。分为结缔组织性外痔（皮赘）、静脉曲张性外痔和血栓性外痔。

3. 混合痔 是内痔通过静脉丛和相应部位的外痔静脉丛相互融合而形成，位于齿状线上、下，表面被直肠黏膜和肛管皮肤覆盖。混合痔逐步发展，周围组织被破坏和发生萎缩，肥大的肛垫逐渐增大、下移、脱出到肛门外。当脱出痔块在肛周呈梅花状时，称为"环形痔"（annulus haemorrhoid）。脱出痔若被痉挛的括约肌嵌顿，以致发生水肿、淤血甚至坏死，临床上称为嵌顿性痔或绞窄性痔。

【临床表现】

1. 便血 无痛性间歇性便后出鲜血是内痔早期的常见症状。因粪便擦破痔黏膜，出现便时滴血或便纸上带血，少数呈喷射状出血，可自行停止。便秘、饮酒及进食刺激性食物常是出血的诱因。长期出血可导致缺铁性贫血。

2. 痔脱出 Ⅱ度、Ⅲ度、Ⅳ度的内痔或混合痔可出现痔脱出。

3. 疼痛与不适 单纯性内痔无疼痛，可有坠胀感。当合并血栓形成、嵌顿、感染等情况时，才感到疼痛。内痔或混合痔脱出嵌顿和血栓性外痔在发病的最初 1～3 天，患者疼痛剧烈，坐立不安，行动不便。

4. 瘙痒 痔脱出时常有黏液分泌物流出，可刺激肛门周围皮肤，引起瘙痒。局部卫生情况改善后，症状减轻或消失。

知识拓展

现代结直肠外科奠基人

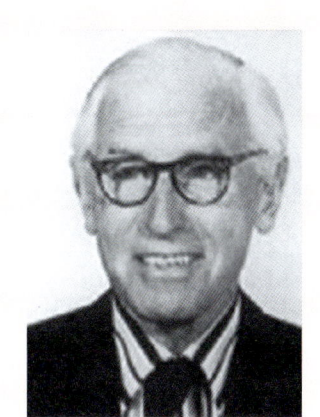

John Cedric Goligher 是英国外科界的杰出人物之一。尽管他也从事普通外科手术，但世界各地的医学界都将他选为当时杰出的结肠和直肠外科医生。作为利兹综合医院的外科系主任，他开展了许多前瞻性对照研究，使他在国内和国际上享有盛誉。Goligher 的科学贡献是独一无二的，他的文章反映了他的个性和诚实。他对自己的临床数据进行了批判性和有条理的评估。这些特点帮助他在许多国家赢得了很高的声誉。他的主要贡献集中在结直肠手术，代表作《肛门、直肠和结肠外科手术》一书是结肠直肠学领域最全面和最有影响力的教材。他的书的一个重要特点是，经常会展示可用的治疗方式以及他的个人建议和当前的实践。他是外科研究中前瞻性对照和随机试验最积极的倡导者。他的名言"外科医生不仅是一位特别博学或学术的外科医生，而且是一位具有探究精神和怀疑态度的人。"

【诊断】

主要靠肛门直肠检查。首先做肛门视诊，除Ⅰ度内痔外，其他都可在肛门视诊下见到。血栓性外痔表现为肛周暗紫色椭圆形肿物，表面皮肤水肿、质硬、压痛明显。对有脱出者，最好在蹲位排便后立即观察，可清晰见到痔大小、数目及部位。直肠指诊虽对内痔诊断意义不大，但可了解直肠内有无其他病变，如低位直肠癌、直肠息肉等。肛门镜检查可确诊，不仅可见到痔的情况，还可观察到直肠黏膜有无充血、水肿、溃疡、肿块等。

痔的诊断不难，但应与下列疾病鉴别。

1．直肠癌　临床上常将直肠癌误诊为痔而延误治疗，主要原因是往往仅凭便中带血的临床表现或粪便实验室检查结果就作出诊断，未进行直肠指诊和直肠镜检查。部分直肠癌在直肠指诊时可扪到高低不平的硬块。

2．直肠息肉　低位带蒂息肉脱出肛门外易误诊为痔脱出。但息肉为圆形、实质性、有蒂、可活动，多见于儿童。

3．直肠脱垂　易误诊为环形痔，但直肠脱垂黏膜呈环形，表面平滑，括约肌松弛；环形痔黏膜呈梅花瓣状，有放射状的纵沟将痔核分隔开，肛门指诊可发现肛管括约肌不松弛。

【治疗】

应遵循以下三个原则：无症状的痔无须治疗；有症状的痔无须根治；以保守治疗为主。

1．一般治疗　在痔的初期和无症状静止期的痔，只需增加纤维素食物，改变不良的排便习惯，保持排便通畅，不需特殊治疗。热水坐浴可改善局部血液循环。血栓性外痔有时经局部热敷、外敷消炎镇痛药后，疼痛可缓解而不需手术。嵌顿痔初期也可采用一般治疗，用手轻轻将脱出的痔块推回肛门内，阻止其再脱出。

2．注射疗法　治疗Ⅱ度、Ⅲ度出血性内痔的效果较好。注射硬化剂的作用是使痔和痔周围产生无菌性炎症反应，黏膜下组织纤维化，使肛垫固定、悬吊于内括约肌上。用于注射的硬化剂很多，常用的有5%石炭酸植物油、5%鱼肝油酸钠、5%盐酸奎宁尿素水溶液、4%明矾水溶液等。

3．红外线凝固疗法　适用于Ⅰ度、Ⅱ度内痔。作用与注射疗法相似，通过红外线照射，使痔发生纤维增生、硬化萎缩。但复发率高，目前临床上应用不多。

4．套扎疗法（胶圈或弹力线）　可用于治疗Ⅰ度、Ⅱ度内痔，也可结合外痔切除用于治疗

Ⅲ度、Ⅳ度内痔。原理是将特制的胶圈或线圈套入内痔的根部,利用弹性阻断痔的血运,使痔缺血、坏死,发生无菌性炎症,从而使肛垫固定。胶圈套扎器种类很多,可分为牵拉套扎器和吸引套扎器两大类。注意痔块脱落时有出血的可能。

5.手术疗法　当保守治疗效果不满意、痔脱出严重、套扎治疗失败时,手术切除痔是最好的方法。

(1)痔切除术:主要用于Ⅱ度、Ⅲ度、Ⅳ度内痔和混合痔的治疗。痔的切除方法有许多种,依据在切除痔核后肛管直肠黏膜和会阴部皮肤是否缝合,可分为开放式痔核切除术和闭合式痔核切除术两大类。主要方法包括两种,Milligan-Morgan 手术和 Ferguson 手术。

Milligan-Morgan 手术:是经典的开放式术式,也是目前使用最为广泛的手术方式。操作简单,沿痔周围做叶片状切口,完整剥离痔核,结扎痔血管后切除痔核。随着技术的发展,切除的方式不断改进,从手术刀和剪刀逐渐发展为电刀、双击电凝、超声刀等。

Ferguson 手术:经典的闭合式手术,目前仍广泛使用,痔切除方法和痔血管结扎方法与 Milligan-Morgan 手术相同,切除后Ⅰ期缝合创面。推荐体位为俯卧折刀位,可在局部浸润麻醉施行,但是更推荐椎管内麻醉。对于血管结扎断端的处理可以选择暴露或包埋在黏膜下。因为缝线的牵拉和切割作用,术后疼痛程度大于开放性手术,并且切口术后感染发生率较高。

(2)吻合器痔上黏膜环行切除术(procedure for prolapse and hemorrhoids,PPH):主要适用于Ⅲ~Ⅳ度内痔、环形痔和部分Ⅱ度大出血内痔。其方法是用痔吻合器环行切除齿状线上 2 cm 以上的直肠黏膜 2~3 cm,使下移的肛垫上移固定。国内外已有大宗病例报道,取得较好的临床效果。传统的痔环行切除术严重破坏肛管的正常结构,现已逐渐摒弃。为了提高 PPH 术的治疗效果,减少并发症的发生,外科医生不断尝试改进,目前比较受认可的方式包括双吻合器直肠部分切除术(STARR 术)、选择性痔上黏膜切除术(TST 术)等。

五、直肠脱垂

直肠壁部分或全层向下移位,称为直肠脱垂(rectal prolapse)。直肠壁部分下移,即直肠黏膜下移,称黏膜脱垂或不完全脱垂;直肠壁全层下移称完全脱垂。若下移的直肠壁在肛管直肠腔内称内脱垂;下移到肛门外称为外脱垂。

【病因与病理】

病因尚未完全明了,认为与多种因素有关。

1.解剖因素　幼儿发育不良、营养不良患者、年老衰弱者,易出现肛提肌和盆底筋膜薄弱无力;小儿骶骨弯曲度小、过直;手术、外伤损伤肛门直肠周围肌或神经等因素都可减弱直肠周围组织对直肠的固定、支持作用,直肠易于脱出。

2.腹压增加　如便秘、腹泻、前列腺肥大、慢性咳嗽、排尿困难、多次分娩等,经常致使腹压升高,推动直肠向下脱出。

3.其他　内痔、直肠息肉经常性脱出,向下牵拉直肠黏膜,诱发黏膜脱垂。直肠完全脱垂的原因有以下两种学说。①滑动疝学说:因腹腔内压力增高及盆底组织松弛,直肠前凹陷构成疝囊,将直肠前壁推入直肠腔内,经肛管向外脱出;②肠套叠学说:认为直肠脱垂始于肠套叠,在腹压增加、盆底肌松弛等因素影响下,套叠部分不断下移,最后出现直肠脱出肛门外。

【病理改变】

黏膜脱垂为直肠下段黏膜层与肌层之间结缔组织过于松弛,黏膜层下移;完全脱垂则是固定直肠的周围结缔组织过于松弛,以致直肠壁全层下移。脱出的直肠黏膜可发生炎症、糜烂、溃疡、出血,甚至嵌顿坏死。肛管括约肌因持续性伸展可发生肛门失禁,失禁后更加重了脱垂。幼儿直肠脱垂多为黏膜脱垂,往往在 5 岁前自愈;成年型直肠脱垂只要产生脱垂的因素存在,会日益加重。

【临床表现】

早期症状可以不典型，包括肛门不适和排便不尽感。主要症状为长期便秘、排便费力和有肿物自肛门脱出。初发时表现为排便时肛门肿物脱出，便后自行还纳。以后肿物脱出逐渐频繁，体积增大，便后需用手托入肛门内，伴有排便不尽和下坠感。最后在咳嗽、用力甚至站立时亦可脱出。随着脱垂加重，引起不同程度的肛门失禁，常有黏液流出，致使肛周皮肤湿疹、瘙痒。因直肠排空困难，常出现便秘，排便次数增多，呈羊粪样。黏膜糜烂、破溃后有血液流出。内脱垂常无明显症状，偶尔在肠镜检查时发现。检查时嘱患者下蹲后用力屏气，使直肠脱出。部分脱垂可见圆形、红色、表面光滑的肿物，黏膜皱襞呈"放射状"；脱出长度一般不超过 3 cm；直肠指诊仅触及两层折叠的黏膜；直肠指诊时感到肛管括约肌收缩无力，嘱患者用力收缩时，仅略有收缩感觉。若为直肠完全脱垂，表面黏膜有"同心环"皱襞；脱出较长，脱出部分为两层肠壁折叠，触诊较厚；直肠指诊时见肛门口扩大，感到肛管括约肌松弛无力；当肛管并未脱垂时，肛门与脱出肠管之间有环状深沟。乙状结肠镜可见到远端直肠充血、水肿。排粪造影检查时可见到远端乙状结肠和近端直肠套入远端直肠内。肛门测压可以帮助判断肛门括约肌受损程度，有利于制订合理的外科治疗方案。

【治疗】

依年龄、严重程度而不同，主要是消除直肠脱垂的诱发因素；幼儿直肠脱垂以保守治疗为主；成人的黏膜脱垂多采用硬化剂注射治疗；成人的直肠完全脱垂则以手术治疗为主。

1．一般治疗　幼儿直肠脱垂有自愈的可能，应注意缩短排便时间，便后立即将脱出直肠复位，取俯卧位，用胶布固定双臀等。成人应积极治疗便秘、咳嗽等引起腹压增高的疾病，以避免加重脱垂程度和手术治疗后复发。

2．注射治疗　将硬化剂注射到脱垂部位的黏膜下层内，使黏膜与肌层产生无菌性炎症，粘连固定。常用硬化剂为消痔宁 20 ml + 生理盐水 20 ml，于坐骨直肠窝近肛门处进针，扇形注射于直肠肌表面。对儿童与老人疗效尚好，但成年人容易复发。

3．手术治疗　成人直肠完全脱垂的手术方法很多，原则如下：①切除脱垂的多余肠段；②缩小肛门；③加强、重建和盆底成形；④经腹部对脱垂肠段进行悬吊和固定；⑤修补会阴滑疝。常用手术途径有四种：经腹部、经会阴、经骶部和腹会阴联合。前两种途径应用较多。

六、肛管及肛周恶性肿瘤

肛管及肛周恶性肿瘤少见，占全部结直肠恶性肿瘤的 2% ~ 5%。肛管癌是指发生在齿状线上方 1.5 cm 处至肛缘的恶性肿瘤。其发生与人类乳头状瘤病毒感染有关，因此有学者认为随着性传播疾病的流行，肛管癌的发病率将有所增加。肛管癌主要有鳞状细胞癌、基底细胞癌、一穴肛原癌和恶性黑色素瘤；而肛周癌是指发生在肛缘外，以肛门为中心、直径约为 6 cm 的圆形区内的恶性肿瘤，肛周癌主要包括鳞状细胞癌、Bowen 病、Paget 病和基底细胞癌。肛周癌的预后一般较肛管癌好，广泛的外科切除是治疗肛周癌的主要手段。肛管癌的发生率是肛周癌的 4 ~ 7 倍；女性多见，为男性的 2 ~ 5 倍；而肛周癌男性多见。

（一）鳞状细胞癌

鳞状细胞癌（squamous cell carcinoma）约占肛管及肛周恶性肿瘤的 85%，主要位于肛管下半部及肛门周围皮肤。癌肿边缘隆起、溃疡状，有些呈斑块状或结节状，少数呈菜花状。症状有便血、肛门疼痛、里急后重、肛周肿胀感、排便习惯改变等，有时以在腹股沟处触及肿大的淋巴结为首要症状。

治疗方法：传统上主要采取肿瘤局部切除术、腹会阴联合切除术 + 腹股沟淋巴结清扫术和术前术后的放化疗等。由于 Miles 手术的效果并不理想，且鳞状细胞癌（鳞癌）对放疗较为敏感，故目前多采取放疗 + 化疗的方法，可提高治愈率并能保留肛门功能。

（二）基底细胞癌

基底细胞癌（basal cell carcinoma）发生率仅次于鳞状细胞癌，多发生在肛缘，癌肿常呈扁平肥厚状，或呈息肉状，通常不产生溃疡，多见于老年人。肿瘤局部广泛切除可满足治疗上的要求。基底细胞癌对放射治疗敏感。

（三）恶性黑色素瘤

恶性黑色素瘤（malignant melanoma）恶性程度高，非常少见，来源于黑色素细胞的恶变。一般均呈息肉状突起，也可呈溃疡型。血行转移多向远处部位如肝、肺以及骨髓转移，淋巴转移多向髂外淋巴结和腹股沟淋巴结转移。便血是最常见的临床表现，另外有肿块脱出和肛门处疼痛感。易与血栓性痔相混淆，组织学检查可鉴别。治疗上应行根治性的腹会阴联合切除术，辅以化疗和免疫治疗可提高手术疗效，但对放疗不敏感。

（四）一穴肛原癌

一穴肛原癌（cloacogenic carcinoma）或称移行细胞一穴肛原性癌（transitional-cloacogenic carcinoma），多在齿状线附近。此区域有柱状上皮、鳞状上皮、移行上皮或三种混合上皮。一穴肛原癌即指发生在该处移行上皮的癌肿。恶性程度高，转移早而快，预后不良。大体形态为斑块状、结节状、息肉状或溃疡状。围绕肛管和直肠蔓延，广泛侵犯肛管和直肠周围组织。多发生在肛管前壁，常侵犯阴道、前列腺、尿道和膀胱。最容易侵犯直肠周围淋巴结和骶淋巴结，其次是腹股沟淋巴结和髂淋巴结，远处转移到肝和肺。早期应行腹会阴联合切除术，如腹股沟淋巴结有转移，应附加腹股沟淋巴结清扫术。高分化无侵犯的小病灶也可做广泛局部切除。术后放疗、化疗可改善手术效果。

（五）Bowen 病

Bowen 病是临床上较少见的一种肛周细胞癌，1912 年由 Bowen 报告。病理表现为表皮内高分化鳞状细胞癌。是肛门鳞状细胞癌的前体，与 HPV 感染相关。本病病程极为缓慢，病变逐渐向深处发展，最终成为鳞癌，成癌率约 11%。其临床表现为反复多年不愈的肛周皮肤溃破及脓性分泌物，很似普通肛瘘，可伴肛周肿物，也需与肛周疱疹相鉴别，最终须经病理方可得出诊断。本病早期可做局部切除，术后需长期随访。

（六）肛周 Paget 病

肛周 Paget 病又称为佩吉特病（湿疹样癌），是一种少见的上皮内腺癌。组织学起源尚有争议。临床表现不一，多发于老年男性患者，主要表现为肛周顽固性瘙痒或烧灼感，局部应用皮质类固醇药物不缓解。原发于肛周的 Paget 病常伴发下消化道癌。确诊后应行全身检查。本病极易误诊。活组织检查是确诊的唯一方法。放疗及化疗效果都不肯定。手术切除是目前重要治疗方法。常用局部广泛切除或根治术（腹会阴联合切除）。关键是确定切除的范围，切除的病灶边缘行冰冻切片检查确保无 Paget 细胞残留。

整合思考题解析

> **整合思考题**
>
> 1. 肛门直肠术后为何易出现尿潴留？
> 2. 直肠肛门的解剖特点和生理功能对术后的恢复和伤口处理有哪些影响？

（陈朝文　李明程）

参考文献

[1] 葛均波，徐永健，王辰. 内科学. 9 版. 北京：人民卫生出版社，2018.

[2] 刘新光.消化内科学.北京：人民卫生出版社，2009.

[3] 于皆平，沈志祥，罗和生.实用消化病学.3版.北京：科学出版社，2017.

[4] 王惠娟，刘嫣然，江学良.结核菌素试验和T细胞斑点试验在肠结核中的诊断价值.中华消化病与影像杂志（电子版），2020，10（4）：174-177.

[5] Debi U，Ravisankar V，Prasad KK，et al. Abdominal tuberculosis of the gastrointestinal tract：Revisited. World J Gastroenterol，2014，20（40）：14831-14840.

[6] Al-Zanbagi AB，Shariff MK. Gastrointestinal tuberculosis：A systematic review of epidemiology，presentation，diagnosis and treatment. Saudi J Gastroenterol，2021，27（5）：261-274.

[7] World Health Organization. Global tuberculosis report 2021.

[8] Byrne RM，Tsikitis VL. Colorectal polyposis and inherited colorectal cancer syndromes. Ann Gastroenterol，2018，31（1）：24-34.

[9] Miller Q，Saeed O，Mesa H. Clinical，Pathologic，and Molecular-Genetic Aspects of Colorectal Polyps. Gastrointest Endosc Clin N Am，2022，32（2）：313-328.

[10] Tanaka S，Saitoh Y，Matsuda T，et al. Evidence-based clinical practice guidelines for management of colorectal polyps. J Gastroenterol，2021，56（4）：323-335.

[11] Shaukat A，Kaltenbach T，Dominitz JA，et al. Endoscopic Recognition and Management Strategies for Malignant Colorectal Polyps：Recommendations of the US Multi-Society Task Force on Colorectal Cancer. Am J Gastroenterol，2020，115（11）：1751-1767.

[12] 陈孝平，汪建平，赵继宗.外科学.9版.北京：人民卫生出版社，2018.

[13] 赵玉沛，陈孝平，杨连粤.外科学.3版.北京：人民卫生出版社，2015.

[14] Courtney M.ownsend，R.Daniel Beauchamp，B.Mark Evers，et al. 克氏外科学（影印中文导读版）.20版.长沙：湖南科技出版社，2021.

[15] Marvin I.Corman. CORMAN 结直肠外科学：第6版.傅传刚，汪建平，王杉，译.上海：上海科学技术出版社，2015.

[16] Frank，H.Netter，James，C.Reynolds，Peter J Ward，et al. 奈特图解医学全集：第9卷消化系统.2版.北京：北京大学医学出版社，2020.

第八章 结核性腹膜炎

学习目标

- **基本目标**
  1. 知晓结核性腹膜炎细菌来源和感染途径。
  2. 掌握结核性腹膜炎的临床表现及诊断方法。
  3. 明确结核性腹膜炎的鉴别诊断。
- **发展目标**

  通过本章的学习，了解获取腹膜病变病理的途径。

【概述】

结核性腹膜炎（tuberculous peritonitis）是由结核分枝杆菌感染腹膜后引起的慢性、弥漫性的腹膜炎症，约占所有结核感染的5%。结核性腹膜炎属于肺外结核（extra-pulmonary tuberculosis）中腹腔结核（abdominal tuberculosis）的一种，占腹腔结核的31%～58%，大多继发于肺、肠道或盆腔结核感染，约65%的患者合并其他部位的结核感染。也可以是单纯结核性腹膜炎而没有其他部位的结核感染证据。

临床上分为渗出型、粘连型和干酪型三种。本病起病缓慢、隐匿，任何年龄皆可发病，以20～40岁最为多见，男女之比约1：2。女性多于男性，可能与盆腔结核逆行感染所致有关。

【流行病学】

我国属于结核感染高发病率国家。近年来由于人口流动和老龄化，我国结核感染包括结核性腹膜炎有增多的趋势。

近年来，由于HIV（human immuodeficiency virus）感染人数增加、免疫抑制剂和糖皮质激素的应用、长期腹膜透析、器官移植和应用肿瘤坏死因子-α单克隆抗体的患者人数增加，以及多重耐药（multi-resistance drug，MRD）结核菌的传播，结核感染包括结核性腹膜炎的发病率也明显增加。但目前缺乏准确的感染数据。

【病因和发病机制】

结核性腹膜炎由结核分枝杆菌感染引起。细菌来源主要有以下两种途径：①腹腔病灶的直接蔓延。肠道、肠系膜淋巴结或盆腔脏器感染结核分枝杆菌后如未得到及时治疗，病灶活动可直接蔓延到腹膜。②血行感染。粟粒结核和肺结核可经血行播散到腹膜；肺部原发综合征引起的血行播散，在腹膜形成潜在病灶，在机体抵抗力下降时，发生结核性腹膜炎。约3.5%的肺结核患者同时有结核性腹膜炎。部分患者没有腹腔其他部位结核感染和腹腔外结核感染，单纯表现为结核性腹膜炎。

【病理】

结核分枝杆菌感染腹膜后引起腹膜的浆液性或浆液纤维素性渗出,产生腹水。腹水消退后可形成纤维素性粘连,导致肠梗阻和腹部包块。

大体上结核性腹膜炎一般分渗出型、粘连型和干酪型三种类型。以粘连型为最多见,渗出型次之,干酪型最少。

渗出型多出现在早期,此时组织中菌量多、毒力强,患者变态反应严重。病理上显示腹膜不同程度充血、水肿,表面纤维素性渗出,形成黄白色或灰白色粟粒结节,少数可融合为较大结节或斑块。腹水多为草黄色,可呈浑浊,也可为血性,偶有乳糜性腹水。腹水消退后可粘连形成包裹性积液或分隔,形成腹腔包块。

粘连型多出现在腹水消退后;部分患者起病时如果腹水不多,也可首先表现为肠粘连。病理上主要表现为腹膜显著增厚,肠系膜、大网膜因纤维增生而增厚、变硬。腹腔脏器如肠管、肠系膜、大网膜等广泛粘连收缩成团块,导致肠梗阻。粘连型患者腹水量少,或表现为包裹性积液。

如机体抵抗力严重低下,结核感染重,未得到及时有效的诊断和治疗,渗出型和粘连型可进一步发展、衍变为干酪型,病理以干酪样坏死为主,病变粘连、包裹、坏死形成窦道或瘘管,可出现各种并发症。腹腔内有局限性积液或脓肿,干酪性病灶可侵蚀肠壁形成内瘘,或侵蚀腹壁、阴道壁形成外瘘。本型是较为严重的类型。

此三种类型不是截然分开的,同时存在不同的类型即混合型;疾病发展或有效治疗后不同类型之间也可互相转化。

【临床表现】

（一）全身症状

患者常有结核密切接触史或肠外结核病史。多数患者起病隐匿、缓慢,症状不明显,往往因并发症就诊。少数患者起病较急,症状明显。常有中度发热,体温在38℃左右,腹水型或干酪型患者可表现为弛张热,体温可达40℃。大部分患者伴有食欲缺乏、乏力、全身不适、盗汗、体重下降等结核中毒症状。在育龄妇女中,停经及不育者较常见。

（二）消化系统症状

1．腹痛　是结核性腹膜炎的主要症状之一,多表现为脐周、上腹或全腹部不适或钝痛,多为隐痛,少数可有剧痛。部分患者无任何腹痛表现。粘连型导致肠梗阻、干酪型穿孔导致急性腹膜炎时可出现急腹症表现。

2．腹胀　渗出型患者中到大量腹水表现为明显腹胀,持续性,可影响进食。肠梗阻者同时伴呕吐及停止排便排气。

3．腹部包块　粘连型可表现为腹部包块,一般位于右下腹部或脐周,不规则,可伴有压痛。

4．排便异常　可出现排便不规律,表现为便秘和（或）腹泻。腹泻常是由于腹膜炎症刺激所致,腹泻者粪便稀软,往往无黏液及便血。便秘常见于粘连型患者。

（三）体征

患者一般体型消瘦,呈慢性面容。急性患者可有体温升高、心率增快、面色潮红。腹水患者腹部膨隆,移动性浊音阳性。约半数患者腹壁韧,呈典型的"揉面感"。40%有腹部压痛,轻重不等。粘连型和干酪型者腹部可触及肿块,由粘连肥厚的网膜或包裹性积液造成,易误诊为肿大的内脏或肿瘤性病变。肠梗阻时会有相应表现,肠鸣音活跃或亢进。有些病例可有浅表淋巴结肿大。

伴有身体其他部位的结核感染时会出现相应的体征,应行相应的检查以免遗漏。

【辅助检查】

（一）实验室检查

绝大部分患者的末梢血白细胞数正常。可有不同程度的贫血，慢性、重症患者可为重度贫血。红细胞沉降率明显加快，可>100 mm/第1小时末，是评定结核病变活动的重要指标之一，病情缓解后红细胞沉降率可逐渐下降到正常范围。

腹水检查是诊断和鉴别诊断的关键，应尽可能早期开展，部分患者出现包裹性积液时需B超介导下穿刺。腹水多呈草黄色或深黄色，为渗出液，常规实验室检查比重1.016～1.020，Rivalta试验阳性。白细胞数多于500/mm³，以单核细胞为主。血清-腹水白蛋白梯度（serum-ascites albumin gradient，SAAG）为低梯度（<11 g/L）。腹水ADA往往升高，ADA越高，结核感染的可能性越大，但ADA正常也不能排除结核感染。腹水细胞学检查有助于鉴别恶性腹水。

（二）病原学检查

1. 细菌涂片和培养　腹水涂片进行抗酸染色找结核菌阳性率低，不超过5%。腹水结核菌培养费时，阳性率也不高，难以作为早期诊断的手段。用腹水离心沉淀后接种豚鼠，阳性率可升高。

2. 结核菌素（PPD）试验　是由特异性致敏效应T细胞介导的细胞免疫应答的Ⅳ型超敏反应。结核性腹膜炎患者80%的病例结核菌素试验阳性。PPD试验强阳性往往提示活动性结核感染。PPD试验阴性并不能完全排除结核感染。

3. 结核感染T细胞斑点试验（T-SPOT）　通过检测产生外周血分泌γ干扰素的T淋巴细胞数目来判断是否感染结核分枝杆菌。结核性腹膜炎80%～90%呈阳性。T-SPOT不能完全区分活动性结核感染和潜伏性结核感染。

4. 核酸扩增试验（nucleic acid amplification test，NAAT）　IS6110巢式PCR、多重PCR标靶mpt64+IS6110和mpt64+IS6110+pstS1显示了不错的结果。多靶点LAMP（应用mpt64和IS6110）检查的敏感性和特异性都较高。但PCR检查不能区分活菌和死菌，可作为治疗前初始诊断方法，治疗后一般不建议采用。近年来国外采用GeneXpert MTB/RIF检查发现其特异性高而敏感性低。

（三）影像学检查

X线检查对结核感染的诊断价值较大。胸部X线检查或CT平扫可发现陈旧和（或）活动性肺结核。腹部摄片应注意有无肠梗阻、肠系膜淋巴结钙化等。消化道造影可见肠粘连等征象。如合并肠结核也可发现相应表现。

腹盆腔增强CT对于腹腔疾病的诊断价值越来越大。CT发现腹水特别是包裹性积液或分隔，腹膜明显增厚、粘连、钙化等，应考虑结核感染的可能。腹膜明显增厚患者可以考虑CT介导下穿刺活检。

对于临床高度怀疑肿瘤转移引起腹水的患者，如果原发肿瘤难以确定，可以考虑PET/CT检查。

（四）超声波检查

可发现腹水或包裹性积液。B超发现包裹性积液或腹水分隔的表现提示结核性腹膜炎，可通过B超引导下行腹腔穿刺协助诊断。超声还可发现腹膜增厚、大网膜增厚、挛缩，以及肠管粘连所致的特征性的"肠管聚集征"等。腹膜明显增厚时可B超介导下穿刺活检。

（五）组织学检查

腹膜明显增厚时可B超或CT介导下穿刺活检。对于临床诊断十分困难、存在腹水或腹膜侵犯且无腹腔广泛粘连者可做腹腔镜检查。粘连型和干酪型患者在向腹腔注气时常有困难，不易成功，且可导致肠道穿孔，需要加以注意。必要时可开腹探查协助诊断。主要表现为腹膜病变，呈灰白色粟粒样结节。直视下活检阳性率高。活检阳性率可达95%。淋巴结明显肿大时可通过穿刺活检行病理学检查。典型的病理学特征为干酪样坏死。

【诊断】

结核性腹膜炎有时明确诊断并不容易。典型病例可根据病史及临床表现（发热、盗汗、结核密切接触史或肠外结核病史、腹部压痛、腹壁柔韧感、红细胞沉降率快、渗出性腹水、腹水ADA升高、PPD试验强阳性、T-SPOT阳性等）、病理组织学检查发现干酪样坏死、腹水检查发现抗酸杆菌，来获得明确诊断。约20%的结核感染没有明确诊断证据，如临床高度怀疑，可行诊断性抗结核药治疗，如抗结核治疗有明显疗效，也可确诊。

【鉴别诊断】

结核性腹膜炎常被误诊为肝硬化腹水、肠梗阻、伤寒、慢性胆囊炎、胃肠道肿瘤、腹腔淋巴瘤、盆腔肿瘤、卵巢囊肿等。

肝硬化腹水者易合并结核性腹膜炎，常被肝硬化的征象所掩盖。肝硬化腹水出现自发性腹膜炎时也呈渗出液，或者介于渗出液和漏出液之间，临床上应仔细甄别。

血性腹水主要需要与肿瘤鉴别，如恶性肿瘤腹膜转移或种植，或者原发性腹膜间皮瘤等。中老年女性患者如出现渗出性腹水，需首先排除妇科肿瘤。病理学检查是确诊的主要依据。对诊断有困难者，可行腹腔镜检查或开腹探查，以便确诊。

以腹部包块为主要表现时，可能与淋巴瘤、结肠癌、卵巢肿瘤等疾病相混淆，应注意鉴别。

【治疗】

（一）支持疗法

结核性腹膜炎与其他部位结核感染一样，加强休息、增加营养、纠正营养不良状态是治疗的基础。以营养充分、易消化食物为宜。急性、重症患者，以及严重营养不良者，可静脉给予高营养，输血或白蛋白，以补充身体的需要，直至结核控制满意、进食能维持身体需要为止。

（二）抗结核药治疗

抗结核药治疗的原则是早期、足量、足疗程、联合用药。选择药物时需充分考虑患者的身体状况和肝肾功能，有时为了避免严重损害患者的脏器功能，可逐渐增加药物剂量和种类。具体用药可以参考肺结核相关内容。疗程1～1.5年。用药期间监测患者肝肾功能，并定期评估治疗效果。

在充分抗结核药治疗的基础上，为减轻纤维化和肠粘连，可以短期加用肾上腺皮质激素，泼尼松（强的松）20～30 mg/d，并密切观察腹水的变化。

（三）手术治疗

结核性腹膜炎出现严重并发症时需要外科手术治疗。适应证包括以下情况：①急性、完全性肠梗阻，或慢性不全肠梗阻，但保守治疗无效；②形成腹壁瘘或肠瘘，经抗结核及营养支持不能愈合者；③疾病诊断困难，病情进行性发展，可开腹探查或腹腔镜探查。手术前和手术后均需进行抗结核药治疗。具体手术方式可根据患者病情决定。

【预后及展望】

在抗结核化疗应用前，本病死亡率达60%。腹水型患者预后较好，粘连型患者次之，干酪型患者最差。自使用化疗后，本病已可治愈，但如有严重的合并症，诸如严重的肺结核或粟粒结核合并结核性脑膜炎者、免疫缺陷患者、多重耐药结核菌感染患者，则预后较差。女性患者常因输卵管粘连而不孕。

预防措施与结核病的预防措施相同。对高危人群开展卡介苗预防接种，避免饮用未经煮沸灭菌的牛奶等。

参考文献

[1] 刘新光. 消化内科学. 人民卫生出版社, 2009.

[2] 于皆平, 沈志祥, 罗和生. 实用消化病学. 3版. 科学出版社, 2017.

[3] 李强, 张建. 结核性腹膜炎诊断现状. 继续医学教育, 2018, 32 (2): 99-101.

[4] Debi U, Ravisankar V, Prasad KK, et al. Abdominal tuberculosis of the gastrointestinal tract: Revisited. World J Gastroenterol, 2014, 20 (40): 14831-40.

[5] Sharma V, Soni H, Kumar-M P, et al. Diagnostic accuracy of the Xpert MTB/RIF assay for abdominal tuberculosis: a systematic review and meta-analysis. Expert Rev Anti Infect Ther, 2021, 19 (2): 253-265.

(刘建湘)

第九章 功能性胃肠病

第一节 功能性消化不良

学习目标

- **基本目标**
  1. 陈述功能性消化不良的概念及分类。
  2. 描述功能性消化不良典型临床表现的定义。
  3. 说出功能性消化不良的发病机制。
  4. 概括功能性消化不良的治疗流程。
- **发展目标**
  1. 深刻了解功能性消化不良其广泛的流行病学特征。
  2. 能运用消化不良的发病机制有针对性地对患者进行个体化诊疗。
  3. 深入思考功能性消化不良发生机制的多元因素及对未来研究的探索方向。

【概述】

消化不良（dyspepsia）是临床十分常见的一组中上腹部症状，指位于中上腹部的一个或一组症状，主要包括上腹部疼痛、上腹部烧灼感、餐后饱胀感及早饱；也包括上腹胀、嗳气、恶心和呕吐等症状。

根据其产生的病因，分为器质性和功能性两大类。当慢性消化不良症状不能用明确的器质性、系统性或代谢性疾病等来解释其产生的原因时，目前称之为功能性消化不良（functional dyspepsia，FD）。其症状产生与胃肠动力紊乱、内脏高敏感、黏膜和免疫功能改变以及中枢神经系统处理功能异常等有关。其诊断沿用罗马Ⅳ中所推荐的 FD 的诊断标准（表 9-1）。

表 9-1 罗马Ⅳ功能性消化不良的诊断标准*

1. 包括以下 1 项或多项
    a. 餐后饱胀不适
    b. 早饱不适感
    c. 中上腹痛
    d. 中上腹烧灼不适
2. 无可以解释上述症状的结构性疾病的证据（包括胃镜检查）

*诊断前症状出现至少 6 个月，近 3 个月符合以上诊断标准。

在罗马Ⅳ中，委员会对 FD 的症状进行了更详细描述性定义和相应注释（表 9-2）。

表 9-2 罗马Ⅳ推荐消化不良症状的定义

症状	定义
餐后饱胀感	餐后食物较长时间存留在胃内的不舒服感
早饱感	进食后很快感觉胃内饱胀不适，与进餐量不呈比例，以至于不能完成正常餐量
上腹痛	上腹部主观的、强烈的和不舒服的感觉，以至于患者认为组织有损伤
上腹烧灼感	上腹部灼热不舒服的主观感觉

根据患者的不同临床表现，罗马Ⅳ将功能性消化不良的症状分为两种亚型（表 9-3）。

表 9-3 FD 的两种亚型*

亚型	备注
餐后不适综合征（postprandial distress syndrome，PDS）	必须包括餐后饱胀不适或早饱不适感其中 1 项或 2 项，其严重程度至少"令人不适"，且至少每周出现 3 日
上腹痛综合征（epigastric pain syndrome，EPS）	必须包括餐后上腹疼痛或烧灼感其中 1 项或 2 项，其严重程度至少"令人不适"，且至少每周出现 3 日

*PDS 和 EPS 可重叠出现。

【流行病学】

消化不良在人群中广泛存在，是个世界范围重要的健康问题。大规模的研究报道 FD 全球患病率为 10%～30%。既往基于罗马Ⅲ标准的研究显示亚洲 FD 总患病率 8%～23%，而中国 FD 患病率则为 10%～30%，占消化科门诊患者的 20%～40%；而欧美国家消化不良的患病率为 17%～20%，其中 FD 患病率 11%～16%。2018 年基于罗马Ⅳ标准的诊断，调查显示欧美 FD 患病率为 9%，亚洲目前尚无新的流行病学研究。

消化不良症状可以发生于任何年龄组，西方国家以 18～34 岁年龄组多发，而东方国家则在 50～59 岁年龄阶段人群患病率较高，女性较男性更易患病，比值为（1.24～1.50）:1。

案例 9-1 解析

案例 9-1

女性，60 岁，因上腹胀伴频繁嗳气 4 个月就诊，偶有上腹痛，不伴有呕吐、腹泻、便血，2 个月前曾行胃镜检查。提示：慢性非萎缩性胃炎。

问题：

请结合病例，分析进一步问诊内容，以及需注意的体征、需完善的检查及可能的初步诊断。

【病因与发病机制】

病因尚不明确，目前认为是多因素共同作用的结果。胃十二指肠运动、感觉功能障碍、黏膜完整性受损、低度免疫激活和脑-肠轴（gut-brain axis）调节异常均参与其中。

1. 胃排空障碍及延迟　胃排空是胃的净排出，由胃的三个部分控制完成：近端胃底、远端胃窦和幽门括约肌。胃的功能性动力区域与解剖区域并不一致。胃可分为多个解剖区域却只分两个功能性动力区域（图9-1）。胃的解剖区域包括胃底、胃体、胃窦和幽门。胃的功能区域包括近端的食物储存区域和远端的泵。

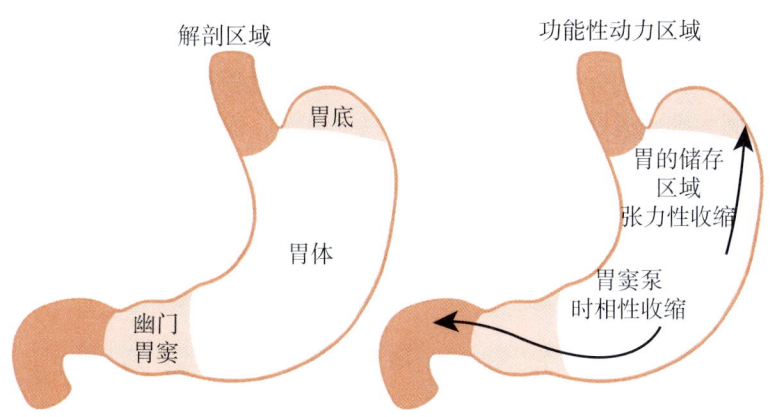

图 9-1　胃解剖区域与功能性动力区域

FD患者胃排空障碍的机制尚不明确，肥大细胞和其他黏膜免疫细胞激活可能参与启动胃内食物消化和排空。有研究观察到FD患者循环血中肠道归巢淋巴细胞较多，其分泌前炎性细胞因子更为活跃，这种分泌活动与胃排空延迟严重程度相关，也进一步支持该假设。研究最多的为固体食物排空延迟，尤其在伴严重恶心、呕吐的患者及女性患者中发生率较高，固体胃排空延迟可能导致餐后饱胀感。也有研究显示FD患者腹胀症状与胃液体排空延迟相关。部分功能性消化不良患者的胃排空减慢与胃窦运动能力减退相关，但其与症状直接的关系并不确定。学者对FD患者胃排空延迟对症状的确切影响存在诸多质疑，胃排空延迟发生率差异较大（10%～40%），部分FD患者胃排空速度正常，少数FD患者（不足5%）存在胃排空加快。

2．胃容受性受损　胃容受性（accommodation）是指进食刺激口腔、咽部、食管等处的感受器，反射性引起近端胃舒张以容纳食物。餐后的近端胃动力反应由多种机制调控。由吞咽诱发的动力反应包括食管胃连接部（esophagogastric junction，EGJ）与胃底一过性的短暂的容受性舒张（receptive relaxation），胃窦充盈引发胃窦-胃底舒张反射，在适应性舒张的早期起着主要作用。进入肠道的营养物根据其种类的不同刺激不同的肠段引发不同的反射，这很可能是为了使营养素的传送速度适应肠道的处理能力而形成的精细反馈调控。其他的食糜因素，例如pH和渗透压，也起着相应的作用。胃的适应性调节通过迷走-迷走反射调节，它涉及5-羟色胺的释放，很有可能发生于肠神经系统的水平，之后的抑制性氮能神经元被激活，产生胃底的舒张。

有研究显示，胃容受性受损发生在大概50%的FD患者中，并且与早饱、腹胀、体重下降等消化不良症状相关，且焦虑在PDS患者发生胃容受性受损的过程中可能起到一定作用。胃容受性受损可导致胃内食物分布异常，食物被重新分布至远端胃，这可能是部分FD患者胃排空加速的原因。

3．胃和十二指肠对扩张、酸和其他腔内刺激的高敏感　胃十二指肠高敏感性在FD症状发生和发展中有重要作用，其中包括对机械刺激及化学刺激的高敏感。

胃对机械刺激的高敏感性可导致腹痛、嗳气、体重减轻等，有37.4%的FD患者存在胃对机械刺激的感觉高敏，其发生率在各亚型中无明显差异，存在感觉高敏的患者往往有较高的症状评分。有研究观察到FD患者餐后对胃扩张的高敏感与进餐相关症状的严重程度相关。

FD患者对化学刺激如腔内酸度也表现出高敏状态，如向胃中直接注入0.1 mol/L的盐酸液，FD患者出现消化不良症状的比例和严重程度显著增高。有研究表明，在健康人中持续的十二指肠酸灌注可诱导腹胀、胃灼热、恶心等症状的产生及加重,而FD患者可能有更高的腔内内源性的酸暴露,十二指肠酸化可诱导近端胃松弛,增加胃对扩张的敏感性。而空腹胃高敏感和消化不良的整体症状或特定症状之间的关系尚无定论。

4. **十二指肠低度炎症** 瑞典的一项研究显示在FD患者中,十二指肠嗜酸性粒细胞明显增加,伴随嗜酸性粒细胞脱颗粒增多,且此现象也被其他研究证实。人们在部分患有FD与肠易激综合征重叠患者的十二指肠内发现了增多的肥大细胞及其脱颗粒情况,而嗜酸性粒细胞本身亦可激活肥大细胞。肥大细胞脱颗粒释放的组胺、5-羟色胺、前列腺素及嗜酸性粒细胞脱颗粒释放的碱性蛋白、过氧化物酶、神经毒素等可共同刺激肠神经系统,诱导平滑肌收缩,最终导致腹痛、腹胀、早饱等症状。有研究提示吸烟可增加该现象在人群中的发生风险。引起十二指肠嗜酸性粒细胞及肥大细胞浸润的原因尚不清楚,对食草类动物的暴露可能导致十二指肠的嗜酸性粒细胞炎症。食物的过敏或不耐受,尤其是进食小麦等食物,也可能导致十二指肠肥大细胞的增多,但尚需进一步证实。

5. **社会心理因素** FD是一种与心理社会因素密切相关的疾病,尤其是焦虑和抑郁。研究表明与健康人群相比,FD患者的生活质量降低,其社会功能、情感职能、精神健康维度和精神心理异常总评分显著降低。但是,FD与精神心理异常的因果关系仍需考量,因为一方面,胃肠道可能引起中枢神经系统的症状,另一方面,大脑也可能是胃肠道症状的主要驱动者。

澳大利亚一项持续12年的功能性胃肠病(functional gastrointestinal disorder,FGID)问卷调查显示,在基线期无FGID,但具有较高焦虑水平的受访者,随访发现焦虑是新发FGID的独立预测因子,而在基线期无焦虑和抑郁,但有FGID的受访者,随访时有明显的焦虑和抑郁倾向。以上结果提示FGID中双向脑-肠通路的存在。

也有研究证实了基线期的焦虑可以使FD患病风险提高7.6倍,并且主要与PDS症状相关。国内学者对北京、成都和广州6家三级综合医院的305例FD患者进行调查,发现FD患者中存在抑郁和焦虑症状的比例分别达到13.8%和19.7%,有9.8%的FD患者同时存在焦虑和抑郁症状。

神经影像学的进展帮助我们理解脑-肠互动的双向作用。FD的神经影像学研究发现初级和次级躯体感觉中枢、前扣带回的认知/情感区域、前额叶的有关记忆的区域如海马体及杏仁体均在影像上显示异常。重复的内脏感觉信号(肠-脑)及中枢对于疼痛及肠道功能的异常调节(脑-肠)可能与FD发生有关,并且这些通路的激活途径不同,中枢心理因素(如焦虑、抑郁)、肠道环境因素(如致病菌的感染、肠道微生物的改变、食物过敏、炎症等)均可导致脑-肠轴异常。

6. **环境暴露** 有研究显示,急性细菌性、病毒性、寄生虫性胃肠炎发生后,FD患病风险增加2.5倍,患FD和肠易激综合征重叠综合征的风险同样增加。感染程度更重或者吸烟的患者,有更高的风险。日本的研究发现感染后消化不良患者十二指肠嗜酸性粒细胞增多,并且更易发生胃容受性受损及早饱症状,提示十二指肠嗜酸性粒细胞的增多可能发生在肠道感染后,并且与近端胃功能障碍的发生相关。一些研究发现,吸烟是感染后FD的一个危险因子,也与十二指肠嗜酸性粒细胞增多有关。感染源的特点和被感染个体的遗传易感性影响感染后消化系统综合征发生的概率。

【辅助检查】

(一)常规检查

诊断FD需首先排除器质性疾病引起的相关症状。在寄生虫感染流行区域,建议行相应粪便或血清的寄生虫病原学检测;多饮、多食、出汗、消瘦者等可行甲状腺功能检查以排除甲状腺功能亢进;胆胰疾病等均可出现消化不良症状,需通过包括血常规、血生物化学、粪便隐血、腹部超声或CT等检查加以排除;此外部分患者还需根据具体情况行结肠镜、上腹部CT或MRI检查排除恶性肿瘤如肝癌、胰腺癌等。

(二) 上消化道内镜检查

上消化道内镜检查（包括胃十二指肠活检）在诊断 FD 患者中起重要作用，我国上消化道内镜检查普及率高，价格相对便宜，已经成为上消化道疾病患者的重要诊断步骤。中国上消化道肿瘤的发生率也较欧美国家高，尤其是食管癌和胃癌，这些患者往往以消化不良症状为主要表现，及时行上消化道内镜检查可以减少上消化道肿瘤的漏诊。2015 年中国 FD 共识中将上消化道内镜作为初诊 FD 患者需行的检查之一，而无需像欧美国家一样待经验性治疗无效后再选择上消化道内镜进行评估。

(三) 幽门螺杆菌感染检测

消化不良患者如果有幽门螺杆菌感染，需要首先根除幽门螺杆菌，根除后消化不良症状仍然存在，才可诊断功能性消化不良可能。临床上常用检测幽门螺杆菌的方法有 ^{13}C 尿素呼气试验和快速尿素酶试验法等，尿素呼气试验无创、简便、准确；而快速尿素酶试验法需行胃镜下活检。

(四) 胃感觉运动功能检测

胃排空延迟与胃容受性下降是 FD 的重要发病机制，因此胃感觉运动功能检测主要为胃排空试验和胃容受性检测。

放射性核素胃排空试验（radionuclide gastric emptying test）仍然被视为评估胃排空率的标准方法。固体和液体胃排空能够被分开或同时检测。用不同的放射性同位素标记固体和（或）液体食物，常使用 ^{99}Tc 或 ^{111}In，摄入试餐后用相机在规定的时间点测量感兴趣区（常是整个胃）的计数变化。缺点包括标志物有放射活性、检测昂贵、试餐成分标准化程度不高以及不同实验室检测时间的不一致。最近 10 年，很多中心采用规定餐 4h 胃排空核素检测，改善了该方法在不同中心的标化。

检测胃容受性的方法之一为电子恒压法，结果较准确，但具有侵入性，检查带来的不适甚至痛苦难以被患者接受；另一种方法为负荷试验，包括饮水及营养液体试餐，其简便易行，无侵入性，但其操作方法无统一标准，影响因素众多，准确性较差。

由于胃排空及胃容受性的检测操作较为复杂，对实验室技术要求高，难以在临床上常规开展，所以不推荐其为临床常规检查项目。但当 FD 与胃轻瘫鉴别困难时，可考虑行上述检测，帮助明确诊断。

【诊断流程】

对消化不良患者的评估包括症状频率和严重程度、心理状态、有无报警症状等。需要注意的是 FD 的诊断需排除各种器质性疾病所引起的消化不良症状，因此对消化不良的患者应进行详细的病史询问和全面体格检查，如有报警症状的患者应进行内镜检查及相关实验室检查、影像学检查，以排除器质性和代谢性疾病。

报警症状包括年龄＞40 岁、消瘦、黑便、贫血、进行性吞咽困难、持续性呕吐和上消化道肿瘤家族史等。亚洲地区对早期胃镜检查在消化不良患者中作的 Meta 分析提示，报警症状和年龄对预测消化不良患者肿瘤的作用有限，所以推荐及时进行内镜检查。

无报警症状的未经检查的消化不良患者多数为 FD，因此对这类患者可根据症状进行经验性治疗，如治疗有效，则考虑为功能性消化不良诊断；如治疗后症状无缓解，应进行相应检查，排除器质性疾病。功能性消化不良诊断流程见图 9-2。

【治疗】

FD 发病的病理生理机制与多种因素有关，目前尚无标准治疗方案。根据罗马Ⅳ标准及中国功能性消化不良专家共识意见（2015），其治疗主要包括药物治疗、非药物治疗两个方面。

(一) 药物治疗

1. 抑酸药物　目前各国共识意见均认为抑酸剂可作为 FD 治疗中的常用药物，主要包括质

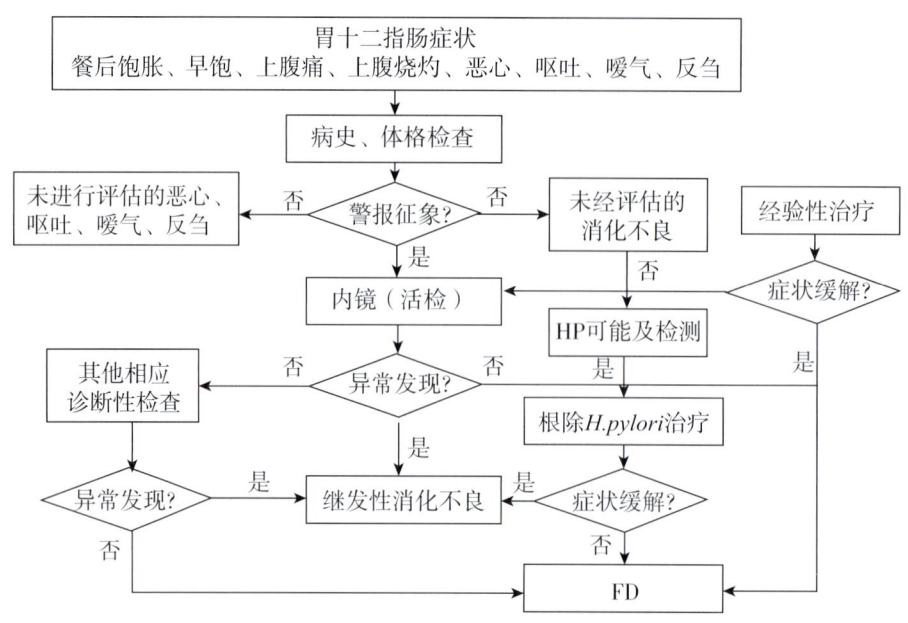

图 9-2　FD 的诊断流程

子泵抑制剂（proton pump inhibitor，PPI）及 H_2 受体拮抗剂（H_2RA）。常用的 PPI 包括奥美拉唑、兰索拉唑、泮托拉唑、埃索美拉唑及雷贝拉唑；常用的 H_2RA 包括西咪替丁、法莫替丁和雷尼替丁。PPI 与 H_2RA 的疗效与抑酸机制有关，部分与抑酸外的机制有关，如 PPI 被证实可以显著下调嗜酸性粒细胞趋化因子的基因表达，抑制嗜酸性粒细胞趋化因子的释放，在 FD 患者则可能改善十二指肠嗜酸性粒细胞过多的情况。2015 年中国 FD 共识中对抑酸药的使用作了说明，推荐 H_2RA 和 PPI 的治疗疗程一般为 4～8 周，如症状改善不理想，应考虑调整治疗药物。在控制 FD 症状方面，大剂量 PPI 治疗并不优于标准剂量。PPI 治疗对表现为 EPS 亚型的 FD 患者有显著疗效，而对动力障碍为主的 FD 患者疗效不佳，因此对 PDS 患者不推荐首选 PPI 制剂。其不良反应可包括便秘、腹泻、恶心、肝酶升高、总胆红素升高、头痛、失眠、皮肤瘙痒、皮疹等。

2．促动力药　增强胃收缩的促动力药广泛用于 FD 治疗。主要包括多巴胺 D_2 受体拮抗剂、5-HT 受体激动剂等。2015 年中国 FD 共识对促动力药的地位依然给予肯定，促胃肠动力药可作为 FD，特别是 PDS 的首选经验性治疗，促动力药治疗疗程一般为 2～8 周，有助于缓解 FD 患者上腹胀、早饱等进餐相关的上腹部症状。多潘立酮（domperidone）是一种多巴胺 D_2 受体拮抗剂，主要作用于周围神经系统，但在 FD 中的有效性数据非常有限，推荐剂量为每天 3 次，每次 10 mg；伊托必利（itopride）也是一种多巴胺 D_2 受体拮抗剂，其既可阻断多巴胺 D_2 受体，又可抑制乙酰胆碱酯酶活性，其在大部分研究中对缓解 FD 症状的效果优于安慰剂组，推荐剂量为每天 3 次，每次 50 mg；莫沙必利为一种 5-HT 受体激动剂，因其心血管不良反应小，可用于 FD 治疗，推荐剂量为每天 3 次，每次 5 mg；甲氧氯普胺（metoclopramide）为多巴胺 D_2 受体拮抗剂，同时有轻度的 5-HT 激动作用，但因有严重的中枢神经系统不良反应，表现为困倦、躁动、易激动、抑郁、肌张力障碍和迟发性不自主运动等，其不再被推荐在 FD 中使用；其他在不同国家可以使用的促动力剂包括氯波必利、西尼必利等。在国内应用较多的促动力药主要是多潘立酮、莫沙必利和伊托必利。消化道出血、机械性肠梗阻、穿孔、心肝肾功能不全者慎用。

3．胃底舒张药　胃容受性功能受损是 FD 症状产生的一个重要病理生理机制，其被作为新的治疗靶点，可通过激活 $5-HT_{1A}$ 受体、抑制胆碱能神经松弛近端胃而改善。$5-HT_{1A}$ 激动剂坦度螺酮（tandospirone）及丁螺酮（buspirone）的临床研究显示其对 FD 的疗效优于安慰剂。丁螺酮每日 3 次，每次 10 mg 的治疗对 PDS 症状，尤其是早饱的改善效果明显。也有研究证实坦度螺酮可以改善上腹痛不适感。其他松弛胃底的药物包括治疗偏头痛的曲坦类药物如舒马普坦和复方草药制剂 STW-5（机制未明），阿考替胺（acotiamide）是一种胆碱酯酶抑制剂，可同时加快胃排空速度及增加胃的容受性，其在日本批准用于 FD 治疗，值得注意的是，该药物对 PDS 有效而对 EPS 无效。

4．中枢作用药物　FD 患者常伴有焦虑、抑郁等精神心理障碍，精神药物特别是抗抑郁药，也常被用于功能性胃肠病治疗。有研究表明，精神药物治疗 FD 能明显改善症状，但研究多为小样本，质量差。其机制目前尚不清楚，但普遍认为其除了抗抑郁、焦虑作用外，中枢作用药物还可通过提高内脏感觉阈值、调节中枢的痛觉传导通路、调节激素水平等改善 FD 症状。目前为止最大规模的研究来自北美，结果提示与安慰剂相比，小剂量三环类药物阿米替林（amitriptyline）治疗 FD 有效，而足量的 5-HT 再摄取抑制剂艾司西酞普兰则无效，三环类药物仅对上腹痛症状有效，而对 PDS 症状无效。米氮平（mirtazapine）是一种可以对多种神经递质受体产生作用的抗抑郁药，研究发现其对于伴有体重下降的 FD 患者有明显效果，除了可以增加体重外，也可以改善早饱、恶心等症状。对于 FD 患者是否给予抗焦虑、抑郁治疗应有针对性的选择。如患者的焦虑、抑郁症状比较明显，应建议患者咨询精神心理科医师，进行更专业的治疗。

5．以肠道菌群为靶点的药物　在功能性胃肠病的辅助治疗中，日本对 FD 患者的研究发现，与安慰剂相比，使用格氏乳杆菌（lactobacillus gasseri OLL2716）治疗组症状改善。另一项日本研究发现，有上消化道症状的成人饮用含有双歧杆菌（bifidobacterium bifidum YIT10347）的牛奶虽然不能加快胃排空，但可改善各种餐后不适症状及上腹痛症状。中国香港一项研究表明与安慰剂组相比，每日 3 次，每次 400 mg，持续 8 周的利福昔明治疗可使 FD 患者症状得到缓解，其中嗳气、腹胀和餐后饱胀感缓解最明显。利福昔明主要被认为通过发挥抗炎作用，来缓解 FD 症状。

6．消化酶　消化酶制剂有助于食物的消化吸收。国内一项随机双盲、双模拟、阳性药物平行对照的多中心研究入组了 203 例消化不良患者，分组给予复方消化酶片剂和复方消化酶胶囊治疗，两组的总有效率分别为 80.2% 和 79.4%，由此认为复方消化酶制剂能有效缓解 FD 患者的症状，但仍需要更多的高质量临床研究来证实消化酶对于 FD 症状的缓解作用。

7．中草药治疗　有研究表明，加味六君子汤治疗第 8 周时，治疗组患者整体的症状改善率高于安慰剂组，但无统计学意义。复方制剂 STW5 主要由屈曲花新鲜植物提取物组成，可以舒张胃底，有研究证实其对 FD 患者有效。

（二）非药物治疗

1．改变生活方式　对于 FD 患者首要的是安慰、教育指导及沟通，但其有效性尚未得到研究证实。常推荐 FD 患者的饮食及生活习惯调整包括少量多餐，避免高脂饮食，避免 NSAID、咖啡、酒精、吸烟等。

2．精神心理治疗　心理治疗在 FD 处理中的价值越来越受到重视，精神心理治疗可明显改善患者焦虑、抑郁状态，并可使患者生活质量得到一定程度改善。许多研究证据提示其重要性，包括脑-肠轴功能失调中中枢因素的证据越来越多支持该治疗。研究中最常见的心理治疗是认知行为治疗、精神动力治疗和催眠疗法。每一类的治疗强调不同的过程，依据生物-心理-社会医学模式，心理治疗认为生物学因素与心理、社会因素相互作用，影响症状的表达和疾病的转归预后。心理治疗的目标是阻断促发症状的环境和心理过程。国内有研究显示，认知行为治疗联合常规药物治疗对 FD 症状改善的总体有效率相比单用药物治疗高（可达 89%），且复发率更低。有研究显示睡眠治疗和认知行为治疗对 FD 患者有效，但因样本少和治疗组匹配差，结果难以令人信服。心理治疗可作为症状严重、药物治疗无效的 FD 患者的补救治疗。

3．穴位刺激治疗　穴位刺激治疗 FD 的高质量研究较少，绝大部分的研究来自我国中医领域。在临床中常选用的4种穴位刺激治疗方案分别为经皮穴位电刺激、电针、毫针针刺和穴位埋线。随机对照实验显示，与安慰剂组相比，针刺组消化不良症状有明显改善。也有研究证实，与普通针刺相比，经皮电针刺激在难治性消化不良中更为有效。穴位通常选择以足阳明经脉和任脉为主，能改善FD患者上腹痛、反酸、嗳气、腹胀、食欲缺乏等症状。但也有部分研究证实经典穴位刺激和非确定穴位（经典穴位旁10～20 mm处）刺激，均可改善消化不良症状，提示穴位刺激治疗虽然能改善FD患者的症状，但是也不能除外安慰剂效应。目前针灸、电针刺激影响胃肠动力，改善FD症状的机制尚不明确。

【预后与预防】

FD是一种良性疾病，其症状虽可反复发作，影响患者生活质量，但并不会危及患者生命，经过科学合理治疗后可达到缓解。加强对生活方式的引导，改变不良饮食习惯，避免过冷过热、过饥过饱，平时注意情绪管理，避免产生紧张、焦虑、抑郁等负面情绪，积极进行健康教育和心理干预，及时调整心情，戒烟戒酒等均可对FD发生起到预防作用。

（宋志强　田雪丽）

第二节　肠易激综合征

学习目标

- **基本目标**
  1. 描述肠易激综合征的病因及流行病学特点。
  2. 陈述肠易激综合征的临床表现特点，运用诊断学相关知识分析肠易激综合征的病例特点。
  3. 概括肠易激综合征的诊断方法及鉴别诊断思路，能够合理选择辅助检查。
  4. 说明肠易激综合征的治疗原则，理解各种治疗方法的适应证、原理。
- **发展目标**
  1. 理解肠易激综合征的症状学特点，能根据临床特点和初步的辅助检查结果筛选需要进行深入检查的高危人群。
  2. 理解肠易激综合征需鉴别的疾病以及鉴别方法。
  3. 理解肠易激综合征的治疗原则，根据患者具体特点制订合适的治疗方案。
  4. 初步掌握和肠易激综合征患者的沟通方式和随访目的。
  5. 从生理、病生理等多学科角度，了解肠易激综合征的发病机制。
  6. 从临床表现入手，进行肠易激综合征病例的诊断和鉴别诊断。
  7. 从教科书和医学专著出发，灵活运用循证医学方法和工具，查找医学文献，进行部分内容的自学，以及知识拓展。

肠易激综合征（irritable bowel syndrome，IBS）以腹痛、腹胀或腹部不适为主要症状，与排便相关或伴随排便习惯如频率和（或）粪便性状改变，通过临床常规检查，尚无法发现能解释这些症状的器质性疾病。目前认为是多种因素共同作用引起的脑-肠互动异常。诊断主要依据是罗马Ⅲ或罗马Ⅳ标准，主要基于症状，必要时有针对性的选择辅助检查。IBS的治疗目标是改善症状、提高生活质量，需采取个体化的综合治疗策略。本节以目前研究和循证医学证据为依据，参考《2020年中国肠易激综合征专家共识意见》，综合病理学、病理生理学、内科学等相关学科的理论，系统阐述了IBS的流行病学、诊断、治疗等内容。

【流行病学】

IBS是全球范围的常见病，以腹部症状为主要的诊断依据。《2020年中国肠易激综合征专家共识意见》中指出，我国普通人群IBS总体患病率为1.4%～11.5%，仅25%的IBS患者到医院就诊。大部分符合IBS症状的患者没有寻求医疗帮助。近年来IBS患者的就诊率有逐渐增高的趋势。

女性IBS患病率略高于男性，女性IBS的患病率为6.2%～20.5%，男性患病率为4.6%～12.5%，女性患者更倾向于罹患便秘型IBS，男性患者则更倾向于罹患腹泻型IBS。

IBS在各年龄段人群中均有发病，但以中青年（年龄为19～59岁）更为常见，老年人（年龄≥60岁）的IBS患病率有所下降。

案例9-2

张某，男性，36岁，间断腹痛3年，每次发作前多进食辛辣刺激食物。为阵发性脐周绞痛，无放射。伴排便次数增多，3～4次/天，糊状便，有黏液，未见脓血。排便后腹痛可缓解。未系统诊治。近4个月来症状加重，伴肠鸣、腹胀。无体重下降。

问题：
1. 患者的症状特点是什么？
2. 患者有警报征象吗？
3. 在治疗上应关注哪些方面？

案例9-2解析

【病因和发病机制】

（一）发病机制

目前认为IBS是多种因素共同作用引起的脑-肠互动异常。大脑和肠道通过脑-肠轴紧密联系。外周因素，包括胃肠道动力异常、内脏高敏感、黏膜通透性增加、肠道免疫激活、肠道微生态紊乱等作用于中枢神经系统，而中枢神经系统对外周传入信号的处理存在异常，二者相互作用、相互联系，最终导致IBS发生。

内脏高敏感是IBS的核心发病机制，在IBS发生、发展中起重要作用。内脏高敏感即内脏组织对于刺激的感受性增强，包括痛觉过敏（由伤害性刺激导致）和痛觉异常（由生理性刺激导致）。IBS内脏高敏感的发生涉及肠道感染、肠道菌群紊乱、心理应激、炎症和免疫、脑-肠互动、饮食和基因等多方面因素，导致肠道屏障功能破坏、肠道免疫系统激活、神经内分泌系统紊乱等反应，继而引起下游细胞因子和受体的激活，产生级联反应信号并上传至中枢神经系统，引起内脏高敏感。内脏高敏感导致IBS患者发生腹痛、腹部不适症状，控制内脏高敏感可改善IBS的症状。

胃肠道动力异常也是IBS的重要发病机制和病生理基础，但不是IBS的特征性改变。不同IBS亚型患者的胃肠道动力改变有所不同。主要表现在结肠的动力学异常，但食管和胃、小肠、肛门直肠等也存在一定程度的动力学异常。

近年来发现，肠道低度炎症可能通过激活肠道免疫神经系统参与部分IBS的发病。低度炎症导致肠黏膜内细胞结构发生变化，IBS患者外周血中的促炎因子增加，而抗炎因子IL-10水平降低，结肠内也有类似的表现。这些细胞因子作用于肠道神经和免疫系统，削弱肠黏膜的屏障作用，引发IBS症状。

IBS患者常伴发焦虑、抑郁等表现，急性和慢性应激均可诱发或加重IBS症状。精神症状与肠道症状的严重程度和发生频率均呈正相关。作为一种脑-肠互动异常性疾病，IBS与应激刺激密切相关。急性和慢性应激均可诱发或加重IBS患者的症状。应激可引起痛觉相关的高级中枢、脊髓通路和内脏传入神经的敏感，在多个水平上促使肠道对正常刺激的高敏感反应。慢性应激可增加肠黏膜屏障通透性，造成内毒素血症和肠道或全身低度炎症。

肠道微生态失衡在IBS发病中发挥重要作用，包括肠道菌群构成比例和代谢产物活性的改变。IBS患者肠道菌群种类的相对丰度与健康人群不同，IBS患者的菌群多样性有降低趋势，厚壁菌门比例增加，拟杆菌门比例降低，且厚壁菌与拟杆菌之比上升。代谢产物是肠道微生物发挥作用的重要方式，与IBS症状产生相关。与健康对照组相比，IBS患者的粪便短链脂肪酸中的丙酸比例增加。此外，IBS患者存在明显的小肠细菌过度生长（small intestinal bacterial overgrowth，SIBO）。也有研究显示，肠道菌群参与IBS脑-肠互动，构成菌群-脑-肠轴。

（二）病因

1. 饮食因素　是诱发或加重IBS症状的主要因素。包括免疫性（食物过敏）和非免疫性（食物不耐受）两方面。84%的IBS患者症状的发生与饮食有关，如摄入不能被完全吸收的糖类、富含生物胺的食物、刺激组胺释放的食物、油炸类和高脂肪食物。国外研究认为，富含发酵性寡糖、双糖、单糖和多元醇（fermentable oligosaccharides, dissaccharides, monosaccharides and polyol，FODMAP）的食物在IBS的发病中起重要作用。FODMAP难以被小肠吸收，升高肠腔渗透压，在结肠中易被发酵产生气体，从而引起腹痛、腹胀、腹部不适等IBS症状，而低FODMAP饮食能够缓解这类症状。由于中西方饮食差异较大，且国内缺乏相关临床研究，FODMAP饮食在我国IBS发病中的作用并不清楚。

2. 肠道感染　是IBS重要发病因素。约10%的肠道感染会发展为IBS，有肠道感染史的患者的IBS发病率比无肠道感染史的患者高4倍。

【临床表现】

（一）症状

IBS的症状是诊断的主要依据，反复发作的腹痛、腹胀、腹部不适是最常见的症状，这些症状与排便相关或伴有排便频率、粪便性状或外观的改变。部分患者易于进食后出现，腹痛可发生于腹部任何部位，局限或者弥漫。腹痛性质多样，夜间睡眠后极少有痛醒的情况。需要强调的是与排便相关的腹痛、腹胀和腹部不适并非IBS的特异性症状。

排便的改变包括腹泻、便秘，或者两者交替出现。腹泻可表现为持续性或间歇性，排便量少，糊状，可含有明显黏液，但不会出现脓血。部分患者可因食物诱发。一般夜间不会出现，这一点有别于器质性疾病。便秘表现为排便困难、粪便干结、排便不尽感。粪便中亦可见明显黏液。

部分患者可合并其他功能性肠病（如功能性腹泻、功能性腹胀或腹部膨胀、功能性便秘、非特异性功能性肠病）和功能性排便障碍，甚至患者的主症状会发生变化，从IBS转换成另一种功能性疾病。IBS患者可同时出现与进食相关的上腹与脐周症状、胃灼热等。需要进行认真鉴别。

（二）体征

IBS患者往往没有明显的体征，也可有腹部轻度压痛。

【诊断】

诊断IBS时应全面了解患者的消化道症状。目前IBS的诊断主要基于罗马标准。罗马Ⅲ诊断标准将腹痛和腹部不适列为IBS的必备条件，强调症状反复发作，近3个月发作频率＞3天/

月，且症状在排便后改善，发作时伴有排便频率、粪便性状或外观改变。罗马Ⅳ标准对 IBS 的诊断标准中，删除了"腹部不适"，将发作频率调整为＞1 天/周；强调了腹痛与排便的相关性，即表现为排便前、排便过程中或排便刚结束时发生腹痛。由于中西方患者的差异，中华医学会消化病学分为胃肠功能性疾病协作组和胃肠动力学组，在罗马标准的基础上，结合我国临床实际情况，建议中国的 IBS 诊断标准为：反复发作腹痛、腹胀、腹部不适，具备以下任意 2 项或 2 项以上（①与排便相关；②伴有排便频率改变；③伴有粪便性状或外观改变），诊断前症状出现至少 6 个月，近 3 个月符合以上诊断标准。

对于符合诊断标准的 IBS 患者，应全面询问其是否存在报警征象（包括年龄＞40 岁、便血、粪便隐血试验阳性、夜间排便、贫血、腹部包块、腹水、发热、非刻意体重减轻、结直肠癌和 IBD 家族史）。在排除器质性疾病的基础上，尽早作出 IBS 诊断，避免不必要的检查和手术；对有报警征象的患者，应有针对性地选择辅助检查以排除器质性疾病。

IBS 的诊断应包括亚型分类。根据患者排便异常时主要粪便性状（主要参照 Bristol 粪便性状量表），将 IBS 分为腹泻型 IBS（IBS with predominant diarrhea，IBS-D）、便秘型 IBS（IBS with predominant constipation，IBS-C）、混合型 IBS（IBS with mixed bowel habit，IBS-M）和未定型 IBS（IBS unclassified，IBS-U）四种亚型。IBS-D 是我国最常见的 IBS 亚型。

IBS-D 指异常排便（按天数计算）中＞1/4 为 Bristol 粪便性状量表中的 6 或 7 型，且＜1/4 的排便为 1 或 2 型。

IBS-C 指异常排便（按天数计算）中＞1/4 为 Bristol 粪便性状量表中的 1 至 3 型，且＜1/4 的排便为 6 或 7 型。

IBS-M 指异常排便（按天数计算）中＞1/4 为 Bristol 粪便性状量表中的 1 至 3 型，且＞1/4 的排便为 6 或 7 型。

IBS-U 指患者的排便习惯无法准确归入 IBS-D、IBS-C、IBS-M 中的任何一型。

此外，IBS 的严重程度与肠道症状、肠道外症状、精神心理状态和生活质量有关，应从多方面进行评估。包括：①按诊断标准作出疾病诊断；②对治疗有指导意义的分型；③疾病对患者的影响；④精神状态和社会活动；⑤生理功能异常或标志物。可作为 IBS 临床诊断的参考。

【鉴别诊断】

不同 IBS 亚型需进行鉴别的疾病谱有所差异，应注意与 IBD、肠道感染、肿瘤、乳糜泻、显微镜下结肠炎等疾病进行鉴别。此外，IBS 与其他功能性肠病（如功能性腹泻、功能性腹胀或腹部膨胀、功能性便秘、非特异性功能性肠病）和功能性排便障碍的重叠现象十分普遍，应根据患者的主要症状群作出相应的诊断和鉴别诊断。

【治疗】

IBS 的治疗目标是改善症状、提高生活质量，需采取个体化综合治疗策略。治疗手段应包括饮食、生活方式调整，药物治疗，精神心理、认知和行为学干预在内的个性化方案。

1. 在 IBS 诊疗实践中，应建立良好的医患沟通和信任关系。医患之间良好的沟通和信任关系是准确把握 IBS 症状病因和病理生理的关键环节，是正确选择治疗策略、取得满意疗效的前提。消化科医师在 IBS 诊疗中应注意以下几点：①以信任、专业、同情、平易近人的态度，尽可能采用患者易于接受的语言和逻辑思维进行沟通；②真正了解和把握患者关切的问题，消除患者的恐病疑虑，尽量用客观的证据使患者确信 IBS 是不会危及生命的疾病；③准确、全面把握和区分各种致病因素对症状的不同影响，细致解释产生症状的原因；④努力使患者充分理解并自愿接受处置策略；⑤帮助患者建立合理的生活方式，明确行为改善的目标，增强对治疗措施的依从性。

2. 避免诱发或加重症状的因素，调整相关的生活方式。调整饮食和生活方式是 IBS 疾病管理流程的起点。一项随机对照试验研究发现，避免摄入引发免疫球蛋白 G（immunoglobulin G，

IgG）升高的食物 12 周后，13.3% 的患者总体症状严重程度积分明显改善，而重新摄入这些食物后症状恶化。同时，有证据显示，每周 3～5 次高负荷的体格锻炼，坚持 12 周后能够明显阻止 IBS 症状恶化。每周 3～5 d 进行 20～60 min 的身体锻炼（跑步、有氧运动和骑自行车等），能显著改善肠易激综合征症状严重程度量表和心理症状评分。其他以运动为基础的自我调节行为疗法也被证明对 IBS 有益，如瑜伽、步行锻炼等。

3．心理认知和行为学指导是 IBS 治疗中的必要环节，心理治疗对部分 IBS 患者有效，但仅限于有资质的医疗机构实施。关于心理治疗的适应证尚缺乏共识。对于以下患者应考虑尽早实施心理干预：①社会支持不足、历史上有创伤性事件或人际关系失调的 IBS 患者；②精神疾病共病患者；③常规药物疗效不理想的患者。英国国家健康和保健卓越研究所的指南建议，对 12 个月后药物治疗无效并发展为难治性 IBS 的患者，应尽早实施心理干预。

患者自我管理可减少 IBS 患者的就医次数（1 年内减少 60%），降低 40% 的医疗费用。IBS 患者经过 6 个月的自我管理，生活质量显著改善，精神疾病共病症状的严重程度有所降低。认知行为治疗是 IBS 患者心理干预的基础手段，旨在减少非理性恐惧、调节行为模式。

4．药物治疗

（1）解痉剂：可改善 IBS 症状，对腹痛的疗效明显。IBS 患者存在肠道平滑肌痉挛，与疼痛等症状相关。肠道平滑肌解痉剂如匹维溴铵、奥替溴铵、阿尔维林、曲美布汀，可以选择性作用于平滑肌相应离子通道（Ca^{2+} 通道、K^+ 通道）、5-羟色胺 1α 受体、毒蕈碱受体、神经激肽 1 受体和神经激肽 2 受体，从而缓解肠道平滑肌痉挛。

（2）止泻剂：可有效改善 IBS-D 患者的腹泻症状。IBS-D 患者肠道传输加速和肠道分泌增加与腹泻症状相关。

洛哌丁胺可作用于肠壁的阿片受体，减少乙酰胆碱释放，通过抑制肠蠕动促进肠道水、电解质吸收，通过增加肛门括约肌的张力缓解便失禁。

双八面体蒙脱石可吸附消化道内的气体、毒素，促进肠黏膜细胞的吸收功能，是临床常用的止泻剂。双八面体蒙脱石可减少 IBS-D 患者水样泻和黏液便的排便次数，降低排便不尽感频率，且对腹痛和总体症状的疗效均显著优于安慰剂。

（3）肠道不吸收的抗生素：可改善非 IBS-C 患者的总体症状，以及腹胀、腹泻症状。由于 IBS 患者存在肠道菌群失调、小肠细菌过度生长，肠道不吸收的抗生素（主要是利福昔明）可改善肠道菌群失调，调节肠道炎症，增强肠黏膜屏障功能。

（4）泻剂：IBS-C 患者主要使用渗透性泻剂，可提高 IBS-C 患者的排便频率，改善粪便性状。渗透性泻剂通过在肠腔形成高渗环境，促进肠道分泌，从而软化粪便、加快肠道传输。渗透性泻剂主要包括聚乙二醇和乳果糖，由于乳果糖可能加重 IBS-C 患者的腹痛、腹胀症状，较少用于 IBS-C 的治疗。而容积性泻剂因增加粪便容积、扩张肠管，可能加重患者腹胀症状，因此不推荐用于 IBS-C 的治疗。近年来，部分指南推荐可溶性纤维用于治疗 IBS-C 患者的腹胀症状，我国的多中心随机对照试验研究表明聚卡波非钙可显著改善 IBS-C 患者的便秘和总体症状，但对腹痛、腹胀和腹部不适症状的疗效与安慰剂比较差异无统计学意义。

（5）促分泌剂：可改善 IBS-C 便秘症状，其中鸟苷酸环化酶-C 激动剂同时对腹痛的疗效明显。促分泌剂（包括鸟苷酸环化酶-C 激动剂和选择性氯离子通道激动剂）主要包括利那洛肽、鲁比前列酮和普卡那肽，可通过激活肠上皮细胞相关离子通道促进肠上皮细胞分泌，从而软化粪便、改善便秘症状。

（6）益生菌：对改善 IBS 症状有一定疗效。近年来，许多随机对照试验研究发现，益生菌可缓解 IBS 患者腹胀、腹痛、腹泻和总体症状，少数研究显示对便秘有效，但各研究纳入的实验对象、治疗菌株、观察指标、追踪疗程均存在较大差异。

（7）中医药：对改善 IBS 症状有效，尚需更多高质量研究。随着中医药治疗 IBS 的随机对照研究逐渐增多，近年来多个国内外指南提及采用中药和针灸治疗 IBS。

（8）神经递质调节药物：中等质量神经递质调节药物对 IBS 有效。可能的作用机制包括：①对中枢神经的直接作用；②中枢神经与胃肠神经的联系，包括对痛觉感受、内脏超敏反应和胃肠动力的调节作用。谨慎推荐神经递质调节药物用于以下 2 项适应证：① IBS 合并存在精神心理障碍的临床表现（包括抑郁、焦虑和躯体化症状等），尽管此类患者以胃肠道症状为主，但是精神类药物对精神心理障碍表现和 IBS 症状可能均有帮助；②对于消化专科常规药物疗效不理想的难治性 IBS，尝试使用神经递质调节药物可能会有获益。三环类抗抑郁药可考虑用于治疗 IBS-D，而某些选择性 5-羟色胺再摄取抑制剂可用于治疗 IBS-C。

【随访】

对 IBS 患者进行随访的目的是持续改善患者症状和生活质量，恢复社会功能，巩固疗效。及时发现可能存在的严重器质性疾病。

整合思考题

1. IBS 缺乏特异性的诊断标准，给早期诊断造成了困难。请根据已经学习过的诊断学和消化系统疾病的相关知识，分析容易误诊的相关疾病，并分析其病理生理过程。

2. IBS 作为一种长期困扰患者的疾病，医生如何与患者进行沟通和对患者进行指导非常重要。请分析 IBS 患者可能关注的问题有哪些，并进行解答。

整合思考题解析

（李　军）

参考文献

[1] Courtney M. Townsend，JR，R. Daniel Beauchamp，B. Mark Evers，et al. Sabiston textbook of surgery. 20th ed. Louis：Elsevier，2017.

[2] Frank H. Netter. The Netter collection of medical illustrations-Digestive system. 2nd ed. Louis：Elsevier，2016.

[3] Robert Zollinger，E. Ellison. Zollinger's atlas of surgical operations. 10th ed. New York：McGraw Hill，2016.

[4] Mark Feldman，Lawrence S. Friedman，Lawrence J. Brandt. Sleisenger and Fordtran's Gastrointestinal and Liver Disease. 10th ed. Louis：Elsevier，2015.

[5] Charles Melbern Wilcox，Miguel Munoz-Navas，Joseph Jy Sung. Atlas of Clinical Gastrointestinal Endoscopy. 3rd ed. Louis：Elsevier，2012.

[6] 陈旻湖，杨云生，唐承薇. 消化病学. 北京：人民卫生出版社，2019.

[7] 中华消化杂志编辑委员会. 消化性溃疡诊断与治疗共识意见（2022 年，上海）. 中华消化杂志，2023，43（3）：176-192.

第十章 肝脏疾病

第一节 脂肪性肝病

学习目标

- **基本目标**
  能理解脂肪性肝病的定义，包括非酒精性脂肪性肝病和酒精性脂肪性肝病，理解两者的发病机制及诊断标准。
- **发展目标**
  能依据诊断标准对两种脂肪性肝病进行诊断，并探索有效的管理和治疗策略。

一、非酒精性脂肪性肝病

【概述】

非酒精性脂肪性肝病（non-alcoholic fatty liver disease，NAFLD）是一种与胰岛素抵抗（insulin resistance，IR）和遗传易感密切相关的代谢应激性肝损伤，疾病谱包括非酒精性单纯性肝脂肪变、非酒精性脂肪性肝炎（non-alcoholic steatohepatitis，NASH）、肝硬化和肝细胞癌（hepatocellular carcinoma，HCC）。NAFLD 不仅可以导致肝病残疾和死亡，还与代谢综合征、2 型糖尿病、动脉硬化性心血管疾病及结直肠肿瘤等的高发密切相关。随着肥胖和代谢综合征的流行，NAFLD 已成为我国第一大慢性肝病和健康查体肝酶异常的首要原因，并且越来越多的慢性乙型肝炎病毒（hepatitis B virus，HBV）感染患者合并 NAFLD，严重危害人民生命健康。

NAFLD 是全球最常见的慢性肝病，普通成人 NAFLD 患病率介于 6.3%～45%，其中 10%～30% 为 NASH。中东和南美洲 NAFLD 患病率最高，非洲最低，包括中国在内的亚洲多数国家 NAFLD 患病率处于中上水平（>25%）。来自上海、北京等地区的流行病学调查显示，普通成人 B 超诊断的 NAFLD 患病率 10 年期间从 15% 增加到 31% 以上，50～55 岁男性患病率高于女性，其后女性的患病率增长迅速甚至高于男性。NAFLD 目前已成为健康查体血清谷丙转氨酶（ALT）和 γ-谷氨酰转移酶（GGT）增高的主要原因。合并代谢综合征、2 型糖尿病的 NAFLD 患者通常肝组织损害严重，NASH 和进展性肝纤维化检出率高。中国 NAFLD 患病率与肥胖症、2 型糖尿病和代谢综合征流行趋势相平行。瘦人 NAFLD 通常有近期体重和腰围增加的病史，高达 33.3% 的 BMI 正常的 NAFLD 患者存在代谢综合征。此外，与肥胖症密切相关的富含饱和脂肪和果糖的高热量膳食结构，以及久坐少动的生活方式是 NAFLD 的危险因素，高尿酸血症、红细胞增多症、甲状腺功能减退、垂体功能减退、睡眠呼吸暂停综合征、多囊卵巢综合征也是 NAFLD 发生和发展的独立危险因素。

【病因及发病机制】

NAFLD主要分为原发性和继发性两类，原发性NAFLD与胰岛素抵抗和遗传易感性相关；继发性NAFLD则可能由药物、全胃肠外营养、减肥后体重急剧下降、工业毒物中毒等病因所导致。

NAFLD的病因复杂，包括先天性体液免疫反应的作用，脂代谢紊乱如类法尼醇X受体（FXR）异常、apoA5缺乏；过量摄取高脂果糖饮食、运动睡眠不足等环境因素。发病机制中，"二次打击"或"多重打击"学说已被广泛接受。初次打击主要指胰岛素抵抗引起的肝细胞内脂质，特别是甘油三酯异常沉积，引起线粒体形态异常和功能障碍。二次打击主要为反应性氧化代谢产物增多，形成脂质过氧化产物，致使肝细胞内磷脂膜氧化损伤，溶酶体自噬异常，凋亡信号通路活化；内质网应激，炎症因子IL-6/IL-8激活，JNK、NF-κB通路活化，最终导致脂肪变性的肝细胞发生炎症、坏死；Toll样受体活化，肝星状细胞（HSC）激活，诱发细胞外基质的生成，形成脂肪性肝纤维化和（或）肝硬化。肠道菌群紊乱、肝细胞对内毒素敏感性增强，以及肝Kupffer细胞激活等因素也参与NAFLD的发生发展。NAFLD机制如图10-1所示。

【临床表现】

NAFLD起病隐匿，发病缓慢，常无症状。少数患者可有乏力、右上腹不适、肝区隐痛或上腹胀痛等非特异症状。多数患者无明显体征，少数患者出现肝大甚至黄疸、腹水、水肿等。NAFLD常有肝外的临床表现，包括肥胖或体重超重、糖尿病及心血管疾病等相应的症状和体征。

【实验室和辅助检查】

（一）实验室检查

AST、ALT和γ-GT正常或轻、中度升高，通常在正常值上限的1~4倍。病情进展时可出现血清白蛋白水平和凝血酶原时间改变，多出现在胆红素代谢异常之前。

（二）影像学检查

1．超声　临床应用范围广泛的影像学诊断工具，可依据肝前场回声增强（"明亮肝"）、远场回声衰减，以及肝内管道结构显示不清楚等特征做出"弥漫性脂肪肝""局灶性脂肪肝""不均质性脂肪肝"等影像学诊断。

2．受控衰减参数（CAP）　这是一项基于超声的肝瞬时弹性成像平台定量诊断脂肪肝的新技术，CAP能检出5%以上的肝脂肪变，有助于区分轻度肝脂肪变与中至重度肝脂肪变。CAP可以用来评估脂肪肝的程度和进展。CAP值越高，表示肝内脂肪含量越高。CAP值一般与脂肪肝的病理分级和严重程度相关，可以帮助医生确定脂肪肝的类型和治疗方案。

3．其他　CT和MRI检查诊断脂肪肝的准确性不优于超声，主要用于弥漫性脂肪肝伴有正常肝岛及局灶性脂肪肝与肝占位性病变的鉴别诊断。

（三）病理学

肝活检可评估肝脂肪变、肝细胞损伤、炎症坏死和纤维化程度。NAFLD的主要病理特征为肝细胞脂肪变性，表现为细胞浆内出现明显脂滴，脂滴的主要成分为甘油三酯。在NAFLD进展到非酒精性脂肪性肝炎（NASH）时，肝会出现炎症反应。这些炎症细胞主要包括肝细胞、Kupffer细胞和淋巴细胞等，它们释放炎性介质并引起肝炎症反应。肝细胞可能会发生坏死，这与炎症反应和纤维化密切相关。在NASH进一步发展时，肝中的炎症反应会导致纤维化的发生。可于汇管区见到纤维增生，小叶间动脉可见纤维沉积增多，随着汇管区逐步扩大，小叶间质结构重塑，汇管区间纤维间隔形成进一步将肝细胞包绕并伸入小叶，桥接纤维（中央静脉-中央静脉，汇管区-汇管区，中央静脉-汇管区）继续发展，最终肝硬化形成。

【诊断和鉴别诊断】

NAFLD的诊断需要有弥漫性肝细胞脂肪变的影像学或组织学证据，并且要排除乙醇（酒精）滥用等可以导致肝脂肪变的其他病因，包括基因3型HCV感染、自身免疫性肝炎、肝豆状核变性等特定肝病，并除外药物（他莫昔芬、胺碘酮、丙戊酸钠、甲氨蝶呤、糖皮质激素等）、

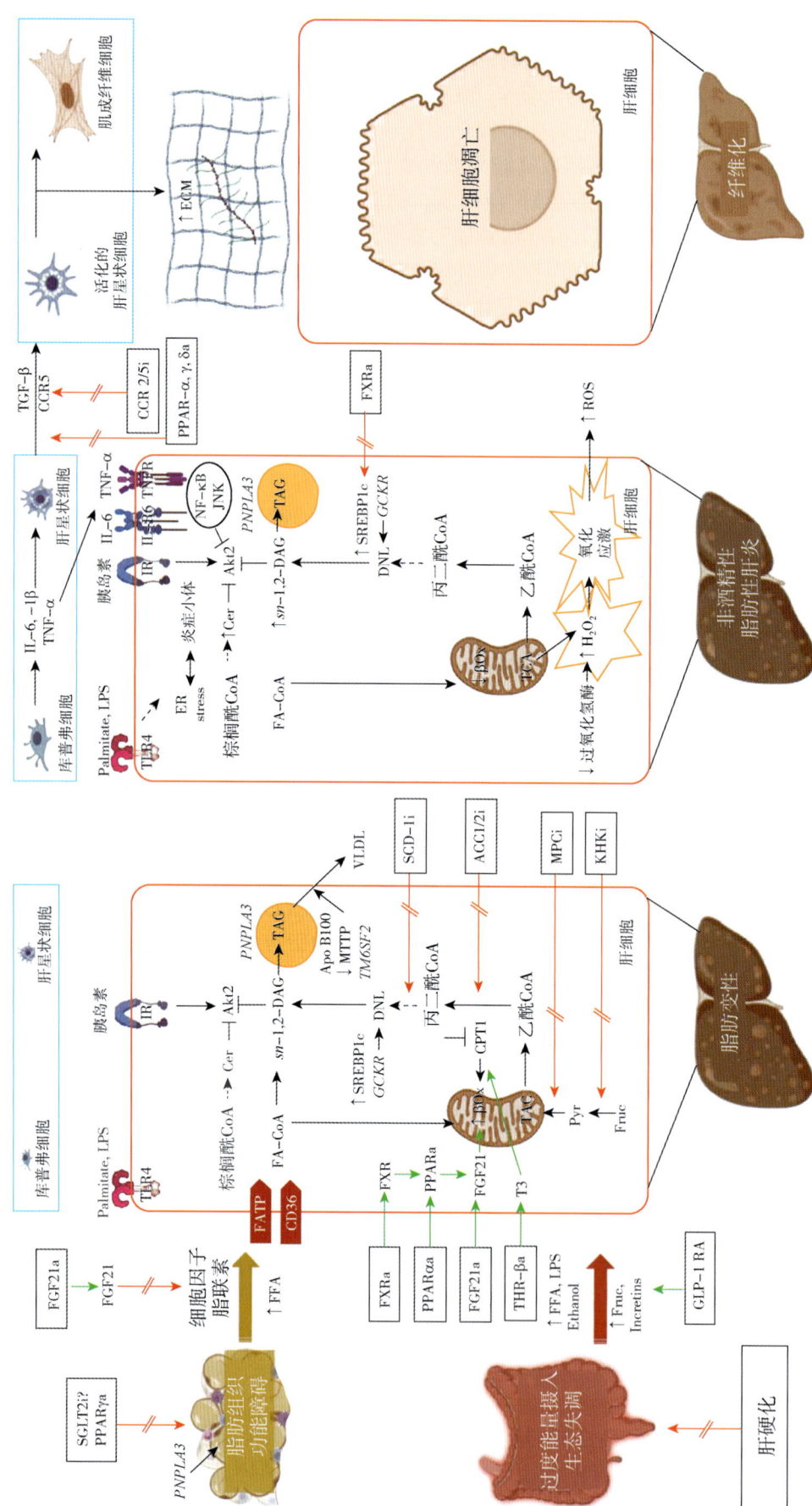

图 10-1 NAFLD 发生机制

全胃肠外营养、炎症性肠病、乳糜泻、甲状腺功能减退症、库欣综合征、β脂蛋白缺乏血症、脂质萎缩性糖尿病、Mauriac综合征等导致脂肪肝的特殊情况。因无特异性症状和体征，大部分患者因偶然发现血清ALT和GGT增高或者影像学检查发现弥漫性脂肪肝而疑诊为NAFLD。

临床诊断标准需符合3项条件：①无饮酒史或饮酒折合酒精量男性每周 < 140 g，女性每周 < 70 g；②除外病毒性肝炎、药物性肝病、全胃肠外营养、肝豆状核变性等可导致脂肪性肝病的特定疾病；③肝活检组织学改变符合脂肪性肝病病理学诊断标准。

鉴于肝组织学标准难以获得，NAFLD定义为：肝影像学表现符合弥漫性脂肪肝的诊断标准且无其他原因可供解释和（或）有代谢综合征相关组分的患者，出现不明原因的血清ALT和（或）AST、γ-GT持续增高半年以上。

肝脂肪变的评估：需要依据病理和影像学进行综合评估，常用的影像方法包括腹部超声、受控衰减参数（CAP）、腹部CT和核磁共振（MRI）。

脂肪性肝炎的评估：肝活检是诊断NASH的"金标准"，若NAFLD患者合并代谢综合征，或ALT和细胞角蛋白-18（CK-18 M30和M65）水平持续增高，提示可能存在NASH，需进一步肝活检证实。肝脂肪变、气球样变和肝炎症合并存在是诊断NASH的必备条件。

肝纤维化的评估：肝纤维化是预测肝不良结局的肝病理学改变，在NAFLD患者中评估肝纤维化和肝硬化对预后判断的价值大于区分单纯性脂肪肝和NASH。对于无法进行肝活检病理检查的患者，目前可应用多种预测模型，如NAFLD纤维化评分（NAFLD fibrosis score，NFS）等协助判断有无显著肝纤维化（≥ F2）和进展期肝纤维化（F3、F4）。

【治疗】

NAFLD的治疗目标为减肥和改善胰岛素抵抗，预防和治疗代谢综合征、2型糖尿病及其相关并发症，从而减轻疾病负担、改善患者的生活质量并延长寿命；其次，减少肝脂肪沉积，避免因"附加打击"而导致NASH和慢加急性肝衰竭；对于NASH和脂肪性肝纤维化患者还需阻止肝病进展，减少肝硬化、肝细胞肝癌及其并发症的发生。

1．改变不良生活方式　减少体重和腰围是预防和治疗NAFLD及其并发症最为重要的治疗措施。适当控制膳食热量摄入，建议每天减少500～1000 kcal热量；调整膳食结构，建议适量脂肪和糖类的平衡饮食，限制含糖饮料、糕点和深加工食品，增加全谷类食物、ω-脂肪酸和膳食纤维摄入；一日三餐定时适量，严格控制晚餐的热量和晚餐后进食行为；避免久坐少动，以能够坚持为原则选择体育锻炼方式，以增加骨骼肌质量和防治肌少症。

2．减肥手术　减肥是一种能有效减轻体重并长期维持理想体重的方法，而且可以有效控制代谢紊乱，有效改善2型糖尿病和代谢综合征。国际糖尿病联盟建议，重度肥胖（BMI ≥ 40 kg/m^2）的2型糖尿病患者，以及中度肥胖（35 kg/m^2 ≤ BMI ≤ 39.9 kg/m^2）但保守治疗不能有效控制血糖的2型糖尿病患者可以考虑减肥手术。

3．针对肝损伤的药物治疗　维生素E（α-生育酚）800 IU/d口服2年可以使无糖尿病的NASH成人血清氨基酸转移酶恢复正常并显著改善肝脂肪变和炎症损伤，但长期大剂量使用维生素E的安全性令人担忧。奥贝胆酸可以显著减轻NASH患者肝纤维化程度，但是该药对脂代谢有不良影响，可导致皮肤瘙痒。目前临床应用的水飞蓟素、双环醇、多烯磷脂酰胆碱、熊去氧胆酸等针对肝损伤的治疗药物安全性良好。

推荐应用于以下类型的NAFLD患者：①肝活检确诊的NASH；②临床特征、实验室及影像学检查提示存在NASH或进展性肝纤维化；③应用相关药物治疗代谢综合征和2型糖尿病过程中出现肝酶升高；④合并药物性肝损害、自身免疫性肝炎、慢性病毒性肝炎等其他肝病。

4．肝移植手术　NAFLD对肝移植手术的影响涉及移植的供体和受体两大方面，NASH患者肝移植的长期效果与其他病因肝移植相似，特殊性主要表现为高龄、肥胖和并存的代谢性疾病可能影响肝移植患者围术期或术后短期的预后，肝移植术后NAFLD复发率高达50%，并且有较高的心血管并发症的发病风险。

5．其他　避免极低热量饮食减肥，避免使用可能有肝毒性的中西药物，慎用保健品，限制饮酒并避免过量饮酒。多饮咖啡和茶可能有助于NAFLD患者康复。此外，需早期发现并有效处理睡眠呼吸暂停综合征、甲状腺功能减退症、小肠细菌过度生长等可加剧肝损伤的并存疾病。

【随访】

密切观察患者的生活方式、体重、腰围和动脉血压变化，每隔3～6个月复查血液生化学指标和糖化血红蛋白，6～12个月复查腹部B超。

【预后】

NAFLD患者起病隐匿且肝病进展缓慢，NASH患者肝纤维化7～10年进展一个等级，肝硬化是NAFLD患者肝病不良结局的独立预测因素。非酒精性脂肪变患者随访10～20年肝硬化发生率仅为0.6%～3.0%，而NASH患者10～15年内肝硬化发生率高达15%～25%，NASH肝硬化患者发生肝细胞肝癌风险显著增加。NAFLD相关肝硬化和肝细胞肝癌通常发生于老年患者。年龄大于50岁、$BMI > 30\ kg/m^2$、原发性高血压、2型糖尿病、代谢综合征是NASH患者肝硬化的危险因素。此外，NAFLD特别是NASH还与骨质疏松、慢性肾病、结直肠肿瘤、乳腺癌等慢性病的高发密切相关。

二、酒精性肝病

【概述】

酒精性肝病（alcoholic liver disease，ALD）是由于长期大量饮酒导致的中毒性肝损伤。酒精性肝病的病理包括3种肝损伤，往往重叠存在：①脂肪肝；②酒精性肝炎；③酒精性肝硬化。90%长期大量饮酒者有脂肪肝，10%～20%进展至酒精性肝炎，并最终发展为肝硬化。短期严重酗酒时可诱发广泛肝细胞损害甚或肝衰竭。

【病因及发病机制】

酒精性肝损伤进展的影响因素主要包括：饮酒量、饮酒年限、酒精饮料品种、饮酒方式、性别、肥胖、肝炎病毒感染、遗传因素、营养状况等。酒精所造成的的肝损伤存在阈值效应，即达到一定饮酒量或饮酒年限，就会大大增加肝损伤风险。空腹饮酒较进餐饮酒造成的肝损伤更严重。女性对酒精所致的肝损伤更为敏感，可能与雌激素及胃乙醇脱氢酶水平有关。肥胖是重度饮酒者中肝硬化最重要的独立危险因素。酗酒和慢性肝炎病毒感染并存，使肝损伤的速度加快，增加了酒精性肝硬化的死亡率。

1．酒精性脂肪肝　①酒精氧化引起还原型辅酶（NADH）Ⅰ产生增加，促进脂肪酸和甘油三酯合成，并抑制脂肪酸的线粒体β氧化。②脂肪组织中的游离脂肪酸及肠黏膜的乳糜微粒进入肝的量增加。③酒精介导的对于单磷酸腺苷活化蛋白激酶（AMPK）活性的抑制，通过抑制过氧化物酶体增殖活化受体（PPARα）及刺激固醇调节元件结合蛋白1c（SREBP1c）引起脂质生成增加，分解减少。④乙醛对线粒体和微管的损伤分别引起NADH氧化减少及极低密度脂蛋白蓄积。

2．酒精性肝炎　①乙醛诱导的毒性作用。②活性氧（ROS）产生，导致脂质过氧化与DNA加合物形成。③促炎细胞因子。④受损的泛素-蛋白酶体通路导致肝细胞损伤和聚合角蛋白的肝包涵体。

3．酒精性肝硬化　酒精性肝病纤维化的细胞和分子机制尚不完全清楚。乙醇的代谢物如乙醛可直接活化肝星状细胞（HSC）。HSC也可被损伤的肝细胞、活化的Kupffer细胞及浸润的中性粒细胞激活。HSC以外的其他细胞也能合成胶原，包括门静脉的成纤维细胞和骨髓来源的细胞，均可能引起肝纤维化和肝硬化。

【病理】

ALD病理学改变主要为大泡性或大泡性为主伴小泡性的混合性肝细胞脂肪变性。依据病变肝组织是否伴有炎症反应和纤维化，可分为单纯性脂肪肝、酒精性肝炎、肝纤维化和肝硬化。ALD病理学诊断报告应包括肝脂肪变程度（F0～F4）、炎症程度（G0～G4）、肝纤维化分级（S0～S4）。

肝脂肪变程度：F0，＜5%的肝细胞脂肪变性；F1，5%～30%的肝细胞脂肪变性；F2，31%～50%的肝细胞脂肪变性；F3，51%～75%的肝细胞脂肪变性；F4，＞75%的肝细胞脂肪变性。

炎症程度：G0，无炎症；G1，腺泡3带呈现少数气球样肝细胞，腺泡内散在个别点灶状坏死和中央静脉周围炎；G2，腺泡3带明显气球样肝细胞，腺泡内点灶状坏死增多，出现Mallory小体，门管区轻至中度炎症；G3，腺泡3带广泛气球样肝细胞，腺泡内点灶状坏死明显，出现Mallory小体和凋亡小体，门管区中度炎症和（或）门管区周围炎症；G4，融合性坏死和（或）桥接坏死。

纤维化程度：S0，无纤维化；S1，腺泡3带局灶性或广泛窦周/细胞周纤维化和中央静脉周围纤维化；S2，纤维化扩展至门管区，中央静脉周围硬化性玻璃样坏死，局灶性或广泛门管区星芒状纤维化；S3，腺泡内广泛纤维化，局灶性或广泛桥接纤维化；S4，肝硬化。

【临床表现】

临床症状为非特异性，可无症状，或有右上腹胀痛、食欲缺乏、乏力、体重减轻、黄疸等；随着病情加重，可有肝硬化的表现，如蜘蛛痣、肝掌以及谵妄等神经精神症状。

【实验室和辅助检查】

1. 实验室检查　ALD典型的实验室异常并无特异性，包括谷草转氨酶（AST）、谷丙转氨酶（ALT）、γ-谷氨酰转移酶（GGT）轻度升高，伴有高甘油三酯血症、高胆固醇血症，有时伴有高胆红素血症。与其他原因引起的脂肪肝相比，酒精性肝炎患者AST和ALT通常升高2～7倍，但很少超过400 U/L，且AST高于ALT。高胆红素血症常见，常伴有ALP轻度升高。肝细胞合成功能下降提示病情严重，低蛋白血症和凝血异常多见于终末期肝损伤。

2. 影像学检查

（1）肝成像技术：包括超声、CT、MRI和磁共振波谱。具备以下3项腹部超声表现中的2项者为弥漫性脂肪肝：肝近场回声弥漫性增强，回声强于肾；肝远场回声逐渐衰减；肝内管道结构显示不清。CT：弥漫性肝密度降低，肝/脾CT比值≤1.0。肝/脾CT比值可用于判断ALD的严重程度，0.7＜肝/脾CT比值≤1.0者为轻度，0.5＜肝/脾CT比值≤0.7者为中度，肝/脾CT比值≤0.5者为重度。

（2）瞬时弹性成像：肝硬度测量（LSM）被证明是评估ALD患者肝纤维化的可靠工具。

3. 病理学　肝活组织检查是确定酒精性肝病及分期分级的可靠方法，是判断其严重程度和预后的重要依据。

【诊断和鉴别诊断】

（1）有长期饮酒史，一般超过5年，折合乙醇量男性≥40 g/d，女性≥20 g/d，或2周内有大量饮酒史，折合乙醇量＞80 g/d。乙醇量（g）换算公式＝饮酒量（ml）×乙醇含量（%）×0.8。

（2）实验室指标异常：血清丙氨酸转氨酶（ALT）、天冬氨酸转氨酶（AST）、γ-谷氨酰转移酶（GGT）、血清总胆红素（TBil）、凝血酶原时间（PT）及平均红细胞体积（MCV）等指标升高。其中AST/ALT＞2，GGT升高，MCV升高为ALD的特点。禁酒后这些指标可明显下降，通常4周内基本恢复正常（GGT恢复较慢）。

（3）临床表现。

(4) 影像学检查典型表现。

(5) 排除嗜肝病毒现症感染以及药物、中毒性肝损伤和自身免疫性肝病等。

符合第(1)、(2)、(3)项和第(5)项或第(1)、(2)、(4)项和第(5)项者可诊断 ALD；仅符合第(1)、(2)和第(5)项者可疑诊 ALD；符合第(1)项，同时有病毒性肝炎现症感染证据者，可诊断为 ALD 伴病毒性肝炎。

【治疗】

治疗原则：戒酒和营养支持，减轻 ALD 的严重程度；改善已存在的继发性营养不良；对症治疗酒精性肝硬化及其并发症。戒酒是治疗 ALD 的最重要和首要的措施，戒酒过程中应注意防治戒断综合征。在戒酒的基础上，为患者提供高热量、高蛋白（1.5 g/kg）、低脂饮食，并补充多种维生素（如维生素 B、维生素 C、维生素 K 及叶酸等），加强营养支持。

1. 药物治疗 ①可给予水飞蓟素类、多烯磷脂酰胆碱和还原型谷胱甘肽、双环醇等保肝、抗炎药，改善肝生物化学指标。甘草酸制剂通过抑制磷脂酶 A2 的活性阻断肝炎症的级联瀑布反应，发挥抗肝炎症的作用，包括甘草酸二铵、甘草酸单铵半胱氨酸等，异甘草酸镁注射液可用于重症患者，应注意检测血压和血钾。②美他多辛：可加速酒精从血清中清除，改善酒精中毒症状和行为异常。③糖皮质激素：可改善重症酒精性肝炎患者的短期生存率，但须警惕败血症和消化道出血。感染是糖皮质激素的禁忌。④己酮可可碱：对于有败血症的患者，该药为一线治疗。但研究显示该药在改善生存率上不具有优势，因此对重症酒精性肝炎患者的存活获益较弱，不再推荐。⑤ N- 乙酰半胱氨酸：该药是一种抗氧化物质，补充肝细胞中的谷胱甘肽贮存。研究显示该药与糖皮质激素联合在重症酒精性肝炎中可能有效，减少肝肾综合征和感染的发生率。⑥ S- 腺苷蛋氨酸：可以改善 ALD 患者的临床症状和生物化学指标。⑦肠内营养：ALD 患者营养不良很常见，尤其是蛋白质营养不良。建议每日摄入的总热量应为 35～40 kcal/kg，蛋白质摄入为 1.2～1.5 g/kg。

2. 酒精戒断及酒精依赖的治疗 苯二氮䓬类药物是治疗急性戒断综合征的首选，可选用双硫仑、纳曲酮、阿坎酸与戒酒辅导相结合，但不推荐应用于进展期 ALD 患者。

3. 并发症的治疗 积极处理酒精性肝硬化的并发症，如门静脉高压、食管胃底静脉曲张、自发性细菌性腹膜炎、肝性脑病和肝细胞癌等。

4. 肝移植 严重酒精性肝硬化患者可考虑肝移植，但要求患者肝移植前戒酒 3～6 个月，并无其他脏器的严重酒精性损害。肝移植对 Child-Pugh 分级为 C 级和（或）MELD ≥ 15 的 ALD 患者的存活有益。

【预后】

严重的酒精性肝炎短期（30 d）病死率 > 50%。凝血异常、贫血、低白蛋白血症、胆红素升高、肾衰竭和腹水提示病情危重。Maddrey 判别函数 [4.6×PT 延长时间（s）+ 胆红素水平（mg/dl）] 可判断患者的预后（如 > 32 提示预后较差）。终末期肝病模型评分（MELD）≥ 21 分提示酒精性肝炎患者有较高的病死率。腹水、胃底食管静脉曲张破裂出血、晚期肝性脑病、肝肾综合征提示预后差。

（张媛媛）

第二节 肝硬化

学习目标

- **基本目标**
  1. 陈述肝硬化的定义，列举病因，归纳发病机制、病理表现。
  2. 能够说明肝硬化的常见临床表现及并发症。
  3. 列举常用的实验室检查及其他辅助检查，理解内镜检查对门静脉高压症判断的重要性。
  4. 理解腹水检查的重要性，记住血清 - 腹水白蛋白梯度和自发性细菌性腹膜炎的概念，根据表现能够推测肝硬化的诊断。
  5. 陈述肝硬化的整体治疗原则、腹水的治疗原则。

- **发展目标**
  1. 解释门静脉高压的形成机制、肝硬化腹水的形成机制，解释肝肾综合征及肝肺综合征的形成机制。
  2. 理解门脉高压症与肝硬化的异同。
  3. 应用鉴别诊断的知识对具体临床案例进行肝硬化的鉴别诊断。
  4. 记住难治性腹水的概念并陈述其治疗原则。
  5. 了解肝硬化的整体预后及肝移植对肝硬化的治疗价值。

肝硬化（hepatic cirrhosis）是各种慢性肝病发展的晚期阶段。病理上以肝弥漫性纤维化、再生结节和假小叶形成为特征。临床上起病隐匿，病程发展缓慢，晚期以肝功能减退和门静脉高压为主要表现，常出现多种并发症。肝硬化是常见病，世界范围内的年发病率为 100（25～400）/10 万，发病高峰年龄在 35～50 岁，男性多见，出现并发症时死亡率高。

【病因和发病机制】

（一）病因

引起肝硬化的病因很多，在我国以病毒性肝炎为主，欧美国家以慢性酒精中毒多见。

①病毒性肝炎：主要为乙型、丙型和丁型肝炎病毒感染，占 60%～80%，通常经过慢性肝炎阶段演变而来，急性或亚急性肝炎如有大量肝细胞坏死和肝纤维化可以直接演变为肝硬化，乙型和丙型或丁型肝炎病毒的重叠感染可加速发展至肝硬化。甲型和戊型病毒性肝炎不发展为肝硬化。②慢性酒精中毒：在我国约占 15%，近年来有上升趋势。长期大量饮酒（一般为每日摄入酒精 80 g 达 10 年以上），乙醇及其代谢产物（乙醛）的毒性作用引起酒精性肝炎，继而可发展为肝硬化。③非酒精性脂肪性肝炎：随着世界范围肥胖的流行，非酒精性脂肪性肝炎（NASH）的发病率日益升高。新近国外研究表明，约 20% 的非酒精性脂肪性肝炎可发展为肝硬化。据统计，70% 不明原因肝硬化可能由 NASH 引起。目前我国尚缺乏有关研究资料。④胆汁淤积：持续肝内胆汁淤积或肝外胆管阻塞时，高浓度胆酸和胆红素可损伤肝细胞，引起原发性

胆汁性肝硬化或继发性胆汁性肝硬化。⑤肝静脉回流受阻：慢性充血性心力衰竭、缩窄性心包炎、肝静脉阻塞综合征（Bladd-Chiari综合征）、肝小静脉闭塞病等引起肝长期淤血缺氧。⑥遗传代谢性疾病：先天性酶缺陷疾病，致使某些物质不能被正常代谢而沉积在肝，如肝豆状核变性（铜沉积）、血色病（铁沉积）、A-抗胰蛋白酶缺乏症等。⑦工业毒物或药物：长期接触四氯化碳、磷、砷等或服用双醋酚汀、甲基多巴、异烟肼等可引起中毒性或药物性肝炎而演变为肝硬化；长期服用甲氨蝶呤（MTX）可引起肝纤维化而发展为肝硬化。⑧自身免疫性肝炎可演变为肝硬化。⑨血吸虫病：虫卵沉积于汇管区，引起纤维组织增生，导致窦前性门静脉高压，但由于再生结节不明显，故严格来说应称之为血吸虫性肝纤维化。⑩隐源性肝硬化：病因仍不明者占5%～10%。

（二）发病机制

各种因素导致肝细胞损伤，发生变性坏死，进而肝细胞再生和纤维结缔组织增生，肝纤维化形成，最终发展为肝硬化。其病理演变过程包括以下4个方面：①致病因素的作用使肝细胞广泛的变性、坏死，肝小叶的纤维支架塌陷；②残存的肝细胞不沿原支架排列再生，形成不规则结节状的肝细胞团（再生结节）；③各种细胞因子促进纤维化的产生，自汇管区-汇管区或自汇管区-肝小叶中央静脉延伸扩展，形成纤维间隔；④增生的纤维组织使汇管区-汇管区或汇管区-肝小叶中央静脉之间纤维间隔相互连接，包绕再生结节或将残留肝小叶重新分割，改建成为假小叶，形成肝硬化典型形态改变。

上述病理改变造成血管床缩小、闭塞和扭曲，血管受到再生结节挤压，肝内门静脉、肝静脉和肝动脉三者分支之间失去正常关系，并且出现交通吻合支等。肝血循环紊乱是形成门静脉高压的病理基础，且加重肝细胞缺血缺氧，促进肝硬化病变的进一步发展。

肝纤维化是肝硬化演变发展过程的一个重要阶段。正常肝组织细胞外基质（extracel lular matrix，ECM）生成和降解保持平衡。细胞外基质的过度沉积是肝纤维化的基础，而肝星状细胞（hepatic stellate cell）是形成肝纤维化的主要细胞。肝受损伤时肝星状细胞被激活，在多种细胞因子如转化生长因子β（TGF-β）、血小板衍生生长因子（PDGF）等的参与下，ECM合成增加，其中胶原含量明显增加（尤以Ⅰ型胶原增加明显），其他ECM成分如非胶原糖蛋白（纤维连接蛋白、层粘连蛋白等）和蛋白多糖（如透明质酸）亦有增加。各型胶原可沉积在Disse间隙，肝窦内皮细胞下基底膜形成，内皮细胞上窗孔的数量和大小减少，甚至消失，形成弥漫的屏障，类似于连续性毛细血管，称为肝窦毛细血管化（sinusoid capillarization）。肝窦毛细血管化在肝细胞损害和门静脉高压的发生、发展中起着重要作用。早期的肝纤维化是可逆的，到后期假小叶形成时是不可逆的。

【病理】

在大体形态上，肝早期肿大、晚期明显缩小，质地变硬，外观呈棕黄色或灰褐色，表面有弥漫性大小不等的结节和塌陷区。切面见肝正常结构被圆形或近圆形的岛屿状结节代替，结节周围有灰白色的结缔组织间隔包绕。在组织学上，正常肝小叶结构被假小叶所代替。假小叶由再生肝细胞结节和（或）残存肝小叶构成，内含2、3个中央静脉或1个偏在边缘部的中央静脉。假小叶内肝细胞有不同程度变性甚至坏死。汇管区因结缔组织增生而增宽，其中可见程度不等的炎症细胞浸润，并有小胆管样结构（假胆管）。根据结节形态，1994年，国际肝病信息小组将肝硬化分为3型。①小结节性肝硬化：结节大小相仿、直径小于3 mm。②大结节性肝硬化：结节大小不等，一般平均大于3 mm，最大结节直径可达5 cm以上。③大小结节混合性肝硬化：肝内同时存在大、小结节两种病理形态。

肝硬化时其他器官亦可有相应病理改变。脾因长期淤血而肿大，脾髓增生和大量结缔组织形成。胃黏膜因淤血而见充血、水肿、糜烂，若见呈马赛克或蛇皮样改变时称门静脉高压性胃病。睾丸、卵巢、肾上腺皮质、甲状腺等常有萎缩和退行性变。

【病理生理】

肝功能减退（失代偿）和门静脉高压是肝硬化发展的两大后果，临床上表现为由此而引起的多系统、多器官受累所产生的症状和体征（表10-1），进一步发展可产生一系列并发症。在此重点讨论门静脉高压症和腹水发生的病理生理基础，关于并发症的发病机制则放在并发症中一并讨论。

表 10-1　肝硬化病理生理基础与相关临床表现

肝功能减退	门静脉高压
1．全身症状：乏力、体重下降、肌萎缩、水肿等	1．门-体侧支循环开放：食管胃底静脉曲张、痔核、腹壁静脉扩张
2．消化系统表现*：食欲缺乏、腹胀、腹泻、腹痛等	2．脾大及脾功能亢进：血细胞三少、出血倾向及贫血
3．出血倾向**：牙龈、鼻腔出血、皮肤黏膜紫癜等	3．腹水#：腹胀，移动性浊音阳性
4．内分泌紊乱相关表现：肝病面容和皮肤色素沉着（黑色素生成增加）；蜘蛛痣、肝掌、性功能减退、男性乳房发育、闭经、不孕（肝对雌激素灭活减少）；糖尿病患病率增加（肝对胰岛素灭活减少）；易发生低血糖（肝糖原储备减少）等	
5．黄疸	

注：*门静脉高压参与（胃肠道充血水肿并致胃肠运动功能失调）；**门静脉高压参与（脾亢）；#肝功能减退参与（肝合成白蛋白减少致低蛋白血症）。

（一）门静脉高压

门静脉高压（portal hypertension）形成的机制及其后果：门静脉压随门静脉血流量和门静脉阻力增加而升高。肝纤维化及再生结节对肝窦及肝静脉的压迫导致门静脉阻力升高是门静脉高压的起始动因。肝硬化时因肝功能减退及各种因素导致多种血管活性因子失调，形成心排血量增加、低外周血管阻力的高动力循环状态，此时内脏充血进而导致门静脉血流量增加是维持和加重门静脉高压的重要因素。根据导致门静脉血流阻力上升的部位可将门静脉高压分为窦前性（如血吸虫性肝硬化）、窦性、窦后性（如Budd-Chiari综合征）三大类，而以窦性最常见。门静脉高压造成的后果如下。

1．门-体侧支循环开放　门静脉系统与腔静脉之间存在许多交通支，门静脉高压时门静脉回流受阻导致这些交通支开放。主要侧支循环有：①食管和胃底静脉曲张，为门静脉系的胃左、胃短静脉与腔静脉系的奇静脉之间胃底和食管黏膜下静脉开放。门静脉高压导致食管胃底静脉曲张和（或）门静脉高压性胃病，是肝硬化合并上消化道出血的重要原因。②腹壁静脉曲张，门静脉高压时脐静脉重新开放，通过腹壁静脉进入腔静脉，而形成腹壁静脉曲张。③痔静脉扩张，为门静脉系的直肠上静脉与下腔静脉系的直肠中、下静脉交通，可扩张为痔核。此外，肝与膈、脾与肾韧带、腹部器官与腹膜后组织间的静脉，也可形成侧支相互连接从而形成临床上少见的异位静脉曲张。侧支循环开放不仅可引起消化道出血，而且可因大量门静脉血流不经肝而直接流入体循环，而致肠内吸收的有毒物质不经肝解毒进入体循环，是参与肝性脑病发病的重要因素。

2．脾大　脾因长期淤血而肿大，可发生脾功能亢进，表现为外周血白细胞、红细胞和血小板减少。

3．腹水形成（见下文）。

（二）腹水形成的机制

肝硬化腹水形成是门静脉高压和肝功能减退共同作用的结果，为肝硬化肝功能失代偿时最突出的临床表现，涉及的多种因素主要如下。

1. 门静脉压力升高　门静脉高压时肝窦压升高，大量液体进入 Disse 间隙，造成肝淋巴液生成增加，当超过胸导管引流能力时，淋巴液从肝包膜直接漏入腹腔而形成腹水。门静脉压增高时内脏血管床静水压增高，促使液体进入组织间隙，也是腹水成因之一。

2. 血浆胶体渗透压下降　肝合成白蛋白能力下降而发生低蛋白血症，血浆胶体渗透压下降，至血管内液体进入组织间隙，在腹腔可形成腹水。

3. 有效血容量不足　如前述，肝硬化时机体呈高心排血量、低外周阻力的高动力循环状态，此时内脏动脉扩张，大量血液滞留于扩张的血管内，导致有效循环血容量下降（腹水形成后进一步加重），从而激活交感神经系统、肾素 - 血管紧张素 - 醛固酮系统等，导致肾小球滤过率下降及水钠重吸收增加，发生水钠潴留。

4. 其他因素　心房钠尿肽相对不足及机体对其敏感性下降、抗利尿素分泌增加可能与水钠潴留有关。

【临床表现】

起病隐匿，病程发展缓慢，可隐伏数年至 10 年以上，但少数因短期大片肝坏死，可在数月后发展为肝硬化。早期可无症状或症状轻微，当出现腹水或并发症时，临床上称之为失代偿期肝硬化。

代偿期肝硬化症状轻且无特异性。可有乏力、食欲缺乏、腹胀不适等。患者营养状况一般，可触及肿大的肝、质偏硬，脾可肿大。肝功能检查正常或仅有轻度酶学异常。常在体检或手术中被偶然发现。

失代偿期肝硬化临床表现明显，可发生多种并发症。

（一）症状

1. 全身症状　乏力为早期症状，其程度可自轻度疲倦至严重乏力。体重下降往往随病情进展而逐渐明显。少数患者有不规则低热，与肝细胞坏死有关，但应注意与合并感染、肝癌鉴别。

2. 消化道症状　食欲缺乏为常见症状，可有恶心、偶伴呕吐。腹胀亦常见，与胃肠积气、腹水和肝大、脾大等有关，腹水量大时，腹胀成为患者最难忍受的症状。腹泻往往表现为对脂肪和蛋白质耐受差，稍进油腻肉食即易发生腹泻。部分患者有腹痛，多为肝区隐痛，当出现明显腹痛时要注意合并肝癌、原发性腹膜炎、胆道感染、消化性溃疡等情况。

3. 出血倾向　可有牙龈、鼻腔出血、皮肤紫癜，女性月经过多等，主要与肝合成凝血因子减少及脾功能亢进所致血小板减少有关。

4. 与内分泌紊乱有关的症状　男性可有性功能减退、男性乳房发育，女性可发生闭经、不孕。肝硬化患者糖尿病发病率增加。严重肝功能减退易出现低血糖。

5. 门静脉高压症状　如食管胃底静脉曲张破裂而致上消化道出血时，表现为呕血及黑便；脾功能亢进可致血细胞三少，因贫血而出现皮肤黏膜苍白等；发生腹水时腹胀更为突出。

（二）体征

呈肝病病容，面色黝黑而无光泽。晚期患者消瘦、肌萎缩。皮肤可见蜘蛛痣、肝掌，男性乳房发育。腹壁静脉以脐为中心显露至曲张，严重者脐周静脉突起呈水母状并可听见静脉杂音。黄疸提示肝功能储备已明显减退，黄疸呈持续性或进行性加深提示预后不良。腹水伴或不伴下肢水肿是失代偿期肝硬化最常见表现，部分患者可伴肝性胸腔积液，以右侧多见。

肝早期肿大可触及，质硬而边缘钝；后期缩小，肋下常触不到。半数患者可触及肿大的脾，常为中度，少数重度。

各型肝硬化起病方式与临床表现并不完全相同。如大结节性肝硬化起病较急进展较快，门静脉高压症相对较轻，但肝功能损害则较严重；血吸虫病性肝纤维化的临床表现则以门静脉高压症为主，巨脾多见，黄疸、蜘蛛痣、肝掌少见，肝功能损害较轻，肝功能试验多基本正常。

【并发症】

1．食管胃底静脉曲张破裂出血　为最常见并发症。多突然发生呕血和（或）黑便，常为大量出血，引起出血性休克，可诱发肝性脑病。在血压稳定、出血暂停时内镜检查可以确诊。部分肝硬化患者上消化道大出血可由其他原因如消化性溃疡、门静脉高压性胃病引起，内镜检查可资鉴别。

2．感染　肝硬化患者免疫功能低下，常并发感染，如呼吸道、胃肠道、泌尿道等而出现相应症状。有腹水的患者常并发自发性细菌性腹膜炎（spontaneotls bacterial peritonitis，SBP），SBP是指在无任何邻近组织炎症的情况下发生的腹膜和（或）腹水的细菌性感染，是肝硬化常见的一种严重的并发症，其发病率颇高。病原菌多为来自肠道的革兰氏阴性菌。临床表现为发热、腹痛、短期内腹水迅速增加，体检发现轻重不等的全腹压痛和腹膜刺激征。血常规检查白细胞升高。部分患者上述临床表现不典型，而表现为肝功能迅速恶化，发生低血压或休克，可诱发肝性脑病，应予注意。腹水检查如白细胞 $> 500 \times 10^9$/L 或多形核白细胞（polymorphonuclear leukocyte，PMN）$> 250 \times 10^9$/L，可诊断SBP，腹水细菌培养有助确诊。

3．肝性脑病　是本病最严重的并发症，亦是最常见的死亡原因，主要临床表现为性格行为失常、意识障碍、昏迷。

4．电解质和酸碱平衡紊乱　肝硬化患者常见的电解质和酸碱平衡紊乱有：①低钠血症，长期钠摄入不足、长期利尿或大量放腹水导致钠丢失、抗利尿激素增多致水潴留超过钠潴留（稀释性低钠）。②低钾低氯血症，钾的摄入不足、呕吐腹泻、长期应用利尿剂或高渗葡萄糖液、继发性醛固酮增多等，均可促使或加重血钾和血氯降低；低钾低氯血症可导致代谢性碱中毒，并诱发肝性脑病。③酸碱平衡紊乱，肝硬化时可发生各种酸碱平衡紊乱，其中最常见的是呼吸性碱中毒或代谢性碱中毒，其次是呼吸性碱中毒合并代谢性碱中毒。

5．原发性肝细胞癌　肝硬化特别是病毒性肝炎肝硬化和酒精性肝硬化发生肝细胞癌的危险性明显增高。当患者出现肝区疼痛、肝大、血性腹水、无法解释的发热时要考虑此病，血清甲胎蛋白升高及B超提示肝占位性病变时应高度怀疑，CT可确诊。必要时行肝动脉造影检查。对肝癌高危人群（35岁以上，乙肝或丙肝病史≥5年，肝癌家族史和来自肝癌高发区）应定期做甲胎蛋白和B超筛查，争取早期诊断、早期治疗。持续甲胎蛋白定量高于正常而未达肝癌诊断标准者，应定期跟踪随访。

6．肝肾综合征（hepatorenal syndrome，HRS）　是指发生在严重肝病基础上的肾衰竭，但肾本身并无器质性损害，故又称功能性肾衰竭。主要见于伴有腹水的晚期肝硬化或急性肝衰竭患者。发病机制主要是全身血流动力学的改变，表现为内脏血管床扩张，心排血量相对不足和有效血容量不足，肾素-血管紧张素-醛固酮系统和交感神经系统被进一步激活，最终导致肾皮质血管强烈收缩、肾小球滤过率下降。HRS临床表现为自发性少尿或无尿，氮质血症和血肌酐升高，稀释性低钠血症，低尿钠。临床分为1型和2型。1型HRS为急进性肾功能不全，2周内血肌酐升高超过2倍，达到或超过226 μmol/L（2.5 mg/dl）。其发生常有诱因，特别是SBP。2型HRS为稳定或缓慢进展的肾功能损害，血肌酐升高在133～226 μmol/L（1.5～2.5 mg/dl）。常伴有难治性腹水，多为自发性发生。美国肝病学会于2007年推荐使用发生在肝硬化基础上HRS诊断的新标准：①肝硬化合并腹水。②血肌酐升高大于133 μmol/L（1.5 mg/dl）。③在应用白蛋白扩张血容量并停用利尿剂至少2天后血肌酐不能降至133 μmol/L以下，白蛋白推荐剂量为1 g/（kg·d），最大可达100 g/d。④无休克。⑤近期未使用肾毒性药物。⑥不存在肾实质疾病，如蛋白尿＞500 mg/d、镜下血尿（＞50红细胞/高倍视野）和（或）超声检查发现肾异常。HRS诊断时应与血容量不足引起的肾前性氮质血症、尿路梗阻、各种病因所致的器质性急、慢性肾衰竭鉴别。

7. **肝肺综合征**（hepatopulmonary syndrome，HPS） 是指发生在严重肝病基础上的低氧血症，主要与肺内血管扩张相关而过去无心肺疾病基础。临床特征为严重肝病、肺内血管扩张、低氧血症/肺泡-动脉氧梯度增加的三联征。发病的关键是肺内血管扩张，特别是肺内前毛细血管和毛细血管扩张；毛细血管、小静脉、小动脉壁增厚等，导致通气/血流比例失调、氧弥散受限及肺内动静脉分流，均最终引起低氧血症。肺内血管扩张发生的机制未明，涉及一系列血管活性因子，其中肺内 NO 增加可能起重要作用。晚期肝硬化患者常有轻度的低氧血症，主要与大量腹水导致膈肌抬高所引起的呼吸障碍有关，但当动脉氧分压明显下降而排除了相关的心肺疾病时应考虑 HPS 患者多伴有呼吸困难，尤以立位时加重。HPS 的诊断依据为：立位呼吸室内空气时动脉氧分压 < 70 mmHg 或肺泡-动脉氧梯度 > 20 mmHg，特殊影像学检查（超声心动图气泡造影、肺扫描及肺血管造影）提示肺内血管扩张。本症无有效治疗，预后差。

8. **门静脉血栓形成** 近年发现该并发症并不少见。如果血栓缓慢形成，可无明显的临床症状。如发生门静脉急性完全阻塞，可出现剧烈腹痛、腹胀、血便、休克，脾迅速增大和腹水迅速增加。

【实验室和其他检查】

（一）**血常规**

初期多正常，以后可有轻重不等的贫血。有感染时白细胞升高，但因合并脾功能亢进，需要与自身过去白细胞水平相比较。脾功能亢进时白细胞、红细胞和血小板计数减少。

（二）**尿常规**

一般正常，有黄疸时可出现胆红素，并有尿胆原增加。

（三）**便常规**

消化道出血时出现肉眼可见的黑便，门静脉高压性胃病引起的慢性出血，粪便隐血试验阳性。

（四）**肝功能试验**

代偿期大多正常或仅有轻度的酶学异常，失代偿期发生普遍的异常，且其异常程度往往与肝的储备功能减退程度相关。

1. 血清酶学转氨酶升高与肝部炎症、坏死相关。一般为轻至中度升高，以 ALT 升高较明显，肝细胞严重坏死时则 AST 升高更明显。GGT 及 ALP 也可有轻至中度升高。

2. 蛋白代谢血清白蛋白下降、球蛋白升高，A/G 倒置，血清蛋白电泳显示以 γ 球蛋白增加为主。

3. 凝血酶原时间不同程度延长，且不能为注射维生素 K 纠正。

4. 胆红素代谢肝储备功能明显下降时出现总胆红素升高，结合胆红素及非结合胆红素均升高，仍以结合胆红素升高为主。

5. 其他 ①反映肝纤维化的血清学指标：包括Ⅲ型前胶原氨基末端肽（PⅢP）、Ⅳ型胶原、透明质酸、层粘连蛋白等，上述指标升高及其程度可反映肝纤维化存在及其程度，但要注意这些指标会受肝部炎症、坏死等因素影响。②失代偿期可见总胆固醇特别是胆固醇酯下降。③定量肝功能试验：包括吲哚菁绿（IcG）清除试验、利多卡因代谢产物 MEGX 生成试验，可定量评价肝储备功能，主要用于对手术风险的评估。

（五）**血清免疫学检查**

1. 乙、丙、丁病毒性肝炎血清标志物 有助于分析肝硬化病因。

2. 甲胎蛋白（AFP） 明显升高提示合并原发性肝细胞癌。但注意肝细胞严重坏死时 AFP 亦可升高，但往往伴有转氨酶明显升高，且随转氨酶下降而下降。

3. 血清自身抗体测定 自身免疫性肝炎引起的肝硬化可检出相应的自身抗体，如抗核抗体、抗线粒体抗体 M2 亚型、抗肝肾微粒体抗体等。

（六）影像学检查

1. X线检查 食管静脉曲张时行食管吞钡X线检查显示虫蚀样或蚯蚓状充盈缺损，纵行黏膜皱襞增宽，胃底静脉曲张时胃肠钡餐可见菊花瓣样充盈缺损。

2. 腹部超声检查 B型超声可提示肝硬化，但不能作为确诊依据，而且约1/3的肝硬化患者超声检查无异常发现。B超常示肝表面不光滑、肝叶比例失调（右叶萎缩、左叶及尾叶增大）、肝实质回声不均匀等提示肝硬化改变的超声图像，以及脾大、门静脉扩张等提示门静脉高压的超声图像，还能检出体检难以检出的少量腹水。B超可检出原发性肝癌，是肝硬化是否合并原发性肝癌的重要初筛检查。多普勒检查可间接了解门静脉血流动力学情况。

3. CT和MRI CT对肝硬化的诊断价值与B超相似，但对肝硬化合并原发性肝癌的诊断价值则高于B超，当B超筛查疑合并原发性肝癌时常需CT进一步检查，诊断仍有疑问者，可配合MRI检查，综合分析。

（七）内镜检查

可确定有无食管胃底静脉曲张，阳性率较钡餐X线检查为高，尚可了解静脉曲张的程度，并对其出血的风险性进行评估。食管胃底静脉曲张是诊断门静脉高压的最可靠指标。在并发上消化道出血时，急诊胃镜检查可判明出血部位和病因，并进行止血治疗。

（八）肝穿刺活组织检查

具有确诊价值，尤适用于代偿期肝硬化的早期诊断、肝硬化结节与小肝癌鉴别及鉴别诊断有困难的其他情况者。

（九）腹腔镜检查

能直接观察肝、脾等腹腔脏器及组织，并可在直视下取活检，对诊断有困难者有价值。

（十）腹水检查

新近出现腹水者、原有腹水迅速增加原因未明者及疑似合并SBP者应做腹腔穿刺，抽腹水作常规检查、腺苷脱氨酶（ADA）测定、细菌培养及细胞学检查。为提高培养阳性率，腹水培养应在床边进行，使用血培养瓶，分别做需氧和厌氧菌培养。无合并SBP的肝硬化腹水为漏出液性质，血清-腹水白蛋白梯度（SAAG）>11 g/L；合并SBP时则为渗出液或中间型，腹水白细胞及PMN增高、细菌培养阳性，如前述。腹水呈血性应高度怀疑癌变，细胞学检查有助诊断。

（十一）门静脉压力测定

经颈静脉插管测定肝静脉楔压与游离压，二者之差为肝静脉压力梯度（HVPG），反映门静脉压力。正常多小于5 mmHg，大于10 mmHg则为门静脉高压症。

【诊断和鉴别诊断】

（一）诊断

失代偿期肝硬化诊断并不困难，依据下列各点可作出临床诊断：①有病毒性肝炎、长期大量饮酒等可导致肝硬化的有关病史；②有肝功能减退和门静脉高压的临床表现；③肝功能试验有血清白蛋白下降、血清胆红素升高及凝血酶原时间延长等指标提示肝功能失代偿；④B超或CT提示肝硬化以及内镜发现食管胃底静脉曲张。肝活组织检查见假小叶形成是诊断本病的金标准。代偿期肝硬化的临床诊断常有困难，对慢性病毒性肝炎、长期大量饮酒者应长期密切随访，注意肝脾情况及肝功能试验的变化，如发现肝硬度增加，或有脾大，或肝功能异常变化，B超检查显示肝实质回声不均等变化，应注意早期肝硬化，必要时肝穿刺活检可获确诊。

完整的诊断应包括病因、病期、病理和并发症，如"乙型病毒性肝炎肝硬化（失代偿期），大结节性，合并食管静脉曲张破裂出血"的诊断。同时，对肝储备功能的评估不但有助预后估计，且对治疗方案的选择具有重要意义，临床常用Child-Pugh分级来评估。

(二)鉴别诊断

1. **肝大、脾大的鉴别诊断** 如血液病、代谢性疾病引起的肝大、脾大,必要时可做肝穿刺活检。

2. **腹水的鉴别诊断** 腹水有多种病因,如结核性腹膜炎、缩窄性心包炎、慢性肾小球肾炎等。根据病史及临床表现、有关检查及腹水检查,与肝硬化腹水鉴别并不困难,必要时行腹腔镜检查常可确诊。

3. **肝硬化并发症的鉴别诊断** 如上消化道出血、肝性脑病、肝肾综合征等的鉴别诊断见有关章节。

【治疗】

本病目前无特效治疗,关键在于早期诊断,针对病因给予相应处理,阻止肝硬化进一步发展,后期积极防治并发症,发展至终末期则只能依赖于肝移植。

(一)一般治疗

1. **休息** 代偿期患者宜适当减少活动、避免劳累、保证休息,失代偿期尤其是出现并发症时患者需卧床休息。

2. **饮食** 以高热量、高蛋白(肝性脑病时饮食限制蛋白质)和维生素丰富而易消化的食物为原则。盐和水的摄入视病情调整。禁酒,忌用对肝有损害药物。有食管静脉曲张者避免进食粗糙、坚硬食物。

3. **支持疗法** 病情重、进食少、营养状况差的患者,可通过静脉纠正水、电解质平衡,适当补充营养,视情况输注白蛋白或血浆。

(二)抗纤维化治疗

尽管对抗纤维化进行了大量研究,目前尚无有肯定作用的药物。事实上,治疗原发病,以防止起始病因所致的肝炎症坏死,即可一定程度上起到防止肝纤维化发展的作用。对病毒复制活跃的病毒性肝炎肝硬化患者可予抗病毒治疗。

1. **慢性乙型肝炎** 中华医学会肝病分会推荐治疗方案如下。

(1)肝功能较好、无并发症的乙型肝炎肝硬化患者HBeAg阳性者的治疗指征为:HBV DNA ≥ 10^5 拷贝/ml,HBeAg阴性者为HBV DNA ≥ 10^4 拷贝/ml,ALT正常或升高。治疗目标是延缓和降低肝功能失代偿和HCC的发生。①拉米夫定:100 mg,每日1次口服,无固定疗程,需长期应用。②阿德福韦酯:对出现*YMDD*变异后病情加重的患者有较好效果,每日1次,10 mg口服,无固定疗程,需长期应用。③干扰素:因其有导致肝功能失代偿等并发症的可能,应十分慎重。如认为有必要,宜从小剂量开始,根据患者的耐受情况逐渐增加到预定的治疗剂量。

(2)肝功能失代偿乙型肝炎肝硬化患者,治疗指征为:HBV DNA 阳性,ALT正常或升高。治疗目标是通过抑制病毒复制,改善肝功能,以延缓或减少肝移植的需求,抗病毒治疗只能延缓疾病进展,但本身不能改变终末期肝硬化的最终结局。干扰素治疗可导致肝衰竭,因此,肝功能失代偿患者禁忌使用。对于病毒复制活跃和炎症活动的肝功能失代偿肝硬化患者,在其知情同意的基础上,可给予拉米夫定治疗,以改善肝功能,但不可随意停药。一旦发生耐药变异,应及时加用其他能治疗耐药变异病毒的核苷(酸)类似物。

2. **慢性丙型肝炎** 积极抗病毒治疗可以减轻肝损害,延缓肝硬化的发展。可根据具体情况考虑直接抗病毒药物(DAA)或干扰素。晚期患者需考虑肝移植。

中医药治疗肝硬化历史悠久,一般常用活血化瘀药为主,按病情辨证施治。

(三)腹水的治疗

治疗腹水不但可减轻症状,且可防止在腹水基础上发展的一系列并发症如SBP肝肾综合征等。

1. **限制钠和水的摄入** 钠摄入量限制在80 ~ 120 mmol/L(相当于食盐4.6 ~ 6.9 g/d)。限钠饮食和卧床休息是腹水的基础治疗，部分轻、中度腹水患者经此治疗可发生自发性利尿，腹水消退。应用利尿剂时，可适当放宽钠摄入量。有稀释性低钠血症（＜125 mmol/L）者，应同时限制水摄入，摄入水量在1000～1500 ml/d。

2. 利尿剂　对上述基础治疗无效或腹水较大量者应使用利尿剂。临床常用的利尿剂为螺内酯和呋塞米。前者为潴钾利尿剂，单独长期大量使用可发生高钾血症；后者为排钾利尿剂，单独应用应同时补钾。对于首次出现的中度腹水可单独使用螺内酯治疗，复发性腹水可螺内酯联合呋塞米治疗。

螺内酯起始剂量为100 mg/d，最大剂量为400 mg/d，联合呋塞米时，呋塞米起始剂量为40 mg/d，最大剂量为160 mg/d。托伐普坦作为血管加压素V2受体拮抗剂可以改善中度以上肝硬化腹水，特别是对伴低钠血症患者疗效较好，当常规使用利尿剂最大剂量仍疗效差时可考虑使用。理想的利尿效果为每天体重减轻0.3～0.5 kg（无水肿者）或0.8～1 kg（有下肢水肿者）。过猛利尿会导致水、电解质紊乱，严重者诱发肝性脑病和肝肾综合征。因此，使用利尿剂时应监测体重变化及血生化。

3. 提高血浆胶体渗透压　对低蛋白血症患者，每周定期输注白蛋白或血浆，可通过提高胶体渗透压，促进腹水消退。

4. 难治性腹水（refractory ascites）的治疗　难治性腹水的定义：①强化利尿剂（螺内酯160 mg/d联合呋塞米80 mg/d）至少1周或大量放腹水（4000～6000 ml/d）2周无治疗应答反应；②出现难控制的利尿药物相关并发症或不良反应；③排除恶性腹水及窦前性门静脉高压症引起的腹水。这表明患者对利尿剂反应差或不耐受，需辅以其他方法治疗。判定为难治性腹水前应首先排除其他因素对利尿剂疗效的影响并予纠正，如水钠摄入限制不够、严重的水电解质紊乱（如低钾、低钠血症）、肾毒性药物的使用、SBP、原发性肝癌、门静脉血栓形成等。难治性腹水患者发生HRS危险性很高，应予积极治疗。难治性腹水的治疗可选择下列方法。

（1）大量排放腹水加输注白蛋白：在1～2小时内放腹水4～6 L同时输注白蛋白8～10 g/L，继续使用适量利尿剂。可重复进行。此法对大量腹水患者，疗效比单纯加大利尿剂剂量效果要好，对部分难治性腹水患者有效。但应注意不宜用于有严重凝血障碍、肝性脑病、上消化道出血等情况的患者。

（2）血管活性药：如特利加压素2～4 mg/d，或米多君，可收缩明显扩张的内脏血管、改善循环功能、升高动脉压、增加肾血流量与肾小球滤过率，可用于治疗肝硬化腹水。

（3）经颈静脉肝内门-体分流术（TIPS）：是一种以血管介入的方法在肝内的门静脉分支与肝静脉分支间建立分流通道。该法能有效降低门静脉压，可用于治疗门静脉压增高明显的难治性腹水，但易诱发肝性脑病，故不宜作为治疗的首选。

（4）肝移植：顽固性腹水是肝移植优先考虑的适应证。

（四）并发症的治疗

1. 食管胃底静脉曲张破裂出血

（1）急性出血的治疗：死亡率高，急救措施包括防治失血性休克、积极的止血措施、预防感染和肝性脑病等。

（2）预防再次出血：在第一次出血后，70%的患者患者会再出血，且死亡率高，因此在急性出血控制后，应采取措施预防再出血。在控制活动性曲张静脉出血后，可以在内镜下对曲张静脉进行套扎。如果无条件做套扎，可以使用硬化剂注射。对胃底静脉曲张宜采用组织胶注射治疗。也可根据设备条件和医师经验联合使用上述内镜治疗方法。没有条件的地方可采用药物预防再出血。首选药物为β阻滞剂普萘洛尔，该药通过收缩内脏血管，降低门静脉血流而降低门静脉压力，普萘洛尔由10 mg/d开始，逐日加10 mg，逐渐加量至静息心率降为基础心率75%左右，或心率不低于55次/分。普萘洛尔合用5-单硝酸异山梨醇酯可能更好降低门静脉压力。鉴于临床上普萘洛尔不易获得，也可用卡维地洛作为替代。

（3）预防首次出血：对中重度静脉曲张伴有红色征的患者，需采取措施预防首次出血。普萘洛尔是目前最佳选择之一，普萘洛尔治疗的目的是降低肝静脉压力梯度至 < 12 mmHg。如果普萘洛尔无效、不能耐受或有禁忌证者，可以慎重考虑采取内镜下食管曲张静脉套扎术或硬化剂注射治疗。

2. 自发性细菌性腹膜炎合并 SBP 常迅速加重肝损害，诱发 HRS、肝性脑病等严重并发症，故应立足于早诊断、早治疗。①抗生素治疗：应选择对肠道革兰氏阴性菌有效、腹水浓度高、肾毒性小的广谱抗生素，以头孢噻肟等第三代头孢菌素为首选，可联合半合成广谱青霉素与 β- 内酰胺酶抑制药的混合物，如舒他西林、替门汀等和（或）喹诺酮类药物，静脉给药，要足量、足疗程。一般于用药 48 小时复查腹水常规，如 PMN 减少一半以上可认为抗生素有效，继续至腹水白细胞恢复正常数天后停药。②静脉输注白蛋白：研究证明可降低 HRS 发生率及提高生存率。对发生 HRS 的高危患者（总胆红素 > 68.4 μmol/L，血肌酐 > 88.4 μmol/L）推荐开始用 1.5 g/(kg·d)、连用 2 天，继 1 g/(kg·d) 至病情明显改善。③ SBP 的预防：急性曲张静脉出血或腹水蛋白低于 1 g/L 为发生 SBP 高危因素，宜予喹诺酮类药物口服或静脉用药。

3. 肝性脑病 详见本章第三节内容。

4. 肝肾综合征 积极防治 HRS 的诱发因素如感染、上消化道出血、水电解质紊乱、大剂量利尿剂等和避免使用肾毒性药物，是预防 HRS 发生的重要措施。合并 SBP 的肝硬化患者 HRS 发生率明显升高，而除积极抗感染外及早输注足量白蛋白可降低 HRS 发生率及提高生存率，已如前述。

过去认为，一旦发生 HRS 一切内科治疗均难奏效，近年研究证实下列治疗有可能改善 HRS，不但能为肝移植赢取时间，且可减少术后并发症。这些疗法主要如下。①血管活性药加输注白蛋白：特利加压素（terlipressin）加输注白蛋白对 1 型 HRS 的疗效已证实，用法为特利加压素 0.5～1 mg/ 次、每隔 4～6 小时 1 次，无效时可每 2 天加倍量至最大量 12 mg/d；白蛋白第 1 天 1 g/(kg·d)、继 20～40 g/d（若血白蛋白 > 45 g/L 或出现肺水肿时停用）。也有报道奥曲肽与 α1 受体拮抗剂米多君合用加输注白蛋白有一定疗效。② TIPS：有报道 TIPS 可促进 HRS 患者肾功能的恢复和难治性腹水的消退，并可提高 1 型 HRS 患者生存率。对药物治疗疗效欠佳的 1 型 HRS 患者如无禁忌可试用。

肝移植是唯一能使患者长期存活的疗法。

5. 肝肺综合征 目前无有效内科治疗，给氧只能暂时改善症状但不能改变自然病程。肝移植为唯一治疗选择。

（五）门静脉高压症的手术治疗

手术治疗的目的主要是切断或减少曲张静脉的血流来源、降低门静脉压力和消除脾功能亢进，一般用于食管胃底静脉曲张破裂大出血各种治疗无效而危及生命者，或食管胃底静脉曲张破裂大出血后用于预防再出血特别是伴有严重脾功能亢进者。有各种断流、分流术和脾切除术等，手术预后与慎重选择病例和手术时机密切相关。无黄疸或腹水、肝功能损害较轻者，手术预后较好；大出血时急诊手术、机体一般状况差、肝功能损害显著者，手术预后差、死亡率高。

（六）肝移植

是对晚期肝硬化治疗的最佳选择，掌握手术时机及尽可能充分做好术前准备可提高手术存活率。

【预后】

肝硬化的预后与病因、肝功能代偿程度及并发症有关。酒精性肝硬化、胆汁性肝硬化、肝淤血等引起的肝硬化，病因如能在肝硬化未进展至失代偿期前予以消除，则病变可趋静止，相对于病毒性肝炎肝硬化和隐源性肝硬化好。Child-Pugh 分级与预后密切相关，A 级最好、C 级最差。死亡原因常为肝性脑病、肝肾综合征、食管胃底静脉曲张破裂出血等并发症。肝移植的开展已明显改善了肝硬化患者的预后。

（陈　宁）

第三节　肝性脑病

学习目标

- **基本目标**
  1. 能够陈述肝性脑病的定义及诱因。
  2. 理解发病机制的氨中毒学说。
  3. 梳理各种脑病的知识，做出鉴别诊断，依据诊断标准做出正确的诊断，制定合理的诊疗计划。

肝性脑病（hepatic encephalopathy，HE）是一种由于急、慢性严重肝功能障碍和（或）门静脉-体循环异常分流（简称门-体分流）所致的，以代谢紊乱为基础的轻重程度不同的神经精神异常综合征。临床主要表现为神经和精神系统异常的症状和体征，可以从人格改变、行为异常、扑翼样震颤（flapping tremor，asterixis）到出现意识障碍、昏迷。最常见于终末期肝硬化。轻微型肝性脑病常无明显临床症状，只有通过神经心理测试才能发现。如果肝衰竭和门-体分流得以纠正，则肝性脑病可以逆转，否则易于反复发作。肝性脑病是严重肝病常见的并发症及死亡原因之一。国外报道3年生存率仅约20%，我国尚无大规模的流行病学资料报道。

【病因与分型】

大部分 HE 是由肝硬化引起，也可由治疗性门-体分流（外科分流手术、TIPS 等）造成；小部分 HE 见于各种原因的重症肝炎（病毒、中毒、药物等）的肝衰竭阶段；更少见的原因有原发性肝癌、妊娠期急性脂肪肝、严重胆道感染等。

根据病因将肝性脑病分为三种类型。

A 型：发生在急性肝衰竭（acute liver failure）基础上，多无明显诱因和前驱症状，常在起病数日内由轻度的意识错乱迅速发生深昏迷，甚至死亡，并伴有急性肝衰竭的表现，如黄疸、出血、凝血酶原活动度降低等。

B 型：门-体旁路（portal systemic bypass）患者存在明显的门-体分流，但无肝本身的疾病，肝组织学正常，临床表现与肝硬化伴 HE 的患者相似。

C 型：肝硬化（cirrhosis）是 HE 中最为常见的类型。这些患者伴门静脉高压和（或）门-体分流。C 型 HE 又可分为发作性 HE（又分为有诱因、自发性和复发性三个亚类）、持续性 HE（又分为轻度、重度和治疗依赖三类）和轻微肝性脑病（minimal hepatic encephalopathy，MHE）三个亚型。

【发病机制和诱因】

肝性脑病的发病机制迄今为止仍不清楚。目前认为 HE 是多种因素共同作用的结果。主要有几个学说：氨中毒学说（ammonia intoxication hypothesis）、γ-氨基丁酸（γ-aminobutyric，GABA）学说、假性神经递质学说（false neurotransmitter hypothesis）、血浆氨基酸失衡学说（amino acid imbalance hypothesis）。

（一）氨中毒学说

氨中毒学说是氨代谢紊乱引起的氨中毒，目前仍然被认为是 HE 的主要发病机制，特别是门 - 体分流性脑病（portosystemic shunt encephalopathy，PSE）的发病机制。主要基于以下证据：① 90% 的 HE 患者动脉血氨浓度明显升高。②降低血氨可明显改善 HE 症状；氨可以在多个大脑部位干扰脑功能，而这些部位的脑功能紊乱或障碍均可导致脑病发生。

在肝硬化门静脉高压症时，氨的来源、生成、吸收增加或清除减少，均可诱发 HE。

1. 氨的生成和代谢

（1）氨的生成：血氨主要来自于肠道、肾和骨骼肌生成的氨。

1）胃肠道是氨进入身体的主要门户。正常胃肠道每日可产氨 4 g，大部分由尿素经肠菌的尿素酶分解产生，小部分是食物中的蛋白质被肠菌的氨基酸氧化酶分解产生。氨在肠道的吸收主要以分子氨（NH_3）形式弥散进入肠黏膜，其吸收率比离子胺（NH_4^+）高得多。游离的 NH_3 有毒性，且能透过血 - 脑屏障。在一定 pH 时，其解离式如下。

$$NH_3+H_2O \xrightleftharpoons[\text{结肠内 pH} > 6，NH_3 \text{吸收入血}]{\text{结肠内 pH} < 6，NH_4^+ \text{随粪便排出}} NH_4^+ + OH^-$$

另外，谷氨酰胺在肠上皮细胞代谢后产生（谷氨酰胺 → NH_3+ 谷氨酸）。

2）肾产氨：正常体内生成的氨先后与 α- 酮戊二酸、谷氨酸结合，生成谷氨酰胺，后者随血流通过肾时，被肾小管细胞内的谷氨酰胺酶水解还原成谷氨酸和氨。肾产氨亦受肾小管液 pH 的影响。

3）骨骼肌和心肌在运动时也能产氨。

（2）氨的清除：机体清除氨的主要途径为①尿素合成，绝大部分来自肠道的氨在肝中经鸟氨酸循环转变成尿素。②脑、肝、肾等组织利用氨合成谷氨酸和谷氨酰胺。③肾是排泄氨的主要场所，除排出大量尿素外，氨和肾小管细胞分泌至腔内的 H^+ 合成 NH_4^+ 时而排出。④血氨过高时，肺可呼出少量氨。

（3）酸碱失衡对氨代谢的影响：正常血液 pH 为 7.4 时，血液中绝大部分（95%）为离子 NH_4^+。NH_4^+ 无脂溶性，不能透过血 - 脑屏障，也不能进入脑细胞内，在低钾、低氯碱中毒时，生成大量 NH_3，它具有脂溶性，能透过血 - 脑屏障转运至脑细胞内，干扰脑的能量代谢。酸碱平衡还影响氨从肾排出，碱中毒时，肾小管细胞分泌 H^+ 减少，管腔中的氨不能形成 NH_4^+，反向扩散至肾静脉，使氨排泄减少。由以上可知，碱中毒时在肠腔、血 - 脑屏障及肾小管 3 个层面上影响氨的生成、吸收、弥散及排泄，成为诱发 HE 的一个重要环节。

2. 肝性脑病血氨升高的原因

（1）氨的清除减少：①肝衰竭时，肝将氨合成尿素的鸟氨酸循环清除 NH_3 的功能减退或消失。当存在门 - 体分流时，肠道的氨不经肝代谢而直接进入体循环，血氨增高，并通过血 - 脑屏障进入中枢神经系统。②在低钾、低氯碱中毒时，尿中排泄氨减少。

（2）氨的产生增多：主要包括①肝硬化时由于门静脉高压，胃肠道黏膜血液回流障碍而出现淤血水肿，以及胆汁分泌的减少，均可造成细菌繁殖旺盛，产氨增多；②肝硬化患者如有高蛋白饮食或伴上消化道出血时，血氨会进一步增加；③肝功能不全晚期常伴有肾功能障碍，血液中经肠壁弥散入肠腔内的尿素显著增加，再经尿素酶的分解作用使产氨增多；④肾也可产氨，由于肝功能障碍时常伴有呼吸性碱中毒或应用碳酸酐酶抑制剂利尿，使肾小管上皮细胞向管腔分泌的减少，生成 H^+ 的量明显降低，生成 NH_4^+ 的量明显降低，因此 NH_3 弥散入血增多；⑤ HE 患者，可出现躁动不安、震颤等肌肉活动增强的症状，肌肉中的腺苷酸分解代谢增强，使肌肉产氨增多。

3. 氨对中枢神经系统的毒性作用

（1）氨导致脑内神经递质发生改变：氨的增加打破了脑内神经递质间的平衡及神经传递，引起谷氨酸和乙酰胆碱等兴奋性神经递质减少，而谷氨酰胺、γ-氨基丁酸等抑制性神经递质活动增强，从而造成中枢神经系统功能障碍。

（2）氨干扰脑细胞的能量代谢：血氨过高可抑制丙酮酸脱氢酶（pyruvate dehydrogenase，PD）和 α-酮戊二酸脱氢酶（α-ketoglutarate dehydrogenase，αKGDH）活性，干扰大脑的三羧酸循环，ATP 生成减少。α-酮戊二酸经转氨基生成谷氨酸，以及氨与谷氨酸结合生成谷氨酰胺的过程中均消耗了大量的 ATP（图 10-2）。大脑细胞能量供应不足，导致功能紊乱而出现 HE。

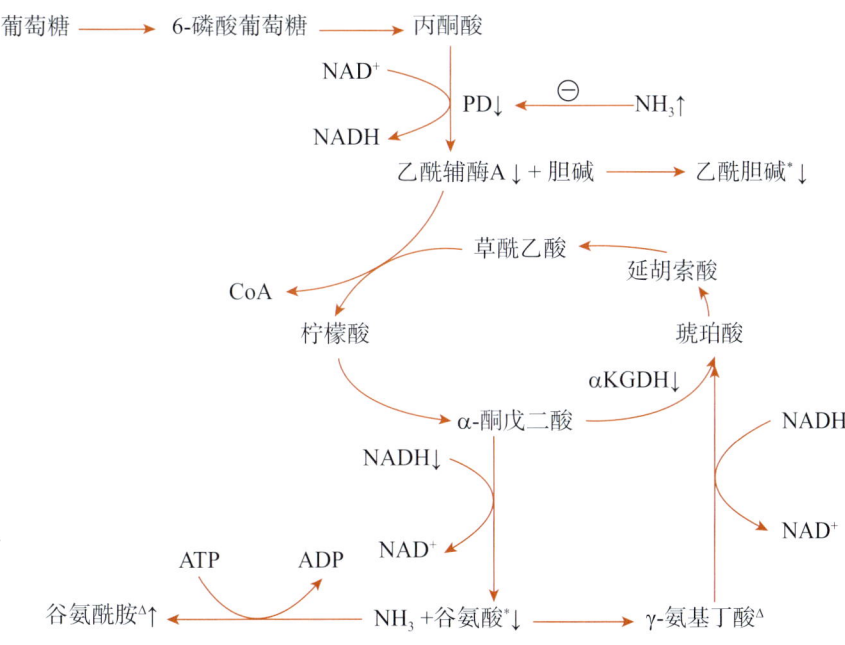

图 10-2　氨对脑内神经递质及能量代谢的影响

NAD^+：氧化型辅酶 I；NADH：还原型辅酶 I；ATP：三磷酸腺苷；ADP：二磷酸腺苷；CoA：辅酶 A；PD：丙酮酸脱氢酶；*：中枢兴奋性递质；△：中枢抑制性递质

（3）氨对神经细胞膜的影响：氨增高可干扰神经细胞膜上的 Na^+-K^+-ATP 酶的活性，进而影响 Na^+、K^+ 在细胞内外的正常分布，从而干扰神经传导活动。

（二）GABA 学说

γ-氨基丁酸（GABA）是中枢神经系统中主要的抑制性神经递质。血浆中的 GABA 由谷氨酸经肠道细菌谷氨酸脱羧酶作用衍生而来。正常时肝能大量摄取门脉血内的 GABA，并迅速分解。肝衰竭和门-体分流时，肝对 GABA 的清除明显降低，同时 GABA 可绕过肝直接进入体循环，导致血中 GABA 浓度增高。随着 GABA 穿过异常的血-脑屏障摄取增加，脑脊液和脑组织的浓度也增加。GABA 作用于大脑突触后神经元的 GABA 受体，GABA 受体和其他两个受体蛋白即苯二氮䓬（benzodiazepine，BZ）受体及巴比妥受体紧密相连，组成 GABA/BZ 受体复合体，共同调节氯离子通道。肝功能失代偿患者脑组织中的 GABA/BZ 受体数目也增加，同时 HE 患者机体内源性 BZ 含量增多，两者均可激活大脑神经元突触 GABA/BZ 受体复合物，导致 Cl^- 大量内流，产生抑制性突触后电位，使神经传导抑制，产生 HE。

（三）假性神经递质学说

神经递质分为兴奋和抑制性两类。兴奋性神经递质有多巴胺、去甲肾上腺素、乙酰胆碱、谷氨酸及色氨酸，而抑制性神经递质只在脑内合成，包括5-羟色胺（5-hydroxytryptamine，5-HT）、γ-氨基丁酸、谷氨酰胺等。芳香族氨基酸（aromatic amino acid，AAA）包括苯丙氨酸、酪氨酸及色氨酸，肠源性苯丙氨酸、酪氨酸经肠菌脱羧酶作用，分别生成苯乙胺及酪胺，经门-体分流进入体循环，并通过血-脑屏障进入脑内，在非特异性羟化酶作用下，分别生成苯乙醇胺和β羟酪胺（鳝胺），这两种物质的化学结构与去甲肾上腺素相似，但不具备真正传递神经冲动的作用，因此称为假神经递质（false neurotransmitter）。当这种假递质被脑细胞摄取后，则排挤或取代正常的真递质，遂使神经冲动传导发生障碍，大脑因此产生异常抑制而出现意识障碍。和上述AAA一样，肠源性色氨酸进入中枢神经系统后，被代谢为5-HT，贮存累积达到一定程度时引起意识障碍。

（四）氨基酸失衡学说

正常情况下，血浆中支链氨基酸（branched-chain amino，BCAA）包括缬氨酸、亮氨酸、异亮氨酸等，BCAA与芳香族氨基酸（苯丙氨酸、酪氨酸等）的比值接近（3～3.5）：1，肝功能不全或门-体分流术后的动物，两者比值可降至（0.6～1.2）：1。

1. 血浆氨基酸失衡的原因　肝功能严重障碍时，肝对胰岛素和胰高血糖素的灭活减弱，导致两种激素含量升高，但以胰高血糖素升高更为显著，使机体分解代谢增强，大量氨基酸释放入血；肝对芳香族氨基酸分解能力降低，且芳香族氨基酸转变为糖的能力下降，致使血浆芳香族氨基酸含量增高。支链氨基酸主要在骨骼肌中进行代谢，肝功能不全时，血中胰岛素水平升高，胰岛素还会促进肌肉和脂肪组织对支链氨基酸的摄取和利用，使血浆中支链氨基酸含量下降。

2. 芳香族氨基酸与HE　正常情况下，脑内的苯丙氨酸在苯丙氨酸羟化酶的作用下，生成酪氨酸；酪氨酸又在酪氨酸羟化酶的作用下，生成多巴；多巴在多巴脱羧酶作用下，生成多巴胺；继而多巴胺在多巴胺β-羟化酶作用下，生成去甲肾上腺素。以上即为正常神经递质的生成过程。芳香族氨基酸和支链氨基酸均为电中性氨基酸，两者借助同一种载体通过血-脑屏障。当血浆中支链氨基酸与芳香族氨基酸比值下降时，则芳香族氨基酸竞争性进入脑组织增多，其中以苯丙氨酸及酪氨酸增多为主。高水平苯丙氨酸可抑制酪氨酸羟化酶的活性，进而使多巴胺和去甲肾上腺素合成减少；苯丙氨酸及酪氨酸在脑内经芳香族氨基酸脱羧酶和β-羟化酶的作用，分别生成苯乙醇胺和羟苯乙醇胺，从而干扰正常神经递质的生成及功能，甚至导致HE的发生。

（五）锰离子

在肝硬化患者血浆和脑组织中，发现锰的含量升高，并在大脑苍白球沉积。锰沉积除直接对脑组织造成损伤外，还影响5-羟色胺、去甲肾上腺素和GABA等神经递质的功能。此外，锰还影响多巴胺与多巴胺受体的结合，导致多巴胺氧化，使多巴胺减少，造成震颤、僵硬等锥体外系症状。

（六）其他神经毒质在HE发病中的作用

还有一些肠源性的神经毒素，在HE患者的血浆和脑脊液中明显增高，在HE的发病中可能起一定的作用。如甲基硫醇及其衍生物二甲基亚砜，短链脂肪酸（如戊酸、己酸和辛酸）能诱导实验性HE。此外，氨、硫醇、短链脂肪酸对中枢神经系统具有协同毒性作用。

（七）诱因

HE特别是PSE，多有明显的诱因，它们通过促进毒素（主要为含氮物，如氨）的生成和进入体循环和脑组织的量，加重肝功能的损伤或改变脑组织对毒素的敏感性，增强毒素对神经系统的损伤，诱发肝性脑病的发生。这些因素实际也是HE预防及治疗中最重要的可控因素。

1. 摄入过多的含氮食物（excessive dietary protein）或消化道出血（每100ml血液约含20g蛋白质）时，肠腔内产氨增加。

2. 碱中毒（alkalosis）　进食少、呕吐、腹泻、利尿排钾、放腹水、继发性醛固酮增多等均可导致低钾血症（hypokalemia）。低钾血症时，尿排钾量减少，而氢离子排出量增多（钾与氢经肾的排出量呈负相关），导致代谢性碱中毒，影响氨的生成、吸收、弥散和排泄。

3．低血容量与缺氧（hypoxia） 见于消化道出血、大量放腹水、过度利尿等情况。休克与缺氧可导致肾前性氮质血症，使血氨升高，脑细胞缺氧可降低脑对氨的耐受性。

4．便秘（constipation） 使含氨、胺类和其他有毒衍生物与结肠黏膜接触的时间延长，有利于毒物吸收。

5．感染（infection） 增加组织分解代谢从而增加产氨，失水可加重肾前性氮质血症，缺氧和高热增加氨的毒性。感染和内毒素导致血清 TNF-α 水平增加，后者增加中枢神经系统内皮细胞中氨的弥散作用，增加大脑中氨浓度。

6．低血糖（hypoglycemia） 低血糖时，大脑产生能量的原料减少，造成脑内去氨活动停滞，使氨毒性增加。

7．药物 镇静药（sedatives）、催眠药（tranquilizer）、麻醉药（narcotics）：由于肝生物转化功能降低、药代动力学和药效学改变，以及白蛋白水平下降导致这些药物的蛋白结合率降低，都可能影响游离药物的浓度和脑对药物的敏感性，抑制大脑和呼吸中枢，造成缺氧。且苯二氮䓬类及巴比妥类药物均可激活 GABA/BZ 受体复合物而诱发 HE。

8．其他 应激，如麻醉和手术增加肝、脑、肾的负担。

【病理】

急性肝衰竭所致的 HE 患者的脑部常无明显病理改变，但 38%～50% 有脑水肿。慢性肝病所致的 HE 患者可出现大脑和小脑灰质以及皮质下壳核和苍白球等的星形细胞肥大和增多。星形细胞还可出现特殊病理形态学改变，包括细胞肿胀、染色体边聚、细胞核变小且淡染、核仁突出，称为阿尔茨海默Ⅱ型星形细胞。HE 病程较长者则大脑皮质变薄，神经元及神经纤维消失，皮质深部有片状坏死，甚至累及小脑和基底部。

【临床表现】

HE 的临床表现因基础肝病、肝细胞损害的轻重以及诱因的不同而异。可以从无临床表现（MHE）到神经精神紊乱（智力和人格障碍、痴呆、意识障碍），神经肌肉障碍（扑翼样震颤、反射亢进、肌阵挛）以及少见的帕金森病和进行性下肢麻痹。急性 HE 诱因不明显，常伴脑水肿，可出现颅内压增高的临床表现，患者在起病数日内即进入昏迷直至死亡。慢性 HE 多见于肝硬化患者，常有诱因，以慢性反复发作性木僵与昏迷为突出表现。肝功能损害严重的 HE 患者常有明显黄疸，出血倾向和肝臭，易并发各种感染、肝肾综合征等，使临床表现更加复杂。

（一）精神状态的改变

精神状态的变化包括个性行为、智力、睡眠和意识的改变。个性行为：如轻度性格改变、欣快、焦虑、淡漠、抑郁，甚至有幻觉、谵妄、恐惧、狂躁等；行为失常如衣冠不整、无意识动作、举止反常等。智力：注意力减退，计算、书写、记忆、理解力障碍，反应迟钝，言语不清，定时障碍，人物概念模糊，构建无能（即不能重建简单的设计，如搭积木等）。睡眠：睡眠倒错、失眠、嗜睡、昏睡。意识：从正常到意识不清定向力障碍和昏迷。

（二）神经系统改变

扑翼样震颤是 HE 较具特征性的体征之一，常发生于腕关节的不自主的屈伸运动，其他关节也可见到。患者伸展双上肢，腕关节过伸，手指分开，这时可见到震颤，也可见到反复不同步的、双侧拍击样运动，1～2 秒出现一次。随着昏迷的出现则不能引出。需要指出的是，扑翼样震颤不是 HE 特有的体征，也可出现在其他的代谢性脑病（尿毒症、低血糖）、缺氧、镇静催眠药过量等。除此之外，还可出现其他神经体征，如反射亢进、肌张力增高、踝阵挛、巴宾斯基（Babinski）征及其他病理征等。深昏迷时各种反射消失、肌张力降低，可出现阵发性惊厥。

(三)肝臭

肝臭(fetor hepaticus)的出现是进行性重症肝病的一个可靠体征,肝臭的产生可能来源于蛋氨酸的分解产物(硫醇)。

(四)肝性脑病分级

根据意识障碍程度、神经系统表现和脑电图改变,将HE自无精神改变到深昏迷分为五级(改良West-Haven分级标准)。

0级:轻微肝性脑病(MHE)是指临床上无上述精神神经表现,常规精神神经系统检查无异常,但神经心理和神经生理检查可发现异常的患者(见下述诊断部分)。

1级(前驱期):轻度的性格改变和行为异常,如欣快激动或淡漠少言,衣冠不整或随地便溺。应答尚准确,但吐词不清或缓慢。不能完成简单的计算和智力构图(如搭积木、用火柴摆五角星等),可有扑翼样震颤。脑电图表现不规则的α和θ节律。此期历时数日或数周,有时症状不明显,易被忽视。

2级(昏迷前期):以意识错乱、睡眠障碍、行为异常为主。前一期的症状加重。嗜睡或昼睡夜醒。定向力和理解力均减退,对时、地、人的概念混乱,言语不清、举止反常也常见。可有幻觉、恐惧、狂躁,而被视为一般精神病。此期患者有明显神经体征,如腱反射亢进、肌张力增高、踝阵挛及Babinski征阳性等。此期扑翼样震颤存在,可出现不随意运动及运动失调,脑电图有特征性异常。从此期开始患者可出现肝臭。

3级(昏睡期):以昏睡和精神错乱为主,各种神经体征持续或加重,大部分时间患者呈昏睡状态,但可唤醒。醒时尚可应答,常伴有神志不清和幻觉。扑翼样震颤仍可引出。肌张力增加,四肢被动运动常有抵抗力。锥体束征常呈阳性。

4级(昏迷期):神志完全丧失,不能唤醒。浅昏迷时,对痛刺激和不适体位尚有反应,腱反射和肌张力仍亢进;由于患者不能合作,扑翼样震颤无法引出。深昏迷时,各种反射消失,肌张力降低,瞳孔常散大,可出现阵发性惊厥、踝阵挛和过度换气。

近年提出了肝硬化神经功能损害谱(spectrum of neurologic impairment in cirrhosis,SONIC)的概念,认为肝硬化患者发生肝性脑病是一个连续的过程,因此将轻微型肝性脑病和West-Haven分级1级的肝性脑病归为"隐匿性肝性脑病(covert hepatic encephalopathy,CHE)",其定义为有神经心理学和(或)神经生理学异常,但无定向力障碍、无扑翼样震颤的肝硬化患者。将有明显肝性脑病临床表现的患者(West-Haven分级标准中的2、3和4级肝性脑病)定义为"显性肝性脑病(overt hepatic encephalopathy,OHE)"。

【辅助检查】

1. 血氨 正常人空腹静脉血氨为18~72 μmol,动脉血氨含量为静脉血氨的0.5~2倍。动态观察血氨,对诊断与治疗有一定的价值。肝硬化和门-体分流导致的HE患者多有血氨增高,肝衰竭导致的HE患者血氨多正常。但需要指出的是,氨不是导致HE的唯一原因,因此,血氨浓度并不总是与症状平行。

2. 神经生理检测

(1)脑电图(electroencephalogram,EEG):常在生化异常或精神异常出现前脑电图就已有异常,脑电图的变化与HE的严重程度一致。HE早期脑电图的节律弥漫性减慢,波幅增高,典型的改变为正常α波(8~13 cycle per sec,CPS)减少,出现普遍性θ波(4~7 CPS)。更严重的脑电波异常,即δ波(1~5 CPS),为2级HE的改变。3级HE常出现三相波,但三相波常在昏迷期消失。三相波的出现提示预后不良。遗憾的是,这种改变也见于其他代谢性脑病,因此,EEG并无确定的诊断价值,但变化的严重程度与HE临床分级有很好的相关性。

(2)诱发电位:是中枢神经系统在感受外界或内在刺激时所诱发的生物电活动,是中枢神经系统对声、光、电刺激后电活动的综合表现，经过计算机叠加技术处理后的图形，反映了兴奋性和抑制性突触后电位的综合电位，因此可用于各种脑病的神经元活动变化的研究。根据刺激的不同，可分为视觉诱发电位（visual evoked potential，VEP）、听觉诱发电位（auditory evoked potential，AEP）和躯体感觉诱发电位（somatosensory evoked potential，SEP）。诱发电位可用于 MHE 和 HE 的诊断，与心理智能测试相比，特异性较好，但缺乏敏感性，在临床上二者可起到互相补充的作用。VEP、AEP 检查因不同个体、不同时期而差异较大，特异性和敏感性不如简单的心理智能测试。SEP 诊断 MHE 价值较大。以内源性事件相关诱发电位 P300 诊断 HE 的敏感性最好，但由于受仪器、设备、专业人员的限制，仅用于临床研究中。

（3）临界闪烁频率（critical flicker frequency，CFF）的检测：CFF 是刚能引起闪光融合感觉的最小刺激频率。可以反映大脑神经传导功能障碍，研究显示其在诊断 MHE 时灵敏度适中、特异度较高，且易于解读，可作为辅助检查手段。CFF 是发现和监测 HE 的一项敏感、简单而可靠的指标，不受受试者文化程度、年龄、职业等因素的影响，但易受兴奋剂或镇静剂及疲劳等因素的干扰。

3．神经心理学测试　对 MHE 的诊断有重要帮助，其中以肝性脑病心理学评分为主。肝性脑病心理学评分包括数字连接试验（number connection test，NCT）（包含 NCT-A 和 NCT-B）、数字符号试验（digit-symbol test，DST）、轨迹描绘试验（line-tracing test，LTT）和系列打点试验（serial dotting test，SDT）等子测试项目。目前指南推荐 NCT-A 和 DST 两项测试方法阳性即可诊断 MHE，因其与受教育程度的相关性小，操作非常简单方便，可操作性好。

4．影像学检查　急性起病时头颅 CT 或 MRI 可发现脑水肿，表现为脑室受压均匀、脑沟变窄；慢性肝性脑病可发现不同程度的脑萎缩，CT 示双侧基底节区低密度影，MRI 可显示双侧基底节区对称分布 T_1WI 高信号（80%～90%），尤其在双侧苍白球内，黑质内也可出现 T_1WI 高信号，T_2WI 呈等信号改变。

MRI 表现是可逆的，如肝移植患者，在移植 3～6 个月后脑内异常信号会消失。有时 CT 未能显示异常改变，但 MRI 即可显示。头颅 CT 及 MRI 的主要意义在于排除脑血管意外、颅内肿瘤等疾病。

使用质子（H1）磁共振波谱分析（MRS）检测慢性肝病患者发现脑部的代谢改变，包括谷氨酸或谷氨酰胺增加、肌醇与胆碱减少。谷氨酰胺可作为光谱分析的标志信号，这种改变比神经心理学检查更敏感。此外，影像学检查有利于排除其他脑病的可能。

【诊断与鉴别诊断】

（一）诊断

HE 的诊断主要根据有明显肝功能的损害，或有肝硬化病史，或有门 - 体侧支循环的病理基础，出现了中枢神经系统功能紊乱的表现，进一步检查发现有扑翼样震颤、血氨增高、脑电图改变、心理智能测定异常，在排除其他神经及精神疾病的基础上，应考虑 HE 的可能。MHE 的诊断则需依据肝性脑病心理学评分，其中 NCT-A 及 DST 两项阳性即可诊断。

（二）鉴别诊断

1．精神疾病　以精神症状为唯一突出表现者易被误诊为精神病，因此对于精神错乱者，应警惕 HE 的可能。

2．颅内病变　蛛网膜下腔、硬膜外或颅内出血，脑梗死，脑肿瘤，颅内感染及癫痫等疾病需注意鉴别，可通过检查神经系统定位体征，结合影像学、脑电图等检查做出判断。

3．中毒性脑病　包括酒精性脑病、酒精戒断综合征、急性脑病综合征或重金属中毒性脑病等，可通过追问病史和相关毒理学检测进行鉴别。

4．代谢性脑病　如酮症酸中毒、低血糖、低钠血症、肾性脑病、肺性脑病、肝豆状核变性等，可通过对原发疾病及血液生化检查分析和诊断。

(三) 分级

目前 West-Haven 分级标准应用最为广泛，根据意识障碍程度、神经系统表现和脑电图改变把 HE 分为 0～4 级（表 10-2）。其中 0 级轻微型肝性脑病（MHE）在临床上无 HE 表现，常规精神神经系统检查无异常，可通过神经心理学测试诊断。

表 10-2　肝性脑病 West-Haven 分级标准

分期	临床表现	神经系统体征	脑电图改变
0 级（MHE）	无行为、性格的异常，只在心理测试或智力测试时有轻微异常	无	正常 α 波节律
1 级（前驱期）	轻度性格改变或行为异常，如欣快激动或沮丧少语、衣冠不整或随地便溺、应答尚准确、吐字不清且缓慢、注意力不集中或睡眠时间倒错（昼睡夜醒）	可测到扑翼样震颤	不规则的本底活动（α 和 θ 节律）
2 级（昏迷前期）	睡眠障碍和精神错乱为主、反应迟钝、定向障碍、计算能力及理解力均减退、言语不清、书写障碍、行为反常、睡眠时间倒错明显，甚至出现幻觉、恐惧、狂躁。可有不随意运动或运动失调	腱反射亢进、肌张力增高、踝阵挛阳性、Babinski 征阳性、扑翼征明显阳性	持续的 θ 波，偶有 δ 波
3 级（昏睡期）	以昏睡和精神错乱为主，但能唤醒，醒时尚能应答，但常有神志不清或有幻觉	仍可引出扑翼征阳性、踝阵挛阳性、腱反射亢进、四肢肌张力增高、锥体征阳性	普通的 θ 波，一过性含有棘波和慢波的多相综合波
4 级（昏迷期）	神志完全丧失，不能被唤醒。浅昏迷时对疼痛刺激有反应；深昏迷时对各种刺激均无反应	浅昏迷时腱反射和肌张力仍亢进、踝阵挛阳性，由于不合作，扑翼征无法检查，深昏迷时各种反射消失	持续的 δ 波，大量的含棘波和慢波的综合波

【治疗】

治疗原则是保肝及促进意识恢复，早期治疗远比进入昏迷期效果好。由于 HE 的发病机制复杂，有多种病因或诱发因素参与，应根据临床类型、不同诱因及疾病的严重程度制定不同的治疗方案。

（一）去除 HE 的诱因

大多数 HE 可以找到诱因。治疗首先要积极寻找诱因并及时排除，可有效阻止 HE 的发展。部分患者仅通过去除诱因而无需采取进一步措施，便可获得病情改善或 HE 逆转。例如食管胃底曲张静脉破裂大出血后可发展为 HE，积极控制消化道出血、纠正贫血、清除肠道积血等有利于控制 HE；同时，纠正水电解质代谢紊乱、积极控制感染、防治便秘、改善肾功能、慎用镇静药及麻醉剂等。当患者狂躁不安或抽搐时，禁用吗啡类、副醛、水合氯醛、哌替啶（度冷丁）及速效巴比妥类；可减量使用地西泮（安定）和东莨菪碱。异丙嗪（非那根）、氯苯那敏（扑尔敏）等抗组胺药有时可作镇静药代用。事实上没有绝对安全的镇静药，如果应用，必须严格掌握适应证。

（二）营养治疗

传统的观念认为限制蛋白饮食可减少肠道产氨，防止 HE 的恶化。但近来研究发现肝硬化

HE 患者常伴有营养不良，严格限制蛋白摄入虽能防止血氨升高，但长时间限制蛋白饮食会加重营养不良的严重程度，并且负氮平衡会增加骨骼肌的动员，反而可能使血氨含量增高。故建议肝病患者供应非蛋白热量 146～167 kJ/（kg·d），并摄入 1.2～1.5 g/（kg·d）的蛋白。

在摄入蛋白质的问题上应把握以下原则：①急性期首日患者禁蛋白饮食，给予葡萄糖保证供应能量，昏迷不能进食者可经鼻胃管供食。②慢性肝性脑病患者无禁食必要，蛋白质摄入量为 1～1.5 g/（kg·d）。③口服或静脉使用支链氨基酸制剂，可调整 AAA/BCAA 比值。④植物和奶制品蛋白优于动物蛋白，因植物蛋白产氨少，能增加非吸收性纤维含量从而增加粪便细菌对氮的结合和清除，而且植物蛋白被肠菌酵解产酸有利于氨的排除。

（三）减少肠内毒素的生成和吸收

1. 清洁肠道　对于消化道出血和便秘所致的肝性脑病，通过灌肠或导泻等措施清洁肠道，减少肠道氨的吸收具有有益的作用。可口服或鼻饲乳果糖、乳梨醇、25% 硫酸镁液等导泻，亦可用白醋或乳果糖灌肠来清除肠道内的积血、积食及其他毒性物质。

口服不吸收双糖乳果糖。乳果糖是人工合成的含酮双糖，在胃及小肠内不被分解和吸收，至结肠后被肠道细菌酵解生成低分子的乳酸、醋酸，降低结肠 pH，使肠腔呈酸性，减少氨的形成并抑制氨的吸收。此外，乳果糖还可以使结肠形成高渗环境，减少氨的吸收。乳果糖的轻泻作用促进肠内含氮毒性物质的排出。肠道酸化后，促进乳酸杆菌等有益菌大量繁殖，抑制产氨细菌生长，氨生成减少。因此，乳果糖是治疗和预防肝性脑病的首选药物。乳果糖无毒性，不良反应少，有时出现腹痛、恶心、呕吐等。

2. 肠道非吸收抗生素　肠道微生物在 HE 的发病中有重要作用，口服抗生素可抑制肠道细菌，减少氨的生成。可选用不易被肠道黏膜吸收的抗生素，如利福昔明、新霉素、甲硝唑等。抗生素利福昔明（rifaximin）是利福霉素的衍生物，利福昔明 -α 晶型口服后，肠道几乎不吸收，只在胃肠道局部起作用，可广谱、强效抑制肠道内细菌生长，减少氨的生成。利福昔明有耐受性好、起效快等优点，是目前治疗 HE 和预防复发的二线药物。

3. 微生态制剂的应用　含双歧杆菌、乳酸杆菌、肠球菌、酪酸杆菌等的微生态制剂可通过调节肠道菌群结构，抑制产氨、产尿素酶细菌的生长，以减少肠道氨及其他毒性物质的产生及吸收。

（四）促进血氨的清除

1. 鸟氨酸 - 门冬氨酸（L-ornithine-L-aspartate，LOLA）　是一种鸟氨酸和门冬氨酸的混合制剂，可激活尿素合成过程的关键酶，提供尿素生成和谷氨酰胺合成的反应底物鸟氨酸和门冬氨酸，促进脑、肝和肾利用氨合成尿素、谷氨酸、谷氨酰胺而降低血氨。此外，门冬氨酸还参与肝细胞内核酸的合成，间接促进肝细胞内三羧酸循环的代谢过程，以利于肝细胞的修复。

2. 精氨酸　肝合成尿素的鸟氨酸循环中的中间代谢产物，可促进尿素的合成而降低血氨。临床所用制剂为其盐酸盐，呈酸性，可酸化血液，减少氨对中枢的毒性作用。

3. 谷氨酸盐　谷氨酸钠、谷氨酸钾可在肾内作为谷氨酰胺合成的底物而降低血氨，并能调整血钾和血钠的平衡。但近年来认为谷氨酸盐只能暂时降低血氨，不易透过血 - 脑屏障降低脑组织中的氨，且可诱发代谢性碱中毒，反而加重 HE；另外，脑内过多的谷氨酰胺产生高渗效应，参与脑水肿的形成，不利于 HE 的恢复。因此，目前临床上已不再推荐使用。

（五）拮抗神经毒素对假性神经递质的抑制作用

内源性苯二氮䓬类似物与抑制性神经递质 γ- 氨基丁酸受体结合物对中枢神经系统产生抑制作用是 HE 发生机制之一。GABA/BZ 复合受体拮抗剂氟马西尼（flumazenil）为 BZ 受体拮抗剂，可以使内源性 BZ 衍生物导致的神经传导抑制得到短期改善。氟马西尼可能对部分急性肝性脑病患者有利。用法 1 mg/ 次，静脉内用药。

(六)纠正氨基酸失衡的治疗

口服或静脉输注以支链氨基酸为主的氨基酸混合液,可纠正氨基酸代谢不平衡,抑制大脑中假性神经递质的形成,并可促进正氮平衡,增加患者对蛋白的耐受性。

(七)基础疾病的治疗

1. **人工肝支持系统** 可代替肝的部分功能,清除体内的毒物,为肝细胞的再生提供条件和时间,也是等待肝移植的过渡疗法,主要用于 A 型 HE,也可用于病情较重的 C 型患者。临床上有多种方式,如血浆置换、血液透析、血液灌流、分子吸附再循环系统以及生物人工肝等。

2. **阻断门-体分流** 对于 B 型和伴门-体分流的 C 型患者,采用介入或外科手术,部分或全部阻断门-体分流,可改善 HE。对于 TIPS 术后顽固性 HE,可通过 TIPS 限流或断流来治疗。但由于门静脉高压的存在,该方法可增加腹水、消化道出血的风险,应权衡利弊。

3. **肝移植术** 对于药物、介入等治疗不满意的各种顽固性、严重 HE,肝移植是有效的手段。肝移植是挽救患者生命的重要措施,如何选择手术适应证和把握手术时机对移植后的长期存活甚为重要。凡无脑水肿的 3 级以上 HE 或急性肝衰竭且符合下列 5 条中 3 条或 3 条以上者,有急症肝移植指征:①动脉血 pH < 7.3;②年龄 < 10 岁或 > 40 岁;③出现脑病前黄疸时间 > 7 天;④凝血酶原时间 > 50 秒;⑤血清总胆红素 > 300 μmol/L。肝移植后一年生存率为 65%。

(八)对症治疗

对急性肝衰竭患者,治疗直接针对多器官功能衰竭和损伤肝的功能支持。患者应置于重症监护病房,头部抬高 20°~30°,保持低温 32~33℃。对重度 HE 必要时进行气管插管以降低呼吸骤停的危险。加强脑细胞功能的保护和给予甘露醇防治脑水肿,继发于脑水肿的颅内高压,是 3 级、4 级 HE 患者常见并发症,可导致患者死亡或不可逆脑损伤,注意早期识别和处理。

【预后】

HE 的预后主要取决于肝功能障碍的程度。MHE 患者常无明显症状,经积极治疗后多能好转;有明确的诱因或门-体分流术后的 HE,通常预后较好;肝硬化终末期 HE,有腹水、黄疸、出血倾向的患者多数肝功能较差,其预后也较差;急性肝衰竭所致的 HE 预后最差。

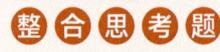

1. 如何预防肝性脑病的发生?
2. 结合肝性脑病的发病机制分析治疗措施。
3. 如何诊断肝性脑病?需要与哪些疾病鉴别?

整合思考题解析

(王雪梅)

第四节　门静脉高压症

学习目标

- **基本目标**
  1. 解释门静脉高压症的解剖学及病理学发病机制。
  2. 列举门静脉高压症的临床表现。
  3. 概括门静脉高压症的治疗手段。
- **发展目标**
  1. 解释门静脉高压症的并发症发生的机制。
  2. 针对门静脉高压症的并发症，运用各种治疗手段进行治疗并解释其作用机制。

【概述】

门静脉高压症（portal hypertension）是指各种原因引起门静脉系统压力升高所导致的一组临床综合征。临床上常用肝静脉楔压与游离压之差，即肝静脉压力梯度（hepatic venous pressure gradient，HVPG）间接反应门静脉压力。HVPG 是目前反应门静脉压力的"金标准"，HVPG 正常范围是 3～5 mmHg，在 5～10 mmHg 为亚临床门静脉高压，HVPG ≥ 10 mmHg 是诊断临床显著性门静脉高压症（clinical significant portal hypertension，CSPH）的金标准。HVPG ≥ 12 mmHg 是形成静脉曲张和（或）出血的阈值。HVPG 变化对食管、胃静脉曲张的进展、破裂出血风险以及非曲张静脉并发症发生和患者死亡有预测价值。

【门静脉的解剖及肝血供】

正常肝由门静脉和肝固有动脉双重血管供应。肝门静脉通常长度为 7.5 cm，由肠系膜上静脉和脾静脉汇合而成，进入肝十二指肠韧带内，经肝固有动脉和胆总管的后方上行至肝门入肝。因其汇合点在胰头和胰体交界处的后方，故而胰腺病变常可累及肝门静脉。在肝门部，门静脉被分为左右门静脉分支，分别供应肝的左右叶。脐静脉汇入左侧门静脉，胆囊静脉汇入右侧门静脉，同时小静脉汇入肝血窦，并依次汇入肝静脉和下腔静脉。左、中肝静脉通常分别汇入下腔静脉，紧邻右肝静脉与下腔静脉的交汇部。尾状叶单独汇入下腔静脉（图 10-3）。

门静脉与一般静脉不同，它的起始段与终末段均为毛细血管，起始于胃、肠、胰、脾的毛细血管网，终于肝小叶内的血窦，收集来自食管、胃、小肠、结肠、胰腺、胆囊、脾的血液入肝。门静脉及其属支均缺乏瓣膜，门脉压力过高时，血液易发生逆流。肝门静脉系统与腔静脉系统之间存在广泛的吻合。

正常的肝循环系统是一个高顺应性低阻力系统，因此能够容纳大量血流，而不增加门脉压力。肝接受来自门静脉和肝动脉的双重血供，门静脉血流来自肠系膜静脉循环系统，占据肝 75% 的血流。但是来自肝动脉的血流直接源自腹腔干，携氧含量较高。门静脉来源和肝动脉来源的血流汇合成了特化的高顺应性血管通道，被称为肝血窦。门静脉和肝动脉之间血流存在动态互补的相互作用。特别是当门静脉血流入肝减少的时候，如门脉血栓形成，动脉血流就会增加，以维持肝整体血供在相对稳定的水平。类似的，当肝动脉阻塞时，门脉血流会代偿性增加。这种动态调节机制意在将肝血流维持在稳定水平，被称为"肝动脉缓冲效应"。

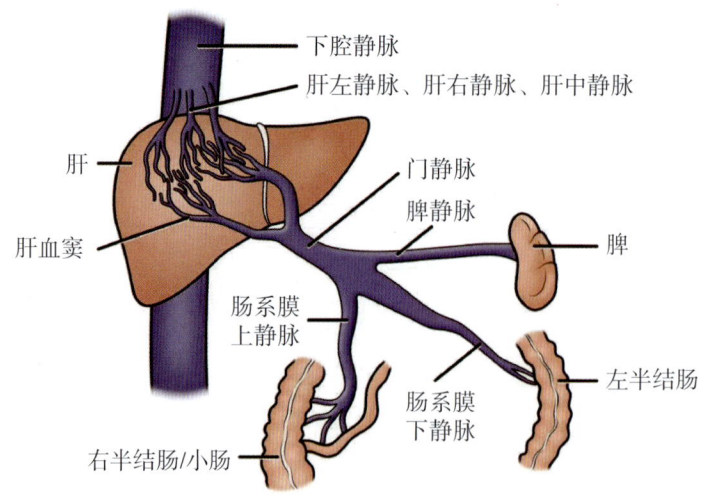

图10-3　肝血供示意图

肝血窦具有高度通透性，因此能够允许大分子物质向肝实质细胞转运。肝血窦因缺乏基底层，且肝血窦内皮细胞层包含窗孔，因此具有较高通透性。肝血窦另一独特之处在于存在Disse间隙（窦周隙），即肝血窦内皮与肝板之间的狭窄空间。这两种特殊的细胞类型发挥着重要的作用，与内皮细胞一起调节肝窦的动态血供的平衡和稳态，并且血窦重构在门静脉高压中具有重要意义。

【病理生理机制】

肝内血管结构破坏和肝窦梗阻引起肝内血管阻力病理性增加是门静脉高压症发展的主要因素，并且随着门静脉血流的反常增加而加剧。门静脉压力取决于门静脉血流量和门静脉阻力，肝硬化时门脉阻力增加是门静脉高压发生的始动因子；而门静脉血流的增加是维持和加剧门静脉高压的重要因素，肝硬化引起的门静脉高压是窦性和窦后性的。

门脉阻力增加，主要由肝结构改变相关的机械因素引起，包括肝窦毛细血管化导致肝窦顺应性减少；胶原在Disse间隙沉着使肝窦变狭窄，以及再生结节压迫肝窦和肝静脉系统导致肝窦及其流出道受阻均引起门静脉血管阻力的增加。另外，肝窦内内皮素增加和一氧化氮减少引起肝星形细胞收缩、5-羟色胺等缩血管激素作用于门脉上受体导致血管阻力增加及对α肾上腺素能刺激反应性增强。

门静脉血流增加：肝硬化时因肝功能减退以及各种因素导致多种血管活性因子失调，造成心脏收缩增加，心排血量增加；加之高胰高血糖素和一氧化氮增加，其扩张管作用及对缩血物质G蛋白依赖的传导途径损害，造成了血管对缩血管物质的低反应性，导致内脏小动脉扩张，形成心排血量增加、低外周阻力的内脏高动力循环状态。此时内脏充血进而导致门静脉血流增加是维持和加重门静脉高压的重要因素。

【门静脉高压病因】

门静脉高压病因根据门脉血流阻力增加的位置分为肝前性、肝性和肝后性。肝性门静脉高压根据肝内阻力增加的位置又分为窦前性、窦性和窦后性（表10-3）。

表 10-3　门静脉高压病因分类

类型		病因
肝前性		门脉海绵样变性、门静脉血栓形成、骨髓纤维化等易栓症相关疾病
肝性	窦前性	血吸虫病、特发性门静脉高压
	窦性	肝硬化
	窦后性	肝小静脉阻塞疾病
肝后性		布加综合征（肝静脉流出道阻塞）

原发性门静脉血栓形成（portal vein thrombosis，PVT）是一种肝前性的门静脉高压，为西方国家肝外门静脉高压的首要原因。儿童以感染最常见，约占 50%，尤其是脐带感染。成人常见原因有肝硬化、肿瘤直接侵袭或外在压迫、血液高凝状态、感染或炎症等，80% 以上的肿瘤为胰腺癌和原发性肝癌；血液系统疾病（如原发性红细胞增多症等其他骨髓增殖性疾病）、易栓症（如抗凝血酶、蛋白 C、蛋白 S 缺乏及抗磷脂综合征）、阵发性周期性血红蛋白尿、口服避孕药、肿瘤、腹腔内炎症性疾病（如炎症性肠病、胰腺炎、憩室炎等），均可引起 PVT。在无肝硬化和肿瘤的患者中，25% 为败血症，包括化脓性门静脉炎、胆道感染、憩室炎、坏死性胰腺炎和阿米巴肝脓肿等。另外，还可能与先天畸形有关。

血吸虫病是门静脉高压世界范围内最常见的病因之一。其病因是血吸虫卵阻塞窦前门静脉分支所致的窦前性门静脉高压。宿主产生的肉芽肿性炎会进一步导致窦前和门脉周围的纤维化，加重门静脉高压。食管静脉曲张出血是其主要死因。

特发性门静脉高压是亚洲国家，如印度、日本常见的门静脉高压病因。其特点是门脉压力升高，但无肝组织学异常或肝外门脉的阻塞，部分患者仅有门脉旁肝细胞 ET-1 水平的升高，部分可有肝内门静脉内皮下增厚，随病程进展可有门脉的纤维化，因此属于窦前性门静脉高压。

肝硬化是门静脉高压的常见病因，属于肝性门静脉高压，常同时存在窦前、窦性及窦后性阻塞因素。不同病因肝硬化导致的门静脉高压存在一定的区别。酒精性肝病可在进展到肝硬化前即出现门静脉高压，汇管区周围的病变为其窦前性病因，疾病发展为肝硬化时门脉压力进一步升高，同时有窦前性、窦性及窦后性因素。血色病主要为窦前性门静脉高压，门静脉高压可发生于肝硬化出现前，低 HVPG 即可出现食管静脉曲张破裂出血，严重的门静脉高压可进一步加重肝的纤维化。自身免疫性肝炎也可在进展为肝硬化前出现门静脉高压，但出现静脉曲张出血的风险较低。原发性胆汁性胆管炎所致的门静脉高压初始为窦前性，随病情进展会出现窦性的因素。原发性硬化性胆管炎及胆管狭窄的患者可以出现门静脉高压，而当胆管梗阻解除时门静脉高压也可随之缓解。

肝窦阻塞综合征又称肝小静脉闭塞病（hepatic venous occlusive disease，HVOD），是门静脉高压的一个少见病因，由各种原因导致的肝血窦、肝小静脉和小叶间静脉内皮细胞水肿、坏死、脱落进而形成微血栓，引起肝内淤血、肝功能损伤和门静脉高压的一种肝血管性疾病，是典型的窦后性门静脉高压。欧美报道的 HVOD 大多发生在骨髓造血干细胞移植预处理后，国内报道以服用含吡咯生物碱的植物居多，其中以土三七（或称菊三七）最多，还包括菊科的千里光、豆科的猪屎豆、紫草科的天芥菜等。

布加综合征（budd-chiari syndrome，BCS）又称肝静脉流出道阻塞（hepatic venous outflow tract obstruction，HVOTO），是肝静脉或其开口以上的下腔静脉阻塞引起的肝后性门静脉高压，亚洲国家的发病率较高，其阻塞范围可从肝小静脉至下腔静脉末端汇入心脏处。大多数患者是由下腔静脉或肝静脉血栓或隔膜引起，表现为迅速出现大量腹水、黄疸及肝大。BCS 因病因和发病机制的不同而存在异质性表现，可继发于恶性肿瘤、脓肿和囊肿压迫或其他侵袭因素，除此之外，则认为是原发性 BCS。

其他少见的门静脉高压病因包括肝结节状再生性增生、肝部分结节样变、纤维多囊肝、结节病、遗传性毛细血管扩张症等。

【临床表现】

1. 门-体侧支循环开放　门静脉系统与腔静脉系统之间存在许多交通支，门静脉高压时门脉回流受阻导致这些交通支开放（图10-4）。主要侧支循环有：①食管和胃静脉曲张，为门静脉系的胃左、胃短静脉与腔静脉系的奇静脉之间胃和食管黏膜下静脉开放。门静脉高压导致食管胃静脉曲张和（或）门静脉高压性胃病，是肝硬化合并上消化道出血的重要原因。②腹壁静脉曲张：门静脉高压时脐静脉重新开放，通过腹壁上、下静脉回流进入腔静脉，形成脐周和腹壁静脉曲张。源于脐的呈放射状分布的侧支静脉称"海蜇头"（Caput Medusa）。脐静脉起源于肝内门静脉左支，因而肝外静脉阻塞时无脐静脉开放，亦无腹壁静脉曲张。③痔静脉扩张，为门静脉系的直肠上静脉与下腔静脉系的直肠中、下静脉交通，可扩张为痔核。此外，肝与膈、脾与肾韧带、腹部器官与腹膜后组织间的静脉，也可形成侧支相互连接从而形成临床上少见的异位

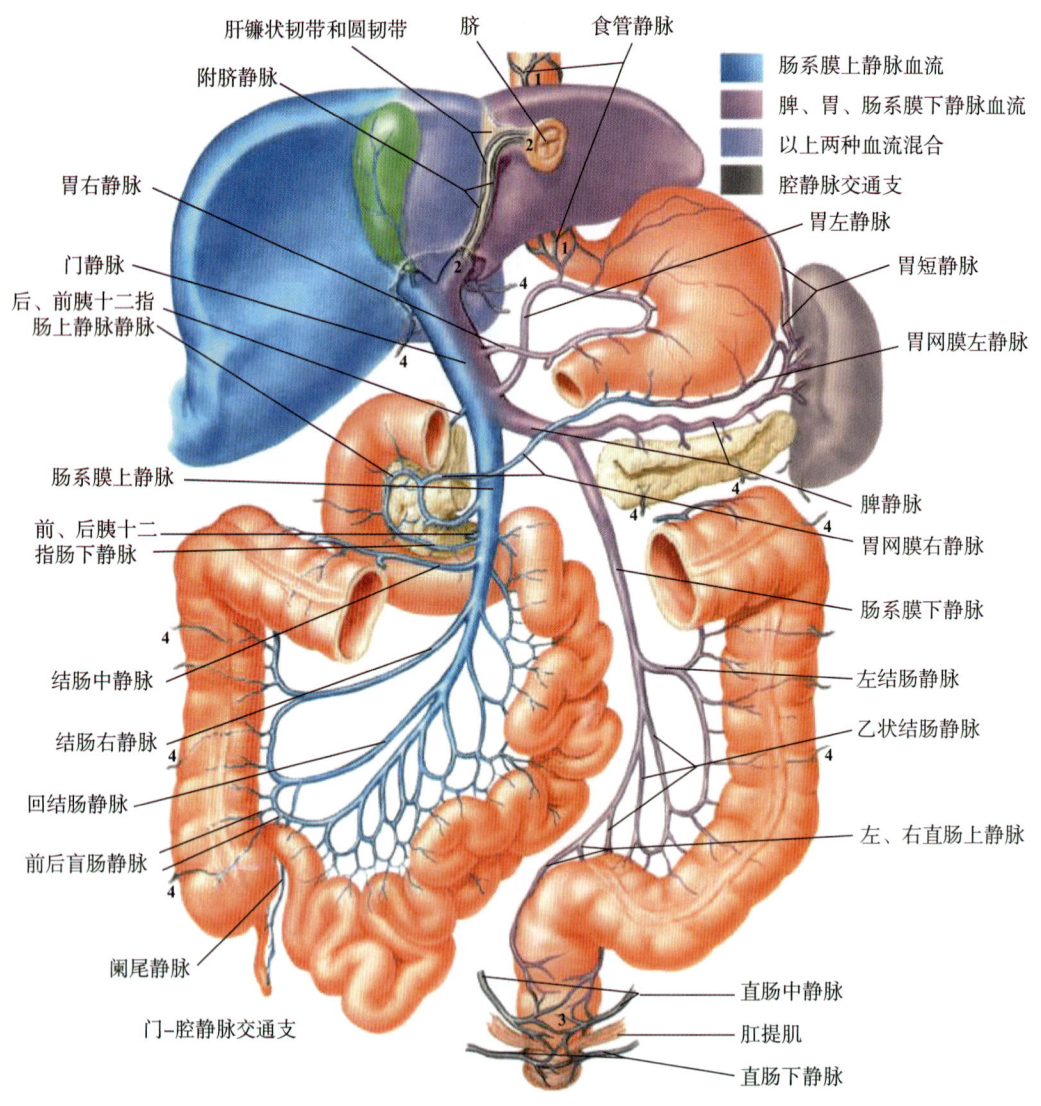

图10-4　门静脉分支和门-腔静脉交通支
1. 食管；2. 附脐静脉；3. 直肠；4. 腹膜后
（引自奈特消化系统疾病彩色图谱，2008）

静脉曲张。侧支循环开放不仅可引起消化道出血，而且可因大量门脉血流不经肝而直接流入体循环，而致肠内吸收的有毒物质不经肝解毒进入体循环，是参与肝性脑病发病的重要因素。

2. 脾大　门静脉高压时脾因长期淤血而肿大，可引起脾功能亢进（hypersplenism），表现为外周血白细胞、红细胞、血小板减少。

3. 腹水形成　人体腹腔内有少量液体，一般少于 200 ml，对肠道蠕动起润滑作用。任何病理状态下导致腹腔内液体量增加，超过 200 ml 时称为腹水（ascites）。腹腔内液体积聚表明全身水钠过度潴留，是多种因素作用的结果。门静脉高压是引起腹水的主要原因，血清白蛋白减少导致的胶体渗透压下降是引起腹水的重要因素，内脏动脉的扩张导致有效动脉循环血容量下降，激活交感神经系统、肾素 - 血管紧张素 - 醛固酮系统，造成肾血管收缩，是最终造成水和电解质失衡的原因。其机制目前存在以下假说。①充盈不足（underfilling）假说：门静脉高压症和腹水形成在前，循环功能障碍和肾损伤在后。门静脉高压和低白蛋白血症导致内脏淋巴形成增加。过多的淋巴超过了胸导管的引流能力，使液体外渗入腹腔，从而影响循环和肾功能，导致血容量和心排血量减少，增加外周血管阻力。②周围动脉扩张（overflow）假说：这一假设主要是说循环功能受损，其特征是肝硬化门静脉高压引起内脏血管扩张和动脉有效血容量下降。因为血管舒张因子的产生和活性增加，包括一氧化氮、一氧化碳和内源性大麻素等，导致全身血管阻力（systemic vascular resistance，SVR）下降；有效循环血量的相对不足刺激压力感受器，引起肾素 - 血管紧张素 - 醛固酮系统和交感神经系统的活化以及抗利尿激素的分泌，导致肾对钠水重吸收增加，进一步加重腹水。另一个亚理论认为细菌移位也可能在进展期肝硬化的循环功能障碍中起作用。来自肠腔的细菌移位至肠系膜淋巴结，引起炎症反应，导致促炎细胞因子产生，从而扩张内脏动脉。③腹水形成前相假说：当门静脉高压和内脏血管舒张并存时，直接影响内脏微循环，使内脏器官的毛细血管压升高，导致淋巴形成增多，从而促进腹水的形成。

【门静脉压力的评估】

目前，门静脉压力测定的方法分为无创测压法和有创测压法，无创测压法包括彩色多普勒超声、螺旋 CT 门静脉成像、磁共振血管造影、放射性核素显像测压法；有创测压法包括经典的门静脉导管术（手术中直接穿刺门静脉系统测压），超声内镜引导穿刺门静脉测压及超声定位下经皮经肝门静脉穿刺测压法。

1. 无创测压法　腹部超声是临床常用的检测手段，多普勒模式可实时观察门静脉高压症患者的血管形态，监测血流动力学及形态学异常。门静脉主干内径≥ 13 mm、脾静脉内径≥ 10 mm 即可怀疑为门静脉高压症。门静脉流速是门静脉高压症患者临床分期的重要指标，慢性肝病患者门静脉主干流速 < 12.8 cm/s，提示疾病向失代偿期进展，失代偿期监测到门静脉逆向血流提示预后不良。瞬时弹性记录仪（fibroscan）可用于定量检测肝硬度和脾硬度。Baveno Ⅳ 共识表明肝硬度 20 ～ 25 kPa 提示发生。超声造影检查在肝病中的应用日渐广泛，应用造影剂到达肝血管时间及肝内渡越时间可有效评估门静脉压力。

CT 门静脉成像通过静脉注射造影剂，在门静脉期扫描，检测血管形态学改变，获得门静脉主干、脾静脉、肠系膜上静脉等血管内径精确值，估算门静脉压力，易于临床推广。

磁共振门静脉血管造影可从不同角度显示门静脉系统的血管、侧支循环及异常分流道以评估门静脉压力，不受视野限制，且对肥胖及肠道积气患者无影响。磁共振血管成像（MRA）可代替血管造影显示门脉血管变化和门脉血栓，用于门静脉高压病因的鉴别以及肝移植前对门脉血管的评估。

放射性核素显像：经直肠给予放射性核素 99mTc-MIBI，在正常人绝大部分经直肠上静脉、肠系膜下静脉、门静脉到达肝；而门静脉高压症患者 99mTc-MIBI 可通过侧支循环分布至全身，进行放射性核素显像测定心 / 肝放射性比值，能间接反映门静脉高压和门 - 体分流程度，正常值为 0.26，伴门静脉高压者常 > 1。

2. 有创测压法　门静脉导管术：HVPG是目前反映门静脉压力的"金标准"，操作时可选择经颈内静脉、锁骨下静脉、肘静脉或股静脉穿刺，利用导丝推送造影导管至下腔静脉后插管至肝静脉；先进行肝静脉造影，确认肝静脉通畅、无狭窄、无明显的静脉-静脉侧支分流，再更换为球囊导管后测定肝静脉自由压，并充盈球囊，阻断肝静脉血流，测定肝静脉楔压，两者的差值可计算出HVPG。

手术直接测压：进行腹部手术时，术中解剖门静脉主干、胃网膜右静脉、脐静脉，穿刺针刺入血管，另一侧连接压力换能器或玻璃测压管，可获得直接、可靠的门静脉自由压并可动态监测。

超声内镜引导穿刺门静脉测压：超声内镜引导门静脉压力梯度（EUS-PPG）测定是指在线阵超声内镜的引导下，穿刺针经消化道腔道分别进入门静脉系统、肝静脉或下腔静脉系统，另一侧连接压力换能器，获得门静脉自由压、肝静脉游离压，可动态反映门静脉压力变化，是可靠、直接的方法。

【并发症的治疗】

1. 食管胃静脉破裂出血　25%～40%的肝硬化患者发生食管胃静脉破裂出血，是肝硬化死亡的重要原因，应积极抢救。

（1）重症监护：卧床、禁食、保持气道通畅、补充凝血因子、迅速开放静脉通道以维持血容量稳定。必要时输血。此外，上消化道出血的肝硬化患者应从入院开始进行抗感染治疗。选择抗生素时，需考虑患者的风险特征和抗菌药的敏感性。在喹诺酮类耐药菌感染发病率高的医院里和既往使用过喹诺酮类药物预防性治疗的晚期肝硬化患者，应考虑静脉注射头孢曲松钠 1 g/24 h。并应注意肝性脑病的预防。乳果糖和利福昔明都可预防肝硬化上消化道出血患者的肝性脑病，但仍需进一步评估其风险/获益比。

（2）控制急性出血：血管活性药物治疗。疑为静脉曲张出血，应在内镜检查前尽快使用血管活性药物，并联合内镜治疗连续使用5 d。常用的药物有14肽生长抑素，首剂250 μg静脉推注，继以250 μg/h持续静脉滴注；其同类物8肽（奥曲肽），首剂100 μg静脉推注，继以25～50 μg/h持续静脉滴注，必要时剂量可加倍；特利加压素静脉注射，1～2 mg，每6～8小时1次；垂体后叶素 0.4 U/min 静脉滴注。需注意特利加压素会引起低钠血症，尤其是在肝功能较好的患者，因此使用时需监测血钠水平。垂体后叶素的不良反应多，包括腹痛、血压升高、心绞痛等，有心血管疾病者禁用。

气囊压迫术：使用三腔二囊管对食管下段和胃底做气囊填塞，常用于药物止血失败者，为急诊救治赢得时间。压迫总时间不宜超过24 h，否则易导致黏膜糜烂。因气囊压迫术存在较多严重的不良反应，因此仅作为临时性的过渡止血措施，直至开始决定性的治疗。

内镜治疗：能有效地控制曲张静脉破裂出血，并尽可能使静脉曲张消失或减轻以防止其再出血。经过抗休克和药物治疗血流动力学稳定者应立即急诊内镜检查，以明确上消化道出血的原因和部位。内镜治疗包括内镜下食管曲张静脉套扎（EVL）、食管曲张静脉硬化剂注射（EIS）和组织粘合剂等为一线疗法，疗效可靠，与生长抑素及其类似物相近。如仅有食管静脉曲张，还在活动性出血者，应予以内镜下注射硬化剂止血，止血成功率90%。如内镜检查时，食管中下段曲张的静脉已无活动性出血，可用橡皮圈进行套扎。胃静脉出血，宜注射组织粘合剂。

知识拓展：EVL和EIS

急诊手术：经上述急诊治疗后，仍出血不止，患者肝储备功能为Child-Pugh A级，可行门-奇静脉断流手术。门-奇静脉断流手术是通过手术的方法阻断门-奇静脉间的反常血流，以达到控制门静脉高压合并食管、胃底曲张静脉破裂出血的目的。术后5年和10年存活率分别为91.4%和70.7%；5年和10年再出血发生率分别为6.2%和13.3%。

介入治疗：上述患者，如无手术条件者或存在治疗失败的高危因素（Child-Pugh C级＜14分，或Child-Pugh B级有活动性出血），可行经颈静脉肝内门-体静脉支架分流术（TIPS）作为挽救生命的措施。TIPS 能迅速降低门静脉压力，有效止血率达 90% 以上，具有创伤小、并发症发生率低等特点，推荐用于食管胃底静脉曲张大出血的治疗，适用于 HVPG > 20 mmHg 和肝功能 Child-Pugh 分级 B、C 级高危再出血患者，可显著提高存活率。

知识拓展：经颈静脉肝内门-体静脉支架分流术

（3）预防再出血：第一次出血后，一年内再次出血的发生率约 70%，死亡率为 30%～50%，因此在急性出血控制后，应采取措施预防再出血，目前推荐非选择性 β 受体阻滞剂（NSBB）联合内镜下套扎作为静脉曲张出血患者的一线治疗。除非存在 NSBB 的禁忌证或患者无法耐受，否则内镜套扎不应单独使用。对于无法或不愿行内镜套扎的患者，NSBB 可单独使用。常用的 NSBB 为普萘洛尔，通过收缩内脏血管，降低门脉血流量从而降低门脉压力，用法：从 10 mg/d 开始，逐日加 10 mg，直至静息时心率下降至基础心率的 75%，作为维持剂量，长期服用，并根据心率调整剂量。禁忌证：窦性心动过缓、支气管哮喘、慢性阻塞性肺病、心力衰竭、低血压、房室传导阻滞、胰岛素依赖性糖尿病、肝硬化难治性腹水。

一线治疗失败后，可选择行覆膜支架 TIPS 治疗。卡维地洛治疗尚未与现有的标准治疗进行比较，因此不推荐将其用于预防静脉曲张的再出血。

（4）预防首次出血：对于有较大出血风险（红色征阳性或 Child-Pugh C 级）的小静脉曲张，推荐使用 NSBB 以预防首次出血。对于中、大静脉曲张，推荐使用 NSBB 或内镜套扎来预防首次出血。治疗方案的选择应基于当地的医疗资源，患者的意愿和特征，以及各自的禁忌证和不良反应。

2. 腹水的一般治疗　控制水和钠盐的摄入：细胞外液在体内的潴留量与钠的摄入和从尿中排泄的钠平衡相关。一旦钠的排出低于摄入，腹水量增加；反之，腹水量可减少。对于中度、无并发症的腹水患者建议适度限制钠摄入量（80～120 mmol/d，相当于 4.6～6.9 g/d 盐），并进行限盐教育。由于没有足够的证据证明长时间卧床对腹水的治疗有益，所以不建议长时间卧床。

利尿剂应用：经限钠饮食腹水仍不消退者，须应用利尿剂。由于肝硬化腹水患者血浆醛固酮浓度升高，在增加肾小管重吸收中起重要作用，因此利尿剂首选醛固酮拮抗剂——螺内酯。对于首次出现中度腹水的患者，建议应用螺内酯单药治疗（起始剂量为 100 mg，最高可增加至 400 mg）。对于复发性重度腹水的患者，如需更快速的利尿效果，推荐使用螺内酯（起始量 100 mg，最高至 400 mg）联合袢利尿剂呋塞米（起始量 40 mg，最高至 160 mg）治疗。在利尿剂治疗期间，推荐无水肿患者最大体重减轻 0.5 kg/d，水肿患者最大体重减轻 1 kg/d。一旦腹水已基本解决，应将利尿剂剂量降至最低有效剂量。利尿剂的不良反应有水电解质紊乱、肾功能恶化、体重过度减轻、肝性脑病、男乳女化等；对于在利尿剂治疗期间出现低血容量性低钠血症的患者，应停用利尿剂并注射生理盐水扩容。

提高血浆胶体渗透压：对于低蛋白血症患者，每周定期输注白蛋白、血浆等，可提高血浆胶体渗透压，促进腹水消退。对中等剂量利尿剂（至少抗盐皮质激素药物 200 mg/d，呋塞米 25 mg/d）无反应的 2 级及以上非复杂性腹水患者，目前推荐的剂量为前 2 周每周 2 次，每次 40 g，后续每周 1 次，每次 40 g，治疗的持续时间应根据个体患者进行调整。

避免使用非甾体抗炎药、血管紧张素酶抑制剂或血管紧张素受体抑制剂。

3. 难治性腹水的治疗　2014 年肝硬化难治性腹水（refractory ascites）的诊断标准：①强化利尿剂（螺内酯 160 mg/d 联合呋塞米 80 mg/d）至少 1 周或大量放腹水（4000～6000 ml/d）2 周无治疗应答反应。②出现难控制的利尿药物相关并发症或不良反应，如肝性脑病、低钠、高钾等并发症。难治性腹水的治疗，首先应针对可逆性原因，如不适当的限钠、利尿，使用肾毒性药物，自发性腹膜炎，门静脉、肝静脉栓塞等。还可以采用以下办法治疗。

（1）大量腹腔穿刺抽腹水（large-volume paracentesis，LVP）加白蛋白：推荐重复 LVP 加白蛋白（8 g/L 腹水）作为难治性腹水的一线治疗。对于难治性大量腹水患者，如无其他并发症（肝性脑病、上消化道出血、感染等），肝储备功能为 Child-Pugh A、B 级，无出血倾向（INR

＜1.6，血小板计数＞50×10⁹/L）可于1～2小时内抽排腹水4～6 L，同时每升腹水补充白蛋白6～8 g，以维持有效血容量，阻断RAAS系统激活。一次性排放腹水后，仍有腹水者可重复进行，腹水消除率可达96.5%，排放腹水后应用螺内酯维持治疗。需要注意，对于利尿剂治疗排钠＜30 mmol/d的难治性腹水患者，应停用利尿剂。

（2）TIPS：难治性或复发性腹水患者，或穿刺无效的患者应评估TIP介入治疗，TIPS治疗顽固性腹水，有效率为50%～80%。术后门脉压力下降，阻断钠潴留，并可改善肾对利尿剂的反应，因此，可以预防腹水复发；但支架阻塞可导致腹水复发，随着覆膜支架的出现以及TIPS专用支架（Viatorr支架）的推广，支架闭塞这一弊端基本得到解决。同时，术后可逆性肝性脑病的发生率为50%～70%。因此，目前并不作为首选方法。尤其是对于年龄＞70岁、血清胆红素＞50 μmol/L、血小板计数＜75×10⁹/L、MELD评分≥18分，存在肝性脑病、活动性感染或肝肾综合征的患者，应慎重考虑TIPS治疗。

（3）肝移植：难治性腹水患者极易并发SBP和肝肾综合征，一年生存率仅25%。患者由于腹水量多，生活质量差，因此是肝移植的适应证。

（4）腹腔颈静脉转流术：不能做肝移植和TIPS的患者可以考虑。

（5）难治性腹水的二级预防治疗：对于难治性腹水的患者，在密切监测其血压、血钠、血肌酐的条件下，应谨慎使用NSBB，此类患者若出现以下任一情况[收缩压＜90 mmHg，低钠血症（＜130 mmol/L）、急性肾损伤]，且排除其他药物如非甾体抗炎药、利尿剂等作用后，应该减量NSBB或停药，而停用NSBB后的临床结局目前尚不清楚。若上述状况的出现存在明确诱因（自发性细菌性腹膜炎、出血等），当诱因被去除，这些异常指标恢复至基线水平后，则可考虑重新使用NSBB，且重新使用时应从最小剂量开始。若患者仍无法耐受NSBB，且符合TIPS治疗标准，则应考虑TIPS植入覆膜支架。

（陈国栋）

第五节　肝脓肿及肝部肿瘤

学习目标

- **基本目标**
  1. 概括总结细菌性肝脓肿的病因、病理、临床表现、诊断、鉴别诊断和治疗。
  2. 描述阿米巴肝脓肿的病因和治疗。
  3. 区分各种常见肝良性肿瘤的诊断和治疗原则。
  4. 背诵肝包虫的诊断和治疗原则。
  5. 熟练应用肝癌的临床表现、检验诊断检查手段。
  6. 总结肝癌的治疗原则。

- **发展目标**
  1. 结合病史、查体、辅助检查进行肝常见疾病的鉴别诊断。
  2. 熟悉肝肿物的诊断流程和鉴别要点。
  3. 学习肝癌不同治疗方式，能够诊断具体病例选择合适的治疗方案。

一、肝脓肿

肝脓肿（liver abscess）主要包括细菌性肝脓肿和阿米巴肝脓肿，以细菌性肝脓肿较为常见。

（一）细菌性肝脓肿

细菌性肝脓肿（bacterial abscess of liver）指化脓性细菌在肝内大量繁殖引起的局部组织坏死液化导致的化脓性炎症。

1. 病因　肝具有门静脉和肝动脉双重血供，供血丰富，肝血窦内 Kupffer 细胞有强大的吞噬能力，对细菌入侵有很强的抵抗力，一般不发生脓肿。当患者出现免疫力低下或胆道梗阻时易产生肝脓肿，常见的免疫力低下因素包括糖尿病、严重的营养不良、使用免疫抑制剂等。单纯性肝囊肿、多囊肝、寄生虫性囊肿等也可继发感染导致肝脓肿。

细菌性肝脓肿主要有以下感染途径：胆道系统、门静脉系统、肝动脉系统、淋巴系统、直接侵入。原因不明的肝脓肿，称为隐源性肝脓肿。胆源性肝脓肿最为常见，血源性肝脓肿的来源为肝动脉系统和门静脉系统，发生相对较少。胆道系统和门静脉系统来源的常见致病菌为大肠埃希菌，还可见厌氧性链球菌、铜绿假单胞菌、变形杆菌；动脉系统来源和隐源性感染以金黄色葡萄球菌为主。肝脓肿以混合性感染为主，单一细菌感染少见。胆道系统存在肝内外胆管结石、胆管狭窄、肿瘤或寄生虫时可导致胆道梗阻和感染，波及肝导致肝脓肿。门静脉回流区域的感染如化脓性阑尾炎、憩室炎、脐部化脓性炎症、盆腹腔脓肿可导致门静脉属支的炎症并形成菌栓，菌栓脱落进入肝导致肝脓肿。全身其他部位的化脓性炎症如皮肤软组织感染、肺炎、细菌性心内膜炎、骨髓炎等可引发菌血症或脓毒症，经肝动脉系统侵及肝导致肝脓肿。肝周器官的化脓性炎症可经过淋巴系统或直接累及肝导致肝脓肿，常见化脓性胆囊炎、膈下脓肿、肾周脓肿等。肝开放性外伤时细菌可直接进入肝导致肝脓肿。肝穿刺活检、肝动脉结扎术、肝囊肿穿刺引流时，可导致医源性肝脓肿。

2. 病理　化脓性细菌在肝内大量繁殖，发生炎症反应，形成多发小脓肿，如炎症得到控制或治疗及时，小脓肿可吸收机化。如病灶较密集，可融合破坏，形成一个或数个较大的脓肿。胆源性肝脓肿可见胆管扩张，胆管壁炎症增厚，脓腔与胆管相通。在肝脓肿形成阶段或急性期，大量毒素易被组织吸收，患者感染中毒症状明显；当脓肿转为慢性时，脓腔周围组织纤维化，囊壁增厚，毒素吸收减少，患者感染症状减轻或消失。胆源性和血源性肝脓肿常为多发性肝脓肿，外伤性和隐源性来源的多为单发性肝脓肿。

3. 临床表现　细菌性肝脓肿起病急骤，发病前多有原发病症状，如胆源性肝脓肿可有黄疸、胆绞痛、发热等；门静脉系统源性肝脓肿可有腹腔感染、肠道感染等症状。查体可发现肝大、上腹部压痛及肝区叩痛，脓肿破裂时可表现为全腹腹膜炎体征。

（1）感染中毒症状：寒战、高热为最常见的症状，呈弛张热，体温可达 39～40℃，伴有大汗。为大量细菌和坏死物质入血导致，严重时可导致感染中毒性休克。

（2）肝区疼痛：多为明显肝区钝痛或胀痛，呼吸时明显，可向右肩背部放射，也可出现右下胸痛。

（3）其他：常见伴随症状还有恶心、呕吐、乏力、食欲缺乏等。细菌性肝脓肿破入腹腔可引发弥漫性腹膜炎；当脓肿破裂出现膈下积脓时，可有膈肌刺激症状、顽固性呃逆，穿透膈肌破入胸腔可引发脓胸，合并气管瘘时脓液可经气管排出；脓肿穿透心包可导致心包填塞、循环紊乱和化脓性心包炎；脓肿穿透消化道可形成内瘘。细菌性肝脓肿长期迁延不愈，可导致严重的营养不良。多发性脓肿临床表现典型，症状体征较重，单发性脓肿症状体征相对较轻。

4. 诊断与鉴别诊断　细菌性肝脓肿诊断主要依靠病史、查体和影像学检查，病原学检查对于细菌性肝脓肿的诊断和治疗有重要意义，病因不明者应注意是否存在胆道疾病或糖尿病。细菌性肝脓肿患者血常规白细胞明显升高，中性粒细胞通常占 90% 以上，伴有明显核左移，可见中毒颗粒。血生化检查多提示肝功能异常，转氨酶、碱性磷酸酶、胆红素可有升高。长期迁延不愈时可导致营养不良，表现为贫血、白蛋白降低等。细菌性肝脓肿患者应进行血培养、脓液培养，脓液培养应包括需氧培养和厌氧培养。超声多普勒检查和增强 CT 扫描对细菌性肝脓肿诊断有重要意义。超声多普勒表现为肝内多发或单发的无回声或低回声区，脓肿壁厚为强回声，内壁不光滑，周围可见组织水肿带。CT 平扫为肝内圆形或类圆形低密度区，周边可见水肿带，增强扫描可见脓肿壁明显强化，部分脓腔内可见气泡或者气液平面。

细菌性肝脓肿应与阿米巴性肝脓肿、原发性肝癌、膈下脓肿相鉴别。阿米巴肝脓肿有阿米巴肠炎病史和脓血便史，粪便中可找到阿米巴滋养体，病史较长，起病缓慢，症状较轻，全身情况较好，血常规白细胞升高不明显，嗜酸性粒细胞分类明显增多。原发性肝癌肿块巨大时可伴有中央区坏死液化，并发感染时应于肝脓肿相鉴别，患者多有肝炎、肝硬化病史，甲胎蛋白明显升高，必要时穿刺病理加以明确。膈下积脓临床症状类似于肝脓肿，近期多有消化道穿孔、弥漫性腹膜炎、腹腔化脓性感染、上腹部手术史，CT 可区别膈下积脓和肝脓肿，但肝脓肿和膈下积脓可互为因果，临床上可同时存在。

5. 治疗　细菌性肝脓肿是一种严重的细菌感染性疾病，治疗方式主要包括抗生素治疗、穿刺引流和手术治疗。抗生素的使用明显降低了发病率和死亡率，早期发现、足疗程抗生素治疗，预后良好。处理肝脓肿的同时要针对病因积极治疗，合并胆道梗阻者要通畅引流胆道，血源性感染者要处理原发病灶，糖尿病患者要控制血糖。细菌性肝脓肿患者症状重、病史长，应加强全身治疗，改善营养状况。抗生素治疗是细菌性肝脓肿的基础性治疗，其他治疗均应在抗生素治疗的基础上进行。多发小脓肿、急性期未局限的脓肿宜采用抗生素治疗。细菌性肝脓肿多为混合感染，抗生素治疗主要针对大肠埃希菌、金黄色葡萄球菌、肺炎克雷伯菌和其他厌氧菌。在细菌培养和药敏结果出来之前可经验性使用广谱抗生素，如三代头孢联合甲硝唑，根据治疗效果和药敏结果调整抗生素使用。穿刺引流肝脓肿可在超声引导或 CT 引导下进行，能迅速改善患者感染中毒症状，脓液要进行需氧和厌氧细菌培养。对液化不完全或纤维分隔较多者，单次穿刺引流效果有限，往往需要多次穿刺引流。手术治疗适用于穿刺引流效果不佳、肺叶遮盖或腹腔脏器遮盖不宜穿刺者。手术治疗主要有脓肿切开引流术和肝叶切除术。脓肿切开引流术包括经腹腔切开引流术、腹膜外脓肿切开引流术。脓肿破入腹腔或胸腔应立即手术，腹腔、胸腔同时引流。肝叶切除术主要用于以下情况：①引流术后脓肿腔闭合困难，窦道长期不愈合；②肝内胆管结石导致的肝脓肿；③局限于一叶的多发脓肿，肝实质损伤严重；④不能排除恶性者。肝叶切除术可导致感染播散，急性期一般不进行肝叶切除术。

（二）阿米巴肝脓肿

阿米巴肝脓肿（amebic abscess of liver）是指阿米巴原虫感染肠道后，进入门静脉系统，在肝内大量繁殖导致的感染性疾病。阿米巴肝脓肿是肠阿米巴病最常见的并发症，多见于热带和亚热带地区。

1. 病因　病原体为溶组织阿米巴的滋养体。多数阿米巴肝脓肿形成于阿米巴痢疾急性期，部分阿米巴肝脓肿形成于阿米巴痢疾之后数年内，部分患者无明显阿米巴肠炎病史。溶组织阿米巴的囊体经胃液消化释放出虫体，经过两次分裂形成阿米巴滋养体。阿米巴滋养体侵入结肠黏膜或黏膜下，分泌溶组织酶，形成浅溃疡，多见于盲肠和升结肠。结肠溃疡处的阿米巴滋养体可经小静脉进入门静脉系统，进而到达肝。进入肝的阿米巴滋养体大部分被肝血窦内的单核 - 吞噬系统清除，未被清除的部分阿米巴滋养体在肝部繁殖可导致肝部炎症，引起肝大、疼痛和黄疸。阿米巴滋养体堵塞门静脉小分支，可导致局部肝实质坏死。阿米巴滋养体可产生溶组织酶，溶解周围组织形成脓肿。阿米巴肝脓肿脓液可达 2000 ml 以上。脓液多为无菌性，由溶解的肝组织、红细胞和少量结缔组织构成，呈巧克力色或棕红色。脓液内仅含有少量阿米巴滋养体，脓肿壁组织内可见较多阿米巴滋养体。

2. 临床表现　多见于中年以上男性，发病前多有痢疾病史，有黏液血便。阿米巴肝脓肿多位于右肝后叶，常为单发。阿米巴肝脓肿急性起病或缓慢发病，临床症状较轻，以弛张热或间歇热为主，体温38～39℃，可伴有寒战。合并细菌感染时，感染中毒症状明显加重，出现高热。局部症状主要是肝区疼痛不适，可放射至右肩背部。阿米巴肝脓肿病程较长，消耗症状明显，如贫血、纳差、营养不良。肝脓肿破入腹腔可导致弥漫性腹膜炎、膈下积脓，穿透膈肌破入胸腔可导致脓胸，合并气管瘘时脓液可经气管排出。脓肿穿透心包可导致心包填塞、循环紊乱和心包炎。脓肿穿透消化道可形成内瘘。

3. 诊断　病原学检查对阿米巴肝脓肿的诊断和治疗有重要意义。中老年男性长期不规律发热、纳差、上腹痛，近期有黏液脓血便痢疾症状，对诊断有提示意义。查体可触及肿大肝。如脓肿位于肝浅表，相应肋间或背部可见皮肤肿胀，有时肋下可触及质软脓肿。患者血常规白细胞升高，中性粒细胞分类和嗜酸粒细胞分类增加。病史较长者可有贫血表现。阿米巴肝脓肿患者可产生抗阿米巴抗体，通过血清补体结合试验能够检测体内是否存在抗阿米巴抗体，进而提示是否存在阿米巴感染。其他检测抗阿米巴抗体的方法有：免疫电泳、间接血凝法、间接免疫荧光试验和酶联免疫吸附试验。由于阿米巴感染后抗体可长期存在，阿米巴肠炎也可导致抗体检测阳性，临床使用受到一定限制。粪便检出阿米巴滋养体或包囊对于诊断阿米巴肝脓肿有一定意义，结肠镜下观察是否存在阿米巴肠炎，还可镜下活检明确是否存在阿米巴感染。超声引导穿刺见典型巧克力色脓液，多提示阿米巴肝脓肿，但脓液中很少能检出阿米巴滋养体。阿米巴肝脓肿脓液是无菌的，但仍应做常规细菌培养，明确是否存在继发的细菌感染。超声多普勒检查和增强CT检查对阿米巴肝脓肿诊断有重要意义。超声可见肝内单发的无回声或低回声区，脓肿位置多浅表，周围可见组织水肿带。CT平扫为肝内圆形或类圆形低密度区，周边水肿带，增强扫描可见脓肿壁明显强化。

4. 治疗　包括药物治疗、穿刺引流和手术治疗，以药物治疗为主。药物治疗效果满意，多不需穿刺或手术治疗，预后较好。注意对阿米巴肠炎的治疗，避免复发。

阿米巴肝脓肿病史较长，可导致严重营养不良，应加强全身治疗和营养支持，补充水溶性维生素和脂溶性维生素。药物治疗是阿米巴肝脓肿的主要治疗方法，常用药物有依米丁（盐酸吐根碱）、氯喹林、甲硝唑和喹诺酮类。抗阿米巴药临床效果明显，单一用药即可治愈急性期阿米巴肝脓肿。首选抗生素为甲硝唑，其次为喹诺酮类药物，效果不佳时可采用依米丁或氯喹啉。由于阿米巴肝脓肿病原体来源于肠道内感染，因此愈后仍需抗生素治疗，彻底清除肠道阿米巴病原体。阿米巴肝脓肿体积较大，药物治疗不佳时可在超声引导或CT引导下进行穿刺引流治疗。对继发细菌感染的阿米巴肝脓肿应尽早穿刺引流，以减轻感染中毒症状。手术治疗主要有脓肿切开引流术和肝叶切除术。阿米巴肝脓肿切开引流可致脓肿播散，易继发细菌感染，临床较少使用。脓肿破入腹腔或胸腔应立即手术，腹腔、胸腔同时引流。

二、肝良性肿瘤

10%～20%的正常人群中会发现肝良性肿瘤，一般无症状，随着超声、CT及MRI技术的广泛应用，越来越的肝良性肿瘤被发现。肝良性肿瘤变按照性质可以分为囊性和实性，实性占位性病变以血管瘤、局灶结节性增生和肝细胞腺瘤最为常见，囊性病变以单纯性肝囊肿最为常见。这些良性病变早期一般多无明显临床症状，但发展到一定程度可产生临床症状，如肝细胞腺瘤可发生破裂出血，导致腹腔内出血；部分良性占位性病变可恶变成恶性肿瘤，如肝腺瘤可恶变为肝癌。大部分肝良性肿瘤通过详细的病史、检验和影像学检查可以得到明确诊断，对于诊断困难的病例还可以通过穿刺活检或腹腔镜探查加以明确。由于肝良性占位性病变预后良好、临床多无明显症状，要严格把握手术指征，尤其要注意手术安全，避免严重的围术期并发症。对于有手术指征的良性占位性病变，手术切除效果良好。

（一）单纯性肝囊肿

单纯性肝囊肿（simple liver cyst）是肝内先天性非寄生虫性囊肿，表现为肝内有包膜液性占位，囊肿可为单发或多发。病因尚不明确，可能的病因包括胚胎时期发育异常形成迷走胆管，最终扩张形成囊肿；胎儿胆管炎导致的肝内小胆管闭塞或变性所致。单纯性肝囊肿内衬上皮，以柱状或立方上皮多见，具有分泌功能。囊液性质多为浆液性、中性或碱性，颜色清亮或黄绿色，内含黏蛋白、酪氨酸、白蛋白、胆固醇、碎屑颗粒等。合并感染可为脓性；合并囊内出血可为血性、陈旧血性或咖啡样黏稠液体；与胆道相通，可含有胆汁。

单纯性肝囊肿多无明显症状，大部分患者为体检发现或偶然发现。多见于右肝，左右肝比例约为1:2。囊壁光滑，呈乳白色或灰蓝色，表面可见胆管和血管。较大囊肿可于肋下触及，表现为上腹部无痛性包块。囊肿可压迫周围组织，导致相关症状：压迫胃及十二指肠，可表现为恶心、呕吐、腹胀、上腹疼痛；罕见压迫胆道导致的黄疸；囊内出血或感染时，囊肿可迅速增大，并出现上腹部疼痛，向右后肩背部放射；极罕见囊肿破裂和带蒂囊肿扭转，可导致急腹症，表现为右上腹突发疼痛。

单纯性肝囊肿的诊断主要依靠影像学检查。超声检查表现为肝内圆形或卵圆形无回声病灶，包膜完整，囊壁光滑，无明显增厚，可有后壁增强现象。如合并出血或感染，囊液信号不均匀，可见絮状物。单纯性肝囊肿 CT 检查表现为肝内均匀一致的液性占位，与周围组织界限清晰，囊壁光滑菲薄，无明显增厚。平扫囊内密度接近于水，CT 值在 0%~20 Hu，增强后无强化。核磁检查表现为肝内圆形占位，边界清晰，T1 相为低信号，T2 相为高信号，无明显弥散受限。单纯性肝囊肿要注意和肝棘球蚴病、囊腺瘤和囊腺癌和鉴别，如影像学提示为多房性、囊内有分隔或乳头、分隔或乳头有强化的患者应考虑囊腺瘤或囊腺癌可能。

知识拓展：肝棘球蚴病

单纯性肝囊肿是一种良性疾病，无明显症状时可不治疗，仅需要定期复查以观察囊肿生长情况。当囊肿增大产生压迫症状、囊内出血或感染以及不能除外恶变时，才需要处理。穿刺引流和硬化剂注射治疗容易复发，对于合并感染的肝囊肿，可行穿刺引流以控制感染。手术治疗仍是单纯性肝囊肿重要的治疗方法，肝囊肿开窗术是目前主要的手术方式。

（二）肝血管瘤

肝血管瘤（liver hemangioma）是来源于血管内皮细胞的肝良性占位性病变，是最常见的肝良性占位性病变，包括海绵状血管瘤、毛细血管瘤、硬化性血管瘤和血管内皮细胞瘤，其中以海绵状血管瘤最为常见。肝血管瘤女性较男性多见，可发病于任何年龄。肝血管瘤多为单发，大部分不超过 5 cm，左右肝均可发病。肝毛细血管瘤和硬化性血管瘤较少见，硬化性血管瘤被认为是海绵状血管瘤的退变，主要和血管瘤内血栓形成和纤维化有关。血管内皮细胞瘤多见于新生儿和婴幼儿，为多发结节，无包膜，界限清晰，还可累及肺、骨骼，内皮细胞增生活跃者可恶变成血管肉瘤。

肝血管瘤通常认为可能与胚胎时期肝血管发育异常有关，进而引起血管瘤样增生，导致血管瘤。其他可能的病因有：肝内血肿机化后，血管再通形成的血管扩张；肝内局部循环阻滞，导致血管扩张；毛细血管血管壁感染后，管壁扩张，呈瘤样结构；肝组织局部坏死后血管扩张。女性患者在妊娠或口服避孕药物时肝血管瘤体积可明显增大，血管瘤生长可能与雌性激素有关。

肝血管瘤早期多无明显临床症状，肿瘤体积较大时可产生压迫症状，如上腹部不适、疼痛等，症状多不典型。血管瘤在外伤或者医源性穿刺后可表现为破裂出血，但自发性破裂临床极其罕见。巨大血管瘤由于瘤体内血流缓慢，反复形成血栓并继发纤溶，导致消耗性凝血功能障碍，表现为血小板和血纤维蛋白原减低，称为 Kasabach-Merritt 综合征。约四分之一血管内皮细胞瘤可合并有动静脉短路，严重时可导致心力衰竭，危及生命。

肝血管瘤诊断主要依靠影像学检查，包括超声多普勒、增强 CT 扫描、核磁共振及血管造影等。对于怀疑肝血管瘤而诊断不清的富血供病变，选择穿刺病理检查要慎重，肝血管瘤穿刺活检可能会引起严重的出血。肝海绵状血管瘤影像学检查较为典型，超声检查表现为肝内圆形或类圆形占位，边界清晰，直径较小的血管瘤多呈现高回声信号，较大血管瘤可呈现高回声与低回声的混合信号，多普勒检查可见血流信号。增强 CT 是肝海绵状血管瘤的主要检查手段，平扫时呈均匀一致的低密度区，CT 值约 30 Hu，动脉期时强化由瘤体周边向中央填充，并逐渐播散扩大，静脉期时强化范围进一步向瘤体填充，整个过程呈现"快进慢出"。肝海绵状血管瘤核磁共振 T1 相呈低信号改变，T2 相呈均匀高信号，即"灯泡征"。核磁增强扫描（钆-二乙三胺五乙酸，GD-DTPA）可见肿瘤自周边向中央强化，并向中央填充。

成人肝血管瘤通常生长缓慢，未有文献报道出现恶变，因此对于临床诊断明确、无明显症状及 Kasabach-Merritt 综合征的患者可采取临床观察。对于有临床症状、生长迅速、合并 Kasabach-Merritt 综合征者可考虑手术；部分不典型血管瘤、临床不能除外其他恶性肿瘤可考虑手术切除。手术方式包括为肝血管瘤切除术和肝切除术，其他手术方式包括血管瘤捆扎术、肝动脉结扎。肝血管瘤作为良性占位性病变，手术时要注意安全，避免并发症，特别是位于肝中央、靠近大血管的巨大血管瘤。其他肝血管瘤治疗方式还有介入栓塞治疗、微波固化治疗、冷冻治疗、放射治疗、射频治疗等。微波固化治疗、冷冻治疗、射频治疗多在超声引导下穿刺治疗，穿刺过程中可能会产生血管瘤破裂出血。对肝血管瘤破裂患者应行急诊手术或介入栓塞治疗。

（三）局灶结节性增生

局灶结节性增生（focal nodular hyperplasia，FNH）是由结节性排列的肝细胞、胆管、血管、纤维结缔组织、肝巨噬细胞构成的肝良性占位性病变，最早由 Edmondson 在 1958 年报道。FNH 病因不明确，可能是肝细胞对局部动脉畸形的反应性增生。

FNH 在大体标本切面上可见中心星形瘢痕和放射状纤维分隔，是其典型特征，钙化少见，通常无包膜。光学显微镜下 FNH 由肝细胞、血管、胆管、肝巨噬细胞构成，肝细胞形态大致正常，但无正常肝小叶结构及中央静脉，纤维分隔内可见小血管、胆管炎性细胞浸润。动静脉壁增厚、偏心，可见闭塞的管腔，巨噬细胞散在分布于整个病灶。电子显微镜下 FNH 肝细胞类似于正常肝细胞，仅有细胞间隙增大。

FNH 临床少见，女性患者多见，可见于任何年龄，以 30 岁至 50 岁多见。大部分为单发病灶，多位于肝被膜下，直径多小于 5 cm，少部分患者为多发。临床多无明显症状，少见坏死、出血及破裂。少部分患者可有上腹部不适、肝大或腹部包块，较大 FNH 压迫肝静脉可导致 Budd-Chiari 综合征。

FNH 肿瘤标志物阴性，一般主要依靠影像学诊断，包括超声多普勒、增强 CT、磁共振增强扫描和肝动脉造影，增强 CT 和核磁的典型影像学表现对于诊断 FNH 具有重要意义。FNH 超声检查表现为肝内圆形或卵圆形实性占位，低回声多见，边界清晰，血供丰富，病灶内可见扭曲或放射状动脉血流。CT 平扫呈圆形或类圆形等密度或略低密度实性占位，边界清楚，少见钙化。增强扫描部分病灶可以显示中央瘢痕，动脉期除中央瘢痕和纤维间隔外病灶迅速均匀一致强化，可见粗大迂曲的供血动脉，门静脉期可呈略高密度区，静脉期为等密度或略低密度区。中央瘢痕在平扫时呈低密度；增强扫描动脉期，瘢痕多为低信号，可显示辐射状纤维分隔；瘢痕内造影剂较周围组织清除较慢，在延迟扫描时呈高密度。中央瘢痕、动脉期除中央瘢痕外均匀一致的强化、中央瘢痕延迟强化对诊断有重要价值，但部分 FNH 无中央瘢痕，影像学检查不特异。FNH 核磁检查通常表现为 T1 相略低信号或等信号，中心瘢痕信号更低，T2 相是等信号或略高信号，中央瘢痕如含有较多血管成分，可表现为 T2 相上高信号。GD-DTPA 增强扫描后病灶迅速增强，中央瘢痕无明显强化，延迟扫描时中央瘢痕可有强化。肝胆特异性对比剂增强核磁对于诊断 FNH 具有重要意义，临床上常用的是钆噻酸二钠（gadolinium ethoxybenzyl diethylenetriamine penta-acetic acid，Gd-EOB-DTP）。FNH 具有正常的肝细胞，能够正常摄取肝胆特异性对比剂，在肝胆实质期 90% 的 FNH 和正常肝实质相比表现为等信号或略高信号，并可见低信号的中央瘢痕。FNH 是良性疾病,生长缓慢,极少发生破裂出血,无明显癌变倾向,对于诊断明确病例可临床观察病情变化。FNH 患者常合并其他肝实性良性占位性病变,如肝血管瘤、肝细胞腺瘤,较正常人群发病率升高,要注意对多发实性占位性病变性质的判断。对于临床上难以与肝细胞腺瘤或肝癌鉴别的患者,仍应积极手术切除,明确诊断,手术方式可选择肝局部切除或规则性肝切除。局灶性结节增生预后良好,术后较少复发。

(四)肝细胞腺瘤

肝细胞腺瘤(hepatocellular adenomas,HCA)是来源于肝细胞的良性占位性病变,病灶边界清楚,多有完整包膜。肝细胞腺瘤男女比例约为 1:11,多见于 20~40 岁的育龄期女性,与口服避孕药有关,长期服用避孕药女性的发病率是正常人群的 10 倍。男性服用雄性类固醇激素也是重要原因,其他病因还包括肥胖和代谢类疾病,如糖原累积症、青少年成人起病型糖尿病 3 型(mature onset diabetes of the young type 3,MODY3)。

肝细胞腺瘤单发多见,有 12%~30% 的病例为多发,其中女性口服避孕药相关肝细胞腺瘤均为单发,糖原累积症相关肝细胞腺瘤多为多发。镜下肝细胞腺瘤的肿瘤细胞与正常肝细胞类似,体积略大,异型性不明显,瘤体内胆管结构消失,但富含糖原和脂肪,坏死和出血常见。根据分子病理学结果,将肝细胞腺瘤分为四种(表 10-4)。

表 10-4 肝细胞腺瘤的分子病理学分型

名称	病理学特点	临床特点
肝细胞核因子基因突变型(HNFIA-HCA,H-HCA)	光镜下可见中到重度脂肪变;免疫组化提示肝脂肪酸结合蛋白染色阴性	占 35%~45%,女性多见,核磁化学移位成像对于诊断有重要意义
β-catenin 激活型(β-catenin-activated HCA,β-HCA)	多无脂肪变性和炎性细胞浸润,但具有不同程度的异型性,具有癌变倾向,部分病灶难以与高分化肝细胞癌鉴别;免疫组化 β-catenin 和谷氨酰胺合成酶阳性	β-HCA 好发于男性,占所有腺瘤的 10%~15%
炎症型(inflammatory HCA,I-HCA)	肝细胞增生、萎缩、肝窦显著扩张或呈紫癜样;免疫组化血清淀粉样蛋白 A 和 C 反应蛋白阳性	占 40%~50%,患者血清 C 反应蛋白升高;核磁上 T2 相为高信号,增强扫描持续强化,可见"环礁征"
未分类型(unclassified adenomas,U-HCA)	无典型特点	占 10%

肝细胞腺瘤早期多无明显症状,有 4%~8% 的肝细胞腺瘤会癌变,当肿瘤直径大于 5 cm 时可发生破裂引起相关症状。肝腺瘤由动脉供血,体积较大时常出现瘤内出血,发生破裂会导致严重腹腔内出血。瘤内出血常表现为突发右上腹疼痛、发热,合并有破裂可出现全腹疼痛、腹膜炎体征和失血性休克表现。

育龄期女性、5 年以上口服避孕药病史对于诊断有重要提示,影像学检查是主要诊断依据,但缺乏特异性。常用影像学检查包括超声多普勒、增强 CT、核磁共振和肝动脉血管造影,也可行超声或 CT 引导下穿刺活检,以获得病理诊断,但穿刺病理有时难以鉴别高分化肝细胞肝癌和肝细胞腺瘤。超声多普勒表现为肝内圆形或卵圆形实性占位,边界清晰,通常为低回声信号,瘤体血供丰富。肝细胞腺瘤多有脂肪变、出血及坏死,CT 平扫多为混杂密度,新鲜出血为高密度影,增强扫描表现为富血供病变,动脉期肿瘤强化明显,部分病变可向中央填充。核磁 T1 相为低或等信号,瘤内出血时可呈高信号。T2 相呈稍高信号,压脂序列呈混杂信号、周围可见稍高信号的假包膜。H-HCA 含有较多脂肪,在影像学上较为典型,化学移位成像能够反映细胞内脂肪含量，H-HCA 在反相序列病变信号明显降低。增强核磁上肿瘤边缘呈现明显强化，延迟期尤为明显，高于肿瘤内部及周围肝实质，构成"环礁征"或"新月征"，多见于 I-HCA。肝细胞腺瘤在肝胆特异性对比剂在肝胆实质期多表现为低信号，部分表现为等信号或高信号。肝动脉血管造影可见肝细胞腺瘤供血动脉，血供丰富，瘤体区域为均匀一致肿瘤染色，周边可见透明带。

肝细胞腺瘤为良性疾病，其治疗还存在一定争议。肝细胞腺瘤存在破裂出血和恶变可能，肝细胞腺瘤应考虑手术治疗。对于口服避孕药物相关的女性肝细胞腺瘤患者，如肝细胞腺瘤较小，可在停用口服避孕药后密切观察；对于男性、肿瘤直径大于 5 cm、破裂出血风险较高、考虑 β-HCA 的患者应积极手术；肝细胞腺瘤在妊娠期间病变易于变化，因此对于备孕期间的肝细胞腺瘤患者，可考虑积极手术切除肝细胞腺瘤；对于破裂出血的病例，可先选择肝动脉栓塞，病情稳定后行手术切除。肝细胞腺瘤的主要手术方式包括腺瘤在内的局部切除，肝细胞腺瘤包膜完整，可沿包膜完整切除肿瘤；深部肝细胞腺瘤或体积较大时可采取规则性肝切除，包括肝叶或半肝的切除；体积巨大不能切除者，为避免致死性的破裂出血，可选择肝移植。肝腺瘤病为多发病灶，手术难以彻底切除病灶，可选择性切除破裂出血风险较大腺瘤，浅表、肝被膜下直径大于 5 cm 腺瘤应予以切除；肝衰竭时可采用肝移植术。

（五）肝良性占位性病变的鉴别要点

肝良性占位性病变是临床上常见的肝病变，通过病史、查体、检验和影像学检查对于病变性质做出判定，特别是和肝恶性肿瘤进行鉴别有重要意义。增强 CT、核磁特别是肝胆特异性对比剂增强核磁极大地提高了肝病变的检出率，影像学对于肝病变的诊断具有重要意义，外科医生要掌握这些肝病变典型影像特点，如肝血管瘤（增强 CT 上为"快进慢出"）、肝不均匀脂肪变（常见于肝第Ⅳ段、圆韧带旁，表现为 CT 平扫和增强楔形低密度区，肝胆特异性对比剂增强核磁肝胆实质期上和正常肝组织强化类似）、孤立坏死性结节（表现为在增强 CT 和核磁上无对比增强的实性病灶）、肝内胆管错构瘤（核磁上表现为肝内多发较小的、沿胆管走行分布、与胆管不通的长 T2 信号的囊性占位，表现为"满天星"）。

肝血管瘤、局灶结节性增生、肝细胞腺瘤是常见的肝实性良性占位性病变，要与原发性肝癌、肝纤维板层癌、肝转移癌鉴别；肝细胞腺瘤和局灶结节性增生在影像学特点上相近，同时又易于同时发生，也应注意鉴别。局灶结节性增生影像学有中央瘢痕和典型强化扫描特征，易于鉴别；对于无典型瘢痕者，局灶性结节增生与肝腺瘤和部分肝癌影像学类似，鉴别诊断较困难。肝细胞腺瘤多见于育龄期女性，常有口服避孕药病史，肝细胞腺瘤影像学无中央星形或放射状瘢痕，肝腺细胞瘤和局灶结节性增生影像学鉴别困难时，采用肝胆特异性对比剂或超顺磁氧化铁（SPIO）进行磁共振增强扫描对鉴别有一定帮助。肝血管瘤典型 CT 增强扫描有"快进慢出"表现，核磁共振可有"灯泡征"，不典型肝血管瘤鉴别困难。原发性肝癌有肝炎病史和肝硬化表现，甲胎蛋白明显升高，典型 CT 扫描为"快进快出"表现，鉴别困难者，可行穿刺或手术获得病理学诊断。分化良好的肝细胞癌与肝细胞腺瘤鉴别困难，需多处切片反复镜检才能确定。肝纤维板层癌肿瘤标志物阴性，影像学可见放射状纤维分隔，应注意与肝局灶结节性增生鉴别，肝纤维板层癌体积巨大，多在 10 cm 以上，肿瘤有包膜，多有钙化，大部分纤维分隔内不含血管，纤维分隔无延迟强化（表 10-5）。

表 10-5 肝占位的鉴别诊断

肝占位性病变	临床表现	检验	影像学特点
肝细胞癌	多有病毒性肝炎、肝硬化病史	甲胎蛋白升高	动脉期时肝癌强化明显强于周围正常肝组织，门静脉期和延迟期强化迅速减退，明显弱于周围正常肝组织，呈现"快进快出"

续表

肝占位性病变	临床表现	检验	影像学特点
肝纤维板层癌	大多数患者无肝硬化和肝炎病毒感染	甲胎蛋白多阴性	CT可见放射状纤维瘢痕，中央瘢痕可见斑点状钙化，中央瘢痕在动脉期及门静脉期多无明显强化
肝转移癌	肝转移癌最常见的原发灶是消化道，要注意原发灶的临床症状，如功能性胰腺神经内分泌肿瘤肝转移可有相关激素分泌表现；结直肠癌肝转移可有结直肠癌相关症状	结直肠癌肝转移可有血红蛋白降低，CEA、CA 199升高；神经内分泌肿瘤肝转移可有血CgA水平升高	除原发灶表现外，肝病灶表现为增强扫描门静脉期病变周围环形强化，表现为"牛眼征"
肝细胞腺瘤	多见于年轻女性、多有长期口服避孕药病史	I-HCA可有血C反应蛋白升高	肝细胞腺瘤影像学不典型，多表现为动脉期上的富血供病灶，肝胆特异性对比剂肝胆实质期多表现为低信号，部分为等或高信号。H-HCA在核磁反相序列信号明显降低，I-HCA可见"环礁征"或"新月征"
局灶结节性增生	年轻女性多见	无特殊	典型局灶结节性增生表现为动脉期富血供病灶，可见粗大迂曲的供血动脉和中央瘢痕，中央瘢痕延迟强化。肝胆特异性对比增强核磁对诊断有重要意义，表现为肝胆实质期上的等信号或高信号病灶
肝血管瘤	任何年龄可见，女性多见	无特殊	增强CT动脉期时由瘤体周边向中央强化，并逐渐播散扩大，静脉期逐渐向中央填充，整个过程呈现"快进慢出"。核磁共振T2相呈均匀高信号，表现为"灯泡征"

三、原发性肝癌

原发性肝癌主要包括肝细胞癌（hepatocellular carcinoma，HCC）、肝内胆管癌（intrahepatic cholangiocarcinoma，ICC）和混合型肝细胞癌 - 胆管癌（combined hepatocellular-cholangiocarcinoma，cHCC-CCA）三种不同病理学类型，其在发病机制、生物学行为、病理组织学、治疗方法以及预后等方面差异较大，其中肝细胞癌最为常见，占75%～85%。

（一）肝细胞癌

肝细胞癌是指来源于肝细胞的恶性肿瘤，是最常见的原发性肝癌。肝细胞癌的治疗是建立在肝解剖、生理和病生理研究、各种诊疗技术发展的基础之上，过去50年来随着科学技术的发展，肝炎病毒的防治改变了肝细胞癌的病因谱；以CT、MRI为代表的影像学技术的进步，极大地推动了肝外科的进步；器官移植的成熟彻底改变了肝细胞癌的治疗方式；腹腔镜和各种消融技术也已经广泛用于肝手术。过去10年来，肝细胞癌的系统性治疗取得了显著进步，未来将对肝细胞癌的治疗产生深远影响。

1. 病因　一般认为肝细胞癌和肝炎病毒、肝硬化相关。肝细胞癌在不同地区其病因不完全相同，我国以乙型病毒性肝炎为主，西欧、北美以丙型病毒性肝炎为主，东欧以酒精性肝硬化为主。随着社会经济和医疗卫生水平的发展，肝细胞癌的病因也在变化。目前乙型病毒性肝炎仍然是肝细胞癌的主要病因，但是非酒精性脂肪性肝病导致的肝细胞癌正在快速增加。针对肝细胞癌的高危人群，对于乙型肝炎病毒或丙型肝炎病毒感染，或有任何原因引起肝硬化者，至少每隔6个月进行1次超声检查及血清甲胎蛋白（AFP）检测，用于筛查早期肝细胞癌。肝细胞癌的常见的病因如下。

(1) 病毒性肝炎：随着乙型肝炎病毒（hepatitis B virus）疫苗的广泛接种和新型抗丙型肝炎病毒（hepatitis C virus）药物的使用，病毒性肝炎在HCC病因中的重要性有所降低，但在我国，病毒性肝炎仍然是HCC最主要的病因。多数患者从罹患慢性病毒性肝炎开始至发生HCC病程可长达数十年，多数经历慢性病毒性肝炎-肝硬化-肝细胞癌的演变过程。

(2) 酒精：是HCC的越来越重要的病因，长期酒精摄入能够引起肝损伤，并引起肝硬化，继而导致HCC。

(3) 非酒精性脂肪性肝病：是一种逐渐被重视的慢性肝病，肥胖和糖尿病是导致非酒精性脂肪性肝病的重要原因，持续的肝细胞损伤将导致HCC的发生。

(4) 其他因素：主要包括黄曲霉素、水土污染等。黄曲霉素多与霉变食物有关，世界卫生组织已认为黄曲霉素为致癌剂。早在20世纪70年代，我国流行病学研究即发现HCC发病与水土污染相关，有研究认为污水中蓝绿藻可能促进HCC发生。

2．病理　HCC肿瘤切面的颜色从绿色到黄色、浅棕色不等，部分取决于其脂肪和胆汁成分的含量。部分肿瘤周围形成由炎症和纤维化组织构成的完整（有时是不完整）的假包膜（图10-5、图10-6）。HCC有四种主要的大体生长模式，这对临床分期非常重要。第一，HCC表现为一个明显的结节。第二，HCC可以有一个较大的优势结节和多个较小的卫星结节。未经治疗的HCC中的大多数卫星结节位于优势结节附近2厘米以内，提示癌细胞通过静脉分支的局部扩散。第三，HCC可以有许多小结节构成，这些结节呈弥漫性生长，大小和形状与肝硬化结节大致相同。第四，HCC可以有多个不同的结节，代表各自独立的原发灶。标准化的病理报告中，需要说明每个结节的大小、包膜情况、有无肿瘤破裂、周围有无卫星结节，以及背景肝有无肝硬化。

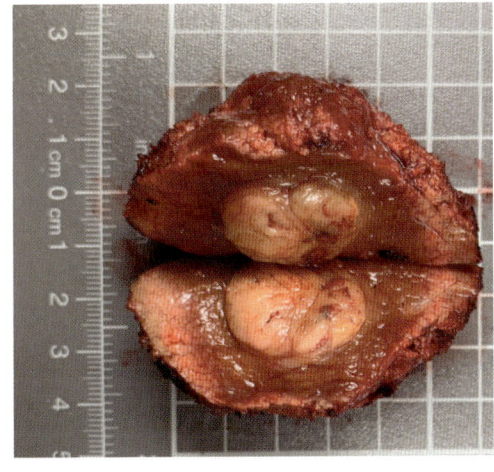

图 10-5　肝细胞癌手术切除标本例1
肿瘤呈结节状，有比较完整而薄的假包膜，切面黄褐色，周围肝未见肝硬化

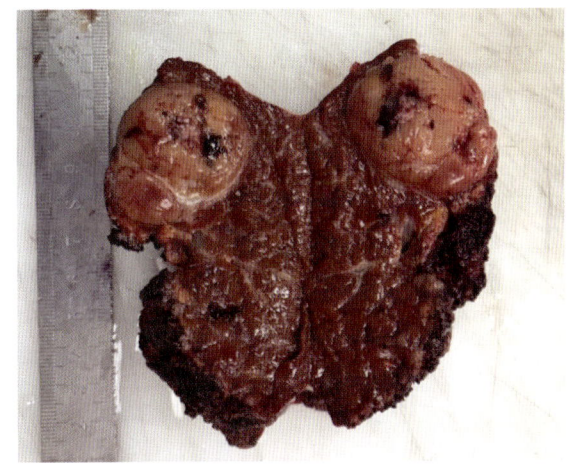

图 10-6　肝细胞癌手术切除标本例2
肿瘤呈结节状，灶状出血，周围可见纤维性假包膜，并且局部肿瘤突破包膜。周围肝呈大小结节混合性肝硬化

HCC显微镜下可见肿瘤内正常肝小叶结构丧失，肿瘤细胞显示肝细胞分化（图10-7）。HCC有四种主要的组织学生长模式：小（细）梁状（2~3个肝细胞厚度）、巨（粗）梁状（至少5个肝细胞厚度）、假腺样和实体型（致密型）。在约50% HCC切除标本中观察到混合生长

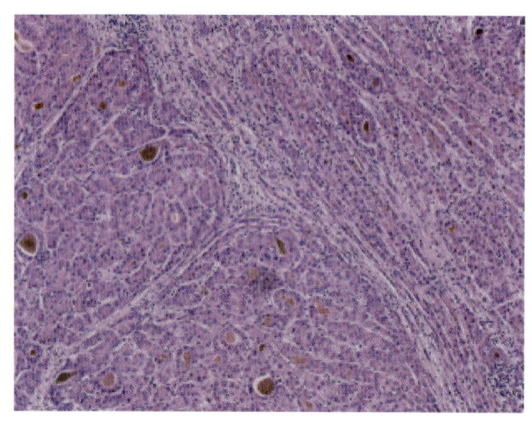

图 10-7　肝细胞癌组织学（高-中分化）
主要由假腺样和小梁状构成，部分假腺样结构中心可见胆汁栓

模式，通常是小梁状加上一个或两个其他模式。HCC通常表现为动脉化增强，癌实质内有异常小动脉分支和窦状毛细血管化。细胞学非典型性可以很小至非常显著，肿瘤细胞增殖活性增强。HCC肿瘤分级根据HE染色下肿瘤细胞与成熟良性肝细胞形态的比较来确定，分为高分化、中分化和低分化三个程度。一些HCC可以有多个等级，在这种情况下，可以报告最差等级和主要等级，最差等级会影响预后。目前较为被临床接受的是四级评分系统，即Edmondson-Steiner系统，根据癌细胞有无胆汁分泌等功能和细胞异型性综合分级。此外，微血管侵犯（microvascular invasion，MVI）的评价非常重要。MVI是预后独立危险因素，评估术后复发风险的重要预测指标，以及临床选择综合治疗方案的重要参考。MVI诊断标准是计数镜下于内皮细胞衬覆的血管腔内见到的癌细胞巢团。需要重点观察癌旁肝组织内的门静脉小分支以及肿瘤假包膜内的血管。分级方法为M0：无MVI；M1（低风险）：≤5个MVI，且仅发生于近癌旁肝组织；M2（高风险）：＞5个MVI，或远癌旁肝组织出现。

HCC的癌前病变几乎仅见于肝硬化，包括异型增生灶（仅显微镜下可见）和异型增生结节（大体可见，直径常为5～15mm）。15%～40%肝硬化患者中出现异型增生结节，并且可能出现单个或多个病变。根据结构和细胞学异型性的程度，异型增生结节进一步分为低级别和高级别。异型增生结节的血管重塑导致从静脉血供逐渐转变为动脉血供。异型增生结节中的门静脉分支常保留，但从低级别异型增生结节逐渐增加到高级别再到HCC，新形成的未配对小动脉数量会逐渐增加，而门静脉分支的数量会减少。

3．临床分期　肝细胞癌的临床分期除了要考虑到肿瘤本身，还要综合考虑患者的肝功及全身状况，临床中使用较多的为中国肝癌分期（China Liver Cancer Staging，CNLC，表10-6）及巴塞罗那临床分期（Barcelona Clinic Liver Cancer，BCLC）。由于肝细胞癌特殊的生物学行为，其发生肝门淋巴结转移认为是肝外侵犯，在TNM分期中，有淋巴结转移属Ⅳ期肿瘤。

表 10-6　中国肝癌分期（CNLC）

分期	全身状况[1]	肝功能[2]	肿瘤
Ⅰa期	0～2分	A/B级	单个肿瘤、直径≤5cm，无影像学可见血管癌栓和肝外转移
Ⅰb期	0～2分	A/B级	单个肿瘤、直径＞5cm，或2～3个肿瘤，最大直径≤3cm，无影像学可见血管癌栓和肝外转移
Ⅱa期	0～2分	A/B级	2～3个肿瘤、最大直径＞3cm，无影像学可见血管癌栓和肝外转移
Ⅱb期	0～2分	A/B级	肿瘤数目≥4个、肿瘤直径不论，无影像学可见血管癌栓和肝外转移
Ⅲa期	0～2分	A/B级	有影像学可见血管癌栓而无肝外转移
Ⅲb期	0～2分	A/B级	有肝外转移
Ⅳ期	PS 3～4分	C级	肿瘤情况不论

1．全身状况采用体力活动状态评分（performance status，PS）
2．肝功能采用Child-Pugh分级

4. 临床表现　肝细胞癌多见于 40～50 岁患者，男性多于女性。患者起病多无明显症状，一旦出现相关症状，往往已达中、晚期。部分患者可以有腹胀、腹痛、乏力和食欲缺乏等慢性肝病的相关症状，晚期患者还可出现终末期肝病和恶液质。肝细胞癌肿块巨大时可触及腹部包块，肝细胞癌患者多有肝硬化背景，可出现肝掌、蜘蛛痣、男性乳房发育等体征，晚期还可以有门静脉高压、脾大和腹水的相关体征。肝细胞癌常见症状如下。

（1）腹痛：右上腹痛最为常见，疼痛主要和肿瘤生长牵张肝包膜有关，多为持续性隐痛、钝痛或胀痛。突然发生的剧烈腹痛和全腹疼痛，应警惕肿瘤破裂出血的情况。

（2）发热：发热多为肿瘤坏死吸收有关，表现为持续性低热，37.5～38℃。少数情况下可因癌肿压迫或侵犯胆管而致胆管炎，引起高热，多伴有寒战。

（3）肝外转移症状：肝细胞癌以肝内播散为主，部分晚期病例可有肝外转移。如骨转移可以引起骨痛等。

（4）肝病背景相关症状：晚期患者常出现黄疸、出血倾向（呕血、黑便、牙龈出血、鼻衄及皮下淤斑等）、肝性脑病等。

（5）伴癌综合征（paraneoplastic syndrome）：临床比较少见，多为肿瘤组织本身或其对机体产生影响引起的临床症候群。临床表现多样且缺乏特异性，常见的有自发性低血糖症，红细胞增多症等。

5. 诊断　肿瘤标志物和影像学检查对于肝细胞癌的诊断具有重要意义，肝细胞癌是可以进行临床诊断的肿瘤性疾病。对于有基础肝病病史（病毒性肝炎、酒精性肝硬化等）、特异性肿瘤标志物升高（甲胎蛋白≥ 400 ng/ml）和典型影像学表现（增强 CT、MRI 或超声造影上"快进快出"的表现）即可做出肝细胞癌的临床诊断。诊断困难时可通过超声或 CT 引导下行肝穿刺活检，以获得病理诊断。但穿刺活检有肿瘤破裂出血、针道转移的风险，临床上不作为常规检查方法。

（1）实验室检查：肿瘤标志物在 HCC 临床诊断中占有十分重要的地位，肿瘤标志物的升高和肿瘤的分期、预后有关，并可以用于监测靶向或免疫治疗的效果、监测术后复发等。肝细胞癌常用的肿瘤标记物包括甲胎蛋白、异常凝血酶原、α-L-岩藻糖苷酶（AFU）、γ-谷氨酰转肽酶同工酶Ⅱ。

甲胎蛋白（AFP）：甲胎蛋白是诊断肝细胞癌最重要的肿瘤标志物，但是需要指出的是，仍然有约 30% 的肝细胞癌患者甲胎蛋白正常。甲胎蛋白是来源于肝和卵黄囊的糖蛋白，半衰期 4～7 天，在妊娠期、胎儿和婴儿体内正常存在，为生理性升高。病毒性肝炎患者甲胎蛋白可有轻度升高；在肝样胃癌、肝样结肠癌等其他消化道肿瘤甲胎蛋白也可升高；生殖胚胎来源肿瘤甲胎蛋白多有明显升高，特别是卵黄囊来源的肿瘤，男性多见于睾丸恶性肿瘤中的非精原细胞瘤，包括胚胎癌、畸胎癌；女性多见于卵黄囊瘤、未成熟畸胎瘤。

异常凝血酶原（protein induced by vitamin K absence/antagonist-Ⅱ，PIVKA Ⅱ）：异常凝血酶原是另一个常用的肝细胞癌标志物，特别是对于 AFP 阴性的肝细胞癌患者，联合检测异常凝血酶原有助于诊断。

（2）影像学诊断：在肝细胞癌临床诊断中具有重要意义，主要的影像诊断方法有超声、CT、MRI、选择性血管造影、放射性核素显像等，这些影像学检查不仅可以用于诊断，还可以用于肝功能评估和手术规划。

超声：是目前公认的高危患者筛查的首选方法，超声具有简便无创、价格低廉、使用广泛等优点。增强超声造影（contrast enhanced ultrasound，CEUS）对于肝细胞癌具有诊断价值，为肝细胞癌的临床诊断提供了重要依据。此外，超声的作用也不仅仅是诊断，术中超声是术中肿瘤定位的重要手段，如超声引导下的肝细胞癌局部消融治疗。

电子计算机断层成像（CT）：高质量的动态增强肝 CT 仍然是肝细胞癌的重要检查手段，

用于肝细胞癌的临床诊断,对于 1 cm 以上的肿瘤具有较好的诊断价值。肝动态增强 CT 可以显示病灶的部位、大小,显示肿瘤和肝重要血管的关系,增强 CT 扫描应包括动脉晚期、门脉期和延迟期。影像学诊断主要根据为动态增强扫描的"快进快出"的强化方式,表现为动脉期(主要在动脉晚期)肝肿瘤呈均匀或不均匀明显强化,门脉期和(或)延迟期肝肿瘤强化低于肝实质。

磁共振成像(MRI):肝增强 MRI 有无辐射、组织分辨率高,可多方位多序列参数成像,且具有形态结合功能(如扩散加权成像等)综合成像技术能力,成为肝细胞癌临床诊断、分期和疗效评价的优选影像技术。对于直径 ≤ 2.0 cm 病灶,多模态 MRI 检出和分辨的能力优于动态增强 CT;使用肝细胞特异性对比剂钆塞酸二钠(Gd-EOB-DTPA)可提高直径 ≤ 1.0 cm 病灶的检出率,还可以用于提高肝癌鉴别诊断的准确性(如:和局灶结节性增生进行鉴别)。

选择性血管造影:可查出 1 cm 左右的肝癌,结合碘化油注射和 CT 可以检出 0.5 cm 的肝癌。对于肝细胞癌和肿瘤破裂出血不仅有诊断作用,还可以进行介入治疗。但由于其属有创检查,在肝细胞癌诊断中的应用逐渐减少。

PET:正电子发射计算机体层成像(PET/CT)、^{18}F-氟代脱氧葡萄糖(^{18}F-fluorode-oxyglucose,^{18}F-FDG)。PET/CT 全身显像并不作为肝细胞肝癌的首选检查手段和临床诊断依据,其主要的优势在于通过一次检查能够全面评价有无淋巴结转移及远处器官的转移,还可以从功能成像的角度进行肿瘤恶性度评估和治疗评价。

6. 鉴别诊断　肝细胞癌应与继发性肝癌、肝良性肿瘤、肝内胆管癌、肝脓肿等相鉴别。继发性肝癌多源于其他消化道肿瘤,如结直肠癌、胰腺癌、胰腺神经内分泌肿瘤,患者无病毒性肝炎和肝硬化病史,甲胎蛋白多无明显升高,增强 CT 或 MRI 检查可见典型"牛眼征"。肝良性肿瘤查肿瘤标志物多为阴性,多无病毒性肝炎和肝硬化病史,无肝癌典型影像学表现。肝特异对比剂核磁(Gd-EOB-DTPA)对于肝腺瘤、局灶结节性增生与肝细胞癌的鉴别有一定的作用。肝癌中央坏死时应与肝脓肿相鉴别,肝脓肿多有感染中毒症状,无病毒性肝炎和肝硬化病史,肿瘤标志物多为阴性。

7. 治疗　肝细胞癌的治疗应根据患者的肿瘤情况、肝功能和全身状况,结合临床分期综合选择手术切除、局部消融、介入治疗、肝移植、全身系统性治疗、放疗、放射性核素免疫治疗等。对于不能耐受各种治疗方式的终末期患者,应采取支持治疗。

(1)肝切除:对于肝储备功能良好的早期肝细胞癌首选和最有效的方法是肝切除,肝切除可以通过开腹施行,也可有选择地采用经腹腔镜或机器人辅助下施行。肝切除术式可以选择解剖性切除或非解剖性切除,一般不进行淋巴结清扫。手术的原则是完整切除肿瘤、足够的手术切缘并且保留足够体积且有功能的肝组织。对于肝细胞癌肿瘤学上的可切除评价标准,不同指南、东西方之间存在差异。进行肝切除手术前,除常规对患者近全身状况评估,还要对患者进行肝储备功能评估。常用的肝功能评估包括 Child-Pugh 评分、ICG15 分钟滞留率(ICG R-15)和肝体积。一般认为 Child-Pugh 评分 A 级、ICG R-15 < 20% ~ 30%、残余肝体积大于标准肝体积的 30% 以上(硬化肝大于 40%)才能耐受肝手术。总体上,HCC 切除术后 5 年生存率为 30% ~ 50%。HCC 切除后复发率较高,5 年复发率约为 70%,影响手术选择和治疗效果的主要因素是肿瘤数目、大小和微血管侵犯(MVI)等。

(2)肝移植:同时切除肿瘤和硬化肝,因此可以获得较好的长期治疗效果。特别是终末期肝病合并肝细胞癌的情况,肝移植是首选的治疗方式。肝细胞癌行肝移植需要满足一定的肿瘤学原则,以获得较好的效果。目前较多的是米兰标准(单个肿瘤 < 5 cm;2 个或 3 个肿瘤,直径均 < 3 cm,无大血管侵犯或肝外转移)和美国加州大学旧金山分校(UCSF)标准(单个肿瘤直径 ≤ 6.5 cm;肿瘤数目 ≤ 3 个,其中最大肿瘤直径 ≤ 4.5 cm,且肿瘤直径总和 ≤ 8.0 cm;无大血管侵犯)。

(3)局部消融治疗:肝细胞癌的消融治疗通常在超声引导下经皮穿刺行微波和射频消融,

其他的治疗方式还可包括冷冻、无水乙醇注射。局部消融治疗适用于不宜手术的肝细胞癌或术后复发，其优点是简便、创伤小。一般认为≤2cm的病灶，手术和局部消融能够取得相同的效果，一般不对>5cm的病灶进行单纯局部消融治疗。

（4）介入治疗：是肝细胞癌治疗的重要方式，包括肝动脉栓塞（TAE）、经肝动脉化疗栓塞（TACE）和肝动脉灌注化疗（HAIC），用于治疗不可切除的肝细胞癌。对于部分肝细胞癌破裂出血的患者，如不能耐受手术，可首选介入治疗，用于控制出血。

（5）全身系统性治疗：受限于肝细胞癌的生物学行为、肝基础病变和患者的全身状况，很多患者在诊断时并不能够接受彻底的手术或消融治疗，既往由于缺少有效药物，肝细胞癌的一直缺少有效的全身系统治疗方式。随着新的药物获批、临床试验的开展和实际经验的增加，肝细胞癌的全身系统性治疗越来越重要。目前使用较多的药物包括索拉非尼、仑伐替尼、瑞戈非尼、免疫检查点抑制剂（immune checkpoint inhibitors，ICI）、贝伐珠单抗等。

（二）肝内胆管癌

肝内胆管癌（intrahepatic cholangiocarcinoma，ICC）指源于肝内胆管上皮细胞的恶性肿瘤，约占原发性肝癌的10%，同时起源于肝内胆管和肝细胞的恶性肿瘤，称为混合型肝细胞癌-胆管癌。流行病学证据表明ICC与原发性硬化性胆管炎、HCV感染、肝硬化和糖尿病相关。

肝内胆管癌的临床表现与肝细胞癌相似，最常见的症状是右上腹疼痛和体重减轻，累及胆总管可导致现黄疸。肝内胆管癌患者的AFP水平正常，部分病例CEA或CA19-9的水平升高。肝内胆管癌在CT和MRI上表现为局灶性肝肿块，病变远端的胆管可扩张，增强扫描的典型表现是肿块有周边或中心强化。肝内胆管癌根据生长方式分为肿块型、胆管浸润型和混合型，并可发生肝内转移和淋巴结转移。肝内胆管癌应注意与肝脓肿、肝转移癌、肝细胞癌鉴别。

肝内胆管癌有两个主要亚型：大胆管型和小胆管型。大胆管型ICC起源于肝门附近的肝内胆管，类似于肝门胆管癌和肝外胆管癌。小胆管型ICC发生在肝实质内。具有导管板畸形样模式的ICCA属于小胆管型。从发病机制来看，大胆管型ICC可能由两种类型的胆管内癌前病变演变而来，即胆管上皮内瘤变和胆管内乳头状肿瘤。小胆管型可能起源于汇管区周围Hering管的肝祖细胞。大胆管型ICC沿着胆管壁生长，表现为右肝管或左肝管近端的管周结节和硬化性病变，受肿瘤累及的大胆管常出现狭窄或闭塞，并有不同程度的结节性肝实质内浸润。小胆管型ICC主要表现为肝实质内的白色或灰色结节性病变。

ICC主要是腺癌，多数情况下，它们呈具有大小较为均匀一致的管腔结构，癌性间质常含有丰富的纤维组织。同血管新生活跃的HCC相比，ICC血管新生通常相对缺乏。与HCC相比，ICC的大多数癌细胞的胞浆淡染、嗜酸性或空泡状；细胞核较小，核仁不明显。黏液分泌在大胆管型中常见，而在小胆管型常不存在。大胆管型ICC的组织学类似于肝门胆管癌和肝外胆管癌，侵袭性较强，常侵犯门静脉结缔组织、邻近胆管和肝实质，常见神经侵犯和淋巴结转移（图10-8）。小胆管型ICC显示交错相连的小管状结构，有些管腔明显、有些呈裂隙状，肿瘤细胞呈立方状至低柱状（图10-9）。

肝内胆管癌的AJCC分期见表10-7。

手术是治疗肝内胆管癌的有效手段，对于不能手术的患者可进行化疗，针对肝内胆管癌的免疫和靶向治疗也在不断积累临床数据。根治性手术应行肝切除，同时进行相应区域的淋巴结清扫。有20%~30%的患者能接受根治性手术，术后5年生存率为20%~35%。

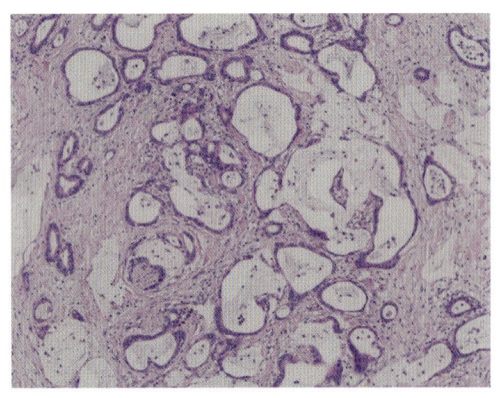

图 10-8　ICC-1 肝内胆管癌组织学，大胆管型
形态类似于肝门周围和肝外胆管癌，可见神经侵犯，癌细胞分泌黏液，腺腔内常充满黏液，并见黏液外溢，常可见促纤维增生性间质

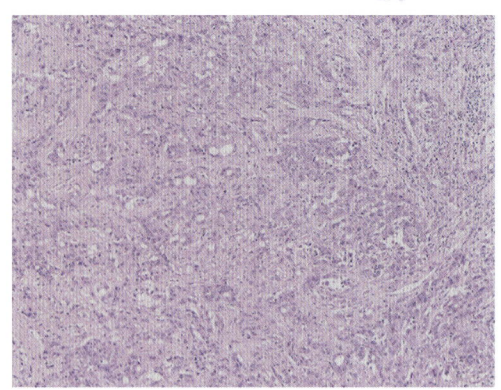

图 10-9　ICC-2 肝内胆管癌组织学，小胆管型
交错相连的小腺管状结构，有些管腔较明显、有些呈裂隙状，肿瘤细胞呈立方状至低柱状。促纤维增生性癌性间质

表 10-7　肝内胆管癌的 AJCC 分期（第 8 版）

原发肿瘤（T）	分期
Tis：原位癌（胆管内肿瘤）	0：Tis、N0、M0
T1a：单个病灶无血管浸润，≤5 cm	ⅠA：T1a、N0、M0
T1b：单个病灶无血管浸润，＞5 cm	ⅠB：T1b、N0、M0
T2：病灶浸润血管；或多发病灶，伴或不伴血管浸润	Ⅱ：T2、N0、M0
T3：穿透腹膜，未侵及局部肝外结构	ⅢA：T3、N0、M0
T4：直接侵及局部肝外结构	ⅢB：T4、N0、M0 或任何 T、N1、M0
局部淋巴结（N）	Ⅳ：任何 T、任何 N、M1
N0：无区域淋巴结转移	
N1：有区域淋巴结转移	
远处转移（M）	
M0：无远处转移	
M1：有远处转移	

整合思考题

1. 细菌性肝脓肿的病因有哪些？
2. 细菌性肝脓肿的治疗原则是什么？
3. 肝血管瘤的治疗原则是什么？
4. 常见的肝良性肿瘤有哪些？
5. 肝细胞癌的临床诊断标准是什么？
6. 肝细胞癌和肝内胆管癌的治疗方式有何区别？

（宋世兵　郭丽梅　张利）

参考文献

[1] 吴孟超,吴在德. 黄家驷外科学. 7版. 北京:人民卫生出版社,2008.

[2] Courtney M. Townsend. Sabiston textbook of surgery:the biological basis of modern surgical practice. 21th ed. Louis:Elsevier,2021.

[3] William R. Jarnagin. Blumgart's Surgery of the Liver,Biliary Tract and Pancreas. 6th ed. Louis:Elsevier,2017.

[4] Rowan W. Parks. Hepatobiliary and pancreatic surgery. 6th ed. Louis:Elsevier,2018.

[5] 中华人民共和国卫健委,原发性肝癌诊疗指南,2022.

[6] REIG M,FORNER A,RIMOLA J,et al. BCLC strategy for prognosis prediction and treatment recommendation:The 2022 update. J Hepatol,2022,76(3):681-693.

第十一章 胆系疾病

第一节 胆石症

学习目标

- **基本目标**
  1. 能够描述胆石症的种类、发病率和形成机制。
  2. 能够描述胆囊结石、胆管结石与胆囊炎及胆管炎的临床表现、诊断方法及治疗原则。

- **发展目标**
  1. 具备分析胆石症的非手术疗法及手术治疗的选用原则。
  2. 具备描述胆道蛔虫症的临床特点和治疗原则的能力。
  3. 利用理论知识，诊断并治疗患者的能力。
  4. 具有敬佑生命、救死扶伤、大爱无疆的医学精神。

【概述】

胆石症（cholelithiasis）包括发生在胆囊和胆管的结石，是常见病和多发病，随着人民生活水平的提高，我国胆囊结石的发病率逐渐增加，而原发性胆管结石的发病率逐渐下降。

红外光谱分析发现胆石中包含的化学成分是有差异的。据此将其分为三类。

（1）胆固醇类结石：包括混合型结石和纯胆固醇结石，胆固醇含量超过70%，在纯胆固醇结石中超过90%，其他成分有胆红素、钙盐等，80%以上胆囊结石属于此类。呈白黄、灰黄或黄色，形状和大小不一，小者如砂粒、大者直径达数厘米，呈多面体，圆形或椭圆形。质硬表面多光滑，剖面呈放射性条纹状。X线检查多不显影。

（2）胆色素类结石：胆固醇含量应低于40%，分为胆色素钙结石和黑色素石。前者为游离胆色素与钙等金属离子结合而成，并含有脂肪酸、胆汁酸、细菌、黏蛋白等成分，其质软易碎，呈棕色或褐色，故又称棕色石。主要发生在肝内外各级胆管。结石形状大小不一，呈粒状、长条状，甚至呈铸管形，一般为多发。黑色素石不含细菌、质较硬。由不溶性的黑色胆色素多聚体、各种胆盐和黏液糖蛋白组成，几乎均发生在胆囊内。常见于溶血性贫血、肝硬化、心脏瓣膜置换术后患者。

（3）其他结石：此外还有碳酸钙，磷酸钙或者棕榈酸钙为主要成分的少见结石。如果结石钙盐含量较多，X线检查常可显影。

胆石可发生在胆管的任何部位，胆囊内的为胆囊结石，左右肝管汇合部以下的肝总管和胆总管内为肝外胆管结石，汇合部以上的为肝内胆管结石。

一、胆囊结石

胆囊结石（cholecystolithiasis）主要为胆固醇结石或以胆固醇为主的混合性结石和黑色素结石。主要见于成年人，发病率在 40 岁以后随年龄增长而增加，女性多于男性。

胆囊结石的成因非常复杂，与多种因素有关。任何影响胆固醇与胆汁酸磷脂浓度比例和造成胆汁淤积的因素都能导致结石形成。如某些地区和种族的居民、女性激素、肥胖、妊娠、高脂肪饮食、长期肠外营养、糖尿病、高脂血症、胃切除或胃肠吻合术后、回肠末端疾病和回肠切除术后、肝硬化、溶血性贫血等。在我国经济发达城市及西北地区的胆囊结石发病率相对较高，可能与饮食习惯有关。

【临床表现】

大多数患者无症状，称为无症状胆囊结石。随着健康检查的普及，无症状胆囊结石的发现明显增多。胆囊结石的典型症状为胆绞痛，只有少数患者出现，其他常表现为急性或慢性胆囊炎。主要临床表现如下。

1. 胆绞痛 典型的发作是在饱餐，进食油腻食物后或睡眠中体位改变时，由于胆囊收缩或胆石移位加上迷走神经兴奋，结石嵌顿在胆囊壶腹部或颈部，胆囊排空受阻，胆囊内压力升高，胆囊强力收缩而发生绞痛。疼痛位于右上腹或上腹部，呈阵发性，或持续性疼痛阵发性加剧，可向右肩胛部和背部放射，部分患者因剧痛而不能准确说出疼痛部位，可伴有恶心、呕吐。首次胆绞痛出现后，约 70% 的患者一年内会再发作，随后发作频率会增加。

2. 上腹隐痛 多数患者仅在进食过多、吃油腻食物、工作紧张或休息不好时感到上腹部或右上腹隐痛，或者有饱胀不适、嗳气、呃逆等，常被误诊为"胃病"。

3. 胆囊积液 胆囊结石长期嵌顿或阻塞胆囊管但未合并感染时，胆囊黏膜吸收胆汁中的胆色素，并分泌黏液性物质，导致胆囊积液。积液呈透明无色，称为白胆汁。

4. 其他 ①极少引起黄疸，即使黄疸也较轻；②小结石可通过胆囊管进入并停留于胆总管内，成为胆总管结石；③进入胆总管的结石通过 Oddi 括约肌可引起损伤或嵌顿于壶腹部导致胰腺炎，称为胆源性胰腺炎；④因结石压迫引起胆囊炎症慢性穿孔，可造成胆囊十二指肠瘘或胆囊结肠瘘，大的结石通过瘘管进入肠道，偶尔可引起肠梗阻，称为胆石性肠梗阻；⑤结石及炎症的长期刺激可诱发胆囊癌。

5. Mirizzi 综合征 是特殊类型的胆囊结石，形成的解剖因素是胆囊管与肝总管伴行过长或者胆囊管与肝总管汇合位置过低，持续嵌顿于胆囊颈部的和较大的胆囊管结石压迫肝总管，引起肝总管狭窄；反复的炎症发作导致胆囊肝总管瘘，胆囊管消失，结石部分或全部堵塞肝总管。临床特点是胆囊炎及胆管炎反复发作及黄疸。胆道影像检查可见胆囊增大、肝总管扩张、胆总管正常。

【诊断】

临床典型的胆绞痛病史是诊断的重要依据，影像学检查可帮助确诊。首选超声检查，其诊断准确率接近 100%。超声显示胆囊内强回声团、随体位改变而移动、其后有声影即可确诊为胆囊结石。有 10%～15% 的患者结石含钙超过 10%，这时腹部 X 线也可看到，但要注意与右肾结石区别。CT、MRI 也可显示胆囊结石，不作为常规检查。

【治疗】

对于有症状和（或）并发症的胆囊结石，首选胆囊切除术治疗。腹腔镜胆囊切除术（laparoscopic cholecystectomy）已是常规手术，具有损伤小、恢复快、疼痛轻、疤痕不易发现等优点。对于病情复杂或没有腹腔镜设备的医院也可做开腹胆囊切除。要强调的是儿童胆囊结石以及无症状的成人胆囊结石，一般不做预防性胆囊切除术，可观察和随诊。长期观察发现，约30%的患者会出现症状及并发症而需要手术。故下列况应考虑手术治疗：①结石数量多及结石直径≥2～3cm；②胆囊壁钙化或瓷性胆囊（porcelain gallbladder）；③伴有胆囊息肉≥1cm；④胆囊壁增厚（>3mm）即伴有慢性胆囊炎。

行胆囊切除时，有下列情况应同时行胆总管探查术：①术前病史、临床表现或影像检查提示胆总管有梗阻，包括梗阻性黄疸，胆总管结石（choledocholithiasis），反复发作胆绞痛、胆管炎、胰腺炎；②术中证实胆总管有病变，如术中胆道造影证实或扪及胆总管内有结石、蛔虫、肿块；③胆总管扩张直径超过1cm，胆管壁明显增厚，发现胰腺炎或胰头肿物，胆管穿刺抽出脓性、血性胆汁或泥沙样胆色素颗粒；④胆囊结石小，有可能通过胆囊管进入胆总管。术中应争取行胆道造影或胆道镜检查，避免使用金属胆道探头盲目地行胆道探查造成不必要的并发症。胆总管探查后一般需要T管引流。

二、肝外胆管结石

【病因病理】

肝外胆管结石分为原发性结石和继发性结石。原发性结石多为棕色胆色素类结石。其形成诱因有：胆道感染、胆道梗阻、胆管节段性扩张、胆道异物如蛔虫残体、虫卵、华支睾吸虫、缝线线结。少数可能来源于肝内胆管结石。结石停留于胆管主要导致①急性和慢性胆管炎：结石引起胆汁淤滞，容易引起感染，感染造成胆管壁黏膜充血、水肿，加重胆管梗阻；反复的胆管炎症使管壁纤维化并增厚、狭窄、近端胆管扩张。②全身感染：胆管梗阻后，胆道内压增加，感染胆汁可逆向经毛细胆管进入血液循环，引起毒血症甚至脓毒症。③肝损害：梗阻并感染可引起肝细胞损害，甚至可发生肝细胞坏死，形成胆源性肝脓肿；反复感染和肝损害可导致胆汁性肝硬化。④胆源性胰腺炎：结石嵌顿于壶腹部时可引起胰腺的急性和（或）慢性炎症。

【临床表现】

一般无症状或仅有上腹部不适，当结石造成胆管梗阻时可出现反复腹痛或黄疸；如继发胆管炎，可出现典型的Charcot三联征：腹痛、寒战高热和黄疸。

1. 腹痛　发生在剑突下或右上腹，多为绞痛，呈阵发性发作，或为持续性疼痛阵发性加剧，可向右肩或背部放射，常伴恶心、呕吐。这是结石下移嵌顿于胆总管下端或壶腹部，胆总管平滑肌或Oddi括约肌痉挛所致。若由于胆管扩张或平滑肌松弛而导致结石上浮，嵌顿解除，腹痛等症状缓解。

2. 寒战高热　胆管梗阻继发感染导致胆管炎，胆管壁炎症水肿，加重梗阻致胆管内压升高，细菌及毒素逆行经毛细胆管入肝窦至肝静脉，再进入体循环引起全身感染。约2/3的患者可在病程中出现寒战高热，一般表现为弛张热，体温可高达39～40℃。

3. 黄疸　胆管梗阻后可出现黄疸，其轻重程度、发生和持续时间取决于胆管梗阻的程度、部位和有无并发感染。胆管部分梗阻者，黄疸程度较轻；胆管完全梗阻者，黄疸较深；结石嵌顿在Oddi括约肌部位常导致胆管完全梗阻，黄疸进行性加深。合并胆管炎时，胆管黏膜与结石的间隙由于水肿而缩小甚至消失，黄疸逐渐明显，随着炎症的发作及控制，黄疸呈间歇性和波动性。出现黄疸时常伴有尿色加深，粪色变浅，完全梗阻时粪便呈陶土样，患者可出现皮肤瘙痒。

体格检查：平日无发作时无阳性体征，或仅有剑突下和右上腹深压痛。如合并胆管炎时，可有不同程度的腹膜炎现象，主要在右上腹。如有广泛渗出或穿孔，也可出现弥漫性腹膜炎体征。胆囊或可触及，有触痛。

实验室检查：血清总胆红素及结合胆红素升高，血清转氨酶和碱性磷酸酶升高，尿中胆红素升高，尿胆原降低或消失，粪中尿胆原减少。当合并胆管炎时，外周血白细胞及中性粒细胞升高。

影像学检查：除含钙的结石外，X线摄片难以观察到结石。超声可作为首选的检查方法，能发现结石并明确大小和部位，如合并梗阻可见肝内、外胆管扩张，但胆总管远端结石可因肥胖或肠气干扰而观察不清。超声内镜检查（EUS）可不受影响，对胆总管远端结石的诊断有重要价值，PTC及ERCP为有创性检查，能清楚地显示结石及部位，但可诱发胆管炎及急性胰腺炎和导致出血、胆漏等并发症。ERCP有时需做Oddi括约肌切开，会损伤括约肌功能。CT扫描能发现胆管扩张和结石的部位，但由于CT图像中胆道为负影，影响不含钙结石的观察。MRCP是无损伤的检查方法，尽管观察结石不一定满意，但可以发现胆管梗阻的部位，有助于诊断。

【诊断和鉴别诊断】

根据临床表现及影像学检查，一般不难诊断。腹痛应与下列疾病鉴别。①右肾或输尿管结石：始发于右腰或斜腹部，可向右股内侧或外生殖器放射，伴肉眼或镜下血尿，无发热，腹软，无腹膜刺激征，右肾区叩击痛或脐旁输尿管行程压痛。腹部摄片可显示肾、输尿管区结石。②肠梗阻：以脐周为主。如为机械性肠梗阻，则伴恶心、呕吐，腹胀，无肛门排气、排便。腹部可见肠型，肠鸣音亢进，或可闻气过水声；可有不同程度和范围的腹部压痛和（或）腹膜刺激征。腹部摄片显示有肠胀气和气液平面。③壶腹癌或胰头癌：黄疸者需行鉴别，该病疾病缓慢，黄疸呈进行性加深；可无腹痛或腹痛较轻、或仅有上腹不适，一般不伴寒战高热。体检时腹软，无腹膜刺激征，肝大，常可触及肿大胆囊；晚期有腹水或恶病质表现。ERCP或MRCP和CT检查有助于诊断。EUS对鉴别诊断有较大帮助。

【治疗】

肝外胆管结石仍以手术治疗为主。术中应尽量取尽结石，解除胆道梗阻，术后保持胆汁引流通畅。近年对单发或少发（2～3枚）且直径小于15 mm的肝外胆管结石可采用经十二指肠内镜取石，获得良好的治疗效果，但需要严格掌握治疗的适应证，对取石过程中行Oddi括约肌切开（EST）的利弊仍有争议。

1. 非手术治疗 也可作为术前准备，治疗措施包括：①应用抗生素，应根据敏感细菌选用药，经验治疗可选用在胆汁中浓度较高的，主要针对革兰氏阴性菌的抗生素；②解痉；③利胆，包括一些中药或中成药；④纠正水、电解质及酸碱平衡紊乱；⑤加强营养支持和补充维生素，禁食患者应使用肠外营养；⑥保肝及纠正凝血功能异常。争取在胆道感染控制后行择期手术治疗。

2. 手术治疗 主要方法如下。

(1) 胆总管切开取石、T管引流术：可采用腹腔镜或开腹手术。适用于单纯胆总管结石，胆管上下端通畅，无狭窄或其他病变者。若伴有胆囊结石和胆囊炎，应同时行胆囊切除术。为防止和减少结石遗留，术中应行胆道镜、胆道造影或超声检查。术中应尽量取尽结石，争取一期缝合；如条件不允许，也可在胆管内留置橡胶T管（不提倡应用硅胶管），术后行造影或胆道镜检查、取石。术中应细致缝合胆总管壁和妥善固定T管，防止T管扭曲、松脱、受压。放置T管后应注意：①观察胆汁引流的量和性状，术后T管引流胆汁200～300 ml/d，较澄清，如T管无胆汁引出，应检查T管有无脱出或扭曲；如胆汁过多，应检查T管下端有无梗阻；如胆汁浑浊，应注意有无结石遗留或胆管炎症未控制。②术后7～14天可行T管造影，造影后应继续引流2小时以上，再试行闭管，如患者无明显不适24小时以上，即可关闭T管。③如胆道通畅，无结石和其他病变，开腹手术可于手术后4周左右拔管，腹腔镜手术可适当延长拔管时间。推荐在拔管前行胆道镜检查，确认无结石残留。④如造影发现有结石残留，应在手术6～8周后待纤维窦道形成再施行胆道镜检查和取石。

(2) 胆肠吻合术：亦称胆汁内引流术。适应证为：①胆总管远端炎症狭窄造成的梗阻无法解除，胆总管扩张；②胆胰管汇合部异常，胰液直接流入胆管；③胆管因病变而部分切除无法再吻合。常用的吻合方式为胆管空肠Roux-en-Y吻合，为防止胆道逆行感染，Y形吻合的引流襻应超过 40 cm。胆管十二指肠吻合虽手术较简单，但食物容易进入胆管，吻合口远端胆道可形成"盲袋综合征"，现已废用。胆肠吻合术后，胆囊已不能发挥其功能，故应同时将其切除；吻合口无类似 Oddi 括约肌的功能，因此应严格把握手术适应证。嵌顿在胆总管开口的结石不能取出时，可通过内镜或手术行 Oddi 括约肌切开取石。

三、肝内胆管结石

【病因病理】

肝内胆管结石又称肝胆管结石（hepatolithiasis），是我国常见而难治的胆道疾病。其病因复杂，主要与胆道感染、胆道寄生虫（蛔虫、华支睾吸虫）、胆汁淤滞、胆管解剖变异、营养不良等有关。结石绝大多数为含有细菌的棕色胆色素结石，常呈肝段、肝叶分布，但也有多肝段、肝叶结石，多见于肝左外叶及右后叶，于此两肝叶的肝管与肝总管汇合的解剖关系致胆汁引流不畅有关。肝内胆管结石易进入胆总管，成为继发的肝外胆管结石。其病理改变有①肝胆管梗阻：可由结石的阻塞或反复胆道感染引起的炎症性狭窄造成，阻塞近端的胆管扩张、充满结石，长时间的梗阻导致梗阻以上的肝段或肝叶纤维化或萎缩。如大面积的胆管梗阻最终引起胆汁性肝硬化及门静脉高压症。②肝内胆管炎：结石导致胆汁引流不畅，容易引起胆管内感染，反复感染加重胆管的炎症狭窄；急性感染可发生化脓性胆管炎、肝脓肿、全身脓毒症、胆道出血。③肝内胆管癌：肝胆管长期受结石、炎症及结石胆汁中致癌物质的刺激，可发生癌变。

【临床表现】

可多年无症状或仅有上腹和胸背部胀痛不适。多数患者因体检或其他疾病做超声等影像检查而偶然发现。此病常见的临床表现是急性胆管炎引起的寒战、高热和腹痛，除合并肝外胆管结石或双侧肝胆管结石外，局限于某肝段、肝叶者可无黄疸。严重者出现急性梗阻性化脓性胆管炎、全身脓毒血症或感染性休克。反复胆管炎可导致多发的肝脓肿，如形成较大的脓肿可穿破膈肌和肺形成胆管支气管瘘，咳出胆砂或胆汁样痰；长期梗阻甚至可导致肝硬化，表现为黄疸、腹水、门静脉高压和上消化道出血、肝衰竭。如出现持续性腹痛，进行性消瘦，难以控制的感染，腹部出现肿物或腹壁瘘管流出黏液样液，应考虑肝胆管癌的可能。体格检查肝区有压痛和叩击痛，少数病例可触及肿大或不对称的肝。如有其他并发症，则出现相应的体征。

【实验室检查】

急性胆管炎时白细胞升高、分类中性粒细胞增高并左移，肝功能酶学检查异常。糖链抗原 CA 19-9 或 CEA 明显升高应高度怀疑恶变。

【诊断】

对反复腹痛，寒战高热者应进行影像学检查。超声检查可显示肝内胆管结石及部位，根据肝胆管扩张范围可判断狭窄的部位，但须与肝内钙化灶鉴别，后者常无相应的胆管扩张。PTC、ERCP、MRCP 均能直接观察胆管树，可观察到胆管内结石负影、胆管狭窄及近端胆管扩张，或胆管树显示不全、某部分胆管不显影、左右胆管影呈不对称等。CT 或 MRI 对肝硬化或癌变者有重要诊断价值。

【治疗】

无症状的胆管结石可不治疗，仅定期观察、随访即可。临床症状反复出现者应手术治疗，原则为尽可能取净结石、解除胆管狭窄及梗阻，去除结石部位和感染病灶、恢复和建立通畅的胆汁引流、防止结石的复发。手术方法如下。

1. 胆管切开取石　是最基本的方法，应争取切开狭窄的部位，沿胆管向上切开其至可达 2 级胆管，直视下或通过术中胆道镜取出结石，直至取净。

2. 胆肠吻合术　不能作为替代对胆管狭窄、结石病灶的处理方法。当 Oddi 括约肌仍有功能时，应尽量避免行胆肠吻合手术。手术多采用肝管空肠 Roux-en-Y 吻合。适应证为：①胆管狭窄充分切开后整形、肝内胆管扩张并肝内胆管结石不能取净者；②Oddi 括约肌功能丧失，肝内胆管结石伴扩张、无狭窄者；③为建立空肠盲襻，术后再反复治疗胆管结石及其他胆道病变者；对胆肠吻合后可能出现吻合口狭窄者，应在吻合口置放支架管支撑引流，支架管可经肠腔或肝面引出；或采用 U 管，其两端分别经肠腔和肝面引出，为防止拔管后再狭窄，支撑时间应维持一年。

3. 肝切除术　肝内胆管结石反复并发感染，可引起局部肝的萎缩、纤维化和功能丧失。切除病变部分的肝，包括结石和感染的病灶、不能切开的狭窄胆管，去除了结石的再发源地，并可防止病变肝段、肝叶的癌变，是治疗肝内胆管结石的积极的方法。适应证：①肝区域性的结石合并纤维化、萎缩、脓肿、胆瘘；②难以取净的肝段、肝叶结石并胆管扩张；③不易手术的高位胆管狭窄伴有近端胆管结石；④局限性的结石合并胆管出血；⑤结石合并胆管癌变。

4. 术中的辅助措施　术中胆道造影、超声等检查可帮助确定结石的数量和部位。胆道镜可用于术中诊断、碎石和取石。

5. 残留结石的处理　肝胆管结石手术后结石残留较常见，有 20%～40%。因此，后续治疗对结石残留有重要的作用。治疗措施包括术后经引流管窦道胆道镜取石；激光、超声、等离子碎石等。

（史继荣）

第二节　胆道蛔虫病

学习目标

- **基本目标**
  知晓胆道蛔虫症的临床特点和治疗原则。
- **发展目标**
  理解胆道蛔虫症与胆石症的关系。

蛔虫是人体内最常见的肠道寄生虫，由于饥饿，胃酸降低或驱虫不当等因素，蛔虫可钻入胆道引起一系列临床症状，称为胆道蛔虫病（biliary ascariasis）。随着饮食习惯和卫生设施的改善，肠道蛔虫病的减少，使本病的发生率明显下降。

【病因和病理】

肠道蛔虫有钻孔习性，喜碱性环境。当胃肠功能紊乱、饥饿、发热、妊娠、驱虫不当等导致肠道内环境发生改变时，蛔虫可上窜至十二指肠，如遇 Oddi 括约肌功能失调，蛔虫可钻入胆道，机械刺激引起括约肌痉挛，导致胆绞痛和诱发急性胰腺炎。蛔虫将肠道的细菌带入胆道，造成胆道感染，严重者可引起急性化脓性胆管炎、肝脓肿；如经胆囊管钻至胆囊，甚至引起胆囊穿孔。进入胆道的蛔虫可为一条至数十条不等，括约肌长时间痉挛至蛔虫死亡，其尸骸日后可成为结石的核心。

【临床表现】

胆道蛔虫病的特点是剧烈的腹痛与较轻的腹部体征不相符，所谓"症征不符"。

常突发剑突下钻顶样剧烈绞痛，阵发性加剧。痛时辗转不安、呻吟不止、大汗淋漓，可伴有恶心、呕吐或吐出蛔虫。常放射至右肩胛或背部。腹痛可骤然缓解，间歇期可全无症状。疼痛可反复发作，持续时间不一。如合并胆道感染，症状同急性胆管炎，如有黄疸出现一般均较轻。严重者表现同梗阻性化脓性胆管炎。

体检仅有右上腹或剑突下轻度深压痛。如合并胆管炎、胰腺炎、肝脓肿则有相应的体征。

首选超声检查，多能确诊，可显示胆道内有平行强回声光带。CT 显示胆囊或胆管内长条状边缘光滑呈弯曲的透明阴影，ERCP 检查在胆总管开口处偶可见蛔虫，并可在镜下钳夹取出。

【诊断】

根据症状、体征和检查，诊断一般不困难。但须与胆石症相鉴别。

【治疗】

以非手术治疗为主，仅在出现并发症才考虑手术治疗。

1. 非手术治疗　①解痉镇痛：口服 33% 硫酸镁及解痉药可缓解 Oddi 括约肌痉挛。剧痛时可注射抗胆碱类药如阿托品、山莨菪碱（654-2）等，必要时可加用哌替啶。②利胆驱虫：酸性环境不利于蛔虫活动，发作时可用食醋、乌梅汤使虫静止，通过减轻刺激达到镇痛；经胃管注入氧气也有驱虫和镇痛作用。当症状缓解后再行驱虫治疗，常用驱虫净、哌嗪（驱蛔灵）或左旋咪唑。驱虫后继续服用利胆药物可能有利于虫体残骸排出。③抗感染：可选用对肠道细菌及厌氧菌敏感的抗生素，预防和控制感染。④十二指肠镜取虫：ERCP 检查时如发现虫体在十二指肠乳头外，可钳夹取出，但对于儿童尤其需要保护 Oddi 括约肌功能，如需做括约肌切开宜慎重。

2. 手术治疗　经积极非手术治疗未能缓解，或者合并胆管结石，或有急性重症胆管炎、肝脓肿、重症胰腺炎等合并症者，可行胆总管切开引流、T 形管引流术。术中应用胆道镜检查，以去除蛔虫残骸。术后仍需要服药驱除肠道蛔虫，防止胆道蛔虫复发。

（史继荣）

第三节　先天性胆管扩张症

学习目标

- **基本目标**

  1. 基本掌握先天性胆管扩张症的病因。
  2. 熟练掌握先天性胆管扩张症的临床表现特点及分型。
  3. 熟练掌握先天性胆管扩张症的手术治疗原则。

- **发展目标**

  1. 深入理解先天性胆管扩张症的的症状学特点，根据临床表现推断疾病的发展阶段和相应并发症。
  2. 理解可用于先天性胆管扩张症的诊断的影像学方法，区分各种影像学的经典表现。
  3. 从临床表现入手，可以进行先天性胆管扩张症病例的鉴别诊断并作出诊断。
  4. 从教科书和医学专著出发，灵活运用循证医学方法和工具，查找医学文献，进行部分内容的自学，以及知识拓展。

先天性胆管扩张症（congenital cystic dilatation of the common bile duct）在西方比较少见，但在亚洲（日本、中国）却比较常见。

【病因】

病因仍未完全明了，曾有胚胎期胆管空化异常学说、病毒感染学说、胆总管远端神经、肌肉发育不良学说等。20 世纪 60 年代末，Babbitt 提出与胰胆管合流异常存在密切联系，特别是 70 年代后日本学者 KomiNobuhiko 创立胰胆管合流异常研究会，将有关研究推向深入后，胰胆管合流异常在先天性胆管扩张症的发病过程中所起的作用越来越引起了大家的关注。目前，大多数学者认为这是一种先天性疾病。

1. 胆道胚胎发育畸形　肝外胆管系统的形成多在胎儿第 5 至 7 周。此时胆道系统管内的上皮细胞增生，形成实性细胞索，后空泡形成并融合成胆道的管腔。如果某部分上皮细胞过度增殖，在空泡化再贯通时远端狭窄而近端过度空泡化就可能形成胆管的扩张。也有学者提出胰胆管合流向十二指肠远端开口异位是先天性胆管扩张症的病理改变之一，提示此病变可能是胰胆管合流共同通道延长的病因。

2. 胆总管末端梗阻　由于胆总管末端梗阻，胆汁排出不畅而导致胆总管的近端继发性扩张。

3. 胆总管远端神经、肌肉发育不良　有学者发现先天性胆管扩张症胆总管远端管壁缺少神经节细胞，提示神经节细胞的缺少可能导致胆总管节律性运动降低、而远端肌肉功能性或结构性发育不良可能引起胆总管的梗阻、胆汁排出障碍、近端胆道内压力上升，最终引致不同程度的胆管扩张。我国学者进行的相关研究中也发现胆总管囊肿末端狭窄部位的肌层有明显增厚，且神经节细胞异常。

4. 遗传性因素　尽管没有证据证实本病有肯定的遗传途径链，但国际上及国内均有家系发病的报道。

5. 胰胆管合流异常致病学说　1916 年日本学者木积对一例先天性胆管扩张症患者进行剖检时，发现扩张的胆总管下端存在胰管与胆管过长的共同通道，而首次提出了胰胆管合流异常的概念。后来，20 世纪 60 年代末与 70 年代初，美国学者 Babbitt、日本学者 KomiNobuhiko 对胰胆管合流异常的病理改变及与本症的关系进行了更为详尽的研究，而提出胰胆管合流异常致病学说所谓胆胰管的汇合畸形是指胰管在胆总管下端括约肌以上与胆管汇合，形成一长的共同通道，胰液反流至胆总管内，此等患者胆汁中的淀粉酶活性常升高。Todani 将胰管与胆管汇合所形成的角度分成 4 型：①正常型，夹角 26.8°±9.38°；②锐角型；③直角型；④复杂型。并发现胆总管囊状扩张多发生在直角型汇合，而锐角型者一般为柱状扩张；此外，囊状扩张常见于有高度和较长的胆总管下端狭窄，柱状扩张者则多见于低度的和较短的狭窄，肝内胆管囊性扩张者胰胆管汇合夹角多正常。

6. 多种因素合并致病学说　近年来诸多学者的研究发现，临床上最常存在的两种先天性胆管扩张症类型，囊肿型与梭状型之间，其病理改变并不完全一致。因此认为其病因可能是由于多种因素引起的先天性发育畸形。

【分型】

先天性胆管扩张症可以发生在肝内、外胆管并有多种不同的表现形态，一般以胆总管囊肿最为常见。

Flanigan 在分析 955 例先天性胆管囊状扩张的基础上提出的分型方法，比较简单而适用（图 11-1）。

Ⅰ型：胆总管囊状扩张，最常见，占 90% 以上，一般发生在肝管汇合以下和胆总管胰段以上之间的胆总管，呈囊形或梭形的扩张。

Ⅱ型：胆总管憩室型，多起自胆总管的侧壁。

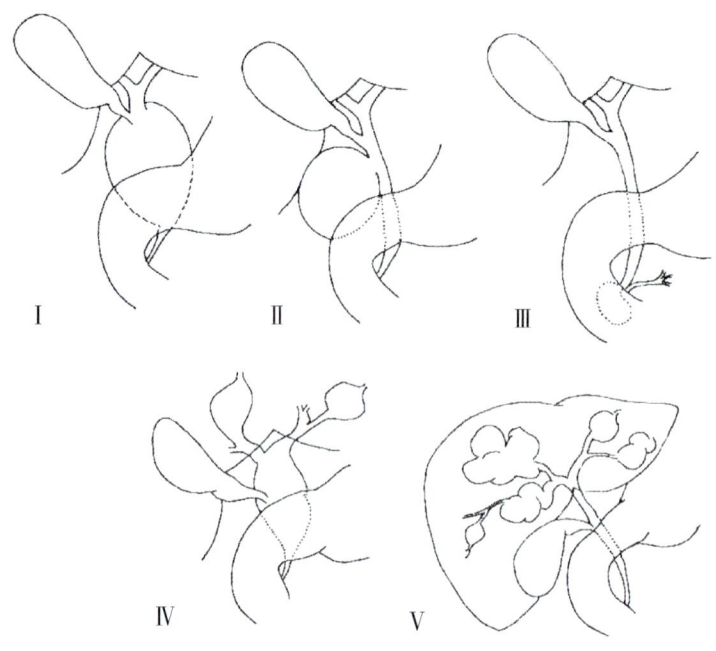

图 11-1　先天性胆管扩张症分型

Ⅲ型：胆总管末端囊状扩张，接受胆管及胰管的开口，亦称为胆总管膨出（choledochocele），很少见。

Ⅳ型：肝内、外胆管囊状扩张。

Ⅴ型：肝内胆管囊状扩张（Caroli病）。

【临床表现】

腹痛、黄疸及腹部包块为本病的三个典型症状，但许多患者不同时具有上述的"三主征"。临床上常以其中 1～2 种表现就诊。

（一）临床症状与体征

1. 腹痛　多局限在上腹、右上腹部或脐周围。疼痛性质以绞痛为多，也可表现为持续性或间歇性的钝痛、胀痛或牵拉痛。高脂肪或多量饮食常可诱发腹痛。幼小病儿因不会诉说腹痛，常易误诊。相当一部分患者腹痛时常呈头肩向下的跪卧位姿势。有的腹痛反复发作，间歇性发作迁延数月乃至数年，疼痛发作时常伴有黄疸，并可同时有恶心、呕吐、厌食等消化道症状。具有腹痛者占 60%～80%。有的腹痛突然加重并伴有腹膜刺激症状，常见胆总管穿孔，继发胆汁性腹膜炎。表现为呕吐，进行性腹胀加重，但腹膜刺激征较胃肠道穿孔为轻，经腹腔穿刺抽出胆汁性腹水而获诊断。

2. 包块　多于右上腹部或腹部右侧有一囊性感光滑包块，上界多为肝边缘所覆盖，大小不一，偶见超过脐下接近盆腔的巨大腹部包块病例。可有轻重不一的触痛。部分囊肿的下端胆总管处有瓣状皱襞，似活瓣阻碍胆汁排出。囊内胆汁排出后，囊肿体积会变小，黄疸亦渐消退，这时囊肿体积会变小，黄疸减轻。在本病的诊断上有较高的参考价值。

3. 黄疸　间歇性黄疸为其特点，多数病例均存在此症状。出现黄疸间隔时间长短不一。严重黄疸可伴有皮肤瘙痒，全身不适。黄疸出现和加深说明因胆总管远端梗阻，胆汁引流不畅所致，合并囊内感染或胰液反流会导致加重。当炎症减轻，胆汁排出通畅，黄疸可缓解或消退。部分患者黄疸加重时，粪便颜色变淡，甚至呈白陶土色，同时尿色深黄。

除三个主要症状外，合并囊肿内感染时可有发热，体温可高达 38～39℃，亦可因炎症而引起恶心、呕吐的消化道症状。病程较长或合并黄疸者，可因脂溶性维生素吸收的障碍而引致凝血因子合成低下，有易出血的表现。个别还表现有维生素 A 缺乏的一系列症状。

（二）并发症

先天性胆总管囊状扩张若有明显的扩张和胆汁潴留，在非手术治疗下，预后很差，患者常死于本病的并发症。先天性胆管扩张症的常见并发症为：①胆道结石；②恶性变；③穿孔；④腹膜炎。其他的常见并发症多是由胆总管下端梗阻及胆道感染引起的。

目前，大多数学者关注点在于囊肿恶性变的问题。囊肿恶变可以发生在未行手术的胆总管囊肿的原发性恶变；也可以是发生在囊肿内引流术后的继发性恶变。恶变亦可发生于囊肿以外的胆道系统、肝、胰腺等处，或发生囊肿切除术后的残留囊壁上。原发性的囊肿癌变平均年龄为 50 岁，但囊肿肠道内引流术后癌变的平均年龄为 35 岁，而内引流术时患者的平均年龄为 25 岁，内引流术至癌变间的平均时间为 10 年。原发性的恶变发生的部位可在胆管（53%）或胆囊（46%），但在内引流术后，85% 的恶变均发生在残留的囊肿，在胆囊者只占 9%。囊肿肠道内引流术后易发生癌变的原因可能在于当有胆胰管汇合畸形时，胰液容易流入囊腔内，胰酶受来自小肠的肠激酶所激活，因而加重囊肿内的炎性改变和加快癌变的发生。从以上所列举的资料来看，充分提示胆总管囊肿特别是发现在成年患者时，不宜采用囊肿内引流术，就算在幼儿期已行囊肿内引流的患者，也应考虑切除囊肿，重新行 Roux-en-Y 肝管空肠吻合。

【诊断】

1．血生化检查　提示常有不同程度的肝功能受损，可有高胆红素血症的表现，以直接胆红素增高为主。患者各项检查指标可基本正常。合并囊肿内感染者可见血象增高等的炎症改变。常有出凝血时间的延长。

有相当比例的患者，病程中发现血、尿胰淀粉酶增高，而被误诊为单纯的急性胰腺炎。临床实际病例中确有合并胰腺炎者，但多数病例为由于胰液会反流入肝内胆管，在毛细胆管中胰淀粉酶可通过肝静脉窦而反流入血循环所致，并非同时合并有胰腺炎的发生。

2．B 超检查　最为简便且无创的检查手段，可初步获得诊断。肝下方显示界限清楚的低回声区，并可查明肝内胆管扩张的程度和范围及是否合并胆管内结石。

3．X 线检查　当囊肿较大时，于右上腹部可见边缘光滑、密度均匀的软组织肿块，并可见胃及结肠被推移，可见胃窦部被推向左上方，十二指肠段向右推移。

4．胆道造影　口服或静脉胆道造影，因造影剂被稀释，多数显影不清楚。当有肝功能严重损害时不宜采用。由于目前多可通过较先进的检查方法来替代，所以临床已基本停用。

5．经皮肝胆管造影（PTC）检查　通过该项检查可以了解肝内胆管囊性扩张的部位，可为手术选择提供指导。了解有无胰胆管的合流异常及胰胆管远端的病理变化，明确诊断，了解远近端胆管的狭窄程度、采取胆汁，进行细菌学检查。但由于本检查法为有创检查，有一定的危险性，目前多由磁共振胰胆管成像（MRCP）所替代。

6．内镜逆行胰胆管造影（ERCP）　损伤相对较小，对小儿需全麻，成人仅黏膜浸润麻醉即可，无明显的器质性损伤。造影易成功，且可获得优于 PTC 的诊断效果。目前，在国外也可对新生儿顺利进行 ERCP 的检查，对胰胆合流异常的诊断更为有效。

7．CT 检查　可明确胆总管扩张的程度、位置，胆总管远端狭窄的程度以及有无肝内胆管扩张，扩张的形态及部位等，有助于术式的选择。近年来由于螺旋 CT 及其三维成像技术的发展，可以立体性地全面地反映肝内胆管的影像。

8．磁共振及磁共振胰胆管成像（MRCP）技术　是 20 世纪 90 年代成熟应用到临床的一种无创成像技术。利用磁共振的特殊呈像技术获得清晰的胰胆管呈像效果，甚至可明确地判断出是否合并胰胆合流异常。

9．术中胆道造影　对于无术前 ERCP 或 MRCP 的病例，术中胆道造影仍十分必要。可详细了解肝内胆道及胆总管远端和胰胆合流异常的病理形态。因部分肝内胆管的囊性扩张或狭窄需行适当的肝门部甚至肝内胆管成形术，以确保防止术后并发症的出现。术中胆道造影可很好地指导手术。

【鉴别诊断】

1. 囊肿型以右上腹或上腹部包块为突出表现，而无黄疸者鉴别

(1) 肝包虫病：其与胆管扩张症的不同之处为患者存在畜牧区，与狗、羊等动物接触史。囊肿会逐渐增大。B超及CT检查均示为肝内占位性病变，肝外胆总管显示正常。多半嗜酸性细胞计数增多。Casoni试验（包虫皮内试验）阳性率高达80%～95%。80%补体结合试验阳性。

(2) 肝囊肿：患者肝功能检查一般正常，多囊肝患者可同时伴有肾、胰腺或脾的多囊性病变。B超及CT检查多可明确显示囊肿位于肝内而肝外胆道正常。

(3) 假性胰腺囊肿：与外伤有密切关系，囊肿多位于左上腹部或脐上，常伴有腹痛。尿糖及血糖升高，血清淀粉酶升高或正常。可以通过B超、CT或MRCP检查进行鉴别诊断。

2. 以黄疸为突出表现者鉴别

(1) 胆道闭锁：主要不同点为①出生1～2周后患儿出现胆汁淤滞性黄疸，并迅速加深。尿呈深褐色，粪便为淡黄色，后发展为陶土色便。②皮肤、巩膜黄染明显，病程后期可出现腹水或门静脉高压症。③超声检查探不到胆总管，无胆囊或仅有萎缩的胆囊，而本症则表现为肝外胆管的扩张。

(2) 壶腹周围癌：主要鉴别点为①患者多为中年或以上，病程短。②黄疸为进行性加深而非间歇性出现。③全身情况恶化快，可出现消瘦、贫血等症。④少数患者肿物大者可触及，但坚硬呈结节感。⑤CT、B超或MRI可发现胆总管远端壶腹部的实性肿物，而本症则无。

值得注意的是本症有较高的胆道癌变率，发生胆道恶性肿瘤以后以间歇性腹痛、发热为主诉的占一半以上，与不合并癌变的本症相比，这一频度稍高。约30%出现黄疸并触到腹部包块。当出现背部疼痛、消瘦则提示为进展期。由于其癌变后并无特异性的表现，故容易与原发病相混淆。因此，B超、CT、MRCP等一旦发现扩张胆管内有肿块阴影，就应高度怀疑。

3. 以急性上腹部疼痛为突出症状者鉴别

(1) 胆道蛔虫症：①突然发生的右上腹或上腹部钻顶样疼痛，发作后可缓解或恢复正常。症状严重而体征较轻为其特点。②多无黄疸，有时也较轻。③右上腹或上腹部无包块。④超声检查可见胆总管内有虫体样回声影，胆总管可有轻度的扩张，而胆管扩张症无虫体样回声，可见胆总管的囊状或梭状扩张。MRCP可见胆管扩张及胰胆合流异常，而胆道蛔虫则无。

(2) 急性胆囊炎：多发于成人，发热、右上腹疼痛、触痛和肌紧张明显，Murphy征阳性。有时可触及胆囊随呼吸移动比较浅表，胆总管扩张症的疼痛位置深在，范围大。黄疸较轻。B超的实时检查多可较容易地鉴别两者。

(3) 急性胰腺炎：本病以成人多见，腹痛较剧，常位于上腹正中偏左，可牵涉及左腰背部及左肩部，严重者可发生休克，恶心、呕吐、发热，可有腹膜刺激症。生化检查可见血尿淀粉酶明显增高。行B超、CT检查，可见肿大的胰腺并且胆总管正常。特别值得注意的是本症病程中20%～40%曾表现高胰淀粉酶血症，尿中也可查得淀粉酶增高。

【治疗】

最近几十年来，随着对本病的病因、病理改变了解的深入，特别是对与胰胆管合流异常关系的逐步探明，本症治疗经历过不同的手术处理阶段。20世纪70年代以前，国内外学者都多采用外引流手术或囊肿、肠管吻合的内引流手术。手术后死亡率高达20%～30%，尽管部分病例手术后可以解决胆汁排出梗阻的问题，近期疗效尚可，但由于胆总管囊肿仍然存在，术后经常出现反流性胆管炎、囊肿感染、吻合口狭窄、胆道结石，特别是胆道的癌变等严重并发症。自20世纪60年代末手术方式出现重大改进，国际上开始采用囊肿切除、胰胆分流、胆道重建的所谓新式根治性手术。70年代在我国也逐渐进行囊肿切除、胰胆分流、胆道重建的术式。

目前认为，先天性胆管扩张症的治疗原则可以归纳如下：①在尽可能符合生理要求的前提下，进行肠管与近端胆道的吻合。解除胆总管的梗阻，恢复胆汁通畅地向肠道排出。胆道重建时要求保证吻合口足够大，避免吻合的肠管扭曲、成角。②切除扩张胆总管与胆囊，排除今后可能的胆道癌变的问题。③进行胰胆分流，解决胰胆管合流异常的问题。④了解并解决肝内胆管存在的扩张或狭窄及肝内胆管结石的问题。⑤了解并解决胰胆管共同通道可能存在的胰石问题。

（一）手术适应证及手术时机的选择

对于先天性胆管扩张症的治疗，鉴于其频繁的症状发作，另外在病程中有可能出现胆道穿孔、胆道癌变等严重并发症，原则上诊断明确后应及时进行手术治疗。在针对具体的患者选择手术时机时，根据是否处于急性发作期、是否合并肝功异常、是否合并高淀粉酶血症等情况，手术的时机及必须的术前准备有很大的不同，下面分别介绍。

1. 先天性胆管扩张症囊肿型及胆总管明显扩张的患者　一经明确诊断后，应适当术前准备、及时手术。

2. 急性发作期的患者　在病程的发展中经常会出现腹痛、恶心、呕吐、发热等急腹症的表现以及黄疸等胆道梗阻的表现。如果囊肿型病例出现严重的胆道感染症状、高热、腹肌紧张甚至出现休克，而判断为囊肿严重感染时应急症行囊肿外引流手术，手术方式包括PTBD、ERCP或T管引流等方法。

3. 急性发作合并高淀粉酶血症及肝功损害的患者　先天性胆管扩张症，在急性发作的病程中20%～40%曾表现高淀粉酶血症，血液及尿中可查得淀粉酶的明显增高。少部分病例可能为合并胰腺炎，同时相当一部分病例合并转氨酶增高等肝功受损表现。此类患者经过上述积极的术前准备后可以有所好转，一般行囊肿切除，胆肠吻合术后高淀粉酶血症及肝功受损的问题会很快消失。多没有必要因为高淀粉酶血症及肝功指标增高而延迟或改为即刻的紧急手术。

4. 合并胆道穿孔的患者　胆道穿孔也可表述为胆汁性腹膜炎，是先天性胆管扩张症的一种少见的并发症。可以发生于囊肿型合并感染、炎症时，部分病例甚至以胆汁性腹膜炎为首发症状，而事前并不知道是先天性胆管囊肿患者往往突然出现全身情况恶化、腹部明显膨隆、末梢血运微弱、呼吸急促。腹腔穿刺抽出胆汁性腹水即可明确诊断。应进行快速的补液、纠正水电解质紊乱等必须的术前准备后急症剖腹探查。因为炎症部位的渗出、水肿、粘连多较严重，患儿病情也多危重，多无法进行囊肿切除的根治性手术。如果能够找见穿孔部位，可以自穿孔部位置管行胆总管引流，如果无法发现具体穿孔部位，可以仅行腹腔引流，待今后再行囊肿切除、胆肠吻合术如果穿孔刚刚发生，且囊肿壁炎症较轻、患者一般情况较好者，也可一期行囊肿切除、胰胆分流胆道重建术。

（二）常用手术方式及术式选择

随着对本病认识程度的提高，其手术方式的选择也发生了很大的变化。尽管曾经广泛应用的手术方式及目前正在推崇进行的手术的具体种类繁多，但大体可以归纳为三大类型。①胆总管外引流手术；②扩张胆总管肠管吻合的内引流手术；③扩张胆总管、胆囊切除，肝总管肠管吻合的胰胆分流、胆道重建手术。目前国、内外学者一致认为该术式应作为标准的手术方式。尽管扩张胆总管肠管吻合的内引流手术有手术简便、时间短、损伤小等优点，并且在国内外曾经广泛应用，但由于其远期效果不佳，有癌变、感染、结石等致命的并发症，目前主张摒除这种内引流手术。以下将历史上曾经广泛进行过的手术术式及当今的推崇手术进行较为详尽的介绍。

1. 胆总管囊肿外引流手术　本术式应用于严重胆道感染、短期保守治疗无法控制、中毒症状严重、一般情况较差的患者以及胆道穿孔引起严重胆汁性腹膜炎，而且穿孔部位粘连严重、病情危急无法一期进行根治手术的患者。可以先进行胆总管囊肿外引流术，待手术后1～3个月，病情稳定、营养改善、炎症明显消退后可以择期进行根治性囊肿切除、胆道重建术。

胆总管囊肿外引流手术是一种过渡性的应急手术，囊肿的胆汁外引流后能够迅速引流感染的胆汁、有效控制胆道感染而改善全身中毒症状，降低胆道内压而改善肝功。这种手术创伤小、耗时短，恰可应用于病情危重的患者。

2. 囊肿、肠吻合的内引流手术　该手术方法在历史上（20世纪70—80年代以前）国内外都曾被广泛应用，由于仍存在胰胆管合流问题，因而术后还是反复发生胆管炎或胰腺的各种并发症，如吻合口狭窄、结石形成、胆管癌变等。目前，大多数学者认为该手术术式应该彻底摒除，而不宜再应用。

3. 扩张胆总管、胆囊切除、胰胆分流、胆道重建术　自20世纪60年代末国际上开始应用此式术，目前国内外学者已一致认为是治疗本症首选的术式，可以解决囊肿、肠管吻合内引流手术所存在的许多问题。其优点为：①解决胆总管狭窄的问题。②可以较彻底地切除病灶，同时胰胆管的分流可以去除胰胆管合流异常的重要病理改变，防止胰液在囊肿内与胆汁合流。由此可以彻底解决由于囊肿内反流的胰酶导致被肝轭合解毒的致癌物质脱轭合而恢复其致癌性的问题，达到预防癌变发生的目的。③手术后并发症少，较囊肿肠管吻合引流手术的远期疗效明显好。④可以通过近端的肝总管了解左右肝管，甚至肝内胆道的病变，予以必要的处理。⑤可以了解胰胆共同通道内可能存在的胰石等病变的问题，进行必要的处理。

扩张胆总管、胆囊切除、胆道重建术常用的术式有肝总管-空肠Roux-Y吻合，空肠间置、肝管-十二指肠吻合术、肝总管-十二指肠吻合及空肠间置代胆道加矩形瓣等附加的各种抗反流的分支术式。

近年，国内外都有报道经腹腔镜行胆总管囊肿切除，肝总管-空肠Roux-Y吻合术，并取得较好的效果。

> **知识拓展**
>
> **Caroli 病**
>
> 1958年，Caroli描述一种先天性肝内胆管扩张症，病变的范围可以是一段、一段的局部，或双侧的肝内胆管，该症因而得名。肝内胆管扩张呈囊状，主要累及肝段胆管，囊肿与肝内胆管相沟通。Caroli病的特点包括：①肝内胆管的节段性囊状扩张。②胆管结石、胆管炎、肝脓肿的发病增加。③无肝硬化及门静脉高压。④常合并有肾小管扩张或肾囊性病。
>
> Caroli病患者在幼年期可无临床症状，而临床症状的出现主要是肝内囊肿的继发感染及结石形成，结石可在肝内及肝外胆管梗阻引起症状。无并发症的囊肿可能长期不出现明显症状。
>
> 肝内胆管囊肿发生恶变是Caroli病值得注意的问题，Caroli病的恶变率比普通人群的肝胆管癌发生率高出100倍，比肝内胆管结石的肝胆管癌的发生率高出10倍以上。
>
> Caroli病的外科治疗原则是：①减少囊液分泌；②消除流通阻力。在外科治疗上，对局限的单纯型病变可采用肝叶或半肝切除；若肝内胆管囊肿为弥漫型，应首先考虑全肝切除、原位肝移植术。

> **整合思考题**
>
> 1. 癌变是先天性胆管扩张症并发症是重要并发症之一，而囊肿内引流术会加快囊肿癌变的时间。请分析其解剖和病理生理的原因。
> 2. 先天性胆管扩张症治疗方法逐渐演变的原因是什么？

（张 雳）

第四节 胆道肿瘤

学习目标

- **基本目标**
  1. 理解胆道肿瘤的基本病理生理特征,掌握其主要类型和发病机制。
  2. 学会识别胆道肿瘤的典型临床表现和诊断要点,了解常用的诊断方法。
  3. 熟悉当前胆道肿瘤的治疗策略,包括手术治疗、化疗、放疗、免疫治疗等常见治疗方法。

- **发展目标**
  1. 能够利用影像学检查(如 CT、MRI)准确识别胆道肿瘤的特征表现。
  2. 从临床表现出发,综合影像学检查、实验室检查等对胆道肿瘤与其他消化道常见肿瘤进行鉴别诊断,并据此给出相应的鉴别诊断依据及鉴别要点。
  3. 掌握胆道肿瘤患者的综合评估技巧,能够根据患者具体情况选择合适的治疗方案。
  4. 培养与患者有效沟通的能力,提高患者对治疗方案的理解和配合度,确保治疗效果。

一、胆囊息肉

(一)概述

胆囊息肉(gallbladder polyp)是指向胆囊腔内突出或隆起的病变,呈球形、半球形或乳头状,有蒂或无蒂,是除结石之外第二常见的胆囊疾病,人群中总体发生率为 4%~10%。胆囊息肉是一种形态学的描述,是多种不同病理类型的统称,多为良性。病理上可分为:①肿瘤性息肉,包括腺瘤和腺癌,其他少见的还有血管瘤、脂肪瘤、平滑肌瘤、神经纤维瘤等。②非肿瘤性息肉,如胆固醇息肉、炎性息肉、腺肌增生等。还有一些少见类型如腺瘤样增生、黄色肉芽肿、异位胃黏膜或胰腺组织等。由于胆囊息肉术前难以确诊性质,故笼统称为"胆囊息肉样病变"(polypoid lesion of gallbladder)或"胆囊隆起性病变"。

胆固醇息肉是胆囊黏膜面的胆固醇结晶沉积;炎性息肉是胆囊黏膜的增生,呈多发,直径常小于 1 cm,多同时合并胆囊结石和胆囊炎;胆囊腺肌增生是胆囊壁的良性增生性病变,如为局限型则类似肿瘤。腺瘤性息肉是潜在的癌前病变,与胆囊癌的发生有关,约占全部胆囊息肉的 17%,总体癌变率约为 8%,而直径超过 1 cm 的单发腺瘤性息肉,癌变率可达 10%~20%,超过 2 cm 的腺瘤性息肉癌变率为 30%~50%。

(二)临床表现

本病一般无症状,多为体检时由超声检查发现。少数患者可有右上腹疼痛、恶心、呕吐、食欲缺乏。查体一般无异常体征,个别患者可能有右上腹压痛。临床诊断主要依靠影像学检查:①常规超声;②超声内镜检查(endoscopic ultrasonography,EUS);③CT 或 MRI;④超声导引下经皮细针穿刺活检等。

胆囊息肉有癌变风险,临床上应予以重视。其恶变的危险因素包括:①息肉直径超过 1 cm;②单发病变且基底部宽大;③息肉逐渐增大;④合并胆囊结石和胆囊壁增厚等。

(三) 治疗

大多数胆囊息肉患者无临床症状,不需治疗,应每 6～12 月行超声检查一次,观察息肉大小变化。如患者存在上述恶变危险因素,或有息肉导致的临床症状,在排除精神因素、胃十二指肠和其他胆道疾病后,应行手术治疗。手术方式为腹腔镜胆囊切除,也可行开腹胆囊切除术。术中需做快速切片病理检查,如发现恶变,应根据术中所见及病理检查情况决定是否做肝切除以及清扫淋巴结的范围,目的是做到根治。术后必须做石蜡切片病理检查,进一步确定诊断,包括疾病分期和病理学分级。如术后石蜡切片病理回报为恶性,应按胆囊癌的分期进行治疗,必要时再次进行根治性手术治疗。

二、胆囊癌

(一) 概述

胆囊癌(gallbladder cancer)是最常见的胆囊恶性肿瘤,占全部胆道疾病的 0.4%～3.8%,占肝外胆管癌的 25%。平均发病年龄 59.6 岁,女性发病为男性的 3～4 倍。胆囊癌是一种侵袭性极高的恶性肿瘤,预后极差。患者通常没有明显的临床表现,一旦出现症状,多为晚期。根治性手术切除是胆囊癌的主要治疗手段。

胆囊结石是胆囊癌最主要的危险因素,超过 80% 的胆囊癌有胆石症病史,胆囊结石患者胆囊癌的发病率大约是无结石患者的 13.7 倍,而较大的结石(>3 cm)会进一步增加患癌变风险。结石的类型与胆囊癌的发病率无关。此外,无功能的萎缩胆囊、完全钙化的"瓷化"胆囊、胆囊腺瘤、胆胰管合流异常、溃疡性结肠炎、胆总管囊肿和原发性硬化性胆管炎(PSC)等因素也与胆囊癌的发生有关。

(二) 病理和分期

胆囊癌多发生在胆囊体和底部,少数在颈部。腺癌是最常见的病理类型,约占 82%,其次为未分化癌,占 7%,鳞状细胞癌占 3%;混合性癌占 1%。胆囊癌可经淋巴、血行、神经或胆管腔转移,癌细胞脱落可在腹腔内种植转移,也可直接侵犯邻近器官,其中沿淋巴引流方向转移最多见,多由胆囊淋巴结转移至胆总管周围淋巴结,再向胰上淋巴结、胰头后淋巴结、肠系膜上动脉淋巴结、肝动脉周围淋巴结、腹主动脉旁淋巴结转移。肝是最常受胆囊癌直接侵犯的器官。胆囊癌的分期多采用美国癌症联合委员会(AJCC)联合制定的胆囊癌 TNM 分期系统(表 11-1),对制定治疗方案和预后判断均有帮助。

表 11-1 AJCC 第 8 版胆囊癌 TNM 分期标准

原发肿瘤(T)	分期
Tis:原位癌	0:Tis、N0、M0
T1a:侵及固有层	Ⅰ:T1、N0、M0
T1b:侵及肌层	ⅡA:T2a、N0、M0
T2a:浆膜侧肿瘤侵及肌周结缔组织,未超出浆膜	ⅡB:T2b、N0、M0
T2b:肝侧肿瘤侵及肌周结缔组织,未进入肝	ⅢA:T3、N0、M0
T3:穿透浆膜和(或)直接侵入肝和(或)一个邻近器官或结构	ⅢB:T1～3、N1、M0
T4:侵及门静脉或肝动脉主干,或直接侵入两个或更多肝外器官或结构	ⅣA:T4、N0～1、M0
局部淋巴结(N)	ⅣB:任何 T、N2、M0
N0:无区域淋巴结转移	任何 T、任何 N、M1

续表

N1：转移至 1～3 枚区域淋巴结

N2：转移至 4 枚或更多区域淋巴结

远处转移（M）

M0：无远处转移

M1：有远处转移

(三) 临床表现

症状体征：胆囊癌早期无特异性症状。合并胆囊结石患者胆囊炎发作时可出现腹痛、发热、恶心、呕吐、腹部压痛等症状体征。部分患者因胆囊良性疾病行胆囊切除，术后病理证实为胆囊癌，称意外胆囊癌（unexpected gallbladder carcinoma，UGC）。当肿瘤侵犯至胆囊浆膜或胆囊床，可出现定位症状，如右上腹痛并放射至肩背部；胆囊管堵塞时可于右上腹触及肿大的胆囊。出现上述症状体征时往往肿瘤已到晚期，常伴有腹胀、食欲缺乏、体重减轻或消瘦、贫血、肝大，甚至出现黄疸、腹水、全身衰竭等表现。

实验室检查：CEA、CA19-9、CA125 等均可以升高，其中以 CA19-9 较为敏感，但无特异性。细针穿刺胆囊取胆汁行肿瘤标志物检查有一定诊断意义。

影像学检查：超声、CT 检查显示胆囊壁增厚不均匀，腔内有位置及形态固定的肿物，应考虑胆囊癌的可能。超声造影、增强 CT 或 MRI 显示胆囊肿块血供丰富，则胆囊癌的可能性更大。PET/CT 有助于明确病灶性质，并评估是否发生远处转移。

(四) 诊断及鉴别诊断

胆囊癌诊断主要依靠影像学表现，B 超是首选影像学检查，对可疑恶性者，应行增强 CT 或 MRI 检查明显病灶血供特点并评估淋巴结及肝转移情况，同时结合血清肿瘤标志物检查，必要时可行 PET/CT 检查进一步明确。胆囊癌合并坏死、感染需要与胆囊炎或胆囊坏疽形成的脓肿鉴别，但胆囊癌血供丰富，可合并血清肿瘤标志物升高。当临床可疑诊断胆囊癌时，排除手术禁忌后应积极手术治疗，诊断不明确者可先行腹腔镜胆囊切除术，术中送冰冻病理明确诊断，证实为恶性者再根据肿瘤分期决定进一步手术方式。对高度怀疑胆囊癌者，可直接按胆囊癌行根治性手术切除。术前通过超声导引下细针穿刺活检对诊断有一定帮助，但有造成针道种植转移的风险，一般适用于晚期无法行根治性手术（血管受累或广泛转移）患者，或术前拟行系统治疗者。

(五) 治疗

根治性手术切除术是唯一可能的治愈方法。临床上胆囊癌的患者可分为四情况：①因胆囊息肉行手术治疗的患者；②胆囊切除术后确诊的意外胆囊癌；③术前怀疑有胆囊癌的患者；④广泛转移的晚期胆囊癌患者。

1. 有手术指征的胆囊息肉均应行胆囊切除术，一般采用腹腔镜手术，切除胆囊应进行快速冰冻病理明确病变性质，如确诊为胆囊癌，应行胆囊癌根治术，切除肝Ⅳb段和Ⅴ段，或进行亚肝段（包括胆囊窝周围 2 cm 范围的正常肝）切除，并做胆囊引流区域淋巴结的清扫。

2. 意外胆囊癌　胆囊切除术后病理诊断为胆囊癌时，是否需立即进行根治性手术，主要取决于胆囊壁的浸润深度和切缘状态。对于 T1a 期胆囊癌，即肿瘤侵及固有层但未达到肌层者，单纯胆囊切除术即可达到根治目的。此类患者淋巴结转移的可能性小于 3%，占 85%～100% 的患者可通过胆囊切除术治愈，但应仔细检查胆囊管切缘以确保无肿瘤残留，当切缘仍有肿瘤时应进行再次手术切除残留胆囊缘，必要时切除胆总管以获得阴性切缘。对于肿瘤侵及肌层的 T1b 病变，是否有必要行根治性手术尚存在争议，有学者认为只要切缘为阴性，单纯胆囊切除术即可达到根治效果。也有学者认为T1b期胆囊癌发生神经浸润、淋巴管或血管侵犯、淋巴结转移的可能性显著增加，因此有必要进行根治性切除术。对肿瘤穿透肌层但未侵及肌周结缔组织和浆膜的T2期意外胆囊癌，则应常规进行根治性手术治疗。

3．对于术前评估提示为可根治性切除的胆囊癌且无远处转移的患者，应进行胆囊癌根治术。由于此类患者分期相对较晚，可考虑先行诊断性腹腔镜探查，以除外影像学检查难以发现的腹膜种植或微小肝转移灶，从而避免不必要的手术。对已发生远处转移的患者，应取活检明确诊断并结束手术，术后进行系统治疗，一般不推荐行姑息性手术切除。排除远处转移后，根据病范围进行根治性切除，至少包括肝Ⅳb和Ⅴ段切除，或行包括全部Ⅳ、Ⅴ、Ⅷ段的肝中叶切除术，甚至右三叶切除术。有时为实现R0切除，需同时行肝+胰十二指肠切除术，或行联合其他器官（如结肠肝曲）切除的扩大手术，尽管其根治效果仍存在争议，但只要能够完全去除可见病灶，还是有可能延长患者生存时间。然而，无法完全切除可见病灶的减瘤手术在胆囊癌的治疗中没有任何作用。

4．术前诊断或术中探查证实为晚期不可切除的胆囊癌患者，一般不建议行切除手术，治疗目标主要是缓解症状，如放置胆管支架或PTBD术解除黄疸，放置十二指肠支架解除胃出口梗阻，镇痛对症治疗等，也可行胆管空肠Roux-en-Y吻合或胃空肠吻合术等姑息性手术治疗。临床研究结果表明系统化疗有助于延长晚期胆囊癌患者生存时间，以吉西他滨联合铂类或替吉奥等方案为主。目前放疗对胆囊癌患者的生存获益尚不明确。合并高度微卫星不稳定或细胞错配修复机制缺失的胆囊癌患者可能从免疫检查点抑制剂治疗中获益。HER2过表达的胆囊癌患者可能从抗HER2靶向治疗中获益。

5．术后辅助治疗　T2期以上、淋巴结阳性或R1切除的胆囊癌患者可以从辅助化疗中获益。推荐的化疗方案包括卡培他滨单药、吉西他滨联合铂类、吉西他滨联合替吉奥等。

（六）预后

胆囊癌恶性程度极高，预后极差，总体5年生存率低于15%。影响患者生存的危险因素包括TNM分期、组织分化程度、胆总管受累和是否达到R0切除。Tis、T1a期和部分T1b患者可能通过单纯胆囊切除术达到R0切除，预后良好。T2期患者的生存主要取决于淋巴结状态，充分的根治性切除可将5年生存率从约20%提高到60%以上。T3期患者的5年生存率低于20%。而T4期患者罕有长期生存者。出现远处转移的胆囊癌中位生存期为13个月。

三、胆管癌

胆管癌（cholangiocarcinoma）是指胆管细胞来源的上皮性恶性肿瘤，根据解剖部位可分为肝内胆管癌（intrahepatic cholangiocarcinoma）、肝门部胆管癌（hilar cholangiocarcinoma）、中段胆管癌和下段胆管癌。高发年龄为50～70岁，男女比例约1.4∶1。

胆管癌的发病率在世界范围内不断上升。肝内胆管癌占肝原发恶性肿瘤的15%～20%，是仅次于肝细胞癌的第二大常见的原发性肝癌，占所有胆道恶性肿瘤的20%左右。肝门部胆管癌又称Klatskin肿瘤，指左右肝管至肝总管与胆囊管汇合部以上的胆管癌，占全部胆管癌的50%～75%。胆总管癌占全部胆管癌的20%～30%，其中十二指肠上缘以上的中段胆管癌和十二指肠上缘至十二指肠乳头的下段胆管癌各占一半左右。

（一）病因

胆管癌的发病风险与胆道慢性炎症和细胞损伤修复相关，尽管大多数胆管癌患者没有明确的病因。许多易感疾病状态增加了胆管癌的风险。慢性肝炎、肝硬化、肝胆管结石等是肝内胆管癌的重要危险因素。肝外胆管癌的发病则与胆管结石、先天性胆管囊性扩张症、原发性硬化性胆管炎（尤其合并炎症性肠病者）、肝吸虫感染导致的慢性胆道炎症、复发性化脓性胆管炎等密切相关。

(二)病理类型、分期和分型

大体形态包括乳头状癌、结节性癌和硬化性癌。乳头状癌好发于胆总管下段,呈息肉样突入胆管腔内,有时为多发且有大量的黏液分泌物,较软,导管周围纤维化较少,预后较好。结节性癌好发于胆管中段,肿瘤小而且局限,表现为坚硬肿块向胆管腔内生长。硬化性癌往往发生在近端胆管,可导致胆管周围纤维化和管腔闭塞。组织学类型95%以上为腺癌,其他类型包括鳞状上皮癌、腺鳞癌、类癌等。其扩散方式有局部浸润、淋巴转移、腹腔种植和血行转移。局部浸润主要沿胆管壁向上、向下以及横向侵犯周围组织、肝、血管、神经束膜,淋巴转移途径是沿肝动脉周围淋巴结分别至肝总动脉、腹腔动脉、胰上缘、十二指肠后及腹膜后淋巴结。

胆管癌的分期采用AJCC制定的TNM分期系统,不同解剖位置略有不同。肝内胆管癌、肝门部胆管癌和远端胆管癌的TNM分期系统分别见表10-7、表11-2和表11-3。

表11-2 AJCC第8版肝门部胆管癌TNM分期标准

原发肿瘤(T)	分期
Tis:原位癌/高级别上皮内瘤变	0:Tis、N0、M0
T1:局限于胆管,可达肌层或纤维组织	Ⅰ:T1、N0、M0
T2a:超出胆管壁达周围脂肪组织	Ⅱ:T2a~b、N0、M0
T2b:浸润临近的肝实质	ⅢA:T3、N0、M0
T3:侵及门静脉或肝动脉的一侧分支	ⅢB:T4、N0、M0
T4:侵及门静脉或其双侧属支,或肝总动脉;或一侧二级胆管的肿瘤侵及对侧的门静脉或肝动脉	ⅢC:任何T、N1、M0
	ⅣA:任何T、N2、M0
局部淋巴结(N)	ⅣB:任何T、任何N、M1
N0:无区域淋巴结转移	
N1:转移至1~3枚区域淋巴结(包括肝门、胆囊管、胆总管、肝动脉、门静脉周围和胰十二指肠后方淋巴结)	
N2:转移至4枚或更多上述区域淋巴结	
远处转移(M)	
M0:无远处转移	
M1:有远处转移	

表11-3 AJCC第8版远端胆管癌TNM分期标准

原发肿瘤(T)	分期
Tis:原位癌	0:Tis、N0、M0
T1:侵及胆管壁深度<5 mm	Ⅰ:T1、N0、M0
T2:侵及胆管壁深度5~12 mm	ⅡA:T1、N1、M0
T3:侵及胆管壁深度>12 mm	T2、N0、M0
T4:侵及腹腔动脉干、肠系膜上动脉和(或)肝总动脉	ⅡB:T2、N1、M0
局部淋巴结(N)	T3、N0~1、M0
N0:无区域淋巴结转移	ⅢA:T1~3、N2、M0
N1:转移至1~3枚区域淋巴结	ⅢB:T4、N0~2、M0
N2:转移至4枚或更多区域淋巴结	Ⅳ:任何T、任何N、M1

续表

远处转移（M）

M0：无远处转移

M1：有远处转移

Bismuth-Corlett 将肝门部胆管癌分为四种类型（图11-2）：Ⅰ型指肿瘤位于肝总管，未侵犯左右肝管汇合部；Ⅱ型指肿瘤侵犯左右肝管汇合部，但未侵犯左或右侧肝管；Ⅲa型指肿瘤侵犯至右肝管；Ⅲb型指肿瘤侵犯至左肝管；Ⅳ型指肿瘤同时侵犯左、右肝管。

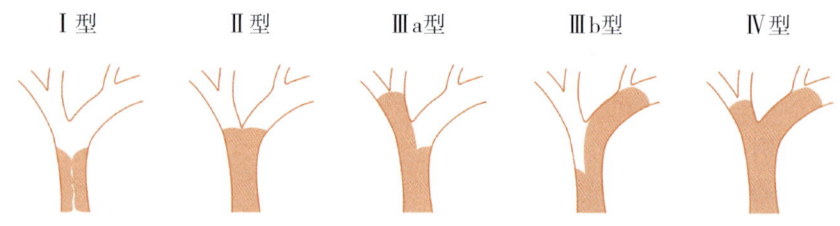

图11-2 肝门部胆管癌 Bismuth-Corlett 分型

（三）临床表现和诊断

胆管癌的临床表现取决于肿瘤的起源部位和浸润特征。肝内胆管癌的临床表现和肝细胞肝癌类似，常无特异性临床表现；单侧肝管梗阻的患者可表现为患侧肝叶萎缩和对侧叶增生肥大；肝总管肿瘤可引起梗阻性黄疸，但不伴有胆囊增大，甚至胆囊缩小；胆总管癌则与胰头癌、壶腹癌一样出现梗阻性黄疸伴无痛性胆囊肿大，即 Courvoisier 征阳性。梗阻性黄疸常进行性加重，伴尿色加深呈浓茶样，粪便颜色变浅呈灰白色，可伴厌食、乏力、贫血、皮肤瘙痒和体重减轻。肋缘下可触及肝，黄疸时间较长可出现腹水或双下肢水肿。合并细菌感染时可出现典型的胆管炎表现。胆管癌倾向于沿黏膜下途径延伸，可伴有胆管周围神经浸润，因此表现出局部疼痛症状，但严重的持续性疼痛常提示肿瘤处于晚期状态。晚期可触及腹部肿块。

实验室检查：胆管癌患者常出现血清总胆红素、直接胆红素、ALP 和 GGT 显著升高。胆道梗阻致维生素 K 吸收障碍、肝合成凝血因子受阻，可导致凝血酶原时间延长。血清肿瘤标志物如 CEA、CA19-9 可能异常升高，而 AFP 多正常。

影像学检查：首选超声检查，可见肝内胆管扩张或见胆管肿物，彩色多普勒超声检查可了解门静脉及肝动脉有无受侵犯。内镜超声检查（EUS）能避免肠气的干扰，检查中、下段和肝门部胆管癌浸润深度的准确性分别达到82.8%和85%，有助于鉴别下段胆管癌和胆总管结石。ERCP 对下段胆管癌诊断帮助较大，可同时放置内支架引流减轻黄疸，用于术前准备。CT、MRI 及 MRCP 能显示胆道梗阻的部位、病变性质等。

（四）治疗

胆管癌对化学治疗和放射治疗效果不肯定，根治性手术切除是目前唯一的治愈手段，术前应结合影像学检查结果对肿瘤的可切除性进行评估。根治术后对预后影响最大的因素是手术切缘状态和淋巴结转移情况，因此术前应通过增强 CT、MRCP、EUS、PTC 或 ERCP 确定肿瘤浸润范围、区域淋巴结和远处转移情况。仅累双侧肝内转移和任何肝外脏器转移都属于手术禁忌证。一般不要求在手术前获得病理诊断。晚期患者进行系统治疗前，或术前需行新辅助治疗者，可通过 B 超或 CT 引导下肝肿物穿刺活检、EUS-FNA 术、ERCP 胆管细胞刷检等手段获得组织学诊断。不同部位的胆管癌手术方法有所不同。

1. **肝内胆管癌** 肝切除范围同肝细胞肝癌，应常规清扫区域淋巴结。

2. **肝门部胆管癌** Bismuth-Corlett Ⅰ型和部分Ⅱ型肝门部胆管癌切除胆囊和肝外胆管即可，近端胆管与空肠进行 Roux-en-Y 吻合重建胆道。部分Ⅱ型和肝管受累范围小的Ⅲ型肝门部胆管癌，需在胆囊和肝外胆管切除基础上行中央区肝部分切除术，通常包括尾状叶切除，甚至联合半肝切除术，根据残肝断面胆管的数目、口径大小等情况进行胆肠 Roux-en-Y 吻合术。Ⅲ型肝门部胆管癌患者通常需行半肝切除术。Ⅳ型患者多无手术切除机会，部分患者可能通过肝中叶或扩大半肝切除联合全尾状叶切除术，甚至联合门静脉、肝动脉切除重建，达到根治效果。手术切缘状态是影响胆管癌根治术后长期生存的重要因素，因此术中常规应对胆管切缘进行冰冻病理检查，争取达到 R0 切除。术中必须对区域淋巴结进行清扫。需联合大范围肝切除的患者，术前总胆红素过高（≥ 200 μmol/L）时应先进行减黄治疗，以保护肝功能、提高手术耐受性。预计剩余肝体积不足标准肝体积的 40% 时，术前可行门静脉栓塞术（PVE）以增加剩余肝体积。

3. **中段胆管癌** 切除胆囊、肿瘤及距肿瘤边缘 0.5 cm 以上的胆管，确保远、近端胆管切缘均无肿瘤残留，同时行区域淋巴结清扫，肝总管-空肠 Roux-en-Y 吻合术。

4. **下段胆管癌** 需行胰十二指肠切除术。

5. **不可切除的晚期胆管癌的姑息治疗** 对于术前发现不可切除的晚期胆管癌患者，尽量采用非手术方法缓解症状，包括缓解黄疸、减轻疼痛、解除十二指肠梗阻等。根据胆道梗阻的位置，可以使用内镜或 PTBD 等途径放置胆管支架解除黄疸。十二指肠梗阻一般见于远端胆管癌，可通过内镜下十二指肠支架植入术缓解。姑息手术治疗并不能延长患者生存期或减少并发症的发生率，适用于内镜治疗失败或手术探查时发现不可切除的患者，如肝总管空肠吻合术、经圆韧带入路行左肝管-空肠 Roux-en-Y 吻合术、左肝内胆管空肠吻合术（Longmire 手术）、胃空肠吻合术等。晚期胆管癌的系统治疗以化疗为主，方案包括吉西他滨、顺铂或奥沙利铂、白蛋白紫杉醇、替吉奥或卡培他滨等药物单独或联合应用。免疫和靶向治疗主要适用于伴有 MSI-H/dMMR 肿瘤或融合基因突变的患者。化疗联合免疫治疗可进一步改善患者预后。

6. **术后辅助治疗** 手术切除术后的辅助放、化疗对胆管癌的预后改善作用极为有限。近期临床研究结果显示口服卡培他滨单药治疗 6 个月能够显著延长根治术后胆管癌患者总生存期。术后辅助放疗主要适用术后切缘阳性的 R1/R2 或合并淋巴结转移的胆管癌患者。

（五）预后

胆管癌患者的预后主要与肿瘤分期和根治性手术切除相关。临床研究显示胆管癌的总体 R0 切除率可达 75% 以上，然而根治术后总体 5 年生存率仍仅为 20%～45%，这主要是由于淋巴结转移患者的预后更差，因此提高早期诊断率是改善胆管癌患者预后的重要手段。无法手术根治的晚期患者的中位生存期仅为 5～8 个月。

整合思考题

1. 行腹腔镜下胆囊切除术的患者合并哪些高危因素建议术中送冰冻病理检查？胆囊癌的标准术式及切除清扫范围是什么？
2. 请简述不同部位（肝门部、中段、下段）胆管癌的治疗原则及手术方式。

整合思考题解析

（田孝东）

参考文献

[1] M.D. Cameron, John L., Corinne Sandone. Atlas of Gastrointestinal Surgery. 2nd ed. New

Haven：Pmph USA Ltd，2014.

［2］二村雄次.要点与盲点：胆道外科：第2版.董家鸿，译.北京：人民卫生出版社，2010.

［3］黄志强，黄晓强，宋青.黄志强胆道外科手术学.2版.北京：人民军医出版社，2010.

［4］Frank H. Netter. Atlas of Human Anatomy. 7th ed. Louis：Elsevier，2008.

［5］吴孟超，吴在德.黄家驷外科学.8版.北京：人民卫生出版社，2020.

［6］Courtney M. Townsend Jr，R. Daniel Beauchamp，B. Mark Evers，et al. 克氏外科学：第19版.彭吉润，译.北京：北京大学医学出版社，2015.

［7］Ilyas SI，Affo S，Goyal L，et al. Cholangiocarcinoma-novel biological insights and therapeutic strategies. Nat Rev Clin Oncol，2023，20（7）：470-486.

［8］Brindley PJ，Bachini M，Ilyas SI，et al. Cholangiocarcinoma. Nat Rev Dis Primers，2021，7(1)：65.

第十二章 胰腺疾病

第一节 胰腺炎

学习目标

- **基本目标**
  1. 掌握急性胰腺炎的病因及流行病学特点；急性胰腺炎的定义，急性胰腺炎的症状及临床表现。
  2. 熟练掌握急性胰腺炎的临床表现特点，运用诊断学相关知识分析急性胰腺炎的病例特点，能够正确进行临床病例的分型。
  3. 掌握急性胰腺炎的诊断方法及鉴别诊断思路。掌握不同类型急性胰腺炎的治疗方法、原理。
  4. 掌握急性胰腺炎的内镜治疗原则、时机，能够为临床病例选择合理的治疗方式。
  5. 基本掌握慢性胰腺炎的病因及流行病学特点。理解慢性胰腺炎的定义。
  6. 熟练掌握慢性胰腺炎的临床表现特点及转归。
  7. 掌握慢性胰腺炎的诊断方法及鉴别诊断思路，能够合理选择辅助检查用于慢性胰腺炎的诊断。
  8. 掌握慢性胰腺炎的治疗原则。
- **发展目标**
  1. 深入理解急性胰腺炎的症状学，辅助检查特点，根据临床表现和辅助检查推断可能的疾病病因及分级。
  2. 理解可用于急性胰腺炎的诊断技术与方法，各类方法的适用范围、优缺点，合理选择诊断方法用于疾病诊断。
  3. 能够掌握急性胰腺炎各种影像学的经典表现。
  4. 从解剖学、组织学、生理学等多学科角度，认识急性胰腺炎、慢性胰腺炎的实质。
  5. 从临床表现入手，可以进行急性胰腺炎病例的诊断及治疗。

学习目标

6. 深入理解慢性胰腺炎的临床特点。理解可用于慢性胰腺炎诊断的影像学方法，区分各种影像学的经典表现。理解慢性胰腺炎内镜治疗的各种方法。
7. 了解慢性胰腺炎诊治新进展。
8. 从教科书和医学专著出发，灵活运用循证医学方法和工具，查找医学文献，进行部分内容的自学，以及知识拓展。

一、急性胰腺炎

1652年，丹麦解剖学家杜尔（Nicholas Tulp）首次对急性胰腺炎（acute pancreatitis，AP）进行了相关临床描述，而在之后的数百年中人们对胰腺炎的认识发展缓慢。直至19世纪末20世纪初，随着以解剖为基础的病理学研究的发展，人们对急性胰腺炎的认识才逐步浮现。先后出现了一批杰出病理学家，提出了著名的急性胰腺炎分型，即出血性、化脓性、坏疽性。1896年，Chiari提出胰腺炎是胰腺自身消化的结果。Nicholas enn进行了大量有关胰腺手术的动物实验，为胰腺炎外科治疗奠定了研究基础。之后，Elman于1929年建立血清淀粉酶检测，用于急性胰腺炎的诊断。自1984年Kivisaari采用增强CT诊断坏死性胰腺炎及其坏死范围以来，其在诊断急性胰腺炎、对疾病分类、评估疾病疗效等方面起到了重要作用。1992年，亚特兰大会议为急性胰腺炎分级制定了一项全球性和普遍适用的标准，并于2012年进行了修订。随着对器官衰竭和急性胰腺炎病理生理的认识、影像学技术的改进、药物的发展、支持治疗手段的加强、循证医学数据的证实，目前急性胰腺炎的诊治在百年来有新的进展：①分类采用更符合临床的轻、中、重三分类；②根据影像学评估规范化术语，如急性胰周液体积聚、急性坏死物积聚、胰腺假性囊肿、包裹性坏死等；③治疗经历了从原先以早期即外科治疗为主，转变为以保守治疗结合外科介入微创等多学科综合治疗模式，强调适时的手术介入时机，从以往的"大量液体治疗"转为以"控制性体液复苏"治疗，从以往长时间禁食改为提倡早期肠内营养支持治疗等变化。本部分内容以最新的研究和循证医学证据为依据，综合了病理学、病理生理学、内科学、外科学等相关学科的理论，系统阐述了急性胰腺炎的流行病学、诊断、治疗等内容。

胰腺是一个具有内分泌和外分泌功能的器官，它的外分泌功能主要是分泌各种消化酶消化食物（图12-1），这些酶都以酶原形式储存于胰腺内。急性胰腺炎指因胰酶异常激活对胰腺自身及周围器官产生消化作用而引起的、以胰腺局部炎症反应为主要特征，甚至可导致器官功能障碍的急腹症。可导致胰腺水肿、出血及坏死等炎症性损伤。临床以急性上腹痛及血淀粉酶或脂肪酶升高为特点。多数患者病情轻，预后好；少数患者可伴发多器官功能障碍及胰腺局部并发症，死亡率高。除了常规的内科及外科治疗，消化内镜技术在急性胰腺炎的治疗方面正在发挥越来越重要的作用。

【流行病学】

目前，我国尚缺乏完整的急性胰腺炎流行病学资料。从世界范围来看，急性胰腺炎是常见的需住院治疗的消化系统急症，其发病率存在一定地区差异，为（4.9～73.4）/10万。近年来，急性胰腺炎的发病率呈上升趋势，临床需高度重视。

【病因】

1. 胆道疾病　胆石症及胆道感染等是AP的主要病因。共同通道学说指出：胰管与胆总管

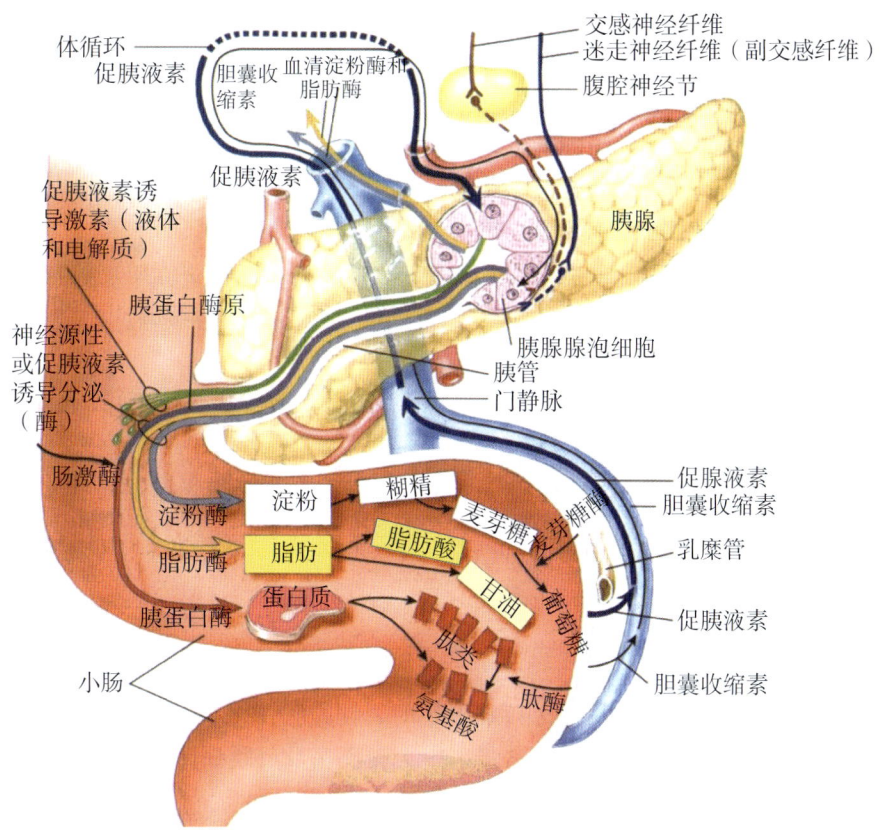

图 12-1　胰腺的消化功能以及调节因素

汇合成共同通道开口于十二指肠壶腹部，一旦结石、蛔虫嵌顿在壶腹部、胆管内炎症或胆石移行时损伤 Oddi 括约肌等，都可以导致胰管流出道不畅，胰管内高压诱发胰腺炎。微小胆石容易导致 AP，因其在胆道系统内的流动性，加之结石较小，在影像检查上较难发现，增加了临床诊断的困难。在我国，胆石症仍是急性胰腺炎的最主要病因。

2．酒精　可促进胰液分泌，大量饮酒时，酒精刺激胰液分泌，当胰管流出道不能充分引流大量胰液时，胰管内压升高，引发腺泡细胞损伤。酒精在胰腺内氧化代谢时产生大量活性氧，也有助于激活炎症反应。此外，酒精常与胆道疾病共同导致 AP。近几年来，我国因大量饮酒导致的急性胰腺炎有明显增加趋势。

3．代谢障碍　高甘油三酯血症可能因脂球微栓影响胰腺微循环及胰酶分解甘油三酯致毒性脂肪酸损伤细胞而引发或加重 AP。当血甘油三酯大于 11.3 mmol/L 时，实验研究提示极易发生 AP。Ⅰ型高脂蛋白血症多见于小儿或非肥胖、非糖尿病青年，因严重高甘油三酯血症而反复发生 AP，此为原发性高三酰甘油血症 AP。肥胖患者发生 AP 后，因严重应激、炎症反应，血甘油三酯水平迅速升高，外周血样本可呈明显脂血状态，常作为继发的病因加重、加速 AP 发展。

4．胰管阻塞　胰管结石、蛔虫、狭窄、肿瘤（壶腹周围癌、胰腺癌）可引起胰管阻塞和胰管内压升高。如胰腺分裂是一种胰腺导管的先天发育异常，即主、副胰管在发育过程中未能融合，大部分胰液经狭小的副乳头引流，容易发生引流不畅导致胰管内高压。

5．手术与创伤　内镜逆行胆胰管造影（ERCP）插管时导致的十二指肠乳头水肿或注射造影剂压力过高等可引发本病。腹腔手术、腹部钝挫伤等损伤胰腺组织，导致胰腺严重血液循环障碍，均可引起 AP。十二指肠降段疾病球后穿透溃疡、邻近十二指肠乳头的肠憩室炎等炎症也可直接波及胰腺。

6．高钙血症　甲状旁腺肿瘤、维生素 D 过多等所致的高钙血症可致胰管钙化、胰液引流不畅、促进胰酶提前活化而促发本病。

7. **药物** 噻嗪类利尿剂、硫唑嘌呤、糖皮质激素、磺胺类等药物可导致AP，多发生在服药最初2个月，与剂量无明确相关。

8. **暴饮暴食** 大量进食后刺激胰液分泌，可能导致胰管内压力升高，可引发AP。进食尤其是高蛋白高脂肪食物常成为AP的诱因。应仔细寻找潜在的病因，如有无共同通道梗阻以及高脂血症。一般单纯暴饮暴食作为病因的AP相对较少。

9. **感染及全身炎症反应** 急性胰腺炎可继发于急性流行性腮腺炎、甲型流感、肺炎衣原体感染、传染性单核细胞增多症、柯萨奇病毒等，常随感染痊愈而自行缓解。在全身炎症反应时，作为受损的靶器官之一，胰腺也可有急性炎症损伤。

10. **其他** 各种自身免疫性的血管炎、胰腺主要血管栓塞等血管病变可影响胰腺血供，这一病因在临床相对少见。

少数病因不明者，称为特发性AP，但是实际上很多的特发性胰腺炎患者只是在临床上未能发现病因，例如未能诊断的胆石症、高脂血症，以及解剖异常。

案例12-1A 解析

案例12-1A

男性，51岁，主诉：上腹剧烈疼痛8小时，伴腹胀，恶心，无腹泻发热。

查体：入院时腹部膨隆，腹壁紧张，中上腹压痛及反跳痛阳性，移动性浊音阴性。肠鸣音减弱。HR 100次/分，BP 100/80 mmHg。

既往：冠状动脉粥样硬化性心脏病，陈旧下壁心肌梗死1年；长期饮酒史20年。高血压病史；糖耐量异常史。

入院后完善检查：血淀粉酶 3230 U/L，脂肪酶 > 2000 U/L，WBC 21.82×10^9/L；血糖 12.4 mmol/L；血气分析：pH 7.34 PO_2 55.9 mmHg；LDH、AST、胆红素、肌酐、BUN、血钙均正常。

问题：
患者此时诊断考虑什么疾病可能大？分型是什么？应该继续完善哪些检查？

【发病机制】

急性胰腺炎是由于在胰管内高压等各种原因下，胰腺消化酶原大量活化，消化胰腺自身，增加血管通透性、导致大量炎性渗出。胰腺微循环障碍使胰腺出血、坏死。炎症过程中参与的众多因素可以以正反馈方式相互作用，使炎症逐级放大，当超过机体的抗炎能力时，炎症向全身扩展，出现多器官炎症性损伤及功能障碍。

【病理】

一般将急性胰腺炎分为：①急性水肿型（轻型），较多见，约占90%，表现为胰腺肿大、质地结实。胰腺周围可有少量脂肪坏死。显微镜下见间质充血、水肿和炎症细胞浸润，可见少量脂肪坏死，无明显胰实质坏死和出血。②急性出血坏死型（重型），较少见，病情严重。胰实质坏死，血管损伤引起水肿、出血和血栓形成。脂肪坏死，伴随炎症反应。可见大小不等的钙化灶（胰脂肪酶分解脂肪为脂肪酸和甘油，脂肪酸与血中钙结合成此斑，所以血钙下降）。由于胰液外溢和血管损伤，部分病例可有腹水、胸腔积液和心包积液。并可出现肾小球病变、急性肾小管坏死、脂肪栓塞和弥散性血管内凝血（disseminated intravascular coagulation，DIC）、急性呼吸窘迫综合征（acute respiratory distress syndrome，ARDS）。易出现脓肿、假性囊肿和瘘管形成（图12-2）。

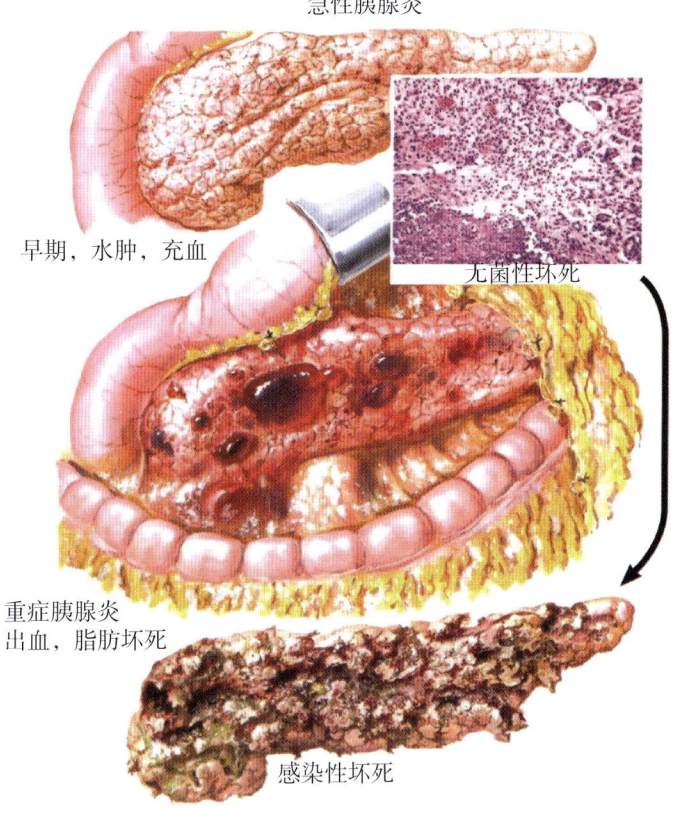

图 12-2 急性胰腺炎的病理改变
(引自奈特消化系统疾病彩色图谱, 2008)

(一) 急性胰腺局部并发症

1. 急性胰周液体积聚　AP 早期, 胰腺内、胰周较多渗出液积聚, 没有纤维隔, 可呈单灶或多灶状, 约半数患者在病程中自行吸收。

2. 胰瘘 (pancreatic fistula)　胰腺炎症致胰管破裂, 胰液从胰管漏出, 即为胰瘘。胰内瘘是难以吸收的胰腺假性囊肿及胰性胸腔积液、腹水的原因。胰液经腹腔引流管或切口流出体表, 为胰外瘘。

3. 胰腺假性囊肿 (pancreatic pseudocyst) 及胰性胸腔积液、腹水　含有胰内瘘的渗出液积聚, 常难以吸收, 病程 1 个月左右, 纤维组织增生形成囊壁, 包裹而成胰腺假性囊肿, 形态多样、大小不一。与真性囊肿的区别在于, 由肉芽或纤维组织构成的囊壁缺乏上皮, 囊内无菌生长, 含有胰酶。大量胰腺炎性渗出伴胰内瘘可导致胰性胸腔积液、腹水。

4. 胰腺坏死　单纯胰腺实质坏死、胰周脂肪坏死及胰腺实质伴胰周脂肪坏死发生的概率分别约为 5%、20% 及 75%。早期急性坏死物集聚 (acute necrotic collection, ANC) 含有实性及液体成分, 通常边界不清。1 个月左右随着病变周围网膜包裹、纤维组织增生, 这些实性及液性坏死物被包裹、局限, 称为包裹性坏死 (walled-off necrosis, WON)。

5. 胰腺脓肿 (pancreatic abscess)　胰周积液、胰腺假性囊肿或胰腺坏死感染, 发展为脓肿。

6. 左侧门静脉高压 (left-side portal hypertension, LSPH)　胰腺坏死严重、大量渗出、假性囊肿压迫和迁延不愈的炎症, 导致脾静脉血栓形成, 继而脾大、胃底静脉曲张。

(二) 急性胰腺炎全身并发症

急性胰腺炎全身并发症主要有全身炎症反应综合征 (systemic inflammatory response syndrome, SIRS)、脓毒症、多器官功能障碍综合征 (multiple organ dysfunction syndrome, MODS)、腹腔高压及

腹腔间隔室综合征（abdominal compartment syndrome，ACS）。腹腔压力升高时患者腹痛、腹胀明显。

【临床表现】

急性胰腺炎的典型症状为急性发作的持续性上腹部剧烈疼痛，常向背部放射，伴有腹胀、恶心、呕吐，且呕吐后疼痛不缓解，部分患者可出现心动过速、低血压、少尿等休克表现，严重脱水和老年患者可出现精神状态改变。胰腺炎疼痛向后背部放射的原因是胰腺属于腹膜后位器官，其在肿胀和渗出的情况下，可以刺激到后腹膜，从而引起背部疼痛。临床体征轻者仅表现为腹部轻压痛，重者可出现腹膜刺激征，偶见腰肋部皮下淤斑征（Grey-Turner征）和脐周皮下淤斑征（Cullen征）（图12-3）。在上述症状基础上，腹痛持续不缓解、腹胀逐渐加重，可陆续出现循环、呼吸、肠、肾及肝衰竭临床表现（表12-1）。

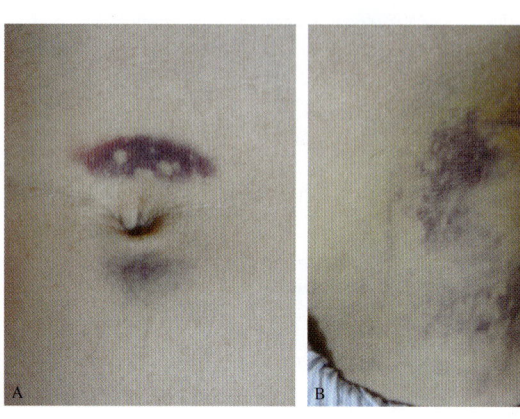

图12-3　Cullen征（A）与Grey-Turner征（B）

表12-1　急性胰腺炎多器官功能障碍的症状、体征及相应的病理生理改变

症状及体征	病理生理改变
低血压、休克	大量炎性渗出、严重炎症反应及感染
呼吸困难	肺间质水肿，成人呼吸窘迫综合征，胸腔积液；严重肠麻痹及腹膜炎
腹痛、腹胀、呕吐、全腹膨隆、张力较高、广泛压痛及反跳痛，移动性浊音阳性，肠鸣音少而弱，甚至消失	肠麻痹、腹膜炎、腹腔间隔室综合征
少尿、无尿	休克、肾功能不全
黄疸加深	胆总管下端梗阻；肝损伤或肝衰竭
Grey-Turner征，Cullen征	胰腺出血坏死
体温持续升高或不降	严重炎症反应及感染
意识障碍，精神失常	胰性脑病
上消化道出血	应激性溃疡，左侧门静脉高压
猝死	严重心律失常

案例12-1B

该患者入院时行腹部增强CT，结果如下方a、b所示。

案例12-1B（续）

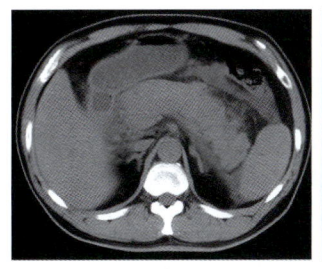
a

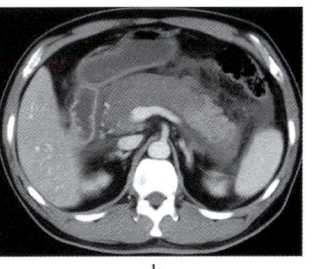
b

案例 12-1B 解析

一周后 CT 如下方 c 所示。

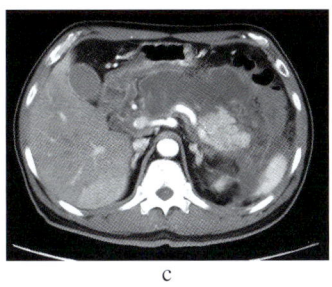
c

问题：
这个腹部 CT 提供了什么信息？对于诊断和治疗有何帮助？

【辅助检查】

1. **淀粉酶及脂肪酶检查** 诊断 AP 的重要血清标志物，胰酶测定对诊断有重要意义，目前常测定血、尿的淀粉酶和血清脂肪酶。血清淀粉酶在发病后 2～12 小时开始升高，24～48 小时达高峰，持续 3～5 天；有诊断意义。循环中的淀粉酶可以通过尿液排出，因此尿淀粉酶在发病 12～24 小时后开始上升，且下降较缓慢。但轻度的肾功能改变以及尿液浓缩都可以影响尿淀粉酶检测的准确性和特异性，故对临床诊断价值不大。应注意，淀粉酶的高低与病变的轻重不一定呈正比，胰腺广泛坏死后，腺泡破坏严重，淀粉酶生成减少，血、尿淀粉酶均可以不升高；血清脂肪酶在发病后 24 小时升高。对有腹膜炎体征而诊断较困难者可行腹腔穿刺。腹腔穿刺液中淀粉酶若明显高于血清淀粉酶水平，提示胰腺炎较重；腹腔穿刺液混浊，淀粉酶和脂肪酶增高有诊断意义。

2. **反映 AP 病理生理变化的实验室检测指标**（表 12-2）

表 12-2 反映急性胰腺炎病理生理变化的实验室检测指标

检测指标	病理生理变化
白细胞升高	炎症或感染
C 反应蛋白 > 150 mg/L	炎症反应
	休克
血糖升高	胰岛素释放减少、胰高血糖素释放增加、胰腺坏死；急性应激反应
TBil、AST、ALT ↑	胆道梗阻，肝损伤
白蛋白下降	大量炎性渗出、肝损伤
尿素氮、肌酐升高	休克、肾功能不全
血氧分压下降	成人呼吸窘迫综合征

检测指标	病理生理变化
血钙 < 2 mmol/L	Ca^{2+} 内流入腺泡细胞，胰腺坏死
血甘油三酯升高	既可能是 AP 的病因，也可能系急性应激反应所致
血钠、钾、pH 异常	肾功能受损、内环境紊乱

3. **胰腺等脏器影像变化** B 超和 CT：超声检查是胰腺炎的初筛检查可以明确胰腺病变的性质、部位和范围，有无胰腺外浸润及范围和程度，B 超因常受胃肠道积气的干扰，在急性胰腺炎发作时对胰腺形态观察多不满意，但可了解胆囊及胆管情况，是胰腺炎胆源性病因的初筛方法。腹部 CT 平扫有助于确定有无胰腺炎、胰周炎性改变及胸腔积液、腹水；增强 CT 可以通过判断胰腺血运而确定胰腺坏死程度及范围，因增强 CT 对患者肾功能可能造成影响，另外，急性坏死性胰腺炎初期增强 CT 表现不明显，一般宜在起病 72 小时后进行增强 CT 检查（表 12-3），而定期 CT 检查可以观察病变演变的情况。

MRI 可用于碘造影剂过敏、肾功能不全、年轻或妊娠患者，其检查胰腺水肿的灵敏度优于 CT，亦可用于判断局部是否存在并发症，但对诊断积聚液体中气泡的灵敏度较差。

对可疑胆源性急性胰腺炎的患者，应在入院时或发病 48 小时内行超声检查，以明确是否存在胆道系统结石。磁共振胰胆管成像（magnetic resonance cholangiopancreatography，MRCP）或超声内镜检查（endoscopic ultrasound，EUS）有助于发现隐匿性胆道系统结石。

腹部 X 线摄片：可见横结肠、胃等充气扩张，麻痹性肠梗阻，或有左侧膈肌上升，左下胸腔积液等。

表 12-3 急性胰腺炎改良 CT 严重指数（MCTSI）评分

计分	胰腺炎症反应	胰腺坏死	胰腺外并发症
0	胰腺形态正常	无坏死	
2	胰腺及胰周炎性改变	坏死 < 30%	胸腔积液、腹水、脾、门静脉血栓，胃流出道梗阻等
4	单发或多个积液区或胰周脂肪坏死	坏死 > 30%	

注：改良 CT 严重指数（MCTSI）为炎症反应、坏死与胰腺外并发症评分之和，其中 0～2 分为轻度 AP，4～6 分为中重症 AP，8～10 分为重症 AP（SAP）。

案例 12-1C

该患者经过内科治疗后，腹痛消失，逐步恢复正常饮食，患者诉间断腹胀不适，2 月后突然出现高热，体温 39～40℃。腹胀、腹痛明显加重。WBC（10～12）×10^9/L。换用亚胺培南西司他丁钠（泰能）、奥硝唑抗感染仍然效果不明显。CT 显示如下。

问题：

此时考虑什么诊断？选择何种治疗方法？

患者经超声内镜穿刺后植入塑料支架，引流后囊肿明显缩小，腹痛和发热明显好转。

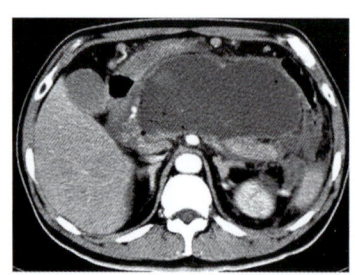

2 月后腹部 CT

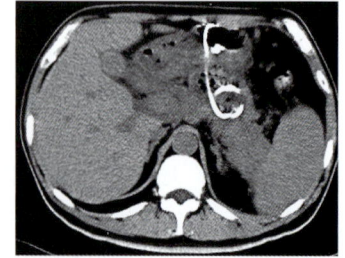

该患者选择超声内镜经胃壁穿刺置入支架

【诊断】

急性胰腺炎的诊断标准包括以下3项：①上腹部持续性疼痛；②血清淀粉酶和（或）脂肪酶浓度高于正常上限值3倍；③腹部影像学检查结果显示符合急性胰腺炎影像学改变。上述3项标准中符合2项即可诊断为急性胰腺炎。

（一）急性胰腺炎的严重程度分级

临床常用的急性胰腺炎严重程度分级包括修订版Atlanta分级（revised Atlanta classification，RAC）及基于决定因素的分级（determinant-based classification，DBC），目前使用前者居多。

RAC标准：①轻症急性胰腺炎（mild acute pancreatitis，MAP）。占急性胰腺炎的80%~85%，不伴有器官功能障碍及局部或全身并发症，通常在1~2周内恢复，病死率极低。②中重症急性胰腺炎（moderately severe acute pancreatitis，MSAP）。伴有一过性（≤48h）的器官功能障碍和（或）局部并发症，早期病死率低，如坏死组织合并感染，则病死率增高。③重症急性胰腺炎（severe acute pancreatitis，SAP）。占急性胰腺炎的5%~10%，伴有持续（>48h）的器官功能障碍，病死率高。器官功能障碍的诊断标准基于改良Marshall评分系统，任何器官评分≥2分可定义存在器官功能障碍（表12-4）。

表12-4 器官功能衰竭的改良Marshall评分

	0	1	2	3	4
呼吸（PaO_2/FiO_2）	>400	301~400	201~300	101~200	<101
循环（收缩压，mmHg）	>90	<90 补液后可纠正	<90 补液不能纠正	<90 pH<7.3	<90 pH<7.2
肾（肌酐，μmol/L）	<134	134~169	170~310	311~439	>439

注：PaO_2为动脉血氧分压，正常值95~100mmHg；FiO_2为吸入氧浓度，空气（21%），纯氧2 L/min（25%），纯氧4 L/min（30%），纯氧6~8 L/min（40%），纯氧9~10 L/min（50%）。既往有慢性肾衰竭患者的评分依据基线肾功能进一步恶化的程度而定。血压评定是在未使用正性肌力药物情况下。

DBC基于器官功能障碍和感染两项预后因素进行分类：①轻型急性胰腺炎，无胰腺（胰周）坏死及器官功能障碍；②中型急性胰腺炎，无菌性胰腺（胰周）坏死和（或）一过性（≤48h）器官功能障碍；③重型急性胰腺炎，感染性胰腺（胰周）坏死或持续性（>48h）器官功能障碍；④危重型急性胰腺炎（critical acute pancreatitis，CAP），持续性器官功能障碍伴感染性胰腺（胰周）坏死（表12-5）。

目前研究结果表明，RAC和DBC在预测急性胰腺炎患者的病死率、ICU入住率及ICU住院时间等方面无明显差异。DBC需明确是否存在胰腺和（或）胰周感染，不适用于病程早期。CAP患者伴有持续器官功能障碍和胰腺（胰周）坏死感染，虽不常见，但病死率高，临床需给予高度重视。本部分的SAP指RAC中的SAP。

表12-5 急性胰腺炎程度诊断

	MAP	MSAP	SAP	CAP
器官衰竭	无	<48小时内恢复	>48小时	>48小时
	和	和（或）	或	和
胰腺坏死	无	无菌性	感染性	感染性

（二）SAP的预测

早期识别可能进展为重症的病例，并采取更积极的监护及治疗措施，有助于改善患者预后。

实验室检查中的血细胞比容、血清尿素氮及 C 反应蛋白水平与疾病严重程度存在一定相关性，但准确性不佳。临床上曾提出多种评分系统（如 APACHE Ⅱ、Ranson 评分、急性胰腺炎严重程度床边指数等）来预测 SAP 的发生，但均存在不足，不能满足临床需求。在此情况下，严密监测患者生命体征，评估是否存在器官功能障碍至关重要。对存在器官功能障碍的患者，应进入 ICU 治疗。

（三）急性胰腺炎的病程分期

急性胰腺炎的病程可分为早期和后期，两个阶段相互重叠，分别对应急性胰腺炎病程中的两个死亡高峰。早期指发病至发病后 2 周，其特点为出现全身炎症反应综合征（systemic inflammatory response syndrome，SIRS）及器官功能障碍。虽然急性胰腺炎早期阶段可出现局部并发症，但此时的局部并发症不是疾病严重程度的主要决定因素。后期指发病 2 周后，其特点为有可能持续存在的 SIRS、器官功能障碍和局部并发症。在病程的后期，持续存在的 SIRS 和器官功能障碍是病情严重程度的重要决定因素。此外，局部并发症，特别是感染性并发症亦会影响患者预后。

【鉴别诊断】

急性胰腺炎常需与胆石症、消化性溃疡、急性肠梗阻等急腹症及心肌梗死鉴别。这些急腹症时，血淀粉酶及脂肪酶水平也可升高，但通常低于正常值的 2 倍。所需鉴别疾病的临床特征详见本系列教材相应章节。

【治疗】

急性胰腺炎的治疗，特别是伴有多种并发症的 SAP 的治疗是涉及外科、消化内科、急诊科、重症医学科、感染科、介入科、营养科、康复科等多个学科的复杂问题，应采用多学科协作诊治的模式。从炎症反应到器官功能障碍至器官衰竭，可经历时间不等的发展过程，病情变化较多，应予细致的监护，根据症状、体征、实验室检测、影像学变化及时了解病情发展。

（一）早期治疗

急性胰腺炎的早期治疗主要包括减少胰液分泌、液体治疗、镇痛与营养支持、针对病因和早期并发症的治疗。

1. **减少胰液分泌治疗** 禁食。食物是胰液分泌的天然刺激物，起病后短期禁食，降低胰液分泌，减少胰酶对胰腺的自身消化。让胰腺休息一直是治疗急性胰腺炎的理论基础，但发生急性胰腺炎时，腺泡细胞处于广泛凋亡甚至是坏死状态，胰腺外分泌功能严重受损，通过禁食抑制胰液分泌对胰腺炎的治疗效果有限。病初 48 小时内禁食，有助于缓解腹胀和腹痛。

2. **生长抑素及质子泵抑制剂** 胃肠黏膜 D 细胞合成的生长抑素可抑制胰泌素和胆囊收缩素刺激的胰液基础分泌。质子泵抑制剂可以通过减少胃酸分泌从而减轻对胰液分泌的刺激。

3. **急性胰腺炎患者的液体治疗** 早期液体治疗可改善组织灌注，需在诊断急性胰腺炎后即刻进行。乳酸林格液、生理盐水等晶体液可作为液体治疗的首选。开始时，推荐以 5～10 $ml \cdot kg^{-1} \cdot h^{-1}$ 的速度进行液体治疗，过程中应警惕液体负荷过重导致的组织水肿及器官功能障碍。

目前，液体治疗成功的指标尚未统一，可参考以下复苏目标，包括尿量 > 0.5 ml/kg/h、平均动脉压 > 65 mmHg（1 mmHg=0.133 kPa）、中心静脉压 8～12 mmHg、中心静脉血氧饱和度 ≥ 70%。另外，动脉血乳酸、血清尿素氮水平及血细胞比容的下降亦提示复苏有效。对持续存在低血压的急性胰腺炎患者，可在液体复苏过程中或之后给予去甲肾上腺素提升血压。

4. **急诊内镜逆行胰胆管造影（endoscopic retrograde cholangiopancreatography，ERCP）** 治疗指征与时机：胆道系统结石是急性胰腺炎的常见病因。多年来，急诊 ERCP 治疗是否有助于缓解胆源性急性胰腺炎的病情尚存在争议。不推荐对预测为轻症的急性胰腺炎患者行急诊 ERCP 治疗。目前认为，急诊 ERCP 仅适用于胆源性胰腺炎合并胆管炎患者，且应在患者入院 24 小时内完成。对于存在持续性胆道梗阻的患者亦可考虑 ERCP 治疗，手术时机可放宽至入院后 72 小时内。

5．急性胰腺炎患者的镇痛治疗　疼痛是急性胰腺炎的主要症状，缓解疼痛是临床重要的治疗目标。明显疼痛的急性胰腺炎患者应在入院 24 小时内接受镇痛治疗。阿片类药物和非甾体抗炎药等均曾用于急性胰腺炎患者的镇痛治疗，但各种镇痛药用于治疗急性胰腺炎有效性和安全性的证据有限。对严重腹痛者，可肌内注射哌替啶镇痛，每次 50～100 mg。由于吗啡可增加 Oddi 括约肌压力、胆碱能受体拮抗剂如阿托品可诱发或加重肠麻痹，故均不宜使用。

6．急性胰腺炎患者的营养支持治疗　相较于肠外营养，肠内营养对于不同严重程度的急性胰腺炎患者是安全、可耐受的，可降低感染性并发症、MODS 和死亡的发生率。患者对鼻胃管和鼻空肠管的耐受性，以及操作后并发症发生率和病死率无显著差异。近年来，研究结果显示，鼻胃管有较好的安全性和可行性。相较于鼻空肠管，鼻胃管的放置更便捷，但当患者存在胃排空延迟或幽门梗阻时，应使用鼻空肠管。

多项 Meta 分析结果支持急性胰腺炎发病 24 小时或 48 小时内启动肠内营养；48 小时内启动肠内营养比延后启动更有效，表现在感染及器官功能障碍发生率和病死率更低等方面。研究显示，早期启动肠内营养是安全的。针对急性胰腺炎患者饮食成分的研究有限，传统认为要素饮食对胰腺刺激较轻，目前研究已证实低脂、软食是安全的，氨基酸型相较于短肽型或整蛋白型营养制剂无显著临床获益。

7．高甘油三酯血症性急性胰腺炎的早期治疗　与其他原因引起的急性胰腺炎相比，高甘油三酯血症性急性胰腺炎的临床表现更严重。急性胰腺炎合并静脉乳糜状血或血甘油三酯＞11.3 mmol/L 可明确诊断。除急性胰腺炎的常规治疗外，针对高甘油三酯血症性急性胰腺炎的早期治疗应包括禁食水≥ 24 h 后的饮食调节，使用降血脂药物及其他辅助降脂手段［小剂量低分子肝素、胰岛素、血脂吸附和（或）血浆置换］实现血脂的控制。目前，推荐尽快将甘油三酯水平降至 5.65 mmol/L 以下。

8．急性胰腺炎患者的预防性抗菌药使用　急性胰腺炎的治疗中，是否应预防性使用抗菌药物一直存在争议。研究结果显示，预防性使用抗菌药不能降低胰周或胰腺感染的发生率，反而可能增加多重耐药菌及真菌感染机会。因此，对于无感染证据的急性胰腺炎，不推荐预防性使用抗菌药。对于可疑或确诊的胰腺（胰周）或胰外感染（如胆道系统、肺部、泌尿系统、导管相关感染等）的患者，可经验性使用抗菌药，宜选择针对革兰氏阴性菌以及厌氧菌为主，脂溶性强能通过血 - 胰屏障的抗生素，并尽快进行体液培养，根据细菌培养和药物敏感性试验结果调整抗菌药。

9．急性胰腺炎的其他药物治疗　现阶段仍缺乏针对急性胰腺炎的特异性药物。外源性补充生长抑素或生长抑素类似物奥曲肽不仅可抑制胰液的分泌，更重要的是有助于控制胰腺及全身炎症反应。但生长抑素及其类似物在急性胰腺炎中的治疗价值尚缺乏高质量的临床证据。中药（大黄、芒硝及复方制剂，如清胰汤、大承气汤等）有助于促进患者胃肠道功能恢复，减轻腹痛、腹胀症状，可选择使用。

（二）后期治疗

急性胰腺炎的后期治疗主要针对其各种局部并发症。在此阶段，患者仍可能存在器官功能障碍。持续的器官功能障碍是患者预后不佳的独立危险因素，显著增加外科处理风险。急性胰腺炎的后期并发症主要包括假性囊肿（PP）、包裹性坏死（WON）、出血、消化道瘘等。

胰腺假性囊肿＜ 4 cm 的囊肿几乎均可自行吸收。＞ 6 cm 者或多发囊肿则自行吸收的机会较小，在观察 6～8 周后，若无缩小和吸收的趋势，则需要引流。其方式包括：经皮穿刺引流、内镜引流、外科引流。

胰腺脓肿的处理在充分抗生素治疗后，脓肿不能吸收，可行腹腔引流或灌洗，如仍不能控制感染，应施行坏死组织清除和引流手术。

（三）监护

从炎症反应到器官功能障碍至器官衰竭，可经历时间不等的发展过程，病情变化较多，应予以细致的监护，根据症状、体征、实验室检测、影像学变化及时了解病情发展。高龄、肥胖（BMI > 25 kg/m^2）、妊娠等患者是 SAP 的高危人群，采用急性生理慢性健康 Ⅱ 评分（acute physiological and chronic health evaluation Ⅱ，APACHE Ⅱ）有助于动态评估病情程度。该评分系统包括急性生理评分、年龄评分及慢性健康评分三部分，急性疾病的严重度通过量化多项生理学参数而予以评估。评估方法：下载 APACHE Ⅱ 软件，输入可在多数医院获得的 APACHE Ⅱ 所列参数即可。患者 APACHE ≥ 8，发生 SAP 的概率约为 70%，也是 SAP 的高危人群。

【预后】

轻症患者常在 1 周左右康复，不留后遗症。重症患者死亡率约 15%，经积极抢救器官衰竭、幸免于死亡的患者多有胰腺假性囊肿、包裹性坏死、胰腺脓肿和脾静脉栓塞等并发症，遗留不同程度胰腺功能不全。未去除病因的部分患者可经常复发 AP，反复炎症及纤维化可演变为慢性胰腺炎。

【预防】

积极治疗胆胰疾病，适度饮酒及低脂饮食，部分患者需严格戒酒。

（姚　炜）

二、慢性胰腺炎

案例 12-2 解析

案例 12-2

男性，50 岁。主诉：间断上腹痛 2 年，皮肤黄染 1 个月。现病史：患者 2 年来间断上腹痛，多于饱餐后出现，伴后背不适，自行按胃病治疗，服用奥美拉唑略有减轻。1 个月来无明显诱因纳差，皮肤黄染，尿色逐渐加深，粪便不成形，呈白陶土样。发病以来，体重逐渐下降 3 kg。既往史：30 年前行阑尾切除术。饮酒史 30 年，每日 1～2 两 50 度白酒。

入院查体：生命体征平稳，体温正常。皮肤巩膜黄染，未见肝掌、蜘蛛痣。心肺查体未见明显异常。腹平坦，无腹壁静脉曲张。腹软，中上腹轻压痛，无肌紧张及反跳痛。腹部未及包块，肝脾未及，Murphy 征阴性，肝肾区无叩击痛，移动性浊音阴性。肠鸣音正常，双下肢无水肿。

辅助检查：WBC 4.79×10^9/L；Hb 132 g/L；PLT 166×10^9/L。尿常规：尿胆原 ++，胆红素 ++。血生化：GPT 231 U/L；GOT 172；TBil 102.5 μmol/L；DBil 80.4 μmol/L；ALP 425 U/L。血淀粉酶 195 U/L；血脂肪酶 535 U/L。腹部增强 CT：胰腺头部略饱满，头颈部胰管狭窄，体尾部胰管不规则扩张，可见胰管结石，胆总管胰腺段狭窄，上部及肝内胆管扩张。

问题：
1. 患者慢性胰腺炎的病因是什么？
2. 为明确诊断需要进一步作何检查？
3. 请结合病例，制订患者的治疗和随访方案。

慢性胰腺炎（chronic pancreatitis，CP）是一种由遗传、环境等各种原因导致的胰腺局部或弥漫性的慢性进展性炎症，长期的慢性炎症导致胰腺形态改变和内外分泌功能的不可逆损害。

临床上表现为反复上腹痛，伴或不伴急性胰腺炎（AP）的反复发作。随着疾病的进展，部分患者可出现糖耐量异常、糖尿病、脂肪泻等胰腺内外分泌功能不全的表现。影像学上表现为胰腺实质萎缩、钙化，胰管表现为不规则狭窄或扩张并出现胰管结石。病理特征表现为胰腺腺泡萎缩、破坏和间质纤维化。

【流行病学】

CP 的发病率为 9.62/10 万，死亡率为 0.09/10 万；以男性为主，其数量约为女性的 2 倍。CP 患病率在不同地区之间存在着明显差异。一项研究显示，我国 1994—2004 年 CP 患病率从 3.08/10 万人逐渐增加至 13.52/10 万人；印度的慢性胰腺炎患病率最高，约为 125/10 万人，其中大部分为热带型慢性胰腺炎；日本在 2011 年基于全国的统计发现，CP 的年患病率和发病率分别为 52.4/10 万人和 14.0/10 万人。而在美国，通过商业保险估算的 CP 患病率约为 73.4/10 万人，欧洲国家的患病率约为 120/10 万人。

作为一种环境和遗传因素综合作用的疾病，CP 病因具有显著的地域差异。以酒精性慢性胰腺炎（alcohol chronic pancreatitis，ACP）为例，日本第 7 次全国流行病学调查中显示，67.5% 的 CP 病因为酒精性，其次为特发性，约 20%。在美国，ACP 的比例约为 50%，在北欧为 48%；而在我国 ACP 仅占 20%，特发性慢性胰腺炎（idiopathic chronic pancreatitis，ICP）在我国的比例则高达 80%。ACP 在全球范围内发病率的差异，一方面和不同文化背景下人群酒精摄入度有关，另一方面也和诊断标准不同有关。在中国，ACP 的标准为男性酒精摄入量超过 80 g/d 或女性酒精摄入量超过 60 g/d 并且持续至少 2 年。

【病因和发病机制】

CP 病因复杂，由遗传、环境和（或）其他致病因素共同引起，其发病通常需要一个急性胰腺炎的前哨事件来启动炎症过程。此后，多种病因或危险因素维持炎症反应，导致进行性的纤维化。一些遗传变异、自身免疫可不需要急性胰腺炎的启动，促进特发性 CP 隐匿起病。TIGAR-O（toxic-metabolic，idiopathic，genetic，autoimmune，recurrent and severe acute pancreatitis and obstructive）清单总结了目前常见的 CP 病因，包括毒性/代谢相关因素、特发、遗传、自身免疫、复发性和重症急性胰腺炎以及阻塞性因素，2019 年提出的 TIGAR-O_V2 包含了 CP 发病相关因素的最新研究成果，在大类上 TIGAR-O_V2 仍然包括：酒精性等毒性代谢、特发性、基因、自身免疫/类固醇相关性胰腺炎、复发性胰腺炎和重症胰腺炎。

慢性胰腺炎的主要病因如下。

1. 酒精性慢性胰腺炎（alcoholic chronic pancreatitis，ACP） 长期过量饮酒和 CP 发病的关系早已得到充分论证。组织学研究发现，酒精及其代谢产物乙醛通过氧化应激促进胰腺星状细胞的活化和细胞外基质的产生，酒精也可通过内质网应激损伤胰腺腺泡细胞，导致胰腺纤维化。然而并非所有的长期过量饮酒均会导致 CP。CP 自然史研究显示，只有当酒精消耗量达到一定程度后才和 CP 发生相关，患者存在至少 2 年的慢性酗酒，对于男性而言，每日酒精摄入量超过 80 g，女性每日酒精摄入量超过 60 g 且除外其他已知的明确导致 CP 病因时考虑患者存在 ACP。近些年研究显示遗传因素参与了酒精引起 CP 发生和发展的过程。如 X 染色体连锁的 *CLDN2* 基因的风险等位基因被认为和 ACP 的发生发展明显相关，*CLDN2* 基因在男性人群中的比例为 0.26，而在女性人群中纯合子的比例仅为 0.07，这一定程度上解释了为何男性饮酒者更容易进展为 ACP。

TIGAR-O_V2 清单将烟草列为 CP 的主要危险因素之一。有研究发现吸烟是 59% 的 CP 患者的危险因素。烟草烟雾中含有的芳烃受体配体可诱导人体白细胞产生 IL-22，促进 CP 小鼠模型胰腺纤维化，IL-22 拮抗剂可有效抑制烟草引起的胰腺纤维化。而在真实世界中吸烟和饮酒往往是同时进行的，吸烟和饮酒协同促进 CP 的发生。遗传易感性在其中可能有着重要作用。

高脂血症和高钙血症是 AP 的常见原因，但是否是 CP 的危险因素一直存在争议。

2. **特发性胰腺炎（idiopathic pancreatitis）** 特发性慢性胰腺炎是指当前病因尚不清楚的一类 CP。TIGAR-O_V1 将 ICP 分为早发型（发病年龄 < 35 岁）、晚发型（≥ 35 岁）。ICP 在亚洲尤其是我国和印度最为常见，在我国 CP 患者中 ICP 的比例为 70% ~ 80%，印度 CP 患者中 ICP 比例约为 62%，在美国 30% 的 CP 患者病因被归类为 ICP。基因技术的发展带来了检测的便捷性，部分 ICP 患者的病因也逐渐被归类为遗传因素。相对于欧美国家，亚洲国家 CP 患者基因检测较少，导致了 ICP 的比例高于西方发达国家。

3. **遗传性胰腺炎（hereditary pancreatitis）** 遗传因素主要包括"常染色体显性遗传"和"常染色体隐性/修饰基因"两种遗传模式。随着基因测序技术的发展，CP 相关基因主要包括常染色体显性遗传、常染色体隐性遗传、多基因遗传、修饰基因、高甘油三酯血症综合征、罕见的非肿瘤性胰腺遗传变异相关综合征。发病年龄低于 35 岁、存在 CP 家族史且没有其他常见病因的 CP 患者需要考虑遗传因素参与发病可能，并对潜在的突变基因进行检测。

热带胰腺炎（tropical pancreatitis，TP）主要用于描述热带地区的 ICP。TP 好发于孟加拉国和印度南部地区，其他国家发病率极低。此病多见于青少年，患者发病年龄小，病程进展快，影像学上表现为胰管内巨大结石。TP 晚期可表现胰腺纤维钙化，并伴有内外分泌功能不全导致的糖尿病或脂肪泻。早期人们认为此病的发生和营养不良、食用含氰化物的木薯有关，然而这些观点却没有得到实验室或流行病学研究证实。近些年发现遗传因素在 TP 的发病过程中可能起着更大的作用。

4. **急性复发性胰腺炎（recurrent acute pancreatitis，RAP）和重症胰腺炎** 各种胆胰管疾病，解剖学异常（胰腺分裂、胰胆管汇流异常、胰腺外伤等）、感染、炎症或结石引起胰管和胆管交界处狭窄或梗阻，胰液流出受阻，引起急性复发性胰腺炎，在此基础上逐渐发展为 CP。早期基于影像学和组织学检查的 CP 定义认为 CP 发生的主要原因为急性重症 AP 导致的胰腺组织破坏或由于反复发作的急性胰腺炎导致的胰腺组织纤维化。早期研究也认为 RAP 可导致胰腺组织炎症，进而引起胰腺组织坏死和小叶纤维化、导管扭曲形成慢性胰腺炎。该学说认为 CP 的发展过程中存在先兆 AP 事件（sentinel acute pancreatitis event，SAPE），该事件对胰腺的损伤足够严重以至于吸引了大量单核细胞聚集并促进其分化和胰腺星型细胞增殖，而第二次胰腺腺泡细胞的损伤则导致了纤维化。第二次损伤不限于 RAP，也可以是应激、缺血、饮酒等，这些事件促进细胞因子的释放和胰腺内部巨噬细胞的激活，后者释放 TGF-β 刺激胰腺星状细胞分泌胶原导致胰腺纤维化。纤维化损伤了胰腺腺泡细胞功能，导致后者凋亡，促进慢性胰腺炎发生。

5. **自身免疫性胰腺炎（autoimmune pancreatitis，AIP）** 少见，占慢性胰腺炎的 3% ~ 6%，包括 1 型（IgG4 相关疾病，又称为淋巴浆细胞硬化性胰腺炎，LPSP）、2 型（特发性导管中心性胰腺炎，IDCP）。1 型 AIP 在世界范围内较 2 型 AIP 更为常见。1 型 AIP 临床上表现为 IgG4 水平升高并伴有胰腺外器官受累。2 型 AIP 是一种典型的胰腺特异性疾病，通常不伴有胰腺外部器官受累，血清学 IgG4 水平大多正常。AIP 患者无饮酒或胆石等其他慢性胰腺炎易感因素。迄今为止 AIP 的发病机制仍不清楚。综合文献报道，可能的机制包括①免疫因素：免疫介导的发病机制一直以来是 AIP 基础研究的重点，大量文献已证实，AIP 患者大多有高球蛋白血症以及血清 IgG4 水平升高，可检测出诸如抗核抗体、人类Ⅱ型碳酸酐酶抗体（ACA-Ⅱ）及抗淀粉酶 α-2A 抗体等，自身抗体的阳性表达，胰管基底膜上可见补体 C3 及 IgG 的沉积。同时，在患者外周血及胰腺组织中 $CD4^+$ T 细胞及 $CD8^+$ T 细胞的比例升高而 $CD45RA^+$ 调节性 T 细胞显著减少，说明细胞及体液免疫机制均参与了 AIP 的发生及发展。②遗传因素：免疫系统疾病往往可能有基因突变因素参与疾病发生，AIP 可与其他自身免疫性疾病（如系统性红斑狼疮、炎症性肠病）伴随发生，因此推测该病的发病亦有遗传因素的参与。

【病理】

CP 病变程度轻重不一。炎症可局限于胰腺小叶，也可累及整个胰腺。胰腺腺泡萎缩，弥漫性纤维化或钙化；胰管有多发性狭窄和囊状扩张，胰管内有结石、钙化和蛋白栓子。胰管阻塞区可见局灶性水肿、炎症和坏死，也可合并假性囊肿。上述改变具有进行性和不可逆性的特点。后期胰腺变硬，表面苍白呈不规则结节状，胰腺萎缩和体积缩小。纤维化病变也常累及脾静脉和门静脉，造成狭窄、梗阻或血栓形成，从而导致左侧区域性门静脉高压。

AIP组织学表现为非钙化性胰腺腺管的破坏和腺泡组织的萎缩，1型AIP（IgG4相关AIP）组织病理学特点为胰管周围广泛的淋巴细胞及浆细胞浸润、胰腺实质斑片状或席纹状纤维化、免疫组化见胰腺内大量IgG4阳性细胞浸润，上述病理改变也可出现在胆管、胆囊、肾、肺、腮腺等器官。2型AIP组织学特征为导管中心性胰腺炎，大量中性粒细胞浸润致胰腺导管内微脓肿形成，导管上皮细胞破坏、管腔狭窄。

【临床表现】

（一）症状

1. 腹痛 反复发作的上腹痛，初为间歇性，以后转为持续性上腹痛，平卧位时加重，前倾坐位、弯腰、侧卧蜷曲时疼痛可减轻。有时腹痛部位不固定，累及全腹，亦可放射至背部或前胸。腹痛程度轻重不一，严重者需用麻醉剂才能缓解疼痛。腹痛常因饮酒、饱食或高脂食物诱发，急性发作时常伴有血淀粉酶及脂肪酶升高。

腹痛的发病机制可能主要与胰管梗阻与狭窄等原因所致的胰管高压有关，其次是胰管本身的炎症、胰腺缺血、假性囊肿以及合并的神经炎等。

AIP的临床特点主要表现为起病隐匿，1型AIP患者以男性为主，通常发病年龄>55岁；2型AIP患者无明显性别差异，发病年龄约40岁。临床表现多样，首发表现常为进行性或间歇性梗阻性黄疸，轻微的慢性腹痛、体重下降，可伴有乏力、恶心、呕吐、腹胀等症状

2. 胰腺外分泌功能不全 慢性胰腺炎后期由于胰腺外分泌功能障碍可引起食欲缺乏、进食后上腹饱胀，消瘦，营养不良，水肿，及脂溶性维生素缺乏等症状，并出现脂肪泻。脂肪泻的定义为脂肪吸收率低于93%，或在标准的100g脂肪摄入后，收集72小时粪便，每24小时粪便内脂肪超过7g。

3. 胰腺内分泌功能不全 由于慢性胰腺炎引起胰腺β细胞破坏，半数患者可发生糖尿病。

（二）体征

多数患者无明显异常体征，或仅有上腹部轻压痛。当并发胰腺巨大假性囊肿时，腹部可扪及包块。当胰头肿大、胰腺囊肿压迫胆总管时，可出现黄疸。AIP常呈进行性加重的无痛性黄疸，易被误诊为胰腺癌或胆管癌。

【辅助检查】

（一）影像学

1. CT 胰腺钙化、胰管狭窄扩张、胰管结石、胰腺萎缩，CT是显示胰腺钙化的最优方法（图12-4）。IgG-AIP典型表现为局灶性或弥漫性胰腺增大，呈"sausage-shaped"（腊肠样）（图12-5）。

2. MRI及磁共振胰胆管成像（magnetic resonance cholangiopancreatography，MRCP） 胰管不规则扩张或胰腺假性囊肿等改变，对钙化和结石的显示不如CT（图12-6）。IgG-AIP特点为主胰管弥漫性或节段性狭窄，通常是弥漫性，少数为局限性；有时可见胆管狭窄，多累及胰腺段。

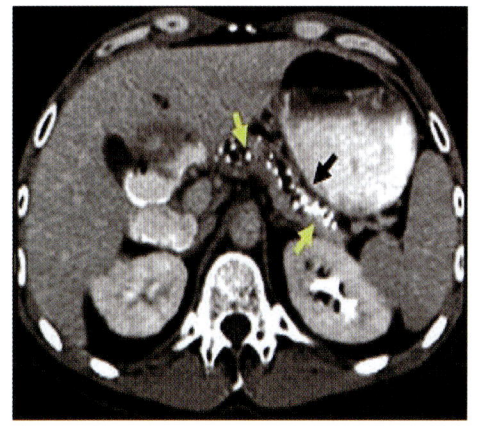

图12-4 慢性胰腺炎：CT胰腺钙化、胰管结石

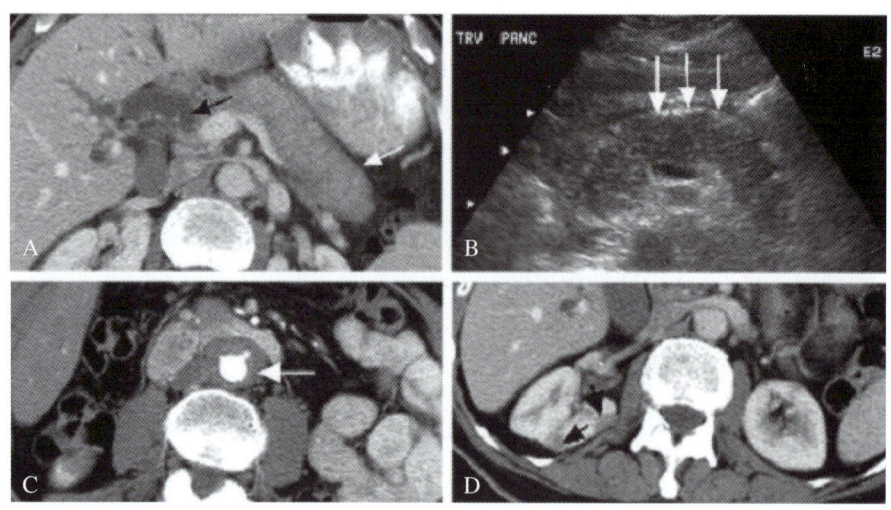

图 12-5　AIP 的影像学表现

A．增强横断位 CT 显示胰腺弥漫性增大（白箭头）。注意伴有肝内胆管及肝外胆管的扩大（黑箭头）。B．超声显示弥漫增大的胰腺及胰腺回声轻度减低（箭头）。C．肠系膜下动脉起源水平显示主动脉壁以及主动脉周软组织环形增厚（箭头），符合腹膜后纤维化。D．左肾静脉水平横断位 CT 显示肾两个低密度病变（箭头）

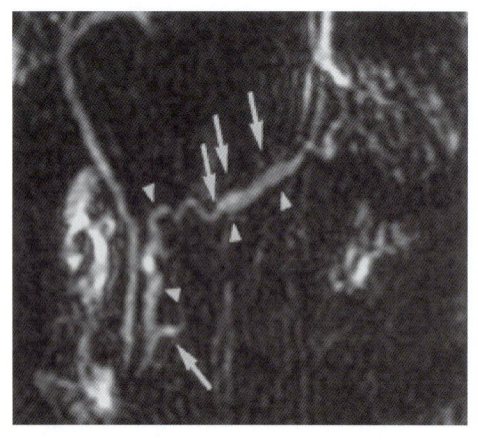

图 12-6　MRCP：胰管不规则狭窄扩张

3．超声内镜检查（endoscopic ultrasonography，EUS）经胃及十二指肠壁探查胰腺，更接近胰腺组织，对早期 CP 的诊断具有优势。EUS 引导下的细针穿刺抽吸活组织检查（EUS-FNA/B）主要用于肿块型 CP 与胰腺癌的鉴别。

4．ERCP 也是 CP 形态学诊断和分期的重要依据。但主要用于对于 CP 的治疗，现已不作为诊断性手段。

（二）胰腺内、外分泌功能测定

血糖测定、糖耐量试验及血胰岛素水平可反映胰腺内分泌功能。目前尚无准确且易行的临床检查手段来检测胰腺外分泌功能。

（三）免疫学检测

IgG4-AIP 患者血清 IgG4 水平 > 1350 mg/L，其他 AIP 抗核抗体及类风湿因子可呈阳性。

（四）基因学检测

对特发性、青少年以及有胰腺疾病家族史的 CP 患者，检测方法是取患者外周静脉血 DNA，主要筛查 *PRSS1*、*SPINK1*、*CTRCR* 等基因，推荐 Sanger 测序方法。

【诊断及鉴别诊断】

慢性胰腺炎的诊断依据 2002 年亚洲太平洋地区慢性胰腺炎诊断专家共识，诊断标准如下：①胰腺病理提示 CP 的典型改变；② ERCP 或 MRCP 检查见到胰管明显的迂曲、狭窄、扩张或胰管结石；③腹部 CT、超声、MRI 提示胰管结石、胰腺钙化或胰腺体积的严重萎缩；④ EUS 下表现为典型的 CP 改变；⑤胰腺内外分泌功能异常。

AIP 的诊断需综合症状、体征、影像学、超声内镜、血清 IgG4、病理学表现以及胰腺外器官损害等表现，并参考糖皮质激素的治疗效果。不同分型及具体诊断标准详见表 12-6 和表 12-7。

诊断思路在于首先确定有无 CP，然后寻找其病因。临床实践中 CP 的诊断通常是通过影像学检查发现的，腹部CT提示胰腺钙化、结石、胰管不规则狭窄扩张及胰腺萎缩等形态学改变，然后继续收集CP的病因证据，并进一步了解胰腺内外分泌功能，排除胰腺肿瘤。

需要鉴别的常见疾病包括：胆道疾病、小肠性吸收功能不良、慢性肝病等。CP与胰腺癌鉴别尤为重要，且有一定难度，常需要EUS引导下行细针穿刺活组织检查，甚至开腹手术探查。

表 12-6　1型 AIP 诊断标准

	1级	2级
P 实质影像	胰腺弥漫性肿大伴增强延迟	胰腺局部或局灶肿大伴增强延迟
D 导管影像	弥漫性（>1/3 上胰管长度）或多发主胰管狭窄，无上游胰管明显扩张	胰腺局部或局灶主胰管狭窄，无上游胰管明显扩张（内径<5mm）
S 血清学	IgG4 > 2倍正常上限	IgG4 1～2倍正常上限
O 胰腺外表现	A 或 B A．胰腺外器官组织学具备以下任何3项 （1）大量淋巴浆细胞浸润伴纤维化，无粒细胞浸润 （2）席纹样纤维化 （3）闭塞性静脉炎 （4）大量 IgG4⁺ 细胞（>10/HPF） B．典型的影像学具备以下至少1项 （1）局部/多发高位胆管或合并远端胆管的狭窄 （2）腹膜后纤维化	A 或 B A．胰腺外器官组织学（包括胆道内镜穿刺活检）具备以下2项 （1）大量淋巴浆细胞浸润伴纤维化，无粒细胞浸润 （2）大量 IgG4⁺ 细胞（>10/HPF） B．查体或影像学具备以下至少1项 （1）对称性涎腺或泪腺肿大 （2）与 AIP 相关的肾影像学描述
H 胰腺组织病理	LPSP 表现（活检或手术标本） 具备以下至少3条 （1）导管周围淋巴浆细胞浸润而无粒细胞浸润 （2）闭塞性静脉炎 （3）席纹样纤维化 （4）大量 IgG4⁺ 细胞（>10/HPF）	LPSP 表现（活检） 具备以下任何2条 （1）导管周围淋巴浆细胞浸润而无粒细胞浸润 （2）闭塞性静脉炎 （3）席纹样纤维化 （4）大量 IgG4⁺ 细胞（>10/HPF）
R 激素治疗效果	胰腺或胰腺外表现短期内（<2周）消退或明显改善	
诊断条件	确诊：H1+P 或 P1 + S/O/H 或 P2+（D/S1/O1/H1 ≥ 2项）或 S1/O1+R 或 D1+S2/O2/H2+R 疑诊：S2/O2/H2+R	

表 12-7　2型 AIP 诊断标准

	1级	2级
P 实质影像	胰腺弥漫性肿大伴增强延迟	胰腺局部或局灶肿大伴增强延迟
D 导管影像	弥漫性（>1/3 主胰管长度）或多发主胰管狭窄，无上游胰管明显扩张	胰腺局部或局灶主胰管狭窄，无上游胰管明显扩张（内径<5mm）
O 胰腺外表现		炎症性肠病
H 胰腺组织病理	IDCP 具备以下2条 （1）导管壁粒细胞浸润伴或不伴腺泡粒细胞浸润	IDCP 具备以下2条 （1）粒细胞及淋巴浆细胞腺泡浸润

续表

	1级	2级
	（2）少量或无 IgG4⁺ 浸润（0～10/HPF）	（2）少量或无 IgG4⁺ 浸润（0～10/HPF）
R 激素治疗效果	胰腺或胰腺外表现短期内（＜2周）消退或明显改善	
诊断条件	确诊：P+D+H1 或 P+D+H2+O+R 疑诊：P+D+H2+R 或 P+D+O+R	

【并发症】

CP 并发症包括主胰管狭窄、胰管结石、假性囊肿、胆总管狭窄、十二指肠梗阻、胰瘘、胰源性门静脉高压、胰源性胸腔积液和腹水、门静脉血栓及胰腺癌（图 12-7）。

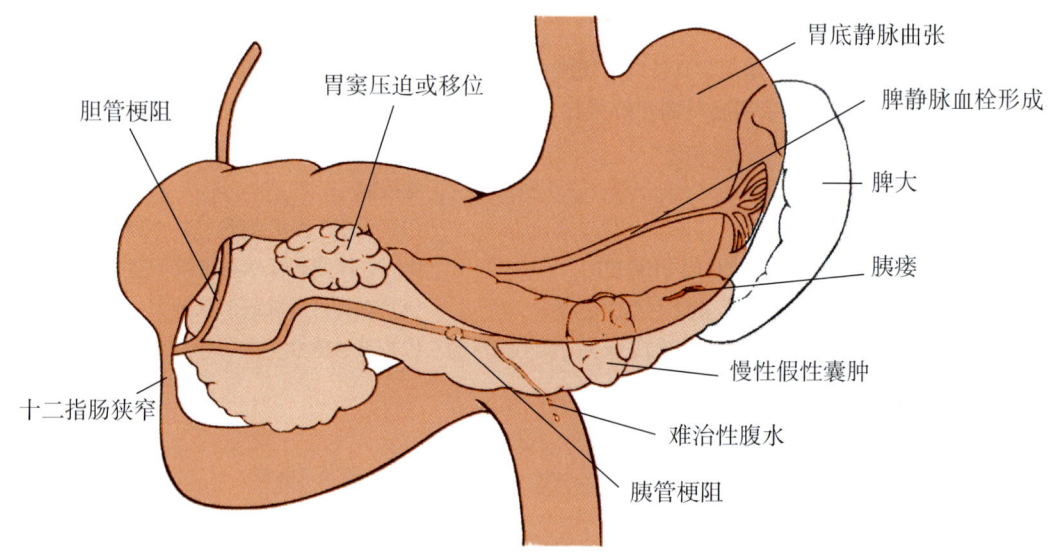

图 12-7 慢性胰腺炎的并发症

【治疗】

CP 治疗目标是：消除病因，控制症状，改善胰腺功能、治疗并发症和提高生活质量等，CP 的治疗流程参见图 12-8。

（一）腹痛

腹痛是 CP 患者最为突出的临床表现，主流观点认为 CP 患者腹痛与胰管高压、胰腺间质高压、氧化应激以及神经性疼痛有关。但在 2019 年美国慢性胰腺炎诊治指南中仍然强烈推荐戒酒，因为已有明确的证据证实戒酒可以减少腹痛及 ACP 急性发作，但是对于长期大量酗酒者，指南也表示需要考虑戒酒可能导致的酒精戒断综合征。此外，鉴于吸烟是明确的 CP 危险因素，因此尽管没有研究证实烟草使用和胰腺炎疼痛之间的关系，胰腺病专家仍然建议患者积极戒烟。

1. 药物

（1）口服胰酶制剂替代治疗：传统观点认为 CP 疼痛的主要原因为胰管内压力升高，生理情况下进食刺激胆囊收缩素释放因子的产生，该因子通过促进胆囊收缩素释放反馈性的刺激胰腺分泌，而外源性胰酶可灭活胆囊收缩素释放因子，减少胰酶分泌，降低胰管压力，缓解疼痛。

（2）镇痛药：CP 患者药物镇痛原则遵循 WHO 推荐的"三阶梯镇痛原则"。NSAID 是 CP 患者首选镇痛药，但需要警惕 NSAID 的胃肠道不良反应尤其是消化道出血的风险。CP 患者镇痛的第二阶梯用药为弱阿片类药物如曲马多，第三阶段药物为阿片类药物。阿片类药物因其较

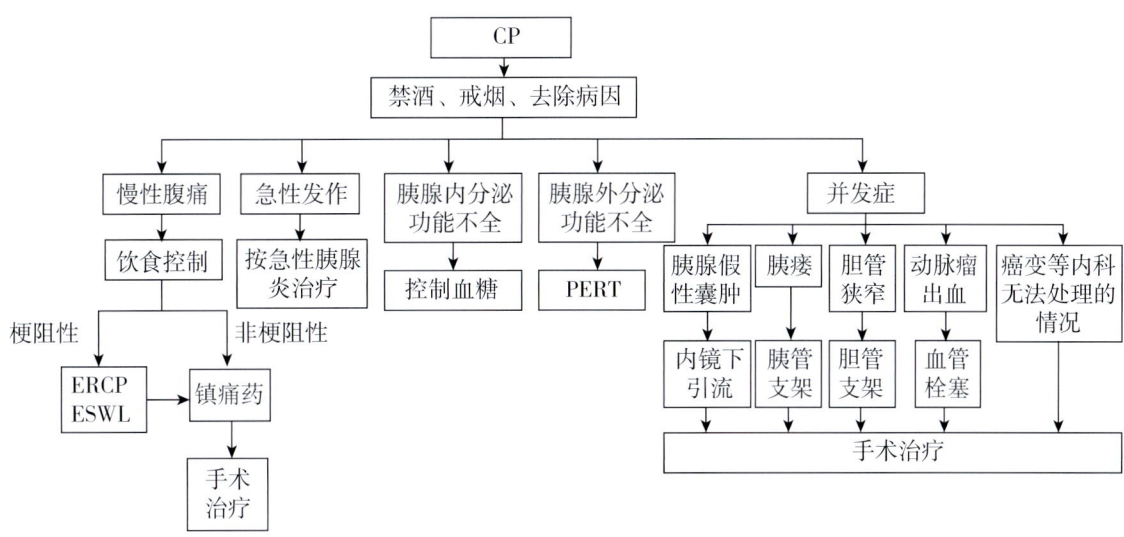

图 12-8 CP 的治疗流程
ESWL：体外冲击波碎石术；PERT：外源性胰酶替代治疗
慢性胰腺炎诊治指南（2018，广州）

强的镇痛作用在中重度疼痛的镇痛中发挥着重要作用，但由于其可导致药物依赖、腹胀、便秘以及痛觉过敏等，临床医生需谨慎使用。CP 疼痛和外周痛觉过敏、外周神经病变以及中枢神经系统可塑性有关，普瑞巴林及抗抑郁药可以明显缓解疼痛也证实了 CP 疼痛和神经敏化之间的关系。

2．内镜　内镜治疗 CP 疼痛的主要原理包括胰管狭窄或结石梗阻导致胰液流出受阻、胰管内高压进而导致疼痛，因此内镜治疗的主要适应证为胰管胰头段狭窄、胰管结石以及胰管解剖结构异常。内镜逆行胰胆管造影（endoscopic retrograde cholangiopancreatography，ERCP）下行胰管括约肌切开、胰管取石术及胰管支架置入术使许多患者避免或延缓了手术干预，成为一线治疗手段（图 12-9）。

大约 50% 的 CP 患者在发病后的 5 年内确诊有胰管结石，在发病后 10 年内有近 100% 的患者出现胰管结石。胰管结石不仅可引起胰腺疼痛，还可阻塞胰液流出导致急性胰腺炎反复发作。目前常用的胰管结石治疗包括：ERCP 及结石取出、内镜逆行胰管内碎石术、体外冲击波碎石术以及外科引流或切除。ERCP 在胰管括约肌切开后，利用取石篮或球囊除去主胰管内结石，但 ERCP 只能除去直径 < 5 mm 的结石，对于直径 > 5 mm 的胰管结石常需要联合体外冲击波碎石术（extracorporeal shockwave lithotripsy therapy，ESWL）。ESWL 的主要目的是将较大的结石击碎至 < 3 mm。ESWL 相对安全（图 12-10）。

3．手术　外科手术可用于保守治疗及内镜治疗不能改善的疼痛，外科手术可通过导管减压（如胰管空肠侧侧吻合术）、切除肿块（如胰十二指肠切除）或者采用联合手术缓解疼痛（如 Beger 手术和 Frey 术）。然而对于外科手术治疗疼痛的最佳时机，目前尚没有定论。

4．神经阻滞治疗　内镜治疗和外科手术治疗都是基于胰管压力升高导致疼痛的机制展开，近年来，随着人们对 CP 疼痛机制认识的增多，一些新的和 CP 疼痛相关的神经机制也越来越得到认可。腹腔神经丛阻滞是指将神经性镇痛药（如乙醇、利多卡因等局麻药）注入腹腔神经丛以阻断疼痛信号从传入神经到脊髓的传输，对于一般治疗手段无效的痛性 CP 患者可以起到一定的镇痛效果，应用超声内镜（endoscopic ultrasonography，EUS）引导下的腹腔神经丛阻滞技术是有效且安全的。并发症主要为神经溶解后的无症状低血压。

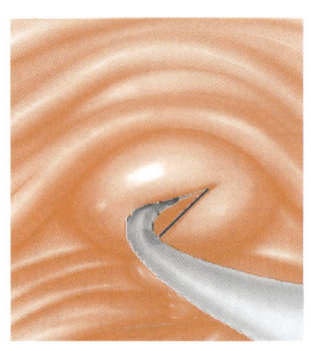 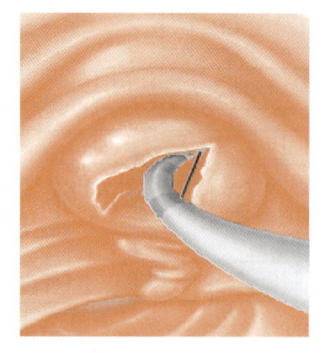 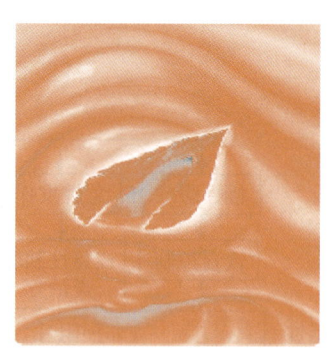

图 12-9　ERCP：胰管括约肌切开术

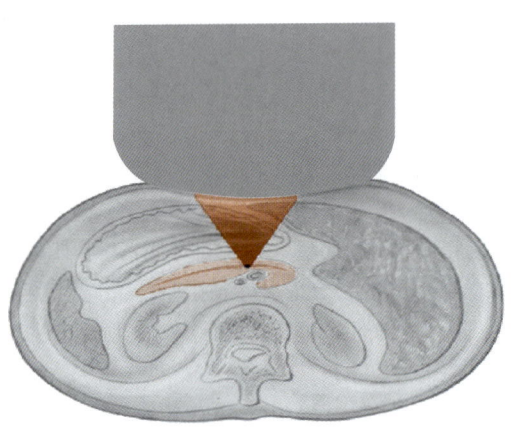

图 12-10　体外冲击波碎石术

（二）胰腺外分泌功能不全

CP 晚期常由于胰腺广泛纤维化导致的胰腺外分泌功能不全，表现为脂肪泻。

采用胰酶替代治疗并辅助饮食疗法，胰酶应于餐中服用，同时应用 PPI 或 H_2 受体拮抗剂抑制胃酸分泌，可减少胃酸对胰酶的破坏，提高药物疗效。胰酶剂量可根据患者腹泻、腹胀的程度进行调节。

（三）糖尿病

给予糖尿病饮食，口服降糖药或胰岛素治疗，由于 CP 常同时存在胰高血糖素缺乏，小剂量的胰岛素也可诱发低血糖的发生，胰岛素治疗的剂量需个体化调节。

（四）并发症

1. 假性囊肿　胰腺假性囊肿是有炎症囊壁包裹的胰液，发生在 20%～40% 的慢性胰腺炎患者中。大部分慢性胰腺炎患者胰腺假性囊肿无临床症状，无需干预，少部分假性囊肿有出血、感染等可能危及生命的严重并发症。当出现持续腹痛、恶心、呕吐、早饱或体质量减轻等腹部症状，或发生胃流出道梗阻或胆管狭窄或假性囊肿感染时，需要进行合适的干预。内镜治疗胰腺假性囊肿有两种常用方法：透壁引流和经乳头引流。透壁引流需要通过内镜管道从胃肠腔放置支架到假性囊肿中。经乳头引流常用于囊肿与胰管之间存在缺损时，通过胰管直接植入支架到囊肿，或用支架桥接胰管缺损以防止胰液进一步漏出。经乳头引流可用于体积较小且与胰管相通的囊肿，引流较大囊肿时不易获得满意疗效并容易导致囊内感染。两种引流方法亦可合并使用。对于较大的与胰管不通的囊肿超声内镜引导下透壁引流有一定优势，其较传统透壁引流方式有更高的技术成功率。某些假性囊肿患者可能形成假性动脉瘤，在进行内镜穿刺引流时，采用超声内镜引导可方便识别这些假性动脉瘤，避免严重并发症的发生。

2. 良性胆管狭窄　慢性胰腺炎患者可发生良性胆管狭窄，不同研究报道的发生率不同（3%～46%）。胆管狭窄多是环状纤维钙化性狭窄，通常发生在胆总管的胰腺部分，胆管梗阻也可能是胰腺水肿或积液的外部压迫引起。当发生胆管狭窄时，患者可能出现腹痛、黄疸、瘙痒、纳差等，10%的患者可能会发展成胆管炎或胆汁性肝硬化。当患者出现胆管炎时，即需要进行干预治疗。胆管狭窄内镜治疗是通过ERCP植入胆管支架，目前指南推荐放置单根或多根塑料支架或自膨式金属支架。大部分胆管狭窄相对顽固，需要多次内镜下支架植入。

外科手术指征：

（1）保守治疗或者内镜微创治疗不能缓解的顽固性疼痛。

（2）并发胆道梗阻、十二指肠梗阻、胰腺假性囊肿、胰源性门静脉高压伴出血、胰瘘、胰源性腹水、假性动脉瘤等，不适于内科及介入治疗或治疗无效者。

（3）高度怀疑或明确恶变者。

（4）多次内镜微创治疗失败者。

（五）自身免疫性胰腺炎

自身免疫性胰腺炎（AIP）目前没有根治手段，治疗目的主要以缓解临床症状及保护受累器官为主。类固醇激素治疗AIP的缓解率可达98%，是治疗AIP的首选药物。治疗主要分为诱导缓解和维持治疗两个阶段。常用糖皮质激素泼尼松口服，初始剂量为30～40 mg/d或0.6 mg/（kg·d），症状缓解后逐渐减量至5～10 mg/d。维持治疗2～3年。大多数患者病情因此得以控制，激素停药后复发，则加用免疫抑制剂。关于激素维持治疗目前争议较大。欧美国家为最大限度减少激素不良反应，常在诱导缓解后逐渐停药；在亚洲国家倾向于选择6月至3年的小剂量激素维持治疗。

【预后】

慢性胰腺炎（CP）在目前仍是一种难治性疾病，临床缺乏有效治疗药物，无法进行根治。因此，CP的治疗原则为消除各种危险因素，尽可能保住胰腺功能，控制临床症状，从而提高生活质量。一般治疗包括禁酒、戒烟、避免过量高脂、高蛋白饮食，适当运动。因CP是一种进展性疾病，部分患者可发生内、外分泌功能不全或胰腺癌，应定期随访和监测，对患者胰腺病灶、内外分泌功能、营养状况和生活质量等及时进行评估，并调整治疗方案。

知识拓展

慢性胰腺炎内镜治疗进展

慢性胰腺炎患者ERCP下可见主胰管管径、轮廓及分支情况，清晰判断是否存在充盈缺损、狭窄等。ERCP虽然在检测胰管形态变化上具有独到的优势，但不能反映胰腺实质情况，且受操作者主观影响。而且CP临床分期与胰管形态变化不完全相关，在CP早期诊断及临床分期上EUS、MRCP及胰腺分泌功能测定更有意义。因此，ERCP作为一项有创的侵袭性操作，应在其他检查手段无法确诊时再推荐用于诊断CP。ERCP用于治疗CP的方式是胰管内放置支架、取石，主要针对CP引起腹痛的患者进行治疗，腹痛短期缓解率为65%～95%，长期缓解率为52%～90%。慢性胰腺炎是由于胆道系统疾病或酗酒等因素导致的胰腺实质进行性损害和纤维化，常并发胰管结石及狭窄、胰腺假性囊肿、继发胆管狭窄等病理改变。慢性胰腺炎的内镜治疗创伤小，对并发的胰管结石、狭窄、胰腺假性囊肿及继发胆道梗阻安全有效，已部分替代外科手术，成为首选的治疗方式。

胰管结石胰管结石多为钙化结石，无法透过 X 射线。男性、饮酒和吸烟可能是胰腺钙化结石形成的危险因素。对于体积较小的主胰管结石，ERCP 可成功完成取石和引流。对于直径＞5 cm 的主胰管阳性结石和部分复杂结石（结石嵌顿、胰管狭窄等），指南推荐使用体外冲击波碎石术（ESWL）。ESWL 联合 ERCP 治疗主胰管结石的完全清除率和胰管引流成功率高。

慢性胰腺炎累及胰管可导致管壁结构的损害，形成胰管狭窄。长期的胰管狭窄也是胰管结石和胰腺假性囊肿形成的重要原因。ERCP 联合胰管支架植入，辅以狭窄扩张和乳头肌切开是目前内镜治疗的主要方法。根据国内外指南建议，支架植入首选单根塑料支架，通常放置 6～12 个月，定期或根据患者症状更换支架。

约 1/3 的 CP 患者在病程中继发胰腺假性囊肿。当囊肿引起临床症状或出现并发症（感染、出血、破裂或瘘管）时，需要积极治疗。与经皮穿刺引流相比，内镜引流临床成功率更高，再干预更少。对于与主胰管相通、位于胰头部、＜6 cm 的胰腺假性囊肿，首选内镜下经十二指肠乳头引流；对于非交通性胰腺假性囊肿，可首选 EUS 引导下经胃十二指肠壁引流囊液。

慢性胰腺炎继发胆管狭窄的发生率约为 15%，其中约半数由于炎性包块占位或纤维化导致的胆道远端长期梗阻临床发生梗阻性黄疸、胆管炎和胆管结石等表现，应给予胆管引流，预防胆管炎发作或胆汁性肝硬化等长期并发症。内镜下胆管引流成功率高，并发症少，引流支架更换方便，在临床广泛应用。ERCP 结合细胞刷检有助于术前排除恶性胆管狭窄。对于慢性胰腺炎引起的胆道良性狭窄，中国及欧洲指南均建议优先行 ERCP 联合胆道支架植入治疗。植入多根塑料支架与单根覆膜自膨式金属支架均具有较高的长期有效率，优于单根塑料支架。

CP 内镜治疗要点：①胰管狭窄目前主要治疗方式为扩张 + 支架；②胰管结石推荐 ERCP+ESWL；③合并假性囊肿根据与胰管有无交通采用胰管支架 /+EUS 经胃穿刺引流；④ CP 胆管狭窄首选 ERCP 支架，多根塑料 / 全覆膜金属支架效果更佳，需除外癌变。

整合思考题

1. 慢性胰腺炎怎样寻找病因？
2. 慢性胰腺炎诊断应选择何种影像学检查？
3. 如何进行慢性胰腺炎治疗方式的合理选择？

整合思考题解析

（常　虹）

第二节　胰腺肿瘤性疾病

学习目标

- **基本目标**
  1. 掌握胰腺神经内分泌肿瘤的分类、分级和治疗原则。
  2. 掌握胰岛素瘤和胃泌素瘤的临床表现、诊断标准和治疗原则。
  3. 描述胰腺癌的临床表现、检验诊断检查手段、治疗方法及预后。

学习目标

4. 描述壶腹周围癌的临床特点和治疗原则。
5. 明确胰腺囊性病变的诊断和鉴别诊断。

- **发展目标**
1. 将胰腺神经内分泌肿瘤的诊疗原则应用于实际病例。
2. 掌握胰腺癌临床症状、影像表现与治疗及预后的关系。

一、胰腺神经内分泌肿瘤

胰腺神经内分泌肿瘤（pancreatic neuroendocrine neoplams，pNEN）来源于胰腺内分泌细胞，约占原发性胰腺肿瘤的3%。胰腺的内分泌细胞主要位于胰岛，因此pNEN曾命名为胰岛细胞瘤。胰腺中含有100余万个胰岛，胚胎时期胰岛约占胰腺总重量的1/3，成人约占2%。每个胰岛约由3000个细胞构成，主要有α、β、δ、γ四种细胞（表12-8）。胰岛内还有极少量肠嗜铬细胞（enterochromaffin cell，EC cell），分泌P物质和5-羟色胺。依据激素的分泌状态和患者的临床表现，分为功能性和无功能性pNEN。无功能性pNEN约占80%，功能性约占20%。功能性pNEN常见的有胰岛素瘤和胃泌素瘤，其余的功能性pNEN少见，包括生长抑素瘤、胰高糖素瘤、血管活性肠肽（(vasoactive intestinal polypeptide，VIP）瘤等。

表12-8 胰岛细胞构成与功能

细胞类型	占比	内分泌激素	胰腺内分布情况
α	10%	胰高血糖素	胰腺整体均匀分布
β	70%	胰岛素	体/尾
γ	15%	胰多肽	胰头/钩突
δ	5%	生长抑素	胰腺整体均匀分布
δ1	5%	血管活性肠肽	胰腺整体均匀分布

1. D细胞及D1细胞共同占胰岛细胞的5%。

（一）概述

1. 临床表现 pNEN是多为散发病例，无功能性pNEN多因肿瘤局部压迫症状或体检时发现，功能性pNEN表现为胰腺内分泌激素的相关症状（表12-9）。少部分pNEN是遗传性神经内分泌肿瘤综合征的胰腺表现，如多发性神经内分泌肿瘤Ⅰ型（multiple neuroendocrine neoplasia Ⅰ，MEN-Ⅰ）和Von Hippel Lindau综合征。如患者同时或先后发生多个内分泌腺肿瘤或增生，临床上出现多种激素的内分泌综合征，则称之为多发性内分泌肿瘤（multiple endocrine neoplasms，MEN），MEN-Ⅰ最常累及的器官为胰腺、甲状旁腺和垂体。Von Hippel Lindau综合征的胰腺病变可表现为pNEN，还可表现为单纯性囊肿或微囊腺瘤。

表 12-9　pNEN 临床表现与生物学行为

种类	恶性生物学行为比例（%）	来源	内分泌症状	合并 MEN-Ⅰ概率（%）
胰岛素瘤	<10	β	发作性低血糖	5
胃泌素瘤	60~90	未定	难治性消化性溃疡、球后溃疡、腹泻	25
胰高血糖素瘤	60	α	高血糖、坏死性游走性红斑	10
VIP 瘤	80	δ1	水样泻、电解质紊乱、低胃酸	5
生长抑素瘤	70	δ	胆结石、脂肪泻、高血糖	45
无功能 pNEN	60	—	—	20

2. 病理及临床分期　根据 WHO 胰腺神经内分泌肿瘤的分类，pNEN 中除胰腺内分泌微小腺瘤（直径<0.5 cm）为良性外，其余肿瘤均为恶性，具有一定淋巴结转移和远处转移的风险（表 12-10）。部分 pNEN 生物学行为较为惰性，较少出现淋巴结转移和远处；部分神经内分泌肿瘤侵袭性较强，易于出现转移。

表 12-10　WHO 胰腺神经内分泌肿瘤分类（2017）

诊断	编码[a,b]
无功能性（非综合征）神经内分泌肿瘤	
胰腺内分泌微小腺瘤	8150/0
无功能性神经内分泌肿瘤	8150/3
胰岛素瘤	8151/3
胰高血糖素瘤	8152/3
胃泌素瘤	8153/3
血管活性肠肽瘤	8155/3
生长抑素瘤	8156/3
产 5-羟色胺伴或不伴类癌综合征	
产 5-羟色胺肿瘤	8141/3
产肾上腺皮质激素（ACTH）伴 Cushing 综合征	
产肾上腺皮质激素（ACTH）肿瘤	8158/3
胰腺神经内分泌癌（低分化神经内分泌肿瘤）	8246/3[c]
小细胞神经内分泌癌	8041/3
大细胞神经内分泌癌	8013/3
混合性神经内分泌-非神经内分泌肿瘤	8154/3
混合性导管-神经内分泌癌	
混合性腺泡-神经内分泌癌	

注：
a. 形态学代码来自肿瘤学国际疾病分类编码。
b. 生物学行为编码：0 代表良性，1 代表不确定、交界性或生物学行为未定，2 代表原位癌/上皮内瘤变Ⅲ级，3 代表恶性。
c. 该编码不应用于高分化胰腺神经内分泌肿瘤 G 3，而分别使用功能性或非功能性胰腺神经内分泌肿瘤的编码

神经内分泌肿瘤可以出现在人体的大多数上皮器官中，包括许多具有不同的形态学和基因

组发现的种类。胰腺神经内分泌肿瘤形态学上分为分化良好的神经内分泌瘤（NET）和低分化的神经内分泌癌（NEC）两种。对于胰腺神经内分泌肿瘤，免疫组化标志物 TP53、RB1 和 ATR 可以协助鉴别 NET 合 NEC。

胰腺神经内分泌肿瘤可以位于胰腺的任何部位。通常为单发、境界较清、质地均匀、缺乏假包膜。切面颜色与肿瘤内纤维组织和血管的含量有关，从棕黄色到红色。有些肿瘤含有出血或坏死灶，甚至含有钙化和骨化灶。

胰腺神经内分泌肿瘤显微镜下通常具有器官样（如巢状、索条状、缎带状），单个肿瘤中可能存在多种生长方式（图12-11）。肿瘤通常由小且相对一致的立方细胞构成，细胞核形态均匀、居中、染色质细腻，胞浆嗜酸性或嗜双色性、细颗粒状；肿瘤性坏死少见或小灶状坏死。胰腺 NET 有许多不一样的形态变异。透明细胞变异型常与 VHL 综合征相关，组织学上有时与肾透明细胞癌相似。嗜酸细胞变异型形态上相似于肝细胞癌。其他少见的形态学发现包括黏液生成、脂褐素沉积、横纹肌样特点、砂粒体形成（通常与生长抑素有关）等。肿瘤性间质中有丰富的小血管，有些区域也可见透明变性的纤维性间质，将肿瘤分隔成散在巢团。间质中也可见淀粉样物质沉积，特别是在分泌胰岛素的肿瘤中。

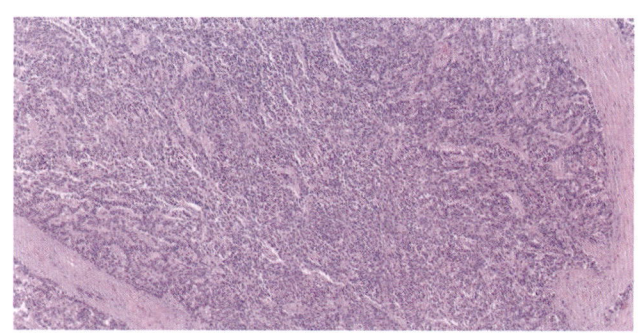

图 12-11　胰腺神经内分泌瘤（NET）
肿瘤呈器官样结构，可见条索、缎带样等生长模式。细胞形态高度一致；玻变的纤维性肿瘤间质

NEC 常表现为大的增生细胞巢团，片状生长，坏死明显；大细胞 NEC 时肿瘤细胞核更偏圆形、具有显著的异型性，突出的核仁；小细胞 NEC 时常可见紧密堆叠的偏梭形的细胞核、染色质细颗粒状。

根据肿瘤核分裂像和 Ki-67 指数，将 pNEN 分为低级别（G1）、中级别（G2）、高级别（G3），以及低分化的胰腺神经内分泌癌（NEC）（表12-11）。pNEN 可以发生分级的进展，可以出现在最初单个肿瘤内，也可见于肿瘤进展过程中的不同部位（如原发灶与转移灶）之间。分化差的胰腺 NEC 包括小细胞型和大细胞型，肿瘤细胞核分裂象易见，ki67 增殖指数明显升高，多达 80% 以上。胰腺 NEC 通常具有大细胞表型，此外需要考虑到肺原发性小细胞癌转移到胰腺的可能性。

pNEN 的临床分期以 TNM 分期为主，高分化神经内分泌肿瘤的临床分期见表12-12。

表 12-11　2019 年 WHO 第 5 版胃肠胰神经内分泌肿瘤病理学分类和分级标准

命名	分化程度	分级	有丝分裂计数（$/2\ mm^2$）	Ki-67 指数（%）
神经内分泌瘤，G1 级	高分化	低	< 2	< 3
神经内分泌瘤，G2 级	高分化	中	2～20	3～20
神经内分泌瘤，G3 级	高分化	高	> 20	> 20
神经内分泌癌，小细胞型	低分化	高	> 20	> 20

续表

命名	分化程度	分级	有丝分裂计数（/2 mm²）	Ki-67 指数（%）
神经内分泌癌，大细胞型	低分化	高	>20	>20
混合性神经内分泌-非神经内分泌肿瘤	高或低分化	多样的	多样的	多样的

表 12-12　AJCC 第 8 版高分化胰腺神经内分泌肿瘤 TNM 分期（2017）

原发肿瘤（T）

TX：原发肿瘤无法评估

T1：肿瘤局限于胰腺，最大径＜2 cm

T2：肿瘤局限于胰腺，2 cm≤最大径≤4 cm

T3：肿瘤局限于胰腺，肿瘤最大径＞4 cm 或肿瘤侵犯十二指肠或胆管

T4：肿瘤侵犯临近器官（胃、脾、结肠、肾上腺）或侵犯大血管管壁（腹腔干或肠系膜上动脉）

区域淋巴结（N）

NX：淋巴结转移无法评估

N0：无区域淋巴结转移

N1：有区域淋巴结转移

远处转移（M）

M0：无远处转移

M1：有远处转移

M1a：远处转移局限于肝

M1b：肝外转移（如：肺、卵巢、引流区域外淋巴结、腹膜、骨）

M1c：肝转移和肝外转移同时存在

分期：

Ⅰ：T1N0M0

Ⅱ：T2~3N0M0

Ⅲ：T4N0M0

　　任何 TN1M0

Ⅳ：任何 T

　　任何 NM1

3．胰腺神经内分泌肿瘤的诊断　pNEN 的诊断主要包括定性诊断和定位诊断，主要依靠内分泌症状、激素水平检查和影像学检查，穿刺病理检查也是 pNEN 诊断的重要依据。功能性 pNEN 患者因激素分泌过度而出现典型的临床症状，无功能性 pNEN 患者的临床症状通常与肿瘤体积增大有关，如疼痛、消化道出血或梗阻等。根据内分泌的相关症状和血激素水平检查，可判断功能状态。

pNEN 常用的血清学检查有嗜铬蛋白 A（chromogranin A，CgA）和神经元特异性烯醇化酶（neuron specific enolase，NSE），二者异常升高提示有神经内分泌肿瘤的可能。功能性 pNEN 和内分泌激素水平检查是对应的，如胃泌素瘤应检测血清胃泌素，VIP 瘤应检测血清 VIP 水平。

pNEN 的定位主要依靠影像学检查，常用的定位检查包括：CT、MRI、内镜超声检查（EUS）、术中超声（IOUS）、生长抑素受体显像和 ^{68}Ga-PET/CT、选择性血管造影、经皮经肝门静脉插管取血激素测定等。影像学检查不仅能够进行肿瘤定位，还可观察淋巴结转移和远处转移的情况。

CT 和 MRI 诊断阳性率较高，对 2 cm 以上者有较高检出率，pNEN 在增强 CT 和 MRI 动脉期上为富血供病变。对于 CT/MRI 不能发现的 pNEN，可采用 EUS，EUS 诊断胰腺神经内分泌瘤的阳性率可达 82%，并能通过 EUS-FNA 获得病理诊断。由于许多功能性 pNEN 较小，需要术中超声（IOUS）辅助手术探查，用于定位较小或深在、术前各项检查及术中手法触摸不到的

肿瘤。同时还可帮助术者在切除肿瘤时避开胰管、胆总管等重要结构，便于肿瘤的局部切除，减少术后并发症。同位素生长抑素受体显像用于 pNEN 的定位诊断，具有较好的特异性和敏感性，但在部分生长抑素受体阴性的 pNEN 中的应用受到限制。生长抑素受体显像和 ^{68}Ga-PET/CT 阳性是接受生长抑素类似物药物治疗的基础。

选择性血管造影创伤较大、对小肿瘤难以定位，临床上已很少使用。门静脉插管分段取血测定激素能够对功能性 pNEN 进行定位诊断，如可用于术中定位胰岛素瘤。功能性 pNEN 不断分泌激素，距肿瘤越近的门脉内激素含量越高，基于此可定位病变位置。但该方法技术复杂、创伤较大，目前较少使用。

4．治疗原则　pNEN 原则上应尽可能行手术切除，手术也是目前唯一可能治愈 pNEN 的方法，肿瘤的 R0 切除是首选治疗方式。胰岛素瘤生物学行为惰性，较少出现转移，以局部切除为主；其他功能性 pNEN 如胰高血糖素瘤、VIP 瘤等，易于出现转移，对于定位明确的可切除病灶应行根治性手术、清扫区域淋巴结。对于偶发的小于 2 cm 的无功能 pNEN，是否都需手术切除尚有争议，应根据患者情况、肿瘤的位置、手术方式和风险、患者获益情况，综合考虑。对于 < 2 cm 的无功能性 pNEN，可考虑行肿瘤摘除术或局部切除术，酌情进考虑行区域淋巴结清扫。2 cm 以上或有侵袭性生物学行为的无功能性 pNEN（如局部侵犯、淋巴结转移），均应行根治性手术切除，清扫区域淋巴结，必要时切除受侵相邻器官。胰头部的 pNEN 行胰十二指肠切除术，胰体尾部的 pNEN 应行远端胰腺及脾切除术，并清扫相应淋巴结。对于不可切除的 pNEN，可采用综合治疗后转化为可切除的病灶，如果病情允许，应考虑根治性手术切除。对于已有远处转移或不能根治性切除的，无功能性 pNEN 可结合患者具体情况考虑有选择性地进行减瘤手术，一般认为减瘤应达到 90% 以上。功能性 pNEN 内分泌症状药物控制不满意，可考虑减瘤手术以控制内分泌症状。对于功能性 pNEN，生长抑素受体显像阳性患者可使用生长抑素类似物控制内分泌症状。对于不可切除的局部进展期或远处转移的 pNEN，可采用生长抑素类似物、分子靶向治疗、化疗、肽受体放射性核素疗法（peptide receptor radionuclide therapy，PRRT）；对于肝不可切除的转移灶，可采用肝动脉介入栓塞等治疗。

（二）胰岛素瘤

胰岛素瘤（insulinoma）是临床最常见的功能性 pNEN，1935 年最早由 Whipple 和 Frantz 发现了胰岛素瘤和临床症状间的关系，提出了 Whipple 三联征。

1．病理　胰岛素瘤来源于胰岛 B 细胞，生物学行为惰性，较少发生转移。大多数为单发，占 85% ~ 90%。5% 的胰岛素瘤和 MEN-Ⅰ有关，表现为多发胰岛素瘤，并可出现转移。胰岛素瘤一般较小，直径多在 1.0-2.5cm，较平均地分布于整个胰腺。异位胰岛素瘤的发生率很低，可见于十二指肠、胃结肠韧带、脾门等处。胰岛素瘤大体呈圆形或椭圆形，表面光滑，呈粉红或暗红色，边界清楚。

2．临床表现　当血糖浓度较低时，胰岛素瘤仍合成和分泌胰岛素是造成严重的低血糖的原因。胰岛素瘤典型的临床表现即 Whipple 三联征，包括空腹低血糖、发作时血糖低于 2.8 mmol/L、给予葡萄糖后症状立即消失。病程早期低血糖每隔数日、数周或数月发作一次，以后则发作越发频繁，多于清晨、空腹和劳作后发作。血糖迅速下降时儿茶酚胺分泌增加，患者可出现冷汗、心悸、颤抖、皮肤苍白等症状。当血糖长期持续下降，影响脑组织营养代谢可出现神经症状，表现为狂躁、抑郁、痴呆、幻觉等行为异常，甚至昏迷等。有的患者为缓解症状而多食，可出现肥胖。由于胰岛素瘤的临床表现复杂多样且常易被误诊，这种误诊可能为几个月到数年，相当部分患者被误诊为精神类疾病。长期低血糖发作，会造成中枢神经系统的永久性损害。

3．诊断　胰岛素瘤的定性诊断可通过典型的 Whipple 三联征和激素水平测定来明确，对症状不典型、诊断困难的病例，可采用 72 小时饥饿试验、胰岛素血糖比值等检查。72 小时饥饿试验是诊断胰岛素瘤的金标准，能获得胰岛素瘤的各项内分泌激素水平检查结果，该检查应在密切监护下进行。胰岛素肿瘤患者低血糖发作时，血中胰岛素并不降低，血清胰岛素 > 25 pU/ml 时有诊断意义。正常人胰岛素血糖比值 < 0.3，胰岛素瘤患者在经过晚间禁食后空腹比值如 > 0.3，可作为诊断依据。胰岛素瘤患者血中胰岛素原和 C 肽均有明显升高，测定血中胰岛素原和 C 肽（胰岛素原 ≥ 5 pmol/L，C 肽浓度 ≥ 200 pmol/L）有助于诊断胰岛素瘤。

胰岛素瘤的定位诊断主要依靠影像学检查和术中探查。CT 和 MRI 是最常用的定位诊断检查，表现为动脉期上的富血供病灶；CT 及 MRI 检查不满意者，还可采用内镜超声、生长抑素受体显像和 ^{68}Ga-PET/CT，必要时采用经皮经肝门静脉插管分段取血测定胰岛素（PTPC）或选择性动脉钙刺激静脉采血（ASVS）胰岛素测定。术中可通过直接触诊和术中超声（IOUS）进行肿瘤定位，术中门静脉插管分段取血测定胰岛素水平也可进行胰岛素瘤定位。

4. 治疗　胰岛素瘤诊断明确，应争取及早行手术治疗。术前注意维持正常血糖水平和电解质平衡。如无低血糖发生，手术当日术前及术中不输注含糖液体。手术日晨抽血测定空腹血糖及胰岛素。

对远离胰管（胰腺边缘）的肿瘤应尽量行肿瘤剜除术，不能剜除者可行胰体尾切除或胰十二指肠切除术。如胰腺未发现病变，要仔细检查肝、十二指肠韧带、脾门等处。对确实未能找到肿瘤的病例，不宜盲目行胰体尾切除，应于术中行门静脉和脾静脉分段采血后终止手术，术后对上述标本进行胰岛素测定以帮助定位，或术后行 ASVS 定位明确肿瘤所在区域后再次手术。如仍不能定位，则予以密切随访。肿瘤切除后，术中及术后均需密切监测血糖，以判断肿瘤是否切除彻底，并及时处理术后高血糖。

对于远处转移或局部进展不可切除的患者，可采用药物治疗以控制低血糖发作及肿瘤进展。偶氮嗪（diazoxide）能够抑制胰岛素瘤细胞内分泌颗粒的释放，可以改善低血糖症状。化疗药物可采用链佐星、多柔比星、氟尿嘧啶、替莫唑胺；靶向药物也逐渐应用于胰岛素瘤的治疗，包括舒尼替尼、依维莫司等。

（三）胃泌素瘤

胃泌素瘤（gastrinoma）是发病率仅次于胰岛素瘤的功能性 pNEN，约有 50% 的患者在诊断时即合并肝转移。1955 年，Zollinger 和 Ellison 第一次报道并描述了该病，又称卓-艾综合征（Zollinger Ellison syndrome，ZES）；1960 年，Gregory 等人从胃泌素瘤中分离出胃泌素。该病的典型临床特征是难治性消化性溃疡，可伴有腹泻。

1. 病理　超过 80% 的散发性胃泌素瘤主要位于"以胆囊管与胆总管交汇处为上点，十二指肠第二、三部分接合部为下点，胰腺颈体接合部为中点所围成的三角形区域"，即"胃泌素瘤三角"（图 12-12）。肿瘤直径一般 < 2 cm，常为多发病灶，最常见部位为十二指肠，还有约 10% 有典型症状的病例可找不到原发肿瘤。

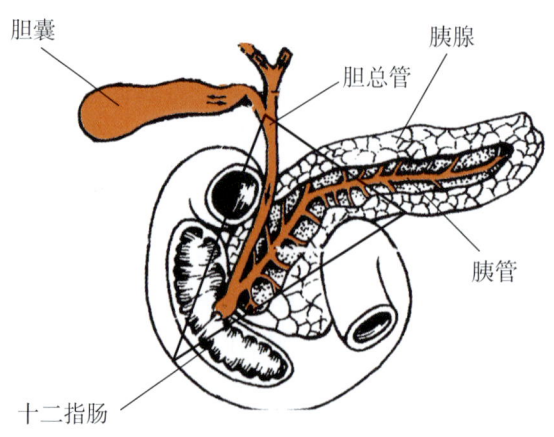

图 12-12　胃泌素瘤三角

2. 临床表现 约 90% 的病例有消化性溃疡，为难治性溃疡。溃疡常见部位为十二指肠球部，其次为胃、食管下段、空肠上段及回肠内。约 50% 的患者可出现腹泻，严重时可导致水和电解质紊乱，10% 的患者以腹泻为唯一症状。如为 MEN-Ⅰ 患者，可合并其他内分泌肿瘤的临床表现，如甲状旁腺功能亢进等。

3. 诊断 大多数胃泌素瘤患者有典型的消化性溃疡病史，其溃疡多为慢性、多发性、难治性或球后溃疡，常规药物治疗效果不佳。若伴有高胃酸及顽固性腹泻，则诊断可能性更大。定性诊断主要依赖于血清胃泌素检测与胃酸分析，促胰液素和钙激发试验也有助于诊断。

正常血清胃泌素为 15～200 pg/ml，超过 1000 pg/ml 时可诊断胃泌素瘤。空腹胃酸基础分泌量（basal acid output，BAO）与胃泌素水平有关。BAO 正常值 < 10 mmol/h，BAO > 15 mmol/h 则提示有胃泌素瘤的可能。常规检查不能明确时，可采取激发试验。静脉注射促胰液素（secretin）2 U/kg 后 10 分钟，血胃泌素水平较注射前升高 2 倍有诊断意义，该方法特异性强、安全、简单。少数患者促胰液素试验可为假阴性，需加做钙激发试验，即在 1 分钟内静脉注射葡萄糖酸钙 2 mg/L 和促胰液素 2 U/kg，若胃泌素增加 2 倍或增加 200 pg/ml 则有确诊意义。

胃泌素瘤的定位诊断主要依靠影像学检查。主要包括 CT、MRI、内镜超声、生长抑素受体显像和 ^{68}Ga-PET/CT，必要时采用选择性动脉促胰素刺激试验等。胃泌素瘤生长抑素受体表达比例高，生长抑素受体显像和 ^{68}Ga-PET/CT 对病灶的定位诊断有重要意义。

4. 治疗 胃泌素瘤的治疗包括两个方面，一是针对胃酸分泌亢进的治疗，二是针对肿瘤本身及其转移灶的治疗。

抑制胃酸分泌首选 PPI 类药物，使用剂量要高于常规消化性溃疡的治疗剂量。随着抑酸药物的发展，通过全胃切除以减少胃酸分泌的需求显著降低，同时由于消化性溃疡出血导致的死亡在 MEN-Ⅰ 中也明显减少，这些在一定程度上改变了胃泌素瘤的治疗策略。

对散发病例首选手术切除，全面探查整个腹盆腔，更需要系统全面地检查整个胰腺及异位肿瘤的常见部位，并使用术中超声。位于胰腺、包膜完整的单个肿瘤（< 2 cm）应争取行剜除术，较大的、无包膜的肿瘤可考虑胰体尾切除术或胰十二指肠切除。由于局部切除术后复发常见部位为十二指肠，因此胰十二指肠切除能够减少术后复发。部分患者术中未能发现肿瘤，如果既往抑酸治疗剂量较大，可行胃迷走神经切断术；既往药物治疗满意时也可直接关腹；如果既往有威胁生命的溃疡并发症时可考虑采取全胃切除。随着药物治疗的发展，全胃切除术已极少采用。

大部分胃泌素瘤生物学行为侵袭性有限，部分患者可长期带瘤生存，10 年生存率达 90%。部分胃泌素瘤生物学行为侵袭性高，体积较大，易于出现肝转移，10 年生存率为 30%。对于胃泌素瘤可采取适当积极的手术态度，对于肝转移患者，可尝试切除所有肉眼可见转移灶和原发灶，仍可获得满意的治疗效果，长期存活率超过 50%。

其他治疗措施还包括化疗、生长抑素类似物、肝动脉栓塞、靶向治疗及干扰素等。合并 MEN-Ⅰ 的患者肿瘤体积小且常为多发，手术治疗效果较差，若同时伴有甲状旁腺功能亢进症，应先处理甲状旁腺功能亢进。

二、胰腺癌及壶腹周围癌

（一）胰腺癌概述

胰腺癌（pancreatic carcinoma）是来源于胰腺上皮组织的恶性肿瘤，其发病率和死亡人数呈逐年上升的趋势。胰腺癌恶性程度高、切除率低、术后易于早期转移、预后差。近 10 年来，胰腺外科取得了令人瞩目的进步，微创手术（minimally invasive surgery，MIS）、加速术后康复（enhanced recovery after surgery，ERAS）、多学科协作（multidisciplinary team，MDT）理念逐渐成熟，并深入胰腺癌诊断和治疗的方方面面。

1. 病因　胰腺癌患者男性多于女性，其发病率随着年龄增加逐渐提高，其中 60~80 岁患者占总发病人数的 80%。胰腺癌比较公认的危险因素主要是吸烟，其他可能的因素还有慢性胰腺炎、肥胖等。糖尿病和胰腺癌的关系尚不完全明确，但新发糖尿病或糖尿病患者血糖控制变差可能是胰腺癌的早期症状，肿瘤根治后部分患者糖尿病可消失，对于无糖尿病家族史、无肥胖、伴有消瘦的新发糖尿病患者应警惕胰腺癌的可能。在遗传性肿瘤综合征患者中（如：林奇综合征、Peutz-Jegher 综合征、遗传性乳腺癌和卵巢癌综合征），罹患胰腺癌的概率明显升高；在遗传性胰腺炎和囊性纤维化的患者中，胰腺癌的发病率也明显升高（表 12-13）。

表 12-13　胰腺癌危险因素

项目	因素
生活方式及环境暴露	抽烟或生活环境中有烟草暴露
	酒精
	氡
饮食因素	高脂或胆固醇饮食
	超重或肥胖
	亚硝胺盐摄入
既往病史	慢性胰腺炎
	肝硬化
	糖尿病或糖耐量受损
	幽门螺杆菌感染
	牙周疾病
	胆囊切除
	胃切除手术
遗传因素	遗传性胰腺炎
	囊性纤维化
	林奇综合征
	Peutz-Jegher 综合征
	非典型多痣黑色素瘤综合征
	遗传性乳腺癌和卵巢癌综合征
	Fanconi 贫血
	共济失调毛细血管扩张症

2. 病理　胰腺癌大体标本观察：2/3 的胰腺癌位于胰腺头部，其余位于体尾部（图 12-13）。大部分的肿瘤界限不清、质硬、切面呈灰黄色。通常很难将肿瘤与邻近的慢性胰腺炎区分开来。远离肿瘤的胰腺组织可表现为广泛的萎缩、导管扩张、慢性胰腺炎和纤维化。

典型的胰腺导管腺癌由杂乱无序的腺体和导管周围促纤维组织增生性间质构成（图 12-14），分为高、中或低分化。低分化导管腺癌：腺体分化较差、癌细胞核多形性明显、核分裂象易见。高分化导管腺癌：在低倍镜下，腺体分化良好，腺腔较大，被覆一层或数层圆柱状或立方形上皮，纤维性间质环绕腺体呈同心圆状排列。高倍镜下，癌细胞会表现出提示恶性肿瘤的形态学特征：核多形性明显、核大小的变化、极性的丧失、明显的核仁和较多的核分裂象。这种细胞形态高度异型，而组织结构低度异型是胰胆管部位肿瘤的特征。绝大多数导管腺癌可见明显的神经侵犯，可以非常广泛。癌的神经周围浸润可从胰腺内神经丛蔓延到胰腺外神经丛。约半数患者可见血管侵犯，特别是静脉。导管周围有脂肪组织围绕而看不到胰腺腺泡（即"裸导管"）是浸润和恶

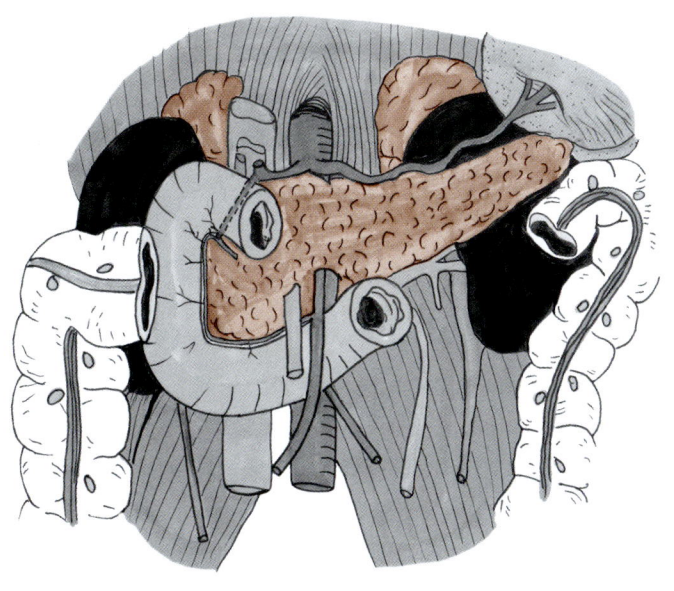

图 12-13 胰腺局部解剖图

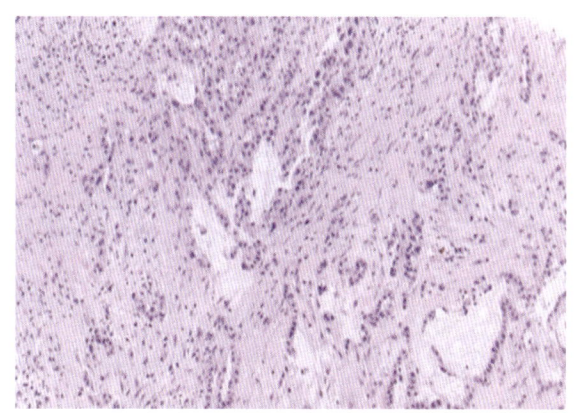

图 12-14 胰腺导管腺癌组织学，中-低分化
癌性腺体形成不良，局部腺体似有破溃，导致黏液外溢。富含癌性间质

性的特征。导管腺癌周围的非肿瘤性胰腺小叶组织中，胰岛有不同程度的破坏，并导致亚临床性或显性糖尿病。由于浸润性癌和随后的胰腺炎导管阻塞，周围的胰腺实质可能被完全破坏。

3. 临床分期　胰腺癌临床分期是指导治疗和评估预后的基础，目前使用较多的是美国肿瘤联合委员会（American Joint Committee on Cancer，AJCC）的 TNM 分期系统，AJCC 于 2017 年公布了第 8 版 TNM 分期系统，详细内容如表 12-14 所示。

表 12-14　胰腺癌 TNM 分期（AJCC 第 8 版）

原发肿瘤（T）	分期
TX：原发肿瘤无法评估	ⅠA：T1N0M0
T0：无原发肿瘤	ⅠB：T2N0M0
Tis：原位癌	ⅡA：T3N0M0
T1：肿瘤最大径 ≤ 2 cm	ⅡB：T1~3N1M0
T1a：肿瘤最大径 ≤ 0.5 cm	Ⅲ：T1~3N2M0
T1b：肿瘤最大径 0.5~1 cm	T4 任何 NM0
T1c：肿瘤最大径 ≥ 1 cm，≤ 2 cm	Ⅳ：任何 T、任何 NM1

T2：肿瘤最大径＞2 cm，≤4 cm

T3：肿瘤最大径＞4 cm

T4：肿瘤不论大小，侵犯腹腔干、肠系膜上动脉和（或）肝总动脉

区域淋巴结（N）

NX：淋巴结转移无法评估

N0：无区域淋巴结转移

N1：1～3枚区域淋巴结转移

N2：4枚及以上淋巴结转移

远处转移（M）

M0：无远处转移

M1：有远处转移

4．**临床表现** 胰腺癌早期多无明显症状，当肿瘤进展到一定程度时才逐渐出现临床症状，通常首先出现的多为无特异性的临床症状，易与其他上腹部脏器疾病（如胃十二指肠、肝胆等器官的疾病）相混淆。在胰腺癌的首发症状中，以上腹部疼痛、饱胀不适、黄疸、食欲缺乏和消瘦最为多见。

（1）疼痛：是胰腺癌最主要的症状，大部分患者就诊时都有程度不一的腹痛。因肿瘤部位和疼痛机制不一，疼痛表现也多种多样。在病变早期多不明显，主要为中上腹部隐痛、钝痛或饱胀不适，早期腹痛可能和肿瘤压迫、胰管梗阻有关。胰头癌可导致胆道梗阻，由于胆囊张力较大，可有右上腹痛；胰体尾癌可有左上腹痛。进展期病变可累及腹腔神经丛，典型表现为腰背痛剧烈、持续不缓解、不能平卧、影响睡眠，这种顽固的腰背部疼痛往往提示肿瘤局部晚期，预后较差。

（2）纳差和消瘦：超过75%的患者有明显的体重减轻，体重平均减轻10 kg，部分患者在肿瘤早期可仅表现为不明原因的进行性消瘦，尤其是胰体尾癌患者。体重减轻越多、越快，肿瘤分期越晚，切除的可能性越小。体重下降原因包括胰液胆汁分泌不足导致的食欲缺乏和消化吸收不良、慢性疼痛、肿瘤消耗等。

（3）黄疸：无痛性进行性黄疸是胰头癌的首发症状之一。钩突癌出现黄疸稍晚，而胰体尾癌一般很少出现黄疸，只有在肝广泛转移或肝门淋巴结转移压迫胆管时才出现黄疸。胰头癌导致的梗阻性黄疸进行性加重，粪便呈白陶土色，尿液颜色加深，同时伴有皮肤瘙痒。

（4）其他：少数胰腺癌患者可有典型的急性或亚急性胰腺炎发作，此类胰腺炎一般症状较轻，临床易于忽视，对于病因不明的胰腺炎应警惕胰腺癌可能；少数患者在病程中因胆道感染出现寒战、高热；部分患者可有新发糖尿病症状；当肿瘤压迫门静脉、门静脉血栓（瘤栓）形成以及腹膜种植转移时可出现腹水；当侵犯胃、十二指肠时可以出现消化道梗阻、呕血、黑便等。

5．**诊断**

（1）实验室检查

1）血清生化检查：常用的生化检查，如血清胆红素和酶类（碱性磷酸酶等）只有在胆道梗阻时才有升高。黄疸患者的血清胆红素常超过256.5 μmol/L。早期还可出现血、尿淀粉酶升高，空腹血糖升高，糖耐量异常等。

2）肿瘤标志物：胰腺癌相关肿瘤标志物包括CA19-9、CA125、癌胚抗原（CEA）等。其中CA19-9是特异性和敏感性相对较高的一种，临床中应用广泛，对于胰腺癌的鉴别诊断具有一定意义。CA19-9即糖抗原决定簇19-9（carbohydrate antigenic determinant 19-9），其水平高低与肿瘤分期、可切除性和预后有一定相关关系。梗阻性黄疸也可引起CA19-9明显增高，因此无

黄疸患者的血清 CA19-9 升高更具临床意义。根治术后 CA19-9 明显降至正常者预后较好，同时 CA19-9 也可以作为术后监测肿瘤复发的重要依据。CA125 升高与胰腺癌远处转移特别是肝转移相关，与肿瘤预后相关，特别对 CA19-9 正常的胰腺癌患者。

(2) 影像学检查：尽早发现病灶，同时准确评估肿瘤的分期及可切除性是治疗胰腺癌的关键，而这些都依赖于影像学检查，特别是以增强 CT 和增强 MRI 为代表的断层影像技术。术前影像学检查应重点关注肿瘤局部侵犯范围、血管关系、淋巴结受累以及远处转移。结构化报告能更好地对胰腺癌进行评估，有助于评估可切除性。胰腺薄层增强 CT 能提供高质量的图像用于胰腺癌的诊断和分期，临床中最为常用；胰腺增强核磁在胰腺癌的诊断和分期中的作用和 CT 相似。超声内镜检查（EUS）在检测胰腺肿块方面非常敏感，但是 EUS 是有创检查且检查范围局限于胰腺，通常作为 CT 的辅助手段和获得穿刺病理。MRI 可以用于病变性质的鉴别和远处转移灶的发现，以及化疗效果的评价，但不能替代高质量的胰腺薄层增强 CT 检查，特别是对于血管受侵情况的评估。

1) 腹部超声：胰腺癌典型的超声表现为低回声、血流不丰富、边界不规则的肿块，间接征象可见胰管扩张（直径 > 2 mm）。肥胖患者的胰腺超声显像不佳，同时肠道积气也会对胰腺超声检查造成显著影响。尽管腹部超声简便易行且无放射线，但由于其敏感性相对较低，过于依赖于检查者的技术水平，并不是理想的胰腺病变的筛查手段。

2) 超声内镜检查（EUS）：是最常用的诊断和评估胰腺占位的内镜技术，具有较高的敏感性和接近 100% 的阴性预测值，特别是和细针穿刺活检联合使用时。对于其他影像检查不能发现或者之前影像学检查难以定性的较小病变（小于 1 cm），可行 EUS 进一步检查；同时 EUS 也可以对血管侵犯情况做出准确评估。但 EUS 是一种侵入性的检查操作，主要并发症包括出血、胰腺炎、穿孔。超声内镜-细针穿刺活检（EUS-FNA）较少引起肿瘤的腹膜种植转移，其发生率低于各种经皮穿刺活检。

3) 胰腺增强 CT：使用广泛，是评估胰腺占位时最常用、最确切的检查手段。胰腺增强 CT 需要进行多期薄层（≤ 3 mm）扫描，并进行多平面重建（冠状和矢状面）。增强扫描应包括胰腺实质期和门静脉期。胰腺实质期有助于病灶检出，并对肿瘤与动脉之间的关系进行评估，有利于分期和判断可切除性。门静脉期是评估肿瘤对邻近静脉（肠系膜静脉、门静脉以及脾静脉）侵犯情况以及肝转移的最佳时相。多平面重建图像能够对肿瘤局部侵犯和血管累及情况进行更有效的评估。

胰腺癌在 CT 中的典型表现是边界不清的肿块影，多数为乏血供，与明显强化的正常胰腺实质相比表现为强化减低；少部分胰腺癌强化等同于正常胰腺实质，在 CT 检查中常不明显，尤其是在肿瘤较小的情况下；大约 10% 的胰腺癌不表现为局限的肿块，而是以腺体弥漫增大为表现。胰管突然中断并伴远端扩张是胰腺癌在 CT 上的重要间接征象。CT 还可用来评估胰腺癌的淋巴结转移情况，在肿瘤引流区域内出现的异常淋巴结（最短轴 > 1 cm、圆形或囊状外观），通常认为是肿瘤淋巴结转移。胰头、颈部的肿瘤常转移至腹腔干旁、胰周以及门脉附近的淋巴结，而胰体尾部的肿瘤常转移至肝总动脉、腹腔干、脾动脉以及脾门处的淋巴结，这些区域以外出现的淋巴结转移，如第 16 组淋巴结，则可被认为是远处转移。肝转移灶的评估常采用 CT 或者 MRI，MRI 可以更加敏感地发现小的转移灶，对 CT 难以定性的病灶，MRI 可用来进行再评估。术前检查确定为可切除的胰腺癌，术中却发现不可切除往往是因为在肝和腹膜处已发生了未被 CT 发现的、小的转移灶。CT、MRI 都不能敏感地发现胰腺癌的早期腹膜转移灶。当出现腹膜增厚、腹膜结节和（或）腹水时，应当考虑腹膜转移。

4) 核磁共振（MRI）：在胰腺癌的检出和分期方面，增强 MRI 的作用已被证实和 CT 相同。胰腺癌在 MRI 中的典型表现是：T1 和 T2 相上边界不清的低信号病灶，增强相对减低，弥散加权相上通常表现为弥散受限。MRI 具有较高的组织分辨率，可提高检出率，因此在发现体积较小的肿瘤方面可能更具有优势，尤其是对那些与正常胰腺实质等强化而不易在 CT 上直接发现的胰腺癌。对于肝部病灶性质的判定和肝转移灶的检出，MRI 也要优于 CT。

5）PET/CT：临床上怀疑胰腺癌时初次诊断中 PET/CT 不是常规检查项目，不能替代高质量的 CT 或者 MRI 检查，但 PET/CT 对于鉴别胰腺占位、发现远处转移和评估化疗效果方面是有价值的。

6）内镜逆行胰胆管造影（ERCP）：胰腺癌在 ERCP 表现为主胰管狭窄、管壁僵硬、扩张、中断、移位、不显影或造影剂排空延迟等。对于严重黄疸或伴有胆道感染的患者，可以行 ERCP 放置胆道支架或鼻胆管引流。ERCP 属有创操作，不是常规检查项目，黄疸患者术前行胆道支架引流，可能增加手术术后感染和胰瘘的相关风险。

7）经皮肝穿刺胆道引流（percutaneous transhepatic cholangial drainage，PTCD）：对有梗阻性黄疸、肝内胆管扩张的患者，ERCP 失败时可行 PTCD，可显示肝内外胆管扩张的程度、狭窄中断的部位等，并可引流胆汁。PTCD 容易出现胆漏、出血等并发症，随着其他影像学技术的进步，PTCD 主要用于 ERCP 失败患者的胆管引流，不作为常规检查项目。

8）选择性血管造影：选择性肠系膜上动脉、腹腔干造影，可以判断胰腺肿瘤的部位、大小、浸润范围、是否累及血管，动脉是否存在变异等，从而确定手术切除的可能性和手术方式。随着 CT 技术的快速发展，血管三维重建技术在临床广泛应用，选择性血管造影目前已很少使用。

6. 鉴别诊断 对于老年患者，具有典型腹痛、黄疸、体重下降症状和典型影像学表现的患者，诊断胰头癌较为明确。然而随着影像学检查的进步，特别是腹部 CT 的广泛应用，越来越多的胰腺占位被发现，对于这些胰腺病变应根据年龄特点、症状表现、血液检查和影像学检查进行综合分析（图 12-15）。胰腺癌应与神经内分泌肿瘤、炎症、胰腺囊性病变等鉴别。

知识拓展：胰腺囊性疾病

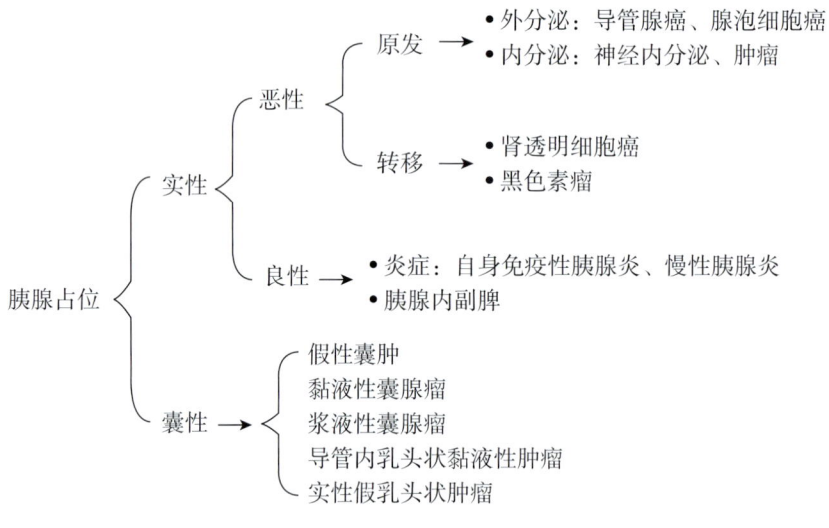

图 12-15　胰腺常见占位

7. 治疗 传统的手术、化疗以及放疗治疗胰腺癌效果均不理想，总的 5 年生存率低于 20%。选择治疗前需要通过各项检查确定患者的病情，必要时可以采用腹腔镜探查，对肿瘤进行可切除性评估和分期，以确定肿瘤的治疗方案，减少不必要的开腹探查。治疗方案应由包括胰腺外科、影像科、病理科、消化内科、化疗科、放疗科、核医学科、超声诊断科等在内的多学科团队共同制定，选择对患者最优的治疗方案。

（1）手术治疗：根治性手术被认为是胰腺癌唯一可能的治愈方法，但因发现时患者多已远处转移或局部晚期，手术切除率仅有 20%。术前可切除性评估对于治疗方式选择有重要意义，可切除性评估应综合考虑患者的解剖学因素、肿瘤生物学恶性程度和患者全身一般状况综合考虑。精确的术前影像检查是评估解剖学可切除性的主要手段，邻近重要血管受侵是导致局部不可切除的最主要因素，根据肿瘤和血管的关系将胰腺癌分为可切除、交界可切除和不可切除。对于无高危因素的可切除患者，可首选手术治疗，对于交界可切除患者和部分具有高危因素的可切除患者，提倡先进行化疗，再行手术。胰腺癌的高危因素包括体重显著下降、严重的后背疼痛、血胆红素正常水平情况下血清CA19-9明显升高、CA125升高等，这些因素都提示胰腺癌生物学行为恶性程度高、R0切除率低、预后差。

知识拓展：胰腺癌可切除性评价

胰头癌的标准术式为胰十二指肠切除术（图12-16），切除范围包括胰头、钩突、远端胃、十二指肠、中下段胆管、上段空肠和胆囊，并清扫相应区域的淋巴结，然后进行胆肠吻合、胰肠吻合和胃肠吻合，也可采取保留幽门的胰十二指肠切除术。与胰头癌相比，胰体尾癌症状不典型，难以早期发现，易于侵犯周围重要血管及其他脏器，R0切除率低。胰体尾癌应行胰体尾及脾切除，并清扫相应区域的淋巴结。与传统胰体尾癌根治术相比，根治性顺行模块化胰脾切除术（radical antegrade modular pancreatosplenectomy，RAMPS）能够降低切缘阳性率，提高获取淋巴结数目，达到了目前较为理想的肿瘤解剖学切除效果，逐渐成为胰体尾癌根治的标准术式。肿瘤侵及周围脏器和血管可行扩大切除（联合脏器切除），在标准手术方案基础上做多个脏器和血管切除，并行血管重建，如：切除结肠、联合腹腔干切除等。扩大切除增加了手术风险，对于患者预后的改善缺少循证医学证据，应谨慎、有选择地开展。对于肿瘤已无法切除或患者体质和重要脏器功能不能耐受根治性手术，同时伴有胆道、消化道梗阻的，可行姑息手术（如胆肠吻合、胃空肠吻合等）或内镜下支架植入；对于肿瘤侵犯腹腔神经丛，药物镇痛效果不满意者，可行 ^{125}I 放射性粒子植入或各种腹腔神经丛阻滞或灭活以减轻疼痛。

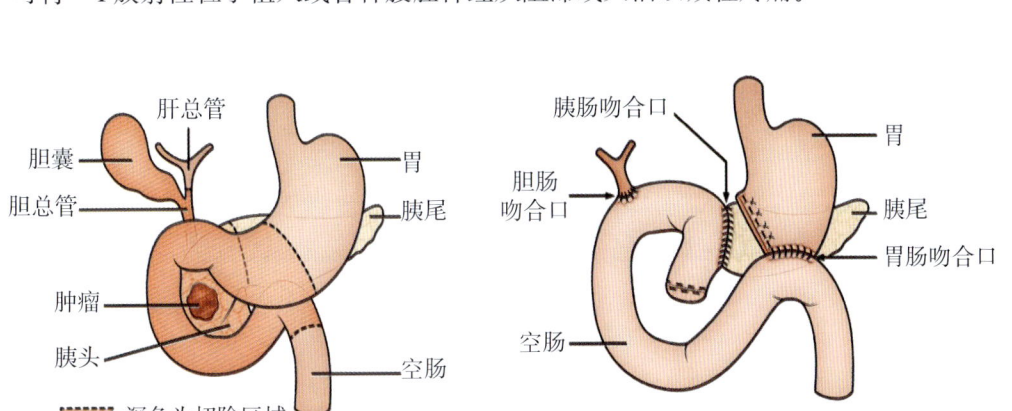

图12-16　胰十二指肠切除术

随着腹腔镜技术的进步和设备的发展，腹腔镜下胰腺癌根治手术正在逐渐开展，包括腹腔镜胰体尾癌根治术和腹腔镜胰十二指肠切除术，但关于开腹手术和腹腔镜手术肿瘤学效果的比较还缺少进一步的循证医学证据。机器人手术也已经应用于胰腺外科，展现了一定的技术优势，尚需进一步的临床数据证实。胰腺外科技术水平的提高和围术期处理的进步使得胰腺手术死亡率在大的胰腺中心降低到5%以内，但胰十二指肠切除围术期并发症发生率仍可达30%以上，胰腺手术仍然是外科手术中较复杂、风险较高的手术之一。常见的术后并发症包括：胰瘘、出血、胃排空障碍等。其中胰十二指肠切除术后最重要的并发症是胰瘘，有临床症状的胰瘘发生率在10%～40%。

（2）其他治疗：由于胰腺癌术后复发和转移的概率高达70%～85%，化疗特别是新辅助化疗在胰腺癌治疗中的作用也越来越重要。目前对于局部晚期、交界可切除胰腺癌首选诱导化疗或新辅助治疗，评估后再决定是否进行手术已成为标准的治疗方案。胰腺癌化疗方案和药物包括 FOLFIRINOX（氟尿嘧啶、亚叶酸、伊立替康和奥沙利铂）、吉西他滨（gemcitabine）、白蛋白结合型紫杉醇等。放射治疗对部分病例能起到缓解症状的作用，少数患者病情可得到暂时控制，延长生存期，也用于术前的新辅助治疗和术后辅助治疗。出现胆道梗阻时，采用 ERCP 或 PTCD 放置引流管或金属支架行胆道引流，缓解胆道梗阻和胆管炎，改善由于梗阻性黄疸引起的各种症状，提高生活质量。

（二）壶腹周围癌概述

壶腹周围癌（periampullary carcinoma）指发生于胆总管下端、壶腹和十二指肠的恶性肿瘤。由于其所在的特殊解剖部位，与胰头癌有着相似的临床表现，但两者在病程、手术切除率、预后等方面均有明显不同，壶腹部癌黄疸出现早，发展缓慢，手术切除率和预后都明显好于胰腺癌。

1. 病理及临床分期 壶腹周围癌多为腺癌（图12-17），其次为乳头状癌、黏液癌、未分化癌等。由于位置特殊，很容易阻塞胆总管和主胰管，引起梗阻性黄疸，多数患者出现症状时已有主胰管的侵犯。壶腹部癌亦可直接浸润肠壁，引起十二指肠梗阻及上消化道出血。可见神经侵犯，35% ~ 50% 的病例出现区域淋巴结转移。晚期可累及门静脉及肠系膜血管，出现肝转移。临床分期见表12-15。家族性腺瘤性息肉病（familial adenomatous polyposis，FAP）和多发性神经纤维瘤病（neurofibromatosis）可合并壶腹肿瘤，诊治时应予以注意。

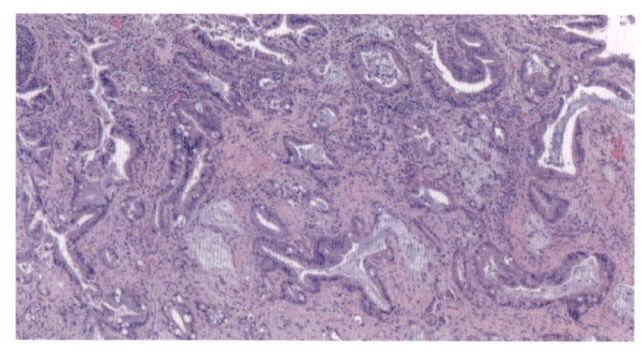

图 12-17　壶腹周围癌组织学，中分化腺癌
管状结构为主。富含癌性间质，免疫反应活跃

表 12-15　壶腹癌 AJCC 分期（第 8 版）

T（原发肿瘤分期）	分期
TX：无法评价	0：Tis；N0；M0
T0：无原发肿瘤证据	Ⅰ A：T1a；N0；M0
Tis：原位癌	Ⅰ B：T1b，T2；N0；M0
T1a：肿瘤局限于 Vater 壶腹或 Oddi 括约肌内	Ⅱ A：T3a；N0；M0
T1b：肿瘤侵及 Oddi 括约肌周围和（或）浸润至十二指肠黏膜下层	Ⅱ B：T3b；N0；M0
T2：肿瘤浸润至十二指肠固有肌层	Ⅲ A：T1a，T1b，T2，T3；N1；M0
T3：肿瘤浸润至胰腺或胰腺周围组织	Ⅲ B：任何 T；N2；M0 或 T4；任何 N；M0
T3a：肿瘤浸润至胰腺内 ≤ 0.5 cm	
T3b：肿瘤浸润至胰腺内 > 0.5 cm，或侵及胰腺周围组织或十二指肠浆膜，但未侵及腹腔干或肠系膜上动脉	Ⅳ：任何 T；任何 N；M1
T4：肿瘤侵及肠系膜上动脉、腹腔干或肝总动脉	

续表

N（区域淋巴结）

NX：无法评价

N0：无区域淋巴结转移

N1：1～3个区域淋巴结转移

N2：≥4个区域淋巴结转移

M（远处转移）

M0：无远处转移

M1：有远处转移

2．临床表现　患者发病年龄多在40岁以上，以男性居多，临床表现与胰头癌相似。黄疸出现较早，进行性加重，部分患者可因肿瘤坏死、胆管再通而黄疸消退或减轻，并可以再次加重，呈现波动性黄疸。可有肝大、尿色深、粪色浅及皮肤瘙痒。由于壶腹部癌局部坏死后可导致出血，严重时可出现黑便。后期因肿瘤浸润范围扩大，或伴有炎症而疼痛加重，但较胰头癌为轻。合并胆道感染时，可有寒战、高热。患者还可有食欲缺乏、饱胀、消化不良、腹泻、乏力及体重减轻等症状。

3．诊断和鉴别诊断　实验室与影像学检查基本与胰头癌相同，血清胆红素升高明显，粪便潜血试验多为阳性，CT及MRI可见十二指肠乳头增大，胆管及胰管扩张。ERCP可以观察十二指肠内侧壁和乳头情况，并可活检、造影，对诊断壶腹部癌具有重要意义。近年来，超声内镜检查（EUS）也成为重要的检查手段，可以通过EUS-FNA取得病理学诊断。壶腹周围癌应与十二指肠布氏腺腺瘤、胃肠道间质瘤、异位胰腺等鉴别。

4．治疗　对于可切除患者，标准术式为胰十二指肠切除术，清扫相应区域的淋巴结。如肿瘤不能切除或患者不能耐受手术，可通过内镜或EUS-FNA取得病理，进行化疗，化疗方案为基于氟尿嘧啶的多种药物联用。同时应行胆道引流以减轻黄疸，如经内镜放置胆道内支架。若发生十二指肠狭窄应行胃肠吻合或放置十二指肠支架以解除十二指肠梗阻。

整合思考题

1. 如何进行胰腺神经内分泌肿瘤的分类和分级？
2. 胰岛素瘤的诊断标准是什么？
3. 胰头癌的典型症状是什么？它们和预后的关系如何？
4. 胰头癌的标准手术是什么？切除范围包括哪些器官？

整合思考题解析

（修典荣　郭丽梅）

参考文献

[1] 陈旻湖，杨云生，唐承薇．消化病学．北京：人民卫生出版社，2019．

[2] 葛均波，徐永健，王辰．内科学．9版．北京：人民卫生出版社，2018．

[3] 中华医学会外科学分会胰腺外科学组．中国急性胰腺炎诊治指南（2021）．中华消化外科杂志，2021，20（7）：730-739．

[4] Courtney M. Townsend. Sabiston Textbook of Surgery：The Biological Basis of Modern Surgical Practice. 21st ed. Louis：Elsevier，2021.

[5] Robert Zollinger，E. Ellison. Zollinger's Atlas of Surgical Operations. 10th ed. New York：McGraw-Hill Medical，2016.

[6] Dumonceau JM. Endoscopic treatment of chronic pancreatitis：European Society of Gastrointestinal Endoscopy（ESGE）Guideline-Updated August 2018. Endoscopy，2019，51（2）：179-193.

[7] Gardner TB. ACG Clinical Guideline：Chronic Pancreatitis. Am J Gastroenterol，2020，115（3）：322-339.

[8] 中国医师协会胰腺病专业委员会慢性胰腺炎专委会. 慢性胰腺炎诊治指南（2018，广州）. 临床肝胆病杂志，2019，35（1）：7.

[9] 吴孟超，吴在德. 黄家驷外科学. 7版. 北京：人民卫生出版社，2008.

[10] Courtney M. Townsend.Jr.，R. Daniel Beauchamp，B. Mark Evers，Kenneth L. Mattox. Sabiston textbook of surgery：the biological basis of modern surgical practice. 20th edition.

[11] Courtney M. Townsend. Sabiston Textbook of Surgery：The Biological Basis of Modern Surgical Practice. 21st ed. Louis：Elsevier，2021.

[12] William R. Jarnagin. Blumgart's Surgery of the Liver，Biliary Tract and Pancreas. 6th ed. Louis：Elsevier，2017.

[13] Rowan W. Parks，Hepatobiliary and pancreatic surgery. 6th ed. Louis：Elsevier，2018.

第十三章
腹部外伤

学习目标

- **基本目标**
  1. 基本掌握腹部外伤的分类和病因。
  2. 熟练掌握腹部外伤的临床表现特点，实质脏器及空腔脏器破裂临床特点。
  3. 掌握腹部外伤的诊断思路及注意事项，运用诊断学相关知识分析腹部外伤的病例特点。

- **发展目标**
  1. 深入理解腹部外伤的症状学特点，根据临床表现推断腹部脏器损伤的程度。
  2. 深入理解腹部外伤的诊断技术与方法，各类方法的适用范围、优缺点，合理选择诊断方法用于疾病诊断。
  3. 基本掌握肝、脾和肠破裂的诊断和处理原则。
  4. 理解胃、胰腺、十二指肠、小肠、结直肠损伤和腹膜后血肿的临床表现和处理原则。
  5. 理解腹部创伤非手术治疗适应证、观察要点、手术探查指征。
  6. 结合腹部外伤的病因，分类，临床表现的多样性，养成具有逻辑性、系统性和评判性的临床思维。
  7. 养成敬佑生命、救死扶伤、大爱无疆的医学精神。
  8. 从教科书和医学专著出发，灵活运用循证医学方法和工具，查找医学文献，进行部分内容的自学。

第一节　腹部外伤概论

案例 13-1A 解析

案例13-1A

张某，男性，19岁，一小时前从3米高的树上坠落，左侧季肋部着地。自诉腹部疼痛，可忍受，以左上腹为主，疼痛持续且逐渐加重。体格检查：神志清，面色略苍白，血压（90/65 mmHg），脉搏108次/分，腹部略膨隆，全腹压痛，左上腹明显且有肌紧张，肠鸣音弱。

问题：
目前可能的诊断是什么？是否存在内脏损伤及损伤部位是什么？为明确诊断需要做何种检查？

腹部外伤（abdominal injury）是外科常见病，占平时各种损伤的0.4%～1.8%，在战时会明显增高。

【分类和病因】

腹部外伤根据是否穿透腹壁、腹腔是否与外界相通可分为开放性和闭合性损伤；开放性损伤常由刀刃、枪弹、弹片等利器所引起。有腹膜破损者为穿透伤（多伴内脏损伤），无腹膜破损者为非穿透伤（偶伴内脏损伤）。闭合性损伤常系坠落、碰撞、冲击、挤压、棍棒等钝性暴力所致。可能仅局限于腹壁，也可同时兼有内脏损伤。开放性损伤诊断常较明确；闭合性损伤可因伤情隐蔽而造成诊断困难，临床应更为重视。常见受损内脏在开放性损伤中依次是肝、小肠、胃、结肠、大血管等；在闭合性损伤中依次是脾、肾、小肠、肝、肠系膜等。胰、十二指肠、膈、直肠等由于解剖位置较深，损伤发生率较低。暴力的特点和作用方向、内脏的解剖特点、原有病理状况和功能状态等多种因素综合影响着腹部损伤的严重程度。例如：肝、脾等组织结构脆弱、血供丰富的实质性脏器更容易损伤；肠道的固定部分比活动部分更易受损；充盈的空腔脏器（饱餐后的胃、未排空的膀胱等）比排空者更易破裂。

【临床表现】

腹部外伤后的临床表现迥异。单纯腹壁损伤的症状和体征较轻，仅表现为受伤部位疼痛，局限性腹壁肿胀、压痛。开放性腹部创伤有腹部创口存在，其局部体征和全身状况有所差异。闭合性腹部创伤多无创口，临床表现常不典型。实质性脏器如肝、脾、胰、肾等或大血管损伤的临床表现主要以腹腔内（或腹膜后）出血为特点；空腔脏器如胃肠道、胆道、膀胱等损伤而发生破裂的主要临床表现是弥漫性腹膜炎。最为突出的体征是腹膜刺激征，其程度因空腔器官内容物不同而异。通常是胃液、胆汁、胰液刺激最强，肠液次之，血液和尿液最轻。伤者伤情严重时可发生感染性休克。如果两类脏器同时破裂，则出血和腹膜炎的表现可以同时存在。

【诊断】

了解受伤过程和查体是诊断腹部损伤的主要手段，但有时因急救需要，诊断和即刻针对性的必要治疗（如止血、输液、抗休克、维护呼吸道通畅等）常同时进行。应警惕可能同时出现的多处内脏损伤或同时合并腹外损伤（如颅脑损伤、胸部损伤、脊柱骨折、四肢骨折等）。

（一）开放性损伤

开放性损伤的诊断要注意鉴别是否为穿透伤。有腹膜刺激征或腹内组织、内脏自腹壁伤口

突出者显然腹膜已穿透，且绝大多数都有内脏损伤。穿透伤诊断还应注意：①穿透伤的入口或出口可能在腹部以外的胸、肩、腰、臀或会阴等处；②有些腹壁切线伤虽未穿透腹膜，但并不排除内脏损伤的可能；③穿透伤的入、出口与伤道不一定呈直线；④伤口大小与伤情严重程度不一定呈正比。

（二）闭合性损伤

闭合性损伤诊断中需要认真判断是否有内脏损伤，如不能及时确诊，可能贻误手术时机而导致严重后果。因此，腹部闭合性损伤的诊断思路如下。

1. 有无内脏损伤　多数伤者根据临床表现即可确定内脏是否受损，但仍有不少伤者因早期就诊而腹内脏器损伤体征尚不明显或者单纯腹壁损伤伴明显软组织挫伤，常难以判断。因此，需要在一定时间内严密观察。为防止漏诊，应注意以下几点。

（1）详细了解受伤史：包括受伤时间、受伤地点、致伤条件、伤情、伤情变化和就诊前的急救处理。伤者有意识障碍或因其他情况不能回答问话时，应向现场目击者和护送人询问。

（2）重视观察基本生命体征：包括血压、脉率、呼吸和体温的测定，注意有无休克征象。

（3）全面而有重点的体格检查：包括腹部压痛、肌紧张和反跳痛的程度和范围，是否有肝浊音界的改变或移动性浊音，肠蠕动是否受抑制，直肠指检是否有阳性发现等。

通过检查如发现下列情况之一者，应考虑有腹内脏器损伤：早期出现休克征象者，尤其是出血性休克；有持续性甚至进行性腹部剧痛伴恶心、呕吐等消化道症状者；有明显腹膜刺激征者；有气腹征者；腹部出现移动性浊音者；有便血、呕血或尿血者；直肠指诊发现前壁有压痛或波动感，或指套染血者。

2. 什么脏器受到损伤　首先确定是哪一类脏器受损，然后考虑具体脏器和损伤程度。单纯实质性器官损伤时，腹痛一般不重，压痛和肌紧张也不明显。出血量多时可有腹胀和移动性浊音。单纯空腔脏器破裂则主要以腹膜炎为临床表现。尤其是上消化道破裂穿孔，胃液、胰液、胆汁溢出对腹膜的刺激尤为严重，但空腔器官破裂所致腹膜炎不一定在伤后很快出现，尤其是下消化道破裂，腹膜炎体征通常出现得较迟。有时肠壁破口很小，可暂时闭合而不发展为弥漫性腹膜炎。结肠破裂造成的腹膜炎虽出现晚，但感染较重，预后较差。

以下各项对于确定哪一类脏器损伤有一定价值：①便血、气腹者多为胃肠道损伤，再结合暴力打击部位、腹膜刺激征最明显的部位和程度，可确定损伤在胃、上段小肠、下段小肠或结肠；②有排尿困难、血尿、外阴或会阴部牵涉痛者，提示泌尿系脏器损伤；③有膈面腹膜刺激表现同侧肩部牵涉痛者，提示上腹脏器损伤，其中以肝和脾的破裂为多见；④有下位肋骨骨折者，注意肝或脾破裂的可能；⑤有骨盆骨折者，提示有直肠、膀胱、尿道损伤的可能。

3. 是否有多发性损伤　多发性损伤的发病率日益增高。各种多发性损伤可能有以下几种情况：①腹内某一脏器有多处损伤；②腹内有一个以上脏器受到损伤；③除腹部损伤外，尚有腹部以外的合并损伤；④腹部以外损伤累及腹内脏器。应提高警惕注意避免漏诊，追问病史、详细体检、严密观察病情变化是避免误诊漏诊的关键。各种多发性损伤的处理应贯彻全局和整体的观点，在救治过程的不同阶段，抓住病情变化的主要矛盾，以变化的视角看问题。

【辅助检查】

（1）实验室检查：红细胞、血红蛋白与血细胞比容下降，表示有大量失血。白细胞总数及中性粒细胞升高不但见于腹内脏器损伤时，同时也是机体对创伤的一种应激反应。血、尿淀粉酶升高提示胰腺损伤或胃肠道穿孔，或是腹膜后十二指肠破裂穿孔。血尿是泌尿系损伤的重要标志。

（2）X线检查：最常用的是胸片及平卧位腹部摄片，必要时可拍骨盆正位片。腹腔游离气体为胃肠道破裂的证据，立位腹部X线摄片可表现为膈下新月形阴影。腹膜后积气提示腹膜后十二指肠或结直肠穿孔。肝脾破裂、腹腔内有大量积血时，X线表现不典型，应进行B超或CT

检查。骨盆骨折的存在可能提示相关脏器的损伤。X线检查尚能发现腹部金属异物的位置和数目。

（3）B超检查：有安全、简便、无创、可床旁进行等优点。主要用于诊断肝、脾、胰、肾等实质脏器的损伤，能根据脏器的形状和大小提示有无损伤、损伤的部位和程度，以及周围积血、积液情况，同时也能了解有无胸腔内出血、心包填塞等合并损伤。B超可重复性好，方便动态观察患者病情变化。

（4）CT检查：对实质脏器损伤及其范围程度有重要的诊断价值，是目前临床优先选择的检查方法。CT影像比B超更为精确，具有高度的敏感性、特异性和准确性，对检查者主观条件（技术、经验）的依赖性不像B型超声那样高，假阳性结果较少。CT能够清晰地显示病变的部位及范围，为选择治疗方案提供重要依据，对腹膜后损伤的诊断尤其有价值。增强CT能鉴别有无活动性出血及其部位。

（5）诊断性腹腔穿刺术和腹腔灌洗术：对于判断腹腔内脏有无损伤和哪类脏器损伤有很大帮助。腹腔穿刺术的穿刺点最多选于脐和髂前上棘连线的中、外1/3交界处或经脐水平线与腋前线相交处；在超声引导下进行穿刺可以提高操作的成功率和安全性。抽到液体后，应观察其性状（血液、胃肠内容物、混浊腹水、胆汁或尿液），判断哪类脏器受损。必要时可做液体的涂片检查。疑有胰腺或胃肠道损伤时，可测定淀粉酶含量。如果抽到不凝血，提示系实质性器官破裂所致内出血，因腹膜的去纤维作用而使血液不凝。诊断性腹腔灌洗术则是经上述诊断性腹腔穿刺置入的塑料管向腹内缓慢灌入500～1000ml无菌生理盐水，然后借虹吸作用使腹内灌洗液流回输液瓶中。取瓶中液体进行肉眼或显微镜下检查，必要时涂片、培养或测定淀粉酶含量。

腹腔穿刺和腹腔灌洗可以在超声引导下进行，可以提高操作的成功率和安全性。

（6）诊断性腹腔镜检查：可应用于一般状况良好而不能明确有无或何种腹内脏器损伤的患者。腹腔镜可直接探查腹腔脏器损伤部位和程度，确认损伤的器官有无活动性出血。有些损伤，可在腹腔镜下进行治疗；如无损伤，也避免了较大腹部切口的探查。

（7）其他检查：可选择性血管造影对疑肝、脾、胰、肾、十二指肠等脏器损伤有一定诊断价值。实质性器官破裂时，可见动脉像的造影剂外漏、实质像的血管缺如及静脉像的早期充盈。MRI检查对血管损伤和某些特殊部位的血肿如十二指肠壁间血肿有较高的诊断价值，而MRCP适用于胆道损伤的诊断。

案例13-1B

患者检查结果回报：WBC 10.5×10^9/L，HB：96 g/L，NE%：77%。诊断性腹腔穿刺有不凝血穿出，腹部CT提示如右图。

问题：
下一步的治疗原则是什么？

案例13-1B 解析

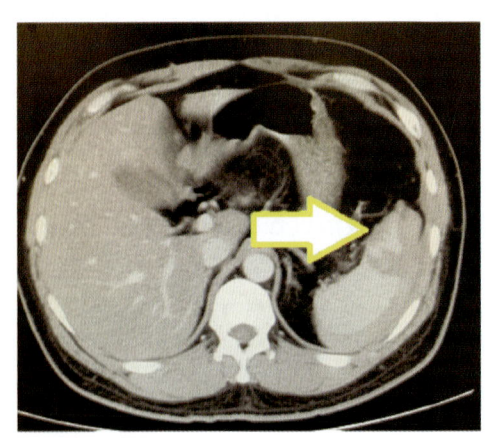

【救治原则】

（一）非手术治疗

对于诊断已明确为轻度的单纯实质性脏器损伤，生命体征稳定或仅有轻度变化者，可进行非手术治疗。有些患者虽经详细体格检查和各种辅助检查但仍难以确定有无腹内脏器损伤，也可暂时进行非手术治疗。但非手术治疗的同时应密切观察病情变化，以全局和整体的观点综合考虑和分析，以决定下一步是否需要进行手术治疗。观察的内容一般应包括：①持续测定血压、脉率、呼吸和血氧饱和度；②每30分钟检查一次腹部体征，注意腹膜刺激征程度和范围的改变；③每30~60分钟测定一次红细胞数、血红蛋白和血细胞比容，了解是否有所下降，并复查白细胞数是否上升；④必要时可重复进行诊断性腹腔穿刺或灌洗术、B超等。

观察期应注意：①不随便搬动伤者，以免加重伤情；②禁用或慎用镇痛剂，以免掩盖伤情；③暂禁食水，疑有空腔脏器破裂或有明显腹胀时，应进行胃肠减压；④积极补充血容量，并防治休克；⑤加强营养支持；⑥注射广谱抗生素以预防或者治疗可能存在的腹内感染。

观察期间出现以下情况时，应考虑有内脏损伤，及时手术探查。①全身情况有恶化趋势，出现口渴、烦躁、脉率增快或体温及白细胞计数上升或红细胞计数进行性下降者；②腹痛和腹膜刺激征有进行性加重或范围扩大者；③肠鸣音逐渐减弱、消失或腹部逐渐膨隆；④膈下有游离气体，肝浊音界缩小或消失，或者出现移动性浊音；⑤积极救治休克而情况不见好转或继续恶化者；⑥消化道出血者；⑦腹腔穿刺抽出气体、不凝血、胆汁、胃肠内容物等；⑧直肠指诊有明显触痛。

（二）急救、抢救和术前准备

腹部穿透性损伤或高度怀疑腹腔脏器损伤的腹部闭合性损伤多需手术，应采取必要的急救措施，积极做好术前准备，力争早期手术。

1. 伤情复杂患者先处理对生命威胁最大的损伤　如腹部以外另有伴发损伤，应全面权衡轻重缓急，首先处理对生命威胁最大的损伤，对最危急的病例，首先要解除气道梗阻和进行心肺复苏。其次要迅速控制明显的外出血、开放性气胸或张力性气胸。尽快恢复循环血容量、控制休克和进展迅速的颅脑外伤。如无上述情况，腹部创伤的救治就应当放在优先的地位。实质性脏器损伤常可发生威胁生命的大出血，故比空腔脏器损伤更为紧急。

2. 积极抗休克治疗　防治休克是治疗中的重要环节。对尚未发生休克者，应使其保持安静，积极容量复苏。已发生休克的内出血伤者要积极抢救，力争在血压回升后进行手术。若休克治疗不易纠正，提示腹内有进行性大出血，则应迅速果断剖腹止血。空腔脏器穿破者，休克发生较晚，一般应在纠正休克同时抗感染的前提下进行手术。诊断已明确者，可给予镇静剂或镇痛药。

3. 积极术前准备　疑有空腔脏器破裂或有明显腹胀时，应留置胃管，抽净胃内容物，持续胃肠减压，观察胃内有无出血。意识不清、伤情严重者应留置尿管，记录尿量。穿透性损伤如伴腹内脏器或组织自腹壁伤口突出，可用消毒器具覆盖保护，勿予强行回纳，以免加重腹腔污染。

（三）剖腹探查

1. 手术适应证

（1）早期穿透性损伤，一般指伤后6~12小时以内者，特别是合并脏器脱出或有肠液、胆汁、粪便或尿液从创口流出者，均应立即手术治疗。

（2）虽为腹部穿透性损伤，但无腹内脏器脱出或消化液流出，且伤后时间过久（24~48小时以上），如一般状况良好，未出现腹膜炎体征，可以继续非手术治疗，同时进行严密观察。如果病情变化，出现腹膜炎体征，则应进行剖腹探查。

（3）闭合性腹部创伤，如果腹膜刺激症状明显，同时有腹胀、肠鸣音减弱或消失，腹内积气或出现移动性浊音等症状，或伴有消化道出血，都应尽快手术治疗。

（4）曾有休克的腹部外伤患者，如果经抗休克治疗得以缓解后有腹部阳性体征出现，应立即进行剖腹探查；如患者经输血补液血压回升，但输血减慢或停止后血压又明显下降，说明腹内存在活动性出血，这时应在输血的同时尽快进行剖腹探查。

（5）患者入院时距受伤时间已超过 72 小时，但存在腹膜炎症状且炎症无局限化倾向，此时仍应手术治疗。

（6）临床症状虽不明显，但经影像学检查、腹腔穿刺或腹腔灌洗后证明确有内脏损伤者，或伤后 24 小时仍不能排除腹内脏器损伤者，也应进行剖腹探查，不宜过久地等待阳性体征出现而延误病情。

2．切口的选择　常用正中切口，进腹迅速，创伤和出血较少，能满足彻底探查腹腔内所有部位的需要，还可根据需要向上下延长或向侧方添加切口甚至联合开胸。腹部有开放伤时，不可通过扩大伤口去探查腹腔，以免伤口感染和愈合不良。

3．探查步骤　腹腔内出血要比腹膜炎紧迫，所以对于腹内大出血的患者，开腹后应立即吸出积血，清除凝血块，迅速查明来源，进行处理。肝、脾、肠系膜和腹膜后的胰、肾是常见的出血来源。探查顺序应根据受伤史和术前体征最怀疑哪个脏器受伤优先探查，凝血块集中处一般即是出血部位。

如果没有腹腔内大出血，则应对腹腔脏器进行系统、有序的探查。做到既不遗漏伤情，也不作不必要的重复探查。探查次序原则上应先探查肝、脾等实质性器官。接着从胃开始，逐段探查十二指肠第一段、空肠、回肠、大肠以及其系膜。然后探查盆腔脏器，再后则切开胃结肠韧带显露网膜囊，检查胃后壁和胰腺。如有必要，最后还应切开后腹膜探查十二指肠二、三、四段。在探查过程中发现的出血性损伤或脏器破裂，应随时进行止血或夹住破口。也可根据切开腹膜时所见决定探查顺序，如有气体逸出，提示胃肠道破裂，如见到食物残渣应先探查上消化道，见到粪便先探查下消化道，见到胆汁先探查肝外胆道及十二指肠等。纤维蛋白沉积最多或网膜包裹处往往是穿孔所在部位。待探查结束，对探查所得伤情进行全面评估，按轻重缓急逐一处理。原则上是先处理出血性损伤，后处理穿破性损伤；对于穿破性损伤，应先处理污染重的损伤，后处理污染轻的损伤。

4．腹腔清理引流及缝合　关腹前应彻底清除腹内残留的液体和异物，恢复腹内脏器的正常解剖关系。用生理盐水冲洗腹腔，污染严重的部位应反复冲洗。下列情况应进行有效的引流：肝、胆、胰、十二指肠及结肠损伤者；空腔脏器修补缝合后，有可能发生溢漏者；有较大裸露创面继续渗出者，可使用乳胶管引流；若估计引流量很多（如肠瘘、胆瘘、胰瘘），可放置双套管引流，也方便术后经引流管冲洗。腹壁切口污染不重者，可以分层缝合，污染较重者，皮下可放置乳胶片引流，或暂不缝合皮肤和皮下组织，留作延期处理。

（陈国卫）

第二节　常见内脏损伤的特征和处理

一、脾损伤

脾质地脆弱，是腹腔脏器最容易受损的器官之一，脾损伤（spleen injury）的发生率在腹部外伤中可高达 40%～50%，在腹部闭合性损伤中，脾破裂占 20%～40%，在腹部开放性损伤中，脾破裂约占 10%。

按病理解剖脾破裂可分为中央型破裂（破损在脾实质深部）、被膜下破裂（破损在脾实质周边部分）和真性破裂（破损累及被膜）三种。前两种因被膜完整，出血量受到限制，故临床上并无明显内出血征象而不易被发现，可形成血肿而最终被吸收。但血肿（特别是被膜下血肿）在某些微弱外力的影响下，可以突然转为真性破裂。临床所见脾破裂，约85%是真性破裂。破裂部位较多见于脾上极及膈面，有时在裂口对应部位有下位肋骨骨折存在。破裂如发生在脏面，尤其是邻近脾门者，有撕裂脾蒂的可能。若出现此种情况，出血量往往很大，患者可迅速发生休克，甚至未及抢救已致死亡。

脾损伤的临床表现符合典型实质型脏器损伤的表现，如腹腔出血、失血性休克、腹膜刺激征等，临床症状的轻重主要取决于脾损伤的性质和程度，就诊的早晚，失血的多少和速度以及有无其他脏器的合并伤或多发伤等。闭合性损伤有时临床表现出现较延迟，但死亡率、并发症发生率颇高。创口微小、症状轻微的脾损伤可能未引起患者注意，而经过一段时间"无自觉症状"亚临床期，脾破裂自行愈合或症状滞后一段时间出现（脾延迟破裂出血）。

一般而言，典型的外伤性脾破裂诊断并不难，根据外伤史、体征以及腹部穿刺等结果可做出初步诊断，B超可发现腹腔内积血、脾周血肿、脾破裂征象，可区分脾破裂的程度、范围和分型，动态观察脾损伤发展与修复、愈合的过程。CT不仅能有效诊断脾破裂、明确脾破裂的分型，而且能够同时发现肝、肾等脏器合并伤，为外科医生决定治疗方案提供重要依据。对于腹部创伤的患者，凡血流动力学稳定者，为明确诊断应尽可能选择CT检查。

在治疗方面，随着对脾功能认识的深化，以及现代脾外科观念的建立和选择性非手术治疗的出现，在坚持"抢救生命第一，保留脾第二"的原则下，在条件允许的情况下尽量保留脾或脾组织的基本原则已被多数外科医生接受。同时需注意到脾切除术后的患者，主要是婴幼儿，对感染的抵抗力减弱，甚至可能发生以肺炎球菌为主要病原菌的脾切除后凶险性感染（overwhelming postsplenectomy infection，OPSI）而致死。

①无休克或容易纠正的一过性休克，影像学检查（B超、CT）证实脾裂伤比较局限、表浅，无其他腹腔脏器合并伤者，可在严密观察血压、脉搏、腹部体征、血细胞比容及影像学变化的条件下行非手术治疗。若病例选择得当，小儿的成功率高于成人。主要措施为绝对卧床休息至少1周，禁食、水、胃肠减压、输血补液，用止血药和抗生素等。②观察中如发现继续出血或发现有其他脏器损伤，应立即中转手术。不符合非手术治疗条件的伤员，应尽快剖腹探查，以防延误。③彻底查明伤情后明确可能保留脾者（主要是Ⅰ、Ⅱ级损伤），可根据伤情，采用生物胶粘合止血、物理凝固止血、单纯缝合修补、脾破裂捆扎、脾动脉结扎及部分脾切除等。④脾中心部碎裂、脾门撕裂或有大量失活组织，缝合修补不能有效止血，高龄及多发伤情况严重者需迅速施行全脾切除术。可将1/3脾组织切成薄片或小块埋入大网膜囊内进行自体移植，亦可防止日后发生OPSI。⑤在野战条件下或原先已呈病理性肿大的脾发生破裂，应行脾切除术。⑥脾被膜下破裂形成的血肿和少数脾真性破裂后被网膜等周围组织包裹形成的局限性血肿，可因轻微外力影响或胀破被膜或血凝块而发生为延迟性脾破裂。一般发生在伤后两周，也有迟至数月以后的，此种情况下应切除脾。

二、肝损伤

肝损伤（liver injury）在腹部外伤中占20%～30%，右肝破裂较左肝为多。肝外伤的致伤因素、病理类型和临床表现与脾外伤相似，主要危险是失血性休克、胆汁性腹膜炎和继发感染。因肝外伤后可能有胆汁溢出，故腹痛和腹膜刺激征常较脾破裂伤者更为明显。

肝破裂按致伤原因分类 ①开放性损伤：由锐器所致，包括刀伤、剑伤、枪弹伤等。一般刺入伤、贯通伤病情较轻，预后好，死亡率低。但如果是高速、高爆炸性火器伤则组织破坏性大，伤后病情严重，预后差。②闭合性损伤：由钝性外力，如车祸、高空坠落、暴力直接打击等引起，易引起肝组织碎裂、血管破裂或撕裂，致腹腔内大出血，或造成胆管破裂后胆汁外溢，引起胆汁性腹膜炎和腹腔感染，伤及其他脏器和大血管时病死率高。

按病理形态分类 ①肝包膜下血肿：指肝实质裂开，但肝包膜结构完整，较小的血肿可自行吸收，一般可行保守治疗。②真性破裂：指肝包膜完整性破坏，肝实质挫裂、撕裂、碎裂，甚至有部分肝组织离断和毁损。这种情况最为常见，可引起出血、胆汁性腹膜炎，继发感染和肝脓肿。③中央型破裂：指肝实质深部的肝组织损伤，可伴有血管、胆管的损伤，易引起广泛的肝组织坏死、胆道出血，远期可形成肝脓肿，但肝表面包膜可以完整正常。

肝外伤的临床表现较为复杂，与肝损伤的部位及严重程度有关。肝位于右上腹部，如果有右下胸部、右上腹部的外伤，要考虑到有肝外伤的可能。肝外伤的主要临床表现为右上腹部疼痛或全腹痛，弥漫性腹膜炎的腹膜刺激征以及腹腔内出血表现，严重者表现为血压下降、脉搏增快等休克症状。若同时合并有其他脏器损伤，则临床表现更为复杂。

肝外伤的诊断首先要了解外伤史和受伤机制，再结合患者的症状、体征及临床影像学检查。辅助检查方面与脾损伤相似。可以行腹腔诊断性穿刺和诊断性腹腔灌洗，但需注意一次穿刺结果阴性也不能排除肝外伤的可能，仍需要密切观察，必要时可在不同部位反复穿刺。而抽出的血液也需要明确出血的来源。应排除假阴性和假阳性。B 超检查具有快速、无创、可重复的特点，常作为闭合性腹部外伤患者的首选检查方法。可区分肝损伤不同的病理形态。腹腔内无回声提示腹腔积血，B 超检查对腹腔积血的检出率极高，腹腔积血达到 100 ml 即可被 B 超检出。薄层断面 CT 扫描为腹腔实质性器官提供了较为准确的图像，在肝外伤的诊断中可发现早期肝实质损伤，能较准确地发现肝破裂的部位及范围、肝内血肿、肝实质损伤或缺血性改变、腹腔内出血并估计出血量。检测阳性率高，术前 CT 检查对肝外伤有十分重要的诊断价值，尤其增强 CT 扫描，可使诊断准确率高达 99%。

当肝外伤伴有血管破裂时肝动脉造影检查可见造影剂外溢，从而明确出血的部位。但此检查操作较为复杂，有创伤，且其检查结果一般对治疗无更大的帮助，一般不作为急诊患者的术前常规检查项目，目前更多应用于非手术治疗的止血方面，行选择性肝动脉造影明确出血部位后，注入栓塞剂以控制出血。

肝破裂手术治疗的基本要求是彻底清创、确切止血、消除胆汁溢漏和建立通畅的引流。肝损伤如属被膜下破裂，小的血肿可不处理，张力高的大血肿应切开被膜，进行清创。肝火器伤和累及空腔脏器的非火器伤都应手术治疗。其他的刺伤和钝性伤则主要根据伤员全身情况决定治疗方案。血流动力学指标稳定或经补充血容量后保持稳定的伤员，可在严密观察下进行非手术治疗，约有 30% 可经非手术方法治愈。生命体征经液体复苏仍不稳定或需大量输血（> 2000 ml）才能维持血压者，说明继续有活动性出血，应尽早剖腹手术。肝破裂并有凶猛出血时，可用纱布压迫创面暂时止血，同时用手指或橡皮管阻断肝十二指肠韧带控制出血，以利探查和处理。常温下每次阻断肝的时间不宜超过 20 分钟，若需控制更长时间，应分次进行。对损伤的肝进行清创，清创后应对出血点和断裂的胆管逐一结扎。对于裂口不深、出血不多、创缘比较整齐的病例，在清创后可将裂口直接予以缝合。如在缝合前将大网膜、吸收性明胶海绵或氧化纤维填入裂口，可提高止血效果并加强缝合线的稳固性。如果裂口内有不易控制的动脉性出血，可考虑行肝动脉结扎。对于有大块肝组织破损，特别是粉碎性破裂，或肝组织挫伤严重的患者，可将损伤的肝组织整块切除或行肝叶切除术。对于裂口较深或肝组织已有大块缺损而止血不满意、又无条件进行较大手术的患者，可用长而宽的纱条顺序填入裂口以达到压迫止血的目的。纱条尾端自腹壁切口引出作为引流。手术后分次抽出取完。此法有并发感染或在抽出纱条最后部分时引起再次出血可能，故非至不得已，应避免采用。目前在一些有经验的医疗机构，一般情况较好的肝外伤也可以使用腹腔镜下探查，肝修补甚至进行肝部分切除。

三、胰腺损伤

案例13-2

男性，28岁，24小时前发生车祸，上腹部与方向盘发生碰撞，继而出现全腹疼痛，以中上腹最为剧烈，伴恶心、呕吐。查体：体温37.5℃，心率104次/分，呼吸22次/分，血压105/70 mmHg，表情痛苦，腹稍膨，全腹压痛伴肌紧张，板状腹，移动性浊音阴性，肠鸣音减弱。诊断性腹腔穿刺可抽出胆汁样黄绿色浑浊液体，测腹水淀粉酶1476 U/L，查腹部CT如右图。

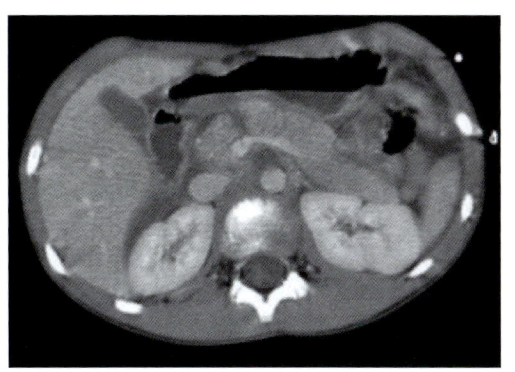

案例13-2解析

问题：
该病例可能的诊断是什么？下一步的治疗方案是什么？

胰腺损伤（pancreatic injury）占腹部损伤的1%～2%，胰腺损伤通常是因为上腹部强力挤压，暴力直接作用于脊柱所致，损伤常在胰的颈、体部，常属于严重多发伤的一部分。由于胰腺位置深而隐蔽，早期不易发现，甚至在手术探查时也有漏诊可能。胰腺损伤后常并发胰液漏或胰瘘。因胰液腐蚀性强，又影响消化功能，死亡率较高。

胰腺破损或断裂后，胰液可积聚于网膜囊内而表现为上腹明显压痛和肌紧张，还可因膈肌受刺激而出现肩部疼痛。外渗的胰液经网膜孔或破裂的小网膜进入腹腔后，可很快出现弥漫性腹膜炎伴剧烈腹痛，结合受伤机制，容易考虑胰腺损伤的可能。但单纯胰腺钝性伤，临床表现不明显，往往容易延误诊断。部分病例渗液局限于网膜囊内，日久可形成一具有纤维壁的胰腺假性囊肿。胰腺损伤可能合并邻近大血管的损伤。

胰腺损伤时血淀粉酶和腹腔穿刺液的淀粉酶可升高，有一定诊断参考价值。但血淀粉酶和腹腔液淀粉酶升高并非胰腺创伤所特有，上消化道穿孔时也可有类似表现。重要的是，凡上腹部创伤，都应考虑到胰腺损伤的可能。B超可发现胰腺回声不均和周围积血、积液。诊断不明而病情稳定者可作CT检查，能显示胰腺轮廓是否整齐及周围有无积血、积液。

因腹部损伤行剖腹手术，怀疑有胰腺损伤可能者，应探查胰腺。胰腺严重挫裂伤或断裂者，手术时较易确诊；但损伤范围不大者可能漏诊。凡在手术探查时发现胰腺附近后腹膜有血肿、积气、积液、胆汁者，应将此处切开，包括切断胃结肠韧带或按Kocher方法掀起十二指肠等探查胰的腹侧和背侧，以查清胰腺损伤。手术的目的是止血、合理切除胰腺、控制胰腺外分泌、处理合并伤及充分引流。被膜完整的胰腺挫伤，仅作局部引流便可。胰体部分破裂而主胰管未断者，可用丝线作褥式缝合修补。胰颈、体、尾部的严重挫裂伤或横断伤，宜做胰腺近端缝合、远端切除术。也可缝闭近端，远端与空肠做Roux-en-Y吻合，胰头损伤合并十二指肠破裂者，必要时可将十二指肠旷置。只有在胰头严重毁损确实无法修复时才施行胰头十二指肠切除。各类胰腺手术之后，充分而有效的腹腔及胰周引流是保证手术效果和预防术后并发症（腹水、继发出血、感染和胰瘘）的重要措施。术后务必保持引流管通畅，胶管引流则应维持10天以上，因为有些胰瘘在1周后才逐渐出现。一般胰瘘多在4～6周自愈。可选择奥曲肽或生长抑素用于预防和治疗外伤性胰瘘。胰瘘宜禁食并给予全胃肠外营养支持和治疗。

四、胃损伤

腹部闭合性损伤时胃很少受累，在饱腹时偶可发生。上腹或下胸部的穿透伤则常导致胃损伤（gastric injury），且多伴有肝、脾、横膈及胰腺等损伤。胃镜检查及吞入锐利异物也可引起穿孔。若损伤未波及胃壁全层（如浆膜或浆肌层裂伤、黏膜裂伤），可无明显症状。若全层破裂，立即出现剧烈腹痛及腹膜刺激征。肝浊音界消失，膈下有游离气体，胃管引流出血性物。

手术探查时应切开胃结肠韧带探查后壁。部分病例，特别是穿透伤，胃前后壁都有穿孔，还应特别注意检查大小网膜附着处以防遗漏小的破损。边缘整齐的裂口，止血后可直接缝合；边缘有挫伤或失活组织者，需修整后缝合。广泛损伤者，可行部分切除术，必要时全胃切除、Roux-en-Y 吻合。

五、十二指肠损伤

十二指肠的大部分位于腹膜后，损伤的发病率比胃低，约占整个腹部创伤的 2%；损伤较多见于十二指肠二、三部。十二指肠损伤的诊断和处理存在不少困难，死亡率和并发症发生率都相当高。据统计，十二指肠战伤的死亡率在 40% 左右，平时伤的死亡率为 12%～30%，若同时伴有胰腺、大血管等相邻器官损伤，死亡率则更高。伤后早期死亡原因主要是严重合并伤，尤其是腹部大血管伤；后期死亡则多因诊断不及时和处理不当引起十二指肠瘘致感染、出血和衰竭。

十二指肠损伤（duodenal injury）如发生在腹腔内部分，破裂后可有胰液和胆汁流入腹腔而早期引起腹膜炎。术前临床诊断虽不易明确损伤部位，但因症状明显，一般不致耽误手术时机。腹膜后十二指肠破裂，早期症状体征多不明显，及时识别较困难，如有下述情况应提高警惕：右上腹或腰部持续性疼痛且进行性加重，可向右肩及右睾丸放散；右上腹及右腰部有明显的固定压痛；腹部体征相对轻微而全身情况不断恶化；有时可有血性呕吐物出现；血清淀粉酶升高；X 线摄片可见腰大肌轮廓模糊，有时可见腹膜后呈花斑状改变（积气）并逐渐扩展；胃管内注入水溶性碘剂可见外溢；CT 显示腹膜后及右肾前间隙有气泡；直肠指检有时可在骶前扪及捻发音，提示气体已达到盆腔腹膜后组织。

治疗的关键是全身抗休克和及时得当的手术处理。手术探查时如发现十二指肠附近腹膜后有血肿，组织被胆汁染黄或在横结肠系膜根部有捻发音，应高度怀疑十二指肠腹膜后破裂的可能。此时应切开十二指肠外侧后腹膜或横结肠系膜根部后腹膜，以便探查十二指肠降部与横部。

根据损伤部位，手术方法较多，主要有下列几种。①单纯修补术：适用于裂口不大，边缘整齐，血运良好且无张力者。②带蒂肠片修补术：裂口较大，不能直接缝合者，可游离一小段带蒂空肠管，将其剖开修剪后镶嵌缝合于缺损处。③十二指肠空肠 Roux-en-Y 吻合术：十二指肠第三、四段严重损伤不宜缝合修补时，可将该肠段切除，近端与空肠行端侧吻合或侧侧吻合。④十二指肠憩室化手术：指十二指肠损伤的修补、十二指肠造口减压、胃部分切除毕Ⅱ式胃空肠吻合。一般用于十二指肠、胰腺严重损伤者，但较为复杂。⑤胰十二指肠切除：手术创伤大、死亡率高。

治疗十二指肠破裂的任何手术方式，都应附加减压手术，如置胃管、胃造口、空肠造口等行病灶近、远侧十二指肠减压，以及胆总管造瘘等，同时常规放置腹腔引流，积极营养支持，以保证十二指肠创伤愈合，减少术后并发症。

六、小肠损伤

小肠占据着中、下腹的大部分空间，故受伤的机会比较多。小肠损伤（small intestinal injury）后可在早期即产生明显的腹膜炎，故诊断一般并不困难。小肠穿孔患者早期表现可以不明显，随着时间推移，可出现腹痛、腹胀等。而且，仅少数患者有气腹，所以如无气腹表现不能否定小肠穿孔的诊断。一部分患者的小肠裂口不大，或穿破后被食物残渣、纤维素甚至突出的黏膜所堵塞，可能无弥漫性腹膜炎的表现。

小肠损伤一旦诊断明确，均需手术治疗。手术时要对整个小肠和系膜进行系统细致的探查，系膜血肿即使不大也应切开检查以免遗漏小的穿孔。手术方式以简单修补为主。一般采用间断横向缝合以防修补后肠腔发生狭窄。有以下情况时，则应采用部分小肠切除吻合术：①裂口较大或裂口边缘部肠壁组织挫伤严重者；②小段肠管有多处破裂者；③肠管大部分或完全断裂者；④肠管严重挫伤、血运障碍者；⑤肠壁内或系膜缘有大血肿者；⑥肠系膜损伤影响肠壁血液循环者。

七、结肠损伤

结肠损伤概率较小肠为低，但因结肠壁薄、血液供应差、结肠内容物液体成分少而细菌含量多，所以结肠破裂的临床表现和治疗不同于小肠破裂，结肠破裂时腹膜炎出现得较晚，但感染情况较严重。一部分结肠位于腹膜后，受伤后容易漏诊，常导致严重的腹膜后感染。

除少数裂口小、腹腔污染轻、全身情况良好的患者可以考虑一期修补或一期切除吻合（尤其是右半结肠）外，大部分患者先采用肠造口术或肠外置术处理，待 3～4 周后患者情况好转时，再行关闭瘘口。近年来随着急救措施、感染控制等条件的进步，施行一期修补或切除吻合的病例有增多趋势。对比较严重的损伤一期修复后，可加做近端回肠或结肠造口术，确保肠内容物不再进入远端。一期修复手术的主要禁忌为：①腹腔严重污染。②全身严重多发伤或腹腔内其他脏器合并伤，须尽快结束手术。③全身情况差或伴有肝硬化、糖尿病等。失血性休克需大量输血（> 2000 ml）者、高龄患者、高速火器伤者、手术时间已延误者。

八、直肠损伤

直肠上段在盆底腹膜反折之上，下段则在反折之下，它们损伤后的表现是不同的。如损伤在腹膜反折之上，其临床表现与结肠破裂是基本相同的。如发生在反折之下，则将引起严重的直肠周围间隙感染，但并不表现为腹膜炎，诊断容易延误。腹膜外直肠损伤的临床表现可为：①血液从肛门排出；②会阴部、骶尾部、臀部、大腿部的开放伤口有粪便溢出；③尿液中有粪便残渣；④尿液从肛门排出。直肠损伤（rectal injury）后，直肠指检可发现直肠内有出血，有时还可摸到直肠破裂口。怀疑直肠损伤而指诊阴性者，必要时行结肠镜检查。

直肠会阴部损伤后应按损伤的部位和程度选择不同的术式。直肠损伤的处理原则是早期彻底清创，修补直肠破损，行转流性结肠造瘘和直肠周围间隙彻底引流。直肠上段破裂，应剖腹进行修补，如属毁损性严重损伤，可切除后端端吻合，同时行乙状结肠双腔造瘘术，2～3 个月后闭合造口。直肠下段破裂时，应充分引流直肠周围间隙以防感染扩散，并应施行乙状结肠造口术，使粪便改道直至直肠伤口愈合。

九、腹膜后血肿

外伤性腹膜后血肿（retroperitoneal hematoma）多系高处坠落、挤压、车祸等所致腹膜后脏器（胰、肾、十二指肠）损伤、骨盆或下段脊柱骨折和腹膜后血管损伤引起的。出血后，血液可在腹膜后间隙广泛扩散形成巨大血肿，还可渗入肠系膜间。

腹膜后血肿因出血程度与范围各异，临床表现并不恒定，并常因有合并损伤而被掩盖。一般来说，除部分伤者可有髂腰部瘀斑（Grey Turner 征）外，突出的表现是内出血征象、腰背痛和肠麻痹；伴尿路损伤者则常有血尿。血肿进入盆腔者可有里急后重感，并可借直肠指诊触及骶前区伴有波动感的隆起。有时因后腹膜破损而使血液流至腹腔内，故腹腔穿刺或灌洗具有一定诊断价值。B超或CT检查可帮助诊断。

治疗方面，除积极防治休克和感染外，多数需行剖腹探查，因腹膜后血肿常伴大血管或内脏损伤。手术中如见后腹膜并未破损，可先估计血肿范围和大小，在全面探查腹内脏器并对其损伤作相应处理后，再对血肿的范围和大小进行一次估计。如血肿有所扩展，则应切开后腹膜，寻找破损血管，予以结扎或修补；如无扩展，可不予切开，因完整的后腹膜对血肿可起压迫作用，使出血得以自控，特别是盆腔内腹膜后血肿，出血多来自压力较低的盆腔静脉丛，出血自控的可能性较大。如血肿位置主要在两侧腰大肌外缘、膈脚和骶岬之间，血肿可来自腹主动脉、腹腔动脉、下腔静脉、肝静脉以及肝的裸区部分、胰腺或腹膜后十二指肠的损伤，此范围内的腹膜后血肿，不论是否扩展，原则上均应切开后腹膜，予以探查，以便对受损血管或脏器作必要的处理。剖腹探查时如见后腹膜已破损，则应探查血肿。探查时，应尽力找到并控制出血点；无法控制时，可用纱条填塞，静脉出血常可因此停止。填塞的纱条应在术后4~7日逐渐取出，以免引起感染。感染是腹膜后血肿最重要的并发症。

十、腹部大血管损伤

腹部血管损伤包括腹主动脉、下腔静脉、内脏血管和髂血管等，约占全部血管伤的30%。损伤大致分为锐性伤、钝性伤和医源性损伤。锐性伤主要为刀剪伤、枪弹伤、玻璃碎片刺伤等。钝性伤多因交通事故、机器撞伤、建筑物倒塌挤压、高空坠落等所致。医源性损伤多因腹内手术操作合并损伤、各种介入性诊疗术中损伤血管或内膜等。

休克是腹腔内血管损伤最主要的临床表现。腹腔内血管损伤多合并其他器官损伤，伤势重，病情变化迅速，常伴随严重的生理紊乱。及时诊断是成功救治的先决条件。下列情况下高度提示腹腔内血管损伤：①明确的腹部外伤史；②严重休克，经快速补液血压不回升或不稳定；③腹腔内大出血表现；④腹腔诊断性穿刺吸出不凝血；⑤伴腹腔内其他脏器损伤时，可出现其相应症状。增强CT检查有助于了解腹腔内液体量及其性质、出血的部位，是剖腹探查手术的重要依据。诊断不明确，但疑有血管损伤时，若病情允许，可考虑行血管造影术以明确诊断。非主干血管损伤可于造影术中行栓塞治疗。主干血管损伤，必须及时行剖腹探查。

确定有腹腔内大出血时，挽救生命是治疗的首要目的，应紧急手术，及时、有效地控制出血点。妥善处理损伤血管，尽可能重建血流通道，保存器官功能，降低病残率。

知识拓展

损伤控制性外科在腹部损伤中的应用

损伤控制性外科（damage control surgery, DCS）理念是基于对严重损伤后机体病理生理改变的认识而发展起来的。即根据伤者全身状况、手术者的技术、后续治疗条件等，为伤者设计包括手术在内的最佳治疗方案，将伤者的存活率和生活质量放在首位，而不仅是追求手术成功率。

1. **病理生理** 腹部损伤患者的病理生理特征是低体温、代谢性酸中毒和凝血障碍三联征。伤者因大量失血、腹腔感染以及腹腔高压等，均可导致全身组织低灌注，细胞缺氧产生大量的酸性代谢产物，导致代谢性酸中毒；腹部损伤开腹后大量热能逸散，大量输血、输液等抢救治疗中忽视升温、保温措施，故腹部损伤患者普遍存在低体温；低温对机体凝血过程的各个环节都有不良影响，大量输血、输液的稀释反应引起血小板和凝血因子减少，与低体温和酸中毒呈协同作用，加剧凝血障碍。这一恶性循环呈螺旋式恶化，最终导致机体生理耗竭，难以耐受手术创伤的二次打击。此时如施行创伤大的复杂手术，虽然手术可能获得成功，但将加重机体的生理紊乱，增加复苏的难度。

2. 临床治疗　DCS的治疗程序通常由三部分组成。

第一部分：首次简短剖腹手术。术前应积极纠正患者的内稳态失衡和凝血障碍，注意伤者机体保温和治疗措施的加温。手术原则是以最小的手术创伤，解决当前危及生命的主要问题，如结扎或填塞控制腹腔出血、严重腹腔感染的引流、通过肠造口解除梗阻及腹腔敞开解除腹腔高压等。

第二部分：ICU复苏。此阶段治疗主要由重症监护治疗医师承担，通常需要大量的医护资源。重点包括液体复苏、机械通气、复温、纠正酸中毒及凝血功能障碍。

第三部分：确定性手术。患者血流动力学稳定，体温恢复，无凝血功能障碍时可考虑施行确定性手术。手术包括清除填塞物、消化道重建、恢复胃肠道的连续性和腹壁的完整性、腹腔冲洗引流等。

大多数腹部损伤患者可按常规外科手术处理，只有对那些生理潜能临近或达到极限的患者，才采用DCS处理。外科医生应该正确认识并掌握DCS指征，预先判断患者的损伤及生理状况，而不是在患者生理耗竭时才被迫实施。

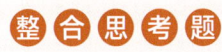

闭合型腹部损伤后，出现哪些征象提示有腹腔脏器损伤的可能？

（陈国卫）

整合思考题解析

第十四章 腹外疝

体内脏器或组织离开其正常解剖部位,通过先天或后天形成的薄弱点、缺损或孔隙进入另一部位,称为疝(hernia)。疝多发生于腹部,以腹外疝为多见。腹外疝是由腹腔内的脏器或组织连同腹膜壁层,经腹壁薄弱点或孔隙,向体表突出而致。

腹内疝是由脏器或组织进入腹腔内的间隙囊内而形成,如网膜孔疝。下面将系统阐述腹外疝的概念、病因、诊断、治疗等内容。

1. **腹外疝的病因** 腹壁强度降低和腹内压力增高是腹外疝发生的两个主要原因(图14-1)。

2. **腹壁强度降低** 引起腹壁强度降低的潜在因素很多,最常见的因素有:①某些组织穿过腹壁的部位,如精索或子宫圆韧带穿过腹股沟管、股动静脉穿过股管、脐血管穿过脐环等处。②腹壁组织发育不全,如腹白线发育不全可成为腹壁的薄弱点形成白线疝。生物学研究发现,腹股沟疝患者体内腱膜中胶原代谢紊乱,其主要氨基酸成分之一的羟脯氨酸含量减少,腹直肌前鞘中的成纤维细胞增生异常,超微结构中含有不规则的微纤维,因而影响腹壁的强度。③后天性腹壁强度下降,例如腹部手术切口缝合或愈合不良、腹壁外伤或感染、腹壁神经损伤、老年、久病、肥胖所致肌萎缩等造成腹壁强度降低,可继发腹外疝。另外发现,吸烟的直疝患者血浆中促弹性组织离解活性显著高于正常人。

3. **腹内压力增高** 慢性咳嗽、慢性便秘、排尿困难(如包茎、良性前列腺增生、膀胱结石)、搬运重物、举重、腹水、妊娠、婴儿经常啼哭等是引起腹内压力增高的常见原因。正常人虽时有腹内压增高情况,但如腹壁强度正常,则不致发病。

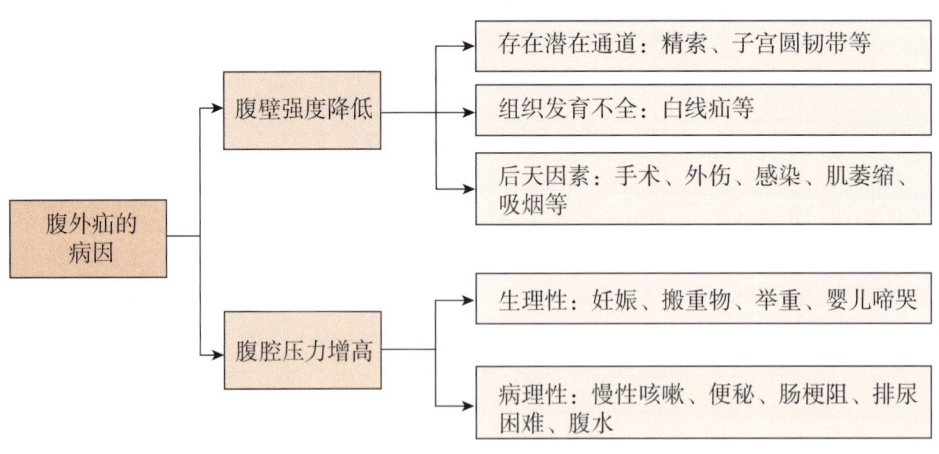

图14-1 腹外疝的病因

4. **病理解剖** 典型的腹外疝由疝囊、疝内容物和疝外被盖等组成(图14-2)。疝囊是壁腹膜的憩室样突出部,由疝囊颈和疝囊体组成。疝囊颈是疝囊比较狭窄的部分,是疝环所在的部位,也是疝突向体表的门户,又称疝门,亦即腹壁薄弱区或缺损所在。各种疝通常以疝门部位作为命名依据,例如腹股沟疝、股疝、脐疝、切口疝等。疝内容物是进入疝囊的腹内脏器或组

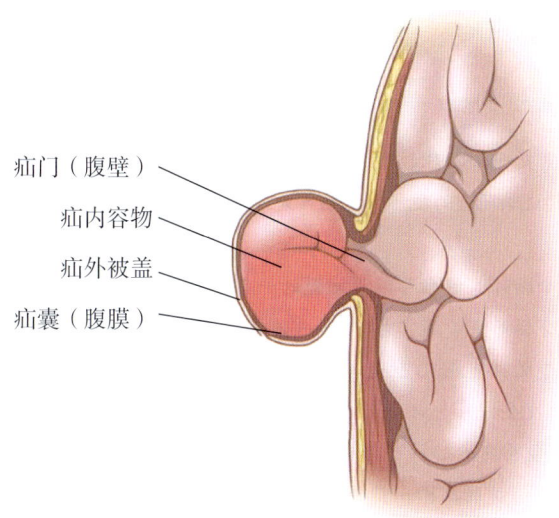

图 14-2　腹壁疝的结构示意图
（白钜澄绘制）

织，以小肠为最多见，大网膜次之。此外如盲肠、阑尾、乙状结肠、横结肠、膀胱等均可作为疝内容物入疝囊，但较少见。疝外被盖是指疝囊以外的各层组织。

5．临床分型

（1）易复性疝（reducible hernia）：疝内容物很容易回纳入腹腔的疝，称易复性疝。此类疝通常疝门较大，在腹压增大时内容物膨出，平卧或腹压恢复正常时可自行回纳。

（2）难复性疝（irreducible hernia）：疝内容物不能回纳或不能完全回纳入腹腔内，但并不引起严重症状者，称为难复性疝。疝内容物反复突出，致疝囊颈受摩擦并产生粘连是导致疝内容物不能回纳的常见原因。这种疝的内容物多数是大网膜。此外，一些病程长、腹壁缺损大的巨大疝，因内容物较多，腹壁已完全丧失抵挡内容物突出的作用，也常难以回纳。

另有少数病程较长的疝，因内容物不断进入疝囊时产生的下坠力量将囊颈上方的腹膜逐渐推向疝囊，尤其是髂窝区后腹膜与后腹壁结合得极为松弛，更易被推移，以至于盲肠（包括阑尾）、乙状结肠或膀胱随之下移而成为疝囊壁的一部分。这种疝称为滑动疝，也属难复性疝。与易复性疝一样，难复性疝的内容物并无血运障碍，也无严重的临床症状。

（3）嵌顿性疝（incarcerated hernia）：疝囊颈较小而腹内压突然增高时（如搬重物、费力排便），疝内容物可强行扩张疝囊颈而进入疝囊，随后因疝囊颈的弹性收缩，又将内容物卡住，使其不能回纳，这种情况称为嵌顿性疝。疝发生嵌顿后，如其内容物为肠管，肠壁及其系膜可在疝囊颈处受压，先使静脉回流受阻导致肠壁淤血水肿，疝囊内肠壁及其系膜逐渐增厚，颜色由正常的淡红逐渐转为深红，囊内可有淡黄色渗液积聚，致使肠管受压情况进一步加重而更难回纳。嵌顿如果能及时解除，病变肠管可恢复正常。

（4）绞窄性疝（strangulated hernia）：肠管嵌顿如不及时解除，肠壁及其系膜受压情况不断加重可使动脉血流减少，最后导致完全阻断，即为绞窄性疝。此时肠系膜动脉搏动消失，肠壁逐渐失去其光泽、弹性和蠕动能力，最终变黑坏死。疝囊内渗液变为淡红色或暗红色。如继发感染，疝囊内渗液则为脓性。感染严重时，可引起疝外被盖组织的蜂窝织炎甚至穿破皮肤形成肠瘘。肠道坏死后可因破裂减压，坏死肠管缩回到腹腔内，引起严重的腹膜炎表现。

> **知识拓展**
>
> **腹外疝的特殊类型与特点**
>
> - 嵌顿性疝和绞窄性疝通常是一个病理过程的两个阶段。临床上难以截然区分。
> - 肠道发生嵌顿后可以引起近端肠道的梗阻；既往可复性疝的患者如发生肠梗阻可因为腹压增大表现为难复性疝。
> - 嵌顿的内容物通常为一个肠袢，但也可以为肠壁的一部分，这种疝称为肠管壁疝或者 Ritchter 疝。
> - 嵌顿的疝内容物如果是小肠憩室（通常是 Meckel 憩室），称为 Littre 疝。
> - 有时嵌顿肠管可包括几个肠袢，或呈 W 形，疝囊内各嵌顿肠袢之间的肠管可隐藏在腹腔内，这种情况称为逆行性嵌顿疝。一旦发生绞窄，不仅疝囊内肠管可坏死，腹腔内的中间肠袢也可坏死；甚至有时疝囊内的肠管尚存活，而腹腔内的肠袢已坏死。所以在手术处理嵌顿或绞窄性疝时，应特别警惕有无逆行性嵌顿，必须把腹腔内有关肠袢牵出检查，仔细判断肠管活力，以防隐匿于腹腔内的中间肠袢坏死被遗漏。
> - 儿童疝疝环组织相对较软，嵌顿后很少发生绞窄。

【腹股沟疝】

腹股沟疝是指发生在腹股沟区的腹外疝。腹股沟区是前外下腹壁一个三角形区域，其为腹股沟韧带，内界为腹直肌外侧缘，上界为髂前上棘至腹直肌外侧缘的一条水平线。

（一）腹股沟区的解剖

腹股沟区浅层为皮下组织和浅筋膜，深层有肌肉和腱膜覆盖。腹外斜肌在髂前上棘与脐之间连线以下移行为腱膜，即腹外斜肌腱膜。该腱膜下缘在髂前上棘至耻骨结节之间向后、向上反折并增厚形成腹股沟韧带。韧带内侧端一小部分纤维又向后、向下转折而形成腔隙韧带，又称陷窝切带（Gimbernat 韧带），它填充着腹股沟韧带和耻骨梳之间的交角，其边缘呈弧形，为股环的内侧缘。腔隙韧带向外侧延续的部分附着于耻骨梳，为耻骨梳韧带（Cooper 韧带）。这些韧带在腹股沟疝传统的修补手术中极为重要。腹外斜肌腱膜纤维在耻骨结节上外方形成一个三角形的裂隙，即腹股沟管浅环（外环或皮下环）。腱膜深面与腹内斜肌之间有髂腹下神经及髂腹股沟神经通过，在施行疝手术时应避免其损伤。腹内斜肌在此区起自腹股沟韧带的外侧 1/2。肌纤维向内下走行，其下缘呈弓状越过精索前方、上方，在精索内后侧止于耻骨结节。腹横肌在此区起自腹股沟韧带外侧 1/3，其下缘也呈弓状越过精索上方，在精索内后侧与腹内斜肌结合而形成腹股沟镰（或称联合腱），也止于耻骨结节。腹横筋膜位于腹横肌深面。其下面部分的外侧 1/2 附着于腹股沟韧带，内侧 1/2 附着于耻骨梳韧带。腹横筋膜与包裹腹横肌和腹内斜肌的筋膜在弓状下缘融合，形成弓状腱膜结构，称为横肌腱膜弓（transversus abdominis aponeurotic arch）；腹横筋膜至腹股沟韧带向后的游离缘处加厚形成髂耻束，在传统的疝修补术中特别重视腹横肌腱膜弓和髂耻束。在腹股沟中点上方 2 cm、腹壁下动脉外侧处，男性精索和女性子宫圆韧带穿过腹横筋膜而造成一个卵圆形裂隙，即为腹股沟管深环（内环或腹环）。腹横筋膜由此向下包绕精索，成为精索内筋膜。深环内侧的腹横筋膜组织增厚，称凹间韧带（interfoveolar 韧带）。在腹股沟韧带内侧 1/2，腹横筋膜还覆盖着股动脉、股静脉，并在腹股沟韧带深方伴随这些血管下行至股部（图 14-3）。

腹股沟管位于腹前壁、腹股沟韧带内上方，大体相当于腹内斜肌、腹横肌弓状下缘与腹股沟韧带之间的空隙。成年人腹股沟管的长度为 4～5 cm。腹股沟管的内口即深环，外口即浅环。它们的大小一般可容纳一指尖（手术修补时重建到此程度最佳）。以深环为起点，腹股沟管的

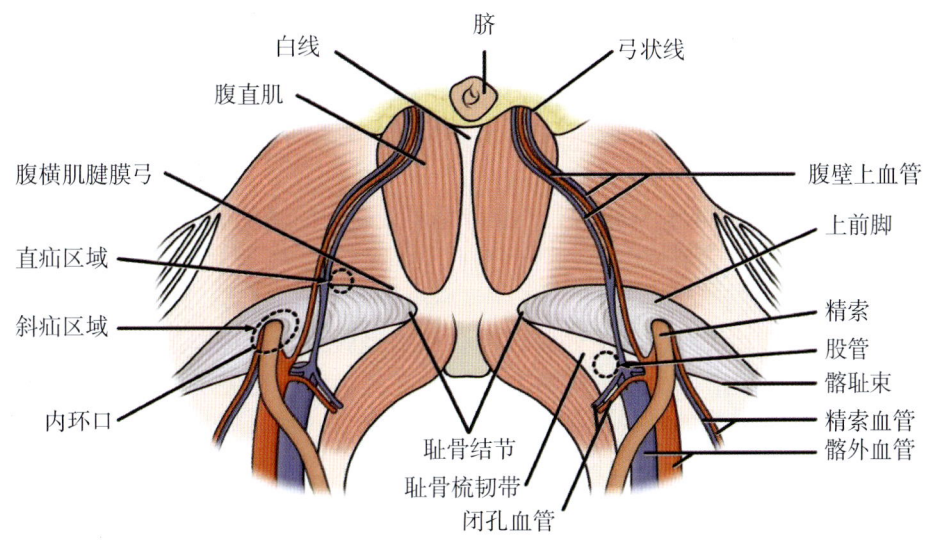

图 14-3　腹股沟区解剖结构示意图

走向由外向内、由上向下、由深向浅斜行。腹股沟管的前壁有皮肤、皮下组织和腹外斜肌腱膜，但外侧 1/3 部分尚有腹内斜肌覆盖；管的后壁为腹横筋膜和腹膜，其内侧 1/3 尚有腹股沟镰；上壁为腹内斜肌、腹横肌的弓状下缘；下壁为腹股沟韧带和腔隙韧带。女性腹股沟管内有子宫圆韧带通过，男性则有精索通过（图 14-4）。直疝三角的外侧边是腹壁下动脉，内侧边为腹直肌外侧缘，底边为腹股沟韧带。此处腹壁缺乏完整的腹肌覆盖，且腹横筋膜又比周围部分薄，故易发生疝。腹股沟直疝即在此由后向前突出，故称直疝三角。直疝三角与腹股沟深环之间有腹壁下动脉和凹间韧带相隔。

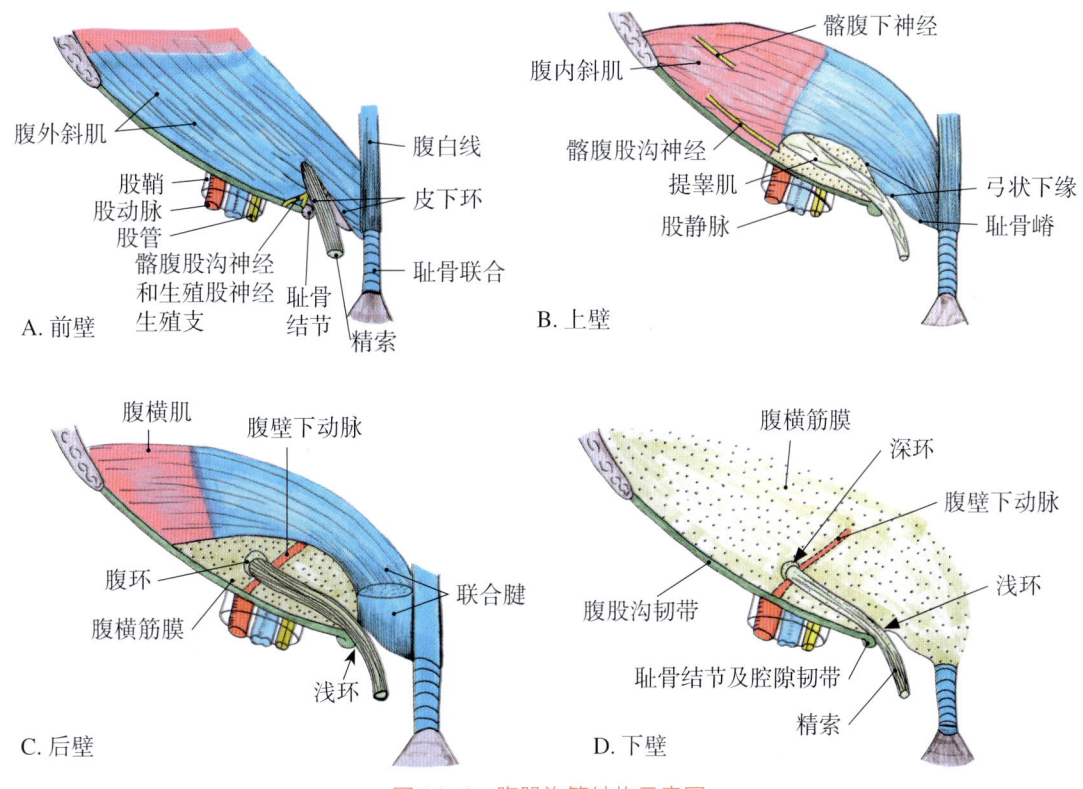

图 14-4　腹股沟管结构示意图

传统的疝修补更关注腹股沟管和直疝三角的解剖，而耻骨肌孔是目前疝修补的重要解剖学概念。耻骨肌孔的上界为腹内斜肌和腹横肌的弓状下缘，下界为上耻骨枝的骨膜，内侧为腹直肌，外侧为髂腰肌。耻骨肌孔被位于腹股沟韧带和深方的髂耻束分为上下两个区域，其上为内环和直疝三角，易于发生腹股沟斜疝和直疝；其下为股血管和神经穿过，易于发生股疝。

（二）发病机制

腹股沟疝是在先天性解剖异常或后天性腹壁薄弱或缺损的基础上，由于各种腹压升高因素导致的。

先天性解剖异常：胚胎早期，睾丸位于腹膜后第2～3腰椎旁，以后逐渐下降，同时在未来的腹股沟管深环处带动腹膜、腹横筋膜以及各肌肉经腹股沟管逐渐下移，并推动皮肤而形成阴囊。随之下移的腹膜形成一鞘突，睾丸则紧贴在其后壁。鞘突下段在婴儿出生后不久成为睾丸固有鞘膜，其余部分即自行闭锁而遗留一纤维索带。如鞘突不闭锁或闭锁不完全，就成为先天性斜疝的疝囊，右侧睾丸下降比左侧略晚，鞘突闭锁也较迟，故右侧腹股沟疝较多（图14-5）。

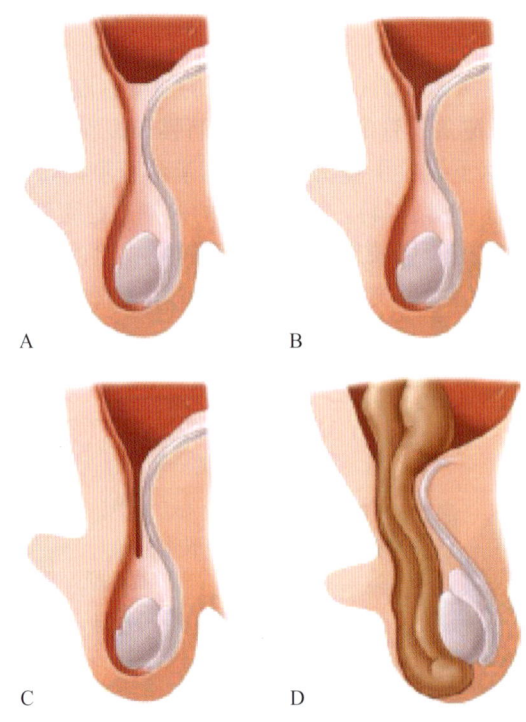

图14-5 睾丸鞘突闭合程度示意图
A. 完全闭合；B. 轻微开放型；C. 中度开放型；D. 完全未闭伴腹股沟疝

后天性腹壁薄弱或缺损：任何腹外疝，都存在腹横筋膜不同程度的薄弱或缺损。此外，腹横肌和腹内斜肌发育不全对发病也起着重要作用。腹横筋膜和腹横肌的收缩可把凹间韧带牵向上外方，而在腹内斜肌深面关闭腹股沟深环。如腹横筋膜或腹横肌发育不全，这一保护作用就不能发挥而容易发生疝。已知腹肌松弛时弓状下缘与腹股沟韧带是分离的。但在腹内斜肌收缩时，弓状下缘即被拉直而向腹股沟韧带靠拢，有利于覆盖精索并加强腹股沟管前壁。因此，腹内斜肌弓状下缘发育不全或位置偏高者，易发生腹股沟疝（特别是直疝）。

（三）临床表现和诊断

腹股沟斜疝的基本临床表现是腹股沟区有一突出的肿块。有的患者开始时肿块较小，仅通过深环刚进入腹股沟管，疝环处仅有轻度坠胀感，此时诊断较为困难；一旦肿块明显，并穿过浅环甚或进入阴囊，诊断就较容易。易复性斜疝除腹股沟区有肿块和偶有胀痛外，并无其他症状。肿块常在站立、行走、咳嗽或劳动时出现，多呈带蒂柄的梨形，并可降至阴囊或大阴唇。用手按肿块并嘱患者咳嗽，可有膨胀性冲击感。如患者平卧休息或用手将肿块向腹腔推送，肿块可向腹腔回纳而消失。回纳后，以手指通过阴囊皮肤伸入浅环，可感浅环扩大、腹壁软弱；此时如嘱患者咳嗽，指尖有冲击感。用手指紧压腹股沟管深环，让患者起立并咳嗽，斜疝疝块并不出现；但一旦移去手指，则可见疝块由外上向内下鼓出。疝内容物如为肠袢，则肿块柔软、光滑，叩之呈鼓音。回纳时常先有阻力；一旦回纳，肿块即较快消失，并常在肠袢进入腹腔时发出咕噜声。若疝内容物为大网膜，则疝块坚韧、叩呈浊音，回纳缓慢（图14-6）。

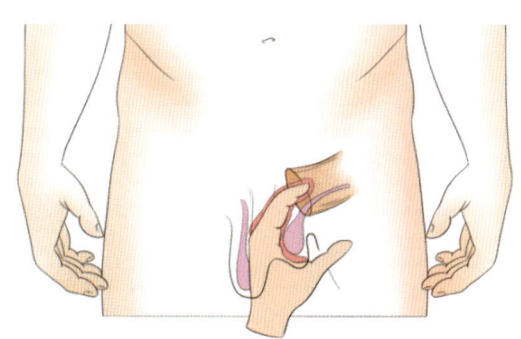

图14-6 腹股沟区手法检查示意图

难复性斜疝在临床表现方面除胀痛稍重外，其主要特点是疝块不能完全回纳。滑动性斜疝疝块除了不能完全回纳外，尚有消化不良和便秘等症状。滑动性疝多见于右侧，左右发病率之比约为1∶6。滑动疝虽不多见，但滑入疝囊的盲肠或乙状结肠可能在疝修补手术时被误认为疝囊的一部分而被切开，应特别注意。嵌顿性疝通常发生在斜疝，强力劳动或排便等腹内压骤增动作是其主要原因。临床上表现为疝块突然增大，并伴有明显疼痛。平卧或用手推送不能使疝块回纳。肿块紧张发硬，且有明显触痛。嵌顿内容物如为大网膜，局部疼痛常较轻微；如为肠袢，不但局部疼痛明显，还可伴有腹部绞痛、恶心、呕吐、停止排便排气、腹胀等机械性肠梗阻的临床表现。疝一旦嵌顿，自行回纳的机会较少；多数患者的症状逐渐加重。如不及时处理，将会发展为绞窄性疝。肠管壁疝（Richter疝）嵌顿时，由于局部肿块不明显，又不一定有肠梗阻的表现，容易被忽略。

绞窄性疝的临床症状多较严重。但在肠袢坏死穿孔时，疼痛可因疝块压力骤降而暂时有所缓解。因此，疼痛减轻而肿块仍存在者，不可认为是病情好转。绞窄时间较长者，由于疝内容物发生感染，侵及周围组织，引起疝外被盖组织的急性炎症。严重者可发生脓毒症。

腹股沟直疝常见于年老体弱者，其主要临床表现是当患者直立时，在腹股沟内侧端、耻骨结节上外方出现一半球形肿块，并不伴有疼痛或其他症状。

直疝囊颈宽大，疝内容物又直接从后向前顶出，故平卧后疝块多能自行消失，不需用手推送复位。直疝很少进入阴囊，极少发生嵌顿。疝内容物常为小肠或大网膜。膀胱有时可进入疝囊，成为滑动性直疝，此时膀胱即成为疝囊的一部分，手术时应予以注意。

根据患者的典型临床表现，腹股沟疝的诊断一般不难作出，但需要鉴别是腹股沟斜疝还是直疝（表14-1、图14-7）。

表14-1 斜疝和直疝的鉴别

	斜疝	直疝
发病年龄	多见于儿童及青壮年	多见于老年
突出途径	经腹股沟管突出，可进阴囊	由直疝三角突出，很少进入阴囊
疝块外形	椭圆或梨形，上部呈蒂柄状	半球形，基地较宽
回纳疝块后压住深环	疝块不再突出	疝块仍可突出

续表

	斜疝	直疝
精索与疝囊的关系	精索在疝囊后方	精索在疝囊前外方
疝囊颈与腹壁下动脉的关系	疝囊颈在腹壁下动脉外侧	疝囊颈在腹壁下动脉内侧
嵌顿机会	较多	极少

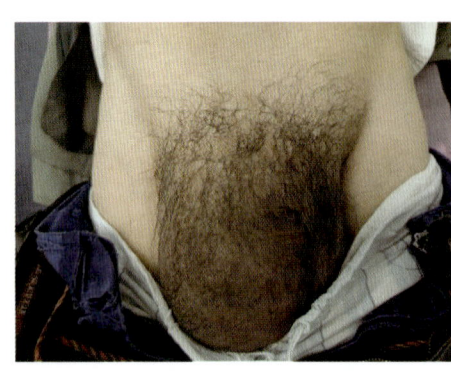
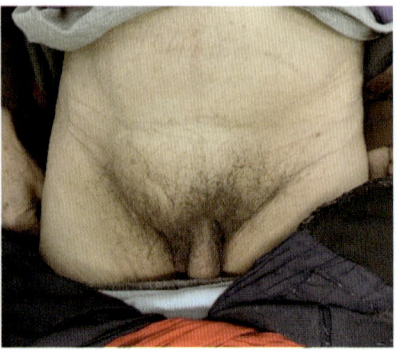

图 14-7　右侧腹股沟斜疝与直疝

左图：右侧腹股沟巨大斜疝，大量肠管疝入阴囊。右图：右侧腹股沟直疝，表现为直疝三角区疝块，不进入阴囊
（北京大学第三医院普通外科王冰炎拍摄）

（四）鉴别诊断

腹股沟疝需与如下常见疾病相鉴别。

1. 睾丸鞘膜积液　鞘膜积液所呈现的肿块完全局限在阴囊内，其上界可以清楚地摸到；用透光试验检查肿块，鞘膜积液多为透光（阳性），而疝块则不能透光。应该注意的是，幼儿的疝块，因组织菲薄，常能透光，勿与鞘膜积液混淆。腹股沟斜疝时，可在肿块后方扪及实质感的睾丸；鞘膜积液时，睾丸在积液中间，故肿块各方均呈囊性而不能扪及实质感的睾丸。

2. 交通性鞘膜积液　肿块的外形与睾丸鞘膜积液相似。于每日起床后或站立活动时肿块缓慢地出现并增大。平卧或睡觉后肿块逐渐缩小，挤压肿块，其体积也可逐渐缩小。透光试验为阳性。

3. 精索鞘膜积液　肿块较小，在腹股沟管内，牵拉同侧睾丸可见肿块移动。

4. 隐睾　腹股沟管内下降不全的睾丸可被误诊为斜疝或精索鞘膜积液。隐睾肿块较小，挤压时可出现特有的胀痛感觉。如患侧阴囊内睾丸缺如，则诊断更为明确。

5. 急性肠梗阻　肠管被嵌顿的疝可伴发急性肠梗阻，但不应仅满足于肠梗阻的诊断而忽略疝的存在；尤其是患者比较肥胖或疝块较小时，更易发生这类问题而导致治疗上的错误。

（五）治疗

腹股沟疝如不及时处理，疝块可逐渐增大，终将加重腹壁的损坏而影响劳动力；斜疝又常可发生嵌顿或绞窄而威胁患者的生命。因此，除少数特殊情况外，腹股沟疝一般均应尽早施行手术治疗。

1. 非手术治疗　一岁以下婴幼儿可暂不手术。因为婴幼儿腹肌可随躯体生长逐渐强壮，疝有自行消失的可能。可采用棉线束带或绷带压住腹股沟管深环，防止疝块突出并给发育中的腹肌以加强腹壁的机会。年老体弱或伴有其他严重疾病而禁忌手术者，白天可在回纳疝内容物后，将医用疝带一端的软压垫对着疝环顶住，阻止疝块突出。长期使用疝带可使疝囊经常受到摩擦变得肥厚坚韧而增加疝嵌顿的发病率，并有促使疝囊与疝内容物发生粘连的可能。

2. 手术治疗　腹股沟疝最有效的治疗方法是手术修补。如有慢性咳嗽、排尿困难、严重便秘、腹水等腹内压力增高情况，或合并糖尿病，手术前应先予处理，以避免和减少术后复发。手术方法可归纳为下述三种。

（1）传统的疝修补术：手术的基本原则是疝囊高位结扎、加强或修补腹股沟管管壁（图14-8）。

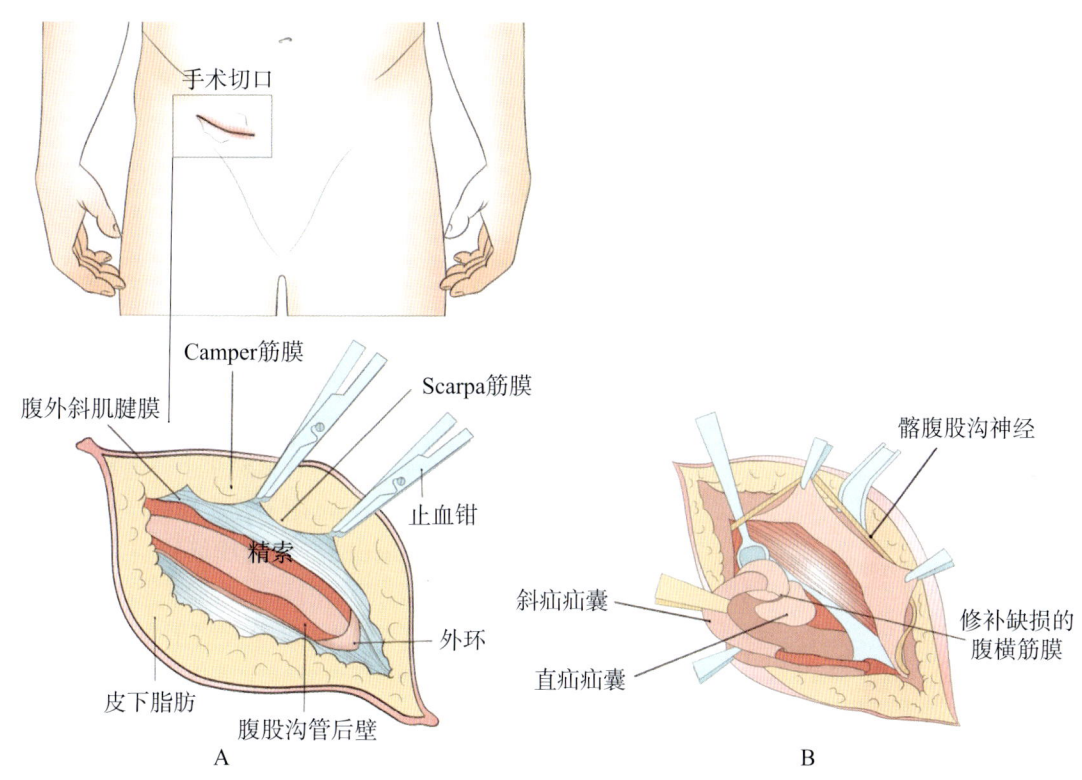

图 14-8　开放疝手术示意与直疝、斜疝的鉴别

A. 开放疝修补术入路及腹壁层次。B. 通过精索和髂腹股沟神经回缩来鉴别间接和直接疝囊

疝囊高位结扎术：显露疝囊颈，予以高位结扎、贯穿缝扎或荷包缝合，然后切去疝囊。所谓高位，解剖上应达内环口，术中以腹膜外脂肪为标志。结扎偏低只是把一个较大的疝囊转化为一个较小的疝囊，达不到治疗目的。婴幼儿的腹肌在发育中可逐渐强壮而使腹壁加强，单纯疝囊高位结扎常能获得满意的疗效，不需施行修补术。绞窄性斜疝因肠坏死而局部有严重感染，通常也采取单纯疝囊高位结扎，避免施行修补术，因感染常使修补失败；腹壁的缺损应在以后另作择期手术加强之。

加强或修补腹股沟管管壁：成年腹股沟疝患者都存在程度不同的腹股沟管前壁或后壁薄弱或缺损，单纯疝囊高位结扎不足以预防腹股沟疝的复发，只有在疝囊高位结扎后，加强或修补薄弱的腹股沟管前壁或后壁才有可能得到彻底的治疗。

加强或修补腹股沟管前壁的方法以 Ferguson 法最常用。它是在精索前方将腹内斜肌下缘和联合腱缝至腹股沟韧带上，目的是消灭腹内斜肌弓状下缘与腹股沟韧带之间的空隙。适用于腹横筋膜无显著缺损、腹股沟管后壁尚健全的患者。

常用的加强或修补腹股沟管后壁的方法有四种。

Bassini 法：提起精索，在其后方把腹内斜肌下缘和联合腱缝至腹股沟韧带上，置精索于腹内斜肌与腹外斜肌腱膜之间。临床应用最广泛（图14-9）。

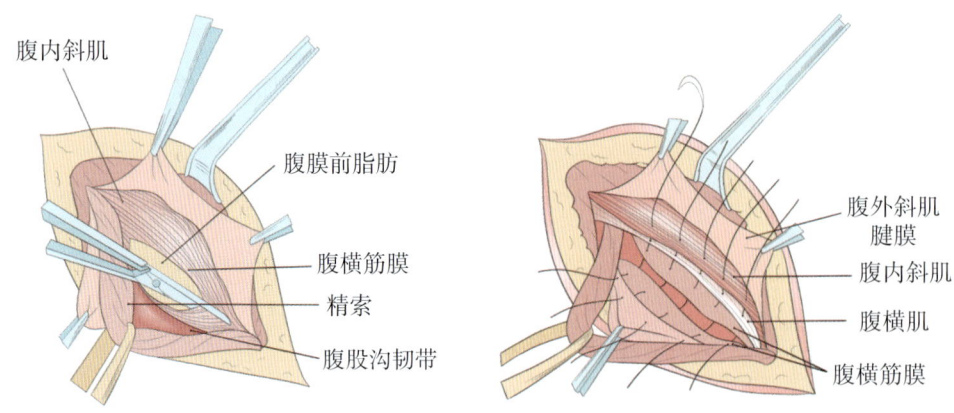

图 14-9　Bassini 疝修补

Halsted 法：与 Bassini 法很相似，但把腹外斜肌腱膜也在精索后方缝合，从而把精索移至腹壁皮下层与腹外斜肌腱膜之间。

McVay 法：是在精索后方把腹内斜肌下缘和联合腱缝至耻骨梳韧带上。适用于后壁薄弱严重患者，还可用于股疝修补（图 14-10）。

Shouldice 法：将腹横筋膜自耻骨结节处向上切开，直至内环，然后将切开的两叶予以重叠缝合，先将外下叶缝于内上叶的深面，再将内上叶的边缘缝于髂耻束上，以再造合适的内环，发挥其括约肌作用（图 14-11A），然后 Bassini 法将腹内斜肌下缘和联合腱缝于腹股沟韧带深面。这样既加强了内环，又修补了腹股沟管薄弱的后壁，其术后复发率低于其他方法。适用于较大的成人腹股沟斜疝和直疝。浅环在修补术中显露疝囊前切开，缝合切口时可再塑，使其缩小仅容精索通过（图 14-11B）。

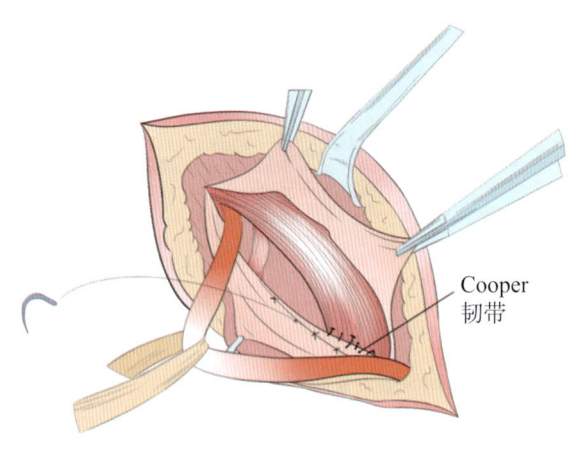

图 14-10　McVay 法

（2）无张力疝修补术（tension-free hernioplasty）：传统的疝修补术存在缝合张力大、术后手术部位有牵扯感、疼痛等缺点。无张力疝修补术是在无张力情况下，利用人工高分子材料网片进行修补，具有术后疼痛轻、恢复快、复发率低等优点。常用的无张力疝修补术如下。

Lichtenstein 手术：使用一适当大小的补片材料置于腹股沟管后壁（图 14-12）。

疝环充填式无张力疝修补术：使用一个锁形网塞置入已返纳疝囊的疝环中并加以固定，再用一成形补片置于精索后以加强腹股沟管后壁（图 14-13）。

（3）经腹腔镜疝修补术（laparoscopic inguinal herniorrhaphy，LIHR）：方法有四种。①经腹膜前法（transabdominal preperitoneal，TAPP）；②完全经腹膜外法（totally extraperitoneal，TEP）；③经腹腔补片植入技术（intraperitoneal onlay mesh，IPOM）；④单纯疝环缝合法。前三种方法的基本原理是从后方用网片加强腹壁的缺损；最后一种方法是用钉或缝线使内环缩小，只用于较小儿童斜疝。经腹腔镜疝修补术具有创伤小、术后疼痛轻、恢复快、复发率低、无局部牵扯感等优点，目前已广泛应用于临床。然而，对于双侧腹股沟疝的修补，尤其是多次复发或隐匿性疝，经腔镜疝修补更具优势。

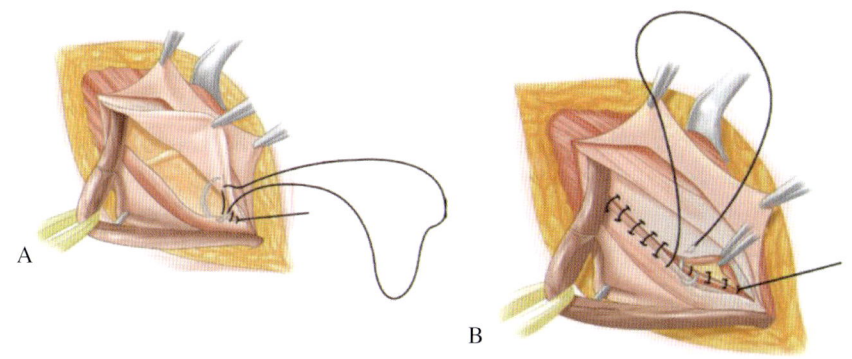

图 14-11　Shouldice 疝修补

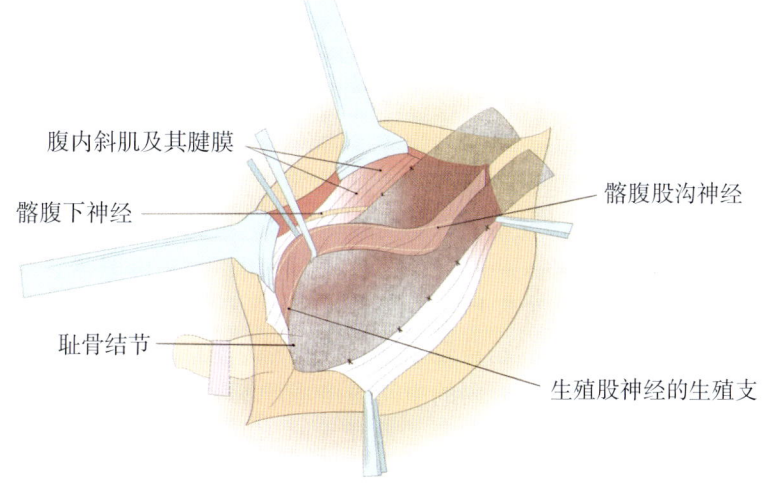

图 14-12　Lichtenstein 无张力疝修补

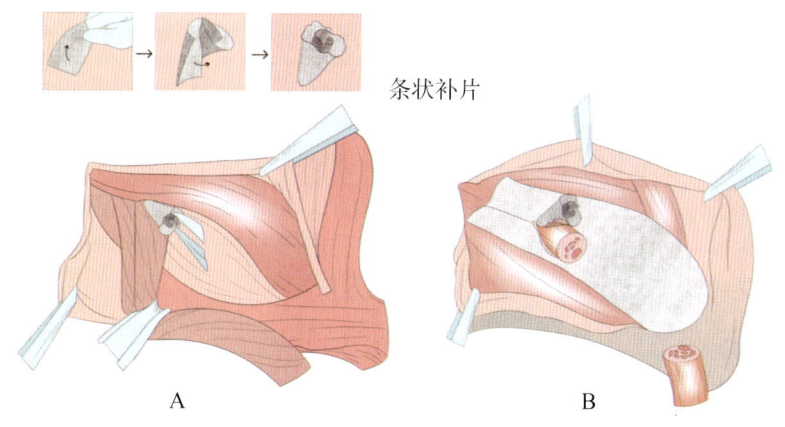

图 14-13　疝环充填式无张力疝修补术
A．网塞可以由一块平坦的网片制成，也可以是预制产品，术中放入内环口；B．修补手术的最终示意图

3．嵌顿性和绞窄性疝的处理原则　嵌顿性疝具备下列情况者可先试行手法复位：①嵌顿时间在 3～4 小时，局部压痛不明显，也无腹部压痛或腹肌紧张等腹膜刺激征者。②年老体弱或伴有其他较严重疾病而估计肠袢尚未绞窄坏死者。复位方法是让患者取头低足高卧位，注射吗啡或哌替啶以镇痛和镇静，并松弛腹肌。然后托起阴囊，持续缓慢地将疝块推向腹腔，同时用

左手轻轻按摩浅环和深环以协助疝内容物回纳。此法虽有可能使早期嵌顿性斜疝复位，暂时避免了手术，但有挤破肠管、把已坏死的肠管送回腹腔，或疝块虽消失而实际仍有一部分肠管未回纳等可能。因此，手法必须轻柔，切忌粗暴；复位后还需严密观察腹部情况，注意有无腹膜炎或肠梗阻的表现，如有这些表现，应尽早手术探查。由于嵌顿性疝复位后，疝并未得到根治，大部分患者迟早仍需手术修补，而手法复位本身又带有一定危险性，所以要严格掌握手法复位的指征。

除上述情况外，嵌顿性疝原则上需要紧急手术治疗，以防止疝内容物坏死并解除伴发的肠梗阻。绞窄性疝的内容物已坏死，更需手术。术前应做好必要的准备，如有脱水和电解质紊乱，应迅速补液加以纠正。这些准备工作极为重要，可直接影响手术效果。手术的关键在于正确判断疝内容物的活力，然后根据病情确定处理方法。在扩张或切开疝环、解除疝环压迫的前提下，凡肠管呈紫黑色、失去光泽和弹性、刺激后无蠕动和相应肠系膜内无动脉搏动者，即可判定为肠坏死。如肠管尚未坏死，则可将其送回腹腔，按一般易复性疝处理。不能肯定是否坏死时，可在其系膜根部注射0.25%～0.5%普鲁卡因液60～80 ml，再用温热等渗盐水纱布覆盖该段肠管或将其暂时送回腹腔，10～20分钟后再行观察。如果肠壁转为红色，肠蠕动和肠系膜内动脉搏动恢复，则证明肠管尚具有活力，可回纳腹腔。如肠管确已坏死，或经上述处理后病理改变未见好转，或一时不能肯定肠管是否已失去活力时，则应在患者全身情况允许的前提下，切除该段肠管并进行一期吻合。患者情况不允许肠切除吻合时，可将坏死或活力可疑的肠管外置于腹外，并在其近侧段切一小口，插入一肛管，以期解除梗阻；7～14日后，全身情况好转，再施行肠切除吻合术。绞窄的内容物如系大网膜，可予切除。

手术处理中应注意：①如嵌顿的肠袢较多，应特别警惕逆行性嵌顿疝的可能。不仅要检查疝囊内肠袢的活力，还应检查位于腹腔内的中间肠袢是否坏死。②切勿把活力可疑的肠管送回腹腔，以图侥幸。③少数嵌顿性或绞窄性疝，临手术时因麻醉的作用疝内容物自行回纳腹内，以致在术中切开疝囊时无肠袢可见。遇此情况，必须仔细探查肠管，以免遗漏坏死肠袢于腹腔内。必要时另作腹部切口探查之。④凡施行肠切除吻合术的患者，因手术区污染，在高位结扎疝囊后，一般不宜使用补片的疝修补术，以免因感染而致修补失败。

4. 复发性腹股沟疝的处理原则　腹股沟疝修补术后发生的疝称复发性腹股沟疝（简称复发疝）。实际上，包括如下三种情况。①真性复发疝：由于技术上的问题或患者本身的原因，在疝手术的部位再次发生疝。再发生的疝在解剖部位及疝类型上，与初次手术时相同。②遗留疝：初次疝手术时，除了手术处理的疝外，还有另外的疝，也称伴发疝，如右侧腹股沟斜疝伴发右侧腹股沟直疝等。由于伴发疝较小，临床上未发现，术中又未进行彻底的探查，成为遗留的疝。③新发疝：初次疝手术时，经彻底探查并排除了伴发疝，疝修补手术也是成功的。手术若干时间后再发生疝，疝的类型与初次手术的疝相同或不相同，但解剖部位不同，为新发疝。

后两种情况，又称假性复发疝。从解剖学、病因及发病时间等方面来看，上述三种情况并不完全相同，分析处理也应有所区别。但在临床实际工作中，再次手术前有时很难确定复发疝的类型。再次手术中，由于前次手术的分离、瘢痕形成，局部解剖层次发生不同程度的改变，要区分复发疝的类型有时也不容易。疝再次修补手术的基本要求是：①由具有丰富经验的、能够作不同类型疝手术的医师施行；②所采用的手术步骤及修补方式只能根据患者术中所见来决定，而辨别其复发类型并非必要。

> **知识拓展**
>
> **疝修补手术方式选择的注意事项**
>
> （1）对于复发疝，如果第一次手术采用张力性疝修补或无张力疝修补策略，二次复发时可优先考虑 TAPP。
>
> （2）接受过前列腺相关手术的患者（经尿道前列腺电切除外），腹膜外间隙会形成严重粘连，不适宜采用 TAPP 或 TEP 的修补方式。

> **知识拓展**
>
> **腹股沟疝常见手术并发症**
>
> - 复发（见前述）
> - 慢性腹股沟区疼痛
>   非神经性：躯体痛，血管性疼痛
>   神经性：髂腹下神经、髂腹股沟神经、生殖股神经、皮神经
> - 精索和睾丸损伤：血肿、缺血性睾丸炎、睾丸萎缩、射精障碍、睾丸下降、积水
> - 膀胱损伤
> - 血清肿
> - 出血：伤口出血、阴囊血肿、腹膜后血肿
> - 耻骨骨炎
> - 置入物相关并发症：补片收缩、补片感染、补片排异、补片侵入其他组织
> - 腹腔镜相关操作损伤
>   血管损伤：腹腔内、腹膜后、腹壁血管损伤；气体栓塞
>   脏器损伤：肠穿孔；膀胱穿孔
>   Trocar 孔相关损伤：血肿，切口疝，切口感染，瘢痕疙瘩
>   肠梗阻：Trocar 及腹膜缝合处嵌顿疝；粘连性肠梗阻

【股疝】

疝囊通过股环，经股管向卵圆窝突出的疝，称为股疝（femoral hernia）。股疝的发病率占腹外疝的 3%～5%，多见于 40 岁以上妇女。女性骨盆较宽大、联合肌腱和腔隙韧带较薄弱，以致股管上口宽大松弛而易发病。妊娠是腹内压增高的主要原因。

（一）股管解剖

股管是一个狭长的漏斗形间隙，长 1～1.5 cm，内含脂肪、疏松结缔组织和淋巴结。股管有上下两口。上口称股环，直径约 1.5 cm，有股环隔膜覆盖；其前缘为腹股沟韧带，后缘为耻骨梳韧带，内缘为腔隙韧带，外缘为股静脉。股管下口为卵圆窝。卵圆窝是股部深筋膜（阔筋膜）上的一个薄弱部分，覆有一层薄膜，称筛状板。它位于腹股沟韧带内侧端的下方，下肢大隐静脉在此处穿过筛状板进入股静脉。

（二）病因

在腹内压增高的情况下，对着股管上口的腹膜，被下坠的腹内脏器推向下方，经股环向股管突出而形成股疝。疝块进一步发展，即由股管下口顶出筛状板而至皮下层。疝内容物常为大

网膜或小肠。由于股管几乎是垂直的，疝块在卵圆窝处向前转折时形成一锐角，且股环本身较小，周围又多坚韧的韧带，因此股疝容易嵌顿。在腹外疝中，股疝嵌顿者最多，高达60%。股疝一旦嵌顿，可迅速发展为绞窄性疝，应特别注意。

（三）临床表现

股疝疝块往往不大，常在腹股沟韧带下方卵圆窝处表现为一半球形的突起。平卧回纳内容物后，疝块有时不能完全消失，这是因为疝囊外有很多脂肪堆积的缘故。由于疝囊颈较小，咳嗽冲击感也不明显。易复性股疝的症状较轻，常不为患者所注意，尤其在肥胖者更易疏忽。一部分患者可在久站或咳嗽时感到患处胀痛，并有可复性肿块。股疝如发生嵌顿，除引起局部明显疼痛外，也常伴有较明显的急性机械性肠梗阻，严重者甚至可掩盖股疝的局部症状。

（四）诊断与鉴别诊断

股疝多见于女性，结合疝囊突出部位和临床表现可作出诊断，应与下列疾病进行鉴别。

1. 腹股沟斜疝　腹股沟斜疝位于腹股沟韧带上内方，股疝则位于腹股沟韧带下外方，一般不难鉴别诊断。应注意的是，较大的股疝除疝块的一部分位于腹股沟韧带下方以外，一部分有可能在皮下伸展至腹股沟韧带上方。用手指探查腹股沟管外环（浅环）是否扩大，有助于两者的鉴别。

2. 脂肪瘤　股疝疝囊外常有一增厚的脂肪组织层，在疝内容物回纳后，局部肿块不一定完全消失。这种脂肪组织有被误诊为脂肪瘤的可能。两者的不同在于脂肪瘤基底不固定而活动度较大，股疝基底固定而不能被推动。

3. 淋巴结肿大　嵌顿性股疝常误诊为腹股沟区淋巴结炎。

4. 大隐静脉曲张结节样膨大　卵圆窝处结节样膨大的大隐静脉在站立或咳嗽时增大，平卧时消失，可能被误诊为易复性股疝。压迫股静脉近心端可使结节样膨大增大；此外，下肢其他部分同时有静脉曲张对鉴别诊断有重要意义。

5. 结核性脓肿　脊柱或骶髂关节结核所致寒性脓肿可沿腰大肌流至腹股沟区，并表现为一肿块。这一肿块也可有咳嗽冲击感，且平卧时也可暂时缩小，可与股疝混淆。仔细检查可见这种脓肿多位于腹股沟的外侧部髂窝处，且有波动感。检查脊柱常可发现腰椎有体征。

（五）治疗

股疝容易嵌顿，一旦嵌顿又可迅速发展为绞窄性疝。因此，股疝诊断确定后，应及时手术治疗。对于嵌顿性或绞窄性股疝，更应紧急手术。最常用的手术是McVay修补法。此法不仅能加强腹股沟管后壁而用于修补腹股沟疝，同时还能堵住股环而用于修补股疝。另一方法是在处理疝囊后，在腹股沟韧带下方把腹股沟韧带、腔隙韧带和耻骨肌筋膜缝合在一起，借以关闭股环。也可采用无张力疝修补法或经腹腔镜疝修补术。嵌顿性或绞窄性股疝手术时，因疝环狭小，回纳疝内容物常有一定困难。遇此情况时，可切断腹股沟韧带以扩大股环。但在疝内容物回纳后，仔细修复被切断的韧带。

【其他腹外疝】

（一）切口疝

切口疝（incisional hernia）是发生于腹壁手术切口处的疝。临床上比较常见，占腹外疝的第三位。腹部手术后切口获得一期愈合者，切口疝的发病率通常在1%以下；如切口发生感染，则发病率可达10%；切口裂开者甚至可高达30%。在各种常用的腹部切口中，最常发生切口疝的是经腹直肌切口；下腹部因腹直肌后鞘不完整，切口疝更多见。其次为正中切口和旁正中切口。腹部切口疝多见于腹部纵行切口，原因是：除腹直肌外，腹壁各肌层及筋膜、鞘膜等组织的纤维大体上都是横行的，纵行切口势必切断这些纤维；在缝合这些组织时，缝线容易在纤维间滑脱；已缝合的组织又经常受到肌的横向牵引力而容易发生切口哆裂。此外，纵行切口虽不至于切断强有力的腹直肌，但因肋间神经可被切断，其强度可能因此而降低。除上述解剖因素外，手术操作不当是导致切口疝的重要原因。其中最主要的是切口感染所致腹壁组织破坏，由此引起的腹部切口疝占 50% 左右。其他如留置引流物过久，切口过长以致切断肋间神经过多，腹壁切口缝合不严密，手术中因麻醉效果不佳、缝合时强行拉拢创缘而致组织撕裂等情况均可导致切口疝的发生。手术后腹部明显胀气或肺部并发症导致剧烈咳嗽而致腹内压骤增，也可使切口内层裂开而发生切口疝。此外，创口愈合不良也是一个重要因素。发生切口愈合不良的原因很多，如切口内血肿形成、肥胖、老龄、糖尿病、营养不良或某些药物（如皮质激素）。

腹部切口疝的主要症状是腹壁切口处逐渐膨隆，有肿块出现。肿块通常在站立或用力时更为明显，平卧休息则缩小或消失。较大的切口疝有腹部牵拉感，伴食欲减退、恶心、便秘、腹部隐痛等表现。多数切口疝无完整疝囊，疝内容物常可与腹膜外腹壁组织粘连而成为难复性疝，有时还伴有不全肠梗阻。检查时可见切口瘢痕处肿块，小者直径数厘米，大者可达 10～20 cm，甚至更大。有时疝内容物可达皮下。此时常可见到肠型和蠕动波，扣之则可闻及肠管的咕噜声。肿块复位后，多数能扪到腹肌裂开所形成的疝环边缘。腹壁肋间神经损伤后腹肌薄弱所致切口疝，虽有局部膨隆，但无边缘清楚的肿块，也无明确疝环可扪及。切口疝的疝环一般比较宽大，很少发生嵌顿。治疗原则是手术修补。手术步骤：①切除疝表面原手术切口瘢痕；②显露疝环，沿其边缘清楚地解剖出腹壁各层组织；③回纳疝内容物后，在无张力的条件下拉拢疝环边缘，逐层细致地缝合健康的腹壁组织，必要时可用重叠缝合法加强之。以上要求对于较小的切口疝是容易做到的。对于较大的切口疝，因腹壁组织萎缩的范围过大，要求在无张力前提下拉拢健康组织有一定困难。对这种病例，可用人工高分子修补材料或自体筋膜组织进行修补。如在张力较大的情况强行拉拢，即使勉强完成了缝合修补，术后难免复发。

（二）脐疝

疝囊通过脐环突出的疝称脐疝（umbilical hernia）（图 14-14）。脐疝有小儿脐疝和成人脐疝之分，两者发病原因及处理原则不尽相同。小儿脐疝的发病原因是脐环闭锁不全或脐部瘢痕组织不够坚强，在腹内压增高的情况下发生。小儿腹内压增高的主要原因有经常啼哭和便秘。小儿脐疝多属易复性，临床上表现为啼哭时脐疝脱出，安静时肿块消失。疝囊颈一般不大，但极少发生嵌顿和绞窄。有时，小儿脐疝覆盖组织可以穿破，尤其是在受到外伤后。临床发现未闭锁的脐环迟至 2 岁时多能自行闭锁。因此，除了嵌顿或穿破等紧急情况外，在小儿 2 岁之前可采取非手术疗法。满 2 岁后，如脐环

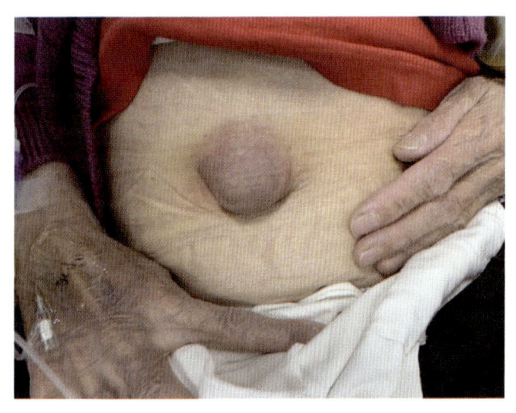

图 14-14　脐疝伴嵌顿
（北京大学第三医院普通外科王冰炎拍摄）

直径还大于 1.5 cm，则可手术治疗。原则上，5 岁以上儿童的脐疝均应采取手术治疗。非手术疗法的原则是在回纳疝块后，用一大于脐环的、外包纱布的硬币或小木片抵住脐环，然后用胶布或细带加以固定勿使移动。6 个月以内的婴儿采用此法治疗，疗效较好。成人脐疝为后天性疝，较为少见，多数是中年经产妇女。由于疝环狭小，成人脐疝发生嵌顿或绞窄者较多，故应采取手术疗法。孕妇或肝硬化腹水者，如伴发脐疝，有时会发生自发性或外伤性穿破。脐疝手术修补的原则是切除疝囊，缝合疝环；必要时可重叠缝合疝环两旁的组织。手术时应注意保留脐眼，以免对患者（特别是小儿）产生心理上的影响。

（三）白线疝

白线疝（hernia of linea alba）是指发生于腹壁正中线（白线）处的疝，绝大多数在脐上，故也称上腹疝。白线的腱纤维均为斜行交叉，这一结构可使白线做出形态和大小的改变，以适应在躯体活动或腹壁呼吸活动时的变化，如在伸长时白线变窄，缩短时变宽。但当腹胀时又需同

时伸长和展宽，就有可能撕破交叉的腱纤维，从而逐渐形成白线疝。上腹部白线深面是镰状韧带，它所包含的腹膜外脂肪常是早期白线疝的内容物。白线疝进一步发展，突出的腹膜外脂肪可把腹膜向外牵出形成一疝囊，于是腹内组织（多为大网膜）可通过疝囊颈而进入疝囊。下腹部两侧腹直肌靠得较紧密，白线部腹壁强度较高，故很少发生白线疝。早期白线疝肿块小而无症状，不易被发现。以后可因腹膜受牵拉而出现明显的上腹疼痛，以及消化不良、恶心、呕吐等症状。嘱患者平卧，回纳疝块后，常可在白线区扪及缺损的空隙。疝块较小而无明显症状者，可不必治疗。症状明显者可行手术。一般只需切除突出的脂肪，缝合白线的缺损。如果有疝囊存在，则应结扎疝囊颈，切除疝囊，并缝合腹白线的缺损。白线缺损较大者，可用人工高分子修补材料进行修补。

整合思考题解析

1. TEP 术后的复发疝，应当优先考虑采用哪种手术方式？
2. 腹股沟疝修补手术中损伤精索，会有哪些并发症和结局？

（李智飞　王冰炎）

第十五章 急腹症

第一节 急腹症概论

学习目标

- **基本目标**
  1. 正确理解并掌握外科急腹症的基本定义。
  2. 能够描述不同类型腹痛的概念及临床意义。
  3. 掌握外科急腹症的基本诊断方法。
  4. 掌握外科急腹症的处理原则。
  5. 了解急性弥漫性腹膜炎的临床特点和治疗原则。
- **发展目标**
  1. 深入理解外科急腹症的诊断思路。
  2. 具备对外科急腹症初步鉴别诊断的能力。
  3. 初步形成外科急腹症系统、逻辑的临床思维。
  4. 培养学生敬佑生命、救死扶伤的医学精神。

急腹症（acute abdomen）约占急诊就医患者的5%，具有病情紧急、病因复杂、表现多变、诊断困难等特点，而延误诊治会导致严重后果。因此对外科医生的临床判断能力充满了挑战，需要外科医生熟悉各种急腹症的临床表现，迅速收集临床资料，结合必要的辅助检查进行分析并做出正确的诊断，为及时、正确的治疗提供保障。

【基本概念】

(一) 急腹症的定义

急腹症是指以急性腹痛为主要症状或临床表现，发病急骤、病情严重，需要及时处理（常需要外科手术治疗）的一组腹腔内疾病群。

腹腔内所有脏器和血管结构均可以致病，器官种类繁多，疾病性质多变，要在有限的时间内对病变器官和性质做出准确判断不是轻而易举的事情，而对急腹症定义的准确理解是临床实践的基础。广义上来讲出现急性腹痛症状的疾病都可以称之为急腹症，如心绞痛的患者也可能出现腹痛症状，有人称其为内科急腹症；本章所讨论的急腹症为外科急腹症，特指需要外科手术治疗的腹腔内非创伤性的急性病变。

(二)腹痛的分类

腹痛是一种常见的临床症状,其鉴别诊断在前文章节中已有叙述。腹腔内不同脏器、不同性质的病变导致腹痛表现各异,可分为内脏痛、躯体痛、牵涉痛三类,各有其发生原因和神经传导途径,了解其发生机制及变化规律有助于急腹症的诊断和鉴别诊断。

1. 内脏痛(visceral pain) 学习神经系统解剖知识的课程中我们了解到支配内脏感觉和运动的神经属于自主神经系统,在器官脏层腹膜中广泛分布着传入神经末梢感受体,对调节内脏功能起着重要作用。当腹腔内脏器发生病变时,脏层腹膜内的感受体收集到脏器牵拉、痉挛、膨胀等刺激后传入到脊髓中枢神经系统,刺激达到疼痛阈时就会产生疼痛的感觉,即内脏痛。由于相对于腹腔内脏器的表面积而言,感觉神经末梢的分布仍显稀疏,而且不同部位的神经冲动最后都通过腹腔神经节或腹下神经节传入脊髓,容易发生部位的交错和重叠,这种传导模式决定了内脏痛范围较为弥散、无法准确定位的特点。通常伴有恶心、呕吐等消化道症状是内脏痛的另外一个特点,与迷走神经被刺激兴奋相关。

除此之外,空腔脏器与实质脏器病变导致的内脏痛还有细微区别:空腔内脏痛大多数由脏器的过度收缩或痉挛引起,疼痛多为阵发性;实质内脏痛则是因脏器包膜所承受的压力突然增加所致,疼痛常为持续性,这种区别有助于临床上判断病变器官的类型。

2. 躯体痛(somatic pain) 是腹膜壁层及腹壁病变引起的皮肤痛,又称腹壁痛或腹膜皮肤反射痛。腹壁和壁腹膜的感觉由相应部位段的脊髓神经感觉支控制,壁腹膜和腹壁受到牵拉、切割或化学性刺激后神经冲动通过脊髓神经传入脊神经根然后反映到相应脊髓节段所支配的皮肤,刺激达到疼痛阈后即产生疼痛。由于没有内脏神经的参与,其实质就是体表的皮肤疼痛。躯体痛是一种锐性疼痛,通常呈烧灼样或刀割样,程度剧烈而持续,患者能用手指准确指出疼痛部位,咳嗽、体位改变等可以导致加重。

3. 牵涉痛(referred pain) 内脏病变引起远离病变部位的体表疼痛,这种疼痛称为牵涉痛。目前尚未完全了解其发生机制。一种解释认为由于内脏传入神经在传导至脊髓的通路中伴随有体表躯体传入神经,两者一同进入脊髓后角并有可能共用同一个神经元,于是内脏痛觉信号传导到了相应脊髓节段并引起该节段支配的浅表部位疼痛和感觉过敏。急腹症时比较常见的牵涉痛包括胰腺炎症时产生的后背痛和胆囊炎症时产生的右肩胛部痛。

【病因分类】

腹腔内脏器和血管的病变都有可能引起腹痛而表现为急腹症,腹腔内脏器种类繁多而导致临床表现各异,病因也复杂多变,归纳起来外科急腹症分为五大类。

(一)急性炎症

该类急腹症是临床上最常见的一类,如急性阑尾炎、急性胆囊炎等,基本病因是器官的炎症,虽然因受累器官不同而产生不尽相同的体征,但是临床表现基本类似,具有以下特点:一般起病较缓慢,腹痛为持续性钝痛,随病情进展而逐渐加重,患病器官附近出现明显腹膜刺激征,并伴有明显的全身炎症反应。

(二)空腔脏器急性穿孔或破裂

该类急腹症的典型代表是胃十二指肠溃疡穿孔,穿孔后由于内容物的渗漏最终也表现为腹腔内炎症,以发病突然、腹痛剧烈、可迅速累及整个腹腔为特点。

(三)急性出血

这类急腹症发病也很突然,出现广泛的腹痛和腹膜刺激征,在程度上比穿孔性疾病弱,同时伴有出血性休克表现为其重要特征,典型疾病如自发脾破裂、动脉瘤破裂等。值得注意的是,如果是因外伤所致则归于腹部创伤的诊断治疗范畴。

(四)急性管腔梗阻

该类急腹症发病较出血性和穿孔性稍缓,腹痛特点为阵发性绞痛,发作时疼痛剧烈,早期一般腹膜刺激征不明显，其典型疾病为急性肠梗阻。

（五）腹腔血管性病变

该类急腹症发病急骤，腹痛为持续性并呈阵发性加重，程度剧烈，早期亦无腹膜刺激征，随病情进展缺血脏器穿孔后则表现与穿孔性急腹症一致，典型疾病为肠系膜血管栓塞。肠系膜静脉血栓导致的缺血可能产生症状和体征不相符的临床现象，需要引起警惕。

案例15-1

男性，50岁，6小时前曾聚餐饮酒，4小时前开始出现上腹部持续性剧痛并向腰背部放射，伴恶心、呕吐胃内容物至急诊就诊。

问题：

初步判断是哪种疾病？病史中的哪些信息有助于诊断？

案例 15-1 解析

【诊断】

快速、全面而重点突出的临床资料收集是及时而准确地诊断外科急腹症的基础，同时需要合理而有序的临床分析。

（一）临床资料收集

包括详细的病史询问、细致的体格检查以及必要的辅助检查。

1．病史询问

（1）现病史：腹痛是急腹症最突出的症状，通过详细的询问获取这一症状的特点是正确诊断急腹症的决定性因素，重点需要了解以下几个方面的特征。

腹痛发作的基本情况：包括症状出现的先后和起病的缓急。一些内科疾病也会出现腹痛，但往往在腹痛之前先有发热、咳嗽等前驱症状，询问到这种情形就应该警惕以避免误判为急腹症而施行不必要的外科治疗。腹痛发生急剧而且进展迅速者多见于空腔脏器的梗阻绞窄或者穿孔，脏器破裂出血导致的腹痛也可能来势迅猛，可迅速累及全腹；炎症病变引起的腹痛发作相对较缓，随炎症进展而逐渐加重。

腹痛的诱因：部分急腹症存在密切相关的腹痛发作诱因，其中饮食因素最为常见，如进食油腻可以诱发急性胆囊炎，酗酒或者暴饮暴食可以诱发急性胰腺炎等；剧烈运动则有可能是急性肠扭转的诱因。

腹痛的性质：不同脏器的病变和不同性质的病变导致的腹痛性质各有特点，具有非常重要的鉴别诊断价值，因此在询问病史时需要进行详细了解。临床主要分为以下三种情况。①持续性的钝痛或隐痛：大多因脏器炎症引起，少量脏器出血刺激到腹膜时也有类似表现。②阵发性的绞痛：空腔脏器梗阻后平滑肌牵拉或痉挛导致绞痛，是一种典型的内脏痛，起病初期呈阵发性，间歇期可以无腹痛。③持续性疼痛伴阵发性加重：提示炎症与梗阻同时存在，是炎症和梗阻性疾病相互影响、发展的结果。

腹痛的部位：一般而言，腹痛起始部位或者最严重的部位通常就是病变部位，结合急性腹痛发生机制和解剖定位可以基本确定病变器官。胃十二指肠、胆道和胰腺由前肠发育形成，病变时疼痛部位主要在中上腹部；小肠、右侧结肠以及阑尾有中肠发育形成，病变时的疼痛部位常在脐周；远端结肠等由后肠发育形成，病变时疼痛部位多为下腹部（表15-1）。特殊部位的转移性疼痛或者牵涉痛具有更独特的诊断价值，在询问中应加以重视，如急性阑尾炎典型的转移性右下腹痛表现以及急性胆囊炎患者的右肩部疼痛都具有明确的诊断意义。

表 15-1　引起急性腹痛的常见病变及对应腹痛部位

腹痛部位		病变名称
上腹部	右上腹	急性胆囊炎、胆石症、十二指肠溃疡穿孔、肝脓肿、右膈下脓肿
	中上腹	溃疡病穿孔、急性胰腺炎、阑尾炎早期
	左上腹	急性胰腺炎、胃穿孔、脾区病变、脾周围炎、脾梗死、左膈下脓肿
脐周		小肠梗阻、阑尾炎早期、胃炎、肠炎、憩室炎
下腹部	右下腹	阑尾炎、右嵌顿疝、肠梗阻、肠穿孔、肠结核、肿瘤
	中下腹	盆腔脏器病变如异位妊娠、卵巢囊肿扭转、盆腔脓肿等
	左下腹	左嵌顿疝、乙状结肠扭转、结肠癌

伴随症状：由于急腹症的器官病变大多数发生于消化道，消化道的运动及功能受到影响后，迷走神经兴奋而产生恶心、排便异常等消化道症状；同时因大多数急腹症为感染性疾病，非感染性急腹症在病情进展后也会出现感染相关的全身症状。①恶心、呕吐：是急腹症最常见的、与腹痛伴随的重要症状，详细了解呕吐发生的早晚以及呕吐物的性状对判断病变性质和部位都有参考价值。起病初期的恶心、呕吐属于反射性，由消化道炎症直接刺激引起，一般仅有恶心或者呕吐胃内容物而且量很少，诊断意义不大；随病情进展，如果很快出现频繁呕吐提示梗阻部位在高位；低位梗阻时呕吐出现晚且次数少，是肠腔内容物积聚、肠腔内压力增高导致的逆流性呕吐，呕吐物量大而且有粪臭味。因此，呕吐物的颜色、量以及气味也要重点关注，对于判断病变部位具有特殊价值，如呕吐物呈咖啡色提示可能存在消化道出血，呕吐物含有宿食而不含胆汁提示为幽门梗阻，而呕吐物含有胆汁时则提示病变部位在胆总管开口以下。②排便情况：腹内脏器的炎症早期可以刺激消化道蠕动增加而出现排便次数增加，尤其在盆腔有脓液刺激或形成脓肿时会出现里急后重等直肠刺激症状；随着炎症的加重又会对消化道蠕动产生抑制出现便秘，毒素吸收严重者甚至导致肠麻痹而排气、排便减少，完全性肠梗阻则会停止排气和排便。③感染中毒症状：主要表现为发热。发热的严重程度与病变器官和疾病性质密切相关，除急性化脓性胆管炎患者腹痛和发热大多同时出现外，绝大多数外科急腹症患者早期发热症状并不显著，发热症状在腹痛症状之后出现，这一点也是外科急腹症与有腹痛症状内科疾病的重要区别。

（2）既往病史及个人史：应详细了解患者的疾病史和手术史，尤其是腹部手术史，女性患者需要了解月经史。既往有消化性溃疡病史者突发的上腹部疼痛应考虑上消化道穿孔，既往有腹部手术史者出现急性阵发性腹痛应考虑粘连性肠梗阻，而育龄女性的月经史对于鉴别妇产科急腹症意义重大。

2．体格检查　通过体格检查获取体征对急腹症的诊断极为重要，但由于急腹症患者一般病情较紧急，在有限的时间内不太可能进行完整、全面的体格检查，要求接诊医生做到有序而重点突出：关注生命体征，以腹部体格检查为中心快速获取诊断需要的相关体征。

（1）生命体征：所有急腹症患者都需要完成体温、脉搏、呼吸和血压四大生命体征的测量，是不能忽略的重要步骤，生命体征不稳定者需优先抢救生命，就诊时心动过速、低血压、低体温等与疾病严重程度及预后密切相关。

（2）一般情况：包括患者的神态、面容、体位、肤色等均有助于判断病情。第一印象有时候会指引病情分析的方向：面色或结膜苍白呈贫血貌者应怀疑腹腔内有出血性疾病，皮肤巩膜黄染者提示胆道系统病变或梗阻，腹膜炎严重者表情痛苦、体位屈曲甚至强迫体位，这些特殊表现具有极强的诊断价值。

（3）腹部检查：通过腹部体检获取信息是判断是否存在急腹症、鉴定急腹症性质以及病变器官的重要步骤，任何其他辅助检查都不能替代腹部体检，接诊医生必须亲力亲为获取一手资料，有时候还需要反复检查对比以便分析病情变化。检查时应该在保护患者隐私及保暖情况下充分暴露从剑突至腹股沟的整个区域，按照顺序完成视触叩听四个方面的检查避免遗漏，由于触诊、叩诊有对肠鸣音造成干扰的可能，目前倾向于先完成听诊然后再进行腹部触诊和叩诊。

视诊：重点要对腹部形态、腹壁皮肤色泽及腹式呼吸运动状况等进行观察。腹部膨隆应考虑肠梗阻可能，如果发现腹部局部隆起并伴有肠型需要考虑肠扭转的诊断；腹式呼吸运动受限或消失提示存在腹膜炎；注意有无腹壁切口瘢痕以确认患者的腹部手术史。

听诊：主要了解肠鸣音的情况，一般多选择脐部周围听诊。除急性机械性肠梗阻之外经常无法听到急腹症患者的肠蠕动，如果蠕动声音传导良好，在一个位置即可明确听到肠鸣音，因此并不建议多部位听诊或延长听诊时间。肠鸣音活跃表明肠蠕动增加，可见于肠炎和机械性肠梗阻，而肠鸣音亢进、高调以及气过水声则是机械性肠梗阻的典型表现；肠鸣音减弱或消失，提示肠管处于麻痹状态，失去蠕动能力，见于麻痹性肠梗阻或弥漫性腹膜炎。

触诊：病情允许的情况下，进行腹部触诊的最佳体位是患者仰卧屈膝位，使腹壁处于自然松弛状态从而获取最准确的腹部体征。在患者因腹痛已呈强迫体位时不应强求，可依据患者痛苦感最轻的体位进行检查，避免体位变动给患者带来痛苦。检查时从无腹痛或腹痛较轻的区域开始，逐渐移向疼痛部位，同时随时观察患者的表情变化。检查手法要轻柔，力度要逐步加重，粗暴、突然的重压会造成假象，一般而言，检查有无腹膜炎进行浅触诊即可，深触诊仅用于判断有无脏器肿大。压痛、反跳痛和肌紧张是腹膜炎的典型表现，称为腹膜刺激征；压痛（tenderness）是壁腹膜受到炎症刺激的结果，压痛最明显的部位就是腹腔内病变的部位，反跳痛（rebound tenderness）与压痛的意义一致；腹腔内炎症刺激腹壁肌肉，引起其反射性的痉挛就会出现肌紧张（rigidity），所以肌紧张反映腹腔炎症的严重程度，腹腔轻度炎症或出血仅引起轻度肌紧张，明显肌紧张则表明腹腔内炎症比较严重，而高度肌紧张临床称为"板状腹"，是空腔脏器穿孔性疾病的典型体征。需要注意的是，肥胖、高龄、体弱、休克以及长期服用镇静药的患者，腹部体征有时候并不能如实反映病变的程度。

叩诊：叩诊也应该从无痛区或腹痛较轻的区域开始，重点检查有无叩痛、肝浊音界是否存在和有无移动性浊音。叩痛的临床意义与压痛相同，叩痛最明显的区域通常即病变所在；肝浊音界消失是腹腔内有游离气体即消化道穿孔的直接证据，但要注意肝浊音界未消失也不能除外消化道穿孔可能；移动性浊音提示腹腔内有游离液体，是腹水或积血的重要体征。

（4）直肠指检：所有急腹症患者应该常规进行直肠指检（患者如为女性，注意应有与患者同一性别第三者陪同），一是明确直肠内有无病变，尤其患者伴有排便异常或者便血症状情况下，二是了解膀胱直肠或子宫直肠凹陷有无触痛或波动感，消化道穿孔盆腔脓肿形成时常有阳性发现。

案例15-2

男性，56岁，既往风湿性心脏病多年，今晨饭后突发腹部绞痛，伴恶心、呕吐3小时入院，无发热，查体急性病容，血压110/80 mmHg，全腹轻压痛，反跳痛、肌紧张不明显，移动性浊音阴性，肠鸣音6次/分，血常规 WBC 9.0×10^9/L，中性粒细胞比例60%。

问题：

该患者有无必要进行便常规检查？可能发现哪些有意义的变化？

案例 15-2 解析

3. **辅助检查** 通过询问病史和体格检查仍然不能做出明确判断时，可进行相关辅助检查来帮助诊断，有些阳性结果具有决定性意义，但在选择辅助检查的时候应该有针对性地选择检查手段，力求简单、直接、准确，不能盲目追求全面甚至因检查而延误治疗。

（1）实验室检查：血尿便三大常规是最基本而有价值的检查。血常规检查发现白细胞计数和中性粒细胞升高提示急性炎症性病变，而红细胞计数和血红蛋白的明显下降提示出血性疾病，其连续测定显示进行性下降者表明存在活动性出血；尿常规检查白细胞计数升高提示尿路感染，尿胆红素阳性表明存在梗阻性黄疸；血、尿淀粉酶明显升高是诊断急性胰腺炎的重要证据；便常规发现血红细胞或者便潜血阳性提示消化道可能存在出血或者缺血坏死；育龄妇女尿人绒毛膜促性腺激素（hCG）的检测有助于排除妇科急腹症。

思考题：为什么胸部X线片诊断腹腔游离气体优于腹部X线片？

思考题解析

（2）影像学检查

X线摄片检查：临床常用有胸部和腹部X线摄片，腹部摄片通常采用立位完成。腹部X线片可观察肠内外气体，对消化道穿孔和肠梗阻等疾病诊断价值大，立位腹部摄片见到膈下游离气体即可确诊消化道穿孔（当然未看到膈下游离气体并不能排除穿孔），而见到明显扩张、带有气液平面的肠管或肠襻则可以诊断肠梗阻，但是对消化道出血及阑尾炎等炎症性急腹症诊断价值偏低；怀疑腹痛症状由肺炎、肺栓塞等胸部疾病引起时建议进行胸部X线检查，胸部X线片也可以用于诊断腹腔游离气体，其检出率要优于腹部X线片。

超声检查：被推荐用于急腹症的筛查，尤其是不宜接受放射线暴露的人群。对肝、胆、胰、脾等实质脏器疾病，如器官破裂、肿块以及结石等的诊断具有较好的敏感性和特异性，也有助于判断或除外妇科疾病；腹部超声还可以用于腹水和积血的定位和定量，同时能进行穿刺引流；由于容易受到肠道气体的干扰，对胃肠道疾病诊断率偏低，不作为胃肠道疾病的常规诊断方法，但对于生命体征不稳定患者无法进行其他影像检查时，床旁超声可部分替代从而有利于保证患者安全。

CT检查：可用于所有急腹症患者，诊断敏感性高达90%，已成为急腹症常用的检查手段。增强CT更具优点，对肠缺血、消化道穿孔、急性阑尾炎、急性胰腺炎等急腹症的诊断具有很高价值，如CT检查并未发现上述病变的征象，基本可以排除这些诊断；CT可以了解病变的部位、性质、范围以及与周围脏器的关系，也有利于制订手术治疗计划。

选择性动脉造影：由于CT可以进行血管重建，近年来选择性动脉造影越来越少用于急腹症的诊断，只有在怀疑腹痛是非梗阻性肠系膜缺血或动脉性腹腔出血造成，或者其他检查未能明确出血部位的情况下可以进行动脉造影检查协助诊断，后一种情况同时可以进行必要的栓塞治疗。

（3）内镜检查：包括胃肠镜检查和胆道镜的检查。消化道出血时胃肠镜检查可以明确出血原因、判断出血部位，在进行紧急状况下还可以尝试止血治疗；急性化脓性胆管炎时可经过胆道镜放置鼻胆管引流或者放置胆道支架解除胆道梗阻，是不适合于急诊手术状况下治疗胆管炎的主要手段之一。

（4）诊断性腹腔穿刺：急腹症病因诊断不明的情况下可以考虑进行诊断性腹腔穿刺，穿刺获取腹腔渗液后需对穿刺液性质进行分析辅助诊断。一般选择右侧髂前上棘和脐连线中外1/3处进针。虽然操作简便但由于是有创操作，腹胀严重的患者不宜进行。

（5）腹腔镜检查：目前尚未常规应用，具有创伤小、辅助诊断的同时可以进行治疗等优点，应用前景良好。

（二）诊断思路

获取病史资料及相关检查信息后，可以参照以下流程和思路进行诊断与鉴别诊断（图15-1）。

1. 排除以腹痛为表现的内科疾病　并非所有的急性腹痛都是外科急腹症，一些内科疾病也可以表现为急性腹痛如胸膜炎、心绞痛等，这些内科疾病并不需要进行手术治疗，因误诊进行不必要的手术治疗可能导致严重后果，同时因误诊而延误本该进行的内科治疗也有可能引起灾难性后果，如心肌梗死。因此及时判断出非外科急腹症的腹痛病情，寻求相应科室的诊治对外科一线医生而言至关重要。

2. **排除无需手术治疗的腹部疾病** 一些发生在腹腔内并且表现为腹痛的疾病，如急性肠系膜淋巴结炎、急性胃肠炎等，并不需要手术治疗，至少是不需要急诊手术治疗，在保守治疗中密切观察病情变化，避免盲目手术探查。

3. **确定外科急腹症** 完整的外科急腹症诊断应包括两部分：病变性质和病变器官。实际上临床判断过程中两者很难分开去考虑，先认定谁、后认定谁并不会对诊断结果造成重大差别。但是由于病变性质不同，需要紧急处理的迫切程度是有一定差别的，如急性出血性急腹症要求即刻进行处理以抢救生命，因此一般建议先对病变性质做出判断。认定了病变性质，根据腹痛的特点以及阳性体征的部位，再结合脏器的解剖位置不难对病变器官做出准确判断。

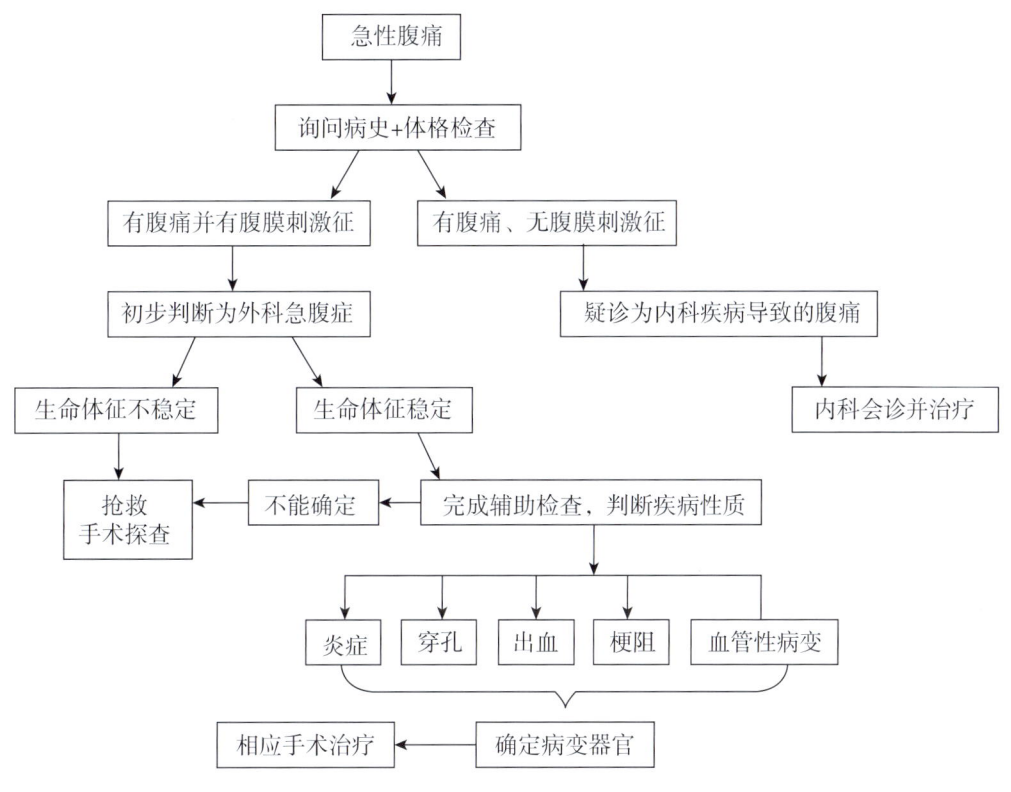

图15-1 外科急腹症诊断思路和流程

案例15-3

男性，49岁，饱餐后突发上腹持续性剧痛，伴恶心、呕吐，呕吐物为胆汁样，查体：上腹部压痛，腹壁轻度紧张，测血淀粉酶明显升高。

问题：

该患者是否需要紧急手术治疗？保守治疗措施包括哪些？

【治疗原则】

外科急腹症总的治疗原则就是尽快确定诊断，针对病因进行相应治疗，其中绝大多数需要紧急进行手术治疗。但是不同病因所致、不同脏器发生的急腹症，其病情进展速度和严重程度，以及患者的基本身体状况和对疾病的反应等存在很多差异，需要结合相应的非手术治疗措施来改善病情和保证安全。

（一）非手术治疗

1．治疗目的

（1）诊断尚未明确时，维持重要脏器的功能，阻断或减少导致病情加重的因素以利于进一步明确诊断。

（2）诊断明确而病情处于起始阶段或程度较轻者，如急性单纯性阑尾炎且患者手术意愿不强时，这种情况需要做好手术治疗的准备，密切监测病情变化，一旦病情加重应及时手术。

（3）诊断明确且准备施行手术治疗者，完成术前准备、调整术前状况以利于更好地耐受手术、降低围术期风险。

2．治疗措施

（1）禁食或禁食水，必要时应该留置胃肠减压：停止或减少饮食有助于减轻对胃肠道的刺激，同时为可能需要的手术麻醉做初步准备，减少麻醉诱导过程中发生误吸的可能性；胃肠减压可以减轻胃肠道的扩张并通过减轻腹胀而改善呼吸，也可以减少胃肠内容物进入游离腹腔的机会或者容量，避免腹腔炎症范围的进一步扩大。因此，对于考虑胃肠道穿孔以及急性肠梗阻的患者应该决定禁止饮食，胃肠减压也是必需而有效的治疗措施。

（2）开放静脉通路补充晶体及胶体液，维持循环稳定，更主要的是纠正水、电解质和酸碱平衡紊乱，营养状况不良者可适当补充热量及营养素。

（3）治疗性使用抗生素：急腹症大多数伴有消化道常见细菌的感染，一般建议经验性联合使用针对大肠埃希菌、肠球菌和厌氧菌的抗生素，获取细菌培养结果后再根据药敏试验更改最为敏感、有效的抗生素。

（4）镇痛剂的使用：诊断明确后，在等待手术治疗的过程中可以适当给与镇痛药以缓解症状、减轻痛苦；诊断尚未明确时能否给予镇痛药存在一定争议，传统观点认为镇痛药的使用可能会掩盖病情进展，影响病情观察从而导致延误诊治。而小样本的临床随机对照研究表明急腹症患者早期给与镇痛剂并不影响诊断与治疗，不过缺乏大样本数据的支持。目前外科的共识仍然主张在明确诊断之前禁忌使用强效镇痛剂。

（5）体位调整：很多急腹症患者因为腹痛会出现强迫体位，如上消化道穿孔时的蜷膝屈曲体位。体位调整可以缓解腹肌的紧张，对考虑已有腹腔渗出的患者建议采用半卧位。这种体位可以使渗出液向下腹部或盆腔积聚，从而减少对膈肌的刺激，缓解对心脏和呼吸功能的影响。另外，渗液积聚在盆腔形成脓肿后比上腹部脓肿更容易处理，因此在没有特殊禁忌的情况下半卧位也是急腹症手术后推荐的常规体位。

案例15-4

女性，39岁，因急性腹痛在急诊留观抗感染、补充血容量等保守治疗6小时，诊断尚未明确。

问题：

患者出现哪些病情变化时需要考虑进行手术探查？

（二）手术治疗

1．手术原则　以挽救生命为原则，在此基础上力求根治疾病：切除（处理）原发病灶，控制（如出血）或纠正（如梗阻）导致腹腔炎症的所有病理状态，清理腹腔。

2．手术适应证

（1）诊断明确的外科急腹症，已有腹膜炎表现者为首选治疗，如胃十二指肠溃疡病穿孔等。

（2）行保守治疗的急腹症或者诊断不明确的急腹症出现以下情况者，应该积极进行手术探查：① 经非手术治疗 6～8 小时（不超过 12 小时）后病症不缓解甚至加重者；② 病因不明的腹膜炎呈扩散倾向者；③ 怀疑腹腔内有活动出血者；④ 怀疑腹腔内脏器有血运障碍者。

3．手术要点

（1）切口选择：急腹症手术选择切口时应遵循以下原则。① 优先选择能够直接显露病灶或距离病灶最近的切口；② 损伤小，容易快速进入腹腔；③ 便于延长切口。诊断尚未明确时一般建议选择右侧经腹直肌切口，该切口因此而得名"探查切口"。

（2）腹腔探查注意事项：进入腹腔后循序进行初步探查。① 观察腹腔内有无异常的液性渗出，如有应单独留取样本进行细菌培养和药敏试验。② 根据腹腔内渗液的性质对病变器官进行判断。如果判断与术前诊断病变一致，针对病变器官进行相应探查、处理即可，不必对其他器官进行探查以减少炎症扩散的机会；如果不一致应对所疑器官进行探查，可能需要按照发病概率的高低逐一进行排除。③ 针对病变器官的探查动作要轻柔，尽量避免粗暴的撕扯以及不必要的分离，减少对其他组织器官的损伤。

（3）手术处理方法：需要完成控制腹腔炎症来源、清除腹腔感染物质以及必要情况下腹腔炎症物质的充分引流等操作，具体的操作过程在各类器官急症的手术处理中有详细说明，这里不做赘述。

1）控制腹腔炎症的来源：① 切除病灶。通过将病变器官切除而消除炎症来源是外科急腹症处理的最常用手术方式，如化脓性阑尾炎时切除阑尾、急性胆囊炎时切除胆囊等。② 阻断消化液渗漏。有些病变不适宜切除或无法立即切除时，可采取措施阻断导致炎症发生的消化液继续进入腹腔，如十二指肠溃疡穿孔时的穿孔修补术。③ 控制出血。腹腔内器官、血管病变的出血需要进行彻底的止血。④ 解除梗阻。部分病变引起的空腔脏器梗阻并非必需切除脏器，解除导致梗阻的病因即可，如粘连性肠梗阻分解粘连等。

2）清除腹腔感染物质：包括食物残渣、粪便、消化液等。量不多且较为局限时，可以利用吸引器吸出或以湿纱布轻轻揩去；量大而且腹腔污染严重时，应该使用大量的温生理盐水清洗直至吸出液体清亮为止，尤其要注意将膈下、结肠旁沟和盆腔等部位彻底冲洗吸尽以免积聚形成脓肿。

3）腹腔引流：多数情况下，处理及时的急腹症术后不需要引流。如果腹腔内存在残余炎症病灶并继续产生渗液，有形成腹腔脓肿可能的时候，应该留置适当的引流物将渗液引出体外。包括以下几种情况：① 病灶无法彻底或完全清除。② 腹腔内存在较多渗血或渗出无法完全控制。③ 空腔脏器进行了吻合修复，吻合口处组织因炎症可能愈合不良甚至有发生瘘的可能。④ 局部已有脓肿形成。

4．腹腔镜技术的应用　近年来，腹腔镜技术的发展拓展了其在急诊外科领域的应用，除已常规应用于急性阑尾炎、急性胆囊炎的手术治疗之外，由于其具有创伤小、视野宽广等优点，越来越多被用于急腹症的诊断和治疗。尤其对于诊断困难的病例，腹腔镜探查成为一种有效的补充诊断手段。

> **知识拓展**
>
> **急性腹痛使用镇痛剂的是与非**
>
> 在外科医生固有认知中，急性腹痛的病因尚未诊断明确的情况下禁忌使用镇痛剂是最基本的共识，但是近年来这一"共识"受到了挑战。由葛均波、徐永健、王辰主编的《内科学》（第9版）教材新增了"腹痛"章节，其中不仅写明"没有证据表明使用止痛剂会掩盖腹部体征或引起病死率、致残率升高"，而且提倡"直接使用吗啡"；2021年国内发布的《成人非创伤性急腹症早期镇痛专家共识》也明确指出"早期、正确地使用镇痛剂不仅可以明显减轻非创伤性急腹症患者的疼痛、改善患者的感受，而且不影响诊断的准确率"。然而《外科学》（第9版）教材仍然坚持100多年来的古训："诊断尚未明确时，禁用强效镇痛剂，以免掩盖病情，延误诊断。"
>
> 实际上1921年Cope医生提出急性腹痛患者不能给以早期镇痛的观点是基于自己的临床实践经验，被一直传用至今。进入21世纪后，相继有一些循证医学证据表明镇痛剂虽然使疼痛程度减轻，但并不导致疾病体征和影像学特征的变化，因此不会掩盖病情。上述新观点显然也是基于这些证据开始推广更符合伦理的临床行为，但是目前仍然缺乏大样本数据的支持，百年来的观念固化等都会对其施行形成阻力，需要在临床实践中不断验证。

（吴　涛）

第二节　急性化脓性腹膜炎

学习目标

- **基本目标**
  1. 陈述腹膜解剖生理，腹膜炎的病因、分类和病理生理。
  2. 复述原发性腹膜炎的病因和处理原则。
  3. 列举急性弥漫性腹膜炎的病因。

- **发展目标**
  1. 概括急性弥漫性腹膜炎的临床表现、诊断步骤和诊断方法。
  2. 总结急性弥漫性腹膜炎非手术治疗和手术治疗适应证及方法。

急性化脓性腹膜炎是一种常见的急腹症。腹膜炎可由细菌、化学、物理或异物等刺激引起。按病因可分为细菌性和非细菌性两类；按临床经过可分为急性、亚急性和慢性三类；按发病机制可分为原发性和继发性两类；按范围可分为弥漫性和局限性两类。

（一）解剖生理概要

腹膜分为相互连续的壁腹膜和脏腹膜。壁腹膜贴附于腹壁、横膈脏面和盆壁的内面；脏腹膜覆盖于内脏表面，成为它们的浆膜层。脏腹膜将内脏器官悬垂或固定于膈肌、腹后壁或盆腔壁，形成网膜、肠系膜及相应的韧带。

腹膜腔简称腹腔，是壁腹膜和脏腹膜之间的一个潜在间隙。男性为密闭，女性经输卵管、子宫、阴道与体外相通。正常情况下，腹腔内有 75～100 ml 黄色澄清液体，起着润滑作用。腹膜有很多皱襞，其解剖面积相当于本人的体表面积，为 1.7～2 m²。在病变时，腹膜腔可容纳数升液体或气体。腹膜腔分为大、小腹腔两部分，即腹腔和网膜囊，经由网膜孔相通。

大网膜自横结肠下垂遮盖其下的脏器。大网膜有丰富的血液供应和大量的脂肪组织，能够移动到所及的病灶处将其包裹、填塞，使炎症局限，有修复病变和损伤的作用。

壁腹膜主要受体神经（肋间神经和腰神经的分支）的支配，对各种刺激敏感，痛觉定位准确。腹前壁腹膜在炎症时，可引起局部疼痛，出现压痛和反射性腹肌紧张，这些症状和体征是诊断腹膜炎的主要临床依据。膈肌中心部分的腹膜受到刺激时，通过膈神经的反射可引起肩部放射痛或呃逆。脏腹膜受自主神经支配，来自交感神经和迷走神经末梢，对牵引、胃肠腔内压力增加或炎症、压迫等刺激较为敏感，其性质常为钝痛而定位较差。多感觉在脐周痛；严重刺激时常可引起心率变慢、血压下降和肠麻痹。

腹膜内层为排列规则的扁平间皮细胞，中层为弹力纤维组成的基底膜，外层为富含血管、淋巴管和体神经纤维末梢组成的结缔组织。腹膜为半透膜，水和小分子物质可自由通过，液体进入后可由腹膜的回吸收功能而保持平衡。当腹腔发生急性炎症时腹膜受刺激，迅速反应产生大量液体透过腹膜进入腹腔。此种液体内含大量巨噬细胞、补体、免疫球蛋白等可对抗炎性感染的物质，以利控制感染。渗出液中的纤维蛋白沉积在病变周围，发生粘连，以防止感染的扩散并修复受损的组织，但也会因此而造成腹内广泛的纤维性粘连。腹膜有很强的吸收力，能吸收腹腔内的积液、血液、空气和毒素等。微粒及微生物可由淋巴管吸收，在膈肌下面间皮细胞基底膜下方的集合淋巴管经小孔开口于腹腔，集合淋巴管孔的直径为 8～12 μm，细菌平均直径为 0.5～2 μm，易于产生严重的感染。因而腹膜炎患者采取半坐位时，避免细菌经淋巴管播散，减缓腹膜吸收毒素。在严重的腹膜炎时可因腹膜吸收大量的毒性物质，而引起感染性休克。

（二）急性弥漫性腹膜炎

急性化脓性腹膜炎累及整个腹腔称为急性弥漫性腹膜炎。

【病因】

1. 继发性腹膜炎（secondary peritonitis） 也称继发性化脓性腹膜炎，是最常见的腹膜炎，约占急性腹膜炎的 98%，常由腹内脏器的穿孔、炎症、缺血及损伤引起。其中最常见的是急性阑尾炎坏疽穿孔，其次是胃十二指肠溃疡急性穿孔，胃肠内容物流入腹腔首先引起化学性刺激，产生化学性腹膜炎，继发感染后成为化脓性腹膜炎。急性胆囊炎，胆囊壁坏死穿孔，造成极为严重的胆汁性腹膜炎。外伤造成肠管、膀胱破裂，腹壁伤口进入细菌，可很快形成腹膜炎。其次是腹内脏器炎症扩散，如急性胰腺炎、女性生殖器官化脓性感染等。含有细菌的渗出液在腹腔内扩散而引起腹膜炎。

常见的致病菌是大肠埃希菌，其次为肠球菌、链球菌、变形杆菌、铜绿假单胞菌和厌氧类杆菌，但多数为混合感染，故而病情一般严重。细菌多是消化道的内源性细菌，细菌种类常取决于原发病变部位。消化道内细菌组成的特点是从上至下细菌种类、总数及厌氧菌逐渐增加，结直肠内细菌数最多。

2. 原发性腹膜炎（primary peritonitis） 又称自发性腹膜炎，是指腹腔内无原发疾病或感染病灶存在而发生的腹膜炎。致病菌多为溶血性链球菌、肺炎双球菌或大肠埃希菌。细菌进入腹腔的途径一般为：①血行播散，致病菌如肺炎双球菌和溶血性链球菌从呼吸道或泌尿系统的感染灶，通过血行播散至腹膜，婴儿和儿童的原发性腹膜炎大多属于这一类；②上行性感染，来自女性生殖道的细菌，通过输卵管直接向上扩散至腹腔，如淋病性腹膜炎；③直接扩散，如泌尿系统感染时，细菌可通过腹膜层直接扩散至腹膜腔；④透壁性感染，正常情况下，肠腔内细菌是不能通过肠壁的；但在某些情况下，如肝硬化并发腹水、肾病、猩红热或营养不良等机体抵抗力降低时，肠腔内细菌即有可能通过肠壁进入腹膜腔，引起腹膜炎。原发性腹膜炎感染范围大，脓液的性质与细菌的种类有关。常见的以溶血性链球菌为主的脓液稀薄，无臭气。

本病远较继发性腹膜炎少见，多见于患有严重疾病的3～9岁儿童，女性儿童稍多，成人较少见。

【病理生理】

细菌或胃肠内容物进入腹腔内后，机体立即产生反应，腹膜充血、水肿并失去原有的光泽。接着产生大量浆液性渗出液，以稀释腹腔内的毒素；并出现大量巨噬细胞、中性粒细胞，加上坏死组织、细菌和凝固的纤维蛋白，使渗出液变为混浊而成为脓液。化脓性腹膜炎细菌以肠杆菌为主，多为混合性感染。

腹膜炎的结局依赖两方面，一方面是患者全身和局部的防御能力，另一方面是污染细菌的性质、数量和时间。腹膜炎症可引起肠麻痹、肠腔内积液。腹腔内大量炎性渗液和肠腔内积液，均使水、电解质和蛋白质丢失在"第三间隙"，导致低血容量。腹膜吸收渗液内的细菌和毒素入血可产生内毒素血症，细菌及内毒素刺激患者的细胞防御机制，激活许多炎症介质，例如血中的肿瘤坏死因子α（TNF-α）、白介素-Ⅰ（IL-1）、IL-6和弹性蛋白酶等可升高，其在腹腔渗出液中的浓度更高。这些细胞因子多来自巨噬细胞，另一些是直接通过肠屏障逸入腹腔，或由于腹膜损伤组织所生成。腹膜渗出液中细胞因子的浓度更能反映腹膜炎的严重程度。在疾病后期，腹腔内细胞因子具有损害器官的作用，并激活补体和凝血系统，进一步引起内分泌和代谢改变，最终导致休克和多器官损害。

如果感染程度轻、机体抵抗力强及治疗恰当，腹膜炎可局限化，甚至完全吸收消退。反之，局限性腹膜炎也可发展成为弥漫性腹膜炎。若炎性渗液未被完全吸收，则可形成腹腔残余脓肿。

腹膜炎治愈后，腹腔内多有不同程度的粘连，大多数粘连无不良后果，一部分肠管粘连可造成扭曲或形成锐角，发生机械性肠梗阻，即粘连性肠梗阻。

【临床表现】

急性化脓性腹膜炎一般表现为腹痛，并有全身感染中毒表现。腹膜炎因发病原因、缓急、范围、持续时间及患者全身状况不同，其严重程度及临床表现也不完全一样。

1．腹痛　是最主要的临床表现。疼痛的程度与发病的原因、炎症的轻重、年龄、身体素质等有关。疼痛一般较剧烈，呈持续性，咳嗽及活动身体均可加重。腹痛起自原发病变部位，范围可逐渐扩大以至全腹，但多以原发病变部位最为明显。

2．恶心、呕吐　腹膜受到刺激，可引起反射性恶心、呕吐，吐出物多是胃内容物。晚期由于肠麻痹可出现类似肠梗阻的呕吐，且伴腹胀、食欲缺乏。

3．感染中毒症状　患者可出现发热，脉搏、呼吸增快，程度不一，后期明显。病情进一步发展，可出现面色苍白、虚弱、眼窝凹陷、皮肤干燥、四肢发凉、呼吸急促、口唇发绀、舌干苔厚、脉细微弱、体温骤升或下降、血压下降、神志恍惚或神志不清，表示已有重度缺水、代谢性酸中毒及休克。

4．腹部体征　腹式呼吸减弱或消失，后期可有腹胀。腹胀加重是病情恶化的一项重要标志。早期腹部压痛、反跳痛和肌紧张可仅限于病灶附近，后期随炎症的扩散可累及全腹，但仍以原发病变部位为甚。腹肌紧张，其程度随病因与患者全身情况不同而不等。胃肠或胆囊穿孔可引起强烈的腹肌紧张，甚至呈"木板样"强直。老年人、肥胖、腹壁松弛、体弱或免疫功能低下、血性腹膜炎、盆腔腹膜炎，患者腹肌紧张可不明显。腹部叩诊时胃肠胀气呈鼓音。胃十二指肠穿孔时膈下有游离气体，使肝浊音界缩小或消失。腹腔内积液较多时可叩出移动性浊音。听诊时肠鸣音减弱，肠麻痹时肠鸣音可能完全消失。如直肠指诊发现直肠子宫或直肠膀胱陷凹有触痛、饱满感，提示盆腔有炎症或积液。

【诊断】

根据病史及典型体征，结合白细胞计数及分类，腹部X线检查、B超检查和CT检查等，腹膜炎的诊断一般比较容易。但急性化脓性腹膜炎要积极寻找治病原因，并注意和其他可能引起或表现为腹痛的疾病鉴别，如酮症酸中毒、胸膜炎等。

1．辅助检查

（1）血常规：白细胞计数及中性粒细胞比例增高。病情险恶或机体反应能力低下的患者，白细胞计数不增高，仅中性粒细胞比例增高，甚至有中毒颗粒出现。

（2）X线检查：小肠普遍胀气并有多个小液平面的肠麻痹征象。胃肠穿孔时多数可见膈下游离气体。腹膜炎后期，腹膜外脂肪线模糊或消失。

（3）腹部B超：B超检查可显示腹内有不等量的液体，B超引导下的腹腔穿刺抽液或腹腔灌洗，可帮助诊断。

（4）腹部CT：腹部CT检查对于判断继发性腹膜炎的病因有重要意义。腹部CT除能显示腹膜炎时增厚的腹膜、系膜、网膜及腹水外，还能显示腹腔脏器的炎症、破裂及穿孔，近年应用较普遍。

（5）诊断性腹腔穿刺或腹腔灌洗：有助于对腹膜炎及原发病的诊断。腹腔穿刺的方法：根据叩诊或B超检查进行定位，在两侧下腹部髂前上棘内下方进行诊断性腹腔穿刺抽液，根据抽出液的性质来判断病因。抽出液可为透明、混浊、脓性、血性、含食物残渣和粪便等几种情况。

2．诊断要点　下列为几种常见继发性腹膜炎的诊断要点。

（1）急性阑尾炎穿孔：多有转移性右下腹疼痛，阑尾炎穿孔前腹痛仅限于脐周后转移至右下腹部，一般穿孔均在发病数小时或更长时间以后。穿孔后表现为全腹压痛、反跳痛及肌紧张，但压痛仍以右下腹部最为明显。腹部B超，特别是腹部CT对于诊断有帮助。

（2）胃、十二指肠溃疡穿孔：多有溃疡病史。突发上腹剧痛，呈刀割样，并迅速延及全腹，伴有早期休克表现。全腹压痛、反跳痛、板样强直，上腹部为甚。X线检查膈下有游离气体，CT可见腹腔内游离气体。

（3）急性重症胰腺炎：多有胆道疾患病史，常先为上腹部突发持续疼痛，腹胀明显，疼痛向后背部放射、迅速扩及全腹。可完善血尿淀粉酶及脂肪酶检查。CT检查可显示胰腺病变的部位、范围、性质及严重程度。

（4）胆囊炎穿孔：发病前多有饱餐或进食油腻食物史，常发生于右上腹痛数小时或数天以后。可有轻度黄疸，多为局限性腹膜炎，少数为弥漫性腹膜炎。肝区可有叩痛。尿胆红素可呈阳性。B超及CT检查常显示胆囊增大、胆囊结石及胆囊周围有渗出。

（5）手术后腹膜炎：常由吻合口漏及残端漏引起，发生于术后3～7天，表现为发热、腹痛、腹胀及肠麻痹。B超或CT检查可显示有无游离气体及脓肿形成。

（6）腹部外伤后腹膜炎：有腹部外伤史。实质脏器损伤常伴内出血及休克，空腔脏器破裂膈下常有游离气体。腹膜刺激征以病灶处明显。腹腔诊断性穿刺常能确诊，但如有严重腹胀、肠管明显扩张时应慎重，最好在B超引导下进行。也可根据病情，行B超、CT、选择性动脉造影、腹腔镜等检查以确定损伤部位。

【治疗】

分为非手术治疗和手术治疗两种。

1．非手术治疗　急性弥漫性腹膜炎已局限，全身感染症状不严重者，或伴有心肺等脏器疾病而禁忌手术者，可行非手术治疗。非手术治疗也可作为手术前的准备工作，如果治疗后症状不减或加重，则应果断改为手术治疗。

（1）体位：一般取半卧位，以促使腹内渗出液流向盆腔，减轻中毒症状，有利于局限和引流，且可促使腹内脏器下移，腹肌松弛，减少因腹胀压迫膈肌而影响呼吸和循环的情况。鼓励患者经常活动双腿，以防发生静脉血栓栓塞。休克患者取平卧位或头、躯干和下肢各抬高约20°的体位。

(2) 禁食、胃肠减压：胃肠道穿孔的患者必须禁食，并留置胃管持续胃肠减压，抽出胃肠道内容物和气体，以减少消化道内容物继续流入腹腔，有利于炎症的局限和吸收。

(3) 纠正水、电解质紊乱：由于禁食、腹腔大量渗液及胃肠减压，因而易造成体内水、电解质紊乱。根据患者的出入量及应补充的液体量计算补充的液体总量（晶体、胶体），以纠正缺水和酸碱失衡。病情严重的应多输血浆、白蛋白或全血，以补充因腹腔内渗出大量血浆引起的低蛋白血症和贫血。注意监测脉搏、血压、尿量、中心静脉压、心电图、血细胞比容、血清电解质、肌酐以及血气分析等，以调整输液的成分和速度，维持尿量每小时 30～50 ml。急性腹膜炎中毒症状明显并有休克时，如输液、输血未能改善情况，可以用一定剂量的激素，对减轻中毒症状、缓解病情有一定的帮助。也可以根据患者的脉搏、血压、中心静脉压等情况给予血管收缩剂或扩张剂，其中以多巴胺较为安全有效。

(4) 抗生素：继发性腹膜炎大多为混合感染，致病菌主要为大肠埃希菌、肠球菌和厌氧菌（拟杆菌为主）。在选用抗生素时，应考虑致病菌的种类。尚无细菌培养报告时的经验用药，应选用广谱抗生素，后续根据细菌培养的结果及药物敏感试验结果选用抗生素。需要强调的是，抗生素不能替代手术治疗。

(5) 营养支持：营养支持对于改善患者预后有重要帮助，由于急性弥漫性腹膜炎患者多不能进食，早期可考虑用肠外营养，并积极创造肠内营养的途径。

(6) 镇静、镇痛、吸氧：可减轻患者的痛苦与恐惧心理，已经确诊、治疗方案已定及手术后的患者，可予以镇痛。诊断不清或要进行观察时，应慎重进行镇痛，以免掩盖病情。

2．手术治疗　继发性腹膜炎绝大多数情况下需手术治疗，以去除病灶、修补穿孔、消除异物和脓液等，不宜拖延手术时机。

(1) 手术适应证：①经上述非手术治疗 6～8 小时后（一般不超过 12 小时），腹膜炎症状及体征不缓解反而加重者；②腹腔内原发病严重，如胃肠道或胆囊坏死穿孔、绞窄性肠梗阻、腹腔内脏器损伤破裂，胃肠手术后短期内吻合口漏所致的腹膜炎；③腹腔内炎症较重，有大量积液，出现严重的肠麻痹或中毒症状，尤其是有休克表现者；④腹膜炎病因不明，无局限趋势。血流动力学不稳定的患者应予以积极复苏的同时，尽快完善术前准备，积极手术。

(2) 处理原发病：切口的选择依原发病灶的部位而定。病因未确定者，可先做剖腹探查切口或正中切口，需要时可向上、向下延长切口。如曾做过腹部手术，可经原切口或在其附近做切口。开腹后要小心肠管，如腹内器官与腹膜粘连，要避免分破胃肠管壁。探查时要轻柔细致，不要过多地解剖和分离以免感染扩散。为了找到病灶可分离一部分粘连。查清楚腹膜炎的病因后，决定处理方法。胃十二指肠溃疡穿孔的患者，可行穿孔修补术；坏疽的阑尾及胆囊应切除，如果局部炎症严重，解剖层次不清，全身情况不能耐受手术时，只宜做应急处理，行腹腔引流或胆囊造口术。坏死的小肠尽可能切除吻合，坏死的结肠如不能切除吻合，可行造口外置。另外，对术后可能需长时间胃肠减压或营养支持者，可行胃造口或空肠造口。

(3) 彻底清理腹腔：开腹后立即用吸引器吸净腹腔内的脓液及液体，清除食物残渣、粪便、异物等。脓液多积聚在病灶附近、膈下、两侧结肠旁沟及盆腔内，可用生理盐水灌洗腹腔至清洁。

(4) 充分引流：病灶已清除、腹腔清洗干净者，原则上不放置引流。放引流管的指征：①病灶处仍有感染坏死组织及较多脓液。②腹腔内继续渗血。③腹腔内可能发生胆汁或胰液泄漏。④胃肠道缝合后有泄漏可能。要把腹腔内的渗液通过引流物排出体外，以防止发生腹腔脓肿。常用的引流物有硅胶管、橡胶管或双腔管引流。引流管的前端要剪数个侧孔，放在病灶附近和盆腔底部，有的要放在膈下或结肠旁沟下方。严重的感染，可选用双套管引流，术后也可经此管行腹腔连续灌洗。

(5) 术后处理：继续禁食、胃肠减压、补液、应用抗生素和营养支持治疗，保证引流管通畅。根据手术时脓液的细菌培养和药物敏感试验结果，选用有效的抗生素。待患者全身情况改善、感染症状消失后，可停用抗生素。密切观察病情，以便早期发现并发症，如肝衰竭或肾衰竭、呼吸衰竭以及弥散性血管内凝血等，并进行相应的处理。

近年来，腹腔镜手术趋于普及且效果好。其在弥漫性腹膜炎的诊断和治疗方面应用日益广泛，尤其在腹膜炎原因不明时，可选择进行腹腔镜探查。腹腔镜手术用于急腹症取决于手术医师的经验、可能的诊断及医院的条件。以往曾做过腹部手术、血流动力学不稳定及高度腹胀的患者不宜做腹腔镜手术。腹腔镜手术具有损伤小、术后恢复快的有点，但对于急症患者也不能盲目追求腹腔镜而放弃开腹手术。

（王行雁　李　飞）

第三节　阑尾炎

学习目标

- **基本目标**
  1. 记忆阑尾炎的解剖、常见症状和体征。
  2. 理解阑尾炎的发病机制和常见原因。
  3. 应用基础知识识别阑尾炎的典型临床表现。

- **发展目标**
  1. 分析阑尾炎的诊断标准，包括实验室检查和影像学检查的重要性。
  2. 评估不同治疗方法的适应证、风险和效果，包括手术与非手术治疗。
  3. 综合阑尾炎的诊断、治疗和患者管理知识，形成有效的临床决策和患者教育策略。
  4. 评价治疗结果，关注手术成功率、并发症发生率及患者的恢复情况。

阑尾炎目前依然是外科医生最常见到的疾病，多数都需要急诊手术治疗。虽然阑尾切除术往往是年轻医生最初接触并完成的手术，但其对患者的影响非常显著，这一点尤其需要重视。

普通人一生中罹患阑尾炎的概率是 6%～7%，发病率的峰值出现在生命中的第二个 10 年。急性阑尾炎的诊断对医生的要求非常高，而早期确诊并治疗对于减少并发症甚至是死亡率意义重大。

【解剖学和组织学】

阑尾是一种中肠器官，在妊娠 8 周时首次被发现，表现为盲肠的一个小突起。随着妊娠的进展，盲肠向内侧旋转，阑尾变得更加细长和管状，并固定在右下腹。阑尾黏膜为结肠型，由柱状上皮、神经内分泌细胞和产生黏液的杯状细胞排列在其管状结构上。在阑尾的黏膜下层发现淋巴组织，导致一些人假设阑尾可能在免疫系统中发挥作用。此外，有证据表明，阑尾可能是"好"肠道细菌的储存库，可能有助于重新定植和维持正常的结肠菌群。虽然历史上认为切除阑尾不会导致任何不良的后遗症，但这一点最近受到了挑战。例如，与未行阑尾切除术的患者相比，既往行阑尾切除术的患者在复发性艰难梭菌感染病例中病情更危重，且总体预后较差。该理论认为，阑尾的微生物群具有保护功能，这种功能的丧失消除了有益的免疫冗余元素。

阑尾的血液供应来源于肠系膜上动脉系统。回结肠动脉是肠系膜上动脉的主要分支之一，其终末分支为阑尾动脉。阑尾系膜包含阑尾动静脉及阑尾的淋巴管，这些淋巴管与肠系膜上动脉的血液供应一起流向回盲部的淋巴结。

阑尾大小不一，成年人的长度为 8～9 厘米。通过定义盲肠末端三条结肠带汇聚的部位，可以可靠地识别其根部。阑尾尖端的位置是可变的，最常见的是盲肠后（但腹膜内），约占 60%；骨盆占 30%；腹膜后占 7% 至 10%。据报道，阑尾存在重复甚至三重复的发育不全。对这些解剖变异的了解对外科医生很重要，因为阑尾尖端的可变位置可能解释了临床表现和相关腹部不适位置的差异。例如，腹膜后阑尾患者可能会出现背部或侧面疼痛，骨盆中线阑尾尖端患者可能会出现耻骨上疼痛。这两种表现都可能导致诊断延迟，因为症状与经典的右下腹痛明显不同。

【急性阑尾炎】

（一）历史概述

公元 1735 年，法国外科医生 Claudius Amyand 完成了第一例阑尾切除术。他发现并成功切除了一名 11 岁男孩的阑尾，该阑尾位于腹股沟疝囊内，被针扎穿。对疾病过程（包括常见的临床特征和建议及时手术切除）的首次正式描述是在 1886 年，由哈佛大学的 Reginald Heber Fitz 提出。外科手术的显著进步包括：McBurney 描述了他在 1894 年切除阑尾的经典肌肉切开切口和技术，以及 Kurt Semm 在 1982 年首次进行的腹腔镜阑尾切除术。目前在临床上，腹腔镜多孔或单孔技术已经普遍应用于急性阑尾炎的手术切除。同样重要的是广谱抗生素的发展、影像技术和更优的外科重症监护策略，所有这些都使阑尾穿孔及其后续并发症患者的治疗得到了显著改善。

（二）病理生理学和细菌学

管腔堵塞导致阑尾炎的发生。由于阑尾管腔直径相对于它的长度来说很小，所以这种堵塞经常发生。阑尾近端管腔阻塞后，黏膜持续分泌黏液及管腔内细菌产生气体，导致远端压力升高。随着阑尾进行性扩张，静脉引流受损，导致黏膜缺血。持续的梗阻会导致全层缺血，最终导致穿孔。细菌过度生长缘于近端管腔堵塞，在阑尾炎穿孔之后，这种过度生长导致大量细菌的释放，造成腹膜炎等炎症范围扩大现象。从梗阻发作到穿孔的时间，从几小时到几天不等。穿孔后的表现也是可变的。最常见的后遗症是阑尾周围区域或盆腔形成脓肿。偶尔会发生游离穿孔，导致弥漫性腹膜炎。

因为阑尾是盲肠终末端延续的外囊，阑尾内的菌群与结肠内的菌群相似。大多数感染应考虑为混合微生物感染，抗生素覆盖范围应包括可同时处理革兰氏阴性菌和厌氧菌的药物。常见分离株包括大肠埃希菌、脆弱拟杆菌、肠球菌、铜绿假单胞菌等。表 15-2 为穿孔性阑尾炎常见分离菌株。

管腔阻塞的原因多种多样，最常见的包括粪便淤滞和粪石，可能还包括淋巴组织增生、肿瘤、水果和蔬菜物质、摄入的钡和寄生虫（如蛔虫）等。阑尾炎的疼痛包括内脏性疼痛和躯体性疼痛。最先出现的是内脏性疼痛，此时当阑尾开始肿胀，疼痛部位不确定，但常位于上腹或脐周；当阑尾的炎症开始刺激邻近的壁层腹膜或者出现穿孔时，患者出现定位明确的疼痛，部位一般位于右下腹。

表 15-2 穿孔性阑尾炎常见的分离菌株

细菌种类	分离数（$N=694$）
革兰氏阴性细菌	
大肠埃希菌	448（64.6%）
绿脓杆菌	114（16.4）
肺炎克雷伯菌	37（5.3%）

续表

细菌种类	分离数（N=694）
枸橼酸杆菌属	18（2.6%）
肠杆菌属	10（1.4%）
粘质沙雷氏菌	3（0.4%）
植物拉乌尔氏菌	3（0.4%）
睾丸酮丛毛单胞菌	2（0.3%）
气单胞菌属	2（0.3%）
变形杆菌	2（0.3%）
不动杆菌属	1（0.1）
耶尔森菌属	1（0.1）
莫根氏杆菌伤属	1（0.1）
革兰氏阳性菌	
肠球菌属	27（3.9%）
链球菌属	20（2.9%）
葡萄球菌属	5（0.7%）

资源来源：Song DW，Park BK，Suh SW, et al. Bacterial culture and antibiotic susceptibility in patients with acute appendicitis. Int J Colorectal Dis. 2018；33：441-447.

（三）临床表现

1．病史　急性阑尾炎患者通常主诉腹部隐痛，通常起源于上腹部或脐周，这反映出通过阑尾的进行性扩张对内脏神经传入通路的刺激。通常伴有恶心或呕吐，也可能出现腹泻或便秘。随着病情进展，阑尾尖端发炎，导致壁层腹膜刺激，疼痛定位于右下象限的经典位置。这一系列表现是阑尾炎的典型症状，有助于提起临床医师对阑尾炎诊断可能性的关注。

在临床上，很多阑尾炎最初的表现并不典型。例如，腹膜后阑尾的患者可能以更急性的方式出现，且有胁或背部疼痛；阑尾尖端位于骨盆的患者可能有类似尿路感染的耻骨上疼痛；以小肠梗阻为主要表现的患者，往往由于未被识别的阑尾穿孔而形成肠间脓肿，继而出现的肠梗阻。了解这些常见的症状变异，对于保持必要的警惕性，以便及时准确地诊断至关重要。

2．体格检查　阑尾炎患者通常表现为急性疾病状态，因为存在局限性腹膜炎，任何运动都可能加剧腹部疼痛。患者经常出现发热，范围从低度体温升高（＜38.5℃）到更明显的体温升高，具体取决于疾病进程状态和患者炎症反应的严重程度，但是无发热不能排除阑尾炎的诊断。心动过速和轻度脱水常不同程度地出现。

腹部检查典型表现为右下腹触诊压痛和腹肌抵抗。压痛的位置通常在McBurney点上，该点位于髂前上棘和脐之间中外三分之一交界处。如果右下腹压痛的部位存在反跳痛，提示可能伴有局限性腹膜炎。全腹压痛及反跳痛，或由上腹部不自主痉挛引起的腹壁强直则提示存在弥漫性腹膜炎，强烈提示阑尾穿孔的可能性。

一些特殊体征可以帮助诊断阑尾炎。这些体征如下。

巡回征（Rovsing sign）：按压左下象限时出现右下象限疼痛。

闭孔征（obturator sign）：髋关节内旋时出现右下象限疼痛。

腰大肌征（psoas sign）：患者左侧卧位，左腿伸直，右腿屈髋屈膝，一手压住右侧骨盆的髂嵴处，另一手握住右小腿向后拉，使髋关节尽量后伸，出现右下腹疼痛。

这些指标只是局限性腹膜炎的诊断指标，而不能特定诊断阑尾炎。尽管如此，它们在检查疑似阑尾炎患者时仍是有意义的。

直肠指诊检查通常正常。然而，如果阑尾尖端位于盆腔内或存在盆腔脓肿，则可能触及肿块或出现局部压痛。对于部分女性患者，由于邻近的炎症过程对盆腔器官的刺激，可能出现宫颈举痛。

3．实验室检查　在阑尾炎诊断过程中，实验室检查结果可以作为临床判断的佐证，并不能作为明确证明或排除诊断的依据。在90%的病例中存在白细胞增多，通常伴有"左移"。然而，白细胞计数在10%的病例中正常，但并不能作据此排除阑尾炎的诊断。尿液分析通常也正常，但发现微量白细胞或脓尿并不罕见，推测原因是发炎的阑尾靠近膀胱或输尿管。育龄妇女应该强制性检测妊娠试验。C反应蛋白在诊断（或排除）阑尾炎方面既不敏感也不特异。PCT检测对于诊断阑尾炎的价值不大，但是PCT的升高提示复杂阑尾炎或阑尾炎穿孔。

4．影像检查　对于疑似急性阑尾炎患者进行影像学检查，可以降低阑尾炎诊断的假阳性率，最高可达15%。多种影像学检查可用于阑尾炎的诊断。这些检查包括X线摄片、计算机断层扫描（CT）、超声（US）和磁共振成像（MRI）。

X线摄片对阑尾炎的诊断缺乏敏感性和特异性，现在已经很少应用。可能支持诊断的征象是右下象限出现钙化粪石，这一征象必须结合临床特征分析，并且通常仅在5%的病例中出现。如果存在气腹，应提醒临床医生注意其他导致内脏穿孔的原因（如溃疡穿孔或憩室炎），因为即使阑尾炎合并穿孔，也不会出现这种表现。

超声目前仍然用于阑尾炎的诊断。随着技术越来越先进，可视化阑尾的能力也越来越强。超声探头应用于右下象限疼痛区域，并使用逐级压缩的方式来塌陷正常周围肠道，减少周围肠道气体的干扰。发炎的阑尾通常肿大、不活动、不可压缩，以及有游离液体、邻近肠袢充血、肠系膜脂肪硬化等继发性征象。超声具有简便、无电离辐射的优点，其灵敏度为71%～94%，特异度为81%～98%，但其效果高度依赖超声检查人员的技能。它最大的用途似乎是评估儿童或孕妇患者，这些患者需要尽力避免CT的相关辐射暴露。此外，在急腹症的诊断过程中，超声检查无确定结论的病例，需要进行CT扫描进一步明确。

CT扫描是阑尾炎诊断中最常用的影像学检查，具有很高的有效性和准确性。现代螺旋CT扫描具有不依赖操作人员水平，且易于解释的优点。CT的诊断的敏感性为76%～100%，特异性为83%～100%。推荐增强CT技术，但不推荐肠内（口腔和直肠）对比检查。此外，低剂量CT技术的应用，并没有降低诊断的敏感性或特异性。阑尾炎的CT诊断是基于阑尾增厚、发炎，周围有提示炎症的"搁浅"。阑尾通常直径大于7 mm，壁增厚、发炎，壁增强或出现"靶征"。阑尾周围液体或空气也高度提示阑尾炎穿孔。CT未见到阑尾，同时未见炎症表现，可以排除阑尾炎的可能。已发表的数据表明，在疑似阑尾炎的病例中使用CT，可以确实降低阑尾切除术的阴性率。

MRI通常用于妊娠患者，且不使用造影剂。MRI诊断阑尾炎分辨率高，诊断准确。MRI诊断标准包括阑尾增大（>7 mm）、壁增厚（>2 mm）和有无炎症。最近的荟萃分析发现，MRI的敏感性为97%，特异性为95%。MRI不依赖于操作员，并提供高度可重复性的结果。但由于成本较高、运动伪影、解读难度较大以及有限可用性（很少医院配备急诊MRI诊断服务），其应用受到很大限制。

5．风险分层　通过临床评分系统对疑似急性阑尾炎患者进行风险分层，可以指导决策，以减少入院人数，优化影像检查的效用，并防止负面的手术探查。主要的分层工具包括AIR（Appendicitis Inflammatory Response）、AS（Alvarado Score）、AAS（Adult Appendicitis Score），详见表15-3至表15-5。通过上述分层工具，可以将患者分为低可能性、中可能性、高可能性三个组别。三组患者罹患急性阑尾炎的概率存在明显差异，故此后续的诊断流程和处理思路存在明显的差别。

表 15-3 Appendicitis Inflammatory Response（阑尾炎炎性反应评分）

表现		评分
呕吐		1
右下腹疼痛		1
反跳痛或腹肌抵抗	轻度	1
	中度	2
	重度	3
体温 ≥ 38.5 ℃		1
多形核白细胞百分比	70% ~ 84%	1
	≥ 85%	2
白细胞计数	$10.0 \sim 14.9 \times 10^9$/L	1
	$\geq 15.0 \times 10^9$/L	2
CRP	10 ~ 49 g/L	1
	≥ 50 g/L	2
总计		

总分 0 ~ 4 分，低可能性；5 ~ 8 分，中可能性；9 ~ 12 分，高可能性。

表 15-4 Alvarado Score（Alvarado 得分）

表现	评分
右下腹压痛	2
反跳痛	1
体温 > 37.3 ℃	1
转移性右下腹痛	1
恶心或呕吐	1
厌食	1
白细胞计数 > 10 000	2
白细胞左移	1
总计	10

总分 0 ~ 2 分为低可能性；3 ~ 7 分为中可能性；8 ~ 10 分为高可能性。

表 15-5 Adult Appendicitis Score（成人阑尾炎评分）

表现		评分
右下腹疼痛		2
转移性疼痛		2
右下腹压痛	存在（男性或 ≥ 50 岁女性）	3
	存在（16 ~ 49 岁女性）	1
腹肌抵抗	轻度	2
	中重度	4
白细胞计数（$\times 10^9$/L）	≥ 7.2 且 < 10.9	1

续表

表现		评分
	≥10.9且<14.0	2
	≥14.0	3
中性粒细胞比例（%）	≥62且<75	2
	≥75且<83	3
	≥83	4
CRP（mg/L），症状<24小时	≥4且<11	2
	≥11且<25	3
	≥25且<3	5
	≥83	1
CRP（mg/L），症状>24小时	≥12且<53	2
	≥53且<152	2
	≥152	1

总分0~11分为低可能性；12~15分为中可能性；≥16分为高可能性。

【手术治疗】

（一）急性非复杂性阑尾炎

急性非复杂性阑尾炎争议最少的治疗金标准仍然是急诊的阑尾切除术。患者应按指示进行液体复苏，并应立即开始静脉注射针对革兰氏阴性菌和厌氧菌的广谱抗生素。手术应该尽快实施。

对于开放阑尾切除术，患者采用仰卧位。可以选择斜肌分裂切口（McArthur-McBurney）、横切口（rocky-davis），或正中切口。盲肠牵拉并进入伤口，可以完整看到阑尾根部和尖端。将阑尾系膜分开，用钳子压榨阑尾根部，可吸收线结扎，然后离断阑尾根部。然后将残端烧灼，如果需要的话，可以用荷包线或"Z"形缝合技术将其包埋。最后冲洗腹部，逐层缝合伤口。

腹腔镜阑尾切除术时，患者采用仰卧位。从脐入腹，插入腹腔镜探查。然后根据外科医生的喜好放置两个额外的穿刺器，通常位于左下象限和耻骨上区（或脐上中线）。外科医生和助手站在患者的左侧，患者左臂收起来是最有利的站位。使用无创抓钳提起阑尾，超声刀仔细分割阑尾系膜。然后用Hemolock夹闭阑尾根部并分离；或者，阑尾和阑尾系膜可以用内镜下直线切割闭合器分开。使用切割闭合器，允许将钉线放置在更近的、健康盲肠的边缘，理论上减少了阑尾残端破裂造成泄漏的风险。阑尾的取出是用塑料取出袋完成的。对骨盆进行抽吸和冲洗，取出穿刺器并缝合伤口。根据外科医生的能力、经验、喜好，单孔或减孔腹腔镜阑尾切除术也可以实施。

（二）穿孔性阑尾炎

穿孔性阑尾炎的手术策略与单纯阑尾炎相似，但有几个明显的例外。首先，在进入手术室之前，患者可能需要更积极的复苏。与非复杂性阑尾炎一样，诊断后应立即开始抗生素治疗。

开腹和腹腔镜两种方法均可用于治疗穿孔性阑尾炎。虽然阑尾穿孔的手术切除技术与非复杂性阑尾炎相同，但切除组织水肿糟脆、坏疽、穿孔的阑尾的难度，即使是对最有经验的外科医生来说，也是一个挑战，需要温柔细致地处理阑尾和阑尾周围组织，以避免组织损伤。阑尾切除之后，还应仔细清除感染性物质，包括从腹部溢出的粪便或粪石。最近的数据表明，对于阑尾穿孔或破裂的病例，脓液抽吸可能同样有效控制离散脓肿腔，否则不常规放置引流管。如果存在脓肿腔，应在其底部放置一个封闭的抽吸管并放置几天。

术后根据临床恢复情况，可继续应用广谱抗生素持续4至7天。如果获得培养标本，应根据结果调整抗生素种类。胃肠减压不是常规使用，但如果术后出现肠梗阻，可能是必要的。肠鸣音恢复或肛门排气后开始经口进食。一旦患者恢复进食，无发热，白细胞计数正常，则可以考虑出院回家。

如果患者出现发热、白细胞增多、疼痛和肠功能延迟恢复，则必须考虑术后脓肿的可能性。脓肿是阑尾炎穿孔的主要术后并发症，发病率为10%~20%，并且会导致这部分病例的复杂化。增强CT扫描可以用于诊断，也可以在超声或者CT引导下，进行脓肿腔内经皮引流管放置。如果由于脓肿的位置特殊，则可以选择经腹腔镜、经直肠或经阴道引流。

（三）腹腔镜阑尾切除术与开腹阑尾切除术的比较

选择开腹阑尾切除术还是腹腔镜阑尾切除术治疗阑尾炎，曾经是外科医生争论的焦点。虽然至今仍没有一级证据明确支持某一种方法，但2010年发表的一项研究详细探讨了这个问题，这也是至今病例数最多的研究。该研究分析了222家医院总共24 969例腹腔镜手术和7714例开放手术。虽然有回顾性研究数据的局限，但研究人员观察到，在非复杂性阑尾炎中，腹腔镜阑尾切除术的伤口并发症和深部手术部位感染风险较低；在复杂的阑尾炎中，腹腔镜阑尾切除术与较少的伤口并发症相关，但腹腔内脓肿的发生率略高。尽管如此，其总体结论是，与开腹手术相比，腹腔镜手术的并发症发生率总体较低。许多研究得出的结论表明，这两种方法都是可以接受的，腹腔镜手术的总体发病率较低，伤口并发症减少，术后疼痛减轻，恢复时间可能略短。对于复杂阑尾炎腹腔镜阑尾切除术后腹腔内脓肿形成的风险略高的这一点，近10年以来发表的文献表明，腹腔镜手术的腹腔脓肿发生率相当甚至更低。

出于几个原因，医生更倾向于选择腹腔镜手术。腹腔镜探查可以检查整个腹膜空间，因此排除可能具备类似临床表现的其他腹腔内疾病（例如憩室炎或输卵管卵巢脓肿），而通过右下腹切口无法观察这些结构。对于大多数患者，特别是肥胖患者，腹腔镜手术在技术上更简单，也可以加速恢复，减少术后住院时间。

腹腔镜阑尾切除术进一步向更小的创伤发展，出现了单孔腹腔镜阑尾切除术。目前报道比较多的是经脐单孔腹腔镜阑尾切除术。医生在脐旁切开2 cm左右的全层切口，经此置入一个专门的单孔腹腔镜穿刺器。腹腔镜镜头、至少2把操作器械均经此穿刺器进入腹腔。腹腔内的操作与传统腹腔镜无区别，但是要注意的是，2把操作器械在绝大部分时间段内都是呈现交叉状态的。完成切除之后，利用脐旁切口取出阑尾标本。

【非复杂性阑尾炎的非手术治疗】

传统上认为，急性阑尾炎已经诊断即应手术切除，非手术的抗菌药物治疗仅作为围术期的辅助性治疗方法而存在。也有一些学者主张对于非复杂性阑尾炎，可以将非手术治疗作为首选的治疗方式，从而避免手术切除。近几年关于这一问题的研究与探讨也成为一个研究热点。根据两项荟萃分析的结果得出结论，非手术治疗的并发症风险较低（非手术组为12%，阑尾切除组为18%；$P=0.001$）。此外，非手术治疗的患者没有表现出更明显的进展为复杂阑尾炎的趋势。然而，阑尾切除术在总体治疗失败率方面优于非手术组（非手术组为38%，阑尾切除术组为9%；$P < 0.001$）。作者得出结论，抗生素治疗作为非复杂性阑尾炎的治疗是安全的，但与阑尾切除术相比，其失败率（复发率）可能高得令人望而却步。

由于保守治疗的失败率高，存在疾病进展的风险，所以目前并不支持常规进行非手术治疗。但是，对于手术风险较大、存在严重合并症的患者，非手术治疗仍是唯一的选择。多数指南或文献也建议，对于急性非复杂性阑尾炎，风险分层较低的病例，可以在严密监测和充分告知的前提下，进行非手术治疗。有关于这个争议性问题，还有待于未来大样本高水平的临床研究数据予以回应。

【特殊人群的阑尾炎】

（一）妊娠期阑尾炎

阑尾炎是妊娠期最常见的非产科急症，也是这组患者进行手术干预的最常见原因。妊娠期阑尾炎的诊断对外科医生来说是一个特殊的挑战。与妊娠期间的所有情况一样，外科医生在考虑可能的诊断、检查和治疗时，必须考虑两名患者（母亲和胎儿）的耐受性。

在妊娠期间，只有50%至60%的阑尾炎病例具有典型的临床表现。早期阑尾炎的常见症状，如恶心和呕吐，是非特异性的。妊娠期间，对疾病的正常发热反应可能会减弱。此外，妊娠患者的体格检查很困难，并且由于妊娠子宫的影响及其阑尾移位到腹部内更头部的位置而改变。妊娠中期由子宫悬韧带牵引产生的下腹疼痛是一种常见的现象，称为圆形韧带疼痛，这使临床情况进一步复杂化，因为50%的阑尾炎病例发生在妊娠中期。用于支持非妊娠患者阑尾炎诊断的生化和实验室指标在妊娠期不可靠。例如，妊娠期轻度生理性白细胞增多症是正常发现。妊娠期C反应蛋白水平也可能在生理上升高。此外，外科医生必须担心产科紧急情况可能导致腹痛，例如早产、胎盘早剥或子宫破裂。所有这些因素都导致孕妇阑尾切除术阴性率高达25%至50%，仅基于临床表现。

阑尾炎对孕妇有着严重的影响，早产的风险为11%，胎儿丢失的风险为6%。另一方面，阴性探查的阑尾切除术也与早产和胎儿丢失有关，分别为10%和4%。在无并发症的阑尾炎病例中，早产和胎儿丢失率最低，分别为6%和2%。由于这些原因，术前诊断的准确性对于疑似阑尾炎的孕妇至关重要。

故此，应该积极将影像学检用于妊娠阑尾炎的确诊。由于孕妇和胎儿对放射性的敏感，妊娠阑尾炎的主要影像学检查手段是超声和MR。其中，超声作为首选的方案广泛应用，如果超声无法确诊，MR就是确认或排除孕妇阑尾炎的安全替代方法，MR检查结果正常的患者一般不需要阑尾切除术。研究证明，在妊娠患者中常规使用MR检查，可以将阴性阑尾切除率降低47%，而穿孔率没有显著增加。由于这些原因，我们鼓励在怀疑患有急性阑尾炎而没有明显腹膜炎的孕妇中积极使用MR。

妊娠期阑尾切除术的腹腔镜与开放技术的选择也值得讨论。最新的WSES指南指出，腹腔镜阑尾切除术是目前孕妇最常用的方法，只要外科医生有足够的腹腔镜经验，在妊娠期间是安全的。在手术中，在选择穿刺器放置部位时应考虑妊娠子宫的高度，以避免无意中穿刺子宫。建议使用直视切开的方法进入腹部（哈森技术），从而进行初始穿刺器的放置，以避免对妊娠子宫造成任何伤害。

（二）老年人阑尾炎

老年人群的阑尾炎发病率并没有明显增高，但由于老年人合并症多、免疫系统功能减退等原因，其临床表现呈现一些特点，包括：腹痛的发生率低且严重程度较轻；就诊相对延迟导致病情复杂；合并症多给治疗带来难度；临床表现多样，使得初步诊断较为困难；继发于或者合并消化道肿瘤的阑尾炎或阑尾周围脓肿。这些复杂情况的存在，要求医生将阑尾炎作为主要的鉴别诊断，并时时给予关注，特别是未进行过阑尾切除术的老年急腹症患者。老年人群的穿孔率较高，高达40%至70%，加上更多的合并症共存，手术耐受性明显降低，所以，老年阑尾炎的诊断和治疗是一个挑战。

对于老年人的急腹症患者，即使疼痛局限且无腹膜炎，也应进行腹部CT扫描以确认诊断并评估其病生理改变。对于确诊阑尾炎的老年患者，应立即进行手术。腹腔镜阑尾切除术在老年人中是安全的，很多时候作为首选手术，前提是患者可以安全地进行全身麻醉。对于全身麻醉风险过高且可能导致呼吸机依赖的患者，可以在脊髓麻醉下对进行开放性阑尾切除术。对于病情太重而无法接受手术的患者，优先选择使用非手术治疗。当然，在处理老年人和体弱者时，任何治疗方案都需要兼顾合并症的处理。

(三)免疫缺陷患者阑尾炎的处理

免疫功能低下患者的阑尾炎,其治疗方案与免疫功能正常患者是相同的,应及时进行阑尾切除术。评估这一人群的关键在于正确的诊断,因为缺乏产生免疫反应的能力,患者可能没有发烧、白细胞增多或腹膜炎。因此,建议尽早使用 CT 成像。这可以早期确诊阑尾炎并及时给予适当的处置。

【阑尾肿瘤】

阑尾肿瘤是一种少见的消化道肿瘤。在任何选择期或急诊手术中都可能遇到意外的阑尾肿瘤。据估计,多达 50% 的阑尾肿瘤表现为阑尾炎,并通过手术标本的病理检查被诊断出来。据进一步报道,在 0.7% 至 1.7% 的病理标本中发现了阑尾肿瘤。此外,阑尾肿块有时被认为是腹部 CT 的偶然发现。阑尾肿瘤的病理分类和生物学行为多种多样,这使得分类、术语和治疗建议更加混乱。总体而言,阑尾肿瘤被认为占所有胃肠道恶性肿瘤的 0.4% 至 1%。

阑尾神经内分泌肿瘤(appendiceal neuroendocrine neoplasm,ANEN)曾被统称为类癌,是阑尾中最常见的原发性肿瘤,约占所有阑尾肿瘤的 65%。这些肿瘤来自阑尾内的神经内分泌细胞,在 0.2% 至 0.7% 的阑尾切除标本中检测到。这些通常是位于阑尾远端的小而界限分明的病变。他们最常在生命的第二或第三个 10 年被诊断出来。

阑尾腺癌很少见,发生率为所有阑尾切除术的 0.08% 至 0.1%。治疗方法与盲肠腺癌相同,包括右半结肠切除术和局部淋巴结清扫术。此外,最近发表的利用 SEER 数据的文献表明,与结肠腺癌的分期一样,更多的淋巴结数量检出(12 个以上)可能提高分期的准确性,改善生存率。

阑尾黏液性肿瘤占胃肠道恶性肿瘤的比例不到 0.4% 至 1%,是一种罕见的疾病。低度阑尾黏液性肿瘤(appendiceal mucinous neoplasm,AMN)通常在阑尾切除术中被偶然诊断出来,其中晚期 AMN 可能伴有腹膜假性黏液瘤(pseudomyxoma peritonei,PMP)。早期的分类方案认为 AMN 是一种良性疾病,使用不同的术语,包括阑尾黏液性囊肿、囊腺瘤和囊腺癌。黏液性阑尾肿瘤如果破裂,可导致腹膜内扩散和 PMP 的发展。需要注意的是,所有 AMN 都可能导致 PMP,无论其恶性潜能如何。

AMN 的治疗因组织学和表现而异。小于 2 cm 的低级别 AMN 仅需进行阑尾切除术。右半结肠切除术保留用于存在阳性边缘、阑尾基底受累、阑尾外侵袭的病例,或在最终病理检查中具有侵袭性组织学(腺癌)的病例。如果存在 PMP 或腹膜转移或疾病进展,则需要采取其他治疗措施。首先,由于 PMP 是阑尾内容物穿孔和直接腹膜播散的结果,因此如果术前影像学检查或术中诊断出黏液囊肿或黏液性肿瘤,外科医生应完整切除阑尾,避免阑尾破裂。如果发生 PMP 或腹膜转移,通常采用细胞减灭术联合腹腔热化疗(CRS-HIPEC)进行治疗,这改善了长期生存率。全身化疗也可以与 HIPEC 联合使用,以 5-氟尿嘧啶为基础的疗法是辅助治疗的主要手段。

Wray 及其同事提出了一种用于处理偶然发现的阑尾肿块的流程,对于临床处理此类情况具有明显的帮助。另外,合理利用冰冻切片诊断可能为术中决策提供额外的帮助。

(郭 鹏)

第四节 急性胆道感染

学习目标

- **基本目标**
  1. 描述急性胆系感染的病因和病理。
  2. 背诵急性胆囊炎、急性胆管炎的临床表现特点，运用诊断学相关知识分析急性胆系感染的症状、体征，能够正确进行临床病例的严重性评估。
  3. 复述急性胆系感染的诊断方法及鉴别诊断思路，能够合理选择辅助检查。
  4. 复述不同严重程度分级的急性胆系感染的治疗原则，区分不同治疗方法的适应证、原理。
  5. 说出急性胆囊炎、急性胆管炎的手术方式，能够分析不同手术方式的优缺点。

- **发展目标**
  1. 深入理解急性胆系感染的症状学特点，根据临床资料推断急性胆系感染部位和病因。
  2. 理解可用于急性胆系感染诊断的诊断技术与方法，各类方法的适用范围和典型表现。
  3. 了解微创介入手段、内镜技术在急性胆系感染治疗中的进展。
  4. 从解剖学、病理生理学等多学科角度，认识急性胆系感染的实质。
  5. 从临床表现入手，可以进行急性胆系感染病例的初步辩证并作出诊断。
  6. 从教科书和医学专著出发，灵活运用循证医学方法和工具，查找医学文献，进行部分内容的自学，以及知识拓展。

急性胆道系统感染主要包括急性胆囊炎和急性胆管炎。流行病学调查结果显示，10%～15%的人群患有胆道结石，其中1%～3%每年发生急性胆囊炎或急性胆管炎。如未及时治疗易导致感染加重，甚至发展为脓毒血症、感染性休克或多器官功能衰竭，并危及生命。

一、急性胆囊炎

急性胆囊炎（acute cholecystitis）是胆囊的急性化学或细菌性炎症病变，发病率占所有急腹症的3%～10%，女性多见，50岁前为男性的3倍，50岁后为1.5倍。90%～95%的急性胆囊炎是由胆囊结石引起，称为急性结石性胆囊炎（acute calculus cholecystitis，ACC），5%～10%为非结石性胆囊炎。尽管急性胆囊炎的总病死率仅约1%，但由于我国急性胆囊炎患者基数庞大，因此仍不容忽视。

（一）病因和发病机制

急性胆囊炎的病因包括胆囊管梗阻、胆汁淤积和细菌感染等。不同病因的致病机制不同。

①胆囊管梗阻：多由结石在胆囊管或胆囊壶腹部嵌顿引起，导致胆汁排出受阻、淤积和浓缩，高浓度的胆盐可损伤胆囊黏膜。此外，结石本身亦可直接损伤胆囊黏膜，引起急性炎症改变，而胆囊内的细菌会进一步加速胆囊黏膜炎症的发展。②细菌感染：细菌可通过血液循环、淋巴途径或胆道进入胆囊，后者是主要途径，常见致病菌主要包括革兰氏阴性杆菌和厌氧菌，其中以大肠埃希菌最为常见，其次如肺炎克雷伯菌、肠球菌、脆弱杆菌等。③胆汁淤积：严重创伤、重大手术后、烧伤、长期胃肠外营养、感染以及糖尿病等可导致胆汁淤积、胆囊壁缺血，诱发急性非结石性胆囊炎。

（二）病理

发病初期胆囊管梗阻，黏膜充血、水肿、胆囊内渗出液增加，胆囊肿大，浆膜面纤维素性渗出，此阶段采取措施解除梗阻措施，炎症消退，组织结构可迅速恢复，不留瘢痕，此为急性单纯性胆囊炎。如病情进一步加重，病变波及胆囊壁全层，血管扩张、胆囊壁增厚，甚至浆膜炎症，浆膜面脓性渗出，发展至急性化脓性胆囊炎，此时治愈后胆囊壁纤维组织增生、瘢痕化。胆囊炎症反复发作则呈现慢性炎症改变，胆囊完全瘢痕化、胆囊黏膜脱落而萎缩，完全丧失胆囊功能。如果胆囊管梗阻持续未解除，胆囊内压力继续升高，胆囊壁血管受压导致血供障碍，继而缺血坏疽，则为急性坏疽性胆囊炎。坏疽性胆囊炎常并发胆囊底部和颈部穿孔，导致胆汁性腹膜炎、胆囊周围脓肿、肝脓肿等。老年或糖尿病患者胆囊壁血管动脉硬化，局部组织供血较差容易发生坏疽、穿孔。胆囊炎症可累及邻近器官而穿破十二指肠、结肠、胆管等形成内瘘，内瘘后胆囊内压力降低，症状得以临时缓解，遗留胆囊十二指肠瘘、胆囊结肠瘘、胆囊-胆管瘘等。胆囊颈部结石嵌顿时胆囊壁坏死可穿孔至胆总管或肝管形成胆囊胆管瘘，使胆囊内结石不经过胆囊管而进入胆总管。当胆囊结石进入十二指肠时可发生消化道出血，运行至小肠可致胆结石性肠梗阻（gall stone intestinal obstruction），常见于老年女性患者，急性胆囊炎症状突然自行缓解后出现肠梗阻症状。当合并产气杆菌感染时可见胆囊壁积气现象，临床上称之为急性气肿性胆囊炎（emphysematous acute cholecystitis）。

（三）临床表现

1. **症状** 腹痛是急性胆囊炎的主要始发症状，夜间发作常见，饱餐、进食油腻食物后常诱发发作，开始时上腹部胀痛不适，逐渐发展至右上腹阵发性绞痛。腹痛可放射到右肩、肩胛和右侧腰背部，伴恶心、呕吐、厌食等消化道症状。病情发展，腹痛可为持续性、阵发性加重，并出现轻至中度发热，如出现寒战、高热表明病情严重，如化脓性胆囊炎、胆囊坏疽或胆囊穿孔，或合并急性胆管炎。10%～20%患者出现轻度黄疸，可能是胆红素通过受损的胆囊黏膜进入血液循环或炎症刺激Oddi括约肌痉挛胆道压力升高所致。

急性非结石性胆囊炎常发生于重大手术后或危重患者，起病时上腹部或右上腹持续性疼痛，肿大胆囊刺激邻近腹膜时症状更重。

2. **体征** 右上腹胆囊区域压痛，炎症波及腹膜时可有腹肌紧张和反跳痛的腹膜刺激征，Murphy征阳性，结石嵌顿时可触及增大的胆囊并有触痛。如果胆囊被大网膜包裹则形成边界不清、固定压痛的炎性肿块；如发生坏疽、穿孔则出现弥漫性腹膜炎的表现。胆囊炎症波及胆管而至皮肤巩膜黄疸。

3. **辅助检查** 白细胞、C反应蛋白（CRP）等炎症指标升高，老年人或体质虚弱者可不升高，白细胞一般为$(10～15)\times10^9/L$，升至$20\times10^9/L$提示急性化脓性胆囊炎、胆囊坏疽等严重情况。合并细菌感染时降钙素原（PCT）升高。血清谷氨酸转移酶（AST）、碱性磷酸酶（ALP）升高，约10%患者血清胆红素、淀粉酶轻中度升高。

超声检查无创、易操作且成本低，诊断准确率为85%～95%，是急性胆囊炎首选影像学诊断方法。B超可见胆囊增大（长轴≥8 cm，短轴≥4 cm）、壁厚（≥4 mm），明显水肿者出现"双边征"，胆囊结石显示强回声伴后方声影，胆囊周围炎症表现为液体积聚以及周围脂肪组织条索状阴影。

CT 检查：腹部 CT 扫描可清晰显示胆囊增大、胆囊壁增厚和胆囊周围液体聚集等征象，可作为急性胆囊炎检查的较好选择。在感染进展迅速、高度怀疑坏疽性胆囊炎和气肿性胆囊炎的患者术前诊断时，推荐应用增强 CT 检查，其灵敏度较高，对胆囊三角和肝门部血管的走行方式亦有较好的提示作用。

案例 15-5 解析

案例15-5

胡某，女性，67 岁，右上腹痛 5 小时。5 小时前进食油腻后右上腹痛，绞痛，阵发性加重，自行服用"奥美拉唑"后无缓解。既往脂肪肝 15 年，糖尿病 10 年，胆囊结石 5 年。体检：无发热，心率 89 次 / 分，血压 120/85 mmHg，BMI=35 kg/m^2，右上腹压痛，Murphy 征阳性。

问题：
1. 目前诊断最可能是什么？应该进行哪些体格检查和辅助检查？
2. 该患者危险因素有哪些？

MRI 和磁共振胰胆管成像（magnetic resonance cholangiopancreatography，MRCP）：灵敏度和特异度较高，并可提示胆管系统的走行方式，表现为胆囊周围高信号、胆囊增大、胆囊壁增厚。

案例 15-6 解析

案例15-6

张某，男性，87 岁，右上腹痛 10 天，加重伴发热 5 天。10 天前右上腹痛，胀痛向右肩背部放射，恶心、呕吐胃内容物，无发热，口服"消炎药"腹痛逐渐加重，5 天前出现发热，T_{max} 39 ℃，神志淡漠，尿量减少。既往高血压 15 年，慢性支气管炎 20 年，冠心病、心功能不全 10 年。

体检：心率 124 次 / 分，血压 95/60 mmHg，右上腹可及 10 cm 肿物，边界不清。

辅助和检查：白细胞 25.2×10^9/L，可见中毒颗粒，B 超提示胆囊增大、壁厚，胆囊内结石直径 2 cm，胆囊周围积液。

问题：
1. 急性胆囊炎诊断严重程度分级为几级？
2. 综合患者情况，请分析治疗方案是什么？

（四）诊断和鉴别诊断

1. 诊断 根据右上腹痛伴压痛，Murphy 征阳性的典型临床表现、实验室检查提示白细胞计数升高、CRP 升高，影像学表现为胆囊结石、胆囊壁炎症水肿可明确急性胆囊炎的诊断。

根据急性胆囊炎严重程度可分为轻度、中度、重度三级（表 15-6）。

表 15-6　急性胆囊炎严重程度分级

严重程度	内容
Grade Ⅲ（重度）	急性胆囊炎合并以下≥1个器官功能不全 1. 低血压需多巴胺≥5 μg·kg^{-1}·min^{-1}，或使用去甲肾上腺素；2. 意识障碍；3. 氧合指数<300 mmHg；4. 少尿，肌酐>176.8 μmol/L；5.PT-INR>1.5；6. 血小板<100×10^9/L
Grade Ⅱ（中度）	急性胆囊炎合并以下中的1项可诊断 1. 白细胞>18×10^9/L；2. 右上腹炎性肿块；3. 腹痛大于72小时；4. 明显的局部炎症（坏疽性胆囊炎、胆囊周围脓肿、肝脓肿、胆汁性腹膜炎、气肿性胆囊炎）
Grade Ⅰ（轻度）	急性胆囊炎不伴随 Grade Ⅱ 和 Grade Ⅲ 局部或全身炎症表现

2．鉴别诊断　典型的腹痛表现结合实验室检查和影像学检查，诊断一般无困难，需要与其他急腹症做出鉴别诊断。

（1）消化性溃疡穿孔：突发上腹痛迅速弥漫至全腹，患者多有胃十二指肠溃疡病史，上腹部压痛、全腹肌紧张、板状腹等弥漫性腹膜炎表现，肺肝浊音界消失，腹部 X 线或 CT 发现膈下游离气体，有助于鉴别诊断。

（2）急性胰腺炎：表现为剧烈上腹痛并向背部放射，胆源性胰腺炎可有胆囊结石病史，实验室检查血、尿淀粉酶、脂肪酶明显升高，B 超、CT 显示胰腺肿大和胰周液体积聚等表现。

（3）急性阑尾炎：位于右上腹的高位阑尾炎可表现为右上腹痛，伴局部压痛、肌紧张，白细胞升高，常被误诊为急性胆囊炎。B 超、CT 显示胆囊无结石和炎症表现，同时发现肿大阑尾有助于鉴别诊断。

（4）右侧肺炎、胸膜炎：除表现为咳嗽、发热外，有的患者表现为右上腹痛，胸部 X 线或 CT 可明确肺炎、胸膜炎的诊断。

（五）急性胆囊炎的治疗

急性结石性胆囊炎最终需要胆囊切除，但急性期手术比择期手术并发症发生率明显升高，60%～80% 患者保守治疗下可在病情缓解后择期手术。因此应根据患者合并症和严重程度分级综合评判手术风险，合理选择急诊手术和择期手术。急性非结石性胆囊炎容易坏疽穿孔，一经诊断应及早手术治疗。

1．基本治疗　急性胆囊炎一旦诊断明确，应禁食、充分补液，维持水、电解质、酸碱平衡。早期应用抗菌药物和解痉镇痛药物，同时处理合并症如糖尿病、冠心病等情况，持续监测生命体征和血流动力学指标。抗感染可选用对革兰氏阴性菌有效的广谱抗生素经验性治疗。

2．手术治疗　手术风险较低的轻、中度急性胆囊炎患者，推荐在起病的 7 天内（最好 72 小时内）行胆囊切除术。腹腔镜下胆囊切除术（laparoscopic cholecystectomy，LC）是急性胆囊炎首选术式，适应证选择合适，手术死亡率小于 1%。若患者病程较长、急性胆囊炎反复发作、胆囊萎缩，术前怀疑胆囊三角纤维化、Mirizzi 综合征或存在解剖变异，胆囊三角解剖困难时，应及时中转开腹，并采取胆囊次全切除或胆囊造瘘术防止医源性损伤，导致严重出血、胆道损伤、消化道瘘等严重并发症的风险。

对于合并症严重、高龄的中、重度急性胆囊炎患者，急诊胆囊切除手术风险高，患者拒绝手术和保守治疗失败者，推荐急诊行超声引导下经皮经肝胆囊穿刺引流术（percutaneous transheptic gallbladder drainage，PTGD）（图 15-2），可减低胆囊内压并引流感染性胆汁，待急性期过后 2～3 个月后再次评估全身状态和胆囊炎症情况，符合手术条件者行择期胆囊切除术。

胆囊引流术除了 PTGD，也可选择内镜下经乳头胆囊引流术（endoscopic transpapillary gallbladder drainage，ETGBD）（图 15-3）、超声内镜引导下胆囊穿刺引流术（ultrasound-guided transmural gallbladder drainage，EUS-GBD）（图 15-4）。

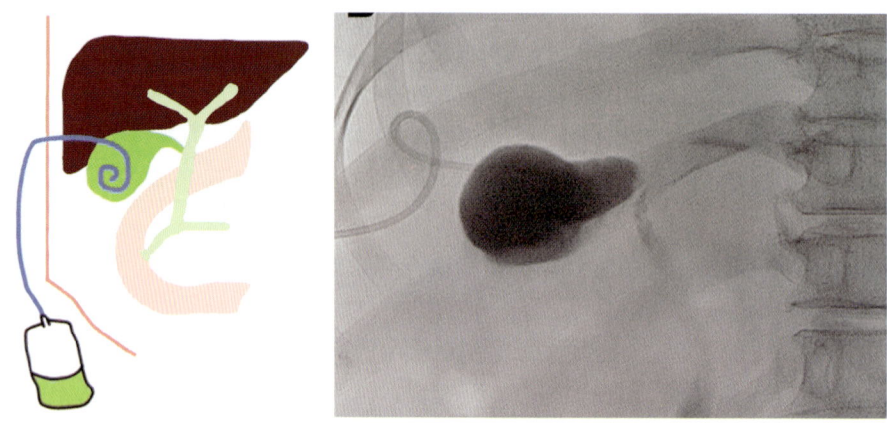

图 15-2　经皮经肝胆囊穿刺引流术

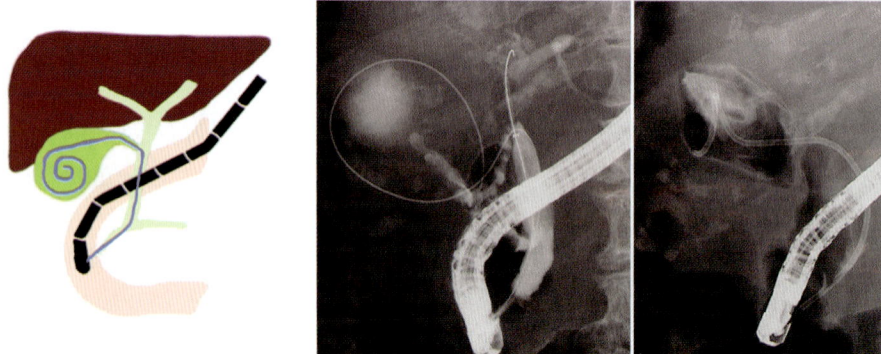

图 15-3　内镜下经乳头胆囊引流术

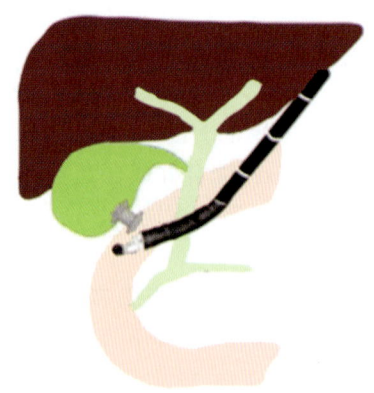

图 15-4　超声内镜引导下胆囊穿刺引流术

案例15-7

李某，男性，60岁，上腹痛伴发热1天。1天前突发上腹痛，持续胀痛，伴恶心、呕吐胃内容物，发热，体温最高达38.5℃，尿色变深，自行口服"布洛芬"后略有缓解。既往高血压15年，胆囊结石5年。

体检：体温38.2℃，心率94次/分，血压120/85 mmHg，巩膜黄疸，上腹部压痛，右上腹可及肿大胆囊。

问题：
1. 该患者临床表现特点是什么？最可能诊断是什么？
2. 作为急诊接诊医师，应尽快完善哪些辅助检查？

案例15-7解析

二、急性胆管炎

（一）病因和发病机制

急性胆管炎（acute cholangitis）指肝内外胆管的急性炎症，发病基础是胆道梗阻和细菌感染。我国常见胆道梗阻病因包括肝内外胆管结石、胆道蛔虫和胆管良性狭窄，其次是胆道或胰腺恶性肿瘤造成的恶性狭窄。胆汁中存在细菌和内镜逆行胰胆管造影是急性胆管炎的危险因素，实验证明，胆道因梗阻压力超过15 cmH$_2$O时，胆道内细菌即可移位入血，形成菌血症；带有细菌的胆汁也可直接进入血液，称为胆血反流。其途径包括经毛细胆管-肝窦瘘进入肝静脉，胆源性肝脓肿穿破到血管，经胆小管黏膜炎症至相邻的门静脉分支、肝内淋巴管等。细菌或感染胆汁进入循环引起全身化脓性感染，大量的细菌毒素引起全身炎症反应综合征、感染中毒性休克和多器官功能障碍综合征（multiple organ dysfunction syndrome，MODS），死亡风险高。20世纪80年代死亡率达50%，随着诊疗技术和抗菌药物的发展，急性胆管炎的病死率逐渐下降，21世纪后死亡率为2.7%～10%。

引起急性胆管炎的细菌种类主要为革兰氏阴性菌，如大肠埃希菌、肺炎克雷伯杆菌、变形杆菌和铜绿假单胞菌等，厌氧菌感染也较常见，达80%左右。当厌氧菌和需氧菌混合感染时急性胆管炎的临床过程较重。

（二）病理

急性胆管炎的基本病理改变是梗阻和感染，胆总管常呈扩张、壁厚，黏膜充血水肿，黏膜面多发溃疡，胆管内充满脓性胆汁。肝充血、肿大，镜下肝细胞肿胀、肝窦扩张，胆管壁及周围组织中性粒细胞、淋巴细胞浸润，晚期出现肝细胞坏死和多发肝脓肿，甚至肝小叶中央静脉，肝静脉分支系统内胆沙性血栓。

（三）临床表现

1. 症状 男女发病比例接近，部分患者既往有胆囊结石或胆管结石、胆道手术或胆管支架病史，发病急骤，典型表现为右上腹痛或上腹痛、寒战高热、黄疸，此为急性胆管炎的Charcot三联征，伴有恶心、呕吐等消化道症状。腹痛可因病因不同性质各异，胆总管结石、胆道蛔虫多为剧烈绞痛，胆管良恶性狭窄可能为右上腹、肝区剧烈胀痛。病程较短时黄疸较轻，一侧肝胆管梗阻引起的急性胆管炎可不表现为黄疸或轻度黄疸。

急性梗阻性化脓性胆管炎（acute obstructive suppurative chalangitis，AOSC）病情进展迅速，可出现神情淡漠、嗜睡、神志不清甚至昏迷等神经系统症状，合并休克时烦躁不安、谵妄等。Charcot三联征加神经中枢抑制和休克表现称为Reynodds五联征。病情严重者出现呼吸过速、发绀、昏迷，可在数小时内死亡。

2. 体征 体温常呈弛张热或持续升高达 39～40 ℃ 及以上，皮肤巩膜黄疸，剑突下或右上腹压痛，通常无肌紧张。肝大并有压痛和叩击痛，胆总管梗阻常有胆囊肿大。出现休克则脉搏细速，血压降低，口唇发绀，甲床青紫，全身皮肤有出血点和皮下瘀斑。

3. 辅助检查 白细胞升高，中性粒细胞升高，胞浆内可出现中毒颗粒；CRP、PCT 等炎症指标升高。肝功能不同程度损害导致 ALT、AST 升高，直接胆红素、碱性磷酸酶（alkaline phosphatase ALP）、γ- 谷氨酰转肽酶（γ-glutamyl transferase，GGT）升高，凝血功能障碍包括凝血酶原时间延长，INR 升高；多器官功能障碍综合征（MODS）出现 PaO_2 下降，氧饱和度降低，并可有脱水、低钠血症等电解质紊乱和代谢性酸中毒。

影像学检查应根据病情选择简单、可及性强的检查方法。超声观察胆总管受饮食、肠道内气体等因素干扰，灵敏度仅 40% 左右，但可在床边进行，及时了解肝内外胆管扩张情况和梗阻部位，可发现胆囊、胆管高回声结节伴声影，狭窄部位的低回声实性占位性病变，特异性则高达 95%。CT 检查快捷方便，对胆管扩张、胆道积气等胆道梗阻证据检出率高，同时可发现阳性胆道结石、寄生虫、多数的胆管或胰腺肿瘤等病因学诊断。上腹痛表现的急腹症，建议首选 CT 检查。MRCP 具有无创、无需造影剂、显示不含钙的阴性结石且对胆胰管解剖显像清晰等优点，对准确判断胆管梗阻部位及病因至关重要，可作为 CT 检查的补充方法，用于 CT、超声检查不能明确诊断的患者。

案例15-8

案例 15-8 解析

王某，男性，80 岁，腹痛，发热 5 天，加重伴皮肤巩膜黄染 3 天。5 天前上腹痛伴发热，体温最高达 40℃，"抗炎、补液"治疗症状逐渐加重，3 天前出现皮肤、巩膜黄染，尿色变深、尿量减少，神志淡漠。既往慢性阻塞性肺疾病 20 年，冠心病支架植入 10 年，腹主动脉瘤 2 年。

体检：体温 39℃，心率 120 次 / 分，血压 90/60 mmHg，嗜睡状态，巩膜黄染，上腹部压痛，右上腹可及增大胆囊。

辅助检查：B 超、CT 提示胆囊肿大，肝内外胆管扩张，胆总管扩张直径 2 cm，胆总管多发结石，肝周积液。

问题：
1. 该患者外科诊断为急性胆管炎，临床严重程度分级为几级？
2. 如何处理最为妥当？

（四）诊断和分级

急性胆管炎的病程发展迅速，可发展为全身炎症反应综合征（SIRS）和（或）脓毒血症，导致多器官功能障碍综合征。因此，及时明确诊断与评估严重程度对于治疗方式的选择至关重要。

1. 急性胆管炎的诊断标准 见表 15-7。

表 15-7 急性胆管炎的诊断标准

诊断标准	内容
A：全身炎症	1. 发热（体温＞38℃）和（或）寒战
	2. 实验室检查：白细胞＜$4×10^9$/L 或＞$10×10^9$/L，CRP ≥ 1 g/L

续表

诊断标准	内容
B：胆汁淤积	1. 黄疸（总胆红≥ 34.2 μmol/L） 2. 实验室检查：ALP、GGT、AST、ALT ＞ 1.5 倍正常值上限
C：影像学检查	1. 胆道扩张 2. 影像学发现病因：肝内外胆管结石、肿瘤、狭窄、寄生虫、支架等

怀疑诊断标准为 A 1 项 +B 或 C 1 项；明确诊断标准为 A 1+B 1+C 1。

2. 急性胆管炎严重程度分级　见表 15-8。

表 15-8　急性胆管炎的严重程度分级

严重程度	内容
Grade Ⅲ（重度）	急性胆管炎合并以下≥ 1 个器官功能不全 1. 低血压需多巴胺≥ 5 μg·kg^{-1}·min^{-1}，或使用去甲肾上腺素；2. 意识障碍；3. 氧合指数（PaO$_2$/FiO$_2$）＜ 300 mmHg；4. 少尿，肌酐＞ 176.8 μmol/L；5. PT-INR ＞ 1.5；6. 血小板＜ 100×10^9/L
Grade Ⅱ（中度）	急性胆管炎合并以下中的 2 项可诊断 1. 白细胞＞ 12×10^9/L 或＜ 4×10^9/L；2. 高热（≥ 39℃）；3. ≥ 75 岁；4. 黄疸（总胆红素≥ 85.5 μmol/L）；5. 低蛋白血症（＜ 0.7× 正常值上限）
Grade Ⅰ（轻度）	急性胆管炎不符合 Grade Ⅱ和 Grade Ⅲ诊断标准

（五）急性胆管炎的治疗

急性胆管炎的治疗原则是全身支持、抗感染治疗的同时尽快解除胆道梗阻，通畅引流，及时病因治疗。治疗方式应依据疾病严重程度分级，综合评判手术风险和医疗条件个体化选择。

1. 基础治疗　密切监测血压、心率和尿量，充分液体治疗、纠正代谢性酸中毒、电解质紊乱，纠正休克，维持主要脏器心、肺、肝、肾功能，同时合理选择抗生素和主动镇痛。

2. 抗感染治疗　初始治疗采用经验性用药，选择广谱抗生素及对厌氧菌（类杆菌属）有效的抗生素，治疗过程中根据病情进展情况，血液、胆汁培养和药敏结果，及时调整抗生素方案。

3. 轻度急性胆管炎多数仅需全身支持治疗和抗菌药治疗即可控制，然后再针对病因治疗；如果抗菌药治疗效果不佳（24 小时），可视具体情况进行胆管引流和病因治疗；中度急性胆管炎在行抗菌药治疗及全身支持治疗同时在出现器官功能损害前尽早行胆管引流术（early biliary drainage，48 小时内），方法力求简单有效，内镜下或介入胆管引流术为首选，如果结石、肿瘤等梗阻因素需要进一步处理，待患者情况改善后二期处理；重度急性胆管炎患者病情严重，常出现休克、意识障碍、急性肾衰竭、肝功能不全和 DIC，应强调行全身器官功能支持治疗，改善器官功能不全同时紧急（urgent biliary drainage，24 小时内）行胆管引流。胆管引流方式也是简单微创为宜，同时结合广谱抗菌药治疗，待患者全身情况好转后二期再处理引起梗阻的病因。

4. 胆道引流术的选择　包括内镜下胆道引流术（endoscopic biliary drainage）、经皮肝穿刺胆道引流（percutaneous transhepatic cholangial drainage，PTCD）、外科手术引流。

（1）内镜下胆道引流术手术创伤小，可有效引流胆道降低胆道内压力，从而终止胆汁或细菌向血液的反流，阻断病情恶化，是重症急性胆管炎的首选胆道引流方式，引起胆管梗阻的原因待病情好转后需要进一步根治性手术处理，但对高位胆道梗阻引起的胆管炎效果不肯定。

内镜下胆道引流术包括内镜十二指肠乳头括约肌切开术（endoscopic sphincterectomy，

EST)、内镜下胆道支架内引流术（endoscopic retrograde biliary drainage，ERBD）和内镜下鼻胆管引流术（endoscopic nasobiliary drainage，ENBD）（图15-5）。EST的优势在于引流的同时可以取石，适用于胆管结石合并急性胆管炎感染控制后进行的胆总管取石，有发生消化道出血、穿孔及急性胰腺炎等并发症的风险，不建议在中重度急性胆管炎或有凝血功能障碍的患者中使用。ERBD和ENBD的操作相对简便，ERBD为内引流，不适感较小，但无法直接观察胆汁引流情况，且存在支架脱落和堵塞的风险，需要再次通过内镜操作取出支架；ENBD为外引流，可以观察引流液的情况，但患者的不适感强。ERBD和ENBD对于多数由结石、肿瘤或炎性狭窄造成的肝外胆道梗阻均具有良好的引流作用，在条件允许的前提下，可作为这类急性胆管炎患者胆道引流的首选方式，两者之间如何选择可依据患者是否需后续再次内镜治疗决定。

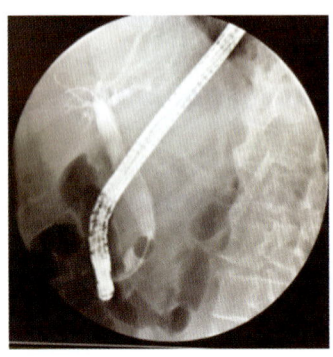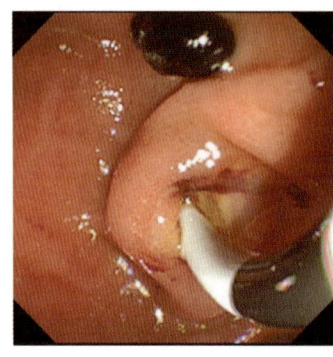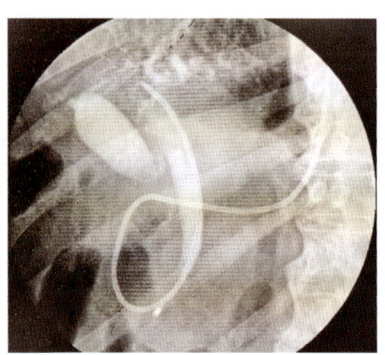

图 15-5　内镜下鼻胆管引流术

（2）PTCD操作简单，能及时减压胆管梗阻，对高位胆道病变也有效，但穿刺部位出血、胆瘘、菌血症等手术风险高于ERCP。所以PTCD适用于病情严重、全麻耐受性差、误吸风险高和内镜下插管胆道引流术失败的患者。

（3）开腹或腹腔镜下胆总管切开取石、T管引流手术彻底，一期减压胆道同时去除胆管结石，但手术创伤较大，适应于一般情况好、轻中度急性胆管炎、手术风险低的患者，以及没有条件进行内镜下胆道引流和PTCD的患者。情况允许可选择性进行腹腔镜下胆囊切除、胆总管切开取石、T管引流术，强调尽可能缩短手术时间，可先放置T管引流解除梗阻，无需强求术中取净结石，病情稳定后二期手术解决胆道梗阻病因。

> **整合思考题**
>
> 1. 何为Mirizzi综合征？
> 2. 关于急性胆囊炎手术时机应如何选择？
> 3. 内镜及介入治疗在急性胆系感染性疾病的应用进展如何？
> 4. 肝内胆管结石引发的肝内急性胆管炎该如何处理？

整合思考题解析

（高红桥　刘占兵）

第五节 肠梗阻

学习目标

- **基本目标**
  1. 掌握肠梗阻的定义、常见病因及分类。
  2. 掌握肠梗阻的临床表现、诊断，具备不同类型肠梗阻鉴别诊断的能力。
  3. 综合掌握肠梗阻的诊治原则。
  4. 了解肠梗阻的病理生理变化。

- **发展目标**
  1. 能够鉴别不同类型肠梗阻临床表现的异同，以及与其他类型急腹症的异同。
  2. 能够了解不同类型肠梗阻治疗方式的不同，尤其是外科治疗方式的不同。
  3. 初步形成肠梗阻系统、逻辑的临床思维。

【病因与分类】

1. 按梗阻发生的原因分类

(1) 机械性肠梗阻：系机械性因素引起肠腔狭小或不通，致使肠内容物不能通过，是临床上最多见的类型。常见的原因包括：①肠外因素，如粘连及束带压迫、疝嵌顿、肿瘤压迫等；②肠壁因素，如肠套叠、肠扭转、先天性畸形等；③肠腔内因素，如蛔虫梗阻、异物、粪块或胆石堵塞等。

(2) 动力性肠梗阻：是由于神经抑制或毒素刺激以致肠壁肌运动紊乱，但无器质性肠腔狭小。麻痹性肠梗阻较为常见，多发生在腹腔手术后、腹部创伤或弥漫性腹膜炎患者，由于严重的神经、体液及代谢（如低钾血症）改变所致。痉挛性肠梗阻较为少见，可在急性肠炎、肠道功能紊乱或慢性铅中毒患者发生。

(3) 血运性肠梗阻：由于肠系膜血管栓塞或血栓形成，使肠管血运障碍，肠失去蠕动能力，肠腔虽无阻塞，但肠内容物停止运行，故亦可归纳入动力性肠梗阻之中。但是它可迅速继发肠坏死，在处理上与肠麻痹截然不同。

2. 按肠壁血运有无障碍分类

(1) 单纯性肠梗阻：仅有肠内容物通过受阻，而肠管无血运障碍。

(2) 绞窄性肠梗阻：因肠系膜血管或肠壁小血管受压、血管腔栓塞或血栓形成而使相应肠段急性缺血，引起肠坏死、穿孔。

3. 按梗阻部位分类　分为高位小肠（空肠）梗阻、低位小肠（回肠）梗阻和结肠梗阻，后者因有回盲瓣的作用，肠内容物只能从小肠进入结肠，而不能反流，故又称"闭袢性梗阻"。任何一段肠袢两端完全阻塞，如肠扭转，均属闭袢性梗阻。

4. 按梗阻程度分类　分为完全性和不完全性肠梗阻。根据病程发展快慢，又分为急性和慢性肠梗阻。慢性不完全性是单纯性肠梗阻，急性完全性肠梗阻多为绞窄性。

上述分类在不断变化的病理过程中是可以互相转化的。例如单纯性肠梗阻如治疗不及时可发展为绞窄性；机械性肠梗阻如时间过久，梗阻以上的肠管由于过度扩张，可出现麻痹性肠梗阻的临床表现；慢性不完全性肠梗阻可因炎性水肿而变为急性完全性梗阻所出现的病理生理改变，在低位梗阻的晚期同样能出现。

【病理生理】

肠梗阻发生后，肠管局部和机体全身将出现一系列复杂的病理生理变化。

1. 局部变化　机械性肠梗阻发生后，梗阻以上肠蠕动增强，以克服肠内容物通过障碍。另一方面，肠腔内因气体和液体的积贮而膨胀。液体主要来自胃肠道分泌液；气体的大部分是咽下的空气，部分是由血液弥散至肠腔内及肠道内容物经细菌分解发酵产生。肠梗阻部位愈低，时间愈长，肠膨胀愈明显。梗阻以下肠管则塌陷、空虚或仅存积少量粪便。扩张肠管和塌陷肠管交界处即为梗阻所在，这对手术中寻找梗阻部位至关重要。正常小肠腔内压力为 $0.27 \sim 0.53$ kPa，发生完全性肠梗阻时，梗阻近端压力可增至 $1.33 \sim 1.87$ kPa，强烈蠕动时可达 4 kPa 以上。可使肠壁静脉回流受阻，毛细血管及淋巴管淤积，肠壁充血水肿，液体外渗。同时由于缺氧，细胞能量代谢障碍，致使肠壁及毛细血管通透性增加，肠壁上有出血点，并有血性渗出液进入肠腔和腹腔。在闭袢型肠梗阻，肠内压可增加至更高点。最初主要表现为静脉回流受阻，肠壁充血、水肿，呈暗红色，继而出现动脉血运受阻，血栓形成，肠壁失去活力，肠管变成紫黑色。加之肠壁变薄和通透性增加，肠内容物和细菌渗入腹腔，引起腹膜炎。最后，肠管可因缺血坏死而溃破穿孔。

2. 全身变化

（1）水、电解质和酸碱失衡：肠梗阻时，吸收功能障碍，胃肠道分泌的液体不能被吸收返回全身循环而积存在肠腔，同时肠壁继续有液体向肠腔内渗出，导致体液在第三间隙的丢失。高位肠梗阻出现的大量呕吐更易出现脱水。同时丢失大量的胃酸和氯离子，故有代谢性碱中毒；低位小肠梗阻丢失大量的碱性消化液，加之组织灌注不良，酸性代谢产物剧增，可引起严重的代谢性酸中毒。

（2）血容量下降：肠膨胀可影响肠壁血运，渗出大量血浆至肠腔和腹腔内，如有肠绞窄则丢失大量血浆和血液。此外，蛋白质分解增多、肝合成蛋白的能力下降等，都可助长血浆蛋白的减少和血容量下降。

（3）休克：严重的缺水、血液浓缩、血容量减少、电解质紊乱、酸碱平衡失调、细菌感染、中毒等，可引起休克。发生腹膜炎时，全身中毒尤为严重。最后可引起严重的低血容量性休克和感染性休克。

（4）呼吸和心脏功能障碍：肠膨胀时腹压增高，横膈上升，影响肺内气体交换；腹痛和腹胀可使腹式呼吸减弱；腹压增高和血容量不足可使下腔静脉回流量减少，心排血量减少。

【临床表现】

各种不同原因引起肠梗阻的临床表现虽不同，但肠内容物不能顺利通过肠腔则是一致的，其共同的临床表现即腹痛、呕吐、腹胀和停止排气排便。但由于肠梗阻的类型、原因、病理性质、梗阻部位和程度各不相同，临床表现上各有其特点。

案例15-9

男性，65岁。主因"远端胃大部切除术后5月，间断腹胀腹痛1月，加重1天"来急诊就诊。患者5个月前因胃溃疡幽门梗阻于医院行腹腔镜探查+远端胃大部切除术+毕Ⅱ式吻合术，术后恢复可，进食半流食后出院。1个月前间断出现进食后腹部不适，多表现为腹胀腹痛，脐周为著，禁食后可缓解。1天前患者进食后出现腹痛腹胀明显，为阵发性绞痛，呕吐黄绿色液体，并停止排气排便，于医院就诊。患者精神较差，尿量少，体重无明显变化。既往：心房颤动5年余，目前规律口服华法林抗凝治疗。查体：腹部膨隆，上腹可见肠型，上腹正中手术瘢痕及两侧腹部可见手术瘢痕，全腹压痛，反跳痛可疑阳性，未触及明显包块。Murphy征阴性，肝脾未触及，肝浊音界存在，移动性浊音阴性，双侧肾区无叩痛，可闻及高调肠鸣音。

案例 15-9 解析

问题：
1. 该患者初步诊断为什么？
2. 为进一步明确诊断，需要进行哪些检查？
3. 该患者肠梗阻特点是什么？
4. 该患者的进一步处理是什么？

1. 症状

（1）腹痛：机械性肠梗阻发生时，由于梗阻部位以上强烈肠蠕动，即发生腹痛。由于肠管肌过度疲劳而呈暂时性弛缓状态，腹痛也随之消失，故机械性肠梗阻的腹痛是阵发性绞痛。腹痛的同时伴有高亢的肠鸣音，当肠腔有积气积液时，肠鸣音呈气过水声或高调金属音。患者常自觉有气体在肠内窜行，并受阻于某一部位，有时能见到肠型和肠蠕动波。如果腹痛的间歇期不断缩短，以致成为剧烈的持续性腹痛，则应该警惕可能发生绞窄性肠梗阻。麻痹性肠梗阻的肠壁肌呈瘫痪状态，没有收缩蠕动，因此无阵发性腹痛，只有持续性胀痛或不适。听诊时肠鸣音减弱或消失。

（2）呕吐：是肠梗阻的主要症状之一。高位梗阻的呕吐出现较早，在梗阻后短期即发生，呕吐较频繁，吐出物主要为胃及十二指肠内容物。低位小肠梗阻的呕吐出现较晚，初期为胃内容物，后期的呕吐物为积蓄在肠内并经发酵、腐败呈粪样的肠内容物。结肠梗阻的呕吐到晚期才出现。呕吐呈棕褐色或血性，是肠管血运障碍的表现。

（3）腹胀：发生在腹痛之后，其程度与梗阻部位有关。高位肠梗阻腹胀不明显，但有时可见胃型。低位肠梗阻及麻痹性肠梗阻腹胀显著，遍及全腹。在腹壁较薄的患者，常可显示梗阻以上肠管膨胀，出现肠型。结肠梗阻时，如果回盲瓣关闭良好，梗阻以上肠袢可呈闭袢，则腹周膨胀显著。腹部隆起不均匀对称，是肠扭转等闭袢性肠梗阻的特点。

（4）停止排气排便：完全性肠梗阻，肠内容物不能通过梗阻部位，梗阻以下的肠管处于空虚状态，临床表现为停止排气排便。但在梗阻的初期，尤其是高位，积存的气体和粪便仍可排出不能误诊为不是肠梗阻或是不完全性肠梗阻。某些绞窄性肠梗阻，如肠套叠、肠系膜血管栓塞或血栓形成，则可排出血性粪便。

2. 体征　单纯性肠梗阻早期全身情况无明显变化。晚期因呕吐、脱水及电解质紊乱可出现唇干舌燥、眼窝内陷、皮肤弹性减退、脉搏细弱等。绞窄性可出现全身中毒症状及休克。

腹部视诊：机械性肠梗阻常可见肠型和蠕动波；肠扭转时腹胀多不对称；麻痹性肠梗阻则腹胀均匀。

触诊：单纯性肠梗阻因肠管膨胀，可有轻度压痛，但无腹膜刺激征；绞窄性肠梗阻时，可有固定压痛和腹膜刺激征，压痛的包块常为有绞窄的肠袢。

叩诊：绞窄性肠梗阻时，腹腔有渗液，移动性浊音可呈阳性。

听诊：肠鸣音亢进，有气过水声或金属音，为机械性肠梗阻表现，麻痹性肠梗阻时，则肠鸣音减弱或消失。

3．检查

（1）实验室检查：单纯性肠梗阻早期变化不明显，随着病情发展，由于失水和血液浓缩，白细胞计数、血红蛋白和血细胞比容都可增高，尿比重也增高。查血气分析和血清电解质、尿素氮、肌酐的变化，可了解酸碱失衡、电解质紊乱和肾功能的状况。如高位梗阻，呕吐频繁，大量胃液丢失可出现低钾、低氯与代谢性碱中毒；在低位肠梗阻时，则可有电解质普遍降低与代谢性酸中毒。当有绞窄性肠梗阻或腹膜炎时，血象和血生化测定指标等改变明显。呕吐物和粪便检查，有大量红细胞或隐血试验阳性，应考虑肠管有血运障碍。

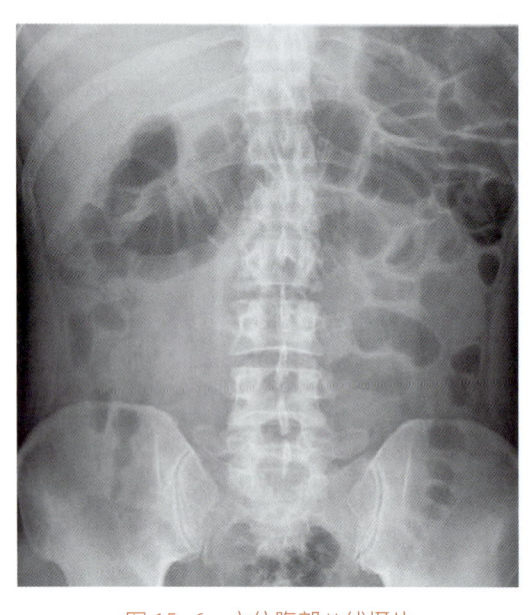

图 15-6　立位腹部 X 线摄片

（2）X 线检查（图 15-6）：一般在肠梗阻发生 4～6 小时，X 线检查即显示出肠腔内有气体；立位或侧卧位透视或摄片，可见气胀肠袢和液平面。由于肠梗阻的部位不同，X 线表现也各有其特点，空肠黏膜的环状皱襞在肠腔充气时呈鱼骨刺状；回肠扩张的肠袢多，可见阶梯状的液平面；结肠胀气位于腹部周边，显示结肠袋形。钡灌肠可用于疑有结肠梗阻的患者，可显示结肠梗阻的部位与性质。但在小肠梗阻时忌用胃肠钡剂造影，以免加重病情。

（3）CT 检查：相较于 X 线，CT 能够更好地显示肠梗阻的部位、程度，能够更好地明确病因，是肠梗阻最有效的检查方法之一。

【类型和性质的鉴别诊断】

首先根据肠梗阻临床表现的共同特点，确定是否为肠梗阻，进一步确定梗阻的类型和性质，最后明确梗阻的部位和原因。

1．是否有肠梗阻的存在　根据腹痛、呕吐、腹胀、停止排气排便四大症状，以及腹部可见肠型或蠕动波、肠鸣音亢进等，一般可作出诊断。但有时患者可不完全具有这些典型表现，特别是某些绞窄性肠梗阻的早期，可能与急性胃肠炎、急性胰腺炎、输尿管结石等混淆。除病史与详细的腹部检查外，实验室检查与 X 线检查可有助于诊断。

2．是机械性还是动力性梗阻　机械性肠梗阻是常见肠梗阻类型，具有上述典型临床表现，早期腹胀可不显著。麻痹性肠梗阻无阵发性绞痛等肠蠕动亢进的表现，相反是肠蠕动减弱或停止，腹胀显著，肠鸣音微弱或消失。腹部 X 线片对鉴别诊断甚有价值，麻痹性肠梗阻显示大、小肠全部充气扩张；而机械性肠梗阻的胀气扩张限于梗阻以上的部分肠管；即使晚期并发肠绞窄和麻痹，结肠也不会全部胀气。

3．是单纯性还是绞窄性梗阻　这点极为重要，关系到治疗方法的选择和患者的预后。有下列表现者，应考虑绞窄性肠梗阻的可能：①腹痛发作急骤，初始即为持续性剧烈疼痛，或在阵发性加重之间仍有持续性疼痛，有时出现腰背部痛。②病情发展迅速，早期出现休克，抗休克治疗后改善不明显。③有腹膜炎的体征，体温上升、脉率增快、白细胞计数增高。④腹胀不均匀，腹部有局部隆起或触及有压痛的肿块（孤立胀大的肠袢）。⑤呕吐出现早而频繁，呕吐物、胃肠减压抽出液、肛门排出物为血性。腹腔穿刺抽出血性液体。⑥腹部X线检查见孤立扩大的肠袢。⑦经积极的非手术治疗症状体征无明显改善（表15-9）。

表15-9 单纯性肠梗阻与绞窄性肠梗阻的鉴别

	单纯性肠梗阻	绞窄性肠梗阻
发病	较缓慢，以阵发腹痛为主	发病急，剧烈，为持续性绞痛
腹胀	均匀全腹胀	不对称，晚期现麻痹性肠梗阻
肠鸣音	气过水音，金属音	气过水音
压痛	轻，部位不固定	固定压痛
腹膜刺激征	无	有压痛、反跳痛、肌紧张
一般情况	良好	有中毒症状，如脉快、发热、白细胞及中性粒细胞升高
休克	无	中毒休克，进行性加重
腹腔穿刺	阴性	可见血性液体或炎性渗出液
血性便	无	可有，尤其是乙状结肠扭转或肠套叠时
X线	小肠袢扩张呈梯形排列	可见孤立、位置和形状不变肠袢，腹部局限性密度增加

4．是高位还是低位梗阻 高位小肠梗阻的呕吐发生早而频繁，腹胀不明显；低位小肠梗阻的腹胀明显，呕吐出现晚而次数少，并可吐出粪样物；结肠梗阻与低位小肠梗阻的临床表现很相似，因回盲瓣具有单向阀的作用致形成闭袢型梗阻，以腹胀为主要症状，腹痛、呕吐、肠鸣音亢进均不及小肠梗阻明显，体检时可发现腹部有不对称的膨隆。X线检查有助于鉴别，低位小肠梗阻，扩张的肠袢在腹中部，呈"阶梯状"排列，结肠梗阻时扩大的肠袢分布在腹部周围，可见结肠袋，胀气的结肠阴影在梗阻部位突然中断，钡灌肠检查或结肠镜检查可进一步明确诊断。

5．是完全性还是不完全性梗阻 完全性梗阻呕吐频繁，如为低位梗阻则有明显腹胀，完全停止排气排便。X线检查梗阻以上肠袢明显充气扩张，梗阻以下肠内无气体。不完全性梗阻呕吐与腹胀均较轻，X线所见肠袢充气扩张都较不明显，结肠内可见气体存在。

【治疗原则】

包括基础治疗与手术治疗。

1．基础治疗

（1）胃肠减压：是治疗肠梗阻的主要措施之一，现多采用鼻胃管减压，先将胃内容物抽空再行持续低负压吸引。抽出的胃肠液应观察其性质，以帮助鉴别有无绞窄及梗阻部位。胃肠减压的目的是减少胃肠道积留的气体、液体，减轻肠腔膨胀，有利于肠壁血液循环的恢复，减少肠壁水肿，使某些部分梗阻的肠袢因肠壁肿胀而继发的梗阻得以缓解，也可使某些扭曲不重的肠袢得以复位，症状缓解。胃肠减压还可以减轻腹内压，改善因膈肌抬高而导致的呼吸与循环障碍。对低位肠梗阻，可应用较长的小肠减压管，但操作技术要求较高。

（2）纠正水、电解质紊乱和酸碱失衡：水、电解质紊乱和酸碱失衡是急性肠梗阻最突出的生理紊乱，应及早给予纠正。当血液生化检查结果尚未获得前，要先给予平衡盐液（乳酸钠林格液）。待有测定结果后再添加电解质与纠正酸碱紊乱。在无心、肺、肾功能障碍的情况下，最初输入液体的速度可稍快一些，但需行尿量监测，必要时行中心静脉压监测，以防液体过多或不足。在单纯性肠梗阻的晚期或绞窄性肠梗阻时，常有大量血浆和血液渗出至肠腔或腹腔，需要补充血浆和红细胞。

(3) 抗感染：肠梗阻后，肠壁血液循环有障碍，肠黏膜屏障功能受损而有肠道细菌移位，或是肠腔内细菌直接穿透肠壁致腹腔内产生感染。肠腔内细菌亦可迅速繁殖。同时，膈肌升高影响肺部气体交换与分泌物排出，易发生肺部感染。因此，肠梗阻时应给予抗生素以预防或治疗腹部或肺部感染。

(4) 其他治疗：腹胀可影响肺的功能，患者宜吸氧。为减轻胃肠道的膨胀可给予生长抑素以减少胃肠液的分泌量。可给予镇静剂、解痉剂等行一般对症治疗，但镇痛剂的应用应遵循急腹症治疗原则。

2．手术治疗　手术的目的是解除梗阻、去除病因，手术方式可根据患者的情况与梗阻的部位、病因加以选择。

(1) 单纯解除梗阻的手术：包括粘连松解术，肠切开去除粪石、蛔虫等，肠套叠或肠扭转复位术等。

(2) 肠切除术：对肠管肿瘤、狭窄或局部肠袢已经失活坏死则应行肠切除。对于绞窄性肠梗阻，应争取在肠坏死以前解除梗阻，恢复肠管血液循环。如解除梗阻原因后有下列表现，则表明肠管已无生机：①肠壁呈紫黑色并已塌陷；②肠壁失去张力和蠕动能力，肠管扩大、对刺激无收缩反应；③相应的肠系膜终末小动脉无搏动。手术中肠袢生机的判断常有困难，小段肠袢不能肯定有无血运障碍时，以切除为安全。但较长段肠袢尤其全小肠扭转，贸然切除将影响患者将来的生存。可在纠正血容量不足与供氧的同时，在肠系膜血管根部注射1%普鲁卡因液或苄胺唑啉液以缓解血管痉挛，将肠管放回腹腔，观察15～30分钟后，如仍不能判断有无生机，可重复一次；最后确认无生机后可考虑切除。

(3) 肠短路吻合术：当梗阻的部位切除有困难，如肿瘤向周围组织广泛侵犯，或是粘连致密难以分离，但肠管无坏死现象，为解除梗阻，可分离梗阻部远近端肠管行短路吻合，旷置梗阻部。但应注意旷置的肠管尤其是梗阻近端肠管不宜过长，以免引起盲袢综合征。

(4) 肠造口术：肠梗阻部位的病变复杂或患者的情况差，不允许行复杂的手术，可用这类术式解除梗阻，即在梗阻部近端膨胀肠管行肠造口术以减压，解除因肠管高度膨胀而带来的生理紊乱。主要适用于低位肠梗阻，如急性结肠梗阻，由于回盲瓣的作用，结肠完全性梗阻时多形成闭袢性梗阻，肠腔压力很高，结肠的血液供应也不如小肠丰富，容易发生肠壁血运障碍，且结肠内细菌多，所以一期肠切除吻合，常不易顺利愈合。因此，可采用梗阻近侧造口，以解除梗阻。广泛肠切除时（如肠扭转、肠系膜血管栓塞或血栓形成），为减少肠管切除量及术后并发症，可仅切除坏死的肠管，将两断端外置行造口术，以后再行二期手术重建肠道的连续性。急性肠梗阻手术大都是在急诊情况下进行，术前准备不如择期手术那样完善，且肠袢高度膨胀有血液循环障碍，肠壁水肿致愈合能力差，腹腔内常有污染，故手术后易发生肠瘘、腹腔感染、切口感染或裂开等并发症。肠绞窄解除后循环恢复，肠腔内毒素大量被吸收入血，出现全身性中毒症状，有些患者还可能发生多器官功能障碍甚至衰竭。因此，肠梗阻患者术后的监测治疗仍很重要，胃肠减压，维持水、电解质及酸碱平衡，抗感染，加强营养支持等都必须予以重视。

【常见类型的肠梗阻】

(一) 粘连性肠梗阻

粘连性肠梗阻是肠梗阻最常见的一种类型，其发生率占肠梗阻的40%～60%。

1．病因和病理　肠粘连可分先天性和后天性2种。先天性较少见，可因发育异常或胎粪性腹膜炎所致；后天性者多见，常由于腹腔内手术、炎症、创伤、出血、异物等引起，临床上以手术后所致的粘连性肠梗阻最为多见。粘连性肠梗阻一般都发生在小肠，引起结肠梗阻者少见。粘连引起的肠梗阻有以下类型：①肠管的一部分与腹壁粘连固定，多见于腹部手术切口部或腹壁曾有严重炎症，损伤部分肠管呈锐角扭折；②粘连带压迫或缠绕肠管形成梗阻；③粘连带的两端固定形成环孔,肠管从环中通过而形成内疝;④肠管以黏着部为支点发生扭转;⑤较长的一段肠袢粘连成团,致使部分肠腔狭小,肠蠕动受限制,容易发生梗阻;⑥肠管粘连在远处,受肠系膜长度的限制及牵拉作用,使黏着点形成锐角造成肠梗阻(图 15-7)。

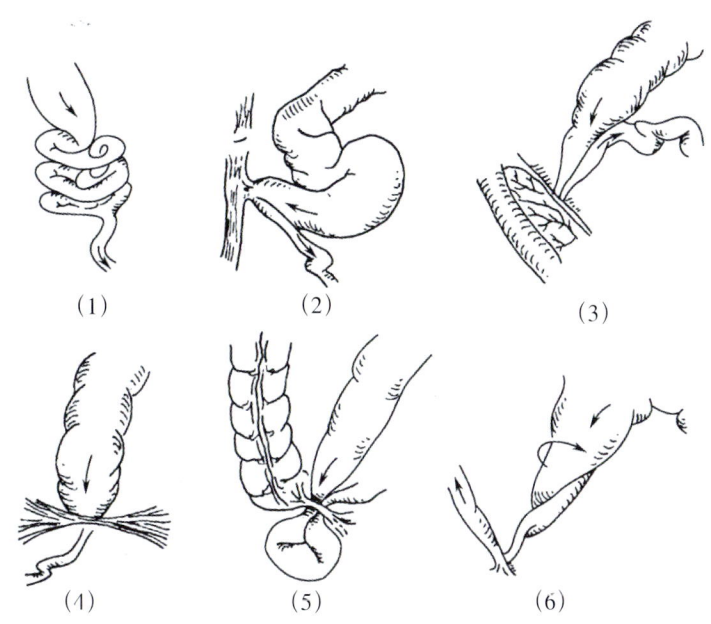

图 15-7　各种类型的肠梗阻
(1)肠袢粘连成团;(2)腹壁黏着扭折;(3)系膜黏着扭折;(4)粘连系带;(5)粘连内疝;(6)粘连成角,扭转

肠粘连有时并无症状或仅有部分梗阻的症状,当附加有其他因素时则出现症状。如:①肠腔已变窄,在有炎症时,肠壁水肿,使变窄的肠腔完全阻塞不通;②肠腔内容物过多,致肠膨胀,肠袢下垂加剧黏着部的锐角而使肠管不通;③肠蠕动增加或体位的剧烈变动,产生扭转。因此,有些患者粘连性肠梗阻的症状可反复发作,经非手术治疗后又多可以缓解。而另一些患者以往并无症状,初次发作即为绞窄性肠梗阻。

2．诊断　患者多有腹腔手术、创伤或感染的病史。以往有慢性梗阻症状或多次急性发作者多为广泛粘连引起的梗阻;长期无症状,突然出现急性梗阻症状,腹痛较重,出现腹膜刺激征,应考虑粘连带、内疝或扭转等引起的绞窄性肠梗阻。手术后早期(5~7 天)可发生梗阻的症状,应与手术后肠麻痹恢复期的肠蠕动功能失调相鉴别。除有肠粘连外,与术后早期肠管的炎性反应有关,既有肠腔梗阻又有炎症引起的局部肠动力性障碍。偶有手术后早期出现绞窄性肠梗阻者,多因手术操作导致肠扭转或内疝。

3．预防　减少组织损伤,减轻组织炎症反应,预防粘连引起的肠梗阻是外科医师应重视的问题。粘连形成本身是机体对损伤的一种炎症反应,是愈合机制的一部分,抑制它的发生也将影响愈合、修复。因此,至今虽采用了多种方法,都不能在临床应用中取得满意的结果。腹腔内粘连的产生除一些不可避免的因素外,尚有一些可避免的因素,如:①清除手套上的粉末,不遗留线头、纤维、切除的组织等异物于腹腔内,减少肉芽组织的产生;②减少缺血的组织,不做大块组织结扎;③注意无菌操作技术,减少炎性渗出;④保护肠浆膜面,防止损伤;⑤清除腹腔内积血、积液,必要时放置引流;⑥及时治疗腹腔内炎性病变,防止炎症扩散。此外,术后早期活动和促进肠蠕动及早恢复,均有利于防止肠粘连的形成。

4．治疗　肠梗阻的治疗原则适用于粘连性肠梗阻。治疗要点是区别属于单纯性还是绞窄性,是完全性还是不完全性。单纯性肠梗阻可先行非手术治疗,绞窄性和完全性则应施行手术治疗。反复发作者可根据病情行限期或择期手术治疗。虽然手术后仍可形成粘连，仍可发生肠梗阻，但在非手术治疗难以消除粘连的情况下，手术仍是有效的方法。手术后早期发生的肠梗阻，多为炎症及粘连所引起，在明确无绞窄的情况下，经非手术治疗后粘连可以吸收，症状消除。手术方法应按粘连的具体情况而定：粘连带和小片粘连可施行简单的切断和分离；如一组肠袢紧密粘连成团难以分离，可切除此段肠袢作一期吻合；在特殊情况下，如放射性肠炎引起的粘连性肠梗阻，可将梗阻近、远端肠侧侧吻合作短路手术；为实现腹腔内广泛分离后虽有粘连但不形成梗阻，可采取肠排列的方法，使肠袢呈有序的排列粘连，而不致有梗阻。

（二）肠扭转

肠扭转是一段肠管甚至全部小肠及其系膜沿系膜轴扭转360°～720°，因此，既有肠管的梗阻，更有肠系膜血液循环中断，是肠梗阻中病情凶险、发展迅速的一类。

1. 病因

（1）解剖因素：如手术后粘连、梅克尔憩室、乙状结肠冗长、先天性中肠旋转不全、游离盲肠等。

（2）物理因素：在上述解剖因素基础上，肠袢本身需要有一定的重量，如饱餐后、肠腔有蛔虫团、肠管肿瘤、乙状结肠内存积大量干结粪便等，都是造成肠扭转的潜在因素。

（3）动力因素：强烈的肠蠕动或体位的突然改变，肠袢产生不同步的运动，使已有轴心固定位置且有一定重量的肠袢发生扭转。

2. 临床表现　肠扭转是闭袢型肠梗阻加绞窄性肠梗阻，发病急骤，发展迅速。起病时腹痛剧烈且无间歇期，早期即可出现休克。肠扭转的好发部位是小肠、乙状结肠和盲肠，临床表现各有特点。小肠扭转表现为突然发作腹部绞痛，多在脐周围，常为持续性疼痛阵发性加剧，由于肠系膜受到牵拉，疼痛可放射至腰背部。呕吐频繁，腹胀以某一部位特别明显，腹部有时可扪及压痛的扩张肠袢。肠鸣音减弱，可闻及气过水声。腹部X线检查有时可见空肠和回肠换位，或排列成多种形态的小跨度卷曲肠袢等特有的征象。乙状结肠扭转多见于乙状结肠冗长、有便秘的老年人，以往可有多次腹痛发作经排气、排便后缓解的病史。患者有腹部持续胀痛，左腹部明显膨胀，可见肠型。腹部压痛及肌紧张不明显。腹部X线摄片可见马蹄状巨大的双腔充气肠袢，圆顶向上；立位可见两个液平面。钡剂灌肠X线检查见扭转部位钡剂受阻，钡影尖端呈"鸟嘴"形（图15-8）。

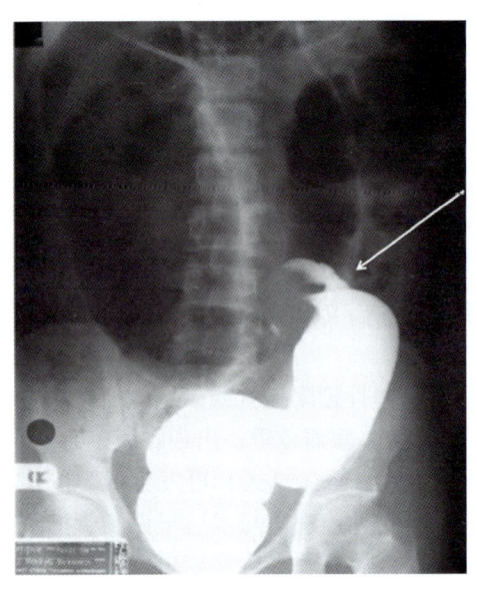

图15-8　"鸟嘴征"

3. 治疗　肠扭转是一种严重的机械性肠梗阻，可在短时期内发生肠绞窄。如未能得到处理，将有较高的死亡率。一般应及时手术治疗，将扭转的肠袢回转复位。早期手术可降低死亡率，更可减少小肠扭转坏死大量切除后的短肠综合征。复位后应细致观察血液循环恢复的情况，明确有坏死的肠段应切除。对有怀疑的长段肠袢应设法解除血管痉挛，观察其生机，争取保留较长的小肠。坏死的乙状结肠、盲肠可行切除，切除端应明确有良好的生机，可以行一期吻合；否则，应作外置造口，以后行二期手术。移动性盲肠复位后可固定在侧腹壁上。乙状结肠扭转患者多有乙状结肠冗长而引起的便秘，复位后可择期行冗长部肠切除以除后患。

早期乙状结肠扭转，可在结肠镜的直视下，将肛管通过扭转部进行减压，并将肛管保留2～3日。但这些非手术疗法必须在严密的观察下进行，一旦怀疑有肠绞窄，必须及时改行手术治疗。

嵌顿性腹股沟斜疝和股疝是急性肠梗阻的常见病因，容易发生肠绞窄。对肠梗阻患者进行体检时不能遗漏腹股沟部。

(三) 肠套叠

肠的一段套入其相连的肠管腔内称为肠套叠，以小儿最多见，其中以2岁以下者居多。

1. 病因与类型　原发性肠套叠绝大部分发生于婴幼儿，主要由于肠蠕动正常节律紊乱，可能由于食物性质的改变所致。继发性肠套叠多见于成年人，肠腔内或肠壁部器质性病变使肠蠕动节律失调，近段肠管的强力蠕动将病变连同肠管同时送入远段肠管中。根据套入肠与被套肠部位，肠套叠分为小肠-小肠型、小肠结肠型、结肠结肠型，在小儿多为回结肠套叠。套叠的结构可分为三层，外层为鞘部，中层为回返层，内层为进入层，后两者合称套入部。套入部的肠系膜也随肠管进入，结果不仅发生肠腔梗阻，由于肠系膜血管受压，肠管可以发生绞窄而坏死。

2. 临床表现　肠套叠的3大典型症状是腹痛、血便和腹部肿块。表现为突然发作的阵发性腹痛，患儿阵发哭闹不安，有安静如常的间歇期。伴有呕吐和果酱样血便。腹部触诊常可在腹部扪及腊肠形、表面光滑、稍可活动、具有压痛的肿块。常位于脐右上方，而右下腹扪诊有空虚感。随着病程的进展逐步出现腹胀等肠梗阻症状。钡剂灌肠检查可见钡剂在结肠受阻，阻断钡影呈"杯口状"（图15-9）或"弹簧状"阴影；小肠套叠钡餐可显示肠腔呈线状狭窄而至远端肠腔又扩张。

慢性复发性肠套叠多见于成人，其发生原因常与肠息肉、肿瘤、憩室等病变有关。多呈不完全梗阻，故症状较轻，可表现为阵发性腹痛发作，而发生便血者不多见。由于套叠常可自行复位，所以发作过后检查可为阴性。

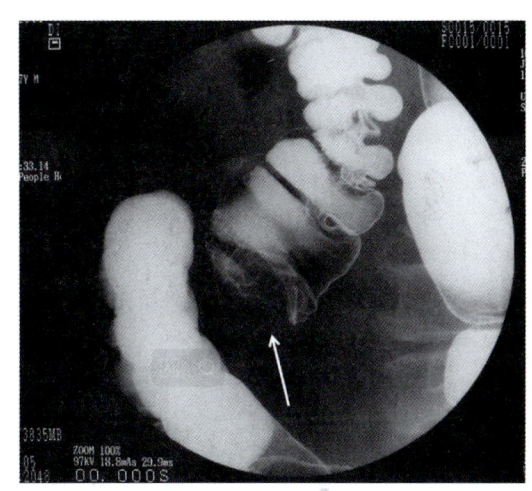

图15-9　"杯口征"

3. 治疗　应用空气或钡剂灌肠，不仅是诊断方法，也是一种有效的治疗方法，适用于回盲型或结肠型的早期。一般空气压力先用60 mmHg，经肛管注入结肠内，在X线透视下明确诊断后，继续注气加压至80 mmHg左右，直至套叠复位。如果套叠不能复位，或病期已超过48小时，或怀疑有肠坏死，或灌肠复位后出现腹膜刺激征及全身情况恶化，都应行手术治疗。术中若肠无坏死，可轻柔地挤压复位；如果肠壁损伤严重或已有肠坏死者，可行肠切除吻合术；如果患儿全身情况严重，可将坏死肠管切除后两断端外置造口，以后再行二期肠吻合术。成人肠套叠多有引起套叠的病理因素，一般主张手术治疗。

(四) 肠系膜血管缺血性疾病

本病是一种绞窄性动力性肠梗阻，由于肠管可能在短时间内广泛坏死，术中需切除大量肠管，术后遗留营养障碍，故病情较一般绞窄性机械性肠梗阻更为严重。

1. 病因与病理　发生于肠系膜动脉，特别是肠系膜上动脉者多于肠系膜静脉。可由下列原因引起：①肠系膜上动脉栓塞，栓子多来自心脏，如心肌梗死后的壁栓、心瓣膜病、心房纤颤、心内膜炎等，也可来自主动脉壁上的粥样斑块；②肠系膜上动脉血栓形成，大多在动脉硬化性阻塞或狭窄的基础上发生；③肠系膜上静脉血栓形成，可继发于腹腔感染、肝硬化门静脉高压致血流淤滞、高凝状态及外伤或手术造成血管损伤等。

栓子通常堵塞在肠系膜上动脉自然狭窄部，而血栓形成多发生在肠系膜上动脉有粥样硬化的近端约 1 cm 范围内。不论是栓塞或血栓形成，堵塞血管的远端分支即发生痉挛。肠黏膜不耐受缺血，急性血管闭塞 10 分钟后，肠黏膜的超微结构即有明显改变，缺血 1 小时后，组织学改变即很清楚。黏膜坏死脱落，肠壁血液淤滞，出现发绀、水肿，大量富含蛋白质的液体渗至肠腔和腹腔。缺血后短时间内动脉血流恢复，小肠仍可具有活力，但将有明显的再灌注损伤。缺血持续长时间后，肠管肌与浆膜将坏死，并出现腹膜炎。患者很快因中毒、大量体液丢失及代谢性酸中毒而休克。

2. **临床表现和诊断** 患者以往多有冠心病史或有心房纤颤，多数有动脉硬化表现。临床表现因血管阻塞的部位、性质和发生的缓急而各有不同。血管阻塞发生过程越急，范围越广，表现越严重。剧烈的腹部绞痛是最开始的症状，难以用药物所缓解，可以是全腹性或局限性。早期由于肠痉挛所致，此后有肠坏死，疼痛转为持续。伴有频繁呕吐，呕吐物多为血性。部分患者有腹泻，并排出暗红色血便。患者的早期症状明显且严重，但腹部体征与其不相称，是急性肠缺血的一项特征。开始时腹软不胀，轻压痛，此后腹部逐渐膨胀，压痛明显，肠鸣音消失，出现腹膜刺激征，表明已发生肠坏死，患者很快出现休克征象。实验室检查可见白细胞计数升高，并有血液浓缩和代谢性酸中毒表现。腹腔穿刺可抽出血性液体。腹部 X 线摄片在早期仅显示肠腔中等或轻度胀气，当有肠坏死时，腹腔内有大量积液，摄片显示密度增高。腹部血管成像和选择性动脉造影对本病有较高的诊断价值，不仅能帮助诊断，还可鉴别是动脉栓塞、血栓形成或血管痉挛。

3. **治疗** 应及早诊断，及早治疗，包括支持疗法和手术治疗。血管造影明确病变的性质和部位后，导管可保持在原位上给予血管扩张剂，并维持至手术后或栓塞病变治疗后，可有利于提高缺血肠管的成活率。肠系膜上动脉栓塞可行栓子清除术，血栓形成则可行血栓清除或支架植入手术。

如果有肠坏死则应行肠切除术，根据肠管切除的范围及切除缘的血运情况，施行一期吻合或肠断端外置造口。

知识拓展

肠梗阻导管的应用

肠梗阻导管是日本医科大学齐藤昊先生命名的，在国外被称为 long intestinal tube 或 long tube。肠梗阻导管现在已经成为针对粘连性肠梗阻不进行外科性治疗，用保守性疗法积极地对肠梗阻进行改善和解除的不可缺少的导管。相对于胃管只能吸引胃内积存液体和胃液而言，肠梗阻导管可插入肠内，对咽下的空气、异常发酵产生的气体以及积存的因通过障碍亢进分泌的胃液和肠液直接进行吸引，从而可达到积极地排除梗阻的目的。其分为经口型和经肛型，通常可以通过介入下或者内镜下置入。

整合思考题

1. 目前肠梗阻的非手术治疗方式进展较多，如何把握肠梗阻的手术指征及时机？
2. 针对恶性肿瘤引起的肠梗阻，常见情况有哪些？分别可以通过何种方式进行治疗？

整合思考题解析

（申占龙）

第六节　腹腔脓肿

学习目标

- **基本目标**
  1. 说出膈下脓肿的病理特点。
  2. 概括膈下脓肿、盆腔脓肿、肠间脓肿的临床表现。
- **发展目标**
  1. 总结腹腔脓肿的分类。
  2. 分析膈下脓肿、盆腔脓肿的治疗要点。

腹腔脓肿（peritoneal abscesses）是指脓液积聚在腹腔内某一间隙或部位，由肠袢、内脏、腹壁、网膜或肠系膜等粘连包围而成。腹腔脓肿常是腹膜炎或腹部手术后的并发症，是炎症局限化的结果，但严重者又可破溃至腹腔或胸腔，引起腹膜炎或脓胸；也可并发脓毒性休克和多器官衰竭。腹腔脓肿多位于原发病灶处，也可在远离原发病灶处，可单发或多发，包括膈下脓肿、盆腔脓肿及肠间脓肿（图15-10）。

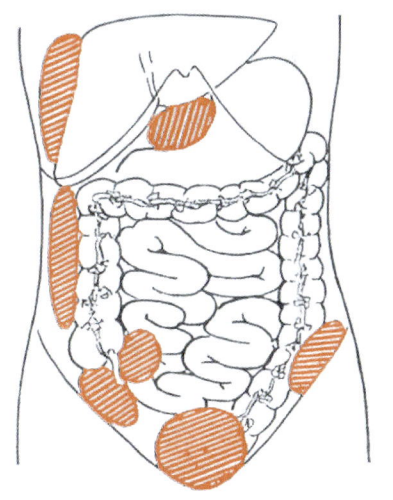

图15-10　腹腔脓肿好发部位

一、膈下脓肿

膈下脓肿（subdiaphragmatic abscesses）是指脓肿位于膈肌以下、横结肠及其系膜以上的间隙内，按部位可分为右膈下脓肿（右肝上间隙脓肿）、左膈下脓肿、右肝下间隙脓肿和网膜囊脓肿。右侧多见，双侧者少见。

（一）病因及病理生理表现

患者平卧时膈下部位最低，急性腹膜炎时腹腔内的脓液易积聚于此处，细菌亦可由门静脉和淋巴系统到达膈下。约70%的急性腹膜炎患者经手术或药物治疗后，腹腔内的脓液可被完全吸收；30%的患者发生局限性脓肿。脓肿发生的部位和原发病有密切关系。多因膈下部位直接感染所引起，感染来自局部病变、损伤，也可为邻近的脓液蔓延所致。如肝脓肿破裂、胃十二指肠穿孔、急性阑尾炎穿孔、右侧结肠手术、肝胆疾病及手术等常可引右膈下或右肝下间隙脓肿；而脾、胃切除，左侧结肠手术、胰腺疾病及手术常可引起左膈下或网膜囊脓肿，如胃后壁穿孔及急性胰腺炎均可引起网膜囊脓肿。胸部感染和腹膜后间隙感染扩散引起的膈下脓肿较少见。

膈下脓肿的病原菌一般与原发病的致病菌一致，主要为大肠埃希菌、链球菌和厌氧菌等；且常为多种细菌的混合感染。小的膈下脓肿经非手术治疗可被吸收。较大的脓肿，可因长期感染使身体消耗以致衰竭，死亡率甚高。膈下感染可引起反应性胸腔积液，或经淋巴途径蔓延到胸腔引起胸膜炎；亦可穿入胸腔引起脓胸；个别的可穿透结肠形成内瘘而"自家"引流；也有因脓肿腐蚀消化道管壁而引起消化道反复出血、肠瘘或胃瘘者。如患者的身体抵抗力低下，就可能发生脓毒血症。

（二）临床表现

膈下脓肿一旦形成，可出现明显的全身症状及局部症状。

1. 全身症状　发热，热型常呈弛张热，脓肿形成以后持续高热，也可为中等程度的持续发热。脉率增快，逐渐出现乏力、衰弱、盗汗、厌食、消瘦、白细胞计数升高、中性粒细胞比例增加。

2. 局部症状　脓肿部位可有持续钝痛，可向肩背部放射，深呼吸或咳嗽时加重，有时伴有呃逆、胸痛、腹胀及恶心。脓肿刺激膈肌可出现胸腔积液、咳嗽、胸痛。脓肿穿破到胸腔发生脓胸。严重时出现局部皮肤凹陷性水肿，皮肤温度升高。患侧胸部下方呼吸音减弱或消失。右膈下脓肿可使肝浊音界扩大。

（三）诊断

腹膜炎或腹部手术后的患者，经治疗体温持续不降或下降数日后又逐渐上升，并合并腹痛者，应想到本病，并做进一步检查。X线摄片见患侧膈肌抬高或运动受限，同侧胸腔积液、肺炎或肺不张，膈下有气液面。B超检查或CT检查对膈下脓肿的诊断及鉴别诊断帮助较大。特别是在B超引导下行诊断性穿刺，不仅可帮助定性诊断，而且对于小的脓肿可在吸脓后注入抗生素进行治疗。但穿刺阴性者不能排除有脓肿的可能。CT能确定脓肿的部位、范围及与周围脏器的关系。尤其适用B超难以诊断及定位者。

（四）治疗

治疗包括脓肿的引流、原发病的控制、抗生素的应用及一般支持治疗。非引流治疗仅适用于部分小脓肿或脓肿形成早期，待其自行吸收。对诊断明确的腹腔脓肿，原则上应及早引流。引流方法包括经皮穿刺置管引流术和切开引流术。

二、盆腔脓肿

盆腔处于腹腔最低位，腹内炎性渗出物或腹膜炎的脓液易积聚于此而形成脓肿。盆腔腹膜面积小，吸收毒素能力较低，全身中毒症状亦较轻。

（一）临床表现

急性腹膜炎治疗过程中，阑尾穿孔或结直肠手术后，出现体温下降后又升高、典型的直肠或膀胱刺激症状，如里急后重、排便频而量少、有黏液便、尿频、排尿困难等，应考虑到本病的可能。腹部检查多无阳性发现。直肠指诊作为重要的查体手段，直肠指诊可发现肛管括约肌松弛，在直肠前壁触及直肠腔内膨出，有触痛，有时有波动感。已婚妇女可进行阴道检查，以协助鉴别。如是盆腔炎性肿块或脓肿，可通过后穹隆穿刺抽脓，有助于诊断。腹部B超或直肠B超检查可帮助明确脓肿的诊断、脓肿的大小及位置等。必要时做CT检查，帮助进一步明确诊断。

（二）治疗

小的脓肿或脓肿尚未形成时，可用温生理盐水灌肠，下腹部理疗、热敷、抗生素及中药治疗，有些病例经过上述治疗，脓液可自行完全吸收。脓肿较大者，须手术治疗。在骶管麻醉或硬膜外麻醉下，取截石位，用肛镜显露直肠前壁，在波动处穿刺，抽出脓液后顺穿刺针做一小切口，再用血管钳插入扩大切口，然后用手指探查脓腔，分开其内的间隔，排出脓液，然后放软橡皮管引流3~4日。已婚妇女可经后穹隆穿刺后切开引流。腹腔、盆腔有多发性脓肿，或合并粘连性肠梗阻时，可经前腹壁切口进行引流。

三、肠间脓肿

肠间脓肿（interloop abscess）是指脓液被包围在肠管、肠系膜与网膜之间的脓肿。脓肿可能单发，也可能为多个大小不等的脓肿。如脓肿周围广泛粘连，可以发生不同程度的粘连性肠梗阻。患者出现化脓感染的症状，并有腹胀、腹痛、腹部压痛或触及肿块。如脓肿自行穿破入肠管或膀胱则形成内瘘，脓液随二便排出。X线检查时发现肠壁间距增宽及局部肠襻积气。B超、CT检查可探到较大的脓肿。应采用抗生素及全身支持治疗，对于易于穿刺的脓肿，可采用B超或CT引导下经皮穿刺引流术。如非手术治疗无效或穿刺引流效果不佳时，考虑开腹探查并行引流术，术中要注意保护肠管，避免医源性损伤。

> **整合思考题**
>
> 1. 如何依据患者临床表现，初步定位脓肿部位？
> 2. 腹腔内脓肿保守治疗效果不佳的临床表现有哪些？

整合思考题解析

（王行雁　李　飞）

参考文献

[1] 吴孟超，吴在德. 黄家驷外科学. 7版. 北京：人民卫生出版社，2008.

[2] 张启瑜. 钱礼腹部外科学. 北京：人民卫生出版社，2017.

[3] Courtney M. Townsend，JR，R. Daniel Beauchamp，B. Mark Evers，et al. Sabiston textbook of surgery. 20th ed. Louis：Elsevier，2017.

[4] William R. Jarnagin. Blumgart's Surgery of the Liver，Biliary Tract and Pancreas. 6th ed. Louis：Elsevier，2017.

[5] Robert Zollinger，E. Ellison. Zollinger's atlas of surgical operations. 10th ed. New York：McGraw Hill，2016.

[6] 中华医学会外科学分会胆道外科学组. 急性胆道系统感染的诊断和治疗指南（2021版）. 中华外科杂志，2021，59（6）：422-429.

[7] Mayumi T，Okamoto K，Takada T，et al. Tokyo Guidelines 2018：management bundles for acute cholangitis and cholecystitis. J Hepatobiliary Pancreat Sci，2018，25（1）：96-100.

[8] Okamoto K，Suzuki K，Takada T，et al. Tokyo Guidelines 2018：flowchart for the management of acute cholecystitis. J Hepatobiliary Pancreat Sci，2018，25（1）：55-72.

[9] Yokoe M，Hata J，Takada T，et al. Tokyo Guidelines 2018：diagnostic criteria and severity grading of acute cholecystitis（with videos）. J Hepatobiliary Pancreat Sci，2018，25（1）：41-54.

[10] Mori Y，Itoi T，Baron TH，et al. Tokyo Guidelines 2018：management strategies for gallbladder drainage in patients with acute cholecystitis（with videos）. J Hepatobiliary Pancreat Sci，2018，25（1）：87-95.

[11] Pisano M，Allievi N，Gurusamy K，et al. 2020 World Society of Emergency Surgery updated guidelines for the diagnosis and treatment of acute calculus cholecystitis. World J Emerg Surg.，2020，15（1）：61.

[12] Gomi H，Solomkin JS，Schlossberg D，et al. Tokyo Guidelines 2018：antimicrobial therapy for acute cholangitis and cholecystitis. J Hepatobiliary Pancreat Sci，2018，25（1）：3-16.

第十六章 梗阻性黄疸

学习目标

- **基本目标**
  1. 能够描述梗阻性黄疸的病因、分类及鉴别诊断。
  2. 能够描述梗阻性黄疸的诊断和主要病因。
- **发展目标**
  1. 具备描述梗阻性黄疸的内镜诊治进展的能力。
  2. 具备描述自身免疫胰腺炎诊治原则的能力。
  3. 养成具有逻辑性、系统性和评判性的临床思维。
  4. 养成利用理论知识,诊断并治疗患者的能力。
  5. 养成敬佑生命、救死扶伤、大爱无疆的医学精神。

梗阻性黄疸指由于各种原因阻碍胆汁进入肠道,造成胆道压力增高,胆汁由毛细胆管逆流入血窦,胆汁酸的肠肝循环受阻,使血清中胆红素水平升高,导致机体发生一系列病理生理改变的综合征。

【病因分类】

1. 病变性质 分为良性疾病和恶性疾病。良性病变以胆道结石最常见,其次为胆道炎性狭窄(如十二指肠乳头狭窄、急慢性胆管炎等)、医源性胆管损伤、先天性胆道畸形及硬化性胆管炎等。恶性病变常见病因为胆管癌、胆囊癌、胰腺癌、原发性与转移性肝恶性肿瘤、胆道癌栓及转移淋巴结压迫胆道等。

2. 病变位置 可分为肝内、肝门部、胆总管及壶腹周围部。

【病理生理学改变】

各种原因造成的梗阻性黄疸均可导致胆管内压升高、肝功能受损等一系列的病理生理学变化,同时对机体其他器官及其功能造成严重影响。

1. 肝 胆道梗阻引起的肝形态组织学改变主要包括肝内胆管增生和肝纤维化。早期梗阻可诱发肝微循环障碍,肝血流减少,晚期可引起胆汁性肝硬化。因胆汁无法流入肠道,常引起肠道内菌群失衡、内毒素释放增多,加之肠道黏膜屏障受损,可导致内毒素血症。内毒素通过诱导 Kupper 细胞释放细胞因子,产生大量氧自由基,导致肝细胞脂质过氧化损伤。此外,胆汁酸盐的淤积也可促进肝细胞凋亡。

2. 胃肠道 梗阻性黄疸时,胃黏膜处于低灌注状态,高胆红素血症和高胆汁酸血症可损害胃黏膜细胞,并使其释放组胺,造成局部毛细血管通透性增加,胃黏膜屏障受损,易发生应激性溃疡。肠道的屏障功能受损，易发生肠道细菌移位和营养吸收障碍。

3．心脏及循环系统　梗阻性黄疸时，因胆盐竞争结合心肌膜上的 Na^+-K^+-ATP 酶，以及胆汁酸对心脏的毒性作用，使心肌收缩力下降，造成心排血量减少，血管反应性降低，末梢循环阻力降低，导致全身有效循环血容量减少，严重者甚至发生心力衰竭。

4．肾　梗阻性黄疸时，全身循环功能障碍，导致肾血流量明显减少，加之合并内毒素血症及高胆红素血症的毒性作用，患者围术期易并发急性肾衰竭。

5．凝血　梗阻性黄疸影响患者维生素 K 的吸收、凝血因子合成降低，造成凝血酶原时间延长，导致凝血功能障碍。

6．免疫　梗阻性黄疸时，肝 Kupper 细胞功能及网状内皮系统受损，T 细胞和 B 细胞功能受抑制，肠道细菌发生移位，导致机体免疫功能降低，易引起围术期感染。

【临床表现】

1．症状　梗阻性黄疸主要表现为皮肤及巩膜黄染、尿液发黄、腹痛、皮肤瘙痒，粪便呈灰白色等症状，不同病因症状有所不同。良性梗阻性黄疸，结石合并感染引起的梗阻性黄疸，除黄疸表现外，多表现为剧烈腹痛并有畏寒、发热、恶心、呕吐等症状。恶性梗阻性黄疸，即由恶性肿瘤引起的梗阻性黄疸，除黄疸表现为，常伴有消瘦、腹痛、乏力、贫血等症状。

2．体征　梗阻性黄疸查体除可见皮肤巩膜发黄外，常可见皮肤瘙痒的抓痕。依据具体病因不同，查体体征也可有不同发现。良性如结石导致的梗阻性黄疸，查体可见右上腹压痛，合并胆道系统感染的，可有右上腹反跳痛、体温升高、腹肌紧张等表现。恶性梗阻性黄疸，如梗阻部位位于胆囊管汇入胆总管以下，常可触及肿大的胆囊。

案例 16-1

吕某，62 岁，7 年前退休，虽有原发性高血压，但口服苯磺酸氨氯地平（络活喜）血压控制良好，老伴去年肺癌去世，儿女孝顺，反对其吸烟和饮酒，但其仍坚持"小酒保健"的原则。平时钓鱼唱歌、照顾外孙，生活充实而幸福，近 3 月来上腹部胃口不适，餐后腹胀伴间断闷痛，未予特殊在意，经常喝热水、暖水袋热敷等，症状时好时坏，总体趋于严重，仍然坚持按时接送孙女上下学。1 月前出现皮肤瘙痒，严重影响睡眠和生活质量，遂去单位卫生室开具"止痒"药膏涂抹外用，效果不佳。日渐加重，晚间自觉阴冷、非搔抓不解其烦，上床后辗转反侧，多梦易醒。晨起昏沉纳差，尿量较少，颜色棕黄类似浓茶，粪便不成形、颜色发白。1 周前孙女生日宴会上女儿发现父亲精神萎靡、体型消瘦、面色发黄，进一步追问父亲近日身体状况，得知上述情况，当即预约消化内科和皮肤科专家门诊就诊。就诊当日，于皮肤科除了腹壁抓痕，未发现任何皮疹等病损，建议继续外用止痒药膏，行消化内、外科诊治。消化内科专家发现吕某精神差，皮肤、巩膜黄染，腹部平软，无压痛和肌紧张，未触及肿物。遂书写病历开具检查，医嘱服药。

问题：

1．假如你是此消化内科专家，还应注意哪些病史、体格检查？考虑患者的初步印象是什么？请总结一下该病例的特点，并书写病历摘要。

2．下一步应开具何种辅助检查？

【诊断】

诊断的核心任务有两个：一是对梗阻性黄疸进行定性诊断，以便于进一步的诊断和治疗；二是对梗阻性黄疸梗阻的位置以及梗阻的原因的诊断。

1. 实验室检查

（1）血生化检查：首先是血总胆红素和结合胆红素的数值。正常胆红素最高为 17.1 μmol/L，胆红素在 17.1～34.2 μmol/L，临床不易察觉，称为隐性黄疸，超过 34.2 μmol/L 即可出现黄疸。梗阻性黄疸以结合胆红素升高为主，结合胆红素/总胆红素通常在 60% 以上。其次是反映肝细胞损害的酶谱，主要有：①转氨酶，临床上常检查的有丙氨酰氨基转肽酶（ALT），在很多脏器有此酶存在。正常情况下，ALT 一小部分可通过肝细胞膜进入肝窦而入血，肝细胞损害时，此酶在血中的活性增加，另一小部分可通过溶酶体进入毛细胆管再进入胆道才进入到小肠中，故胆管梗阻时此酶亦可升高。②天冬氨酸氨基转移酶，有两个同工酶，在肝细胞胞浆者为 ASTs，位于肝细胞线粒体者为 ASTm。当肝细胞损害较轻，肝细胞膜通透性增加时，胞浆基质中的 ASTs 释放入血，但 ASTm 仍然保留。严重肝细胞受损时，因线粒体破坏，ASTm 也释放入血，故 ASTm 升高的幅度较 ALT 大。③胆碱酯酶，在肝细胞内合成后分泌入血。肝细胞损伤后胆碱酯酶活性降低。再次是反映胆汁淤积的酶谱，主要有①血清碱性磷酸酶（ALP）：是催化有机单磷酸酯水解的非特异性酶类。因其活力在 pH 8.6～10.3 时最强，故称碱性磷酸酶。此酶广泛存在于体内各组织中，以肝、骨骼等含量最多。ALP 在肝与肝细胞膜相结合，可经胆管排入小肠。当胆管梗阻时，因排出受阻反流入血，使血中 ALP 增加。ALP 增加可发生在黄疸出现之前，其增加的程度与胆管梗阻的轻重及持续时间的长短有关，呈正比关系。②血清 r-谷胺酰转肽酶（r-GT）：在体内分布广泛，其活性强度依次为肾＞胰＞肝＞脾。由肝细胞线粒体产生，局限于细胞浆及肝内胆管上皮内。血清中的 r-GT 主要来自肝，催化 r-谷氨酰基，有较强的特异性。r-GT 可经胆管排入肠道，在胆管梗阻时，r-GT 排出受阻，增加的程度与梗阻严重的程度及持续时间的长短有关。

（2）凝血功能：12 个凝血因子，除因子及 Ca^{2+} 以外，大部分在肝细胞合成。其中因子 Ⅱ、Ⅶ、Ⅸ、Ⅹ 为维生素 K 依赖因子。测定血中凝血因子的情况可反映肝细胞功能。常用的指标有①凝血酶原时间（PT）：测定因子 Ⅰ、Ⅱ、Ⅴ、Ⅶ、Ⅹ，任何一个因子缺乏，则 PT 延长。正常值为 11～14 秒，大于对照 3 秒，即为延长。PT 延长与肝损害的严重程度呈正比。梗阻性黄疸时，因维生素 K 吸收障碍，故可用注射维生素 K 纠正。②凝血酶原活动度：凝血酶原活动度 =K/（PT－a），其中，K=303，a=8.7。正常值为 80%～120%。③国际标准化比值（international normalized ratio，INR）：是患者凝血酶原时间与正常对照凝血酶原时间之比的 ISI 次方（ISI：国际敏感度指数），是可以校正凝血活酶试剂差异对凝血酶原时间测值进行标准化报告的方法。同一份标本在不同的实验室，用不同的 ISI 试剂检测，血浆凝血酶原时间值结果差异很大，但测得的 INR 值相同，使结果具有可比性。④部分凝血活酶时间（APTT）：以白陶土激活因子 Ⅶ 及 Ⅺ，用脑磷脂代替血小板第 3 因子提供催化表面，加入 Ca^{2+} 后，血浆凝固所需的时间，称为部分凝血活酶时间。在因子 Ⅰ、Ⅱ、Ⅴ、Ⅶ、Ⅸ、Ⅹ、Ⅺ 及 Ⅻ 缺乏或减少时，APTT 可延长。

（3）尿常规检查、便常规检查：尿胆原阳性见于肝细胞性黄疸、溶血性黄疸。阴性可能为梗阻性黄疸，进一步测定尿胆素；当尿胆红素阳性或增高、尿胆原减低时，提示为完全梗阻性黄疸。梗阻性黄疸时由于排向肠道的胆汁减少而粪胆原明显减少。

（4）肿瘤标志物检查：评估有无肿瘤倾向。

2. 影像学检查

（1）腹部超声：超声检查对于梗阻性黄疸的诊断来说是一种有效、简便经济的无创方法。可发现是否存在胆管扩张，并对梗阻部位及原因进行初步定位、定性。若为左侧或右侧肝内胆管扩张，提示肝内左侧或右侧胆管梗阻；若肝内左右胆管扩张而胆总管正常，提示肝门部胆管梗阻；若胆总管扩张、胆囊肿大，提示胆总管下段梗阻；若胆总管和胰管扩张，提示壶腹部梗阻。超声检查也可提示结石或占位，但有时受肠道气体干扰，准确率受到影响。

（2）CT 检查：同样可根据胆管扩张部位判断胆道梗阻部位，同时显示相应病变的直接征象，肿瘤的部位和大小、肿瘤与周围组织的关系，能提供准确的梗阻水平及肝内胆管扩张征象。

（3）磁共振成像（MRI）及磁共振胆胰管成像（MRCP）：因其较高的软组织分辨率，多序列成像对于肝、胆、胰疾病极具诊断价值。MRCP 可清晰显示胆管结构及梗阻水平。

（4）经皮经肝穿刺胆道造影（PTC）：显示肝内胆管形态，直接显示并明确肿瘤的部位，肿瘤累及肝管的范围，肿瘤与肝管汇合部的关系。但它是一种侵袭性检查，有引起出血、胆漏、胆道感染和气胸的可能，其并发症发生率为 1%～7%。同时 PTC 只能显示梗阻上方扩张的胆道，对Ⅳ型肝门部胆管癌必须分别行左右叶穿刺造影，方能全面显示扩张的胆管及梗阻部位，而且这更加大了并发症的风险，并且放置 PTCD 减少黄疸也是有争议的措施，还有经此管引起癌转移的风险。

（5）内镜逆行胰胆管造影（ERCP）：显示肿瘤的下界及梗阻以下的胆道情况，如同时行 PTC 和 ERCP，则可以相互补充，完整地显示肿瘤上下缘，对判断肿瘤大小、范围和决定手术方案具有重要意义。ERCP 最致命的并发症是造影可引起上行性感染诱发急性胆管炎、急性胰腺炎，给治疗带来困难，甚至失去手术的时机。

（6）放射性核素扫描：包括①单光子发射计算机断层扫描（SPECT）。胆道梗阻时现象时间有延迟，可辅助诊断梗阻性黄疸，并可发现术后胆漏。②正电子发射计算机体层成像（PET/CT）。可用于鉴别良性、恶性病变引起的梗阻性黄疸，并可以发现恶性肿瘤是否存在转移。

（7）超声内镜检查（EUS）：可显示胆管及十二指肠肠壁的层次结构，对判断壶腹周围病变的性质及范围有重要价值。更可在超声引导下行穿刺检查，获得病理学证据，做出最终诊断。

3. **梗阻性黄疸的诊断思路**　首先，黄疸可根据实验室检查、影像学检查确定是否为梗阻性黄疸。梗阻性黄疸一经诊断，需明确梗阻部位，根据梗阻部位不同可分为高位梗阻和低位梗阻。高位梗阻指梗阻位于肝总管及以上水平，低位梗阻指位于胆囊管汇入点远端的胆道梗阻。梗阻性黄疸的原因可分为良性、恶性。良性梗阻包括结石、硬化性胆管炎、医源性胆管损伤等，恶性梗阻为可能引起胆道梗阻的各类型肿瘤（图 16-1）。

4. **梗阻性黄疸的鉴别诊断**　主要是黄疸的诊断，引起黄疸的原因除梗阻性外，还有肝细胞性黄疸、溶血性黄疸等。

（1）肝细胞性黄疸：多见于病毒性肝炎、中毒性肝损伤、肝硬化等，表现为黄疸、乏力、恶心、食欲缺乏，肝区痛或不适感，伴有或不伴有发热。体检除可见皮肤及巩膜黄染，肝脾可有肿大，肝区有叩击痛。实验室检查肝功能除胆红素升高外，血清转氨酶可显著升高，影像学检查可无梗阻表现。

（2）溶血性黄疸：黄疸程度较梗阻性黄疸轻，多伴有皮肤苍白等贫血表现。急性溶血时可有发热、寒战、头痛、呕吐、腰痛，严重者可有急性肾衰竭。慢性溶血多为先天性，除贫血外可见脾大。实验室检查血清铁含量增加，骨髓涂片骨髓红系增生旺盛，肝功能正常。影像学检查肝胆系可无异常表现。

【治疗】

解除胆道梗阻、去除病因是梗阻性黄疸治疗的基本原则，应根据梗阻原因及部位采取个体化的治疗方案，加速黄疸消退及肝功能恢复。

1. **梗阻性黄疸的一般治疗**　梗阻性黄疸导致一系列的病理生理学改变，对机体的多个器官及其功能造成严重影响。一般治疗包括纠正水、电解质酸碱失衡，改善营养状况和机体免疫力，应用保肝降酶药物改善肝功能，常规输注维生素 K，改善凝血功能障碍。

胆汁在促进肠蠕动及营养物质吸收等方面发挥着重要作用。胆汁回输可以防止肠道细菌易

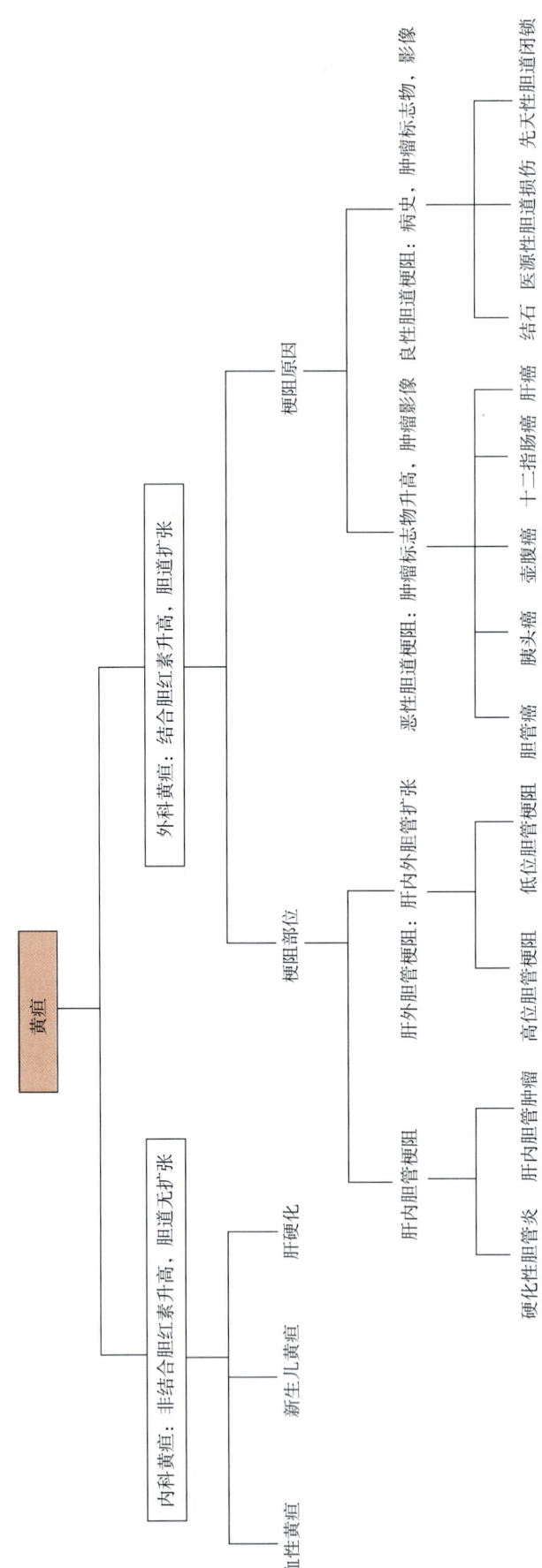

图 16-1 梗阻性黄疸的诊断思路

位，肠道屏障功能受损，改善内毒素血症。符合以下条件可考虑胆汁回输：患者生命体征稳定，引流胆汁呈金黄色，无血性物、絮状物或泥沙样结石，染色涂片未发现细菌，脱落细胞学检查未见肿瘤细胞。

梗阻性黄疸患者易合并胆道感染，胆汁培养中革兰氏阴性杆菌最常见，其中以大肠埃希菌、克雷伯菌属及铜绿假单胞菌为代表。对于胆道梗阻及多次胆道手术史合并感染的患者，应早期使用广谱抗菌药物，同时留取胆汁行细菌培养及药物敏感试验。

梗阻性黄疸的一般治疗不仅是重要的术前治疗方法，也应贯穿于梗阻性黄疸治疗的全过程。

2．梗阻性黄疸的手术治疗　梗阻性黄疸在病因明确后，根据病情可选用内镜或外科手术治疗，手术方式应根据具体情况制订个体化治疗方案。

（1）良性疾病导致的梗阻性黄疸：主要由胆管结石引起。胆总管结石应采取积极手术治疗，腹腔镜或内镜治疗为首选治疗方式。腹腔镜胆总管探查取石术和内镜下胆管取石术是目前广泛采用的两种手术方式。

对于其他良性疾病导致的梗阻性黄疸，应根据病因，遵循损伤控制性手术原则先采用内镜或介入治疗（如PTBD），效果不佳后再行手术治疗。

（2）恶性肿瘤导致的梗阻性黄疸：恶性胆道梗阻根据梗阻部位可分为低位胆道梗阻及高位胆道梗阻。胰腺癌及壶腹周围部肿瘤导致的低位胆道恶性梗阻的治疗以胰十二指肠切除术为标准术式，高位胆道恶性梗阻的治疗通常以胆管（囊）癌根治术、肝切除术及胆道重建为主。

在手术实施前应进行全面的术前评估，包括肿瘤的可切除性评估和手术实施的安全性评估。建议术前常规进行多学科讨论，以确定疾病的准确分期、是否需术前减黄及针对病因的最佳治疗方案。

对于存在远处转移或不能耐受手术的恶性胆道梗阻患者，可行姑息性减黄治疗缓解症状，包括经皮或内镜下胆道引流或支架植入，可根据患者病情及医疗中心技术条件具体实施。

3．梗阻性黄疸的术前减黄治疗　当良性梗阻性黄疸患者出现全身性感染迹象（如胆管炎）并需紧急减压时，建议行术前胆汁引流，其主要目的是减轻胆道感染，为后续治疗做准备。对于恶性梗阻性黄疸，是否需常规行术前胆汁引流减黄目前存在一定争议，应根据梗阻部位、黄疸程度、是否合并感染及是否拟行大范围肝切除等情况选择。对于重度黄疸、合并胆管炎或严重营养不良，以及接受新辅助治疗等术前必须等待较长时间的患者，术前可选择性行胆汁引流减黄。

常用减黄方式包括经皮肝内胆管穿刺引流（PTBD）、内镜下胆道支架植入、内镜鼻胆管引流术，应根据梗阻部位及病因进行选择。

对于良性疾病，内镜下胆道引流应作为急性胆管炎的首选治疗方法，包括内镜鼻胆管引流和胆道支架植入，其中支架植入更有利于随后的取石。

恶性胆道梗阻患者行术前胆汁引流，可根据梗阻部位选择不同减黄方式，高位梗阻多采用PTBD，而远端胆管梗阻多采用内镜下支架植入和内镜下鼻胆管引流。

术前胆汁引流时间应结合梗阻部位、病情进展情况及肝功能恢复状况进行适度调整，一般建议为4~6周。拟行大范围肝切除的肝门部胆管癌，血清胆红素水平尽量降至34.2 μmol/L以下。对于术前胆道引流后减黄效果不好的患者，应检查是否引流充分、是否合并基础肝病及胆道感染，全面评估肝功能，及时调整治疗方案。

综上所述，梗阻性黄疸的治疗原则是尽快解除胆道梗阻，祛除病因。患者一般情况较差，可考虑内镜和介入治疗行胆汁引流，为根治性手术创造条件。对于无法切除的恶性肿瘤，内镜和介入治疗作为永久胆道引流方式，可减轻黄疸，改善患者一般情况，延长生命。

知识拓展

自身免疫性胰腺炎

自身免疫性胰腺炎（autoimmune pancreatitis，AIP）是一种特殊类型的慢性胰腺炎，临床上表现为梗阻性黄疸、伴有或不伴有胰腺实质肿块；组织学上表现为淋巴浆细胞浸润及慢性纤维化；治疗上表现出对激素类药物的高度敏感。

自身免疫性胰腺炎是自身免疫介导的一种特殊类型的慢性胰腺炎，占慢性胰腺炎的4%～6%。1961年，Sarles等首次报道该病为伴有高丙种球蛋白血症的慢性复发性胰腺炎，提出其病理机制可能与自身免疫相关。1995年，Yoshida等提出"自身免疫性胰腺炎"这一命名后受到广泛关注和研究。

AIP好发于中老年男性，大约2/3患者具有典型的临床表现，梗阻性黄疸、腹痛最为常见，其他表现包括胰腺肿大、糖尿病、体重下降、脂肪泻等，少数患者以急性胰腺炎起病。根据临床病理分为两型，1型为淋巴浆细胞硬化性胰腺炎（lymphoplasmacytic sclerosing pancreatitis，LPSP）和2型特发性导管中心性胰腺炎（idiopathic duct-centric pancreatitis，IDCP）。1型AIP属于系统性IgG4相关疾病的胰腺表现，好发年龄为50～70岁，胰腺外器官受累较2型更常见。IgG4相关的胆管炎在80%的1型AIP可见，其他胰腺外受累表现包括泪腺/涎腺炎、腹膜后纤维化、甲状腺炎、肺损伤、肾损伤等。2型AIP是一种胰腺特异性疾病，与IgG4无关，发病年龄相对年轻，胰腺外器官受累的发生率较1型低，仅为20%～30%，以炎症性肠病为主要特点。

85%以上的AIP影像学检查表现为胰腺局灶性或弥漫性肿大。CT和MRI的典型表现为胰腺实质"腊肠样"肿大，胰腺周围的低密度边缘区呈包膜样结构。主胰管多发不规则狭窄，通常是弥漫性，少数为局限性；胆总管胰腺段常出现狭窄，狭窄段一般较光整，狭窄段以上胆管不同程度扩张。多数病例胰周脂肪间隙清晰，少数病例脂肪间隙内可见少量条状异常密度或信号影；胰周血管无侵犯、无包绕；多数病例无明显肿大的淋巴结。

镜超声可以发现AIP胰腺低回声肿大和胆管壁增厚，典型表现为胰腺"腊肠样"弥漫性低回声肿大，内有不均匀的实质高回声。此外通过超声内镜检查（EUS）还能够进行穿刺获取病理组织进行活检。

ERCP和MRCP下AIP的典型表现是胰管狭窄，狭窄长度大于主胰管的1/3或多处狭窄，且无明显上游胰管扩张（胰管直径＜5mm）。胰管由于肿胀腺体压迫而广泛狭窄，胰腺增大区域附近轻度的导管扩张可能继发于局灶性炎性肿块，但胰管显著扩张并突然中断，应怀疑胰腺癌。

免疫球蛋白G4（immunoglobulin G4，IgG4）在正常生理情况下，占血清中总IgG的3%～6%。IgG4诊断AIP的敏感度和特异度分别是74%和94%，其血清IgG4水平也可以不升高，特别是2型AIP患者。

对于影像表现不典型的AIP，获取组织学证据对排除恶性肿瘤至关重要。内镜超声引导下细针穿刺术（EUS-FNA）是一种高度准确的胰腺实体肿瘤诊断方法。1型AIP的病理学特点是胰腺导管周围淋巴浆细胞浸润，免疫组织化学染色可见IgG4阳性细胞，胰腺间质改变呈席纹状纤维化及闭塞性静脉炎。2型AIP病理特点为粒细胞-上皮损伤，即导管上皮为主的损伤伴有大量中性粒细胞浸润。

1型AIP多基于临床诊断，而2型AIP多依赖于病理诊断。诊断标准基于HISORt，HISORt分别表示组织学Histoloy、影像学Imaging（包括胰腺实质和胰管）、血清学Serology、胰外器官受累Other organ involvement、对糖皮质激素治疗的反应Response to therapy。具有典型实质影像学表现时，可以配合非侵入性试验（血清学、胰外器官受累、类固醇试验）进行诊断，可避免侵入性导管影像和组织学检查等有创检查，如均为不典型表现，则需进行内镜胰腺造影或组织学穿刺等侵入性检查以明确诊断。当诊断不明确时，在胰腺癌检查阴性前提下，可使用短期（＜2周）小剂量（0.6～1mg/kg）的糖皮质激素进行诊断性治疗，以胰腺或胰腺外的影像学表现改善作为诊断的支持条件。

激素是治疗 AIP 的首选药物，推荐泼尼松（强的松）从 0.6 mg/kg 或 40 mg 开始诱导缓解，并逐渐减量。是否进行维持治疗仍存在争议。多数情况下，AIP 无需手术治疗，少部分患者由于病灶周围纤维化程度高、血运差，药物治疗反应不佳，或因胆道梗阻需长期留置胆道支架，对于此类患者可考虑手术切除或胆肠吻合以缓解症状。此外，对于临床无法除外胰腺癌的患者，亦有必要手术治疗。

AIP 多以梗阻型黄疸发病，是否需要胆汁引流是治疗中的重要问题。多数 AIP 所致黄疸在应用激素治疗后均能缓解，对于治疗后黄疸消退不明显的情况，可采用内镜下支架植入行胆道引流，但要考虑到胰腺恶性肿瘤的可能性。

整合思考题

1. 请简述梗阻性黄疸的诊治流程。
2. 内镜诊治是梗阻性黄疸的重要诊治手段，请您查阅相关文献，对内镜诊治的进展进行概述。

整合思考题解析

参考文献

[1] Courtney M. Townsend，JR，R. Daniel Beauchamp，B. Mark Evers，et al. Sabiston textbook of surgery. 20th ed. Louis：Elsevier，2017.

[2] 陈旻湖，杨云生，唐承薇. 消化病学. 北京：人民卫生出版社，2019.

[3] 中华医学会外科学分会胆道外科学组，白求恩公益基金会肝胆专业委员会，中华外科杂志编辑部. 加速康复理念在梗阻性黄疸规范治疗中应用的专家共识. 中华外科杂志，2021，59（4）：8.

[4] 中国抗癌协会肿瘤介入学专业委员会. 梗阻性黄疸经皮肝穿刺胆道引流及支架植入术专家共识（2018）. 临床肝胆病杂志，2019，35（3）：504-508.

[5] 国际胰腺病学协会. 自身免疫性胰腺炎治疗专家共识. 中国实用外科杂志，2017，37（2）：153-156.

（谢学海）

第十七章 消化道出血

消化道出血（gastrointestinal bleeding）是指从食管至肛门之间的消化道出血。尽管临床有多种分类，但是基于解剖部位的分类更加容易被接受；既往分类以屈氏韧带（ligament of Treitz，Treitz 韧带）为界，分为上、下消化道出血。然而 Treitz 韧带是消化腔外的标志，内镜下难以辨别。随着内镜与影像学技术的发展，近年来提出以十二指肠乳头、回盲瓣为划分标志，将消化道划分为三部分：从口腔至十二指肠乳头段消化道为上消化道（upper-gut），从十二指肠乳头至回盲瓣的小肠肠段为中消化道（mid-gut），从回盲瓣至肛门段消化道为下消化道。消化道出血被相应分为上消化道出血、中消化道出血和下消化道出血。

【病因】

消化道出血的病因中，除了局限于消化器官部位的病因外，也要考虑全身疾病的影响，如血液系统疾病，尿毒症、全身感染、风湿免疫疾病等。

（一）上消化道出血病因

传统的上消化道出血（upper gastrointestinal bleeding，UGIB）为 Treitz 韧带以上的消化道出血，即食管、胃、十二指肠和胆胰病变引起的出血，包括胃空肠吻合术后吻合口附近病变引起的出血，占消化道出血的 60%~70%。在过去 20 年中，上消化道出血的总体发病率和死亡率均有所下降，特别是与消化性溃疡相关的出血事件有所下降，目前在全球范围内已趋于稳定，但上消化道出血仍是临床常见的急症之一。上消化道出血最常见病因为消化性溃疡，其次为出血糜烂性胃炎、食管胃底静脉曲张，以及上消化道肿瘤如胃癌。此外，各种疾病累及上消化道均可导致出血的发生，简要列举如表 17-1 所示。关于上消化道出血，根据病因、治疗方式和预后的不同，分为静脉曲张出血（variceal upper gastrointestinal bleeding，VUGIB）和非静脉曲张出血（non-variceal upper gastrointestinal bleeding，NVUGIB）。

表 17-1　上消化道出血的常见病因

部位	病因
食管	食管静脉曲张
	食管炎：糜烂性食管炎、感染性食管炎和药源性食管炎
	食管恶性肿瘤
	Mallory-Weiss 综合征
	食管损伤
胃、十二指肠	急慢性胃炎
	胃静脉曲张
	胃十二指肠恶性肿瘤
	门脉高压性胃病
	胃血管病变（胃窦血管扩张、Dieulafoy 病变等）

续表

部位	病因
上消化道周围脏器	胆道出血
	胰出血
	胰肠瘘
	主动脉肠瘘
全身性疾病累及上消化道	血液病
	结缔组织病
	尿毒症
	急性感染
	应激相关胃黏膜损伤

（二）中消化道出血的病因

中消化道出血基本相当于小肠出血，过去由于检查手段有限，很多患者病因难于明确，大多数被归结到不明原因的消化道出血；现在由于胶囊内镜、单双气囊小肠镜，以及放射介入的普遍开展，很多过去不明原因的消化道出血的病因现在可以得以明确。

（1）常见病因：以40岁为界，小于40岁的患者，炎症性肠病居于首位，其他为肿瘤、Meckel憩室、Dieulafoy病以及息肉综合征等；大于40岁的患者中，血管畸形为小肠出血病因中的第一位，其他为Dieulafoy病、非甾体抗炎药相关性溃疡、应激性溃疡、肿瘤、小肠憩室以及缺血性肠病等。

（2）少见病因：过敏性紫癜、血管畸形和（或）合并门静脉高压、寄生虫感染、淀粉样变性、蓝色橡皮疱痣综合征、遗传性息肉综合征、血管肠瘘和卡波西肉瘤等。

（三）下消化道出血

下消化道出血是指回盲瓣肛侧的消化道出血。憩室出血是其最常见的病因，约占急性结直肠出血的20%。痔疮出血是结直肠出血第二常见的病因，发生率占其住院患者的12%～21%，特点为便中少量鲜血且有自限性。

（1）常见病因：大肠肿瘤、缺血性结肠炎、憩室病、急性感染性肠炎、结肠溃疡性病变、结肠病变外科或内镜治疗术后出血等、痔疮、肛裂；服用非甾体抗炎药、阿司匹林或其他抗血小板药、抗凝药。

（2）少见病因：结肠血管畸形、Dieulafoy病、放射性肠炎、孤立性直肠溃疡、直肠静脉曲张及物理化学损伤等。

【临床表现】

消化道出血的临床表现首先取决于消化道出血的部位、出血速度、出血量，其次与原发或伴随疾病及其治疗史有关。

（一）呕血与黑便、便血

呕血与黑便、便血是消化道出血最直观的表现。

呕血：是上消化道出血的特征性表现，常提示出血量在250 ml以上。出血部位多位于幽门及其口侧；出血部位位于贲门口侧、出血量多、速度快时，血液不在胃内停留或在胃内停留时间较短，或者患者萎缩性胃炎严重，呕吐血液多为鲜红色；血液积存胃内较久，在胃酸的作用下多呈棕褐色咖啡样。但当出血速度慢时，胃排空较快，患者也可无呕血表现。

黑便（柏油样便）：也是上消化道出血的特征性表现，是由于血液在肠道内停留时间长，血红蛋白中的铁和肠内硫化物结合生成为硫化铁而形成。出血量50 ml以上即可出现黑便。但应当指出，当上消化道出血量大、速度快时，血液在肠道停留时间短，患者可表现为暗红色血便。

此外，小肠及右半结肠出血时，如血在肠腔停留时间久亦可表现为黑便。

幽门以上出血常引起呕血并伴有黑便，幽门以下出血时以黑便为主。但临床上不能简单地认为呕血者的病变部位均在幽门近端，也不能认为黑便及便血者的病变部位均在幽门远端。

便血：下消化道出血常为鲜血便或者暗红色血便，由于出血不经过酸性环境以及小肠液的消化，可以出现血块；同时考虑到粪便一般在乙状结肠开始成形，因此粪便如果和血液混合比较均匀，一般出血应该在乙状结肠或其口侧；如果便血附着在粪便表面，出血部位在直肠的可能性大；如果便后滴血应该考虑到痔等的可能性。

（二）失血性周围循环衰竭

急性大量失血时由于循环血容量迅速减少而会导致周围循环衰竭。出血量达到全身血容量的 15% 时即可出现体位性低血压，表现为头晕、心悸、乏力，平卧突然起立时发生晕厥、肢体冷感、心率加快、血压偏低等；达到全身血容量的 30% 时即可发生休克，临床表现为血压下降，收缩压低于 90 mmHg，脉压 < 20 mmHg。因外周血管收缩和血液灌注不足使皮肤湿冷，呈紫灰花斑。精神萎靡、烦躁不安、意识模糊，少尿或无尿。

（三）贫血

消化道出血，特别是上消化道出血，一般会有血红蛋白浓度、红细胞计数与血细胞比容下降，急性大量出血会导致贫血的发生；但出血早期因为周围血管收缩，以及红细胞重新分布等生理调节，可无明显变化。在出血后，组织液渗入血管内以补充失去的血容量，使血液稀释，一般需要经 3～4 小时以上才可能出现贫血，出血后 24～72 小时血液稀释达到最大限度。另外，出血 24 小时内网织红细胞即见增高，至出血后 4～7 天可高达 5%～15%，以后逐渐降至正常。如出血持续，网织红细胞可持续升高。慢性出血患者呈小细胞低色素性贫血，急性出血常表现为正细胞正色素性贫血，在出血后骨髓有明显代偿性增生，可暂时出现大细胞性贫血。另外需要强调的是，如果血小板数量降低，需警惕合并脾功能亢进的疾病，如门脉高压。

特别强调的是，消化道出血时白细胞计数可以升高，特别时大量出血 2～5 小时，白细胞计数可以达到（10～20）×10^9/L，比红细胞、血红蛋白浓度更敏感，对再出血或活动性出血的判断具有一定临床意义；血止后 2～3 天恢复正常。但在肝硬化患者，如同时有脾功能亢进，则白细胞计数可不增高。

（四）发热

上消化道大量出血后可出现低热，一般不超过 38.5 ℃，持续 3～5 天降至正常。引起发热的原因尚不清楚，可能与血容量减少、贫血、周围循环衰竭导致体温调节中枢的功能障碍等因素有关。

（五）氮质血症

尿素氮是人体蛋白质代谢的主要终端产物。尿素氮在肝产生，经血液循环，通过肾排泄到尿液中，尿素氮的浓度可反映人体蛋白摄入量、蛋白质代谢功能以及肾功能等。在上消化道大量出血后，由于大量血液蛋白质的消化产物在肠道被吸收，肾的低灌注导致肾小球滤过率和肾排泄功能降低，以致氮质潴留，血中尿素氮浓度可暂时增高，称为肠源性氮质血症。一般于出血后数小时血尿素氮开始上升，24～48 小时达高峰，大多不超出 14.3 mmol/L，出血停止后 3～4 日后降至正常。下消化道出血很少引起氮质血症。

（六）其他表现

消化道出血可以发生在不同疾病人群中，因此在呕血、黑便出现前，或者黑便被发现前，对于一些特殊表现需要警惕，例如急性冠脉事件患者在控制良好后突然再发胸痛、呼吸困难等症状，高血压患者突然血压达到正常或者下降等，都需要警惕患者可能合并了消化道出血。还有些消化道出血患者以脑血管意外症状为首发表现，需要警惕。

【诊断】

（一）消化道出血诊断的确立

根据患者存在呕血、黑便或失血性周围循环衰竭，或便血临床表现，血红蛋白浓度、红细胞计数及血细胞比容下降、粪便隐血试验阳性或见到较多的红细胞等实验室证据，可作出消化道出血的诊断。但是需要注意患者误将粪便发黑主诉为黑便，或者因为数次黑便或便血而主诉为腹泻，同时需要除外消化道以外出血的因素，还需要进行出血部位的鉴别。

1. 非消化道出血引起的粪便发黑

（1）进食动物血、炭粉、铁剂或铋剂等药物也可以使粪便发黑，一般粪便为成形便，仔细询问病史，必要时行粪便隐血试验，血常规监测可鉴别。

（2）部分患者粪便深棕色、深褐色或者墨绿色会主诉黑便。

2. 消化道以外的出血

（1）呼吸道出血：如咯血患者，可见于支气管扩张、肺癌、肺栓塞、肺结核等患者，详细询问病史可资鉴别。

（2）口、鼻、咽喉部出血：这些部位的出血既可以直接呕出，也可以吞食后表现为呕血或黑便，应注意病史询问和局部检查。部分患者痰中带血丝会误以为自己呕血。

3. 出血部位的鉴别

（1）临床表现：一般上消化道出血有上腹胀、腹痛、恶心、呕吐，下消化道出血一般表现为中下腹不适、坠胀、排便急迫感。呕血如果无特殊解剖结构异常或改变，不太可能来源于下消化道，黑便大多来自上消化道出血，不成形、无血块，而血便大多来自下消化道出血，呈暗红色，多不成形，由于不具备酸性环境，可以有血块；但是，上消化道短时间内大量出血亦可表现为暗红色甚至鲜红色血便，此时如不伴呕血，常难与下消化道出血鉴别，应在病情稳定后即行急诊内镜检查。

（2）既往病史：上消化道出血多有消化性溃疡、肝硬化等病史或者服用非甾体类药物史，下消化道出血则多有下腹疼痛、下腹部包块、排便异常和便血史。

（3）血尿素氮/血肌酐比值（BUN/SCr）：与上消化道出血相比，下消化道出血后经肠道吸收的血液较少，其血尿素氮水平低于上消化道出血。因此，BUN/SCr 是区分上、下消化道出血的一种方法。BUN/SCr 大于 30 对 UGIB 的特异性为 93%，尽管该方法的灵敏度相对较低，但阳性结果对于出血来自上消化道具有高度预测性。

（4）便常规检查：如粪便中有明显的红细胞，则下消化道出血，特别是结直肠病变的可能性大。

（5）鼻胃管抽吸：上消化道出血胃管抽吸液常为咖啡色或暗红色血液，中下消化道出血为清亮或含有胆汁的黄绿色胃液。

（6）年龄：上消化道出血的患者大多较下消化道出血年轻，但不尽然，要综合考虑患者临床症状特点。

（二）出血严重程度的估计和周围循环的判断

一般来讲，成人每日上消化道出血 5～10 ml，粪便隐血试验常可出现阳性，每日出血量 50～100 ml 可出现黑便。日出血量大于 400 ml 可出现全身症状，如头昏、心悸、乏力等。短时间内出血量大于 1000 ml，可出现周围循环衰竭。应该指出的是，呕血与黑便的频率与量对出血量的估计虽有一定帮助，但由于血液大部分积存于消化道，且呕血与黑便分别混有胃内容物与粪便，因此，不可据此对出血量作出精确的估计。

急性大出血严重程度的估计最有价值的标准是血容量减少所导致周围循环衰竭的临床表现。对急性消化道大出血者应将周围循环状态的有关检查放在首位，并据此做出相应的紧急处理。休克指数（shock index，SI）即心率/收缩压，是判断失血量的重要指标，需进行动态观察，综合其他相关指标加以判断。

此外，患者的血常规检查包括血红蛋白浓度、红细胞计数及血细胞比容，虽可估计失血的程度，但并不能在急性失血后立即反映出来，即使在严重出血的情况下，血红蛋白计数的实验室结果最初可能是正常的，且还受到出血前有无贫血存在的影响，因此，也只能作为估计出血量的参考，不应将血红蛋白值作为出血严重程度的唯一预测指标，而应监测患者获得动态血红蛋白水平。

（三）出血是否停止的判断

消化道出血经过恰当治疗，可于短时间内停止出血。由于肠道内积血需经数日（一般3日）才能排尽，故不能以黑便作为上消化道继续出血的指标。但是对于下消化道出血，特别是直肠肛门的病变，一般可以依据便血量、次、颜色考虑出血是否停止。

对于上消化道出血，出现下列情况应考虑继续出血或再出血：①反复呕血，或黑便次数增多、粪质稀薄，伴有肠鸣音亢进；②周围循环衰竭的表现，经充分补液和输血后血压、心率等未见明显改善，或虽暂时好转而又恶化；③血红蛋白浓度、红细胞计数与血细胞比容继续下降；④补液与尿量足够的情况下，血尿素氮持续或再次升高。除上述情况外，要注意白细胞计数持续升高或者再升高，也可能是消化道持续活动出血或者再出血的表现。

（四）出血病因的诊断

（1）病史：详细询问病史，确定可能指向消化道出血潜在病因的危险因素。应包括患者除呕血、黑便、便血等症状外的其他症状，如腹痛等，以及既往病史和使用酒精、烟草和药物的社会史。长期服用非甾体抗炎药、抗凝剂、抗血小板药和5-羟色胺再摄取抑制剂等药物会增加出血风险。例如，每天使用非甾体抗炎药的患者可能患有消化性溃疡，而酗酒和肝硬化患者可能患有食管静脉曲张；饥饿痛伴有黑便的患者十二指肠球部溃疡的可能性大；左下腹痛伴有便血的老年患者，要考虑到缺血性肠病；而便后滴血的患者要注意痔的可能性；青少年大量下消化道出血应警惕梅克尔憩室。

（2）体格检查：全面而又有针对性的体格检查，对出血病因的诊断有一定帮助；如直肠指诊可以验证是否存在黑便或血液，或者明确患者直肠占位；蜘蛛痣、肝掌、腹壁静脉曲张、脾大、移动性浊音等可以考虑到肝硬化、门脉高压等。腹部包块要想到消化道肿瘤的可能性。

（3）实验室检查：在没有口服抗凝剂的情况下，出现血小板减少或凝血功能障碍，应注意肝硬化和门脉高压的可能性。

（4）急诊胃镜检查：是明确上消化道出血病因并可以进行治疗的主要方法，早期进行内镜检查能够显著减少患者死亡率和再出血风险。对于大多数患者，在接受对症治疗稳定血流动力学后，应当于接诊后24小时内进行胃镜检查，然而，对于具有高风险临床特征的患者及对于疑似静脉曲张出血的患者，应在12小时内进行紧急内镜检查。不同疾病内镜检查有其特征性表现，食管胃底静脉曲张破裂出血的患者内镜下可见扩张的静脉呈蚯蚓状或结节状；门脉高压性胃病者可见散在樱桃红斑或马赛克（Mosaic）征，呈弥漫性糜烂出血；急性糜烂性胃炎患者可见胃黏膜局限性或弥漫性充血水肿，伴有点片状新鲜出血点或陈旧性出血灶；胃癌患者胃镜可发现溃疡、隆起结节，突向胃腔，表面不平可有糜烂，色泽发红或苍白。

因各种原因不能接受胃镜检查的患者，也可以试用胶囊胃镜。胶囊胃镜由中国工程院院士李兆申领衔研发，于2013年问世，全称为"磁控胶囊胃镜系统"。它只需患者随水吞下一粒胶囊内镜，经过15～30分钟便可完成胃部检查。是全球首台用于临床的磁控胶囊胃镜，真正实现无创无痛无麻醉的胃镜检查，是能够对人体胃部进行精准检查的胶囊胃镜。这是我国的首创医疗检查技术，是我国在医疗技术领域的一项重大进步。

（5）急诊肠镜检查：同急诊胃镜一样，肠镜检查除了可以做出病因诊断外，也可以进行内镜下止血治疗；如果判断消化道出血部位来源于上消化道或下消化道的信心不足，可优先进行急诊胃镜检查。关于急诊肠镜检查有所争议。美国的急性下消化道出血指南推荐，对于有高危风险的结直肠出血患者或者活动性出血的患者，入院 24 小时内行急诊结肠镜可以早期明确出血原因并能内镜下止血。对于病情平稳的结直肠出血患者可以等出血停止并完成肠道准备后完善结肠镜检查；对于活动性出血或者可能需要内镜下止血的患者，在告知患者结肠镜检查的获益与风险并获得患者知情同意后，可在 24～48 小时行急诊结肠镜检查，如果大肠未发现病变，条件允许时可以进入回肠末端检查。

（6）胶囊内镜：对于胃镜、肠镜检查阴性的消化道出血患者需要怀疑小肠出血。胶囊小肠镜是对小肠出血患者的首选检查方法，50%～72% 的不明原因消化道出血患者能通过胶囊内镜检查发现病灶。而胶囊内镜检查时间越接近出血发生时间检查阳性率越高。胶囊内镜检查的最佳时期为出血停止后 3 天，最长不超过 2 周。

（7）小肠镜：包括双气囊小肠镜和单气囊小肠镜，对可疑小肠出血的诊断率分别为 60%～80% 和 65%～74%，且对显性小肠出血的诊断阳性率高于隐性出血。虽然对小肠出血的诊断率高，但同时也存在一些缺点，如检查时间较长，患者耐受性较差，技术要求高，风险高。即使是经口和经肛两次小肠镜检查，仍有部分患者不能完成对全小肠的检查而出现漏诊。

（8）CT 血管成像（computerized tomography angiography，CTA）：《中国下消化道出血诊治指南（2020）》指出，CTA 可以作为任何急性消化道出血的一线检查，适用于出血速率 ≥0.3 ml/min 患者，对急性小肠出血的诊断价值较高，对于血流动力学不稳定的上、下消化道出血也可以选用；对于 CTA 检测阳性的患者可进一步选择进行数字减影血管造影，并同时对出血部位进行血管栓塞治疗。

（9）选择性肠系膜动脉数字减影血管造影（digital substraction angiography，DSA）：对于经胃镜、肠镜或其他检查不能明确病因的出血，可以考虑采用 DSA 检查，该检查同时可以进行血管栓塞治疗；但该检查适合于出血速度大于 0.5 ml/min 的情况，检出率达 50%～72%，当出血速度低于 0.5 ml/min 时，DSA 的病灶检出率低至 25%～50%；因此，在有条件的单位，应首先进行 CTA 检查，然后考虑 DSA 检查治疗。

（10）放射性核素显像：适用于出血速度 >0.1 ml/min，用 ^{99m} 锝标记红细胞，红细胞在出血部位溢出形成浓染区，由此可判断出血部位，且可监测出血达 24 小时。该检查创伤小，可作为慢性、反复出血的初步定位，因需要使用放射性核素及准备复杂，存在假阳性和定位错误等原因，临床价值有限。

（11）X 线钡餐检查：一般不主张在活动性出血期间进行，目前在大部分地区已经被内镜检查取代；但是对小肠病变有一定诊断价值。

【治疗】

消化道出血，特别是上消化道大量出血的时候，病情急、变化快，严重者可危及生命，应采取积极措施进行抢救。抗休克、迅速补充血容量应放在首位。其基本处理原则为快速评估并稳定血流动力学、定位及定性诊断、按需治疗。同时也应根据患者的病因，予以相应的治疗。治疗措施包括一般支持治疗、药物治疗、其他非药物治疗如内镜下治疗、血管栓塞治疗及外科治疗等，对于食管胃底静脉曲张破裂出血，也可以考虑三腔二囊管压迫止血治疗。

（一）一般急救措施

活动性出血期间应禁食。患者应卧位休息，保持呼吸道通畅，避免呕血时血液吸入气道引起窒息，必要时吸氧。出现意识障碍或呼吸循环障碍者，应常规采取"OMI"，即：吸氧（oxygen，O）、监护（monitoring，M）和建立静脉通路（intravenous，I）；意识障碍患者，因无创通气增加误吸危险，不提倡应用；对于误吸风险高的患者，应考虑进行气管插管。意识障碍和排尿困难者需留置导尿管，危重大出血者必要时进行中心静脉压、血清乳酸测定，老年及危重患者常需心电、血氧饱和度和呼吸监护。严密监测患者生命体征，如心率、血压、呼吸、神志变化及尿量。观察呕血与黑便情况。定期复查血红蛋白浓度、红细胞计数、血细胞比容。

（二）积极补充血容量

尽快建立有效的静脉输液通道，补充血容量。在配血过程中，可先输平衡液或葡萄糖盐水。如遇血源缺乏，可用右旋糖酐或其他血浆代用品暂时代替输血。改善急性失血性周围循环衰竭的关键是输血。下列情况为紧急输血指征：①收缩压＜90 mmHg，或较基础收缩压降低幅度＞30 mmHg；②血红蛋白＜70 g/L或血细胞比容＜25%；③心率增快（＞120次/分）。如收缩压＜90 mmHg，心率＞120次/分，伴有面色苍白、四肢湿冷、烦躁不安或神志不清，则提示已进入休克状态，需积极抢救。输血量视患者周围循环动力学及贫血改善而定。应注意避免因输液、输血过快、过多而引起肺水肿，原有心脏病或老年患者可根据中心静脉压调节输入量和输入速度。

（三）药物治疗

1. **抑制胃酸分泌的药物** 血小板聚集及血浆凝血功能所诱导的止血作用需在pH＞6时才能有效发挥，新形成的凝血块在pH＜4的胃液中会迅速被消化。因此，抑制胃酸分泌、提高胃内pH具有止血作用。对消化性溃疡和急性胃黏膜损害所引起的出血，常规使用质子泵抑制剂（PPI），急性出血期应静脉途径给药，可降低再出血率和手术风险，同时内镜止血后，仍建议连续或间歇使用高剂量质子泵抑制剂治疗3天，然后在内镜检查后的前2周内每天两次口服质子泵抑制剂。

2. **降低门脉压力药物** 食管胃底静脉曲张破裂患者出血后致死风险较高；药物治疗应该以降低门静脉压力，减少活动性出血为目标。常用药物包括生长抑素及其类似物（奥曲肽）和血管加压素及其类似物（特利加压素）。生长抑素和奥曲肽主要通过降低门静脉血流量从而降低门静脉压力。生长抑素用法：首剂250 μg静脉注射后，继以250 μg/h持续静脉输注。奥曲肽用法：首剂50 μg静脉注射后，继以50 μg/h持续静脉输注；血管加压素及特利加压素可导致内脏血管收缩，通过激活血管平滑肌Ⅵ受体，增加肠系膜血管阻力，减少门静脉血流，从而降低门静脉压力。因血管加压素收缩血管作用过强，会产生心脏和外周血管缺血表现的不良反应，因此其临床应用受限。特利加压素是合成的血管加压素类似物，可持久有效地降低门静脉压力，对全身血流动力学影响较小，但需要注意外周肢端缺血的不良反应。

3. **抗生素的使用** 对于上消化道出血一般不使用抗生素，但是对于肝硬化静脉曲张破裂出血，特别是合并腹水的患者，使用抗生素对预防自发性腹膜炎、肝性脑病等有一定作用。对于由于肠道感染引起的消化道出血或者缺血性肠病引起的出血等，可以考虑使用抗生素。

4. **血管活性药物的使用** 消化道出血一般不使用或不单独使用血管活性药物，但是对于难以纠正的休克状态，为了改善重要脏器的血液灌注，在积极充分补液的前提下，可以适当选用血管活性药物（如多巴胺或去甲肾上腺素）。

（四）其他非药物治疗

1. **内镜下止血治疗** 对于非静脉曲张性上消化道出血，或者结直肠出血，内镜检查如见有活动性出血或暴露血管的溃疡应进行内镜止血。常用的内镜止血方法包括药物局部注射、热凝止血（包括高频电凝、氩离子凝固术、热探头、微波等方法）和组织夹止血等。对于食管胃底静脉曲张破裂出血的患者，可以考虑内镜下硬化治疗或者套扎治疗。

2. **介入治疗** 对门脉高压引起的静脉曲张破裂出血，如果存在高风险治疗失败的患者，如Child-Pugh C（＜14分）或B级合并活动性出血的患者；食管静脉曲张大出血常规药物及内镜下治疗效果不佳；终末期肝病等待肝移植期间静脉曲张出血等患者，可以考虑进行经颈静脉肝内门-体分流术（transjugular intrahepatic potorsystemic shunt，TIPS）。

对非静脉曲张内镜止血失败或不宜进行内镜止血（如部分中下消化道出血），或者外科手术风险过大的患者，可以通过血管造影明确显示出血的部位、病因，并予以相应血管栓塞治疗，在有条件的地方,可以先行增强 CT 检查明确存在活动性出血,再行血管造影。

3. 手术治疗　由于内镜以及介入治疗技术的发展,消化道出血一般不需要紧急进行手术治疗。但对于经药物、内镜或介入治疗失败而病情凶险的患者,或具有明确手术指征的消化道肿瘤、梅克尔憩室、肠梗阻、肠套叠等合并大量出血患者,可以考虑手术治疗。术前一般需要明确出血部位,未能明确诊断而出血不止、病情凶险者必要时可考虑剖腹探查,术中内镜辅助,明确出血部位后进行治疗。

(五)病因治疗

对出血病因明确者,为提高疗效、防止复发,应采取针对原发病的病因治疗。如幽门螺杆菌(*H.pylori*)阳性的消化性溃疡患者,应予根除治疗及抗溃疡治疗,对服用非甾体抗炎药物所致消化道出血,应考虑停用或者换用对胃肠道损伤小的药物。而静脉曲张性上消化道出血在急性出血控制后,应采取多种措施预防再出血,内镜下套扎联合应用非选择性β受体阻滞剂为最佳选择。对于炎症性肠病、过敏性紫癜等可以予以相应的药物治疗。对于痔等,可以予以注射硬化剂或者套扎治疗,当然根据情况也可以予以外科处理。

参考文献

[1] LANAS A, DUMONCEAU J M, HUNT R H. Non-variceal upper gastrointestinal bleeding. Nature Reviews Disease Primers, 2018, 4: 18020.

[2] KAMBOJ A K, HOVERSTEN P, LEGGETT C L. Upper Gastrointestinal Bleeding: Etiologies and Management. Mayo Clinic Proceedings, 2019, 94 (4): 697-703.

[3] NABLE J V, GRAHAM A C. Gastrointestinal Bleeding. Emergency Medicine Clinics of North America, 2016, 34 (2): 309-325.

[4] STANLEY A J, LAINE L, DALTON H R. Comparison of risk scoring systems for patients presenting with upper gastrointestinal bleeding: international multicentre prospective study. BMJ, 2017: i6432.

[5] LAINE L, BARKUN A N, SALTZMAN J R. ACG Clinical Guideline: Upper Gastrointestinal and Ulcer Bleeding. The American Journal of Gastroenterology, 2021, 116 (5): 899-917.

[6] 中华医学会消化内镜学分会结直肠学组,中国医师协会消化医师分会结直肠学组,国家消化系统疾病临床医学研究中心. 下消化道出血诊治指南 (2020). 中国医刊, 2020, 55 (10): 1068-1076.

[7] STRATE L L, GRALNEK I M. ACG Clinical Guideline: Management of Patients With Acute Lower Gastrointestinal Bleeding. Am J Gastroenterol, 2016, 111 (4): 459-474.

[8] 中国医师协会急诊医师分会,中华医学会急诊医学分会,全军急救医学专业委员会,等. 急性上消化道出血急诊诊治流程专家共识. 中国急救医学, 2021, 41 (1): 1-10.

(冯桂建)

中英文专业词汇索引

A
阿瑞匹坦（aprepitant）097
昂丹司琼（ondansetron）097
奥曲肽（octreotide）100

B
半月（demilune）051
杯状细胞（goblet cell）048
背胰芽（dorsal pancreas bud）039
贲门腺（cardiac gland）046
壁细胞（parietal cell）045
便秘（constipation）117
表面黏液细胞（surface mucous cell）044
布伦纳腺（Brunner's gland）048

C
肠绒毛（intestinal villus）047
肠易激综合征（irritable bowel syndrome，IBS）330

D
单核吞噬细胞系统（mononuclear phagocyte system）059
胆管闭锁（biliary atresia）041
胆小管（bile canaliculus）057
地芬诺酯（diphenoxylate）099
窦周隙（perisinusoidal space）056
多烯磷脂酰胆碱（polyene phosphatidylcholine）099

E
恶心（nausea）102

F
发酵性寡糖、双糖、单糖和多元醇（fermentable oligosaccharides, dissaccharides, monosaccharides and polyol，FODMAP）332
法莫替丁（famotidine）094
反刍（rumination）103
反流（regurgitation）103
非结合胆红素（unconjugated bilirubin，UCB）119
分泌管（secretory duct）051
腹部外伤（abdominal injury）446
腹膜后血肿（retroperitoneal hematoma）455
腹痛（abdominal pain）111
腹泻（diarrhea）114

腹胰芽（ventral pancreas bud）039

G
干细胞（stem cell）046
肝（liver）054
肝板（hepatic plate）054
肝憩室（hepatic diverticulum）038
肝损伤（liver injury）451
肝索（hepatic cord）054
肝小叶（hepatic lobule）054
肝星形细胞（hepatic stellate cell，HSC）056
肝血窦（hepatic sinusoid）056
肛门闭锁（imperforate anus）040
肛膜（anal membrane）037
格拉司琼（granisetron）097
固有层（lamina propria）042

H
黑便（melena）108
后肠（hindgut）033
后鳃体（ultimobranchial body）034
化学感受器触发区（chemoreceptor trigger zone）103
环行皱襞（circular folds，plicae circulares）047
环状胰腺（annular pancreas）041
黄疸（jaundice）119
混合性腺泡（mixed acinus）051

J
甲氧氯普胺（metoclopramide）096
碱式碳酸铋（bismuth subcarbonate）098
浆膜（serosa）042
浆液性腺泡（serous acinus）051
结合胆红素（conjugated bilirubin，CB）119
颈黏液细胞（mucous neck cell）046

K
库普弗细胞（Kupffer cell）056

L
雷尼替丁（ranitidine）094
里急后重（tenesmus）110
硫酸镁（magnesium sulfate）099
硫糖铝（sucralfate）095

卵黄蒂（yolk stalk）033
洛哌丁胺（loperamide）099

M

马洛里 - 魏斯综合征（Mallory-Weiss syndrome）102
盲肠突（caecal bud）036
梅克尔憩室（Meckel diverticulum）039
门管区（portal area）057
蒙脱石散（montmorillonite powder）095
米索前列醇（misoprostol）094
泌酸细胞（oxyntic cell）045

N

内分泌细胞（endocrine cell）046
内因子（intrinsic factor）045
尼扎替丁（nizatidine）094
黏膜（mucosa）042
黏膜肌层（muscularis mucosae）042
黏膜下层（submucosa）042
黏液性腺泡（mucous acinus）051
尿生殖窦（urogenital sinus）037
尿生殖膜（urogenital membrane）037
尿直肠隔（urorectal septum）037

O

呕吐（vomiting）102
呕吐中枢（vomiting center）103
呕血（hematemesis）107

P

帕内特细胞（Paneth cell）048
哌仑西平（pirenzepine）094
派尔集合淋巴结（Peyer's patch）048
泡心细胞（centroacinar cell）052
脾切除后凶险性感染（overwhelming postsplenectomy infection, OPSI）451
脾损伤（spleen injury）450

Q

脐粪瘘（umbilical fistula）040
脐腔（umbilical coelom）036
前肠（foregut）033
氢氧化铝（aluminum hydroxide）095
氢氧化镁（magnesium hydroxide）095

R

鞣酸蛋白（tannalbin）098
乳果糖（lactulose）098
闰管（intercalated duct）051

S

腮腺（parotid gland）052
三硅酸镁（magnesium trisilicate）095
舌下腺（sublingual gland）052
生长抑素（somatostatin）053, 100
十二指肠袢（duodenum loop）035
十二指肠腺（duodenal gland）048

T

碳酸钙（calcium carbonate）095
碳酸氢钠（sodium bicarbonate）095
替仑西平（telenzepine）094
吞咽困难（dysphagia）104
唾液腺（salivary gland）050

W

外膜（adventitia）042
微管泡系统（tubulovesicular system）045
微皱褶细胞（microfold cell）050
胃底腺（fundic gland）044
胃酶细胞（zymogenic cell）045
胃损伤（gastric injury）454
胃小凹（gastric pit）044
胃小区（gastric area）044
纹状管（striated duct）051

X

西咪替丁（cimetidine）094
西沙必利（cisapride）097
细胞内分泌小管（intracellular secretory canaliculus）045
下颌下腺（submandibular gland）052
先天性巨结肠（congenital megacolon）040
先天性脐疝（congenital umbilical hernia）040
纤维膜（fibrosa）042
消化不良（dyspepsia）106
小肠损伤（small intestinal injury）454
小肠细菌过度生长（small intestinal bacterial overgrowth, SIBO）332
小肠腺（small intestinal gland）048
泄殖腔（cloaca）037
熊去氧胆酸（ursodeoxycholic acid）099
血管活性肠肽（vasoactive intestinal peptide, VIP）053

Y

咽囊（pharyngeal pouch）034
胰（pancreas）052
胰岛（pancreas islet）053
胰岛素（insulin）053
胰多肽（pancreatic polypeptide）053
胰高血糖素（glucagon）053
胰腺损伤（pancreatic injury）453
幽门腺（pyloric gland）046
原始消化管（primitive gut）033

原始咽 (primitive pharynx) 034

Z

直肠损伤 (rectal injury) 455
中肠 (midgut) 033
中肠袢 (midgut loop) 035
中央静脉 (central vein) 054
中央乳糜管 (central lacteal) 048

终末肝微动脉 (terminal hepatic arteriole) 058
终末门微静脉 (terminal portal venule) 058
主细胞 (chief cell) 045
贮脂细胞 (fat-storing cell) 056
唑仑西平 (zolenzepine) 094
去氢胆酸 (dehydrocholic acid) 099